妇产科内分泌治疗学

Endocrine Therapeutics of Obstetrics and Gynecology

第4版

主　编　李继俊

科学出版社
北　京

内 容 简 介

本书由妇产科专家在前3版的基础上修订而成，分上、下两篇，共34章。上篇阐述了下丘脑、垂体、卵巢、子宫等与女性生殖内分泌有关组织器官的结构和生理特点，青春期、围绝经期、妊娠期内分泌调节，妇产科内分泌功能检查和常用内分泌治疗药物等。下篇详述了妇产科各种内分泌疾病的病因、发病机制、临床表现和诊断，重点阐述各种治疗方法，并介绍了不孕、避孕和辅助生育技术。编者以总结自己的临床经验和研究成果为主，同时参考国内外最新文献，较全面地反映了妇产科内分泌治疗学的最新进展。

本书内容丰富，基础与临床紧密结合，指导性、实用性强，适于妇产科医师、医学院校师生和妇幼保健人员参考。

图书在版编目(CIP)数据

妇产科内分泌治疗学/李继俊主编. —4版. —北京：科学出版社，2018.3

ISBN 978-7-03-056520-4

Ⅰ.①妇… Ⅱ.①李… Ⅲ.①妇产科病－内分泌病－治疗 Ⅳ.①R710.5

中国版本图书馆CIP数据核字(2018)第023186号

责任编辑：杨磊石 车宜平 / 责任校对：张小霞

责任印制：赵 博 / 封面设计：吴朝洪

科学出版社 出版

北京东黄城根北街16号

邮政编码：100717

http://www.sciencep.com

北京建宏印刷有限公司印刷

科学出版社发行 各地新华书店经销

*

2005年1月第 一 版 由人民军医出版社出版

2018年3月第 四 版 开本：787×1092 1/16

2025年3月第七次印刷 印张：43 1/2 插页：2

字数：1 037 000

定价：198.00元

(如有印装质量问题，我社负责调换)

主编简介

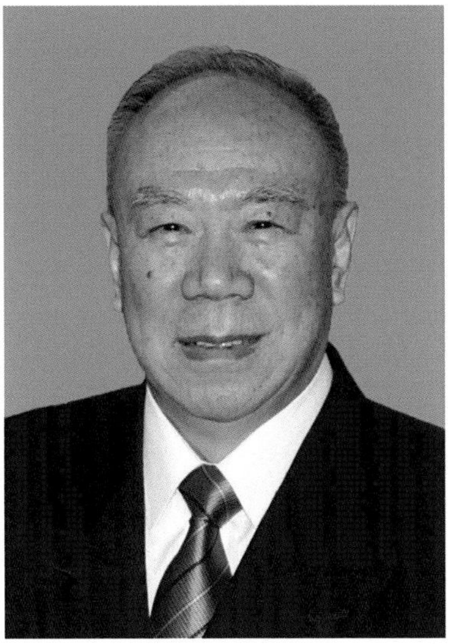

李继俊 1941年生，山东青岛人。山东大学附属省立医院妇产科教授、主任医师、博士研究生导师。曾兼任多种医学期刊编委。

1964年于山东医学院医学系毕业后从事妇产科工作至今。1979～1982年攻读研究生并获医学硕士学位。1984～1994年任山东医科大学山东省立医院妇产科教研室副主任。1990～1991年作为美国肯塔基大学医学中心访问科学家，从事生殖医学和子宫内膜异位症研究。1993年被聘为山东医科大学山东省立医院妇产科教授、主任医师。1998年被聘为博士研究生导师。从事妇产科临床、教学、科研和妇女保健工作50余年，在妇科肿瘤学、妇产科内分泌学、子宫内膜异位症、子宫腺肌病和女性生殖健康临床研究方面有较深造诣。

主编著作有《妇产科内分泌治疗学》《妇产科临床解剖学》《妇产科及药物治疗学》和《妇产科学复习多选题》。主译著作有《临床妇科内分泌学与不孕》(第6、7版)和《妇科肿瘤手术学》。参与编写《妇产科手术学》《实用妇科学》《实用产科学》《实用妇产科学》《新编实用妇科学》和《不孕与不育》等10部专著。在国内外学术期刊发表近50篇论文。获多项国家和省部级科技进步奖。

《妇产科内分泌治疗学》编写人员

主　编　**李继俊**

编　者　（以姓氏笔画为序）

左常婷　山东大学附属省立医院妇产科　主任医师
田永杰　山东大学附属省立医院妇产科　教授
李　强　山东大学附属省立医院妇产科　主任医师
李志诚　美国纽约哥伦比亚大学神经病学研究所　医学博士
李明江　山东大学附属省立医院妇产科　主任医师
李继俊　山东大学附属省立医院妇产科　教授
赵兴波　山东大学附属省立医院妇产科　教授
钱金兰　山东大学附属省立医院妇产科　主任医师
徐　丽　美国新泽西州蒙莫斯医学中心妇产科　医学博士
唐　蓉　山东大学附属生殖医院　主任医师

第4版前言

《妇产科内分泌治疗学》从2005年初版至今已有十余年了，为适应妇产科内分泌学的临床、教学、科研和妇女保健工作的发展需要，跟上现代神经内分泌学、生殖内分泌学、生殖医学和药物学的发展步伐，我们先后对本书进行了3次修订，旨在为广大妇产科医生、教师、研究生和妇女保健工作者提供一本内容丰富，具有系统性、理论性、学术性和实用性的妇产科内分泌治疗学参考书，为推动我国妇产科内分泌治疗学的发展贡献一份力量。

在此次修订过程中，我们重新审查了《妇产科内分泌治疗学》前3版的内容，查阅了近年来出版的妇产科内分泌学专著，检索了众多近期的学术期刊文献，参考了国内外专业机构有关妇产科内分泌疾病的诊治指南和一致意见，结合临床治疗的实际需要，对书中部分章节进行了重点修订。我们深深领悟到"学而不思则罔，思而不学则殆"的真谛，认识到学术思想必须开放，科研思维必须缜密，知识结构必须更新，治学态度必须认真，临床诊疗必须严谨，如此才能成为一位好医生。

此次修订的主要内容包括人绒毛膜促性腺激素、选择性雌激素受体调节药、选择性孕激素受体调节药、植物雌激素、植物药、排卵功能异常性子宫出血、妊娠期甲状腺疾病、子宫腺肌病、紧急避孕药、抗催乳素、乳腺癌选择性雌激素受体调节药治疗、左炔诺孕酮宫内释放系统曼月乐等，还对部分章节进行了适当增删、修改及文献更新。

妇产科内分泌学是一门独特的前沿科学，理论性、逻辑性和演绎性较强，因此必须思而学、学而思，如切如磋、如琢如磨，方能融会贯通、灵活运用。因此，为推动我国妇产科内分泌学的发展，加强妇产科内分泌学基础理论研究十分重要，建立一支妇产科内分泌学专业梯队十分必要，开展妇产科内分泌学继续教育十分迫切，而应用现代科学、先进、有效的方法诊治妇产科内分泌疾病是当务之急，此乃我们编写及再版《妇产科内分泌治疗学》的初衷和追求目标。

需要指出的是，书中介绍的一些国外新理论、新观点、新药物和新疗法，有的在我国尚未被广泛认同和应用，在此郑重敬告广大妇产科医生，要密切结合我国国情，严格遵照国家卫生和计划生育委员会制定的诊治指南和相关规范、中国药典和药物使用说明书进行治疗，以确保患者的医疗安全和身体健康。

在短时间内高质量完成百万字的图书再版工作，是一项艰巨而繁重的任务。尽管我们夜以继日地努力工作，但受资料来源及自身水平的限制，书中仍可能存在一些不足和谬误，恳切希望广大读者予以批评指正。

《妇产科内分泌治疗学》第4版编写工作虽已完成，但这不是结束而应继续前进。“老骥伏枥，志在千里”，我们以此自勉。在此次再版过程中，山东大学附属省立医院妇产科、山东省妇幼保健院领导和出版社均给予了很多帮助和指导，在此一并表示衷心的感谢和敬意。

李继俊

2017年中秋于山东省立医院

第 1 版前言

20 世纪神经内分泌学的创立，开创了人类生命科学的新纪元。现代生殖内分泌学将神经生理和内分泌学有机地结合起来，以神经内分泌、自分泌、旁分泌和胞分泌为逻辑思维，阐明了人类下丘脑-垂体-卵巢-子宫轴的生殖内分泌功能，为妇产科内分泌疾病的基础和临床研究提供了正确的理论指导、缜密的科研思维和先进的实验方法，极大地促进了妇产科内分泌学、生殖医学和计划生育事业的发展。

本书遵照以人为本、与时俱进、开拓创新和求真务实精神，根据妇产科内分泌疾病防治的需要，以科学发展观和循证医学为指导，参考近几年来国外出版的内分泌学专著、专业学术期刊论文和会议资料，以神经内分泌基础理论为指导，以妇产科内分泌疾病防治为主线，系统阐述了常见妇产科内分泌疾病的病因、发病机制、临床表现、诊断和治疗研究进展，为妇产科医师、研究生和科研工作者提供一本学习参考书，我们希望本书的出版能为促进妇产科内分泌学的发展发挥积极的作用。

本书撰写过程中，我们尽量做到所采用资料的准确性、科学性、先进性和实用性。然而，随着医学科学技术的快速发展、药政管理和药物治疗信息瞬息变化，我们不能确保本书所有信息的完全准确和可靠。为此，我们忠告读者在采用任何一种新的药物或非常规药物治疗时，应以循证医学为指导，结合我国国情，严格按照中国药典和药物使用说明书进行治疗，以确保病人的安全和健康。

参与本书编写的作者均为工作在妇产科临床、教学和科研第一线的骨干医师，大家以满腔的热情和认真勤奋的工作完成了各自的写作任务，因此本书是集体劳动和智慧的结晶。诚然，受编写能力、资料来源和出版时间的限制，本书肯定存在错误和不足之处，祈望妇产科同道批评指正，以改进我们的工作。

本书编写和出版得到了人民军医出版社的大力支持。山东大学医学院山东省立医院副院长汪翼教授和陈子江教授、教育处郝宗山处长、科技外事处马金龙和葛树建处长、妇产科主任温泽清和赵兴波教授给予了大力支持和热情帮助，妇产科李明江副教授和李红燕老师承担学术编辑、图表绘制和文稿校对工作，山东省立医院神经科吉中国教授、内分泌科陈凌教授对本书有关章节内容给予具体指导，在此一并表示诚挚的感谢和敬意。

李继俊

2005 年 3 月于山东省立医院

目 录

上篇 女性生殖内分泌学

下篇　妇产科内分泌疾病

上篇

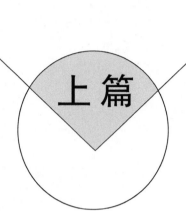

女性生殖内分泌学

第1章 下丘脑

20世纪，人类神经内分泌学说的创立开拓了生命科学的新纪元，极大地推动了人类生殖生理和生殖内分泌学的发展。神经内分泌学从人体整体观念出发，把中枢神经系统与内分泌系统有机地联系起来，以胞分泌、自分泌、内分泌、旁分泌为逻辑思维，阐明了下丘脑神经内分泌功能和生理学意义。

现代神经内分泌学认为，下丘脑神经元分泌多种神经肽类激素，通过下丘脑垂体门脉血管系统和下丘脑-垂体束流注入腺垂体或神经垂体，促进垂体和靶腺激素的分泌，组成下丘脑-垂体-肾上腺轴、下丘脑-垂体-甲状腺轴、下丘脑-垂体-性腺轴等。女性生殖内分泌学研究重点是下丘脑-垂体-卵巢-子宫轴(hypothalamus-pituitary-ovary-uterus axis，HPOUaxis)。

第一节 下丘脑解剖结构

下丘脑是人类神经内分泌高级中枢，特异性神经元分泌的神经内分泌激素和神经递质，通过垂体门脉系统和神经通路调节垂体和外周内分泌腺体激素分泌，构成下丘脑-垂体-性腺轴、肾上腺轴、甲状腺轴等。另外，松果体、垂体、靶腺激素和神经递质通过反馈通路调节下丘脑功能，使整个神经内分泌系统形成统一和协调的功能体系。

一、下丘脑神经元结构

大脑组织由两类细胞组成，神经元约占10%，胶质细胞占90%以上，后者又包括星状细胞和少突细胞。神经元和神经胶质细胞来源于同一祖细胞——神经上皮干细胞(neuroepithelial stem cell)，分别分化为神经元约束性前体细胞(neuronal restricted precursor cell)和胶质细胞约束性前体细胞(glia-restricted precursor cell)；前者将分化为不同类型的神经元，而后者将分化为星状细胞和少突细胞。

(一)神经元

人类神经元是高度分化的细胞，其大小、形态和细胞内器构成均具有特异性。神经元细胞由一个细胞核和周围的细胞质构成。神经元细胞体具有多个树突(dendrites)和轴突(axon)。神经元表面的树突具有接收生物信息的功能，而向外延伸的轴突远端的多个轴突末端与靶细胞特异性突触相连接。

神经元合成的核周体(perikaryon)选择性储存于细胞质中，由其合成的神经内分泌物质(肽类激素)被输送到轴索和树突。神经元整合功能则依赖于细胞质内信息物质的传输，而细胞体和远端之间的信息传递均通过微管以能量依赖性方式进行。

(二)胶质细胞

胶质细胞除构成脑细胞的支持细胞外，并具有调节神经元功能的重要作用。胶质细胞作为非神经元成分，在数量上是神经元数目的9倍，其中大量为多形性星状细胞，其存在胶质细胞原纤维酸性蛋白(glial fibrillary acidic protein，GFAP）表达，主要分布于微小血管外表面和神经元之间并将两者紧密连接起来。

星状细胞的微小血管占人类脑组织微小血管总量的85%以上，并构成一个完整的血脑屏障（blood-brain barrier）。血脑屏障的组织结构和分布特征决定其既具有信息传递功能，又具有对神经元分泌的神经递质产生反应和提供反应底物的功能（图1-1）。

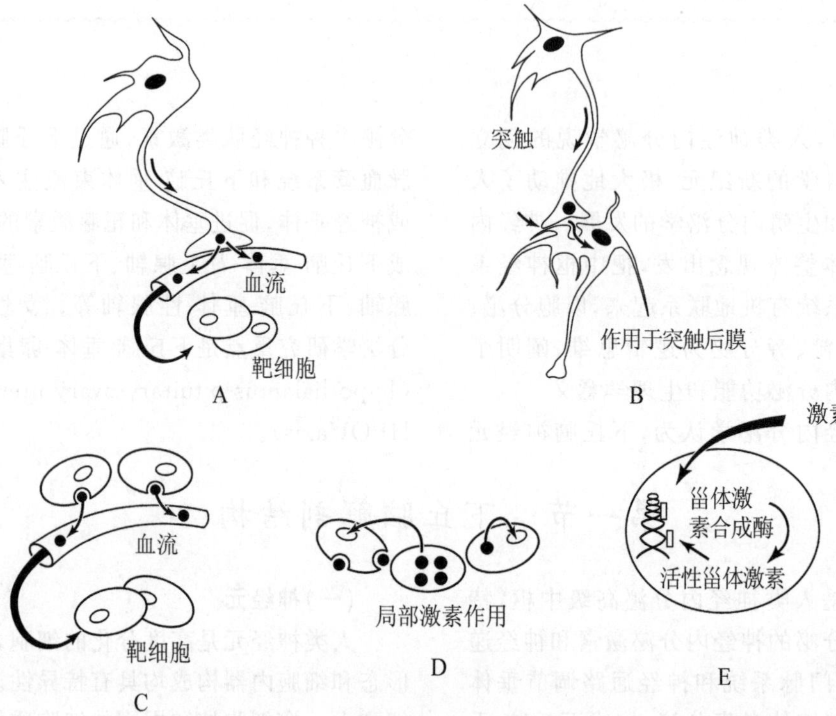

图1-1　神经内分泌的各种作用方式

A. 神经内分泌；B. 神经递质-突触；C. 内分泌；D. 旁分泌；E. 胞分泌

下丘脑和神经垂体内胶质细胞和星状细胞，以旁分泌方式调节神经元神经内分泌功能：①胶质细胞存在胰岛素样生长因子-1（IGF-1）表达，弓状核内浓度于青春期升高；②GFAP阳性垂体细胞（pituicytes）控制缩宫素和升压素的分泌；③星状细胞生成转化生长因子α和β（TGF-α、-β），促进GnRH神经元基因表达；④星状细胞接受LH/HCG反馈调节；⑤星状细胞血管紧张素受体（AT-1a）表达与中枢神经系统肾素-血管紧张素系统（renin-angiotensin system）功能相关；⑥星状细胞生成CRF-BP和蛋白激酶C激活因子CRF-BP；⑦星状细胞含有脱碘酶-Ⅱ、Ⅲ型，参与中枢神经系统中甲状腺激素对神经元的调节；⑧下丘脑星状细胞生成DHEA的活性高于大脑皮质星状细胞4倍；⑨星状细胞参与神经递质谷氨酸（glutamate，兴奋性递质）和γ-氨基丁酸（γ-aminobutyric acid，抑制性递质）的调节；⑩少突胶质细胞除生成孕烯醇酮和胆固醇外，也形成髓鞘包绕轴突，以保证生物信息在神经系统内的长距离传递。

二、下丘脑神经元分布

人类下丘脑是中枢神经系统古老的组织结构，占大脑体积比例为10g/（1200～1400g）。

下丘脑位于丘脑腹内侧，形成第三脑室腹外侧部；喙部位于间脑和终脑连接处形成终板；尾部与中脑连接；外侧面为前脑内侧束（medial forebrain bundle），是下丘脑内侧神经核与其他脑组织相连接的部位。胎儿在妊娠第2～3个月，下丘脑神经元从间脑腹侧部分化而来。

下丘脑分为内侧区、外侧区和环脑室区（periventricular zone）。外侧区来源于大脑喙部与丘脑外侧连接；内侧和环脑室区分布有调节生殖内分泌功能的神经元和神经纤维。下丘脑神经元分布可划分3个神经核群：①前群（rostral or anterior group）；②结节群（tuberal group or tubal cinereum infundubulunm zone，漏斗部）；③后群（posterior group）。

(一)前群

前群神经元分布于视前区和前丘脑区，由视交叉上核（suprachiasmatic nucleus，SCN）、视上核（supraoptic nucleus，SON）和室旁核（paraventricular nucleus，PVN）组成，构成女性周期中枢或排卵中枢，接受月经中期雌二醇正反馈刺激释放GnRH-LH高峰促进排卵。SON和PVN分别分泌升压素和缩宫素，沿下丘脑-垂体束进入神经垂体储存和释放。

(二)结节群

下丘脑结节部神经元位于正中隆突上方，靠近第三脑室顶部，由腹内侧核（ventromedial nucleus，VMN）、背内侧核（dorsomedial nucleus，DMN）和弓状核（arcuate nucleus，ARC）组成，构成女性张力中枢或持续中枢，维持基础性GnRH分泌。该群神经元分泌的神经内分泌激素沿垂体门脉系统进入腺垂体调节垂体激素的分泌，因此称为向垂体区（hypophysiotropic area）。

(三)后群

位于结节区尾部和下丘脑后部，由乳头体复合物（mamillary complex）、下丘脑后核（后丘脑核）（posterior hypothalamic nucleus）、乳头体上核（supramamillary nucleus）和结节乳头体核（tuberomamillary nucleus）组成。以上神经核，除结节乳头体核外，其他神经核无神经内分泌功能。

三、下丘脑神经肽激素

下丘脑正中隆突部和视前区内肽能神经元系统（peptidergic neuron system）是控制腺垂体和神经垂体内分泌功能的向垂体区，生成和释放向垂体肽（hypophysiotrophic peptides），组成作用广泛的肽能神经元系统。

下丘脑调节神经内分泌和自主神经功能，包括生殖内分泌、性功能、生育功能、体温调节、体液平衡、能量代谢、生物节律，神经元位于下丘脑两侧区。调节神经内分泌功能的神经元位于第三脑室基底部正中隆突和视交叉上部，其中室旁核和视上核分别合成缩宫素和升压素。

下丘脑向垂体区（包括正中隆突部和视前区）神经元分泌的神经内分泌肽类激素，依其功能分为释放激素（releasing hormones）系统、抑制激素（inhibiting hormones）系统、升压素（vasopressin）和缩宫素（oxytocin）。

(一)释放激素系统

下丘脑-垂体调节系统、激素系统见图1-2、图1-3。

1. 促性腺激素释放激素（GnRH） 促进垂体FSH和LH生成和分泌。

2. 促甲状腺激素释放激素（TRH） 促进垂体促甲状腺激素和催乳素生成和分泌。

3. 生长激素释放激素（GHRH） 促进垂体生长激素生成和分泌。

4. 促肾上腺皮质激素释放激素（ACTH-RH，CRH） 促进垂体ACTH、β-内啡肽（β-endorphin）和β-趋脂素（β-lipotrophin）生成和分泌。

5. 催乳素释放激素（PRL-RH） 促进垂体催乳素的生成和分泌。

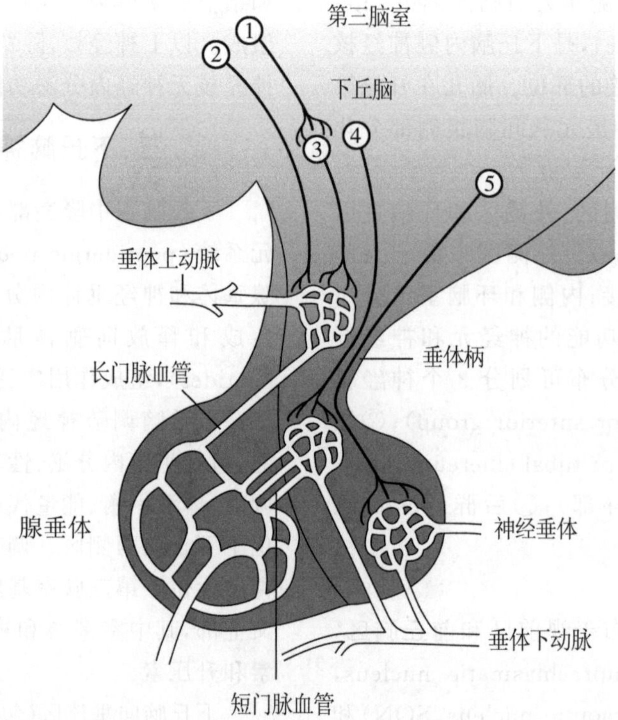

图 1-2 下丘脑-垂体调节系统

①～④下丘脑释放激素和抑制激素神经元（作用于腺垂体）；⑤下丘脑视上核和室旁核（生成升压素和缩宫素，流向神经垂体）

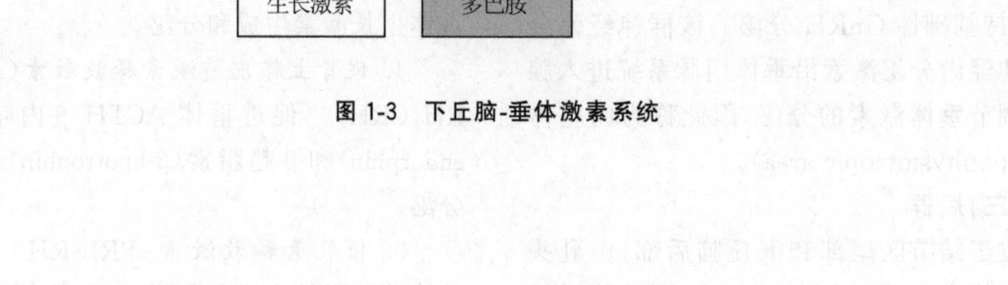

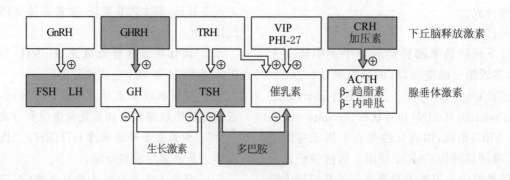

图 1-3 下丘脑-垂体激素系统

6. 血管活性肠肽(vasoactive intestinal peptide,VIP) 促进垂体催乳素的生成和分泌。

(二)抑制激素系统

1. 生长抑素(somatostatin) 也称为生长激素释放抑制因子(growth hormone release inhibiting factor,GH-IF),抑制垂体生长激素(GH)和促甲状腺激素(TSH)生成和分泌。

2. 催乳素抑制因子(prolactin-inhibiting factor) 抑制垂体催乳素生成和分泌。多巴胺(dopamine)也抑制催乳素的分泌。

(三)升压素和缩宫素

1. 升压素 由视上核生成,神经垂体储存和释放,具有升压和抗利尿作用。

2. 缩宫素 由室旁核生成,神经垂体储存和释放,促进子宫收缩和乳汁分泌。

四、下丘脑神经递质

人类中枢神经系统神经元分泌三类神经内分泌递质或内分泌激素,包括氨基酸类、单胺类和神经肽类,共同组成神经内分泌系统,其中神经肽类激素具有重要的地位(表1-1)。

表1-1 脑组织中神经递质

γ-氨基丁酸	多巴胺
谷氨酸	天冬氨酸
5-羟色胺	肾上腺素
去甲肾上腺	乙酰胆碱
甘氨酸	一氧化氮

人类突触间信息传递主要依靠神经递质。神经递质由神经元生成和分泌后,可将神经元信息经树突或轴索传递至突触后靶细胞(postsynptic target)。

下丘脑肽神经元分泌肽类激素调节进食、情绪、行为和性功能活动,见表1-2。神经肽类激素包括促甲状腺激素释放激素(TRH)、促肾上腺皮质激素释放激素、生长抑素、促性腺激素释放激素(GnRH)、精氨酸升压素(argining vasopressin,AVP)和缩宫素。

表1-2 中枢神经系统肽类激素

腺垂体激素	胃肠道肽类激素
TSH-RH	血管肠多肽
GnRH	异亮组肽
ACTH-RH	胆囊收缩素
GH-RH/生长抑素	促胃激素(胃泌素)
神经垂体激素	P物质(substance P)
升压素	神经紧张素
缩宫素	甲硫氨酸脑啡肽
神经垂体素运载蛋白Ⅰ,Ⅱ	强啡肽
其他	新内啡肽
神经肽Y	胰岛素
血管紧张素Ⅰ	胰高血糖素
缓激肽	铃蟾肽(蛙皮素)(bombesin)
肌肽(carnosine)	促胰液素(胰泌素,secretin)
睡眠肽	生长抑素
降钙素基因相关肽	促胃动素(motilin)
白介素-1	垂体肽激素
抑制素	ACTH/β-内啡肽
胰抑素	α-MSH
甲状旁腺激素相关肽	催乳素
激活素	LH/GH/TSH

中枢神经系统内肽神经元可与经典的氨基酸类和胺类神经元共存。肽神经元神经纤维也可投射到神经垂体,许多轴突分支也与下丘脑内外神经元相连接。目前发现人体存在三种不同结构肽激素家族。

1. 基因性或肽激素前体物质 包括阿黑皮素原(proopiomelanocortin,POMC)、生长抑素、脑降钙素基因相关肽。

2. 具有相似长区段结构的肽激素 包括速激肽家族(tachykinin family)、缩宫素家族(oxytocin family)、升压素家族(vasopressin/vasotocin family)、CRF家族(CRF/urotensin/urocortin family)、胰高血糖素/胰泌素/血管活性肠多肽家族(glucagon/secretin/vasoactive instestinal polypepetide fami-

ly)、胃泌素/胆囊收缩素家族(gastrin/cholecystokinin family)和胰多肽家族(pancreatic polypeptide family)。

3. 具有相似短区段结构肽激素原　包括脑啡肽原(pro-enkephalins)、强啡肽原(pro-dynorphins)和血管活性肠多肽原(pro-vasoactive intestinal polypeptide)。

五、下丘脑神经通路

(一)进入下丘脑的上行通路

进入下丘脑的神经纤维来源于脑干的所有区域,从尾端髓质到间脑头端,主要由单胺类神经元发出。

(二)去甲肾上腺能投射纤维

从脑区投射到下丘脑的去甲肾上腺能神经纤维包括两部分:①来源于大脑髓质和脑桥,其发出后上行止于视前区中间部、前丘脑区、室旁核、结节区腹内侧、背中核和结节乳头体核,并形成浓密的终末神经丛。整个环脑室系统(periventricular system),由弓状核和正中隆突部内侧和脑室膜下层(interal and subependymal layer)组成。②去甲肾上腺能下丘脑传入神经纤维较少,主要来源于脑桥蓝斑核(nucleus locus caeruleus),其支配环脑室系统内特定靶向神经元,包括背中核、室旁核和视上核。

(三)多巴胺能投射纤维

多巴胺能神经元神经纤维投射区域包括:①超短系统(ultrashort system),多巴胺神经元位于中脑网状结构和嗅球部(retina and olfactory bulb);②内侧中间系统(intermediate system),由结节垂体部多巴胺细胞组成,其从弓状核发出后投射到环脑室核,并投射到垂体中间叶和下丘脑正中隆突部,是调节下丘脑 GnRH 和催乳素分泌的重要系统;③长系统(long system),多巴胺神经元的长投射纤维构成大脑皮质和边缘系统的中间层,主要投射到边缘神经元(limbic neuron)。

(四)进入下丘脑的下行通路

进入下丘脑的下行神经纤维主要来源于前脑基底部神经结构,包括嗅球、隔区、梨状皮质(piriform cortex)、扁桃体(amygdala)和海马(hippocampus)。从扁桃体复合体发出的神经纤维投射到下丘脑前部,并围绕腹内侧核分布。从海马穹窿系统发出的神经纤维投射到隔区,下行神经纤维则通过下丘脑中间部终止于弓状核。从网状下丘脑投射(retinohypothalamic projection)纤维组成的特异性传出纤维直接投射到下丘脑视交叉上核,分布于调节视觉和生物节律功能的正中隆突部,特别是褪黑素(melatonin,MLT)的分泌。

(五)下丘脑传出连接通路

下丘脑神经元传出通路中最重要的是投射到神经垂体的神经纤维,分布于正中隆突部、垂体柄和神经垂体中间叶。这些神经细胞包括大细胞性神经内分泌系统(magnocellular neurosecretary system),主要由视上核、室旁核大型神经内分泌细胞组成,其分泌升压素和缩宫素。小细胞性神经内分泌系统(parvicellular neurosecretary system),主要由下丘脑正中隆突部内小型神经细胞组成,其包括两个内分泌系统,即 GnRH 系统和结节垂体多巴胺神经元(tuberohypophysial dopamine neurons)系统。

六、下丘脑脑室周围器官

脑室周围器官是指围绕第三脑室周围分布的非对称性组织器官,其突出的解剖学特点是缺乏完整的血脑屏障,因此它们是将生物学活性物质输送到中枢神经系统的窗口。中枢神经系统内血脑屏障的形成主要依赖于星状细胞。与第三脑室相关的 5 个脑室周围器官,包括正中隆突部(median eminence)、松果体(pinear body)、终板血管组织(organum vasculosum of lamina terminalis)、穹窿下器官(subfornical organ)和连合下器官

(subcommissural organ)。

(一)正中隆突

下丘脑正中隆突部是丘脑基底部中央突起部分,其外侧和腹侧部分融入垂体柄,向下延伸形成神经垂体。正中隆突组织包括脑室膜层、脑室膜下层、纤维层、网状层和栅状层。下丘脑脑室膜下层向垂体区发出的轴突与脑室膜层和胶质细胞间形成突触连接,也与脑区其他神经元形成轴突-轴突连接。正中隆突表层栅状层的神经纤维分布于垂体门脉血管丛周围。正中隆突部广泛分布从脑室膜细胞分化来的拉长细胞(tanycytes),其轴突末端的大量微细绒毛沿脑室表面分布,是第三脑室和门脉血管系统间生物化学信息的传递细胞。

(二)松果体

松果体是一实质性内分泌腺体,其借一柄状结构附着于间脑顶部。人类松果体含有三种细胞成分:松果体细胞、胶质细胞和神经纤维末梢。松果体内的神经末梢来源于颈上交感神经节(superior cervical sympathetic ganglion),主要分布于松果体细胞周围血管间隙之间。

调节人类松果体细胞功能的外周刺激是光线刺激和内源性生物节律机制。环境刺激(如光线照射)通过视网膜下丘脑神经束(retinohypothalamic tract)传入视上核。室旁核的神经元也延伸到颈上神经节。通过以上神经通路,外周光线照射抑制,而黑暗促进松果体细胞褪黑素的合成和分泌。发源于视交叉上核的视网膜下丘脑投射系统参与内源性生物学节律的功能调节。

(三)终板神经血管系统

终板腹侧内的神经血管系统(OVLT)位于第三脑室的喙部。该系统内的神经细胞层围绕胶质细胞、轴突、轴突末端和门脉血管沿分支的毛细血管网分布。小鼠的终板神经血管系统和视前区中间部也含有GnRH神经元。

(四)穹窿下器官

人类穹窿下器官突入第三脑室顶部,并与穹窿相连接,其被非纤毛脑室膜细胞所覆盖并富含血管,细胞成分为经典的神经分泌神经元和胶质细胞。该器官接受来源于中脑嵴的5-羟色胺能神经纤维的支配,参与血管紧张素分泌功能调节。

(五)连合下器官

连合下器官位于第三脑室尾部表面,后连合下方,并与松果体复合物关系密切。连合下器官脑室膜细胞层内含有高度特异性的脑室膜细胞,其细胞顶部进入第三脑室并形成一种特异性Reissner纤维。脑室膜下层由胶质细胞、血管和神经末梢组成,其中大多数神经末梢是来源于中脑嵴的5-羟色胺能神经末梢,但其功能尚不十分明了。

第二节 下丘脑促性腺激素释放激素神经元

下丘脑是连接大脑和垂体之间的重要通路。下丘脑神经元分泌的释放激素和抑制激素,沿垂体门静脉血管进入腺垂体细胞间隙内,促进相应垂体激素分泌,构成下丘脑-腺垂体系统。下丘脑视上核和室旁核通过下丘脑垂体束与神经垂体构成下丘脑-神经垂体系统。

一、GnRH神经元的进化

(一)GnRH神经元起源于嗅板并向下丘脑迁徙

人类胚胎发育早期,嗅沟上皮内出现GnRH神经元细胞索。GnRH神经细胞跨过鼻中隔,沿嗅神经末梢进入前脑、隔区和下丘脑,胚胎第14天到达视前区。随着胚胎发育，中隔视前区-下丘脑区（septopreoptic-hypothalamic area）内 GnRH 神经元数量越来越多，而嗅板和鼻中隔区（olfactory and nasal septum area）内 GnRH 神经元数量越来越少，证实 GnRH 神经元起源于嗅板和向下丘脑迁徙假说。

神经元细胞黏附分子（nueronal cell adhesion molecule）是一种细胞表面糖蛋白，引起 GnRH 神经元迁徙的重要因子。神经元细胞黏附分子生成缺陷可引起 GnRH 神经元迁徙停滞、嗅觉缺乏（anosmia）和单纯性 GnH 缺陷（isolated gonadotropin deficiency），称为 Kallmann 综合征。

（二）胎儿期 GnRH 神经元

妊娠第 10 周，人类腺垂体出现 LH 细胞群，妊娠第 14～16 周下丘脑出现 GnRH 活性。体外研究发现，妊娠第 20～23 周的下丘脑正中隆突部出现 GnRH 脉冲性释放活性，此时腺垂体也已具备对 GnRH 刺激产生反应和分泌 LH 的能力。妊娠中期，下丘脑 GnRH 脉冲发生器（pulse generator）和垂体促性腺激素之间已形成稳定的功能系统。

妊娠中期，女性胎儿垂体和血清免疫活性 LH 浓度明显高于男性胎儿，也与下丘脑 GnRH 释放数量相关。胚胎期 GnRH-Gn 性别差异与男性胎儿睾丸分泌雄激素及相关因子对下丘脑-垂体负反馈作用相关。

（三）性成熟期 GnRH 神经元

青春期发育是中枢神经系统性分化和下丘脑 GnRH 脉冲性释放增加的结果。人类胎儿出生后第 1 年，垂体促性腺激素分泌增加，然后逐渐降低，于 6～7 岁降至最低点。垂体对外源性 GnRH 刺激的反应性也同步性降低。促性腺激素降至最低点时，卵巢也无功能活性。青春前期 GnRH-Gn 分泌停滞状态与下丘脑弓状核内源性阿肽张力增加和 POMC 表达增强相关。

青春期 GnRH 分泌活性的再次升高（U 形上升）与下丘脑抑制性神经递质功能降低，兴奋性神经介质功能增强相关。GnRH 神经元活性增强主要表现为 GnRH/LH 脉冲性释放振幅增高，而释放频率并无变化。青春期少女睡眠期间 GnRH/LH 振幅增高虽促进垂体-性腺功能恢复，但在下丘脑-垂体-卵巢轴功能尚未完全建立之前，无排卵和黄体功能不全较为常见。

二、GnRH 性中枢

GnRH 神经元由疏松的细胞网状结构或细胞团组成。人类 GnRH 神经元数量仅有 1000～3000 个，主要分布于下丘脑正中隆突部弓状核和下丘脑视前区，组成中隔视前漏斗通路（septopreoptic-infundibular pathway）。

GnRH 神经元轴突的主要投射区是正中隆突部，在门静脉血管丛周围形成网状结构。GnRH 神经元释放的 GnRH 进入门脉血管丛后被输送到腺垂体促性腺激素分泌细胞（gonadotrope）间隙内。GnRH 神经元轴突也投射到边缘系统环脑室器官，包括 OVLT 和神经垂体，投射神经纤维也具有神经内分泌功能，参与人类生育功能的调节。

（一）张力中枢（tonic center）

位于下丘脑正中隆突部（median eminence，ME）或垂体柄-正中隆突（stalk-median eminence，SME），由腹内侧核（ventromedial nuclei，VMN）和弓状核（arcuate nuclei）为中心的神经核团组成，其外侧和腹内侧部分融入垂体柄，向下延伸形成神经垂体。

张力中枢以多突起室管膜细胞和拉长细胞为主，组成小细胞神经内分泌系统，维持恒定性或张力性 GnRH 分泌，接受性激素的负反馈调节，因此又称为负反馈中枢。垂体门脉系统的初级毛细血管网和神经内分泌细胞的轴突末梢在正中隆突部相会合。

正中隆突组织由脑室膜层（ependymal layer）、脑室膜下层（subependymal layer）、纤维层（fibrous layer）、网状层（reticular layer)和栅状层(palisade layer)组成。脑室膜下层内,向垂体区神经元发出的轴突与脑室膜层和胶质细胞之间形成突触连接,神经内分泌激素由此进入垂体门脉血管循环。

拉长细胞是从正中隆突部脑室管膜细胞分化而来的特殊类型细胞,细胞体位于脑室管膜层内,细胞颈和细胞顶端纤毛或微纤毛突入第三脑室腔内,尾端伸向软脑膜并与门脉毛细血管丛相连接。因此,拉长细胞和脑室管膜细胞介于第三脑室和门脉血管系统之间,是正中隆突-第三脑室-门脉血管系统间生物化学信息的传递细胞。

第三脑室底部与门脉毛细血管丛连接的神经元轴突末梢中含有透明囊泡和致密囊泡。大囊泡(100～300μm)含有下丘脑神经内分泌激素,小囊泡(40～60μm)含有神经递质。由正中隆突部神经内分泌细胞分泌入第三脑室内的下丘脑激素由脑室管膜细胞和拉长细胞吸收后被转运到门脉毛细血管系统而下达到腺垂体而最终构成下丘脑正中隆突-腺垂体系统。

(二)周期中枢(cyclic center)

位于视前区,即下丘脑前部和视交叉上部,由视交叉上核(suprachiasmatic nuclei,SCN),视上核(supraoptic nuclei,SON)和室旁核(paraventricular nuclei,PVN)组成大细胞性神经元系统(magnocellular neuron system)。正中隆突部内栅状层内的视上核和室旁核神经元轴索由前向后贯穿栅状层,下行终止于垂体结节漏斗部和神经垂体。

视上核分泌升压素,室旁核分泌缩宫素后,激素分泌颗粒沿下丘脑-神经垂体束流注入神经垂体储存和释放。女性周期中枢接受月经中期雌二醇高峰的正反馈作用,峰性释放GnRH,引起垂体LH高峰,促进排卵,因此也称为排卵中枢或正反馈中枢。

视前区是人类生物节律(biological rhythm)调节中枢,视上核是生物钟(biological clock)内源性节律振荡器(intrinsic oscillator)。外界光线刺激经视网膜-颈上神经节后交感神经纤维-视上核-松果体途径调节松果体褪黑素的分泌和人体生物节律。

第三节 促性腺激素释放激素

一、GnRH基因及其生成

(一)GnRH基因

GnRH基因位于8号染色体短臂上,含有4个外显子,其中外显子2编码GnRH原(pro-GnRH),外显子3和部分外显子2,4编码GAP蛋白,而外显子4编码一长3-未翻译区段。胎盘中GnRH原mRNA长度长于下丘脑,其含有一个由900bp组成的内含子,可修饰或被组织特异性启动子所调节。

(二)GnRH生成

人类GnRH mRNA分析表明,GnRH10肽是从前GnRH原(pre-pro-GnRH)翻译后加工而来。前GnRH原由92个氨基酸组成,为三级结构,其中10肽由一个23个氨基酸组成的信号肽所引导,后缀有3个氨基酸:Gly-Lys-Arg序列(第11～13),其对于GnRH分子蛋白分解加工和C-末端脱氨基是必需的。前GnRH原最后的56个氨基酸序列称为GnRH相关肽(GnRH associated peptide,GAP),具有催乳素抑制激素作用(图1-4)。

GnRH神经元内的GnRH分子在细胞核内加工成熟。前GnRH原基因转录和加工后,mRNA被转移到细胞质内,并被翻译生成10肽GnRH。生成的GnRH和GAP被输送到神经末梢后,分泌进入门静脉血管循环。

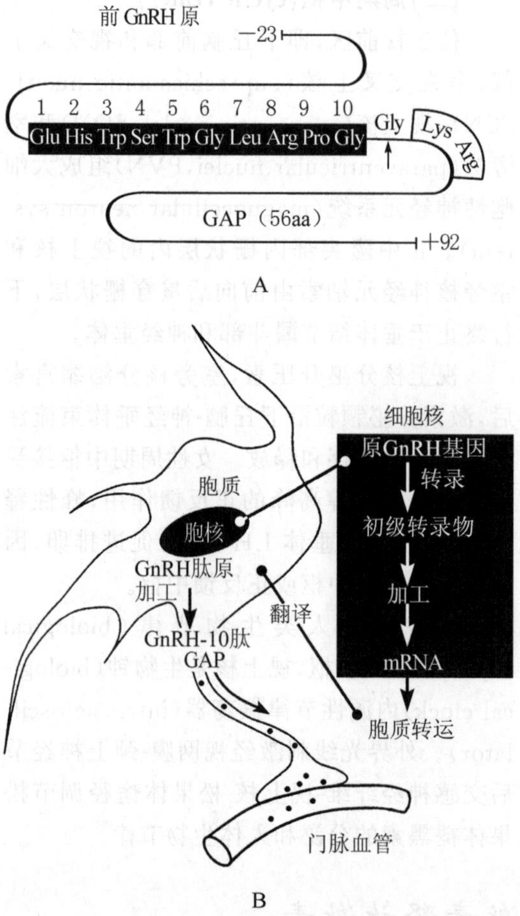

图 1-4　GnRH 的生物合成

A. GnRH 前体分子结构；B. GnRH 生成过程

二、GnRH 脉冲性释放

（一）GnRH 脉冲性释放发生器

人类 GnRH 脉冲发生器位于下丘脑中央基底部（medial basal hypothalamus）弓状核。GnRH 神经元具有节律性和急性、短暂、多电位放电活性特性，放电频率为每小时1次。GnRH 脉冲性释放节律与垂体门静脉血管丛内 GnRH 释放脉冲和外周血液 LH 脉冲保持高度同步性。

（二）GnRH 脉冲释放节律

下丘脑体外灌注实验研究证实，GnRH 释放的脉冲节律，胎儿期为每小时 1 次，成人期为每 1～1.5h 1 次。然而，GnRH 发生器的释放节律是内源性，或是对其他神经元偶联的电和化学性刺激的反应有待深入研究。

人类下丘脑 GnRH 神经元的脉冲性释放节律决定垂体生殖激素的脉冲性释放节律，而 GnRH/GnH 的脉冲性释放的周期性节律和振幅又决定卵巢排卵功能和性激素分泌的周期性变化，从而使下丘脑-垂体-卵巢形成一个完整的内分泌系统。

三、GnRH 脉冲幅度和频率

由于 FSH 半衰期较长，难以检测，因此 LH 的脉冲式模式可作为 GnRH 脉冲式分泌的指标。月经周期中 LH 脉冲（其反映 GnRH 脉冲）的时相特征如下。

1. LH 脉冲幅度　卵泡早期：6.5U/L；卵泡中期：5.0U/L；卵泡晚期：7.2U/L；黄体早期：15.0U/L；黄体中期：12.2U/L；黄体晚期：8.0U/L。

2. LH 脉冲频率　卵泡早期：90min；卵泡晚期：60～70min；黄体早期：100min；黄体晚期：200min。

与黄体期比较，卵泡期脉冲式释放频率较快，而幅度较低。尽管 FSH 半衰期较长，但其分泌模式与 LH 分泌相关。另外发现，腺垂体也有其自身的脉冲式分泌模式，其高振幅脉冲与 GnRH 脉冲相关，而高频率低振幅度脉冲则反映自发性分泌特征。GnRH 释放脉冲频率和幅度是 GnRH 神经元的内在特性，其活性受多种激素和神经递质的调节。

四、GnRH 受体

GnRH 首先被垂体内促性腺激素细胞膜上的特异性受体识别，与之结合后引起受体的二聚化并形成簇状结构，然后进行内化（internalization）。内化的激素-受体复合物在溶酶体内降解，降解后的受体可利用碎片快速地返回细胞表面并被再次利用。GnRH 促进 GnRH 受体的重复应用而引起 GnRH

受体功能的上调(up regulation),即GnRH自我激发作用。

GnRH受体是一种分子量60kPa,含有涎酸的糖蛋白,并含有与在促性腺激素细胞表面进行功能表达的寡黏多糖(oligosaccharide portion)。抑制性调节区段位于GnRH第8位精氨酸处。GnRH促进和维持与受体交联(receptor cross-linking, microaggregation)状态,而后引起激素效应。长期或持续性注射GnRH及其类似物可引起GnRH释放的抑制,称为下调(down regulation)作用。另一方面,GnRH拮抗剂也可与GnRH受体结合,竞争性抑制促性腺激素分泌。GnRH释放脉冲节律对垂体FSH、LH合成和分泌的作用也受促性腺激素细胞内抑制素(inhibin)、激活素(activin)、卵泡抑素(follistatin)调节和性激素(雌二醇和孕酮)影响。

五、GnRH上调和下调作用

GnRH的自我激发作用(self-priming effect),仅在释放频率为1次/(1～1.5h)的生理性波动下才上调GnRH受体表达,促进促性腺激素的分泌。GnRH释放频率过慢引起无排卵和闭经,而释放频率过快或持续性释放则引起GnRH受体减少,呈现下调作用,引起垂体促性腺激素分泌降低。GnRH脉冲性释放节律也调节促性腺激素亚基基因(LHα、LHβ和FSHβ)表达,LHα、LHβ二聚化(dimerization)和促性腺激素糖基化(glycosylation),直接控制垂体促性腺激素质量和功能。

六、GnRH脉冲性释放调节

以GT-1细胞作为GnRH神经元模型研究发现,GnRH神经元功能的调节机制包括:①GnRH神经元存在GnRH受体表达,GnRH以自分泌方式调节GnRH神经元自身活性;②阿片肽抑制α肾上腺能和多巴胺能介质对GnRH神经元的促进作用;③去甲肾上腺素和多巴胺促进促性腺激素释放作用由GnRH神经元突触介导;④IGF-1、IGF-2、胰岛素、EGF、bFGF是GnRH神经元扩张、成活性迁徙(survival migration)的重要调节因素;⑤下丘脑内谷氨酸盐与中枢神经系统认知、记忆、青春期发育和生育活动相关;⑥GnRH神经元存在ERα、ERβ、PR、GR、T3R表达,是甾体激素和甲状腺激素的靶向反馈部位。

第四节 下丘脑促肾上腺皮质激素释放激素和应激免疫系统

一、CRH和应激

应激(stress)是机体对外界刺激的应答。人体应激系统中枢位于下丘脑弓状核、室旁核和脑干,由CRH神经元和肾上腺能神经元组成。下丘脑-垂体-肾上腺轴和交感-肾上腺髓质系统是应激系统的外周部分,在CRH的调控下维持应激反应期间机体内环境的稳定性。

CRH促进去甲肾上腺素释放,反之,去甲肾上腺素通过α_1去甲肾上腺能受体促进下丘脑CRH分泌。脑区内,5-羟色胺能和乙酰胆碱能系统增强,而GABA能和阿片肽能系统抑制CRH、AVP和去甲肾上腺素能神经元功能。静息状态下,中枢应激系统功能处于相对静止状态,但可对昼夜节律、异常刺激、神经内分泌、激素和边缘信号产生反应。下丘脑-垂体-肾上腺轴功能与应激反应、认知功能、进食、性功能、疼痛、心血管和代谢功能、免疫炎症反应相关。

二、CRH和GnRH

CRH以剂量依赖性方式抑制GnRH释

放，下丘脑 GnRH 脉冲发生器电生理活性和促性腺激素释放。血浆皮质醇升高引起神经性厌食、抑郁症、精神性下丘脑性闭经。CRH 拮抗药治疗可阻断应激刺激对促性腺激素分泌的抑制作用。

三、CRH 和免疫系统

人类神经胶质细胞、小胶质细胞和巨噬细胞分泌 IL-1，促进 CRH 分泌，后者进一步促进免疫细胞 IL-1 分泌。另一方面，当 CRH/ACTH 促进皮质醇分泌增加时，皮质醇负反馈性抑制 IL-1 和 CRF 分泌，构成神经免疫反馈系统。

CRH/ACTH-POMC 系统与免疫活性细胞共同组成机体神经内分泌-免疫系统。炎症部位 CRH 浓度升高促进免疫活性细胞分泌 TNF-α、IL-1、IL-6，后者反馈性增强下丘脑-垂体-肾上腺轴功能，共同调节机体炎症反应。人类 ACTH 和皮质醇以剂量依赖性方式增加血浆 IL-6 浓度，后者进一步促进 ACTH、AVP 和尿皮质素（urocortin）分泌，从而构成调节应激免疫反应的功能系统。

第五节　下丘脑生长激素释放激素/生长抑素/生长激素系统

一、下丘脑 GHRH/生长抑素/GHRP

垂体生长激素（GH）脉冲性分泌受下丘脑两种 GH 肽激素双重控制，GHRH 促进其分泌，而生长抑素抑制其分泌。近来发现，多种 GH 分泌因子（GH secretagogues）调节 GH 分泌，如由下丘脑和垂体分泌的 GH 释放肽 6（GH-releasing peptide-6，GHRP-6）和 MKO667 促进 GH 分泌。中枢神经系统内存在一种特异性 GH 分泌因子受体配基，参与调节 GH 脉冲性分泌。GH 分泌因子通过与下丘脑生长激素释放激素（GHRH）和生长抑素神经元相互作用而实现对 GH 分泌调节。

二、GHRH 通路和基因表达的调节

（一）GHRH 通路

除中枢神经系统外，外周组织（胰腺）分泌的促 GH 分泌因子称为异位 GHRH。人类 GHRH 分子测序发现，下丘脑 GHRH 是由 44 个氨基酸组成的 C-末端酰胺肽（C-terminal amide peptide）$hGHRH_{1-44}NH2$ 是真正的 GHRH。动物 GHRH 结构与 hGHRH 相似。

人类弓状核后部 GHRH 神经元纤维主要投射到正中隆突部，而腹内侧核和室旁核（小细胞神经元）内 GHRH 神经元纤维也同样投射到正中隆突部。下丘脑前部，GHRH 神经元神经纤维促进生长抑素能神经元（somatostainergic neurons）的活性，构成调节 GH 分泌的解剖-功能性网络。GH 脉冲性释放是 GHRH 和生长抑素共同调节的结果。外周组织中，GHRH 仅在 GHRH 肿瘤、胎盘和免疫细胞中存在表达。人类外周血液 GHRH 浓度低于 10pg/ml，肢端肥大症和异位 GHRH 肿瘤时血浆浓度升高。

（二）GHRH 基因表达的调节

人类 GHRH 基因含有 5 个外显子和 4 个内含子。外显子 1，2 编码 5′-末端未翻译序列，而外显子 2，4 则编码由 10^7 或 10^8 个氨基酸组成的前激素原（pre-pro-hormone）。外显子 3 可编码几乎所有 GHRH 具有生物学活性的部分。GH 短反馈环和由 IGF-1 构成的长反馈环共同调节下丘脑生长抑素和 GHRH 分泌。GH 也直接调节切除垂体小鼠 GHRH 基因表达，3d 内使 GHRH mRNA 升高 6 倍，7d 内达到高峰，而生长抑素 mRNA 水平无明显变化。甲状腺和肾上腺

切除后 GHRH mRNA 表达也无明显变化。

(三)GHRH 对生长激素细胞的作用机制

GHRH 与垂体 GH 细胞膜上 GHRH 受体结合后形成配基-受体复合物,直接与促进性(鸟苷酸三磷酸,GTP)结合蛋白偶联,后者激活腺苷酸环化酶催化亚基,促进 GTP 转化为 cAMP 和钙离子进入细胞质内;同时,由 cAMP 介导的钙离子通道磷酸化进一步增加钙离子内流入细胞质内。

由 GHRH 促进的 GH 合成和分泌受下列因素的独立调节:钙离子内流和 cAMP 依赖性蛋白激酶促进 GH 基因转录和合成。生长抑素与其受体结合后,通过激活抑制性蛋白 G1,其直接抑制钙离子通道和腺苷酸环化酶催化亚基活性,而最终阻抑 GHRH 促进 GH 分泌作用,以上协调作用对维持正常生长激素分泌和功能具有重要意义。

三、生长激素及其基因表达

(一)GH 基因

GH 基因位于染色体 17q22－q24,由分子量 66kDa 的 5 个高度保守区段组成。GH 基因从 5′向 3′排列,次序为 hGH-A,hCS-A,hGH(hGH-V),hCS-B。其中,hCS-A,hGH-V,hCS-B 在胎盘中表达,hGH-N 编码分子量 22kDa 蛋白,其由 191 个氨基酸组成,主要在 GH 细胞中表达。

(二)生长激素

人类 GH 是由 191 个氨基酸组成的单链多肽激素,其由垂体 GH 分泌细胞合成、储存和分泌。GH 分泌细胞主要分布于腺垂体的外侧翼。作为一种生物代谢激素,其受内外环境因素和神经节律的调节,包括运动、躯体和精神性刺激、高蛋白饮食、低血糖和睡眠习惯等。GH 呈脉冲性释放特征。青春期 GH 的释放波动从每 24h 内 4～6 次增加至 8 次。在睡眠后 1h 内的慢波睡眠期间(Ⅲ～Ⅳ期)出现 GH 释放振幅高峰。GH 以年龄相关方式分泌,如青春前期儿童,GH 每天释放量为 90μg,青春期达到 700μg,早期成人期降低至 380μg,以后随着年龄的增长而逐渐降低直到绝经后期。GH 和 IGF-1 降低源于 GH 释放振幅的降低。血液循环中 GH 的半衰期为 17～45min。

运动、应激、精神刺激、感染促进垂体 GH 的分泌,而雌激素、睾酮和甲状腺激素增强其作用。脂肪酸和脂肪相关因子抑制 GH 的分泌。中枢神经系统内,多巴胺能传入冲动信息,包括阿扑吗啡、中枢性多巴胺受体激动剂促进 GH 分泌。GH 生成减少的儿童,给予 L-多巴治疗 6 个月可增加其生长速率。去甲肾上腺素通过 α-肾上腺能通路增加 GH 分泌,而通过 β-肾上腺能通路则抑制 GH 分泌。克洛定(clonidine)、精氨酸(arginine)、L-多巴、运动和升压素通过 α-肾上腺能通路促进 GH 分泌。以上调节机制的临床意义尚不十分明了。时差可暂时增加 GH 分泌振幅和 24h 分泌量。另外,与时差相关的昼夜节律变化也使 GH 峰值期从睡眠早期推迟至睡眠晚期。

GH 具有多种生理功能,包括促进骨骼和肌肉发育、调节脂肪分解、促进细胞摄取氨基酸。GH 诱发胰岛素抵抗,具有致糖尿病作用,但也呈现类胰岛素作用。GH 促进生长发育的作用,主要通过在多种组织中生成的 IGF-1、2 介导。血清中 GH 主要与 GH-BP 结合,而 IGF-1、2 也与其相应的 IGFBP 结合,后者是调节靶组织中 GH 活性的重要因素。另外,IGF-1 抑制 GH 分泌。GH 的功能活性、靶向位置受 GH-IGF-1 轴的多层面的调节。

四、生长抑素及其功能调节

生长抑素是由 14 个氨基酸组成的环形多肽,其抑制生长激素分泌。生长抑素调节垂体生长激素的通路起源于下丘脑室周核(periventricular nuclei)前区和室旁核的分支(subdivision of the paraventricular nuclei)。如前所述,生长激素脉冲性分泌同时伴有生长抑素生成降低和 GHRH 释放增加。无论在体内或体外,生长抑素均显著抑制生长激素的释放。另外,生长抑素具有 TSH-RH 活性。

生长抑素是广泛分布的下丘脑激素,除下丘脑外,也存在于中枢神经系统、胃肠道、胰腺和胎盘内。在中枢神经系统神经元内,生长抑素呈现神经递质作用,抑制垂体和胃肠道激素的分泌、调节肠道血液循环、活动性和营养物质的吸收。另外,生长抑素抑制机体免疫系统功能。因此,在脑区内外,生长抑素呈现内分泌、旁分泌和神经递质的作用。

合成的长效生长抑素类似物奥曲肽(octreotide)选择性作用垂体、胰腺和胃肠道,已成功地用于治疗高生长激素血症,其显著地抑制垂体生长激素分泌,50μg 皮下注射可同时降低正常人和肢端肥大症患者的生长激素水平。

第六节　下丘脑促甲状腺激素释放激素/促甲状腺激素系统

一、下丘脑 TRH/生长抑素系统

人类下丘脑通过 TRH 促进、通过生长抑素抑制 TSH 的分泌。TRH 是三肽(焦谷-组-脯-酰胺,pyroglutamyl-histidyl-proline-amide)。1969 年被分离和测序。下丘脑内的 TRH 细胞体集中分布于室旁核周围,其纤维投射向正中隆突部神经血管网。如电离室旁核可引起下丘脑性甲状腺功能减退。位于室旁核内的 TRH 神经元接受浓密的儿茶酚胺能轴索的支配。同时,TRH 神经元也接受浓密的神经肽 Y 纤维的支配,后者抑制去甲肾上腺素对 THR 神经元功能的促进作用,而呈现拮抗剂作用。支配 TRH 神经元功能的是来源于室旁核,含有生长抑素的轴索,其显著抑制 TRH 分泌。

TRH 广泛分布于脑区、脊髓和胃肠道系统,但其在中枢神经系统以外的功能尚不十分明了。在嗅叶和边缘系统内也存在 TRH 和含有 TRH 原的神经元,也存在于孤束核(nucleus of solitary tract)内,后者为 5-羟色胺能神经元(serotonin neurons),其神经纤维投射向脊髓,神经末梢分布于 α 运动神经元的前角(anterior horn alpha motor nucleus)。在脊髓内 TRH 促进运动神经元的功能。孤束核的 TRH 投射神经纤维与 5-羟色胺和 P 物质共存。另外一组 TRH 神经元位于迷走背部运动神经元(dorsal motor nucleus of the vagus)内,参与控制胃液分泌的迷走神经传入信息的调节。

二、TRH 基因和调节

TRH 基因位于 3 号染色体,含有 3 个外显子和 2 个内含子。外显子 1,2 分别编码非翻译 mRNA 和引导肽。外显子 3 编码其余肽链和 TRH 所有 5 个拷贝,其为前脑啡肽原(pre-pro-enkephalin)类似物,其中的一个外显子编码含有多个拷贝的 5 肽(pentapeptides)。

甲状腺激素负反馈抑制 TRH mRNA 表达和 TRH 分泌。甲状腺功能减退时,下丘脑室旁核内 pro-TRH mRNA 明显增加。反之亦然。研究发现,TRH mRNA 表达特异性存在于室旁核内,而下丘脑或脑区不表达。TRH 神经元的刺激性传入冲动沿儿茶酚胺能神经纤维从蓝斑核和其他脑干神经核上行。然而,甲状腺激素对 TRH 基因表达的负反馈调节则直接作用于 TRH 神经元而不通过儿茶酚胺传入信息。因此,甲状腺激素是下丘脑 TRH 生物合成的最重要调节因素。

三、TRH 的作用机制

TRH 与靶细胞膜受体结合后激活磷酸

肌苷通路(phosphoinositide pathway),其作用机制类似于 GnRH。然而,与其他下丘脑激素不同,TRH 对于 TSH-β mRNA 转录仅有微弱的影响。另一方面,TRH 却对翻译后的 TSH 合成和糖基化发挥重要调节作用。另外,TRH 在垂体水平促进催乳素的释放。

第七节 下丘脑-垂体门静脉系统

下丘脑-垂体系统作为神经内分泌递质系统(neuroendocrine transducers system)是将神经内分泌信号转化为内分泌激素信号的功能系统。下丘脑神经内分泌激素通过发源于正中隆突部的门静脉血管系统流注入腺垂体细胞间隙促进腺垂体激素的生成和分泌。视前区的视上核和室旁核分泌升压素和缩宫素则沿视前区视上核/室旁核-神经垂体神经束流注入神经垂体储存和释放。

下丘脑除正中隆突和下丘脑神经核团外,血液供应来源于脑基底部大脑动脉环(Willis 环)。下丘脑视交叉前区和视上区血供来源于前脑动脉和前联合动脉。下丘脑中部至乳头体前部血供来源于后联合动脉。下丘脑后部和乳头体后部血供则来源于脑基底动脉环和后脑动脉,以上区域回流的静脉注入 Willis 环上部静脉丛最后回流入脑基底静脉窦。

正中隆突和结节漏斗上部动脉来源于上垂体动脉,最终汇集形成脑垂体门静脉循环毛细血管网,称为长程门静脉系统,其输送下丘脑向垂体部位分泌的神经肽激素经垂体柄流入腺垂体。垂体柄下部垂体下动脉分支形成的次级毛细血管网构成腺垂体短程门脉系统。人类腺垂体 80%～90%的血液供应来源于长程门脉系统,另外 10%则由短门静脉血管系统供应。门静脉血管的末梢血管深入到腺垂体细胞窦内,其回流血液汇入静脉后进入海绵窦。神经垂体血供与腺垂体分离,但也来源于下垂体动脉分支。

腺垂体回流静脉携带垂体激素进入全身循环后,即通过鞍内静脉通道进入海绵窦,而后流入筛窦上部和下部,最终回流入颈静脉球和颈内静脉。脑垂体两侧的静脉回流分别进入同侧的海绵窦和筛窦而不相混合。这种特征性的血供分布在施行脑垂体腺瘤手术时有重要意义。腺垂体平均血流量为 0.8ml/(g・min),明显高于其他哺乳类动物。

第八节 下丘脑神经内分泌功能的调节

下丘脑神经内分泌功能的调节包括以下几个方面:中枢神经系统调节、松果体激素调节、靶腺激素反馈调节和神经介质调节。

一、吻肽对下丘脑功能的调节

近十几年来,有关中枢神经系统吻肽基因(Kiss-1 gene)、吻肽(kisspeptins,Kiss-1/Kp)及其受体(Kiss-1 Receptor, Kiss-1R)的研究取得巨大进展,阐明了 Kiss-1/Kiss-1R 信号系统在调节女性下丘脑-垂体-卵巢轴(hypothalamus-pituitary-ovaries axis, HPO)神经内分泌功能、青春期发育和生育功能方面的重要作用,也为未来应用吻肽治疗女性内分泌疾病和不孕开拓了新的途径。

(一)吻肽基因和吻肽神经元

人类 Kiss-1 基因也称为黑色素瘤转移抑制基因(melanoma metastasis suppressor gene),定位于染色体 1q32,在中枢神经系统中尾状核、苍白球、下丘脑、伏隔核和小脑呈现高表达；外周组织中胎盘、卵巢、睾丸、肝和小肠呈现表达。吻肽神经元（kisspeptin neuron）、Kiss-1-mRNA 和吻肽在下丘脑内弓状核（arcuate nucleus，ARC）、前腹侧室周核（anteroventral periventricular nucleus，AVPV）、漏斗核（infundibular nucleus，IN）和室旁核（periventricular nucleus，PVN）呈现高度表达。

（二）吻肽的结构和分布

Kiss-1 基因编码由 145 个氨基酸组成的吻肽前体肽（precursor peptide），其中前 19 个氨基酸片段为信号肽，66～67 位 RR 为双碱基分裂位点，122～124 位的 GKR 为分裂/酰胺化位点。分泌肽位于 68～121 位之间，首先裂解生成由 54 个氨基酸组成的吻肽-54（Kp -54），即转移抑素（metastin），后者继续裂解生成吻肽-14（Kp -14）、吻肽-13（Kp-13）和吻肽-10（Kp-10），共同组成吻肽家族（kisspeptin family），属于 RFamides 超家族成员（图 1-5）。

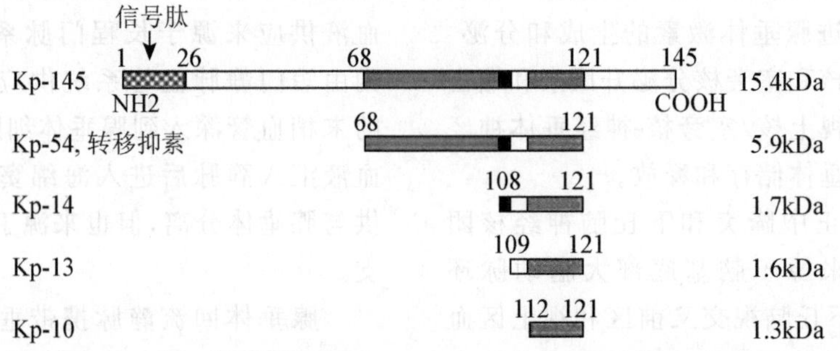

图 1-5　吻肽家族

吻肽在下丘脑弓状核、前腹侧室周核、漏斗核和室旁核呈现高度表达。外周组织中，吻肽在垂体促性腺激素细胞、睾丸、卵巢、胰腺和小肠内存在表达。晚期妊娠胎盘和母体血浆中吻肽浓度高于非妊娠期 7000 倍，可能与下调母体下丘脑-垂体-性腺轴功能相关。

（三）吻肽受体

吻肽受体（Kiss-1R）属于视紫红质家族/G 蛋白偶联受体家族-A（rhodopsin family/Class A GPCRs）成员，类似于加兰肽（甘丙肽）受体（galanin receptors），两者具有 45% 同源性，但与加兰肽亲和力较低。哺乳类 Kiss-1R 具有高度保守性，与人类的同源性为 85%。

人类 Kiss-1R 基因定位于染色体 19p13.3，编码由 398 个氨基酸组成的吻肽受体 Kiss-1R，在小鼠称为 Gpr-54，在人类称为 AXOR 12 或 hOT7T175，文献统称为 Kiss-1R 或 Gpr-54。Kiss-1R 在大脑皮质、皮质下组织和下丘脑中均存在表达，外周组织中在胎盘和垂体促性腺激素细胞中存在表达，提示 Kiss-1R 在下丘脑-垂体-性腺轴生殖内分泌功能调节中发挥重要作用。

（四）吻肽的作用机制

吻肽与靶细胞膜受体 Kiss-1R（G-蛋白偶联 Gq/11 受体）结合后激活磷脂酶 C（phospholipase C，PLC），促进二磷酸磷脂酰肌醇（PIP_2）水解，生成细胞内第二信使三磷酸肌醇（inositol triphosphate，IP_3）和二酰甘油（diacyl glycerol，DAG），引起细胞内钙离子增加、花生四烯酸释放和蛋白激酶 C（protein kinase C，PKC）活化、促进 ERK1/ERK2 激酶和 p38 促分裂原活化蛋白激酶（MAPK）磷酸化、张力纤维（stress fibres）细胞重组(cellular reorganization)和增强成簇黏附激酶(focal adhesion kinase)活性,从而发挥抑制细胞移动、肿瘤转移和调节 HPO 轴功能作用(图 1-6)。

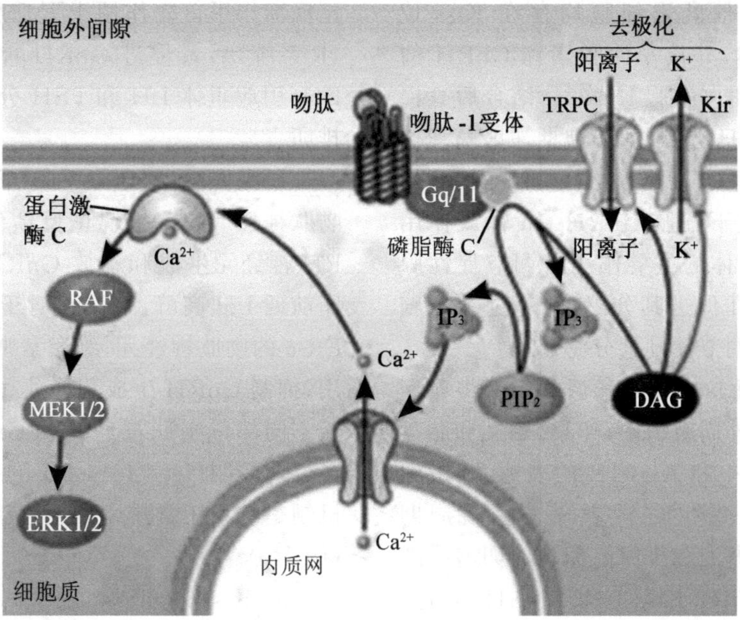

图 1-6　吻肽作用机制

(五)吻肽的生理功能

1. *Kiss-1/ Kiss-1R 系统调节 GnRH 神经元功能*　人类下丘脑 ARC 内吻肽神经元与 GnRH 神经元并存,两者轴突相互连接。下丘脑 GnRH 神经元存在 Kiss-1R 表达,吻肽与 AVPV/PeN 和正中隆突部 ARC 内 GnRH 神经元 Kiss-1R 结合后促进 GnRH 释放并进入垂体门静脉系统,引起垂体 LH 和 FSH 分泌增加。人类脑室内或静脉注射吻肽主要引起 GnRH 和 LH 分泌增加,而较少影响 FSH 分泌,其作用可被事先给予 GnRH 拮抗药、磷脂酶 C(PLC)、钙剂和促分裂原活化蛋白激酶(MAPK)抑制药所阻断。

小剂量吻肽脉冲注射通过促进下丘脑 GnRH 释放而增加垂体 LH 和 FSH 分泌。大剂量或长期吻肽注射的早期 LH 分泌增加,但 3～4h 后 LH 分泌开始降低,24h 后降至基础水平,呈现对 Kiss-1R 下调和垂体脱敏作用,因此,吻肽作用模式类似于 GnRHa,即小剂量脉冲性治疗促进 GnRH-Gn 分泌和排卵,而长期大剂量治疗则呈现对 GnRH-Gn 分泌的下调和脱敏作用,可望用于治疗妇科性激素依赖性疾病和肿瘤。

下丘脑弓状核内吻肽神经元与神经激肽 B(neurokinin B)和强啡肽(dynorphin)并存的共区域化具有高度保守性,提示以上多种神经肽共同调节 HPO 轴功能,如强啡肽介导孕激素对 GnRH 释放的负反馈作用。NKB 属于 P 物质相关的速激肽家族(tachykinin family)成员,NKB 受体为速激肽-神经激肽-3-受体(NK3R),在 GnRH 神经元内存在表达。NKB 以非吻肽依赖性方式抑或与吻肽相平行的方式促进下丘脑 GnRH-Gn 释放,并同时接受性激素负反馈调节。人类编码 NKB(TAC3)/NKB- R(TAC3R)的基因失活性突变可引起家族性低促性腺激素性性腺功能减退和性发育延迟。

2. Kiss-1/Kiss-1R 系统调节腺垂体 FSH 和 LH 分泌　垂体促性腺激素细胞、生长激素细胞和催乳素细胞均存在 Kiss-1/Kiss-1R 的表达，并接受性激素和 GnRH 的调节。吻肽与垂体细胞 Kiss-1R 结合后直接促进 LH 和 FSH 分泌，如卵泡期注射药理剂量吻肽可引起垂体 LH 分泌增加 80%。然而，与吻肽促进下丘脑 GnRH-Gn 释放作用不同，吻肽对垂体的主要作用是调节促性腺激素的功能而非促进其分泌，并通过下丘脑多巴胺神经元调节催乳素分泌。

3. Kiss-1/Kiss-1R 系统调节卵巢排卵和性激素分泌　外周组织中，卵巢、睾丸和胎盘内均存在 Kiss-1 和 Kiss-1R 的表达，其中卵巢卵泡内 Kiss-1 和 Kiss-1R 表达呈现周期性变化。生长卵泡和排卵前卵泡内卵泡膜细胞和颗粒细胞出现 Kiss-1 和 Kiss-1R 表达。LH 高峰和 hCG 治疗增强卵巢内 Kiss-1 mRNA 表达，排卵后，黄体内卵泡膜黄体细胞出现 Kiss-1/Kiss-1R 表达，黄体退化时表达降低。

吻肽对卵巢的作用包括：①促进卵泡发育和黄体功能；②调节排卵后卵泡表面上皮的迁徙（migration）、重塑（remodeling）和伤口的修复；③调节卵巢卵泡膜细胞、黄体细胞、间质腺体和门细胞激素生成和代谢。因此，月经周期中 Kiss-1/Kiss-1R 表达可作为判断 HPO 轴功能的指标。

4. Kiss-1/Kiss-1R 系统介导性激素对下丘脑-垂体系统的反馈作用　雌激素受体（estrogen receptors，ER）存在两种形式，ER-α 和 ER-β，其中 ER-α 是雌激素反馈作用的重要因素，也是引起排卵前 LH 高峰的扳机。由于 GnRH 神经元缺乏 ER-α 表达，因此雌激素反馈作用部位是位于 GnRH 神经元上游的吻肽神经元。原位杂交研究发现，人类 AVPV 和 ARC 内存在 Kiss-1 神经元和 ER-α-mRNA 的共同表达，Kiss-1/Kiss-1R 信号系统介导性激素（包括雌激素、孕激素和雄激素）对下丘脑-垂体单位 GnRH-Gn 系统的正、负反馈作用，如月经中期 E_2 高峰正反馈作用首先作用于下丘脑 Kiss-1/Kiss-1R 系统，后者促进 GnRH 神经元释放 GnRH，引起垂体 LH 和 FSH 分泌高峰而促进排卵。

研究发现，对于 AVPV 内表达 ER-α 的吻肽神经元，E_2 呈现正反馈作用，促进 GnRH 神经元生成和释放 GnRH，引起垂体排卵前期 LH 高峰。然而，对于弓状核内表达 ER-α 的吻肽神经元，雌激素则呈现负反馈作用，抑制 GnRH 生成和释放。这种性激素对于不同部位吻肽神经元和 GnRH 释放的前馈反馈控制（feed forward feedback control）机制是维系正常排卵和生育功能的重要机制（图 1-7）。

5. Kiss-1/ Kiss-1R 系统调节脑区性分化　Kiss-1 和 Kiss-1R 信号系统是促进中枢神经系统、下丘脑和全身性分化的重要机制，脑区 Kiss-1 神经元性分化除接受外周性腺激素调节外，也参与全身性分化调节，因此，性分化和吻肽神经元之间存在相互间双向性指导关系（bidirectional），即吻肽信号系统促进性分化，而性分化也反馈调节特定脑区内吻肽神经元性分化。

人类脑区性分化调节，包括性染色体基因依赖性机制（sex chromosome gene-dependent mechanisms）和性腺-性激素依赖性机制（gonadal sex steroid-dependent mechanisms）。脑区性分化归因于个体发育关键时期性腺激素的作用，即组织学假说（organizational hypothesis）。仅有少数具有间性体（双向性性别，sexually-dimorphic traits）哺乳类动物由性染色体基因依赖性分化机制促进两性分化。

下丘脑 AVPV/PeN 内吻肽神经元呈现双向性分化（sexually dimorphic）特征，其中女性分化型神经元数量多于男性，并含有高

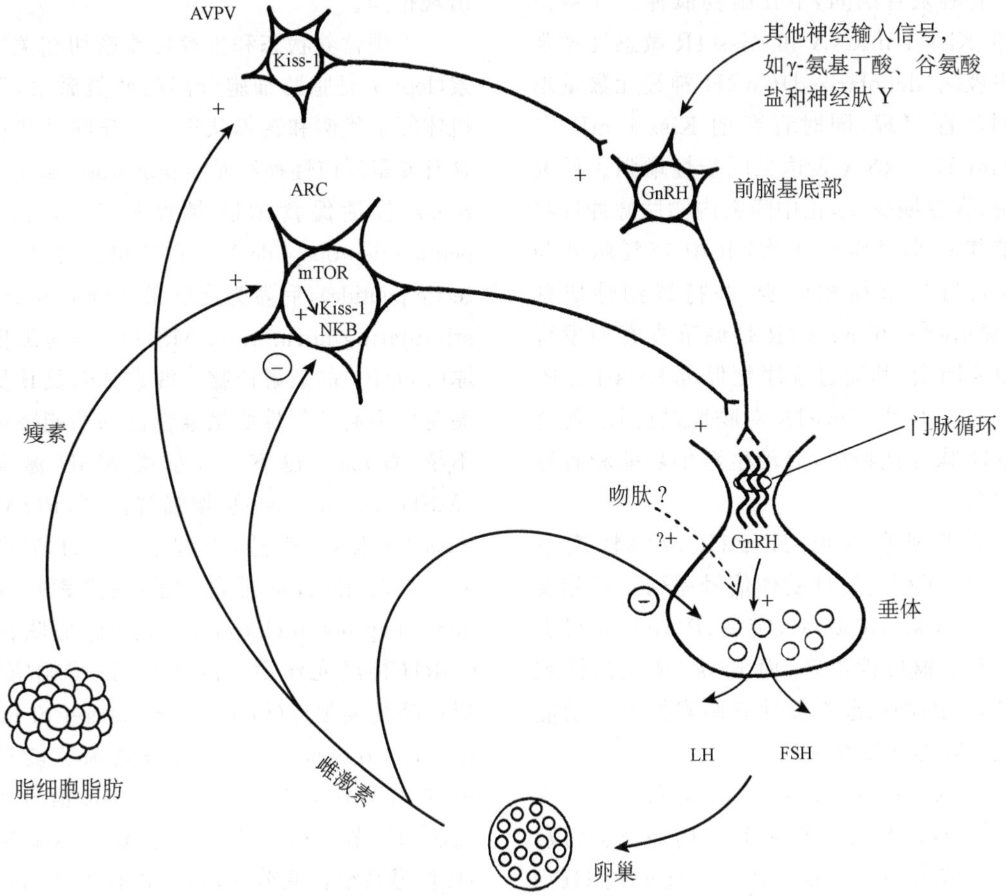

图 1-7 Kiss-1/Kiss-1R 信号系统对女性中枢神经系统功能调节

下丘脑弓状核(ARC)内 Kiss-1 神经元接受雌二醇负反馈调节，抑制 GnRH 释放，而下丘脑前腹侧室周核(AVPV)内 Kiss-1 神经元接受雌二醇正反馈调节，促进 GnRH-LH 高峰和排卵。吻肽也直接促进垂体 LH 和 FSH 释放。弓状核内吻肽神经元和神经激肽 B(NKB)以 GnRH 依赖性方式促进 LH 和 FSH 释放。弓状核内瘦素信号系统通过西罗莫司(雷帕霉素)蛋白哺乳类靶点(mTOR)通路调节吻肽信号系统功能

摘自 Hameed S，Jayasena CN，Dhillo WS，et al. 2011. Kisspeptin and fertility. J Endocrinology，208:97-105.

活性酪氨酸羟化酶(TH)、γ-氨基丁酸(GABA)和谷氨酸盐神经介质。脑区吻肽神经元的男性化分化发生于胚胎发育过程中睾酮分泌的特定时期(围生期和出生后不久)。如胚胎期缺乏雄激素分泌，则脑区吻肽神经元和躯体发育自动呈现女性性分化特征。

6. Kiss-1/Kiss-1R 系统调节青春期发育

Kiss-1 和 Kiss-1R 信号系统是启动青春期发育和生育活动的重要因素，如青春前期至青春中期弓状核内 Kiss-1 和 Kiss-1 mRNA 表达增强 3 倍，而外源性吻肽治疗可分别引起青春前期和青春期脑区去极化 GnRH 神经元数量增加 45％和 90％。因此认为，吻肽是激活下丘脑 GnRH 神经元，启动促性腺激素分泌和青春期发育的神经内分泌闸门(neuroendocrine switch)。

青春发育期间，下丘脑吻肽神经元数量增加、Kiss-1 mRNA 和 Kiss-1R 敏感性增强与去极化(depolarized)GnRH 神经元数量增加同步性出现，同时青春期 Kiss-1 mRNA 和 GnRH mRNA 表达也同步性增强。研究发现，青春期少女，正中隆突内吻肽脉冲性释放节律每小时波动 1 次，其中 75%脉冲与 GnRH 脉冲节律相同步，并持续到性成熟期，提示吻肽和 Kiss-1R 是调节青春期发育的重要因素，其通过程序化促进 Kiss-1 mRNA 表达，增强 Kiss-1R 对吻肽敏感性，促进 GnRH 脉冲性释放，启动生育轴功能和青春期发育。

临床观察发现，Kiss-1R 激活性突变(R386P)可引起吻肽受体信号序列延长和女性早熟，Kiss-1R 多态性突变(P110T)也可引起少女中枢性性早熟，而 Kiss-1R 失活性突变(L102P)则引起低促性腺激素性性腺功能减退和青春期发育延迟。

7. *Kiss-1/Kiss-1R 系统受褪黑素、瘦素、营养和环境因素的调节*　内外环境因素通过调节 Kiss-1/Kiss-1R 功能而促进 HPO 轴和生育功能。光照周期通过调节松果体褪黑素-GnRH 分泌而修饰 HPO 轴功能，而吻肽是介导光照周期对 GnRH 神经元作用的信号系统。

季节性繁殖动物(seasonal breeding species)，光照周期通过调节松果体褪黑素分泌而修饰吻肽-HPO 轴功能。长日照繁殖动物(long day breeder)雌性西伯利亚仓鼠于长日照时处于性活跃状态，松果体褪黑素和弓状核内 Kiss-1 mRNA 表达同时降低，而 AVPV 内 Kiss-1 mRNA 表达增强，是受孕和繁殖的高峰期。短日照性繁殖动物(short day breeder) 母羊，仅在短日照状态下弓状核内 Kiss-1 mRNA 表达增强，是动情期活跃、受孕和繁殖的高峰期。然而，外源性吻肽治疗也可改变动物季节性繁殖模式，如持续性吻肽输入 30h 可引起 80%非动情期母羊出现排卵。

人类营养状态和生育功能密切相关。瘦素(leptin)是脂肪细胞分泌的肽类激素，调节机体能量代谢和营养状态。下丘脑弓状核内含有瘦素反应性神经元(leptin-responsive neurons)，包括促食欲肽-神经肽 Y(orexigenic peptide-neuropeptide Y，NPY)和厌食肽(anorectic peptide)，后者为促黑激素(melanocyte-stimulating hormone，α-MSH)，是阿黑皮素原(POMC)的裂解产物。瘦素基因及其受体突变可引起低促性腺激素性性腺功能减退性不孕(育)症。脑室内注射类 MSH 激动药(MSH-like agonist)可增强视前区(POA)内 Kiss-1-mRNA 表达，引起血浆 LH 浓度升高。与之相反，促进食欲肽-褪黑素(orexigenic peptide melatonin)则抑制吻肽促进 GnRH 神经元作用。西罗莫司(雷帕霉素)蛋白哺乳类靶点(mammalian target of rapamycin protein，mTOR)通路既调节能量平衡，也介导瘦素对 Kiss-1/Kiss-1R 信号系统功能的调节作用。总之，下丘脑 Kiss-1/Kiss-1R 信号系统在调节 HPO 轴的同时也接受内外环境因素的调节，以维持正常女性生殖生理和生殖内分泌功能(图 1-8)。

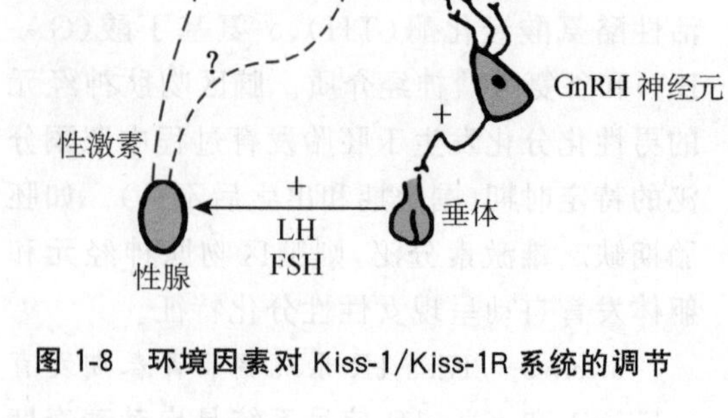

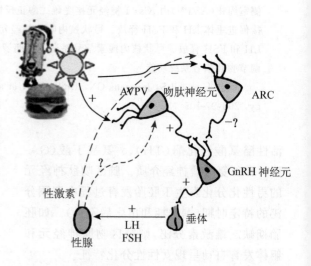

图 1-8　环境因素对 Kiss-1/Kiss-1R 系统的调节

(六)吻肽妇科内分泌治疗应用价值

吻肽的基础和临床试验研究表明,吻肽具有潜在妇科内分泌治疗价值,包括治疗无排卵、不孕症、青春期发育、闭经和饮食性疾病等。由于吻肽属于生理性肽类激素,在下丘脑、垂体、卵巢、青春期发育、生育功能、能量代谢等多个层面发挥生理调节作用,因此可望发展成为新一代治疗妇科内分泌疾病和不孕的药物。

二、下丘脑对自身和垂体功能的调节

下丘脑神经元通过神经通道、自分泌和旁分泌方式对自身和垂体功能进行调节。从神经解剖结构上分析,下丘脑处于上行和下行神经冲动传递的必经之路。下丘脑由大脑皮质下行穹窿柱(columns of the fornix)分为中间部和两侧部。中间部含有控制垂体和内脏内分泌功能的神经元,包括视前核、前下丘脑核、室中核、背中核、前乳头核和后下丘脑核。两侧部包括侧视前核、视上核、侧下丘脑核和乳头状核,通过多细胞多突触系统(multisynaptic system)与中脑和前脑连接。下丘脑前部与视前区融为一体,主要神经核包括室旁核、视上核和视交叉上核,调节人体体温、性功能、生物节律、甲状腺激素和生长激素的分泌。下丘脑后部与中脑喙部(rostral midbrain)的网状结构连接,通过中脑和脑干下部网状结构调节内脏交感和副交感神经功能。下丘脑环脑室区域分布有弓状核、腹内侧核、室旁核和前乳头体核,组成向垂体区域即正中隆突腺,主要分泌向垂体肽激素。

三、神经递质对下丘脑-垂体功能的调节

神经递质系统包括多巴胺能系统、5-羟色胺系统、去甲肾上腺素系统和儿茶酚胺系统,相关的神经元分布于脑区的不同部位,调节下丘脑向垂体激素的分泌(图1-9)。

(一)多巴胺系统

多巴胺系统(dopaminergic system)神经元位于黑质(substantia nigra)和环脑室区内的弓状核和前室周核内。黑质发出的轴索组成中前脑束,上行到达纹状体内的豆状核和尾状核,部分止于中下丘脑核。弓状核发出的轴索则下达至正中隆突部门静脉毛细血管网内。多巴胺系统促进下丘脑GnRH、垂体FSH和LH的释放,抑制PRL和GH的分泌。

(二)5-羟色胺系统

5-羟色胺系统(serotonergic system)神经元位于中脑和桥际核(pontine raphe nuclei),神经轴索终止于下丘脑视交叉上区,部分止于前脑和大脑皮质肢体系统。5-羟色胺抑制下丘脑GnRH、垂体FSH和LH分泌,促进PRL和GH的分泌。

(三)儿茶酚胺系统

儿茶酚胺系统(catecholaminergic system)神经元在下丘脑水平,通过调节正中隆突部GH-RH促进GH分泌,通过PIH抑制PRL分泌。儿茶酚胺抑制GnRH-GnH的释放,如利血平可经阻抑儿茶酚胺和5-羟色胺重吸收,阻断GnRH-LH高峰而抑制排卵。

(四)去甲肾上腺素系统

中枢性去甲肾上腺素神经元位于蓝斑核区(nucleus locus ceruleus),下丘脑内视上核、室旁核、室周核、后交叉核和背中核内,其纤维终止于正中隆突部中间部和外侧部、室中核和前下丘脑核。去甲肾上腺素能介质作用类似于儿茶酚胺能神经介质,抑制GnRH-GnH分泌而促进PRL和GH的分泌。

(五)内源性阿片肽系统

内源性阿片肽系统(endogenous opioid peptides)包括内啡肽(endorphine)、脑啡肽(enkephaline)和强啡肽(dynorphine)等。人类内啡肽和脑啡肽在大脑皮质、边缘系统、中脑、丘脑、下丘脑、脑干、脊髓和子宫中浓度较

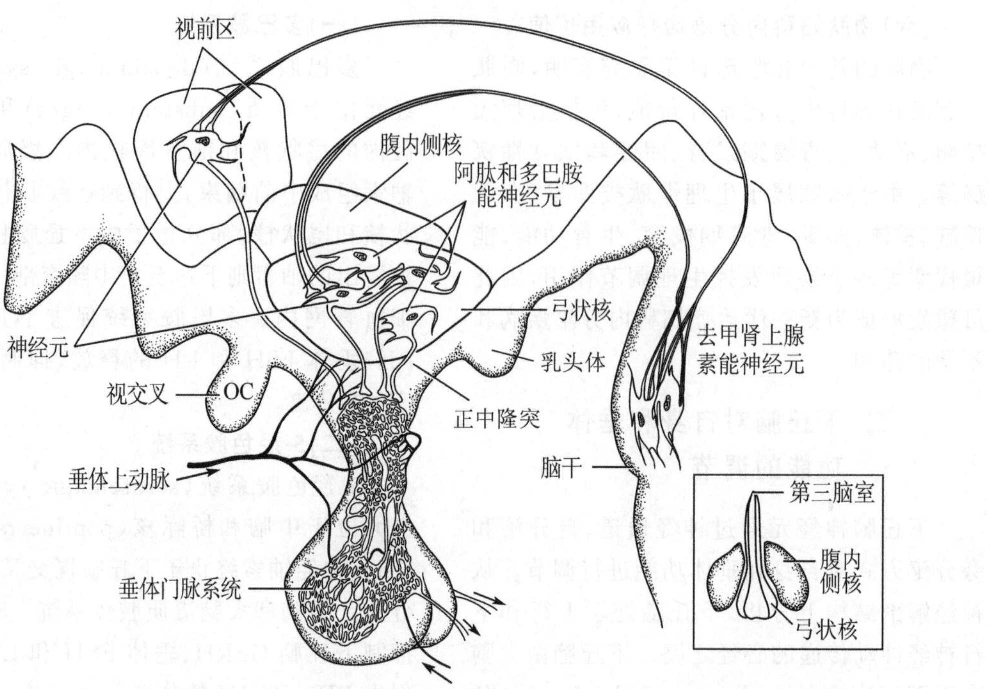

图 1-9 下丘脑去甲肾上腺素能、多巴胺能、阿肽能和 GnRH 神经元的神经解剖关系

高。下丘脑视前区、视上核、室旁核和副核也存在脑啡肽或脑啡肽神经元。下丘脑前部和后部存在脑啡肽能神经纤维和浓密的阿肽受体。内啡肽或脑啡肽经与靶组织细胞中的阿肽受体(opioid receptor,OR)结合后发挥生物调节作用。脑啡肽和内啡肽的生物调节功能不尽相同。脑啡肽参与痛觉调节,而内啡肽参与神经内分泌、生殖生理和性周期调节。内啡肽抑制下丘脑-垂体 GnRH-Gn、TSH 和 ACTH 分泌,促进 PRL 和 GH 的分泌。中枢神经系统内内啡肽与更年期综合征发生相关。

第九节 松果体与生物节律

一、松果体结构

松果体(pineal body or pineal gland),位于间脑顶端后部,缰联合和后联合之间,是人体重要的神经内分泌器官。松果体起源于神经外胚层,妊娠 33d 出现腺体原基和细胞增生。成人期松果体呈椭圆形,体积为 7mm×5mm×4mm,为软脑膜所包绕,周围有血管,无髓鞘神经纤维伸入腺体内。

松果体细胞为嗜铬细胞,呈圆形或多角形,含有色素和分泌颗粒,偶可见钙化。松果体细胞对光线敏感,光线刺激通过视网膜下视束,经下丘脑外侧前脑正中束到达中脑被盖,然后经被盖脊髓束到达脊髓上胸段,其节前神经纤维止于颈上神经节。该神经节后肾上腺能节后纤维,沿血管进入松果体内,与实质性细胞形成突触连接。

松果体是一实质性内分泌腺体,其借柄状结构附着于间脑顶部。人类松果体含有三种细胞成分:松果体细胞、胶质细胞和神经纤维末梢。松果体内的神经末梢来源于颈上交感神经节(superior cervical sympathetic ganglion),主要分布于松果体细胞周围血管间隙之间。

调节人类松果体细胞功能的外周刺激是

光线刺激和内源性生物节律机制。环境刺激(如光线照射)通过视网膜下丘脑神经束(retinohypothalamic tract)传入视上核。室旁核的神经元细胞也延伸到颈上神经节。通过以上神经通路,外周光线刺激抑制,而黑暗促进松果体细胞褪黑素的合成和分泌。发源于视交叉上核的视网膜下丘脑投射系统参与内源性生物学节律的功能调节。

二、松果体激素

1. 褪黑素 为色氨酸代谢产物,吲哚类化合物,化学名称为 *N*-乙酰-5-甲氧色胺(*N*-acetyl-5-methoxytryptamine)。松果体细胞以血液循环中色氨酸(trytophan)为底物生成5-羟色胺(serotonin),后者在 *N*-乙酰转移酶(*N*-acetyltransferase,NAT)和羟基吲哚-*O*-甲基转移酶(hydroxyindole-*O*-methyltransferase,HIOMT)作用下,通过5-羟色胺乙酰化和吲哚环-*O*-甲基化生成褪黑素。夜间 NAT 和 HIOMT 活性增强,促进褪黑素生成,而日间活性降低,褪黑素生成减少。人类和哺乳类松果体、外周血、脑脊液和尿液中褪黑素浓度于夜间升高,此时人类夜间的中心体温降低40%。

人类松果体内 MLT 含量为 0.05～0.4μg/g,合成速率为 200μg/h。MLT 合成后释放入血液输送到脑组织内,其中下丘脑内浓度最高。脑脊液 MLT 浓度高于血液2～5倍。外周组织中 MLT 以原型存在,在肝脏内降解生成6-羟基褪黑素,与硫酸或葡萄糖醛酸结合后经尿排出。松果体生成的其他吲哚类化合物包括5-羟色胺,5-甲氧色胺,*N*-乙酰-5-甲氧色胺,5-羟吲哚乙酸,5-甲氧吲哚乙酸和5-甲氧色醇等(图1-10)。

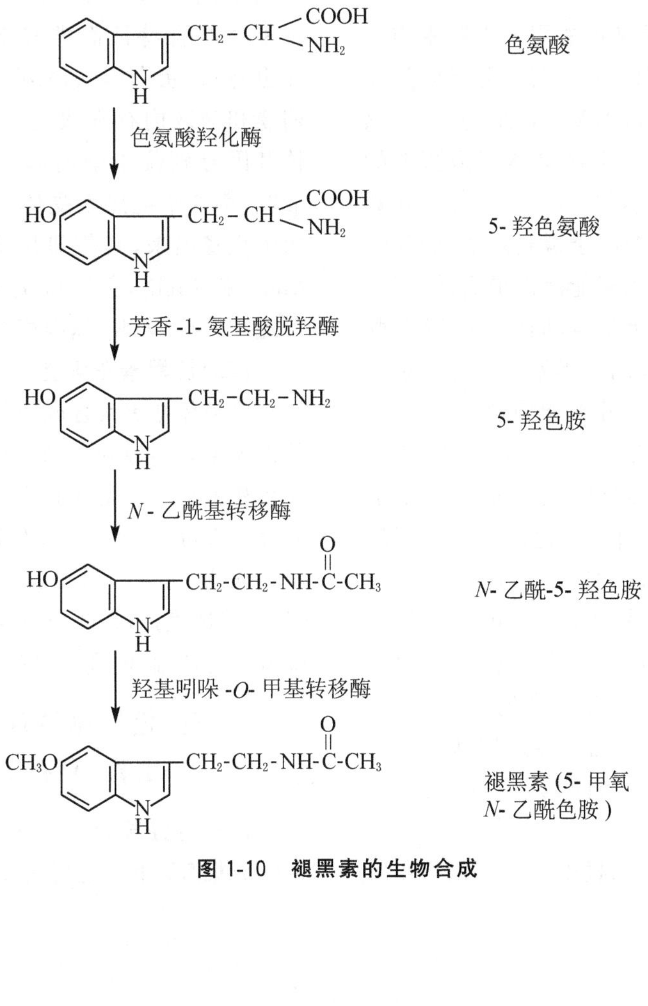

图1-10 褪黑素的生物合成

2. 肽类　包括LRH、TRH、8-精氨酸缩宫素(AVT)。

3. 单胺类　包括组胺和儿茶酚胺等。

三、褪黑素生成的光受体假说

褪黑素分泌的昼夜节律受光照周期的调控,即黑暗促进而光照抑制褪黑素的分泌。光线刺激通过特定的神经通路进入中枢神经系统,即光线刺激通过视网膜被传递到下丘脑昼夜节律振荡器-视上核(suprachiasmatic nuclei),然后进入室旁核(paraventricular nuclei)。光线刺激沿正中前脑束(medial forebrain bundle),并于脊髓的中内侧核(intermediolateral nucleus of spinal cord)周围形成网状结构,由此,神经信号传递到节前肾上腺能神经纤维末梢并进入颈上神经节(superior cervical ganglion)。最后通过节后交感神经通路进入松果体内。

交感神经末梢释放的去甲肾上腺素与松果体细胞去甲肾上腺素与β-肾上腺素能受体结合后激活cAMP和NAT活性,促进褪黑素合成。研究发现,位于松果体细胞膜上的β-肾上腺素能受体呈现昼夜节律变化,其数量于光照末期开始增加,于黑暗期达到高峰。在黑暗期,去甲肾上腺素能活性被启动,于午夜下调β-肾上腺素能受体功能。α_1-肾上腺素能受体功能对于夜间褪黑素生成并无重要意义,但其增强β-肾上腺素能功能。

松果体释放褪黑素进入外周循环、脑室和其他靶组织。人类夜间褪黑素分泌增加与许多重要生命活动相关,包括提高睡眠质量、降低中心体温和心率,增加远端肢体体温(手和足部)。褪黑素分泌变化也与精神心理和生育活动相关。最近发现,人类存在两种生物钟现象,一是视网膜生物钟现象,二是视觉外生物钟(即光觉通过皮肤传递到视交叉核)现象,两者共同调节人体睡眠和生物节律。

人类褪黑素释放的昼夜节律变化与年龄相关。出生后6个月内血浆褪黑素浓度较低,3个月后褪黑素释放出现昼夜节律变化。检测发现,1~3岁幼儿夜间血浆褪黑素浓度最高,达到325pg/ml(1400 pmol/L)。15~20岁时,白天血浆褪黑素浓度降低80%,夜间血浆褪黑素水平降至10~60pg/ml(40~260pmol/L)。青春期褪黑素分泌降低与体重和体表面积增加相关(图1-11)。

四、褪黑素的作用机制

(一)褪黑素受体

褪黑素受体属于G-蛋白偶联受体家族成员,1994年首先克隆的第1个褪黑素受体是与G_1蛋白偶联的Mel_{1a}。在啮齿类视上核和结节隆突部存在褪黑素受体基因表达,该部位恰与生物节律和生殖功能调节相关。从人类克隆的第2个褪黑素受体Mel_{1b} 60%结构不同于Mel_{1a}。Mel_{1b}受体的表达也呈现配基结合特征而类似于Mel_{1a}。Mel_{1b}受体也与G_1蛋白偶联,Mel_{1b} mRNA在人类视网膜和脑区内存在表达。Mel_{1a}和Mel_{1b}受体基因分别位于染色体4q35.1和11q21—q22。第3个褪黑素受体为Mel_{1c},最近从鳄鱼中克隆出来,其药理和功能特性均类似于Mel_{1a}和Mel_{1b},但在哺乳类尚未被克隆,其可能与缺乏Mel_{1c}基因相关。

(二)褪黑素靶细胞

松果体褪黑素合成和释放的生物钟调节,从人体中心体温和生殖功能活动昼夜节律变化反映出来。人类视上核是褪黑素的靶组织,其存在Mel_{1a}受体表达,在此褪黑素抑制其神经内分泌功能。另外,结节隆突部也存在Mel_{1a}受体表达,在此褪黑素促进催乳素释放,降低中心体温,促进睡眠和调整时差。

五、松果体与月经周期,生育、昼夜节律

(一)月经周期

卵巢激素和月经周期节律(lunar rhythm)

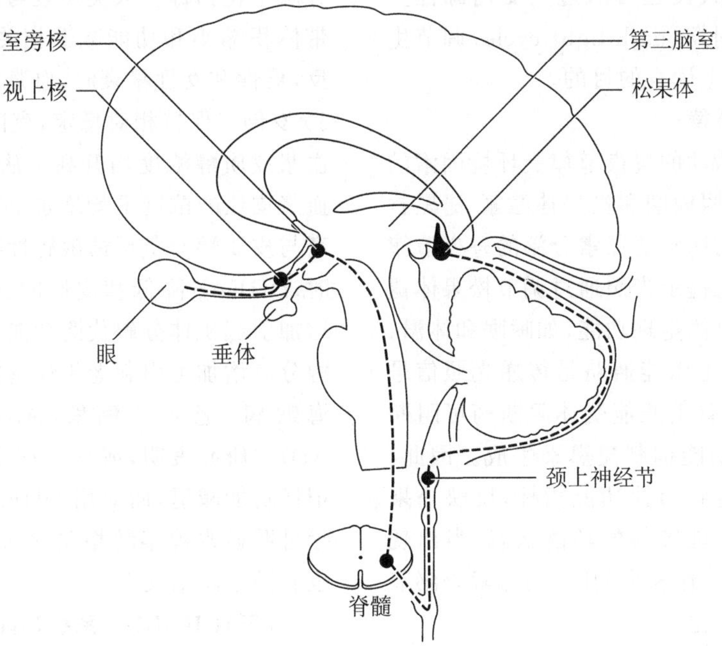

图 1-11　褪黑素的神经内分泌调节
（从视网膜向松果体的光线信号传递途径）

性变化与血浆褪黑素浓度无明显相关性。月经周期的各个时期日间血浆褪黑素浓度均维持在 43pmol/L，而夜间血浆浓度升高。因此血浆褪黑素浓度变化与卵巢激素周期性分泌并不同步。人类松果体细胞存在 FSH、LH、雄激素和雌激素受体，其功能尚不十分明了。

自然月经周期和促排卵治疗的卵泡液中褪黑素浓度高于血浆 3 倍，且清晨血浆浓度高于日间，光照周期短的季节（冬季）高于光照周期长的季节（夏季）。卵泡液中褪黑素的浓度变化为昼夜和季节节律变化提供证据。由于卵巢本身并不能合成褪黑素，因此卵泡中高浓度褪黑素的存在提示成熟卵泡能从外周循环中摄取和储存褪黑素。尽管如此，褪黑素是否参与人类卵泡发育的调节仍有待深入研究。

（二）生育节律

动物界生育活动具有明显的季节节律（season rhythm），这反映外界环境因素对生育活动的影响。据全球 166 个地区 300 个年度中每月出生率分析，人类受孕的年节律（减去 9 个月）具有明显的地域性差异。妊娠率最高的季节是春季，此时昼夜时间相等，生殖活动与妊娠率一致。人类生育活动年节律也受社会工业化程度和环境污染因素的影响。

人类生育活动年节律（year rhythm）的生物学基础是食物摄取率和光照周期变化。妇女的规律性排卵功能的季节性变化与食物摄取率相关，如热带雨林地区只有雨季食物丰富，而在高纬度国家，由于昼短夜长，光照周期短，下丘脑-垂体-卵巢功能和生育功能减退，因此妊娠仅发生于短暂的春季。温度过高降低妊娠率。近有证据表明，赤道下地区炎热的夏季男性精子质量降低引起生育力降低。

现代人类的生育活动节律受环境因素和社会因素的双重调节，饮食结构、环境温度、光照周期和工作环境均引起生育活动年节律的变化。同样，人类也可通过改变内源性生物节律和光照周期（dark-light cycle）调节生育活动，以达优生优育的目的。

（三）昼夜节律

人体生命活动的昼夜节律受环境因素的调节，特别是光照周期和松果体激素-褪黑素的调节。光照周期与褪黑素分泌的昼夜节律和生理功能变化提示光照通过调节松果体褪黑素分泌调节机体生理功能，如睡眠和体温。研究发现，β_1-肾上腺能通路是传递光照信号的神经通路，β_1-肾上腺能受体阻断药可阻断β_1-肾上腺受体功能抑制褪黑素生成。因此，褪黑素是人体生物节律功能指标，反映松果体细胞肾上腺素能突触的功能状态，当出现时差变化、夜间工作和失明时，褪黑素分泌节律也出现相应变化。

六、松果体与衰老

松果体生物节律失调降低神经内分泌轴和睡眠功能，引起衰老，其中重要的变化包括：夜间褪黑素释放减少引起睡眠功能障碍；GH-IGF-1轴功能减退引起生长停滞（somatopause）；HPOU轴功能减退引起绝经（menopause）和睾丸功能停滞（andropause）；肾上腺功能减退引起性激素前体物质生成减少和肾上腺功能停滞（adrenopause）；皮质醇生成增加引起全身性衰老性变化。

（一）性腺功能衰退

绝经指月经停止1年以上，与卵巢雌激素生成减少相关，称为雌激素撤退综合征（estrogen withdrawal syndrome）。绝经与神经内分泌和卵巢功能自然衰退相关。下丘脑-垂体-睾丸轴功能衰退则引起生精停止和雄激素生成减少，血浆睾酮浓度降低，睾丸间质细胞减少。

（二）肾上腺功能衰退

健康成人血浆DHEAS水平高于皮质醇10倍，老年期血浆DHEA/DHEAS水平则降低10倍。因此DHEAS可作为早衰的内分泌生化指标。人类早衰与肾上腺皮质网状带体积缩小和功能减退相关。与DHEA相反，男性和女性早衰时，血浆皮质醇水平直到60岁仍然保持相对稳定，夜间最低点和日间血浆皮质醇浓度均升高。从20～80岁，24h血浆皮质醇浓度平均增加20%～50%，其升高与皮质醇对负反馈敏感性降低相关。早衰时，DHEAS降低和皮质醇升高使两者比值增加引起机体分解代谢功能亢进。慢性皮质醇分泌增加可引起老年性精神障碍和阿尔茨海默病（老年性痴呆，Alzheimer disease，AD）。研究表明，尿液中皮质醇增加常伴有记忆功能减退，而应用DHEAS和DHES治疗可明显改善年龄相关的认知和代谢功能，也有助于防治衰老。

（三）GH-IGF-1系统功能衰退

临床观察发现，早衰时GH-IGF-1生成减少，脂肪增加和肌力降低，机体代谢由同化作用向异化作用转变，并出现神经内分泌和代谢功能损害，引起以上病理变化的机制包括，GH-IGF-1轴功能减退，细胞有丝分裂同化作用减弱和肾上腺DHEA分泌减少。男性和女性60岁时血清中IFG-I浓度降低60%。

基因重组生长激素（rhGH）可促进早衰患者恢复正常机体功能，但对年长妇女作用甚微。年长妇女接受rhGH 0.060mg/kg，每天2次，肌内注射，治疗4周可明显降低机体脂肪含量，增加肌肉比例和促进正氮平衡，但部分妇女也可出现某些不良反应。然而，早衰患者口服应用GHRP（MK-O677）可增加生长激素释放的脉冲幅度和最低点浓度，并使血清IFG-Ⅰ浓度恢复到年轻人水平，因此其具有重要临床应用价值。

（四）生物节律变化

早衰患者存在激素分泌的昼夜节律异常变化，如日间和夜间TSH、GH浓度降低，而褪黑素和GH仅夜间降低。早衰患者内分泌激素脉冲分泌减少与脉冲释放振幅降低相关，而与脉冲频率降低无关。另外，在早衰进展期，皮质醇、TSH 和褪黑素的分泌增加提前 1～1.5h 发生，并出现 REM 睡眠期紊乱。早衰男性和女性中心体温降低。因此，早衰生物钟变化既受正常感觉系统调节，也与年龄相关的神经内分泌变化相关。

第十节 下丘脑神经内分泌功能反馈系统

人类中枢神经系统对外周类固醇激素的反馈性刺激产生兴奋性或抑制性反应，并分泌相应的释放因子和抑制因子调节垂体激素的生成和分泌。中枢神经系统内神经元细胞质内类固醇激素受体浓度类似于外周靶细胞。类固醇激素与中枢神经系统中神经元细胞内受体结合形成的激素受体复合物进入细胞核内，调节细胞内基因转录和蛋白质合成。

一、概 念

反馈(feedback)系指外周靶腺(性腺、肾上腺和甲状腺)激素对下丘脑垂体系统激素分泌和功能的反向调节作用。反馈可为正反馈和负反馈。正反馈即促进下丘脑-垂体系统激素的合成和分泌，典型的例子是月经中期雌二醇高峰所诱发的 LRH-LH 高峰和排卵；负反馈即靶腺激素对下丘脑垂体激素合成和分泌的抑制作用，这种作用在整个神经内分泌系统各个内分泌轴中呈现主导作用，而下丘脑-垂体激素对外周靶腺和靶器官的上源性控制和靶腺激素对下丘脑垂体系统的反馈作用间呈现相对的动态平衡和功能协调。

二、反 馈 系 统

反馈系统以其反馈径路可分为长反馈(long-loop feedback)、短反馈(short-loop feedback)和超短反馈(ultrashort-loop feedback)。依反馈作用性质可分为正反馈(positive feedback)和负反馈(negative feedback)。

1. *长反馈* 指靶腺(卵巢、甲状腺和肾上腺)激素对下丘脑-垂体系统的反馈途径，是作用持久而稳定的反馈方式。卵泡期卵巢性激素(雌、孕和雄激素)经长反馈途径负反馈作用于下丘脑-垂体系统抑制 GnRH-GnH 的分泌。排卵前期，雌二醇高峰(＞300pg/ml)以正反馈方式作用于下丘脑促进 GnRH-LH 高峰而诱发排卵。黄体期雌、孕激素共同负反馈抑制 FSH 和 LH 的分泌，并于月经来潮前降至最低点而导致子宫内膜的脱落和月经来潮。

2. *短反馈* 指垂体激素对下丘脑神经元的反馈途径，其作用迅速而短暂。垂体激素如促性腺激素 FSH、LH 经短反馈途径负反馈抑制下丘脑 GnRH 的分泌。同样 TSH、ACTH 也对下丘脑 TRH、CRH 呈现负反馈作用。PRL 可经自分泌和旁分泌方式抑制 GnRH、FSH 和 LH 的分泌。

3. *超短反馈* 指血液中或垂体门脉血管系统内下丘脑激素对下丘脑神经元的反馈途径，该系统作用在脑区内协调下丘脑和垂体间激素分泌的节律和幅度。人工合成 GnRH 激动剂可经超短反馈途径，通过上调或下调作用治疗某些妇科内分泌疾病。

4. *负反馈* 指靶腺激素对促激素的抑制作用，如卵巢雌/孕/雄激素经长反馈途径抑制下丘脑-垂体促性腺激素的分泌，甲状腺激素和肾上腺皮质激素抑制下丘脑垂体 TSH-RH 和 CRH-ACTH 的分泌。

5. *正反馈* 指靶腺激素促进或增加促激素分泌的作用，如月经中期的雌二醇高峰促进 GnRH-LH 高峰诱发排卵的作用。

第十一节　下丘脑神经类固醇反馈中枢

一、雌激素反应性靶细胞

中枢神经系统内与雌激素结合的靶细胞主要分布于视前区和下丘脑区。在视前区和弓状核之间的脑室周围存在浓密的雌激素受体和 mRNA 表达。另外，在前丘脑区和腹内侧丘脑核的腹外侧区也存在浓密的雌激素受体 mRNA 表达。小鼠和猴子的终脑内存在的雌激素受体表达主要分布于边缘系统的间质核和扁桃体核中间部，而前脑和脑干内受体含量较少。然而，以上的检测指标主要为雌激素受体 β(ERβ)。人类 AP-1 位点上存在与雌激素受体 α 和 β 结合的不同受体配基，所形成的受体激素复合物呈现的生物学活性也不尽相同。如 ERα-雌二醇结合后促进基因转录活性，而 ERβ 与雌二醇结合后抑制基因转录。因此，以上两种雌激素受体亚型对基因转录呈现不同的作用，在中枢神经系统内的分布和功能也不尽相同，如 ERα 主要存在于弓状核，而 ERβ 主要分布于腹内侧核(图 1-12)。

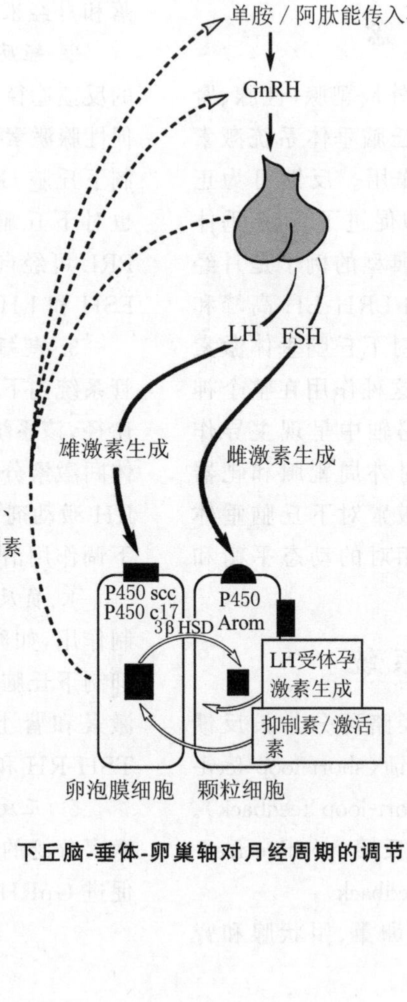

图 1-12　下丘脑-垂体-卵巢轴对月经周期的调节

二、雄激素反应性靶细胞

中枢神经系统雄激素靶细胞的分布类似于雌激素，主要分布于下丘脑、扁桃体核，而隔区和海马含量甚少。雄激素与其受体的结合不同于雌激素，表现在以下 3 个方面：脑区内与外周血中浓度均低于雌激素；雄激素与核内受体的结合力低于雌激素 25%；雄激素与脑区内受体结合活性可被雌激素所掩盖。因此，不论采用哪种标志物检测雄激素在脑区内的活性均比较困难。新生小鼠脑组织中芳香酶促进睾酮向雌激素转化的能力与脑性分化直接相关。也有证据表明，男性脑性分化至少部分性地与雌激素生成及其对下丘脑和前脑基底部神经元的分化相关。

三、孕激素反应性靶细胞

研究发现，孕激素受体 mRNA 表达主要存在于下丘脑正中基底部，沿正中隆突部分布，然而，孕激素受体的浓度很大程度上依赖于雌激素的预刺激，因雌激素增强 PRmRNA 的表达。雌激素促进 PR 的表达在人类和灵长类也可观察到。但是，与子宫内膜反应不同，孕激素治疗下调脑区内雌激素受体的表达而不影响孕激素受体的表达。

四、肾上腺糖皮质激素反应性靶细胞

中枢神经系统内肾上腺糖皮质激素受体 mRNA 的分布与性激素显著不同，其表达主要分布于海马、隔区和扁桃体区，而下丘脑，包括视前区和中脑仅存在微弱表达。海马内细胞质内表达程度类似于雌激素，约占 80%，表达强度明显高于下丘脑，与肾上腺糖皮质激素对应激、生物节律变化和对 CRF 分泌的反馈调节相关。由此可解释慢性应激刺激引起的肾上腺皮质功能亢进在早老性痴呆发生中的作用。

五、神经类固醇激素生物合成

下丘脑原位雌激素的生成提示下丘脑同样可以合成其他类固醇激素。研究发现，脑区存在孕烯醇酮、硫酸孕烯醇酮、DHEA/DHEAS，因此认为，中枢神经系统是除卵巢和肾上腺以外合成类固醇激素的组织。

促进细胞内胆固醇侧链裂解的线粒体酶细胞色素 P450scc 和神经类固醇激素生成相关。3β-羟基-Δ^5 异构酶，及其代谢产物孕烯醇酮和 DHEAS 存在于Ⅰ型星状细胞和少突细胞内，而不存在于神经元内。近来发现，新生儿脑组织中存在促进孕烯醇酮转化为 DHEA/DHEAS 的 17α-羟化酶/17，20-裂解酶（P450c17）。

脑区内硫酸孕烯醇酮（PREG-S）和 DHEAS 可降解为其他类固醇激素。在神经胶质细胞内，孕烯醇酮可在 3β-羟基类固醇脱氢酶的作用下转化为孕酮。脑组织存在的类固醇 5α-还原酶（steroid 5α-reductase）和 3α-氧化还原酶（3α-oxidoreductase），可催化孕酮转化为四氢孕酮（tetrahydroprogesterone）。中枢神经系统内，DHEA 可转化为雄烯二酮（androstenedione），而后还原为雄酮。另外，脑区内也存在 DHEA 的 7α-和 7β-羟基代谢产物雄烯二醇和雄烯三醇。由于神经胶质细胞（星状细胞和少突细胞）是合成神经类固醇的原始部位，因此被称为“神经旁分泌腺体”（neuroparacrine gland）。

人类脑组织内存在神经类固醇激素，包括 DHEA、孕烯醇酮和孕酮，其浓度高于外周血液浓度数倍。人类脑组织内也存在 DHEA 磺基转移酶（sulfotransferase）和硫酸酯酶（sulfatase）活性，因此可直接生成 DHEAS，但由于 DHEAS 不能穿过血脑屏障，因此可于原位进行磺酸化（sulfation）和去磺酸化（desulfation）。类固醇生成因子-1（steroidogenic factor-1，SF-1）是一种组织特异性孤儿核内受体（orphan nuclear receptor），SF-1 mRNA

在中枢神经系统存在表达。SF-1是调节神经类固醇激素合成的重要因子。

六、神经类固醇激素受体及其功能

1. GABAa受体　DHEAS及PREGS可调节GABAa受体的配基结合力和功能活性。PREGS具有GABA激动剂和拮抗剂的双重活性，而DHEAS则仅呈现拮抗剂活性，DHEAS可降低GABA受体活性50%。DHEAS并不影响氯离子流向和信息通道的开放时间，但可完全阻断GABA受体。虽然DHEA雄激素活性较低，但可模拟DHEAS作用，而孕烯醇酮无生物学活性。

2. 谷酰胺酸受体　PREGS作为一种正向变构调节因子(positive allosteric modulator)作用于*N*-甲基-D-天冬氨酸受体(*N*-methyl-D-aspartate，NMDA receptor)，增强脊髓神经元NMDA受体活性197%，而抑制GABA受体活性。与之相反，在DHEAS活性降低时。PREGS仅增强NMDA受体活性29%。PREGS通过NMDA受体调节学习功能和预防外毒素性神经元损伤。神经类固醇激素也通过修饰GABAa和谷酰胺酸受体活性调节记忆功能。

3. Sigma受体　DHEAS、PREGS通过Sigma受体调节NMDA受体功能。NMDA(200μmol/L)促进海马去甲肾上腺素的释放，DHEAS增强其作用，而PREGS(浓度为100nmol/L)抑制其作用，孕酮(100nmol/L)模拟拮抗剂作用。以上研究表明，DHEAS呈现Sigma受体激动剂作用，PREGS呈现Sigma受体可逆性激动剂作用，而孕酮则呈现Sigma受体拮抗剂作用。

七、神经类固醇激素与认知功能

GABA能神经元发出的抑制性传入信息可阻断突触后兴奋性传入冲动，而引起人类学习和记忆功能的损害。GABA拮抗剂通过拮抗海马神经元活性而改善学习和认知功能。DHEA、DHEAS和PREGS与GABA拮抗药一样，改善早老性痴呆患者的学习和记忆功能，并预防药物引起的精神心理损害。PREGS也具有增强记忆功能作用，但其作用取决于海马内内源性PREGS的水平，当内源性PREGS降低时其作用增强。海马内PREGS，通过调节中枢神经系统内乙酰胆碱能系统，维持和增强生理性认知功能。临床治疗发现，DHEA改善女性抑郁症患者的精神心理和前记忆功能，增强快速眼动睡眠(rapid eye movement sleep)功能。而GABA激动剂则可引起人类自主性记忆功能损害。

八、神经类固醇激素与髓鞘形成

鞘磷脂(myelin)修复外周神经损伤作用受孕酮的调节。人类坐骨神经内孕烯醇酮浓度高于外周血液浓度100倍。在少突细胞和施万细胞(Schwann cell)内存在从孕烯醇酮向孕酮的转化活性。小鼠坐骨神经损伤后修复过程中，孕烯醇酮增强髓鞘的重新形成，而抗孕激素米非司酮通过抑制施万细胞孕激素受体功能而抑制修复作用。

（李志诚　李继俊）

参考文献

Clarkson J，d'Anglemont de Tassigny X，Moreno AS，et al. 2008. Kisspeptin-GPR-54 signaling is essential for preovulatory gonadotropin -releasing hormone neuron activation and the luteinizing hormone surge. J Neurosci，28(35)：8691-8697.

d'Anglemont de Tassigny X，Fagg LA，Carlton MB，et al. 2008. Kisspeptin can stimulate gonadotropin-releasing hormone (GnRH) release by a direct action at GnRH nerve terminals. Endocrinology, 149:3926-3932.

Dhillo WS, Chaudhri OB, Thompson EL, et al. 2007. Kisspeptin-54 stimulates gonadotropin release most potently during the preovulatory phase of the menstrual cycle in women. J Clin Endocrinol Metab, 92(10):3958-3966.

Dhillo WS, Murphy KG, Bloom SR. 2007. The neuroendocrine physiology of kisspeptin in the human. Rev Endocr Metab Disord, 8 (1): 41-46.

Dungan HM, Gottsch ML, Zeng H, et al. 2007. The role of kisspeptin-GPR-54 signaling in the tonic regulation and surge release of gonadotropin-releasing hormone/ luteinizing hormone. J Neurosci, 27: 12088-12095.

Gottsch ML, Clifton DK, Steiner RA. 2009. From KISS-1 to kisspeptins: An historical perspective and suggested nomenclature. Peptides, 30 (1): 4-9.

Gutierrez-Pascual E, Martinez-Fuentes AJ, Pinilla L, et al. 2007. Direct pituitary effects of kisspeptin: activation of gonadotrophs and somatotrophs and stimulation of luteinising hormone and growth hormone secretion. J Neuroendocrinol, 19: 521-530.

Hameed S, Jayasena CN, Dhillo WS, et al. 2011. Kisspeptin and fertility. J Endocrinology, 208:97-105.

Hrabovszky E, Ciofi P, Vida B, et al. 2010. The kisspeptin system of the human hypothalamus: sexual dimorphism and relationship with gonadotropin-releasing hormone and neurokinin B neurons. Eur J Neurosci, 31:1984-1998.

Jayasena CN, Dhillo WS. 2010. Neurokinin B and kisspeptin-sexual partners or single agents? Endocrinology, 151: 4090-4091.

Kauffman AS, Park JH, McPhie-Lalmansingh AA, et al. 2007. The kisspeptin receptor GPR54 is required for sexual differentiation of the brain and behavior. J Neurosci, 27(33):8826-8835.

Kauffman AS. 2009. Sexual differentiation and the Kiss-1 system: Hormonal and developmental considerations. Peptides, 30(1):83-93.

Kauffman AS. 2010. Coming of age in the kisspeptin era: sex differences, development, and puberty. Mol Cell Endocrinol, 324(1-2): 51-63.

Liu X, Lee K, Herbison AE. 2008. Kisspeptin excites gonadotropin-releasing hormone neurons through a phospholipase C/calcium-dependent pathway regulating multiple ion channels. Endocrinology, 149:4605-4614.

Luan X, Zhou Y, Wang W, et al. 2007. Association study of the polymorphisms in the KISS-1 gene with central precocious puberty in Chinese girls. Eur J Endocrinol, 157:113-118.

Navarro VM. 2012. New insights into the control of pulsatile GnRH release: The role of Kiss-1/Neurokinin B. Neurons Front Endocrinol (Lausanne), 3: 48.

Nijher G, ChaudhriO, Ramachandran R, et al. 2010. The effects of kisspeptin -54 on blood pressure in humans and plasma kisspeptin levels in hypertensive diseases of pregnancy. Br J Clin Pharmacol, 70:674-681.

Novaira HJ, Ng Y, Wolfe A, et al. 2009. Kisspeptin increases GnRH mRNA expression and secretion in GnRH secreting neuronal cell lines. Mol Cell Endocrinol, 311:126-134.

Pedersen-White JR, Chorich LP, Bick DP, et al. 2008. The prevalence of intragenic deletions in patients with idiopathic hypogonadotropic hypogonadism and Kallmann syndrome. Mol Hum Reprod, 14:367-370.

Pineda R, Garcia-Galiano D, Roseweir A, et al. 2010. Critical roles of kisspeptins in female puberty and preovulatory gonadotropin surges as revealed by a novel antagonist. Endocrinology, 151: 722-730.

Pinilla L, Aquilar E, Diequez C, et al. 2012. Kisspeptins and reproduction: physiological roles and regulatory mechanisms. Physiol Rev, 92(3): 1235-1316.

Plant TM, Suresh Ramaswamy S. 2009. Kisspeptin and the regulation of the hypothalamic-pituitary-gonadal axis in the rhesus monkey (Macaca mulatta). Peptides, 30(1): 67-75.

Ramaswamy S, Gibbs RB, Plant TM, et al. 2009. Studies of the localisation of kisspeptin within the pituitary of the rhesus monkey (Macaca mulatta) and the effect of kisspeptin on the release of non-gonadotropic pituitary hormones. J Neuroendocrinol, 21(10): 795-804.

Rance NE. 2009. Menopause and the human hypothalamus: evidence for the role of kisspeptin /neurokinin B neurons in the regulation of estrogen negative feedback. Peptides, 30: 111-122.

Revel FG, Ansel L, Klosen P, et al. 2007. Kisspeptin a key link to seasonal breeding. Rev Endocr Metab Disord, 8:57-65.

Roa J, Garcia-Galiano D, Varela L, et al. 2009. The mammalian target of rapamycin as novel central regulator of puberty onset via modulation of hypothalamic Kiss-1 system. Endocrinology, 150: 5016-5026.

Rometo AM, Krajewski SJ, Voytko ML, et al. 2007. Hypertrophy and increased kisspeptin gene expression in the hypothalamic infundibular nucleus of postmenopausal women and ovariectomized monkeys. J Clin Endocrinol Metab, 92: 2744-2750.

Roseweir AK, Kauffman AS, Smith JT, et al. 2009. Discovery of potent kisspeptin antagonists delineate physiological mechanisms of gonadotropin regulation. J Neurosci, 29:3920-3929.

Roseweir AK, Miller RP. 2009. The role of kisspeptins in the control gonadotrophin secretion. Hum Reprod Update, 15 (2): 203-212.

Smith JT, Clarke IJ. 2007. Kisspeptin expression in the brain: catalyst for the initiation of puberty. Rev Endocr Metab Disord, 8 (1): 1-9.

Szawka RE, Ribeiro AB, Leite CM, et al. 2010. Kisspeptin regulates prolactin release through hypothalamic dopaminergic neurons. Endocrinology, 151(7): 3247-3257.

Teles MG, Bianco SD, Brito VN, et al. 2008. A GPR-54-activating mutation in a patient with central precocious puberty. N Engl J Med, 358(7): 709-715.

Tenenbaum-Rakover Y, Commenges-Ducos M, Iovane A, et al. 2007. Neuroendocrine phenotype analysis in five patients with isolated hypogonadotropic hypogonadism due to a L102P inactivating mutation of GPR54. J Clin Endocrinol Metab, 92: 1137-1144.

Topaloglu AK, Reimann F, Guclu M, et al. 2009. TAC3 and TACR3 mutations in familial hypogonadotropic hypogonadism reveal a key role for neurokinin B in the central control of reproduction. Nat Genet, 41: 354-358.

Tsutsui K, Bentley GE, Kriegsfeld LJ, et al. 2010. Discovery and evolutionary history of gonadotrophin-inhibitory and kisspeptin: new key neuropeptides controlling reproduction. J Neuroendocrinol, 22(7): 716-727.

第2章　垂　体

第一节　概　述

一、垂体解剖特点

脑垂体由前叶、后叶和中间叶组成。垂体前叶(腺垂体)来源于胚胎期体腔外胚层，口腔上腭的颅颊囊（拉特克囊，Rathke pouch)。颅颊囊与口腔之间的间质组织形成蝶鞍底部。颅颊囊上部形成中间部，前部远端膨大形成垂体前叶，间脑底部向下突出形成垂体柄和垂体后叶(神经垂体)。

垂体位于由前后床突形成的蝶骨垂体窝内，被垂体囊包绕，以鞍膈与颅腔相邻，以穿过鞍膈漏斗孔的垂体柄与下丘脑正中隆突部相连。视神经交叉位于鞍膈上方 5～10mm。成人垂体平均重量为 0.5g(0.4～1.1g)。蝶鞍前后径(长度)＜15mm，垂直高度＜12mm，宽度＜17mm，两侧面积为 $130mm^2$，平均容积为 $1100mm^3$，其与年龄和身高相关。

腺垂体约占脑垂体体积的 75％，重 0.4～0.9g，体积为 14mm×10mm×6mm，位于蝶鞍内，其上方为第三脑室底部，底部为颅底，两侧为筛窦，前上方为视神经交叉，后方为乳头体。腺垂体为腺体组织，以垂体门脉血管系统与下丘脑构成下丘脑-腺垂体系统，直接接受下丘脑神经内分泌激素的调节和控制。女性腺垂体体积大于男性，妊娠期明显增大，绝经后明显缩小。

神经垂体是间脑向下延伸部分，其受下丘脑-垂体束和结节-垂体束的支配，与下丘脑视前区(视上核和室旁核)和正中隆突部构成下丘脑-神经垂体系统。脑垂体间叶位于前叶和后叶之间，人类该部已退化，偶可见该部颅颊囊残基形成的胶质囊肿。

二、垂体组织特点

(一)腺垂体

腺垂体组织细胞组成腺泡状结构。传统的垂体细胞分类依染色不同划分为嗜酸性粒细胞和嗜碱性粒细胞和嫌色细胞。按照分子内分泌功能划分，包括促性腺激素细胞(gonadotrope)、促甲状腺激素细胞(thyrotrope)、促肾上腺皮质激素细胞(corticotrope)、生长激素细胞(somatotroph)和垂体催乳素细胞(lactotrope)，它们分别分泌FSH、LH、TSH、ACTH、GH 和 PRL，调节机体的生殖生理和生殖内分泌功能。

(二)神经垂体

神经垂体由胶质细胞和神经纤维组成。神经胶质细胞具有神经内分泌功能，分泌神经介质和神经垂体素运载蛋白(neurophysin)。另一方面，由下丘脑视前区视上核和室旁核生成的升压素和缩宫素，沿下丘脑垂体束流注入神经垂体储存和释放，以调节机体体液、电解质平衡、分娩和乳汁分泌功能。

三、下丘脑-垂体门静脉系统

除正中隆突和下丘脑神经核团外，下丘

脑血供供应来源于脑基底部 Willis 环。下丘脑视交叉前区和视上区血供来源于前脑动脉和前联合动脉。下丘脑中部至乳头体前部血供来源于后联合动脉。下丘脑后部和乳头体后部血供则来源于脑基底动脉环和后脑动脉。上述区域回流的静脉则注入 Willis 环上部静脉丛最后流入脑基底静脉窦。

正中隆突和结节漏斗上部动脉来源于上垂体动脉，后者为颈内动脉回流入蛛网膜下腔的分支。上述动脉汇集并形成脑垂体门脉循环毛细血管网称为长程门静脉系统，其输送下丘脑向垂体部位分泌的神经激素经垂体柄流腺垂体。另外垂体柄下部垂体下动脉分支形成的次级毛细血管网构成腺垂体短程门静脉系统。神经垂体血供与腺垂体分离，但其也来源于下垂体动脉分支。

人类腺垂体平均血流量为 0.8ml/(g·min)明显高于其他哺乳类动物。腺垂体回流静脉携带垂体激素进入全身循环，其具体路径是，经鞍内静脉通道进入海绵窦，而后流入筛窦上部和下部，最终引流入颈静脉球和颈内静脉。垂体两侧的静脉回流分别进入同侧的海绵窦，筛窦而不相混合，这种特征性血供分布在施行垂体腺瘤手术时有重要意义。

第二节　促性腺激素

腺垂体分泌的激素包括促性腺激素(gonadotropin, Gn)、催乳素(prolactin, PRL)、生长激素(growth hormone)、促肾上腺皮质激素(ACTH)、促甲状腺激素(TSH)和阿黑皮素原(POMC)等。本节介绍促性腺激素。

垂体促性腺激素，包括促卵泡素(follitropin, follicle stimulating hormone, FSH)和黄体生成素(lutropin, luteinizing hormone, LH)，是调节人类、灵长类和哺乳类性腺和生育功能的激素，其合成和分泌受下丘脑多种释放激素和抑制激素的调节。促性腺激素与性腺内促性腺激素受体特异性结合后促进性细胞成熟发育和性激素合成。女性 FSH 促进卵泡发育、颗粒细胞增生和雌激素合成；LH 则作用于卵泡膜细胞，促进雄激素合成和分泌，排卵前卵泡破裂、排卵和黄体生成。

一、促性腺激素细胞

垂体促性腺激素细胞(gonadotrope)是胎儿期腺垂体最早出现的功能细胞，合成和分泌 FSH 和 LH，其中促性腺激素分泌细胞占腺垂体细胞总数的 7%～15%。人类促性腺激素分泌细胞具有独特的结构和功能，分泌促性腺激素 FSH 和 LH，均属于糖蛋白类激素。

人类促性腺激素细胞位于垂体远端，弥散分布于其他功能细胞腺泡中间。腺垂体存在两种形态结构不同的异质性促性腺激素分泌细胞，一种为大型，卵圆形细胞，另一种为小型，多角形细胞。小型促性腺激素分泌细胞仅含有 FSH 或 LH，而大型促性腺激素分泌细胞则同时含有 FSH 和 LH，或仅含有 FSH。

促性腺激素细胞包括单一激素(mono-hormonal)和双重激素(bi-hormonal)分泌细胞两种，其组成比例并不固定而有很大变化。垂体促性腺激素细胞接受 GnRH 刺激同时分泌 FSH 和 LH。不同生理状态下，单一和双重激素分泌细胞呈现不同的 FSH 和 LH 合成和分泌活性，可能与促性腺激素细胞内分泌颗粒中选择性储存 FSH 和 LH 相关。

二、促性腺激素的生物合成

人类垂体内，由 FSH、LH、TSH 和胎盘分泌的 hCG 共同组成主要的糖蛋白类激素家族(glycoprotein hormone family),GH 和 PRL 组成第 2 个激素家族,ACTH 与促脂素(lipotropin)、褪黑素和内啡肽组成第 3 个激素家族。

(一)FSH、LH 亚基

FSH、LH 分子和生化结构相似,均由含有糖类的 α-和 β-蛋白亚基组成,其中 LH、FSH、TSH 和 hCG 的 α-亚基结构相似,为多肽或载脂蛋白(apoprotein)。与之相反,以上各种糖蛋白激素 β-亚基的蛋白序列则各不同,而具有特异性。以上糖蛋白类激素的 α-和 β-亚基只有相互组合在一起才呈现激素活性,而激素特异性主要取决于 β-亚基。游离型 α-和 β-亚基无激素活性,但游离型 α-亚基仍可促进人类蜕膜释放催乳素。

人类垂体中促性腺激素含量甚微,从 1000 个垂体中仅能分离出 FSH 20mg 和 LH 70mg,而 GH 含量高达 2000mg。层析技术可将 FSH、LH 解离和纯化为 α-和 β-亚基。LH 和 FSH 分子量分别为 28kDa 和 33kDa,α-亚基为 14kDa。由附着的糖基部分和氨基酸序列差异引起的激素异质性(heterogeneity)构成不同糖蛋白类激素特异性。

人类 LH 和 FSHα-亚基的氨基酸序列中,α-亚基为含有 92 个氨基酸前蛋白,其由 α-亚基 mRNA 翻译而来,其中 74%～95% 氨基酸序列具有保守性,因此其可与其他糖蛋白激素 β-亚基结合。另一方面,糖蛋白激素 α-亚基的相似性引起的免疫交叉反应可干扰生化测定的准确性。

人类 LH、FSH 和 hCG-β 亚基的氨基酸序列中,除 C-末端外,LH 和 hCG-β 亚基的其他部分具有高度同源性,因此两者呈现相似的生物活性和功能,而 FSH-β 亚基的同源性仅为 30%～40%。FSH、LH、TSH 和 hCG-β 亚基在同一位置含有相同数量 12 个半胱氨酸残基,并含有数量和不一致的 cys-ala-gly-tyr 或 CAGY 序列,其功能与亚基间相互作用相关。β-亚基可与不同糖蛋白激素 α-亚基结合的生物学特性提示,编码 β-亚基的基因可能来源于同一祖基因(ancestral gene)。

(二)糖基和 α/β-亚基

FSH、LH、TSH、hCG 糖蛋白激素的特异性负载于其激素亚基的糖基和 2 个寡黏多糖基(oligosaccharide groups),其中一个位于 α-亚基(Asn52,Asn78),一个位于人类 LHβ-亚基(Asn 13),或 2 个位于人 FSHβ-亚基(Asn13,Asn30)。

垂体促性腺激素亚基中的主要糖基为天冬酰胺(asparagines),为 N-末端结合部分。在 *N*-末端亚基载脂蛋白(subunit apoprotein)内 *N*-乙酰胺基葡萄糖(*N*-acetylglucosamine)与天冬氨酸残基(asparagines residues)结合。糖基占 LH 和 FSH 分子的比例不同,在 LH 中为 16%,而 FSH 所占比例略高。糖基中单黏多糖残基(monasaccharide residues)中包括 *N*-乙酰氨基葡萄糖,甘露糖(mannose),半乳糖(galactase),果糖(fucose),氨基葡萄糖(glucosamine),*N*-乙酰氨基半乳糖(*N*-acetylgalactosamine),涎酸(sialic acid)和神经氨基酸(neuraminic acid)。FSH 和 LH 的异质性与其组织特异性糖基化相关。

人类不同糖蛋白激素的涎酸(sialic acid)含量不同,hCG、FSH 和 LH 分子中分别含有 20、5、1～2 个涎酸残基。等电点(isoelectric point)也不同,hCG 为 3～5,FSH 为 4.5～5,LH 为 6～10。等电点与糖基残基数量相关。垂体和血浆中存在等电点为 6.5～10 的多种同分异构型糖蛋白激素分子。碱性 LH 分子具有较高的生物学活性,很快从血液中清除。酸性同分异构物虽生物学活性较低,但血浆浓度较高,代谢清除率较低,是主要活性分子形式。

糖蛋白激素 LH、FSH、hCG 的 N-末端脱涎酸后血浆半衰期明显缩短,生物活性降低,但不影响与受体结合。完全去除 N-末端寡黏多糖残基的LH和FSH,则完全丧失激活腺苷酸环化酶能力,但仍具有与靶细胞受体结合的能力。

(三)亚基的其他结构

糖蛋白激素亚基中存在不同数目的二巯键,如α-亚基中含有5个,β-亚基含有6个二巯键,形成"胱氨酸结"(cystine knot)。α-和β-亚基依靠非共价键相互紧密缠绕,其中脯氨酸是维持多二巯键存在的生化基础。α-亚基二级结构为螺旋状,而β-亚基为平面状。由于β-亚基可与所有糖蛋白α-亚基结合,因此所有糖蛋白分子三维结构既相似又不同。

糖蛋白激素β-亚基具有功能特异性,而α-亚基糖类部分具有识别受体的重要功能,特别是α-亚基两个寡黏多糖残基中与52Asn残基相连的侧链,是与LHβ/FSHβ-亚基特异性结合的部位。

三、促性腺激素α、β-亚基基因

(一)α-亚基基因

人类α-亚基基因位于染色体6p21.1—p23,由8～16.5kb组成,含有4个外显子和3个内含子。成熟的α-亚基mRNA长度为730～800个核苷酸,其中70%～90%与其他动物α-亚基mRNA同源。每一个α-亚基mRNA被翻译生成前体性多肽(precursor polypeptide),含有24个氨基酸组成的引导序列和92～96个氨基酸组成的载脂蛋白序列(apoprotein sequence)。α-亚基基因启动子中18kb位于转录起始位点上游,促进自身基因cAMP的生成,称为cAMP调节元件(CRE)。cAMP调节元件位于基因的5′侧翼区,受cAMP调节并与CRE结合蛋白结合,控制α-亚基表达和促性腺激素合成。

(二)β-亚基基因

人类β-亚基基因存在于染色体19q13.3位点上的LH/hCGβ-亚基基因簇中。LHβ-亚基基因由1.1kb组成,含有3个外显子和2个内含子。LHβ-亚基mRNA由700核苷酸组成,编码由24个氨基酸组成的引导肽和121个氨基酸组成的β-亚基多肽骨架。人类LH/hCGβ-亚基中,82%氨基酸序列相同,均具有与α-亚基结合的生物活性,但hCGβ-亚基C-末端的24个糖基化氨基酸序列的涎酸化高于LHβ-亚基而具有特异性。

LHβ-和hCGβ-亚基基因密码仅在C-末端存在差异,其中hCGβ-亚基基因利用特异性启动子和转录位点编码mRNA和hCGβ-亚基,这对于维持妊娠黄体功能和促进男性分化具有重要意义。人类FSHβ-亚基由位于染色体11p13的单一基因编码,含有3个外显子和2个内含子。FSHβ-亚基基因的转录和转录后变化,引起第一个外显子与多聚腺苷酸位点的拼接和mRNA生成。

四、促性腺激素亚基的翻译、翻译后加工和重组

促性腺激素亚基合成由核糖体内的亚基mRNA调节,包括亚基前体物质的翻译后修饰、亚基折叠、重组、成熟激素包装和激素分泌。在α、β-亚基配对和共翻译过程中,原始α、β-亚基多聚肽前体物通过蛋白降解去除信号肽并附加上糖类部分,然后进入内质网内,立即折叠形成多二巯键连接和完成亚基组合。β-亚基是糖蛋白激素生物合成的限速因子,在垂体和胎盘中活性较高。GnRH促进垂体释放LH和α-亚基。垂体和胎盘内游离β-亚基浓度较低,血浆中更低。垂体和胎盘内α-亚基mRNA浓度明显高于β-亚基。成熟的LH和FSH被储存于垂体促性腺激素分泌细胞中。

五、LH和FSH合成和分泌

卵泡期垂体中LH含量甚微,此后缓慢增加于排卵期达到高峰,然后又快速降低至月经期达到最低点。垂体内FSH含量相对恒定。人类腺垂体LH存在两个库存

(池)。GnRH微量,脉冲性输入30min内出现第1个分泌高峰,为第一库存,即已准备,可释放库存(first pool, ready releasable pool);GnRH持续输入90min后,LH复又升高,出现第2个分泌高峰,并持续4h以上,此为LH第二库存,即合成、储备库存(second pool, synthetic storage pool)。雌二醇增强垂体对GnRH的敏感性,促进LH释放。GnRH输入期间垂体释放LH的数量与生成量同时增加。排卵前雌二醇高峰正反馈作用于下丘脑性中枢,引起GnRH-Gn释放高峰,促进排卵。雌激素增强第2个分泌高峰释放幅度,而孕激素同时增强雌激素治疗早期和晚期的反应性。

GnRH输入时血浆FSH进行性升高,并不出现双相反应,这反映垂体内缺乏应激可释放FSH库存,或需要一种特异性FSH释放因子去激活FSH早期库存,而FSH应激性升高多见于性腺功能减退的患者,其升高幅度明显高于LH。

GnRH与腺垂体促性腺激素细胞GnRH受体结合后,很快被受体结合蛋白包装和聚合,并于促性腺激素释放前将其浓缩入分泌小泡(颗粒)内。GnRH促进垂体促性腺激素细胞在数秒内释放LH分泌颗粒,后者进入血液后数分钟内破裂并引起血浆LH升高。促性腺激素分泌增加的同时,α和β-亚基的合成也同步增加,以上两者mRNA表达受性激素调节。

六、LH和FSH代谢

分子生物学研究发现,血浆和垂体中促性腺激素分子结构无明显差异,但血浆中不存在大分子促性腺激素原(prehormone)和小分子活性形式LH和FSH。垂体和血浆中LH和FSH的质量受性腺-垂体激素的调节。卵巢切除后妇女,性激素替代治疗引起垂体合成大分子LH和FSH,其难以被神经氨基肽酶消化和脱涎酸。因此,雌激素对垂体促性腺激素分子质量的调节主要影响激素分子糖基化或涎酸化程度,因糖蛋白激素涎酸化决定其血浆清除率,而黏多糖含量和结构则影响垂体和血浆内促性腺激素分子异质性。

七、促性腺激素合成和分泌的调节

人类促性腺激素的合成和释放受下丘脑GnRH、垂体内(GnRH受体、神经肽、激活素和卵泡抑素)、性腺激素和肽类的反馈性调节。促性腺激素的表达在多个层面被调节,包括转录速率、mRNA表达、蛋白亚基合成,翻译后修饰(糖基化)和促性腺激素细胞数量变化等。

(一)GnRH受体(GnRH-R)

GnRH-R基因位于染色体4q13.2－q21.1,由20～25kb组成,含有3个外显子,启动子区多个转录起始位点与TATA盒相关。GnRH-R由320～330个氨基酸残基组成,属于与G-蛋白偶联的细胞表面受体超家族成员。垂体内和垂体外组织(包括卵巢、海马、下丘脑和GT1-7细胞)中存在不同分子量的GnRH-RmRNA表达,其表达受GnRH释放脉冲频率、雌二醇、孕酮、抑制素和激活素的调节。

腺垂体促性腺激素细胞表面,与GnRH具有高度亲和力($K_D \approx 0.3$nmol/L)的GnRH受体(GnRH-R)数量与GnRH脉冲频率和对GnRH反应性相关。月经中期GnRH释放频率加快,促进GnRH-R和LH分泌同步性增加,引起LH高峰,促进排卵。

当GnRH脉冲频率为30min时,垂体促性腺激素细胞GnRH-R数量最多,而GnRH脉冲频率为1次/2h时,GnRH-R数量最少,相应的垂体FSH和LH的生成和分泌增加和减少可相差2～3倍。同样,妊娠期、哺乳期、卵巢切除和绝经后性激素补充治疗均通过影响GnRH-R而引起促性腺激素分泌的变化。

(二)GnRH脉冲性释放节律

下丘脑GnRH脉冲性释放节律直接控制垂体促性腺激素FSH和LH合成和释放。人类下丘脑GnRH脉冲发生器(pulse generator)位于正中隆突部。月经周期中GnRH脉冲释放节律不断变化。通过血浆LH测定推测,卵泡期GnRH脉冲释放频率为每94min 1次,晚期卵泡期为每71min 1次,黄体晚期为每216min 1次。一般规律是,GnRH高脉冲节律促进LH释放,低脉冲节律促进FSH释放,因此GnRH脉冲释放节律直接影响FSH和LH释放质量和比例。

GnRH脉冲释放节律也直接影响卵巢性激素对下丘脑-垂体促性腺激素分泌反馈作用。如卵泡晚期雌二醇增加GnRH脉冲频率,促进LH释放,而黄体期孕酮高峰时,GnRH和LH脉冲频率减慢,释放减少,而有利于FSH的合成和释放。

神经递质通过调节GnRH脉冲节律影响促性腺激素的分泌,如去甲肾上腺素促进、而阿肽抑制GnRH释放。多巴胺对GnRH释放的促进或抑制作用取决于机体内环境状态,因多巴胺促进β-内啡肽生成,后者又抑制多巴胺能介质释放,这表明下丘脑-垂体系统中神经内分泌网络共同调节GnRH脉冲释放节律。

GnRH同时促进垂体促性腺激素分泌、生物合成和亚基mRNA表达。研究发现,GnRH快脉冲(每8～30min 1次)增加LH-α、LH-β转录率,而慢脉冲(每120min 1次)增加FSH-β mRNA合成。GnRH脉冲节律通过增加和减少促性腺激素细胞GnRH-R数目而上调或下调GnRH-R mRNA表达和促性腺激素的生成,如GnRH脉冲频率为每30min 1次时,GnRH-R mRNA水平达到最高峰,有利于LH合成和分泌,反之亦然。

下丘脑神经肽和神经介质也直接或通过调节GnRH脉冲节律间接影响促性腺激素的分泌调节。在性激素存在情况下,神经肽Y(NPY)增加正中隆突部GnRH释放,增强GnRH促进LH释放作用,其作用与增加促性腺激素细胞GnRH-R亲和力相关。促甲状腺激素细胞分泌的NPY也可以旁分泌方式影响促性腺激素分泌。另外,加兰肽(galanin)和垂体腺苷酸环化酶激活多肽(adenylate cyclase-activating polypeptide)也增加LH分泌。

(三)性腺反馈系统

性腺反馈系统通过性激素(雌激素、孕激素和雄激素)系统和激活素-抑制素-卵泡抑素系统(activin-inhibin-follistatin system)两条途径调节促性腺激素分泌。月经周期的不同时期,以上两个反馈系统通过长反馈途径促进或抑制促性腺激素分泌。

人类下丘脑多种神经元(包括β-内啡肽和多巴胺神经元)和垂体促性腺激素细胞存在雌激素受体(ER)、孕激素受体(PR)和雄激素受体(AR),而GnRH基因启动子内存在雌激素反应性DNA调节区段,因此可对性激素反馈作用产生应答,性激素可能通过修饰GnRH基因转录和神经系统递质活性调节GnRH的释放。

1. 月经周期　不同时期,雌激素对促性腺激素呈现不同的反馈作用。卵泡早期和黄体期,雌激素呈现负反馈作用,抑制促性腺激素分泌;月经中期,雌二醇高峰期则呈现正反馈作用,引起LH高峰,促进排卵;黄体期雌激素又呈现负反馈作用。卵巢切除妇女,由于雌激素负反馈作用的丧失,血浆FSH、LH、LH-β、FSH-β mRNA升高,而性激素补充治疗则可逆转以上变化,其机制与降低基因转录活性相关。雌激素的负反馈作用部位为垂体,但也可通过影响下丘脑GnRH脉冲发生器功能间接影响LH的释放。雌激素促进排卵期LH高峰的正反馈作用,需要血清雌二醇浓度维持≥200pg/ml至少50h,其作用部位主要位于下丘脑，通过增加下丘脑脉冲发生器释放频率而促进 GnRH 和 LH 释放。

2. *孕激素* 其反馈作用取决于雌激素的预激(estrogen priming)准备。在小鼠模型中，雌激素治疗降低 α-亚基和 LH-β mRNA 水平，而孕酮无此作用。然而，在雌激素存在的情况下，孕激素通过增加下丘脑 β-内啡肽系统活性，降低 GnRH 脉冲频率而下调促性腺激素 α-亚基 mRNA 表达水平。

3. *雄激素* 在下丘脑和垂体水平调节促性腺激素亚基基因的表达。睾丸切除后，雄激素补充治疗下调 α-亚基和 LH-β mRNA 水平，而不影响 FSH-β mRNA 水平。雄激素对下丘脑呈现负反馈作用，因发现抗雄激素氟他胺治疗可引起 LH 脉冲频率增加。

(四)激活素-抑制素-卵泡抑素系统

激活素、抑制素和卵泡抑素是由卵泡颗粒细胞分泌的肽激素。激活素促进，而抑制素抑制促性腺激素的分泌和功能。卵泡抑素也抑制 FSH-β 基因表达，但其作用强度仅为抑制素的 1/3。

激活素和抑制素均为 TGF-β 超家族成员，由 α，βA，B-肽链组成。不同肽链组合生成 3 种激活素，即激活素 A($\alpha_A\beta_A$)、AB($\alpha_A\beta_B$)、B($\alpha_B\beta_B$)和两种抑制素，即抑制素 A($\alpha\beta_A$)，B($\alpha\beta_B$)。卵泡抑素是一种高度糖基化肽激素，结构与激活素和抑制素无关。

抑制素是反馈调节促性腺激素基因表达最重要的激素，而激活素和卵泡抑素则主要在局部以自分泌和旁分泌方式发挥作用。月经周期中，血清抑制素水平有一定的变化，波动范围为 100～1500U/L。卵泡期血清抑制素维持低浓度，黄体期快速升高，于黄体中期达到高峰，而于黄体-卵泡转换期快速下降，同时 FSH 开始升高。

月经周期中，激活素血清浓度明显低于抑制素，但保持相对恒定。血清卵泡抑素水平较低并保持相对稳定，而卵泡液中卵泡抑素浓度高于血清 150 倍。以上现象表明，抑制素和卵泡抑素主要在卵巢局部发挥生物调节作用。另外，人类垂体也分泌卵泡抑素、抑制素和激活素 α，β-亚基，因此垂体内促性腺激素基因表达和生成同时受卵巢和自身生成的抑制素、激活素和卵泡抑素的调节。

卵巢切除后，垂体内抑制素、卵泡抑素和激活素 α-mRNA、β-mRNA 生成增加，而雌二醇治疗可降低垂体抑制素亚基表达，但增强卵泡抑素基因表达。GnRH 增强卵泡抑素 mRNA 和蛋白表达。排卵前促性腺激素高峰时，垂体内卵泡抑素 mRNA 增加。因此，GnRH 和性激素通过调节垂体内以上三种肽激素的水平，直接影响促性腺激素基因表达和生成。在垂体水平，激活素促进 FSH 分泌。在卵巢水平，激活素增强 FSH 对芳香酶活性的促进作用、FSH 和 LH 受体表达，而卵泡抑素呈现相反作用。

八、促性腺激素的作用机制

促性腺激素受体主要存在于卵巢组织中，其中 FSH 受体主要存在于卵巢颗粒细胞和睾丸支持细胞内，而 LH/hCG 受体主要存在于子宫内膜、子宫肌层、输卵管和脑组织中。卵巢内，LH/hCG 受体在颗粒细胞、黄体细胞、卵泡膜细胞和间质细胞中存在表达。窦前期卵泡颗粒细胞 LH/hCG mRNA 难以测得，但排卵前卵泡中浓度明显增加。窦前卵泡卵泡膜细胞已存在 LH/hCG 受体 mRNA 表达，随着卵泡成熟发育其表达逐渐增强，但增加幅度不如颗粒细胞明显。黄体细胞存在 LH/hCG 受体转录活性，并呈现催乳素和胎盘催乳素依赖性表达。

促性腺激素受体存在于靶细胞质内，与促性腺激素结合具有高度亲和力和特异性。受体与促性腺激素结合后发生构型变化，并激活与膜功能相关的 G-蛋白偶联信号系统，从而发挥生物调节作用。

LH和hCG与同一受体结合，因此统称为LH/hCG受体，其基因位于2号染色体，含有10个内含子和11个外显子，由其编码的LH/hCG受体属于G-蛋白偶联受体超家族成员，该家族也包括GnRH-R、α-，β-肾上腺素能受体和多巴胺受体。LH/hCG受体含有亲水性细胞外区段，跨膜的疏水性区段和细胞内区段。受体与G-蛋白信号系统偶联。

FSH受体基因为85kb，含有10个外显子，第9个外显子编码受体细胞外区段。人类FSH受体由678个氨基酸残基组成，大部分序列与LH/hCG受体相似，80%跨膜区段序列具有同源性。FSH受体细胞外区段富含亮氨酸和多功能N-末端糖基化位点。FSH受体与LH/hCG受体一样，遵循第二信使学说发挥生物调节作用。

LH和FSH受体是一种GTP结合调节蛋白或G-蛋白偶联受体，可激活蛋白激酶系统。激素与受体结合后引起受体构型变化，形成激素受体复合物，以GTP替代与α-亚基结合的GDP，促使G-蛋白α-亚基从βγ复合物中解离下来。游离型α-亚基与腺核苷酸环化酶结合，促进ATP转化为cAMP，增加细胞质内cAMP浓度并激活蛋白激酶A。蛋白激酶A通过丝氨酸和苏氨酸特异性磷酸化而修饰细胞质内多种蛋白质功能。

环磷腺苷（环磷酸腺苷，cAMP）作为糖蛋白激素受体的细胞内第二信使也可激活蛋白激酶C系统。该系统中，与G-蛋白不同的Gq蛋白激活磷酸激酶C，后者可引起细胞膜磷脂降解而生成1，4，5-三磷酸（1，4，5-triphosphate，InsP3）和1，2-二酰甘油（1，2-diacylglycerol，DAG）。InsP3促进钙离子析出，增加细胞质内钙离子浓度，而DAG则可激活蛋白激酶C。

促性腺激素与其受体结合的同时也呈现脱敏作用（desensitization），即通过快速非偶联方式下调激素受体功能。激素受体的翻译后修饰引起受体活性降低而不改变受体数量。受体非偶联变化发生于C-末端（细胞内），与受体自主性磷酸化相关。下调作用初期，通过增加受体内化速率和溶酶体积聚，加快受体降解率。下调第2期出现于3～4h之后，通过降低受体mRNA水平减少受体的生物合成。

九、促性腺激素对性腺的作用

（一）对卵泡发育的调节

人类早期卵泡发育为非促性腺激素依赖性。早期窦前期卵泡除非被FSH募集，否则将归于闭锁。FSH促进卵泡期颗粒细胞增生、增强芳香酶活性，促进卵泡膜细胞生成的雄激素转化为雌激素。FSH促进卵泡期颗粒细胞抑制素的分泌，而LH调节黄体期抑制素分泌。卵巢分泌的抑制素、生长因子和肽激素参与调节促性腺激素的分泌。

FSH以剂量依赖性方式调节自身受体功能，增加FSH-R mRNA浓度，但排卵高峰期FSH受体的转录活性降低。FSH促进颗粒细胞LH/hCG-R的生成，其作用可被雌二醇增强，被雄激素、卵巢生成的EGF、bFGF和GnRH所抑制。月经周期中，卵泡液中FSH、LH、雌二醇和孕激素浓度与外周血液中浓度高度相关。卵泡中期，大型窦卵泡（直径≥8mm）内，FSH受体和FSH浓度明显高于外周血液。

LH通过自我激发作用增加LH/hCG受体数量。如同FSH受体一样，细胞内低浓度cAMP增加LH/hCG-R mRNA浓度，而高浓度cAMP降低LH/hCG-R mRNA浓度。鉴于LH高峰后LH/hCG-R数量和mRNA浓度快速降低，推测LH引起的cAMP浓度增加导致受体数量减少。

人类卵泡膜细胞缺乏FSH-R，而卵泡期卵泡膜细胞含有丰富的LH/hCG-R，其数量随卵泡发育而逐渐增加，但增加幅度不及颗粒细胞。LH通过受体机制增强卵泡膜细胞

P450c17 活性，促进 C21 化合物转化为雄激素，为缺乏 P450c17 活性颗粒细胞合成雌激素提供底物。

围排卵期，LH 增强优势卵泡颗粒细胞孕激素受体(PR)表达，促进黄素化和早期孕酮生成，后者抑制颗粒细胞增生。孕酮也增强雌二醇对促性腺激素分泌的正反馈作用，共同促进排卵期 LH 高峰和排卵。

综上所述，FSH 和 LH 在人类卵泡发育和成熟过程中发挥不同但又相互协调的作用。FSH 促进早期颗粒细胞的发育，包括 LH/hCG-R 生成。LH 早期主要作用于卵泡膜细胞，促进雄激素生成，为颗粒细胞合成雌激素提供底物。卵泡成熟发育过程中，在排卵前 LH 的作用下，颗粒细胞开始合成孕酮，其与雌二醇共同诱发排卵期 LH 高峰，最后促进卵泡成熟和排卵。卵巢早期卵泡发育仅需要 FSH，而晚期甾体激素生成则完全依赖于 LH(图 2-1)。

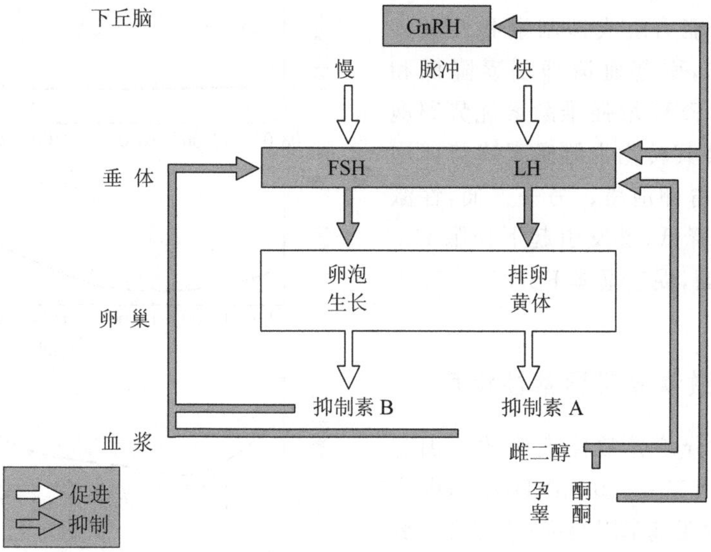

图 2-1 下丘脑-垂体-卵巢轴

(二)排卵期 LH 高峰

月经中期 LH 高峰促进卵母细胞重新开始第 2 次成熟分裂、卵丘复合物伸展、颗粒细胞黄素化；促进卵泡破裂需要的前列腺素和纤溶酶原激活物生成。排卵时，正常血清 LH 升高持续 48～50h，而排卵多发生于 LH 高峰后 10～12h。

引起排卵后 LH 降低的可能机制包括，围排卵期垂体 GnRH-R 减少引起 LH 合成和分泌降低；血清雌激素降低和孕酮升高对下丘脑-垂体系统的负反馈作用；FSH 促进卵巢生成促性腺激素高峰抑制因子(gonadotropin surge-attenuating factor)，其为不同于抑制素的肽激素，可降低垂体促性腺激素细胞对 GnRH 刺激的敏感性和反应性，减少 LH 生成和分泌。

(三)对黄体功能的调节

黄体期，LH 促进黄体细胞生成大量孕酮。正常黄体功能的维持依赖于卵泡期由 FSH 和雌激素引起的 LH/hCG-R 的生成。如卵泡期血清 FSH 浓度降低，可引起月经中期孕酮生成和黄体期黄体细胞数目减少。

黄体期，LH 从以下两方面促进孕酮生

成：① 增加黄体细胞 LDL-受体数目和 LDL-C 的摄取率，为合成孕酮提供充分的底物；② 增加编码 P450scc 和 3β-类固醇脱氢酶的 mRNA 表达，为合成孕酮提供必要的酶类。

正常黄体功能的维持为 LH 依赖性，但排卵后黄体持续 14d 并非完全依赖于 LH 刺激。黄体退化机制的研究表明，灵长类和人类并未发现非灵长类存在溶黄体因子，但卵巢局部生成的前列腺素可能修饰雌激素和黄体功能。卵泡-黄体转换期，功能微弱的黄体细胞尚无足够的能力生成抑制素和性激素（雌激素和孕酮），引起血清抑制素降低和 FSH 生成增加。FSH 增强雄激素优势卵泡中芳香酶活性，使其转化为雌激素优势卵泡并被募集形成发育卵泡簇。另一方面，性激素负反馈作用的降低，继发引起下丘脑 GnRH 脉冲活性升高，促进垂体 FSH 和 LH 生成和分泌增加。

十、促性腺激素分泌异常性疾病

促性腺激素分泌异常性疾病的原因包括：①GnRH 基因突变；②GnRH-R 基因突变；③促性腺激素亚基基因突变；④促性腺激素受体基因突变；⑤促性腺激素受体信号传递需要的 G-蛋白亚基基因突变；⑥编码修饰促性腺激素合成因子的基因突变；⑦促进 GnRH 神经元和促性腺激素细胞发育的基因突变。以上突变可引起女性生殖生理和生殖内分泌功能异常和生育力降低，具有重要的临床意义。

十一、原位和异位促性腺激素分泌综合征

原位促性腺激素分泌（eutopic gonadotropin secretion）指正常促性腺激素生成和分泌功能细胞（包括垂体促性腺激素细胞和胎盘滋养细胞）的分泌。垂体非功能性腺瘤，包括 FSH、LH 腺瘤引起的促性腺激素分泌增多可引起相应的临床表现和疾病。

异位促性腺激素分泌（ectopic gonadotropin secretion）指非正常促性腺激素细胞和部位的分泌，主要包括肺、胰腺、肝脏、卵巢和子宫颈恶性肿瘤的异位促性腺激素分泌综合征（图 2-2）。

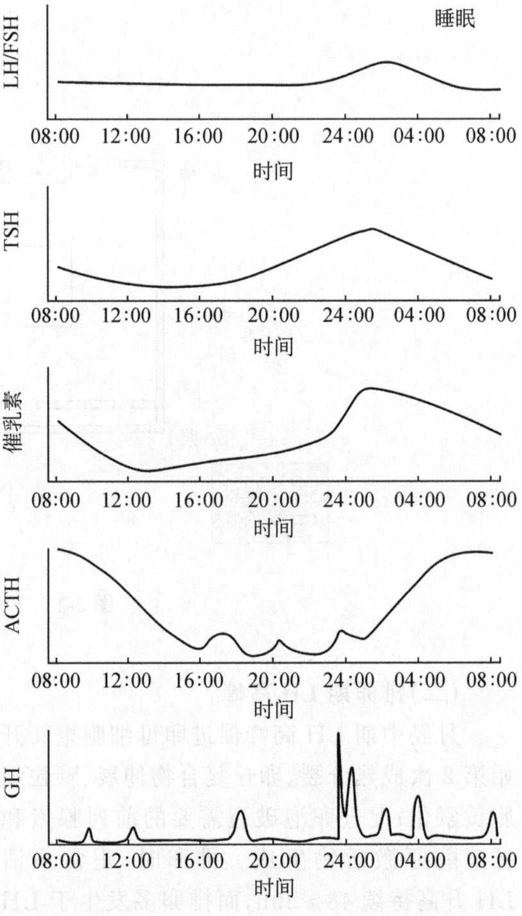

图 2-2　成人垂体激素的分泌模式

第三节 催 乳 素

一、催乳素基因

催乳素基因位于6号染色体，靠近HLA位点，DNA序列与hGH和hPL同源。催乳素由198个氨基酸组成，分子结构具有异质性，折叠为球蛋白形式，具有4级空间结构。催乳素分子中含有6个半胱氨酸和3个二巯键。

人类催乳素细胞（lactotroph）占垂体功能细胞的40%～50%，分布于腺垂体后外侧。垂体催乳素含量为135μg，仅为生长激素含量的1%。成年妇女血浆催乳素浓度为8ng/ml，以游离态存在，半衰期为8～10min，主要通过肝、肾脏排出。机体各组织器官广泛存在催乳素受体。妊娠期腺垂体催乳素细胞增生、肥大，分泌较多催乳素。人类子宫内膜和蜕膜细胞也分泌催乳素（图2-3）。

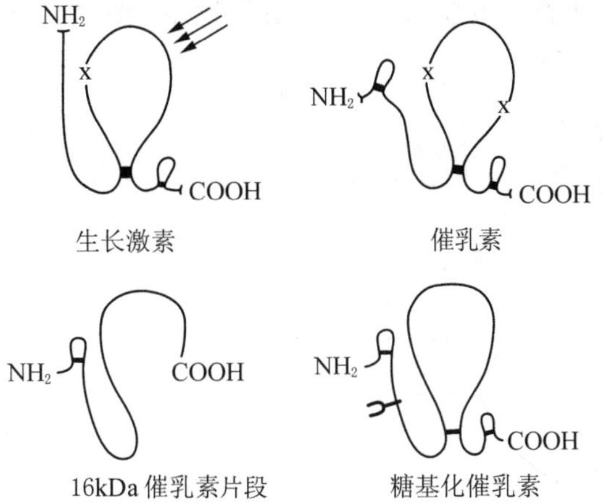

图2-3 生长激素和催乳素的分子结构

二、催乳素分子异质性

人类催乳素分子存在异质性（heterogeneity of HPRL molecule or isoforms of HPRL），不同催乳素分子的免疫学和生物学活性不同。按照催乳素分子糖基化和非糖基化（glycosylated versus nonglysylated）比例和组成，血浆催乳素分子分为四种。

1. 小分子催乳素（little or monomeric or small form PRL，M_r 2.2万～2.3万） 为非糖基化单肽链，生物学活性、免疫学活性和与受体结合的亲和力较高。小分子催乳素占垂体催乳素分泌总量的80%，是血浆中主要催乳素分子形式。

2. 大分子催乳素（big polymeric form PRL，M_r 5万） 为糖基化催乳素二聚体和三聚体混合物（mixture of dimeric and trimeric forms of glycosylated PRL，G-PRL）。

3. 大大分子催乳素（big-big PRL，$M_r \geq 10$万） 可能为G-PRL，或与免疫球蛋白共价耦联的复合物（coupled covalently with immunoglobulin）。大分子和大大分子催乳素为二聚体或多聚体分子形式，也可应用放射免疫学测定，其生物作用不详。

4. 16kDa催乳素片段 为催乳素片段（16k-PRL），其抑制毛细血管和微循环血管床生成，与伤口愈合、肿瘤生长、糖尿病视网膜病和风湿性关节炎的调节相关。

三、催乳素释放和代谢清除率

人类催乳素在张力性分泌的基础上呈现脉冲性释放特征，代谢清除率与体表面积相关，平均为40～45ml/(min·m²)，无明显性别差异。催乳素每天分泌量为350μg。血浆半衰期为50～60min。不同分子结构催乳素的血浆半衰期不同。

青春前、青春期和成人期催乳素释放均存在明显的昼夜节律，即日间催乳素降低，而夜间和睡眠时增加。苏醒后第1小时，血浆催乳素即快速降低，近中午时（9:00—11:00）降至最低点。睡眠时生物活性/糖基化催乳素的比例增加，雌二醇促进夜间催乳素的释放。

青春期少女血清催乳素快速增加并达到成人期水平，两性间无明显差异。成年男性血清催乳素略低于女性，绝经后催乳素水平逐渐降低。观察发现，月经中期血清催乳素达到高峰，黄体期维持高水平。月经周期中催乳素变化与雌二醇浓度消长相关。卵泡期，雌激素生成增加时，催乳素分泌增加与其脉冲性振幅升高相关。黄体期催乳素对促甲状腺激素的反应性高于卵泡中期。

四、催乳素的生理作用

1. 对下丘脑和垂体作用　正常月经周期中，促性腺激素和催乳素作用间相互制约和协调，催乳素抑制下丘脑-垂体 GnRH-Gn 分泌和功能。高催乳素血症抑制下丘脑 GnRH 脉冲性释放，减少 FSH、LH 分泌，引起低雌激素血症、无排卵和月经失调。

2. 对卵巢的作用　催乳素参与正常卵泡发育和性激素分泌调节。人类窦卵泡颗粒细胞存在催乳素受体，催乳素与 FSH 共同促进卵泡发育和性激素分泌。排卵后，催乳素和 LH 共同促进和维持黄体发育和孕酮分泌。催乳素调节女性性功能，高催乳素血症妇女性功能减退。

3. 对乳腺的作用　催乳素对乳腺的作用包括三个方面：①与孕酮共同促进乳腺腺泡发育；②促进乳汁生成和酪蛋白合成；③促进乳汁排出和射乳。人类乳腺发育和泌乳功能受多种激素调节，其中雌激素、生长激素和肾上腺皮质激素促进乳腺腺管的发育。孕酮促进乳腺腺泡的发育。生长激素、肾上腺皮质激素和胰岛素促进乳汁、乳蛋白和乳糖的生成。缩宫素和前列腺素促进乳汁排出或射乳。

4. 对代谢的作用　人类催乳素调节蛋白质、脂肪和糖类代谢。催乳素促进乳珠蛋白、乳白蛋白和乳糖生成、脂肪分解和增加血浆游离脂肪酸含量。催乳素和胰岛素共同促进糖原分解，抑制糖原异生，因此高催乳素血症可引起血浆非蛋白氮、血糖和血脂升高。

5. 对生长的作用　人类催乳素和生长激素共同促进机体发育和生长。催乳素促进骨骼生长和发育，参与机体钙、维生素 D、甲状腺和甲状旁腺激素功能调节（图 2-4，图 2-5）。

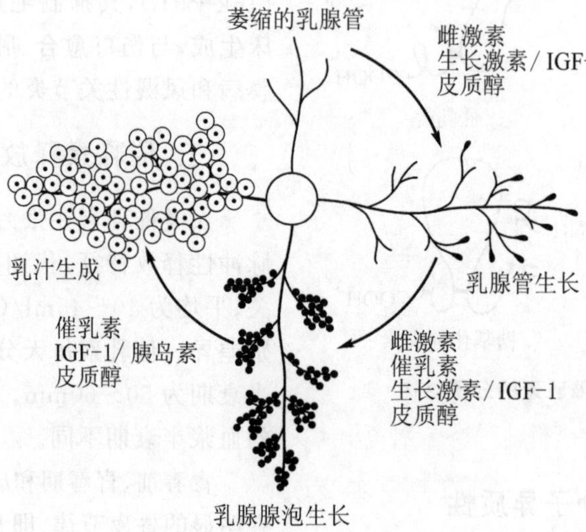

图 2-4　乳腺发育和功能调节

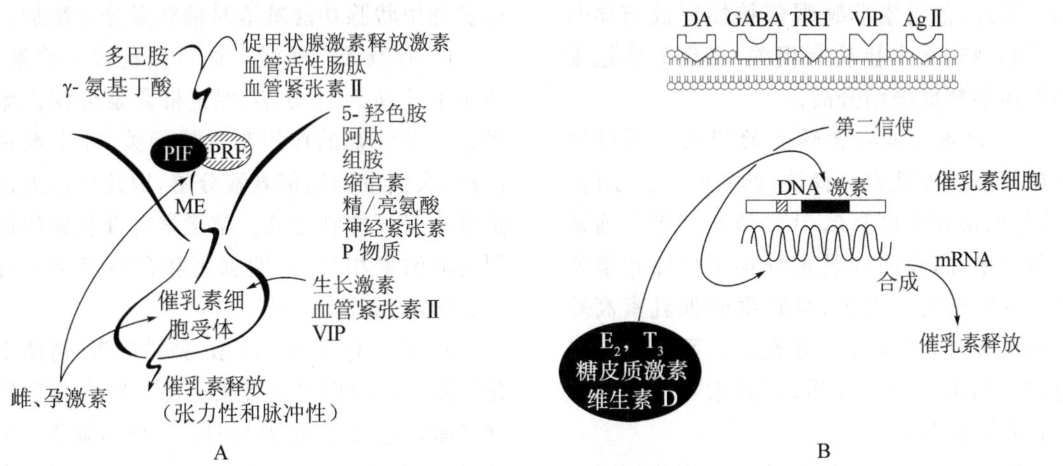

图 2-5　催乳素的功能调节

五、催乳素分泌的调节

催乳素合成和释放受多种内分泌激素、神经介质和内外环境因素的影响。垂体催乳素的生成和分泌受下丘脑催乳素释放激素(PRL-RH)和催乳素抑制激素(PRL-IH)的双重调节，也受下丘脑促甲状腺激素释放激素(TRH)、脑内神经递质多巴胺、5-羟色酸、性激素、应激、外周催乳素浓度、多种神经递质和药物的影响(图 2-6)。

1. *下丘脑调节*　下丘脑催乳素释放激素(PRH)促进，催乳素抑制激素(PIH)和多巴胺(dopamine)抑制催乳素分泌，其中 PIH 的抑制性调节占主导地位。PIH 分泌也受中枢神经系统及其神经介质的调节。

2. *饮食的影响*　午后混合餐后，催乳素与皮质醇释放同步性增加，但早餐和晚餐后催乳素释放并不增加。饮食结构也影响催乳素释放，如糖类饮食对催乳素释放无明显影响。高蛋白饮食通过提供合成儿茶酚胺和 5-羟色胺的底物，调节催乳素和 ACTH 的释放，也可能通过修饰胃肠道激素(胆囊收缩素，cholecystokinin)间接影响下丘脑-垂体系统功能。高脂肪饮食则仅选择性增加催乳素释放。

3. *神经递质*　多巴胺促进下丘脑 PIH 分泌，抑制 PRL 分泌。5-羟色胺抑制 PIH

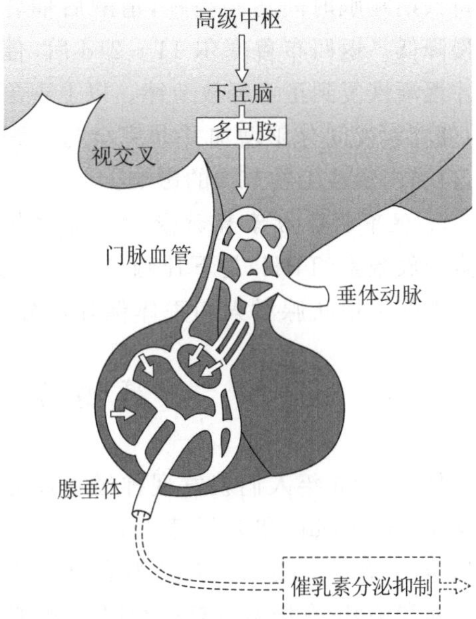

图 2-6　催乳素分泌调节

分泌，促进PRL分泌，两者共同维持正常的催乳素分泌，所有影响多巴胺和 5-羟色胺生成和功能的因素，均引起催乳素分泌和功能异常。

神经递质 L-酪氨酸(tyrosine)、L-色氨酸(tryptophan)和 5-羟色酸(5-hydroxytryptophan)明显增加血清皮质醇和催乳素浓度。静脉输入 L-精氨酸快速促进催乳素释放。由饮食和皮质醇介导的催乳素释放不受阿肽能和胆碱能阻断药(纳洛酮和阿托品)的影响。另外,催乳素非睡眠依赖性释放节律与下丘脑视交叉上核功能相关,表现为卵泡期和黄体期释放振幅升高。

4. 时差对催乳素释放的影响 不同时区旅行影响催乳素的释放,如西向飞行 1d 后(从芝加哥到布鲁塞尔 7h),清醒状态下血清催乳素增加,夜间催乳素分泌则按照布鲁塞尔预期睡眠时间增加,且睡眠时催乳素高峰提前出现,但夜间血清催乳素水平降低。当返回芝加哥 11～21d 后,催乳素才逐渐恢复到正常释放节律。

东向飞行后 1d(从布鲁塞尔到芝加哥),睡眠相关的催乳素增加缓慢,分泌高峰于芝加哥预期睡眠时间达到高峰,清醒后催乳素缓慢降低。返回布鲁塞尔 11～21d 后,催乳素才逐渐恢复到正常释放节律。以上现象表明,催乳素夜间分泌增加并非完全与睡眠相关,也受内源性生物节律的影响。

5. 促甲状腺激素释放激素 促甲状腺激素释放激素(TRH)是下丘脑分泌的三肽,特异性促进甲状腺激素和垂体催乳素分泌。原发性甲状腺功能减退时催乳素分泌增加。

6. 性激素 雌激素通过拮抗肾上腺素、抑制下丘脑 PIH 分泌、促进催乳素分泌。雌激素对催乳素的作用与剂量相关,即小剂量促进,大剂量抑制催乳素分泌,因此产后大剂量雌激素可抑制泌乳。孕激素对催乳素的作用与雌激素相似,长期服用联合型避孕药可引起闭经-溢乳综合征。

7. 应激和药物 应激、精神刺激、情绪变化和剧烈运动促进催乳素分泌。肾上腺和甲状腺激素,胰岛素也参与催乳素分泌调节。单胺类神经介质及其相关药物,可通过下丘脑影响 PRH 和 PIH 的分泌,引起高催乳素血症。

吩噻嗪类药物(phenothiazines),包括庚酸氟奋乃静(Fluphenazine enanthate)、苯丙甲酮(Butyrophenone)和氟哌啶醇(Haloperidol)通过结节漏斗束(tuberoinfundibular tract)多巴胺通道促进催乳素分泌。5-羟色胺受体拮抗药奥氮平(Olanzapine)、喹硫平(Quetiapine)和齐拉西酮(Ziprasidone)对催乳素分泌影响较小。

第四节 神经垂体激素

早在 1906 年人们就发现神经垂体分泌缩宫素(oxytocin)和升压素(vasopressin),1911 年开始用于临床。人类缩宫素促进子宫收缩和泌乳,升压素具有抗利尿作用,两者也与学习、行为和应激反应相关。

一、缩宫素、升压素和神经垂体素运载蛋白

(一)缩宫素和升压素

缩宫素和升压素是从视上核和室旁核神经内分泌神经元发出的神经垂体轴索末梢分泌的激素,其中缩宫素于 1950 年,升压素于 1954 年被 du Vigneaud 从神经垂体中萃取和人工合成,并阐明缩宫素和升压素为下丘脑激素。

缩宫素和升压素及其相关的神经垂体素运载蛋白被内肽酶从大分子糖蛋白分子,升压素垂体素原(pro-pressophysin,AVP 前体物质)和缩宫素垂体素原(pro-oxyphysin,缩宫素前体物质)裂解而来。

升压素垂体素原和缩宫素垂体素原已从牛下丘脑 cDNA 文库中克隆出来,其存在于人类神经垂体组织内,并在沿轴索运输和在神经末梢储存时被加工成为具有生物活性的激素分子。神经垂体素运载蛋白是一种无生物学活性大分子肽类物质,其主要功能是在轴索中运载缩宫素和升压素,其与缩宫素和升压素按一定的比例从轴索末端的神经内分泌颗粒中分离出来。缩宫素和升压素是唯一同时合成、同一颗粒包装,由同一携带蛋白同时分泌的激素。缩宫素和升压素是环状肽类

激素，均由 9 个氨基酸组成，分子量分别为 1007Da 和 1084Da。两者在 1,6 位胱氨酸之间形成二巯键，唯一的不同是第 3,8 位氨基酸（图 2-7）。

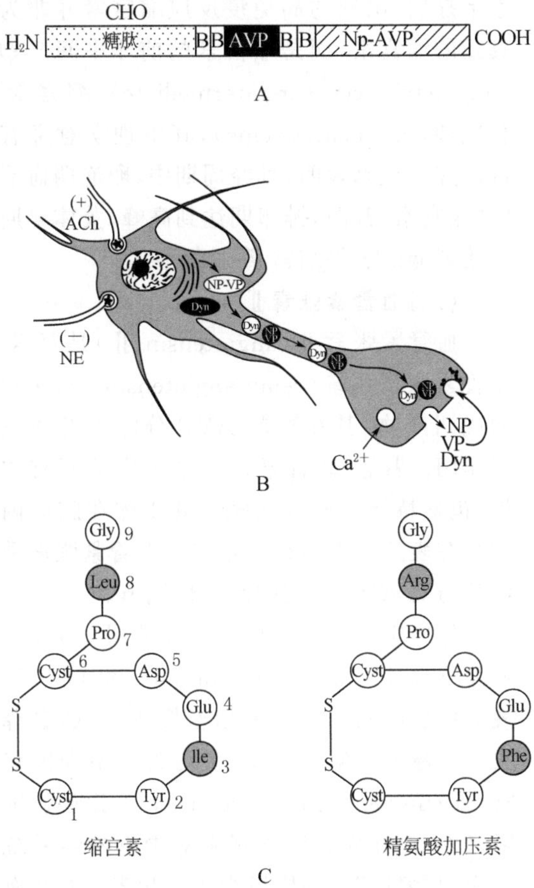

图 2-7　神经垂体激素

A. 升压素原结构；B. 升压素和缩宫素生成过程；C. 缩宫素和精氨酸升压素分子结构

（二）神经垂体素运载蛋白

神经垂体素运载蛋白Ⅰ称为雌激素神经垂体素运载蛋白（estrogen neurophysin），而神经垂体素运载蛋白Ⅱ称为烟碱神经垂体素运载蛋白（nicotine neurophysin），两者共同调节神经垂体激素释放和利用率。

二、下丘脑-垂体神经通路

（一）下丘脑通路

1. 室旁核-神经垂体系统　来源于室旁核的神经元下行至神经垂体，并在此将缩宫素和升压素分泌入血液循环，其外周靶组织是生殖系统（缩宫素）和肾脏（AVP）。

2. 室旁核-正中隆突通路　其分泌的缩宫素和升压素进入门静脉血管系统和神经垂体，并在神经垂体内浓缩、储存和释放，其在神经垂体内的浓度高于外周血液 50 倍。

3. AVP 神经元　存在于视上核内，其功能与生物节律相关。

（二）下丘脑外通路

中枢神经系统内广泛分布缩宫素和 AVP 纤维网络，其中 AVP 纤维主要分布于前脑区，而缩宫素纤维则主要分布于脑干尾部和脊髓，其介导自主神经系统对应激和哺乳反应。

缩宫素和 AVP 存在于人类卵巢、卵泡液和输卵管内。以上组织和卵泡液中的浓度分别高于外周血液 4000 倍和 30 倍。黄体组织内缩宫素而非 AVP 浓度高于无黄体的卵巢组织 6 倍。黄体内缩宫素 mRNA 浓度高于下丘脑 50 倍。

体外研究发现，缩宫素抑制 hCG 促进黄体细胞孕酮生成作用，与 AVP 共同抑制睾丸雄激素生成。缩宫素促进子宫内前列腺素 $F_{2\alpha}$ 释放，后者又促进卵巢缩宫素生成，两者在输卵管收缩和黄体溶解过程中形成自我激发系统（self-propagating system）。AVP 和其他血管活性肽和细胞因子（FGF）共同调节卵巢微循环功能。黄体细胞生成的 VEGF 与黄体血管生成相关。

三、神经垂体激素分泌的调节

神经垂体激素的释放受多种因素和机制的调节。中枢神经系统和下丘脑通过胆碱、去甲肾上腺素能神经递质和多种神经肽类物质调节神经垂体激素的生成和释放。

（一）乙酰胆碱

乙酰胆碱通过烟碱胆碱能受体（nicotinic cholinergic receptor）促进缩宫素和 AVP

的释放。如将乙酰胆碱注入视上核可显著加快放电频率。烟酸和吸烟通过增加血浆AVP和神经垂体素运载蛋白而增强抗利尿作用，而其作用可被事先饮酒而遏制，因后者抑制AVP分泌。

(二)去甲肾上腺素

去甲肾上腺素通过促进α-肾上腺素能通路和β-肾上腺素能通路调节缩宫素和AVP的分泌，而来源于蓝斑的肾上腺素能神经纤维直接支配大细胞神经元。α-肾上腺素能拮抗药降低，而β-肾上腺素能拮抗药(propranolol)增强下丘脑大细胞神经元的放电频率，后者促进射乳，而应激刺激通过激活β-肾上腺素能通路，抑制缩宫素释放而引起射乳停止，应激也以同样机制抑制AVP的释放。

(三)阿肽

内源性阿肽参与缩宫素和AVP分泌的调节。神经垂体接受来源于弓状核和孤束核(nucleus tractus solitarius)含有阿肽神经纤维的支配，其本身也含有κ阿肽受体。强啡肽(dynorphin)是一种κ阿肽受体激动药，其作用于神经垂体内轴索末梢，抑制缩宫素释放。纳洛酮(naloxone)是μ受体拮抗药，其显著增强电刺激引起的缩宫素释放。强啡肽存在于AVP神经元内的神经分泌囊泡内，并与AVP一起释放。因此，强啡肽和AVP的局部释放，以直接旁分泌方式作用于缩宫素神经元。应激刺激(恐惧、紧张和脱水)增加AVP和强啡肽分泌，通过缩宫素神经元末梢κ受体抑制缩宫素分泌和泌乳功能。

(四)激活素

激活素存在于孤束核内，其主要将来源于内脏的感觉信息投射到室旁核。将纯化激活素注入室旁核可促进缩宫素分泌，相反，注入激活素抗血清则抑制缩宫素分泌，表明激活素介导缩宫素分泌，而孤束核作为上行性躯体感觉传导通路的神经元，在调节激活素介导的缩宫素分泌中发挥重要作用。

(五)雌激素

室旁核内缩宫素分泌细胞内含有雌激素结合位点，雌激素通过增加缩宫素受体而增强对缩宫素的敏感性。女性和男性接受雌激素治疗后，出现的高免疫反应缩宫素并非为真正的缩宫素，而是缩宫素的前体中间产物(oxytocin precursor intermediate)，缩宫素-甘氨酸(oxytocin-glycine)，其生理学意义有待研究。检测表明，月经周期中，卵泡期血清中“缩宫素”升高，排卵期达到高峰，黄体早期开始减低的也是缩宫素-甘氨酸。

(六)血管紧张素Ⅱ

血管紧张素Ⅱ(angiotensin Ⅱ)是肾素-血管紧张素系统(renin-angiotensin system)的代谢产物，其在控制AVP分泌中发挥重要作用。肾素-血管紧张素系统中的所有成员，包括特异性血管紧张素Ⅱ受体在脑区内均存在表达。中枢神经系统中血管紧张素受体参与对AVP分泌的渗透性调节。

外周组织生成的血管紧张素Ⅱ，通过与穹窿下器官(subfornical organs)和OVLT-视上核发出的神经纤维相连接调节AVP释放。穹窿下器官和OVLT均为脑室周围器官(circumventricular organs)，位于血脑屏障之外，是外周血管紧张素对中枢神经系统作用的“窗口”。外周组织血管紧张素Ⅱ和血容量信息，通过穹窿下器官和OVLT神经元投射神经纤维被传递到视上核，通过调节AVP分泌维持体液平衡(body fluid homeostatasis)。

(七)胆囊收缩素

胆囊收缩素(cholecystokinin，CCK)是一种胃肠道激素，也存在于室旁核、视上核和神经垂体内。给予外源性CCK可减少摄食量延缓胃排空时间，其以剂量依赖性方式促进AVP分泌和诱发呕吐。人类AVP分泌增加可引起恶心。因此，由CCK介导的AVP释放可反射性激活脑干呕吐中枢，是联系脑和胃肠道的神经递质。

(八)促甲状腺激素释放激素

促甲状腺激素释放激素(thyrotropin-releasing hormone,TRH)促进神经垂体释放 AVP 和缩宫素,也可能直接作用于室旁核内缩宫素神经元和升压素神经元。

四、神经垂体激素的生理功能

升压素和缩宫素生理功能见图 2-8。

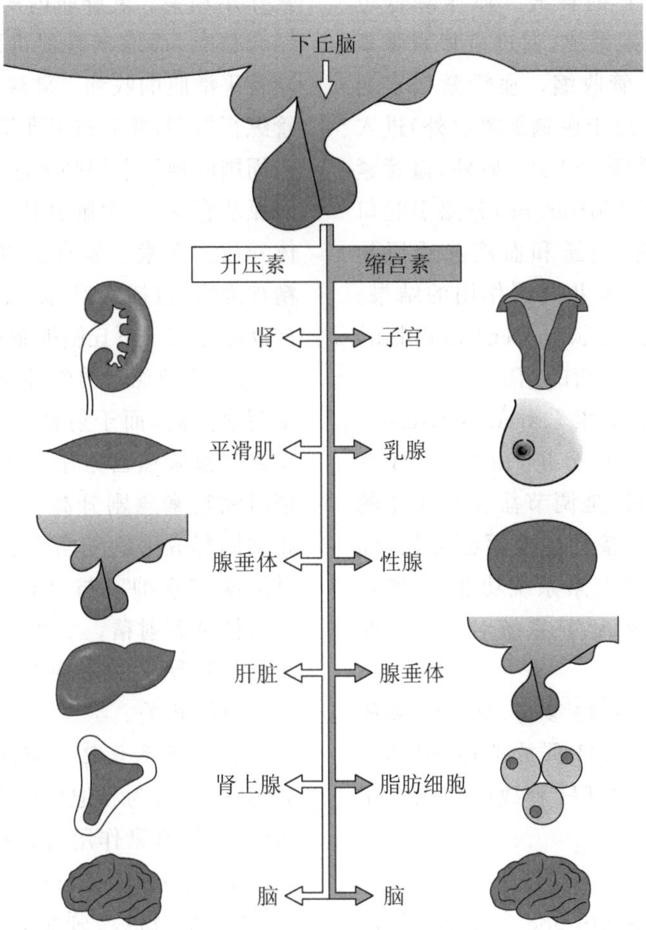

图 2-8　升压素和缩宫素生理功能

(一)精氨酸升压素

1. *渗透压和体液调节*　精氨酸升压素(arginine vasopressin,AVP)是调节机体渗透压和体液平衡的重要神经垂体激素,其对于血液渗透压升高和静水压降低十分敏感,并通过多种机制维持正常的血液渗透压和体液平衡。AVP 具有强力血管收缩和抗利尿激素(ADH)作用,促进肾脏对水分的重吸收,其作用由组织特异性 G-蛋白偶联受体所介导,后者分别属于 V1 血管受体(V1R),V2 肾脏受体(V2R),V3 垂体受体(V3R)。

人体血液渗透压波动范围十分狭窄(±1.8%),平均为 285mOsm/kg。当血液渗透压升高(或输入高张生理盐水)时,AVP-ADH 应激性释放增加,其高度敏感的渗透压受体系统(osmoreceptor system)位于下丘脑前部,是调节机体体液平衡的中枢。

2. *血容量调节*　任何原因引起的血容量降低均可促进 AVP 释放。血容量波动范围超过 10%将引起 AVP 释放和体液平衡的变化。体液平衡的调节受外周刺激和中枢神经内分泌功能调节。如急性失血引起的血压降低可激活位于左心房、上腔静脉和肺静脉内的压力受体(baroreceptor),并将信息传递到下丘脑,引起AVP的释放。血压降低也激活肾素-血管紧张素系统,促进血管紧张素Ⅱ释放,后者引起血管收缩。血管紧张素通过前环脑室器官(其位于血脑屏障以外)进入脑区后激活视上核释放AVP。另外,血管紧张素也促进醛固酮(aldosterone)分泌引起口渴。因此,体液平衡、血压和血液渗透压是AVP-ADH-血管紧张素Ⅱ共同作用的结果。最近发现,肾上腺髓质肽(adrenomudullin)也参与血容量和体液平衡的调节。

3. 心钠素　心钠素(atrial natriuretic hormone,ANH)是心房分泌,由24～33个氨基酸组成的肽激素,是调节盐和水代谢的重要激素。心钠素直接促进醛固酮分泌,间接地抑制肾素-血管紧张素系统功能,并通过利尿和排钠作用影响AVP系统对水盐代谢的作用。

4. ACTH　AVP也参与ACTH释放调节,虽然其抑制ACTH释放活性,但其与CRF共同作用促进ACTH释放的作用高于CRF单独作用5倍。

(二)缩宫素

人类缩宫素受体是由388个氨基酸组成的多肽,其与血清中G-蛋白偶联受体构成一个跨膜环形结构。缩宫素受体mRNA存在于卵巢、子宫内膜和子宫肌层内。

1. 分娩　虽然人类产兆发动并非为缩宫素所致,然而在分娩后期缩宫素增强子宫收缩,并于产后防止产后出血。检测表明,直到分娩期缩宫素才显著升高。引起缩宫素释放增加的因素是阴道扩张和Ferguson反射。雌激素增加妊娠妇女子宫肌层和蜕膜内缩宫素受体数量,并于妊娠末期达到高峰。缩宫素浓度增加可诱发妊娠晚期妇女子宫收缩并增强子宫对缩宫素的敏感性,即使血浆缩宫素浓度并不升高。第2产程缩宫素释放增加,通过促进前列腺素生成,进一步加强宫缩和促进胎儿娩出。

2. 射乳　射乳(milk let-down)与缩宫素作用相关。乳腺肌内皮细胞具有与缩宫素结合位点,而缩宫素促进肌内皮细胞和乳腺导管平滑肌的收缩。乳腺肌内皮细胞沿排乳管纵行排列,并分布于乳晕周围。哺乳时对乳头周围的神经末梢刺激促进缩宫素释放,其反射弧从脊髓、经中脑到达下丘脑,促进神经垂体释放缩宫素。缩宫素以脉冲性方式释放。精神因素,包括恐惧、愤怒和应激刺激通过精神反射作用于下丘脑抑制缩宫素释放和泌乳。

3. 性功能　男性性唤起期血浆AVP浓度明显升高,而于射精后降至正常。虽然性唤起时血浆缩宫素浓度无明显变化,但在射精时缩宫素急剧升高。AVP和强啡肽共存和共同释放抑制缩宫素释放,这表明性唤起时的缩宫素抑制与AVP释放相关,其作用一直持续到射精。女性生殖道刺激和扩张促进缩宫素释放,并引起性高潮,其与生殖道平滑肌收缩相关。

4. 学习和记忆　缩宫素和AVP调节人类的学习、行为和记忆功能。AVP增强记忆功能,而缩宫素作用与其相反,为内源性健忘肽(endogenous amnesic peptide)。同样,AVP类似物也增强记忆功能,包括巩固记忆、记忆综合和强化思索(strengthened trace)。静脉注射大剂量缩宫素,虽不影响学习功能,但影响回忆功能,但其作用是暂时的,而AVP增强记忆作用较为稳定。母亲行为(maternal behavior)是缩宫素的中枢性作用。如卵巢切除的成年小鼠,脑室内注射缩宫素可快速引发全部母亲行为,包括收容、拥抱、舔爱子鼠和筑巢,雌激素增强其作用。

5. 致糖尿病作用　AVP-ADH对体液和渗透压调节是维持机体血容量的重要机制,其功能也极易被某些影响ADH分泌的因素所破坏,包括低钠血症、高钠血症和脱水

(糖尿病)。糖尿病时,由于肾小管重吸收功能减退引起多尿和多渴,抑制神经垂体分泌 AVP-ADH。正常情况下,ADH 通过增强肾小管通透性和对水分的重吸收和浓缩尿液,而维持正常的血浆渗透压和血容量。

生理状态下,ADH 调节血浆渗透压的作用被限定在特定范围内。正常血浆渗透压为 285mOsm/kg,当血浆渗透压降至 282 mOsm/kg(如大量饮水)时,通过抑制 ADH 分泌引起利尿作用。当血浆渗透压升至 287 mOsm/kg(如输入高张性生理盐水),通过促进 ADH 分泌引起抗利尿作用。引起利尿和抗利尿反应的血浆渗透压波动范围为正常血浆渗透压的 3%。

神经垂体 AVP 神经元先天性缺陷也可引起糖尿病,多见于下丘脑和神经垂体肿瘤。下丘脑性糖尿病时,即使输入高张性生理盐水也难以促进 AVP 分泌。下丘脑性糖尿病时,出现内脏功能紊乱、垂体功能减退、高催乳素血症是下丘脑病变干扰正常神经垂体通路所致。视神经压迫可引起视力损害,也影响控制下丘脑向腺垂体激素的输送和功能。经蝶窦神经外科手术可引起一过性糖尿病,为水肿的腺垂体压迫神经垂体所致。

(李志诚)

参考文献

Baylis PH. 2002. Posterior pituitary// Besser GM, Thorner MO. Comprehensive Clinical Endocrinology. 3rd ed. Spain: Mosby:85-102.

Halvorson LM, Chin WW. 2000. Gonadotropic hormones: Biosynthesis, secretion, receptors and action// Yen SSC, Jaffe RB, Barbieri RL. Reproductive Endocrinology. 4th ed. Philadelphia: WB Saunders Company:81-109.

Marshall JC. 2002. Control of pituitary hormone secretion-role of pulsatility// Besser GM, Thorner MO. Comprehensive Clinical Endocrinology. 3rd ed. Spain: Mosby:19-34.

Reichlin S. 2002. Neuroendocrine control of pituitary function// Besser GM, Thorner MO. Comprehensive Clinical Endocrinology. 3rd ed. Spain: Mosby:1-18.

Thorner MO. 2002. Hyperprolactinemia// Besser GM, Thorner MO. Comprehensive Clinical Endocrinology. 3rd ed. Spain: Mosby:73-84.

Yen SSC, Jaffe RB. 2000. Prolactin in human reproduction// Yen SSC, Jaffe RB, Barbieri RL. Reproductive Endocrinology. 4th ed. Philadelphia: WB Saunders Company:257-283.

Yen SSC. 2000. Neuroendocrinology of reproduction//Yen SSC, Jaffe RB, Barbieri RL. Reproductive Endocrinology. 4th ed. Philadelphia: WB Saunders Company:30-71.

第3章 卵 巢

近几十年来,随着神经内分泌学和生殖医学的发展,人们加深了对下丘脑-垂体-卵巢轴卵泡发育周期和性激素分泌功能的认识。生殖激素、卵巢卵泡发育、性激素分泌和月经周期构成了女性特有的生殖内分泌生物钟现象。卵巢是女性性腺,具有排卵和内分泌功能,在维持女性月经、生殖生理和生育力等方面发挥重要作用。

第一节 排卵功能

卵巢排卵功能是在促性腺激素 FSH、LH 和卵巢内部自分泌、内分泌和旁分泌肽类细胞生长因子作用下,周期性从始基卵泡(primordial follicle)开始,经历窦前期卵泡(preantral follicle)、窦卵泡(antral follicle)和排卵前卵泡(preovulatory follicle),最终发育成熟并排卵(ovulation)。依卵泡大小和结构,卵泡发育可分为 1~8 期。依生长速度和促性腺激素依赖性,卵泡发育可分为早期卵泡(始基卵泡和窦前期卵泡)发育期、张力生长期和促性腺激素依赖性快速生长期。排卵后卵母细胞未受精的卵泡发育为黄体,黄体退化引起性激素生成减少和月经来潮,形成规律性卵泡发育周期。排卵后卵母细胞受精的卵泡将发育成为妊娠黄体。卵巢排卵功能及其相关的性激素生成对维持正常生殖生理、生殖内分泌和月经功能具有重要意义。以下简要叙述卵泡的发育周期。

一、始 基 卵 泡

(一)生殖细胞的来源和增生

妊娠第 5~6 周,来自胚胎卵黄囊(yolk sac)、尿囊(allantios)和后肠(hindgut)内胚层的原始生殖细胞(primordial germ cell)沿后肠背部系膜迁徙到生殖嵴(genital ridge)。妊娠第 6~8 周卵原细胞(oogenium)通过有丝分裂,数目增加至 60 万个。妊娠第 16~20 周,两个卵巢内卵原细胞数目达到高峰,为 600 万~700 万个。此后,卵原细胞数量开始减少,减少速率与卵原细胞总数量、有丝分裂和细胞凋亡活性相关。新生儿出生时,卵巢内生殖细胞数量为 200 万个,青春期仅存 30 万个。妇女一生仅有 400~500 个始基卵泡发育成熟并排卵,剩余部分始基卵泡则归于闭锁。

妊娠第 8~13 周,卵原细胞开始第 1 次成熟分裂(减数分裂),转化为初级卵母细胞(primary oocyte)。初级卵母细胞进入第 1 次成熟分裂后,停滞于分裂前期双线期直到排卵。排卵时,在 LH 高峰作用下,初级卵母细胞排出第 1 极体,完成第 1 次成熟分裂,转化为次级卵母细胞。次级卵母细胞进入输卵管内,当精卵结合后,排出第 2 极体,最后完成第 2 次成熟分裂。

(二)始基卵泡的形成

妊娠第 16 周,当核泡(germinal vesicle)直径≥20μm,始基卵泡(primordial follicle)开始形成,其平均直径≥40μm,卵母细胞直

径为 9～25μm，围绕其周围的单层纺锤形前颗粒细胞数量为 15 个。妇女一生(包括婴儿期和围绝经期)，始基卵泡始终处于生长发育状态(图 3-1)。

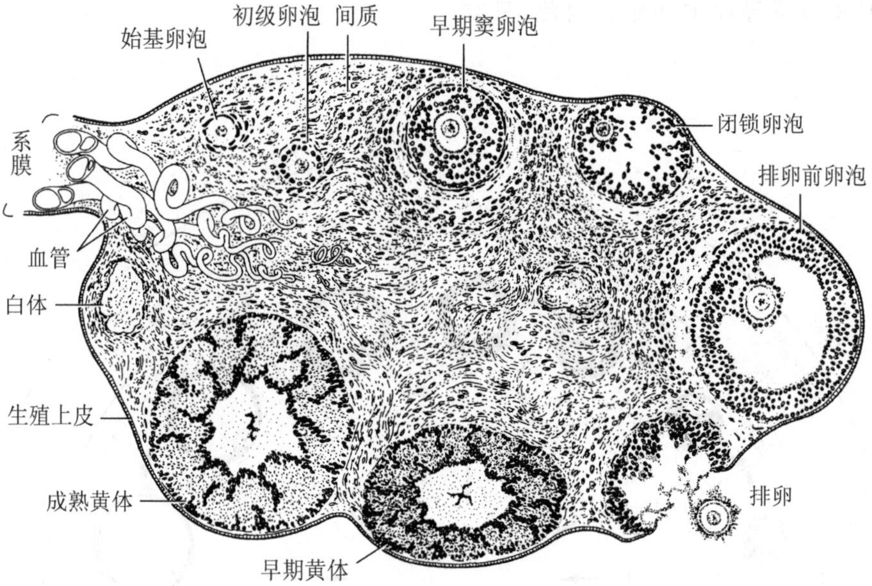

图 3-1 卵泡发育周期(A)

二、窦前期卵泡

(一)窦前期卵泡的形成

1. *初级卵泡的形成* 妊娠第 5～6 个月，始基卵泡发育为初级卵泡(primary follicle)。初级卵泡中卵母细胞体积和卵泡直径增大。妊娠 5 个月后，胎儿垂体开始分泌促性腺激素。FSH 促进初级卵泡内颗粒细胞分泌黏多糖(mucopolysaccharides)，围绕卵母细胞形成透明带(zone pellucida)并包绕增大的卵母细胞形成窦前初级卵泡(preantal primary follicle)，直径为 110～120μm，卵母细胞直径为 26～27μm，颗粒细胞数量达 600 个并形成复层结构。

2. *次级卵泡的形成* 初级卵泡继续发育形成次级卵泡(secondary follicle)，其显著变化是颗粒细胞中出现 FSH 受体(可达 1500 个)、雌激素受体(ER)、孕激素受体(PR)和雄激素受体(AR)。颗粒细胞由梭形转变为立方形，细胞数量增加，与卵母细胞之间形成间隙连接(gap junction)，是两者间进行营养物质和生物信号交换的通道。

当初级卵泡颗粒细胞增生至 3～6 层时，其与周围间质细胞之间形成基底膜(basal lamina)。基底膜内侧间质细胞分化为卵泡内膜(theca interna)，卵泡内膜细胞呈纤维细胞样环绕基底膜分布。外侧间质细胞分化为卵泡外膜(theca externa)，与周围间质细胞融合在一起，从而形成完整的卵泡膜层(thecal layer)。

卵泡膜细胞层形成的同时，靠近基底膜的毛细血管网和淋巴管开始出现，卵泡膜间质细胞开始分化，出现 LH 受体和合成甾体激素的活性。初级卵泡发育成为次级卵泡后迁徙进入卵巢髓质内以获得更多的血液供应。

FSH 促进窦前期卵泡中卵泡膜细胞生成雄激素。低浓度雄激素增强颗粒细胞芳香酶活性,使睾酮和雄烯二酮转化为雌酮。高浓度雄激素抑制颗粒细胞芳香酶活性,使雄激素转变为活性更强的5α-还原型雄激素二氢睾酮(DHT)诱导卵泡闭锁。因此,只有FSH-雌激素优势的窦前期卵泡才能发育为成熟的次级卵泡(图 3-2),即窦卵泡(antral follicles)。

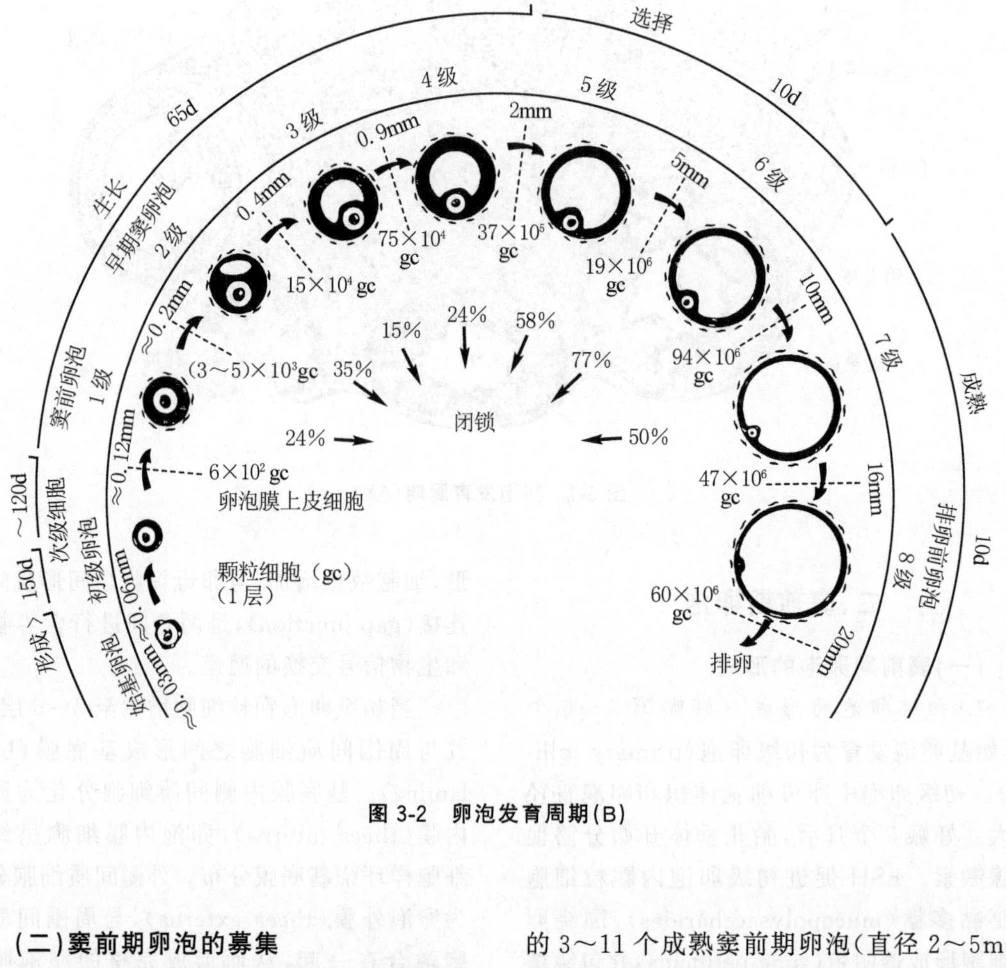

图 3-2　卵泡发育周期(B)

(二)窦前期卵泡的募集

窦前期卵泡发育从募集开始。成熟窦前期卵泡池(pool,库存)是FSH募集卵泡的来源。按照FSH阈值理论,血浆FSH阈值浓度直接影响被募集的成熟窦前期卵泡数量。月经周期的黄体-卵泡转化期,对FSH敏感的3～11个成熟窦前期卵泡(直径2～5mm)优先被募集形成发育卵泡簇,后经选择和优势化过程,每个月经周期仅有一个优势卵泡成熟发育并排卵。从窦前期卵泡被募集到排卵需要85d(图 3-3)。

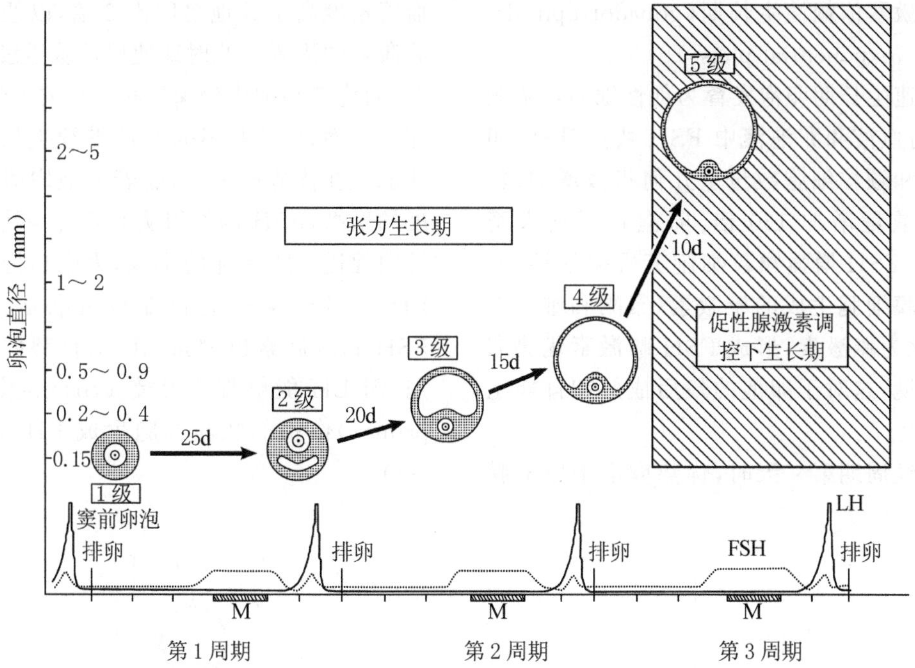

图 3-3　卵泡发育周期(C)

三、窦　卵　泡

(一)早期窦卵泡的发育

从窦前期卵泡(Ⅰ级卵泡，直径 0.1～0.2mm)至早期窦卵泡(early antral follicle,Ⅳ级卵泡，直径≥2mm)约需要 60d，为张力生长期(tonic growth phase)。窦前期卵泡募集发生于排卵前 3 个周期的黄体-卵泡转换期，即月经周期的第 15～19 天。25d 后，即排卵前 2 个周期第 11～15 天，Ⅰ级卵泡发育为Ⅱ级卵泡(早期窦卵泡)。20d 后，即排卵前 2 个周期的黄体晚期发育成为Ⅲ级卵泡，再过 15d，即排卵前 1 个周期晚期卵泡期发育为Ⅳ级卵泡，10d 后转化为Ⅴ级卵泡。此时，卵泡直径增加 15 倍，颗粒细胞数量增加 600 倍。颗粒细胞和卵泡膜细胞分泌卵泡液形成窦泡腔。颗粒细胞围绕增大的卵母细胞形成卵丘(cumulus oophrus)，突入卵泡腔内。

(二)优势卵泡的选择

窦卵泡转化为雌激素优势化卵泡是被“选择”(selection)为优势卵泡(dominance follicle)的前提条件，其于月经周期第 5～7 天开始出现，且每个月经周期仅有一个优势卵泡形成。FSH 和雌激素促进优势卵泡发育的作用表现为：①优势卵泡颗粒细胞存在较多的 FSH 受体，对 FSH 反应性较强，生成较多的雌激素，形成卵泡内高雌激素微环境，雌激素增强 FSH 作用；②雌激素抑制垂体 FSH 分泌，间接抑制 FSH 对未成熟卵泡的芳香酶和雌激素生成的作用，诱导卵泡向雄激素微环境转化，促进卵泡闭锁；③雌二醇分泌高峰和优势卵泡形成同步出现。优势卵泡选择的同时，未成熟卵泡开始闭锁，新一周期的卵泡开始募集。

(三)优势卵泡快速生长期

排卵前 10～15d，即前 1 周期的黄体晚期第 25～28 天，经过选择形成的优势窦卵泡(dominance follicle)进入快速生长期，从Ⅴ级卵泡发育为Ⅷ级卵泡，成为排卵前卵泡(preovulatory follicle, Graffian follicle)，为促性腺激素依赖性生长期(gonadotropin-dependent,exponential phase)。

快速生长期卵泡发育为促性腺激素依赖性,此时血液和卵泡液中 FSH 快速升高,卵泡体积和颗粒细胞数量呈几何指数增加,颗粒细胞数量增加 160 倍,卵泡直径增大至 20mm。FSH 增强颗粒细胞芳香酶活性,促进卵泡膜细胞生成的雄激素(睾酮和雄烯二酮)转化为雌激素,形成 FSH-雌激素优势卵泡内环境,这对于卵泡的最后成熟和排卵至关重要。

月经周期第 9 天时,优势卵泡中卵泡膜血管密度高于其他窦卵泡 2 倍,以便于促性腺激素的渗入。此时即使促性腺激素水平降低,而优势卵泡内仍保持相对高的 FSH 浓度和反应性,以维持其自身的继续生长发育和功能。在优势卵泡内,随着卵泡内雌激素浓度的增高,FSH 的作用从上调自身受体作用转向促进 LH 受体的生成,为成功地对未来 LH 高峰产生反应和排卵做准备。同时,FSH 和雌激素也增强 LH 对优势卵泡的作用,因 LH 能够促进已受 FSH 预激(FSH-primed)作用的颗粒细胞生成 LH 受体(图 3-4)。

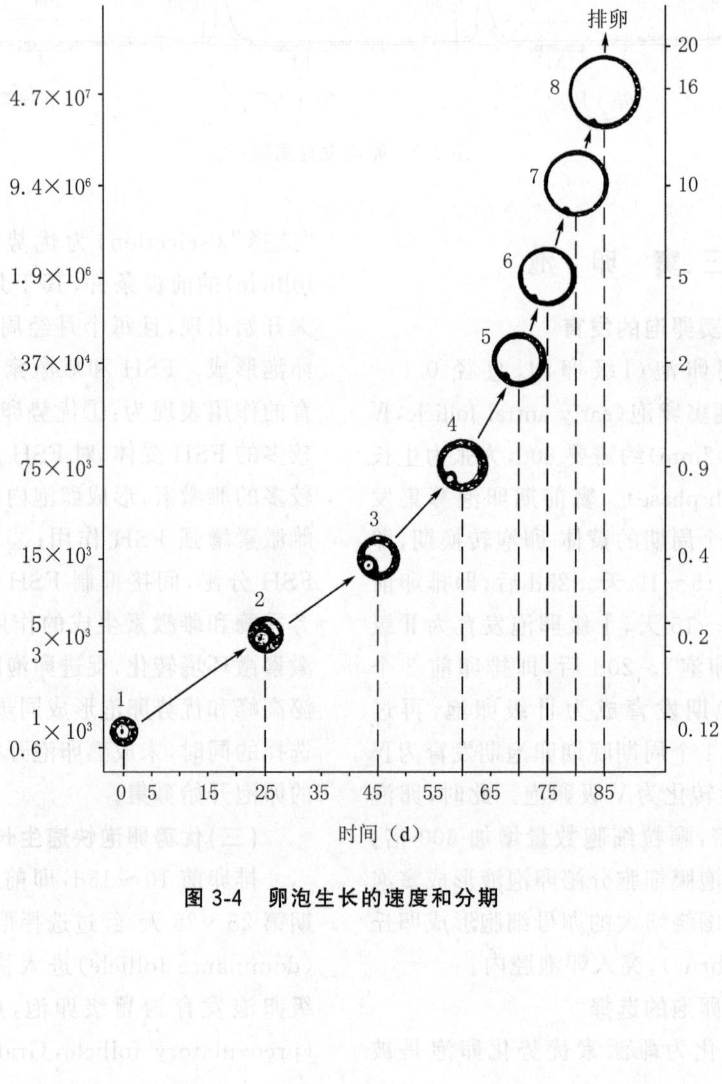

图 3-4　卵泡生长的速度和分期

四、排卵前卵泡

排卵前卵泡中颗粒细胞体积增大、富含脂质，而卵泡膜细胞空泡化并富含血管，卵母细胞完成减数分裂。排卵前24～36h，成熟卵泡颗粒细胞雌激素生成达到高峰，而LH高峰出现于E_2高峰值之后。LH高峰通过增加雄激素浓度抑制未成熟卵泡发育，并保证优势卵泡的最后成熟和排卵。

LH促进优势卵泡颗粒细胞黄素化和孕酮生成。排卵前卵泡颗粒细胞内出现孕酮受体(PR)，LH促进颗粒细胞PR表达。排卵前卵泡孕酮和PR表达直接抑制颗粒细胞有丝分裂。孕酮以时间和剂量依赖性方式阻断雌激素高峰正反馈作用。卵泡早期预先给予大量雌激素治疗，孕酮可呈现对垂体正反馈作用并诱导LH高峰。然而，如在雌激素治疗前给予大剂量孕激素(使孕激素血药浓度≥2ng/ml)则可阻断周期中期LH高峰。但成熟卵泡分泌的少量孕酮可协调月经中期生殖激素间的精细同步化。

排卵前血浆17α-羟基孕酮(17α-OHP)升高，是孕激素生成的中间产物，也是P450sec和P450c17活性的生化标志。排卵后卵泡膜细胞黄素化后将丧失P450c17表达，但也有部分黄素化卵泡膜细胞仍保留P450c17活性并继续生成雄激素，后者在芳香酶作用下转化为雌激素。

卵泡膜细胞和间质细胞中纤溶酶原抑制因子系统可防止纤溶酶原激活及其对发育卵泡的损害。即将排卵的卵泡从卵巢深层向卵巢表面移动，并从含有丰富纤溶酶原抑制因子系统的细胞中摆脱出来。排卵是卵泡顶点(apex)，即卵泡斑(stigma)被蛋白溶酶消化的结果。

排卵前卵泡液中前列腺素E、前列腺素F和羟基二十碳四烯酸甲酯(hydroxyeicosatetraenoic acid methyl ester，HETE)浓度明显升高，排卵时达到高峰。前列腺素促进卵泡壁蛋白溶酶分泌、卵巢内平滑肌细胞收缩和卵丘细胞复合物排出，而HETEs则促进血管生成和炎症反应。排卵前卵泡内中性粒细胞侵入由白介素趋化作用介导，其促进与排卵、黄体形成和凋亡相关的细胞变化。

排卵前孕酮升高促进FSH高峰的出现。FSH高峰促进排卵前卵丘细胞扩展和弥散形成卵子-卵丘细胞团，并自由漂浮于窦卵泡腔液中。FSH高峰也可确保颗粒细胞层LH受体补给，因此卵泡期FSH高峰降低可继发引起黄体功能不全。

排卵前卵泡分泌大量的雌二醇形成雌二醇高峰，其出现于排卵前24～36h，当雌二醇浓度≥200pg/ml，并持续50h时，可正反馈激发GnRH-LH高峰，引起排卵。LH高峰除促进排卵外，还促进优势卵泡分泌17α-羟基孕酮，在垂体水平增强LH分泌。

闭锁卵泡中卵泡膜细胞将转化成卵巢间质细胞，但仍存在对LH反应性、P450活性和合成性激素能力。卵泡晚期间质细胞增加与血浆雄激素增高相关，其中雄烯二酮增加15%，而睾酮增加20%。抑制素增强LH促进卵泡膜细胞雄激素生成作用。月经周期中雄激素的作用包括促进卵巢颗粒细胞死亡、卵泡闭锁和性欲(图3-5)。

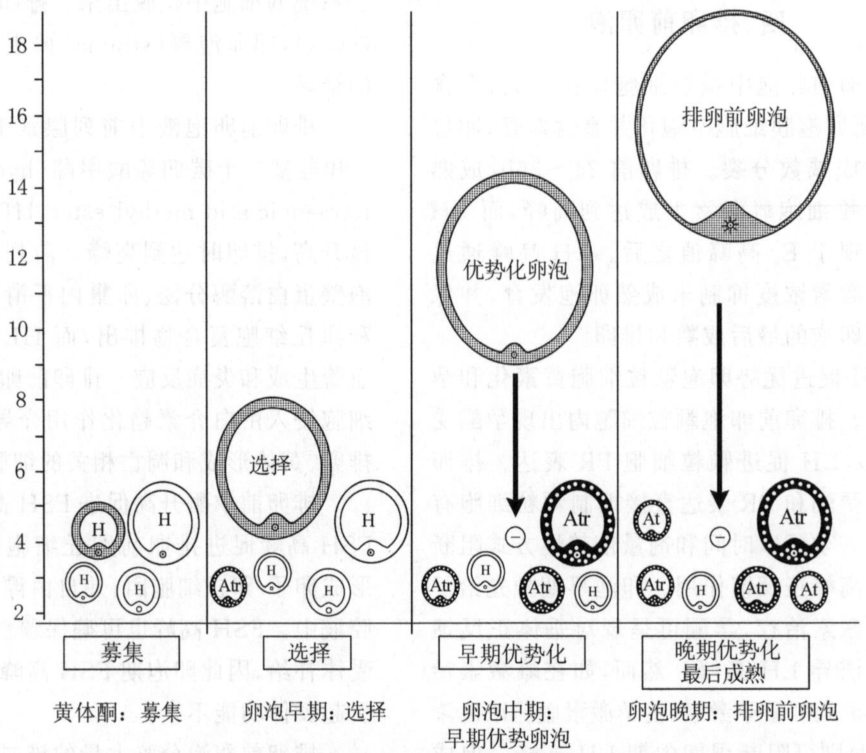

图 3-5 卵泡发育中促性腺激素依赖性生长

五 排 卵

(一)雌二醇高峰

月经中期优势卵泡雌激素分泌增加形成的雌二醇高峰是促进下丘脑-垂体 GnRH-LH 高峰的扳机(trigger)。月经中期，雌二醇高峰促进 FSH 和 LH 高峰取决于两个重要因素：①血浆 E_2 浓度必须≥200 pg/ml,只有当优势卵泡直径≥15mm 才会引起雌二醇高峰；②E_2 高峰持续的时间必须≥50h,才能发挥正反馈作用。

(二)FSH、LH 高峰

FSH 是促卵泡成熟激素，而 LH 和 hCG 是排卵激素(ovulatory hormone)。LH 高峰是雌二醇正反馈作用与下丘脑 GnRH 和垂体 FSH、LH 脉冲性释放频率和振幅同步性增强的结果，也是促进优势卵泡最后成熟、破裂和排卵的重要因素。

月经中期雌二醇高峰促进垂体分泌具有高生物活性的碱性、高糖基化 FSH 和 LH 分子。LH 高峰则促进卵母细胞重新开始第一次成熟分裂、卵丘复合物伸展、颗粒细胞黄素化；促进卵泡破裂需要的前列腺素和纤溶酶原激活物生成。

排卵时，血清 LH 高峰持续 48～50h,排卵多发生于 LH 高峰后 10～12h,或雌二醇高峰后 24～36h,卵泡破裂出现于 LH 高峰后 34～36h(28～32h),排卵过程持续 6～8h。LH 高峰浓度必须维持 14～27h 才能确保排卵前卵泡最后完全成熟，LH 高峰必须维持 48～50h,才能确保排卵。排卵后血浆雌二醇浓度急剧下降与 LH 对自身受体功能下调和排卵期孕酮高峰抑制卵泡细胞增生相关。两侧卵巢排卵多交替进行。

临床观察发现，LH 高峰多出现于凌晨 3:00,2/3 妇女 LH 高峰出现于午夜至上午

8:00。春季排卵多发生于清晨,秋、冬季多发生于夜间。北半球 7 月至来年 1 月间,90%妇女排卵发生于下午 4:00—7:00;春季,50%妇女排卵发生于午夜至上午 11:00。

LH 高峰促进卵细胞完成第 1 次成熟分裂,排出第 1 极体,并开始进行第 2 次成熟分裂直到精卵结合和第 2 极体排出。LH 促进颗粒细胞和卵泡膜细胞分泌、增加卵泡液和卵泡内压、促进卵丘膨胀和排卵需要的前列腺素和二十碳烯酸的合成。

排卵时,LH 通过增强 cAMP 活性,解除颗粒细胞生成的卵母细胞成熟抑制因子(oocyte maturation inhibitor,OMI)和血管内皮细胞生成的黄素化抑制因子(luteinization inhibitor,LI)内皮素-1(endothelin-1,ET-1)对卵子成熟的抑制作用。激活素防止成熟前卵泡过早黄素化。卵母细胞增强卵丘细胞对促性腺激素的反应性、防止卵细胞过早成熟和退化。

LH 高峰促进卵泡内孕酮升高和组胺释放,引起孕酮高峰,促进卵泡壁解离和卵泡壁弹性变化。卵子排出前卵泡壁胶原降解,卵泡壁张力增加,变得菲薄而脆弱。FSH、LH 和孕酮高峰共同增强蛋白溶酶活性,促进卵泡壁胶原消化和膨胀性。

LH 高峰的关闭机制与多种机制相关,包括 LH 受体的下调、雌二醇正反馈作用消失、孕酮负反馈作用增强、GnRH 释放脉冲频率和性激素浓度变化等。另外,FSH 促进颗粒细胞生成促性腺激素高峰抑制因子(gonadotropin-surge inhibitor,GnSIF)于排卵期达到高峰,其抑制 LH 释放和预防卵泡过早黄素化。为确保排卵,雌二醇高峰、LH 高峰和卵泡成熟必须同步化,在时间和空间两个层面保持协调一致(图 3-6)。

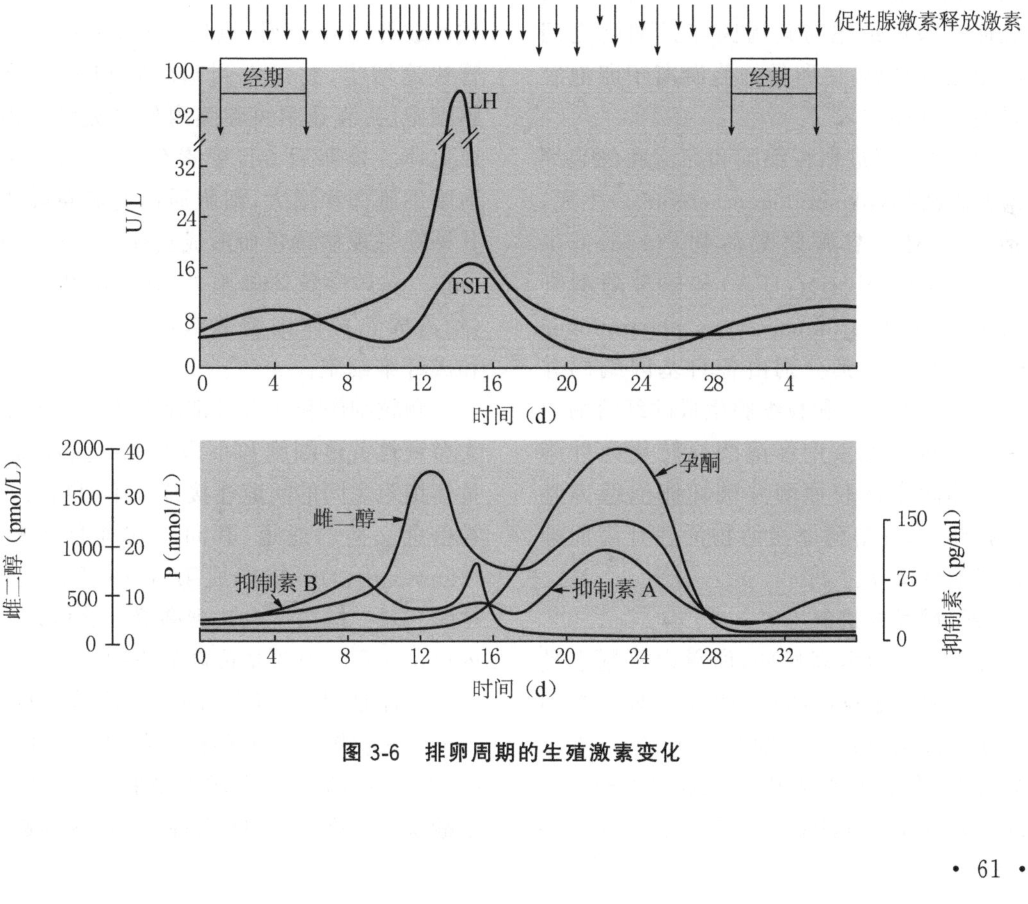

图 3-6　排卵周期的生殖激素变化

(三)生物物理和生物化学因素

月经中期，优势卵泡快速生长的同时，于LH高峰前5～6d，从卵巢髓质移向卵巢皮质并突出于卵巢表面，卵泡壁最薄弱点形成排卵斑(stigma)，即排卵时卵丘复合物和卵泡液排出的部位。排卵前LH高峰促进卵巢卵泡细胞前列腺素生成增加，后者促进卵泡壁平滑肌纤维收缩促进排卵，因此前列腺素合成酶抑制剂可抑制排卵。

优势卵泡快速生长和急剧增大与卵泡内胶体渗透压升高相关，后者与颗粒细胞分泌的蛋白糖苷(proteiglycan)升高相关。排卵斑形成和卵泡破裂与卵泡液内蛋白溶酶降解基底膜蛋白基质相关。排卵前，窦卵泡液内蛋白溶酶抑制因子抑制排卵，FSH高峰促进卵泡液内纤溶酶原激活物丝氨酸蛋白酶浓度增加，促进纤溶酶和胶原酶的活化，继而引起卵泡基底膜、卵泡周围间质和卵泡壁的降解和破裂。另外，纤溶酶原激活物也促进卵母细胞与其周围卵丘细胞之间的间隙连接分离，使卵母细胞游离于卵泡腔内以便于排卵。

LH高峰促进颗粒细胞和卵泡膜细胞纤溶酶原激活物(plasminogen activator)生成，包括组织型纤溶酶原激活物(tissue-type plasminogen activator，tPA)和尿激酶型纤溶酶原激活物(urokinase-type plasminogen activator，uPA)，其分别由各自基因编码并受抑制因子调节。颗粒细胞生成的纤溶酶原激活物促进卵泡液中纤溶酶原转化为纤溶酶。纤溶酶激活胶原酶并破坏卵泡壁完整性。排卵时，纤溶酶原激活物活性升高而抑制因子活性降低。

(四)卵巢内机制

除促性腺激素高峰外，卵巢内机制也是促进卵泡发育和排卵的重要机制。卵巢内调节因子主要为局部生成细胞因子、生长因子和神经肽，包括胰岛素样生长因子(insulin-like growth factor，IGF)、表皮生长因子(epidermal growth factor，EGF)、转化生长因子(transforming growth facror family)、成纤维细胞生长因子(fibroblast growth factor，FGF)、肿瘤坏死因子(tumor necrosis factor，TNF)、白细胞介素-1(interleukins，ILs)、激活素、抑制素、卵泡抑素、儿茶酚胺(catecholamine)、黄体生成抑制因子(luteinization inhibitor)、卵母细胞抑制因子(oocyte maturation inhibitor)、促性腺激素高峰抑制因子(gonadotropin surge-inhibiting factor)、卵巢肾素-血管紧张素系统(ovarian renin-angiotensin system)、ACTH释放因子(corticotropin-releasing factor)等，通过局部自身受体以自分泌(autocrine)和旁分泌(paracrine)方式发挥生物调节作用。

六、黄　体

排卵后，LH促进塌陷的排卵卵泡内颗粒细胞分泌血管内皮生长因子(VEGF)和碱性成纤维细胞因子(bFGF)，促进新生血管快速增生，并深入到基底膜和颗粒-卵泡膜细胞层，直达中央腔隙内使其充满血液形成血体。排卵后3d，黄素化颗粒细胞和卵泡膜细胞体积增大，细胞质内充满黄体素使其外观呈现橘黄色而形成黄体(corpus luteum)。黄体除黄体细胞外，还含有内皮细胞(约占成熟黄体细胞总数的50%)、白细胞和成纤维细胞。

颗粒细胞和卵泡膜细胞黄素化分别形成大型颗粒黄体细胞和小型卵泡膜黄体细胞。黄体细胞之间的间隙连接是细胞间物质和生物信息交换的通道，其间存在连接蛋白-43(connexin-43)。排卵后第8～9天时，血浆孕酮和雌二醇浓度也达到高峰。黄体是人体内单位体积内血流量最高的组织之一。

黄体是卵巢排卵后的主要内分泌腺体。人类黄素化颗粒细胞存在活跃的芳香化系统(P450arom)活性并合成大量的孕酮，使血浆孕酮快速升高，于LH高峰后8d达到高峰。

孕酮在局部和中枢两个层面抑制新生卵泡生长。另外，颗粒黄体细胞也合成缩宫素、松弛素、抑制素、甾体激素、肽类激素和多种生长因子。

排卵后卵泡中，围绕黄体基底膜的毛细血管网向颗粒黄体细胞提供合成孕酮的底物低密度脂蛋白-胆固醇(LDL-C)。LH 调节黄体孕酮的生物合成，因人类黄体期黄体细胞始终存在 LH 受体表达。另外，IGF-1 也促进黄体孕激素和雌激素的生成，雌、孕激素可以自分泌或旁分泌方式调节黄体功能。

黄体寿命和甾体激素合成依赖于张力性 LH 分泌。正常黄体功能建立依赖于排卵前卵泡的成熟发育。卵泡期 LH 受体总量将决定黄素化程度和黄体功能活性。黄体组织中颗粒细胞血管化的重要性在于将低密度脂蛋白-胆固醇转运到黄体细胞为合成孕酮提供充分的底物。月经中期 LH 高峰促进早期黄素化颗粒细胞低密度脂蛋白受体的表达，胆固醇向线粒体内转移为合成性激素提供基本的原料。

黄体期雌激素、孕酮和抑制素 A 通过负反馈抑制促性腺激素分泌，遏制新生卵泡发育。黄素化颗粒细胞受 LH 控制主要分泌抑制素 A，并于黄体中期达到高峰。由于抑制素 A 抑制 FSH 分泌，因此 FSH 于黄体-卵泡转化期降至最低点。

正常排卵周期中，从 LH 高峰到月经来潮，黄体平均寿命为 14d±2d(范围为 11～17d)。黄体期缩短发生率为 5%～6%。月经周期长短取决于卵泡发育期长短，即使 LH 持续性分泌也不可能无限期延长黄体期。黄体于排卵后 9～11d 开始退化。LH 降低并非黄体退化的原因，因整个黄体期 LH 与其受体结合力无明显变化，改变 LH 脉冲性释放频率或幅度也不能引起黄体溶解。

黄体退化也与前列腺素和雌激素升高相关，将雌二醇注入含黄体卵巢内可引起黄体溶解，而注入对侧卵巢则不影响黄体功能。雌激素促进黄体分泌前列腺素 $F_{2\alpha}$、前列腺素 E 和前列环素(prostacyclin)。$PGF_{2\alpha}$ 溶黄体作用由内皮素-1(ET-1)介导。$PGF_{2\alpha}$ 促进 ET-1 生成，后者抑制黄体甾体激素生成、促进 TNF-α 和诱导黄体细胞凋亡。

黄体溶解与蛋白溶解酶、基质金属蛋白酶(MMP)活性升高相关。hCG 可部分性地阻抑 MMP 过度表达，增加 TIMP 生成，改善黄体功能。大剂量长期注射 hCG 可延长黄体寿命。妊娠后 hCG 分泌增加(从排卵后第 9～13 天开始)促进黄体转化为妊娠黄体，其作用可持续到妊娠第 9～10 周直到胎盘功能完全建立。

排卵时，与孕酮合成相关的胆固醇侧链裂解酶和 3β-羟甾脱氢酶 mRNA 水平达到高峰，这表明黄体寿命在排卵期已经确定，除非应用 hCG 治疗，否则黄体退化将不可避免。因此认为，人类具有独立维系正常黄体寿命的功能系统。

黄体雌激素分泌对维持孕酮促进正常子宫内膜分泌化十分重要，黄体雌激素分泌不足可引起不孕或早期妊娠流产。虽然晚期黄体细胞出现凋亡 DNA 片段，但整个黄体期颗粒黄体细胞、卵泡膜黄体细胞、血管内皮细胞和血液中细胞凋亡相关的 bcl-2 蛋白表达无明显变化。

七、黄体-卵泡转换期

黄体-卵泡转换期(luteal-follicular transition)，以月经来潮为标志，即从黄体晚期至下一个月经周期优势卵泡形成之间时期，是月经周期的重要转换时期。黄体晚期，具有生物学活性的 FSH 开始升高，引起黄体期甾体激素和抑制素分泌降低和 GnRH 脉冲性释放节律变化。

黄体中期颗粒细胞分泌的血浆抑制素 B 降至最低点，而抑制素 A 则达到高峰，使月经期血浆 FSH 浓度降至最低点。抑制素对 FSH(而非 LH)的选择性抑制作用，引起黄体-卵泡转换期间 FSH 分泌先于和高于 LH,因此黄体-卵泡转换期引起早期卵泡发育的促性腺激素是 FSH 而不是 LH。

黄体-卵泡转换期 FSH 高峰后 4d,抑制素 B 分泌达到高峰。黄体晚期,血浆激活素水平于月经来潮时达到高峰。黄体-卵泡转换期,激活素促进 FSH 升高。激活素增强促性腺激素对 GnRH 反应性,而卵泡抑素抑制 GnRH 活性。

黄体-卵泡转换期 FSH 升高与 GnRH 脉冲式释放节律相关,从黄体中期到月经来潮,FSH 脉冲频率增加 3.5 倍,血浆浓度从 4U/L 增加至 15U/L。同样,受黄体-卵泡转换期 GnRH 脉冲快速增加的影响,LH 脉冲频率也增加 4.5 倍,即从每 24h 3 次增加至每 24h 14 次,血浆 LH 平均浓度增加 2 倍,从 4.8U/L 增加至 8.1U/L。另外,黄体晚期雌二醇降低,对垂体负反馈作用解除,垂体恢复对 GnRH 的反应性,FSH 分泌增加,从而促进新一周期的卵泡发育。

八、卵泡闭锁

卵泡闭锁(follicle atresia)是一种细胞凋亡(apoptosis)过程,即细胞生理性程序化死亡(cell programmed death)现象。卵泡闭锁贯穿于妇女一生全过程和月经周期的每一时期。按照卵母细胞和始基卵泡发育的规律,从妊娠期到绝经前期,伴随着卵泡的募集、选择、优势化和成熟卵泡的形成,大量的非成熟发育的卵泡归于闭锁,其中窦前期卵泡闭锁最多,且不留痕迹。

卵泡闭锁的细胞分子生物学机制尚不十分明了,可能与下列因素相关:卵母细胞遗传学因素(染色体畸变和基因突变)、卵泡对促性腺激素的敏感性(FSH 受体、LH 受体、前列腺素受体、雌激素受体和孕激素受体异常)、颗粒细胞和卵泡膜细胞甾体激素代谢酶系统缺陷(芳香酶、3β-羟基类固醇脱氢酶、17α-羟基脱氢酶、21α-羟化酶等)、细胞因子和生长因子功能异常、环境因素(化学药物和放射线)等。卵泡闭锁的速率和数量直接影响妇女的生殖内分泌功能和生育力。如妇女于 40 岁前卵巢内卵泡消耗殆尽即引起卵巢早衰(premature ovarian failure)或过早绝经(premature menopause)。

九、排卵周期的临床表现

妇女月经初潮后,需要 5～7 年的时间才能建立规律排卵月经周期。月经周期长短取决于卵泡发育速率和质量,特别是卵泡期的长短,因此每个妇女间月经周期长短存在很大差异。虽然传统观念将 28d 月经周期列为标准月经模式,而流行病学调查发现,标准月经周期在正常妇女人群中仅占 12.4%,育龄妇女中仅占 15%。25 岁妇女中,40%月经周期为 25～28d,25～35 岁妇女中,60%月经周期为 25～28d。0.5%的妇女月经周期少于 21d,0.9%的妇女月经周期超过 35d,而绝大多数妇女,月经周期介于 24～35d,20%的妇女月经周期不规则。≤20 岁和≥40 岁妇女无排卵月经周期发生率最高。从 40 岁开始,月经周期时间又延长,变得不规则。

年龄≥30 岁妇女月经周期开始缩短并出现月经失调,其与卵泡生长加速相关。随着妇女年龄增长,每个月经周期进入发育卵泡簇数量也逐渐减少。绝经前 2～4 年,月经周期又延长。绝经前最后 10～15 年,卵巢内卵泡丢失加速。当妇女年龄为 37～38 岁,卵巢卵泡库存减少至 2.5 万个时,卵泡丢失急剧增加,最后卵泡库存耗竭殆尽而引起绝经。

第二节 卵巢内分泌功能

在促性腺激素FSH和LH的作用下，卵巢生成雌激素、孕激素、雄激素、肽类激素和细胞因子。卵巢性激素生成的内分泌细胞群包括卵泡膜细胞、颗粒细胞和间质细胞。卵巢性激素生成遵循两细胞-两促性腺激素学说。

一、两细胞-两促性腺激素系统

卵巢性激素生成遵循两细胞-两促性腺激素学说（two cell-two gonadotropin theory），其基本要点是：①卵泡期，FSH通过自身激发作用（self-priming effect）促进卵巢颗粒细胞生成FSH受体，增强芳香酶活性，促进由卵泡膜细胞生成的雄烯二酮和睾酮转化为雌激素。②卵泡期，FSH促进窦卵泡卵泡膜细胞生成LH受体。卵泡发育早期颗粒细胞缺乏LH受体，但随着卵泡发育颗粒细胞也出现LH受体。③卵泡期，卵泡膜生成雄激素（雄烯二酮和睾酮）。由于卵泡膜细胞缺乏芳香酶活性，因此不能自身生成雌激素。④卵泡膜细胞生成的雄激素通过血液和卵泡膜细胞和颗粒细胞的间隙连接进入颗粒细胞内，在芳香酶作用下转化为雌激素。⑤排卵后，LH促进颗粒细胞和卵泡膜细胞转化为黄体细胞，促进孕激素和雌激素生成。⑥促性腺激素对卵巢性激素生成作用受颗粒细胞和卵泡膜细胞的自分泌和旁分泌因子（肽类激素和细胞因子）的调节。两细胞-两促性腺激素学说见图3-7。

按照两细胞-两促性腺激素理论，人类窦前期卵泡和窦卵泡的卵泡膜细胞仅含有LH受体，而颗粒细胞仅含有FSH受体，因此颗粒细胞中芳香酶活性明显高于卵泡膜细胞。人类卵泡内膜的卵泡膜间质细胞膜上约含有2万个LH受体。LH促进卵泡膜细胞生成雄激素（睾酮和雄烯二酮），经细胞间隙连接进入颗粒细胞内，在芳香酶作用下转化为雌激素。因此，窦卵泡内甾体激素生成分别由促性腺激素FSH和LH，促进颗粒细胞和卵泡膜细胞生成，如此构成两细胞，两促性腺激素系统（two-cell-two-gonadotropin system）。

小型窦卵泡中颗粒细胞可将雄激素转换为高生物活性的5α-还原型雄激素二氢睾酮（DHT），而大型窦卵泡中颗粒细胞则优先将雄激素转化为雌激素。窦卵泡从雄激素微环境向雌激素微环境的转变，取决于窦卵泡对FSH的敏感性和雌激素生成活性。

卵巢甾体激素生成主要依赖于LH。窦卵泡中卵泡膜细胞首先出现LH受体基因、P450 scc和3β-羟基类固醇脱氢酶（3β-hydroxysteroid dehydrogenase）的表达。LH增强低密度脂蛋白-胆固醇（LDL-C）内化作用，促进胆固醇向线粒体内转移和甾体激素生成。排卵后，在LH作用下，黄素化和血管化颗粒细胞通过高密度脂蛋白-胆固醇（HDL-C）代谢途径，而非通过LDL-C代谢途径生成甾体激素。

窦卵泡继续发育时，卵泡膜细胞出现P450c17表达，可将C21底物转化为雄激素。由于颗粒细胞无P450c17活性，不能生成雄激素，因此合成雌激素所需要的底物完全依赖于卵泡膜细胞合成的雄激素。芳香酶系统（P450arom）高度表达是颗粒细胞成熟发育的标志。卵泡膜细胞仅存在P450c17活性并生成雄激素，而颗粒细胞存在P450arom活性并生成雌激素，证实雌激素生成的两细胞-两促性腺激素学说（图3-7）。

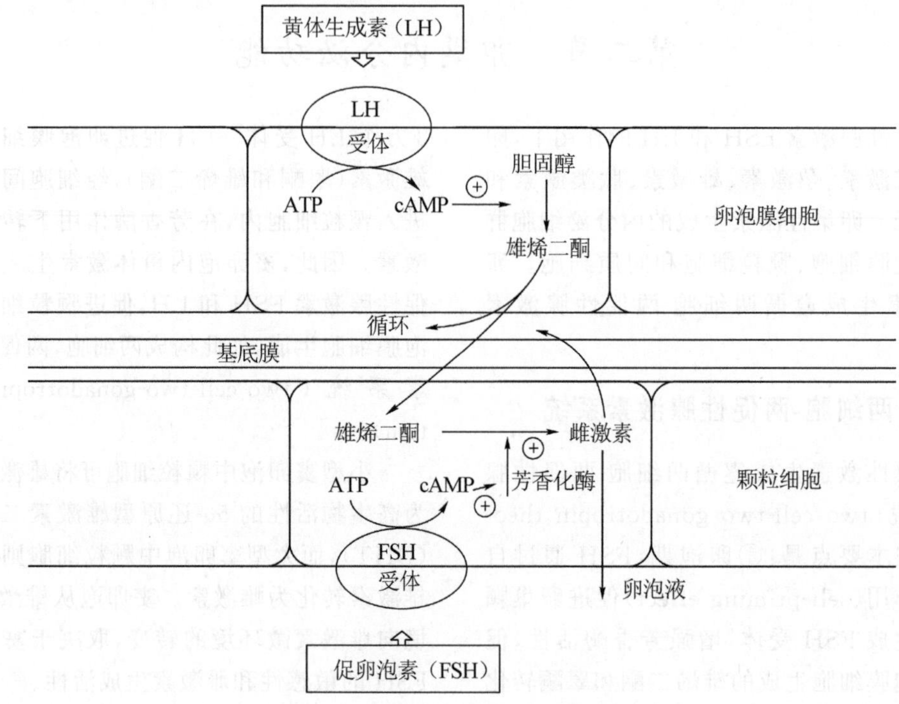

图 3-7　两细胞、两促性腺激素学说

二、卵巢性激素生物化学

(一)甾体激素的生化结构和命名

甾体激素（类固醇激素，steriod hormones）的基本化学结构为环戊烷多氢菲(cyclopentanophenanthrene)。所有性激素是由 3 个六碳环已烷（A、B、C 环）和一个五碳环(D 环)组成的稠合四环化合物。甾体环中碳原子的编号顺序从 A 环开始，止于 D 环。

从激素分子的立体空间结构分析，甾体环中含有 6 个不对称的中心和 64 个同分异构物。所有具有生物活性的甾体激素环均近乎平面结构，其平面上下可分布有碳原子侧链，位于环平面以上的侧链为 β 链，以实线表示，在环平面以下的侧链为 α 链，用虚线表示（图 3-8）。

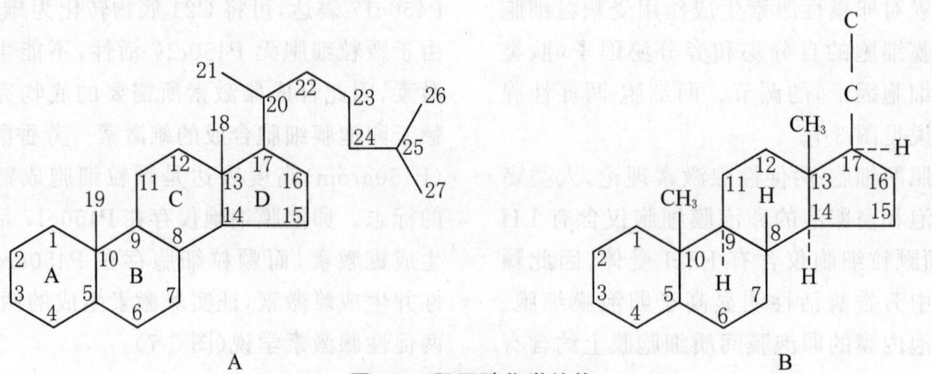

图 3-8　胆固醇化学结构

A. 胆固醇结构和碳原子定位；B. 胆固醇结构和功能基

(二)甾体激素分类

甾体激素依所含有的碳原子数目多少和结构特点可分为三类。

1. C-21类 基本结构是由21个碳原子组成的孕烷(pregnane),包括肾上腺皮质激素和孕激素。

2. C-19类 基本结构是由19个碳原子组成的雄烷(androstane),主要为雄激素。

3. C-18类 基本结构是由18个碳原子组成的雌烷(estrane),主要为雌激素。

(三)甾体激素合成途径

人类卵巢生成所有三种性激素:雌激素、孕激素和雄激素。卵巢性激素生成通过两条途径进行(图3-9)。

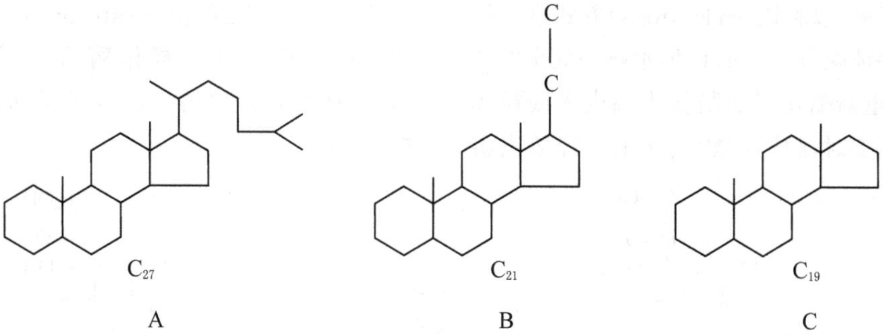

图3-9 类固醇激素的基本结构

A. 胆(甾)烷;B. 孕(甾)烷;C. 雄(甾)烷

1. Δ^4-3β羟基化→孕烯醇酮途径(pregnenolone pathway) 该合成途径概括为:乙酸→胆固醇→孕烯醇酮→17α-羟基孕烯醇酮→脱氢表雄酮→Δ^4-雄烯二酮→睾酮→雌酮→17β-雌二醇,其中后三者可相互转化。

2. Δ^5-酮基化→孕酮途径(progesterone pathway) 该合成途径概括为:乙酸→胆固醇→孕烯醇酮→孕酮→17α-羟基孕酮→Δ^4-雄烯二酮→睾酮→雌酮→17β-雌二醇,其中后三者可相互转化(表3-1)。

表3-1 甾体激素代谢酶系统名称

酶	简 称
胆固醇侧链裂解酶	CYP11A
17α-羟化酶	CYP17
17,20-侧链裂解酶	CYP17
21-羟化酶	CYP21
11β-羟化酶	CYP11B1
醛固酮合成酶	CYP11B2
芳香酶	CYP19
3β-羟基类固醇脱氢酶	3βHSD
17β-羟基类固醇脱氢酶	17βHSD
5α-还原酶	5αRed

(四)甾体激素的作用机制

1. 性激素结合球蛋白 性激素结合蛋白(sex hormone binding protein,SHBG)是由肝脏生成的特异性结合蛋白质,其与性激素(包括雌激素、孕激素和雄激素)有高度亲和力。甾体激素分泌入血后,95%与血清性激素结合球蛋白结合,仅有1%~5%甾体激素呈游离型存在并发挥生物调节作用。因此,SHBG的生成和浓度直接影响性激素的功能。

2. 性激素受体(sex hormone receptor) 存在于性激素靶组织内,包括外阴、阴道、子宫、输卵管、卵巢、乳腺和脑组织。性激素通过弥散方式穿过细胞膜后进入细胞质内与特异性性激素受体结合,形成激素受体复合物,然后转移进入细胞核内,通过改变受体构型激活基因转录过程。为此,性激素受体必须完成二聚化才能激活特异性DNA序列,并与转录因子形成多聚型复合物,在多聚酶作用下启动基因转录。

三、孕激素合成、代谢和功能

(一)孕激素合成

在卵泡期，颗粒细胞和卵泡膜-间质细胞合成孕激素，黄体期则由黄体细胞，包括颗粒细胞和卵泡膜黄体细胞合成孕激素。由乙酸合成的胆固醇，在血液中与LDL结合为LDL-C形式，通过受体机制，以胞饮(endocytosis)方式进入细胞内与溶酶体融合。LDL-C酯水解释放出游离胆固醇后，重新酯化形成脂质小滴进入线粒体内储存。需要时，胆固醇酯立即水解释放出游离胆固醇用于性激素合成。

LDL-C而非HDL-C是卵巢合成孕激素的前体物质。胆固醇在胆固醇侧链裂解酶(P450scc)作用下生成孕烯醇酮(pregnenolone)，此后在细胞质内质网内3β-羟基类固醇脱氢酶(3β-hydroxysteroid dehydrogenase, P450c17)-Δ^4-Δ^5异构酶(Δ^4-Δ^5-isomerase)作用下生成孕酮(progesterone)。颗粒细胞也存在微弱的17α-羟化酶活性可促进孕酮转化为17α-羟基孕酮，但无重要生理意义(图3-10)。

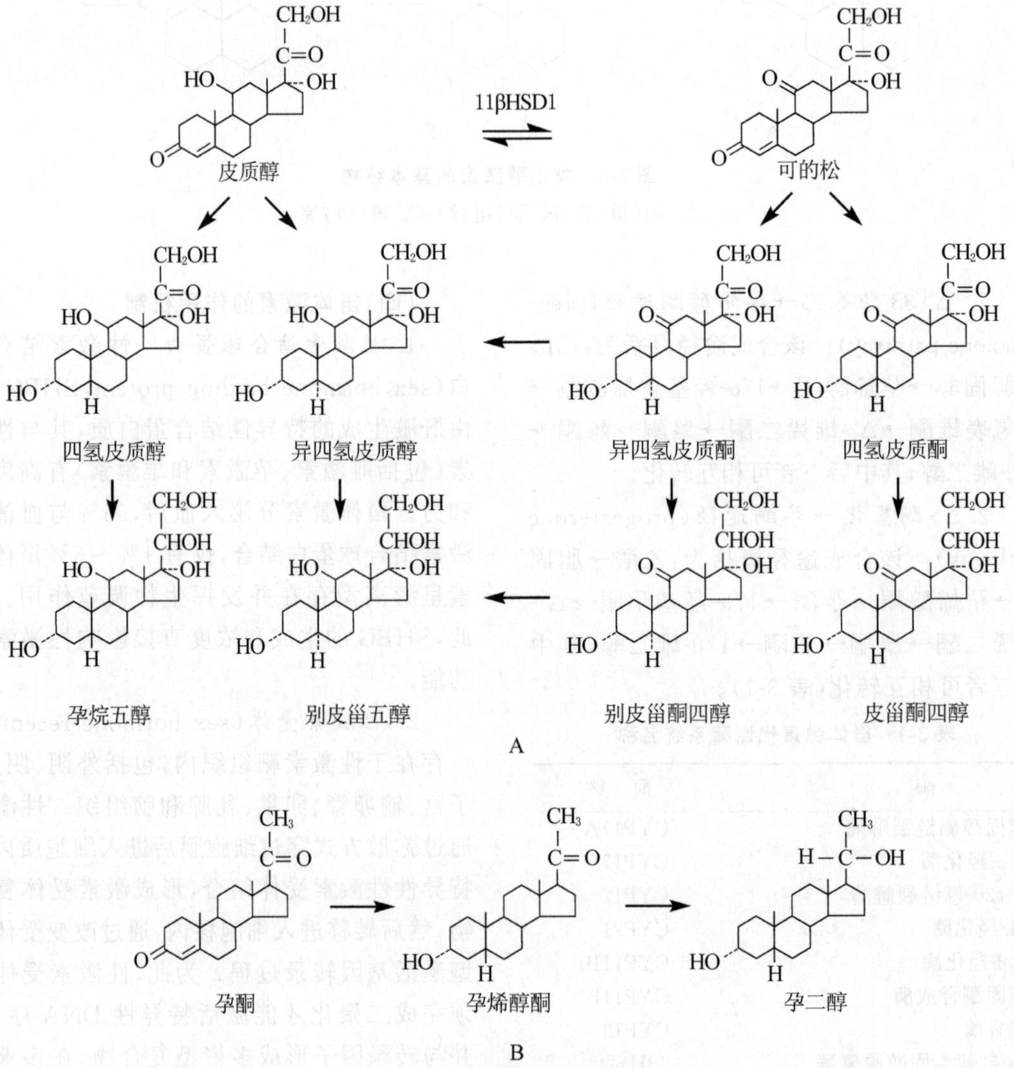

图3-10　皮质醇和孕酮的代谢

A. 皮质醇代谢；B. 孕酮代谢

(二)孕激素代谢

孕酮的生成量,卵泡期为 2～3mg/d,黄体期为 20～30mg/d。血浆孕酮浓度,卵泡期为＜3ng/ml(10nmol/L),黄体期为＞10 ng/ml(30nmol/L)。卵巢孕酮分泌后进入血液,95%与性激素结合蛋白(SHBG)结合失去生物活性,而 1%～5%呈游离状态存在并发挥生物调节作用。孕激素在肝脏内降解和失活。孕酮的代谢产物为孕二醇(pregnanediol),其与葡萄糖醛酸或硫酸结合生成水溶性代谢产物从肾排出,其中卵泡期排出量为 1～2mg/d,黄体期为 5～10mg/d,可作为评价黄体功能的生化指标。17α-羟基孕酮的代谢产物为孕三醇(pregnanetriol),尿中排出量,卵泡期为 0.5～1mg/d,黄体期为 1.5～2.5mg/d,可作为诊断女性多毛症的生化指标。

(三)孕激素生理功能

1. 对下丘脑-垂体系统的作用　孕激素负反馈抑制下丘脑-垂体 GnRH-Gn 的合成和分泌,但排卵前期孕激素增强雌二醇高峰对下丘脑-垂体系统 GnRH-Gn 释放的正反馈作用,促进排卵。黄体期孕激素分泌高峰抑制 FSH、LH 分泌,使之于月经期降至最低点。

孕激素作用于下丘脑体温调节中枢引起体温升高,通过调节中枢神经系统和下丘脑神经介质的功能调节妇女的精神心理、情绪和认知功能。抑制垂体催乳素分泌。

2. 对女性生殖道的作用　孕激素对子宫内膜的作用与雌激素相互拮抗又相互协调,其作用也与子宫内膜局部自分泌和旁分泌因子密切相关。孕激素对抗雌激素引起的子宫内膜基底层和功能层(海绵层和致密层)的增生,促进增生的子宫内膜分泌化。黄体退化,雌、孕激素撤退引起月经来潮。

妊娠后,由妊娠黄体分泌的大量孕激素促进子宫内膜转化为蜕膜,以维持胎盘和胚胎的早期发育。孕激素降低子宫和输卵管平滑肌对缩宫素的敏感性、抑制子宫平滑肌对缩宫素敏感性、降低收缩活性和强度,维持正常的胎儿宫内发育。

孕激素拮抗雌激素对下生殖道的作用,如降低阴道和宫颈上皮的成熟指数、角化指数和嗜酸性细胞指数,降低阴道内乳酸杆菌数量和清洁度,减少宫颈黏液的分泌量、降低黏稠度、拉丝度、结晶力和精子穿透力。

3. 对乳腺的作用　孕激素促进乳腺腺泡系统发育,减少乳糖和酪蛋白生成、抑制泌乳。产后胎盘娩出后,血浆性激素水平降低,催乳素升高,3～5d 开始泌乳。

四、雄激素合成、代谢和功能

(一)雄激素合成

在 LH 而非 FSH 作用下,卵巢卵泡膜-间质细胞合成雄激素。在细胞质内质网内,在 17α-羟化酶(17α-hydroxylase,P450c17)和 17,20-碳链裂解酶(17,20-desmolase,P450c17)作用下分别转化为 C19-类固醇-脱氢表雄酮(dehydroepiandrosterone,DHEA)和雄烯二酮(androstenedione)。雄激素包括睾酮(testosterone)、脱氢表雄酮、雄烯二酮和雄酮(androsterone)4 种主要活性形式,其生物活性比分别为 100∶16∶12∶10。在雄激素靶细胞内,睾酮在 5α-还原酶的作用下转化为活性更强的二氢睾酮(dihydrotestosterone,DHT)后才能与受体结合并发挥生物调节作用。

(二)雄激素代谢

血液中,98%以上睾酮与性激素结合蛋白结合并失去活性,1%～2%睾酮以游离状态存在,是主要活性形式。睾酮在肝脏、肠道、前列腺和皮肤中代谢。主要代谢途径是通过 17β-羟化,生成雄烯二酮,后在 17β-羟基脱氧酶作用下生成 17-酮类固醇复合物(雄烷二酮、雄烷醇酮、雄酮和雄烷二醇),与葡萄糖醛酸或硫酸结合后从尿中排出。另一代谢途径是,在 5α-还原酶、5β-还原酶、3β-羟基类固醇脱氢酶作用下，睾酮还原为雄烯二醇，与葡萄糖醛酸或硫酸结合后从尿中排出。另外，睾酮在外周组织中芳香酶作用下转化为雌酮，其在绝经后和多囊卵巢妇女中的转化率升高。

生育期妇女的雄激素生成量为0.3mg/d，睾酮浓度为0.14～0.87ng/ml（0.5～3nmol/L），双氢睾酮（DHT）为0.087～0.27ng/ml（0.3～9.3nmol/L），HDEA为0.9～2.3μg/ml（3～8nmol/L），硫酸脱氢表雄酮为1100～4400ng/ml（3～12μmol/L）。

（三）雄激素生理功能

1. *对胚胎发育和性分化的影响*　妊娠期第6周原始性腺开始分化。如染色体核型为46,XX，原始性腺皮质分化为卵巢。胚胎期卵巢无性激素分泌功能。胚胎期雄激素促进女性胎儿泌尿生殖窦、生殖结节和生殖皱襞分别分化为阴道下段、阴蒂和大小阴唇。

2. *对下丘脑-垂体系统的作用*　人类下丘脑存在雄激素靶反应细胞，雄激素负反馈抑制下丘脑-垂体GnRH-Gn的分泌，调节青春期少女第二性征的发育。

3. *对生长发育的影响*　雄激素具有同化类固醇作用，强烈促进蛋白质合成、糖原异生、肌肉骨骼生长，增强造血功能，促进肾小管对钠、水、钙和氯离子的重吸收，引起钠水潴留，增强体质和体力。雄激素是调节女性性功能的重要因素，促进非性毛和皮肤附属器发育。

五、雌激素合成、代谢和功能

（一）雌激素的合成

按照雌激素生成的两细胞-两促性腺激素学说，颗粒细胞是卵巢生成雌激素和孕激素的主要功能细胞，虽然其也可独立生成孕激素。在卵泡期，卵巢卵泡膜细胞生成雄激素、雄烯二酮和睾酮，但因无芳香酶活性，而不能独立合成雌激素。颗粒细胞不能独立合成雄激素，但却具有将雄激素转化为雌激素的高芳香酶活性。因此，卵泡膜细胞-LH依赖性生成的雄激素，在FSH依赖性颗粒细胞芳香酶的作用下生成雌激素，即卵巢颗粒细胞内生成的雌酮和雌二醇分别由卵泡膜细胞生成的雄烯二酮和睾酮转化而来。如非妊娠妇女，雄烯二酮的生成率为3mg/d，在外周组织向雌酮的转换率为1.5%，即雌酮生成率为45μg/d。睾酮生成率为250μg/d，向雌二醇转换率为0.15%，如此外周组织雌二醇生成率为0.375μg/d。

雌激素存在四种化学结构形式，雌酮（estrone，E_1）、雌二醇（estradiol，E_2）、雌三醇（estriol，E_3），其中雌二醇生物学活性最高，雌酮次之，雌三醇最弱，活性比分别为100∶30∶20。妊娠期胎儿体内尚存在雌四醇（estetrol，E_4），为雌三醇代谢产物，生理学意义尚不十分明了。

血浆雌二醇浓度，青春前期少女为＜6pg/ml（1～10pmol/L）、卵泡期为55～110pg/ml（200～400pmol/L）、月经中期为110～330pg/ml（300～1200pmol/L）、黄体期为110～274pg/ml（400～1100pmol/L）、绝经后期＜30pg/ml（＜100pmol/L）。

（二）雌激素代谢

生育期妇女血浆雌激素主要为雌二醇，妊娠期妇女为雌三醇，绝经后妇女为雌酮，胎儿体内为雌四醇。血液中的雌激素，98%与性激素结合蛋白（SHBG）结合，1%～2%以游离型存在并发挥生物调节作用。雌激素主要在女性生殖器官、肝脏、肾、脑、肺、肠道、皮肤和脂肪组织中代谢，主要代谢产物为雌三醇，及其经羟化、氧化、甲氧化反应生成的其他代谢产物。以上代谢产物可与葡萄糖醛酸、硫酸结合从尿中排出，少部分从粪便中排出（图3-11，图3-12）。

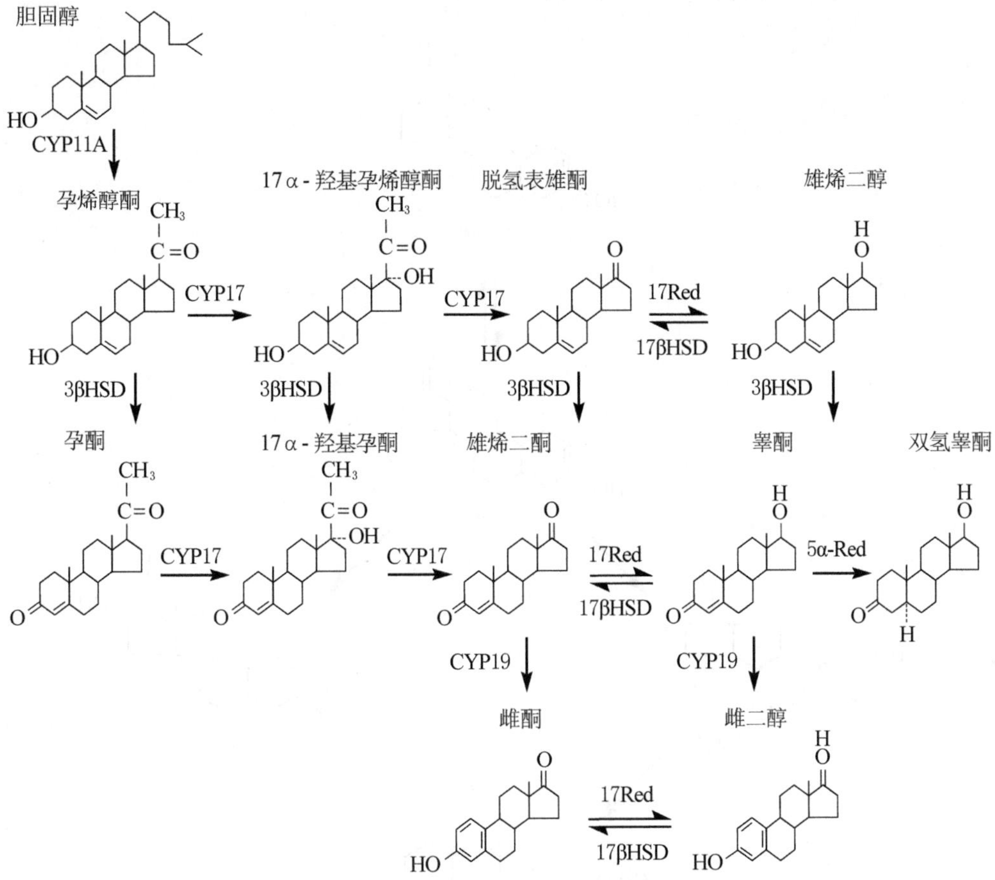

图 3-11 雌激素和雄激素的合成

(三)雌激素生理功能

1. 对中枢神经系统-下丘脑-垂体的作用 雌激素促进女性中枢性分化。在青春期促进女性精神心理发育，抗抑郁、抗焦虑，维持正常的记忆、学习、行为和认知功能。雌激素促进神经元的分化、神经内分泌功能、神经元修复和轴索信息传递功能，绝经后妇女早老性痴呆发生与雌激素减少相关。雌激素增加脑血流量，改善脑血管微循环功能，保护血管内皮细胞功能；促进脑神经元、星状细胞和胶质细胞及其树突和轴突的生长；保护神经元和营养胆碱能神经元，呈现类神经生长因子作用；促进 5-羟色胺、多巴胺、乙酰胆碱和 β 内啡肽生成，增强胆碱乙酰转移酶活性和单胺类神经元功能；抑制载脂蛋白 E(apoprotein-E)和 β-淀粉样蛋白生成和沉积，促进其排出和减少神经损伤；促进葡萄糖输送和代谢，改善脑细胞营养，防止脑萎缩和早老性痴呆。

月经周期的不同时期，雌激素对下丘脑-垂体的作用不同。卵泡早期和黄体期，雌激素负反馈抑制 GnRH-Gn 分泌，而于月经中期雌二醇高峰(血浆浓度≥200pg/ml，持续 50h)时，正反馈作用于下丘脑-垂体，引起 GnRH-LH 高峰和排卵，是促进排卵的重要机制。

在下丘脑内，雌激素转化为儿茶酚雌激素，抑制儿茶酚-O-甲基转移酶活性，增加局部去甲肾上腺素浓度，促进 GnRH 生成和释放。另外，儿茶酚雌激素通过竞争性结合雌激素受体而遏制内源性雌激素对下丘脑-垂

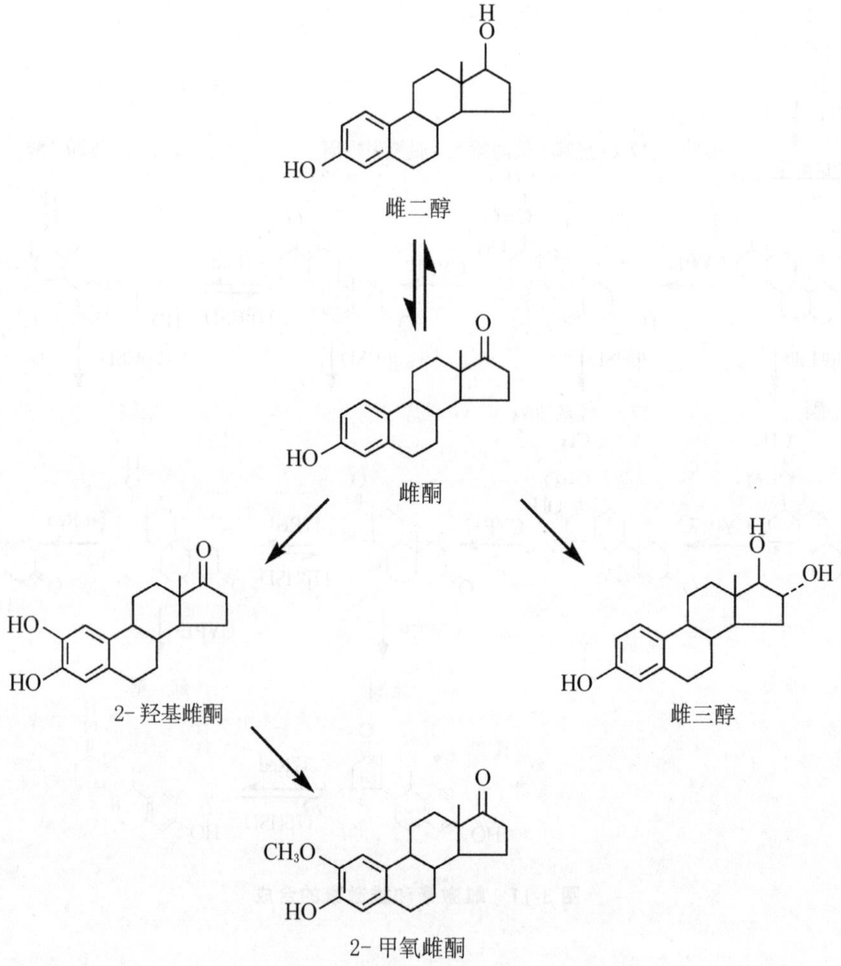

图 3-12　雌激素代谢

体的负反馈作用，增强垂体促性腺激素细胞对 GnRH 的敏感性，促进 LH 第一和第二库存的合成释放。雌激素从两个层面促进催乳素的分泌，在下丘脑水平促进 PRL-RH 分泌，抑制 PRL-IH 和多巴胺生成，在垂体水平则直接促进催乳素的生成和分泌。

2. 对卵巢的作用　雌激素由卵巢颗粒细胞生成，在局部以自分泌和旁分泌方式调节卵泡发育和成熟，增强发育卵泡对促性腺激素的敏感性，促进颗粒细胞和卵泡膜细胞增生、分化，生成雌激素受体、形成 FSH-雌激素优势卵泡是卵泡成熟发育的标志。雌激素增强 FSH 促进卵母细胞发育和卵丘形成作用。

3. 对女性生殖道的作用　雌激素促进泌尿生殖窦、生殖结节和生殖褶分化为阴道下段、阴蒂和大小阴唇。雌激素促进女性青春期、第二性征和女性体态发育。雌激素促进子宫内膜和间质细胞的有丝分裂，引起月经后子宫内膜基底层和功能层腺体、间质和血管增生和增厚，为排卵后孕激素分泌化作用做准备。雌激素促进女性骨盆和体态发育，使脂肪主要分布于臀部、股部和乳腺。另外，雌激素增强性幻想、性唤起、性反应性和性高潮频率。

雌激素促进宫颈黏液的分泌，引起黏液分泌量增加、稀薄、拉丝度增加，细胞减少，出现典型的结晶型，有利于精子穿过。雌激素促进输卵管内膜增生、平滑肌生长和蠕动性收缩，有利于配子的输送和受精。雌激素促进阴道和宫颈上皮细胞增生、成熟、角化和糖原增加，有利于阴道乳酸杆菌利用糖原生成乳酸，使阴道 pH 维持在 4.5～5.0，提高阴道清洁度和抗感染能力。雌激素增强泌尿生殖膈和肛提肌组织张力，维持正常女性泌尿生殖道的功能，绝经后妇女雌激素降低可引起泌尿生殖道萎缩、阴道干涩、性功能减退、性交困难、前后阴道壁膨出、子宫脱垂和张力性尿失禁、尿急性尿失禁。

4. 对乳腺的作用　雌激素促进乳腺发育和成熟，主要促进乳腺腺管系统增生和乳腺组织增生，增加乳腺密度，与 TSH、PRL、GH、孕激素和胰岛素共同促进乳腺发育。雌激素调节声带发育，发音音调和阴毛发育，形成女性特有的形体特征。

5. 对代谢的影响　雌激素促进胰岛 B 细胞胰岛素的分泌，使血浆胰岛素浓度升高，增强葡萄糖促进胰岛素释放反应。雌激素是调节 α-、β-脂蛋白代谢，降低总胆固醇（TC）、游离胆固醇（FC）、低密度脂蛋白-胆固醇（LDL-C）、三酰甘油（TG）、极低密度脂蛋白（VLDL）、LDL＋VLDL/HDL＋HDL2、TC/HD 比值；升高高密度脂蛋白-胆固醇（HDL-C），促进胆固醇降解和排出，防止脂蛋白过氧化和在血管壁上沉积形成粥样斑块，引起动脉硬化。雌激素促进肝脏 SHBG 生成，促进多种蛋白质合成和正氮平衡。

6. 对骨代谢的影响　在雌激素影响下，青春期少女骨量于月经初潮时达到高峰。雌激素、甲状旁腺激素（PTH）、降钙素（calcitonin，CT）和生长激素（GH）共同促进骨骼发育和功能。雌激素降低骨骼对 PTH 的敏感性、增强对 CT 敏感性，促进肠道和肾小管钙磷吸收、羟脯氨酸代谢和升高血钙；促进 1α-羟化酶活性和维生素 D 生成、钙磷在骨骼的沉积、长骨生长、骨骺关闭，骨密度和骨强度增加；促进骨胶原、成骨细胞和新生血管的形成，骨折后骨痂形成、骨重塑和骨折愈合；抑制单核细胞 IL-1 释放、破骨细胞活性和骨吸收。绝经后妇女雌激素减少可引起骨质疏松症。

7. 对血液免疫系统的影响　雌激素促进骨髓增生，增强造血和网状内皮系统功能，提高机体免疫力。雌激素促进纤维蛋白原生成、血小板凝聚和凝血功能，同时又增加纤维溶酶和抗凝血酶-Ⅲ活性，抑制血栓形成，维持正常的血流动力学功能。

8. 对皮肤黏膜的影响　雌激素增加皮肤弹力纤维、水分、胶原、皮下脂肪含量、组织张力、皮脂腺分泌和角蛋白含量，呈现抗皱作用。

9. 对体液平衡的影响　雌激素与肾素-血管紧张素-醛固酮系统协同作用调节机体水、盐和电解质代谢，促进肾小管对钠水的重吸收，可引起月经前期水肿和乳痈症，而孕激素作用与其相反（表 3-2）。

表 3-2　女性生殖激素的生成率、分泌率和代谢清除率

甾体激素		代谢清除率（L/d）	生成率（mg/d）	分泌率（mg/d）
雄烯二酮		2000	3.2	2.8
睾酮		500	0.19	0.06
雌酮	卵泡期	2200	0.11	0.08
	黄体期	2200	0.26	0.15
	绝经后	1610	0.04	无意义
雌二醇	卵泡期	1200	0.09	0.08
	黄体期	1200	0.25	0.24
	绝经后	910	0.006	无意义
硫酸雌酮	卵泡期	146	0.10	无意义
	黄体期	146	0.18	无意义
孕酮	卵泡期	2100	2.0	1.7
	黄体期	2100	25.0	24.0

六、卵巢肽激素

(一)抑制素

抑制素是卵巢颗粒细胞分泌的糖蛋白，由α和β两个亚基借二巯键结合而成，其选择性抑制垂体FSH分泌和释放。抑制素有两种：抑制素A和抑制素B，分别由结构不同的肽链α和β-A、β-B亚基组成，两种抑制素分子组成如下。

抑制素A：　inhibin A　α-β_A

抑制素B：　inhibin B　α-β_B

FSH促进颗粒细胞分泌抑制素，反过来，抑制素选择性反馈抑制FSH分泌，两者形成特异性反馈关系。卵泡期颗粒细胞主要分泌抑制素B，其分泌受局部自分泌或旁分泌因子调节。GnRH和表皮生长因子抑制，而胰岛素样生长因子则促进抑制素生成。

抑制素B降低血浆和卵泡液中FSH浓度，促进卵泡闭锁，而保证优势卵泡的发育。抑制素脉冲性(每60～70min波动1次)释放于卵泡早期和中期达到高峰，于卵泡晚期和排卵前开始下降，黄体中期降至最低点。

排卵后黄体抑制素表达受LH调节，并主要分泌抑制素A。卵泡晚期血浆中抑制素A浓度开始升高，于黄体中期达到高峰。抑制素A抑制FSH分泌，使黄体中期FSH降至最低点，使生殖激素变化进入黄体-卵泡转化期。

(二)激活素

激活素作用与抑制素相反，其促进FSH释放和增加GnRH受体数量。激活素含有两种抑制素A和B的β-亚基。每种激活素亚基都由其特异性基因编码。激活素的基因结构和转化生长因子-β具有同源性。激活素有三种分子形式。

激活素A：　activin A-β_A-β_A

激活素AB：activin AB-β_A-β_B

激活素B：　activin B-β_B-β_B

在卵巢卵泡内，激活素增强FSH与颗粒细胞结合力，增强芳香化作用，而抑制抑制素生成。激活素促进卵泡膜细胞生成雄激素，阻断抑制素增强LH和(或)IGF-1对卵泡膜细胞的促进作用。排卵前激活素抑制颗粒细胞孕激素生成，防止卵泡过早黄素化。激活素A和抑制素A强烈促进卵母细胞的成熟和提高受精率。腺垂体存在抑制素和激活素亚基表达，局部生成的激活素促进FSH分泌。激活素A直接促进垂体细胞GnRH受体的生成。

(三)卵泡抑素

卵泡抑素是由多种垂体细胞分泌的单链多肽激素，由315个氨基酸组成。卵泡抑素也称为FSH抑制蛋白(FSH-suppressing protein)，其通过与激活素结合，降低激活素活性，抑制FSH合成和分泌，抑制FSH对GnRH的反应性。激活素促进卵泡抑素生成，而抑制素作用相反。因此，卵泡抑素在卵泡和垂体两个水平发挥生物调节作用。黄体晚期血液中激活素浓度开始升高，月经期达到高峰。血液中激活素A主要与蛋白质结合形式存在。在黄体-卵泡转化期，激活素促进FSH分泌。

概而言之，垂体FSH分泌受激活素和抑制素的双重调节。卵泡抑素通过抑制激活素活性而增强抑制素活性。卵巢卵泡中激活素和抑制素通过调节卵泡膜和颗粒细胞对促性腺激素的反应性，促进卵泡生长发育。

(四)细胞因子

卵巢内细胞生长因子和肽类激素以自分泌和旁分泌方式对卵巢排卵和性激素生成功能发挥重要的调节作用。卵巢内细胞因子根据对卵巢功能的作用可分为两类：①促进卵巢功能的细胞因子，包括胰岛素样生长因子、表皮生长因子(EGF)、成纤维细胞生长因子(FGF)、血管内皮生成因子(VEGF)、血小板衍生生长因子(PDGF)和转化生长因子-α

(TGF-α)等。该类生长因子以自分泌和旁分泌方式促进卵巢卵泡发育、颗粒细胞和卵泡膜细胞增生、性激素生成和排卵。另外,人类卵巢具有完整的白介素-1系统(配基和受体)。IL-1促进卵巢前列腺素的合成,参与排卵功能调节。②抑制卵巢功能的细胞因子,主要包括肿瘤坏死因子-α(TNF-α)、TGF-β和抗苗勒激素(anti-Müllerian hormone,AMH)、卵母细胞成熟抑制因子和妊娠相关血浆蛋白A(pregnancy-associated plasma protein A,PAPP-A),其抑制卵泡发育、颗粒细胞和卵泡膜细胞增生和性激素生成,参与细胞凋亡、卵泡闭锁和黄体溶解过程的调节。另外,内皮素-1为血管内皮细胞生成的肽类物质,也称为黄素化抑制因子,其引起微小血管收缩、组织缺氧和抑制LH引起的孕酮生成作用。

1. 胰岛素样生长因子家族(insulin-like growth factor family,IGFs) 由两个同源的低分子重量的单链多肽生长因子,IGF-1和IGF-2组成。IGF-1也称为碱性IGF-1,由79个氨基酸组成,等电点为8.1~8.5,其主要呈现组织特异性代谢调节作用。IGF-2由67个氨基酸组成,其中67%氨基酸序列与IGF-1同源,调节胎儿和成人组织生长。人体内存在6种IGF结合蛋白质,即IGFBP1、2、3、4、5、6。IGFBP通过与IGF结合调节IGF对卵巢作用或直接调节卵巢甾体激素代谢。

人类卵巢自身生成IGFs和IGF-R。IGF-1存在于窦前期卵泡,IGF-2存在于窦前和优势卵泡中。优势卵泡颗粒细胞存在IGF-1-R,而颗粒细胞和卵泡膜细胞同时存在IGF-2-R。卵泡液中含有IGF-2。IGF-2是人类IGF的主要形式,在小窦卵泡膜细胞内呈现自分泌作用,在颗粒细胞中呈现旁分泌作用。IGFBP表达受FSH和IGFs的调节。在临床有增强生长激素作用,促进青春期发育,调节卵巢卵泡发育和性激素生成。

2. 表皮生长因子家族(epidermal growth factor family,EGFs) 由53个氨基酸组成的单链多肽,含有3个二巯键,其与转化生长因子-α结构和功能类似,并共享同一受体。在卵巢,EGF促进颗粒细胞增生和分化。人类卵母细胞和卵泡液中,同时存在EGF与TGFα,窦卵泡颗粒细胞和卵泡膜细胞和黄体细胞内存在TGFα和EGF受体。

3. 转化生长因子家族(transforming growth factor family,TGFs) TGFs由两条同源二聚链组成,存在3种同异构分子$TGF\text{-}\beta_{1\sim3}$。TGF-β存在两种受体:Ⅰ型和Ⅱ型。人类卵巢卵泡液中存在TGF-β和而颗粒细胞中存在$TGF\text{-}\beta_1$和$TGF\text{-}\beta_2$ mRNA表达,其表达随着卵泡发育而增强。卵泡膜细胞和小黄体细胞中存在$TGF\text{-}\beta_2$表达,体外研究发现,$TGF\text{-}\beta_1$和$TGF\text{-}\beta_2$调节人类颗粒细胞抑制素和激活素的生成。

4. 成纤维细胞生长因子家族(fibroblast growth factor family,FGFs) 碱性成纤维细胞生长因子(basic FGF)是由146个氨基酸组成的多肽,对中胚层和神经外胚层来源的组织呈现强烈促细胞分裂原作用。FGF家族至少有五种同分异构分子形式。颗粒细胞中存在bFGF和FGF-R mRNA表达。BFGF调节人类卵巢颗粒黄体细胞生长和发育、血管生成、细胞增生、孕酮合成和细胞凋亡。

5. 肿瘤坏死因子-α(tumor necrosisi factor-α,TNF-α) 由巨噬细胞生成,157个氨基酸残基组成的多肽。在体内,TNF-α引起肿瘤组织坏死,在体外,FSH促进颗粒-黄体细胞生成TNF-α,引起非特异性细胞溶解和细胞淤积(cytostatasis)。在卵巢内,TNF-α通过抑制FSH促进cAMP近侧端而非远侧端的合成而抑制颗粒细胞增生。TNF-α以剂量依赖性方式抑制孕酮和雄烯二酮而非雌激素的生成。人类早期黄体、窦卵泡壁和闭锁卵泡中存在 TNF-α，脂黏多糖（lipopolysaccharide）增强其活性。

6. *白细胞介素-1*（interleukin-1，IL-1）活化巨噬细胞生成的多肽细胞因子。IL-1 抑制卵巢颗粒细胞功能和黄素化。生理剂量（10^{-9} mol/L）IL-1 不影响颗粒细胞生存率。IL-1 拮抗促性腺激素作用与其抑制 cAMP 近端和远端合成相关。研究发现，IL-1α 和 IL-1β 增强 FSH 促进 20α 二氢孕酮（20α-dihydroprogesterone）的生成作用，而不影响 FSH 促进孕酮、雌激素、LH/hCG 受体生成作用。卵巢卵泡膜-间质细胞是 IL-1 而非 IL-2 作用靶细胞。

月经周期黄体期（而非排卵前期）血浆 IL-1 浓度升高，其与孕酮的抑制作用相关，因低浓度孕酮上调巨噬细胞 IL-1 基因的表达，而大剂量孕酮抑制 IL-1 活性。研究发现，IL-1 为卵巢内黄体生成抑制因子，抑制未成熟卵泡黄素化，其作用与 IL-1 基因表达孕酮依赖性相关。人类卵泡液中存在高浓度 IL-1、IL-1 配基、受体和受体拮抗物，提示 IL-1 参与卵泡发育和功能的调节。

7. *儿茶酚胺*（catecholamine）　卵巢卵泡膜-间质细胞受去甲肾上腺素能神经末梢交感神经介质的控制。电刺激卵巢神经丛可促进卵泡膜-间质细胞超微结构变化，转化为合成性激素的活性细胞。与之相反，去神经卵巢的 3β-羟基类固醇脱氢酶（3β-hydrosteroid dehydrogenase）活性降低。儿茶酚胺促进卵巢卵泡膜-间质细胞生成雄激素。电刺激垂体和肾上腺切除小鼠的下丘脑引起卵巢性激素生成提示，存在一条与下丘脑-垂体-卵巢激素系统相平行的中枢神经系统-卵巢神经轴（central nervous system-ovarian neural axis）。

卵巢颗粒细胞内，儿茶酚胺增强 cAMP 信号传递通路，促进孕酮而非雌激素合成，其作用与肾上腺能神经作用于卵巢卵泡膜-间质细胞轴相关，而非由尚未黄素化的颗粒细胞分泌。儿茶酚胺促进卵泡膜-间质细胞雄激素合成的作用由交感神经直接控制已被证实。支配卵巢神经丛的交感神经纤维来源于脊柱下胸部的交感神经系统，到达卵巢后形成上卵巢神经（superior ovarian nerve），并沿卵巢动脉形成卵巢丛（ovarian plexus）。去甲肾上腺能神经纤维与卵巢血管网络并行，组成围绕卵巢二级组织结构和卵泡膜-间质细胞分布的网络。无血管分布的卵巢部分则由卵巢上神经发出的神经纤维支配。

卵泡膜-间质细胞是儿茶酚胺的靶细胞。儿茶酚胺特异性地作用 β_2-选择性肾上腺能作用位点，与促性腺激素共同促进卵巢雄激素合成，为颗粒细胞合成雌激素提供底物，间接参与卵泡募集和选择过程。另一方面，卵泡膜细胞肾上腺能受体活性过度增强可引起雄激素生成增加和卵巢性高雄激素血症，如多囊卵巢（PCOS）和卵泡膜细胞增生症（hyperthecosis）。精神刺激通过中枢神经系统-卵巢神经轴也同样引起卵巢高雄激素血症（图 3-13）。

（五）其他肽类

1. *肾素原-肾素-血管紧张素系统*　肾素原-肾素-血管紧张素系统（prorenin-renin-angiotensin system）功能与卵巢排卵功能和性激素分泌功能密切相关。卵泡液肾素原（prorenin）浓度高于血浆 12 倍。外周血浆肾素原浓度于月经中期达到高峰。妊娠早期，血浆肾素原浓度高于非妊娠期 10 倍，其与高浓度 hCG 作用相关。然而，卵巢肾素原生成增加并不引起血浆肾素水平升高。卵巢肾素原-肾素-血管紧张素系统促进雄激素生成、调节钙和前列腺素代谢、刺激血管生成。

卵巢内血管紧张素原降解形成血管紧张素Ⅰ（angiotensin Ⅰ），而后在血管紧张素转化酶（angiotensin-converting enzyme）作用下形成血管紧张素-Ⅱ（angiotensin Ⅱ）。血

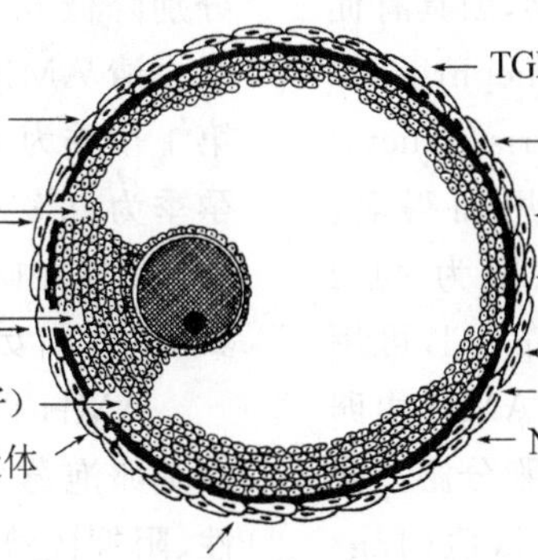

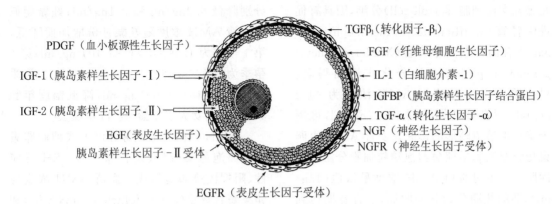

图 3-13 卵巢多肽类物质产生的部位

浆和卵泡液中血管紧张素浓度有周期性波动，于月经中期达到高峰，可能与卵泡成熟和排卵相关。血管紧张素Ⅱ促进黄体形成和调节黄体细胞性激素合成。

2. 松弛素 松弛素是由卵巢黄体细胞分泌的小分子多肽激素，分子量为 8kDa，沉降系数为 1.5×10^{-13}。松弛素引起女性泌尿生殖道组织的松弛，降低组织张力和收缩活性，引起耻骨联合松弛和分离，抑制子宫收缩活性，引起月经期和妊娠期适应性变化。

3. 阿黑皮素原(POMC)家族 月经周期中卵泡 ACTH 和 β-促脂素(β-lipotropin)水平保持相对恒定，β-内啡肽(β-endorphin)于排卵前达到高峰。脑啡肽(enkephalin)浓度保持相对稳定。CRH (corticotropin-releasing hormone，CRH)系统，包括 CRH、CRH 受体和 CRH 结合蛋白，仅存在于卵泡膜细胞内，但不存在于颗粒细胞中。CRH 抑制 P450c17 基因表达，并抑制 LH 促进卵泡膜细胞生成雄激素作用。

4. 促肾上腺皮质激素释放激素(CRH) 人类卵巢卵泡膜-间质细胞存在 CRH mRNA 表达，而 CRH 受体仅存在于卵泡膜细胞内，而不存在于间质细胞或颗粒细胞。卵泡膜细胞-间质细胞存在 CRH 蛋白表达，因此推测，CRH 以自分泌或旁分泌方式调节人类卵巢卵泡膜-间质细胞的功能。

5. 黄素化抑制因子 人类卵巢内小卵泡颗粒细胞分泌黄素化抑制因子，其防止排卵前卵泡过早黄素化和闭锁。

6. 卵母细胞成熟抑制因子 阻止已形成卵丘-卵母细胞复合物(cumulus-oocytes complexes)的卵母细胞停滞于第一次成熟分裂晚期双线期(late diplotene stage)，其作用可能由围绕卵母细胞的颗粒细胞分泌和介导。

7. 促性腺激素高峰抑制因子(gonadotropin surge-inhibiting factor) 为非甾体物质，抑制由雌二醇抑或 GnRH 引起的 FSH、LH 分泌高峰。促性腺激素高峰抑制因子不同于抑制素，后者选择性抑制垂体 FSH 分泌而不影响 LH 分泌。

8. 抗苗勒激素(anti-Müllerian hormone，AMH) 也称为苗勒抑制物(Müllerian inhibiting substance，MIS)，是借二硫键连接的同源二聚体糖蛋白，属于转化生长因子 β(TGF-β)超家族成员，分子量为 140kDa。AMH 基因位于染色体 19p13.3，由 2.4～2.8kDa 组成，编码由 560 个氨基酸组成的蛋白前体。AMH 受体基因位于染色体 12，编码 AMHR-Ⅰ和 AMHR-Ⅱ。AMH 与靶组织(性腺和苗勒管组织)内 AMHR-Ⅰ或 AMHR-Ⅱ结合后发挥生理调节作用。

人类胚胎发育过程中，AMH 由男性胎

儿睾丸支持细胞(sertoli cell)分泌，因具有促进中肾管(wolffian ducts，mesonephric canal)发育而抑制副中肾管(Müllerian ducts，paramesonephric canal)分化作用而得名。男性胎儿出生时脐血 AMH 浓度为 44.4 ng/ml，早期婴儿期达到 124.7ng/ml，可用于泌尿生殖道畸形的诊断。女性 AMH 由卵巢初级卵泡和早期窦卵泡颗粒细胞分泌。女性胎儿出生时脐血 AMH 浓度呈低值(4ng/ml)，婴幼儿期开始分泌增加，于青春期达到高峰，生育后期逐渐降低直到绝经期。

酶联免疫吸附试验(ELISA)测定(血液，1 ng/ml ≈ 7.18 pmol/L)，非妊娠期妇女卵泡期为(1.4 ± 0.9)ng/ml；排卵期为(1.7 ± 1.1)ng/ml；黄体期为(1.4 ± 0.9)ng/ml。血清 AMH 平均浓度随年龄增长而逐渐降低，20～31 岁为 4.20 ng/ml；32～34 岁为 3.70 ng/ml；35 ～ 37 岁为 2.60ng/ml；38～ 40 岁为 1.50ng/ml；41 ～ 43 岁为 1.30 ng/ml；≥ 43 岁为 0.60ng/ml；其中≤35 岁和≥35 岁妇女，血清 AMH 浓度每年分别降低 0.2ng/ml 和 0.1ng/ml；妊娠期妇女血清 AMH 浓度随妊娠月份增加而降低，第 1 孕季为 1.69 (0.71～3.10) ng/ml；第 2 孕季为 0.8 (0.48～1.41)ng/ml；第 3 孕季为 0.5 (0.18～1.00)ng/ml，降低幅度年龄≥35 岁妇女大于年龄 ≤ 35 岁妇女。

AMH 以内分泌或旁分泌方式抑制卵巢始基卵泡募集、降低发育卵泡对 FSH 反应性、阻抑优势卵泡形成。血清 AMH 浓度与卵巢窦状数量(antral follicle count，AFC)和体积成正相关，与年龄成负相关，是准确预测卵巢窦状卵泡数量和储备力的重要指标。

血清 AMH 测定是诊断性腺发育异常、性分化异常、多囊卵巢、高雄激素血症、卵巢早衰、预测绝经和卵巢颗粒细胞瘤的敏感性和特异性指标。辅助生殖领域，AMH 用于预测卵巢对促性腺激素治疗的反应性、窦状卵泡数量、体外受精成功率、卵巢高刺激综合征和不良妊娠结局风险。

（李继俊）

参考文献

Fong SL，Visser JA，Welt CK，et al. 2012. Serum Anti-Müllerian Hormone Levels in Healthy Females：A Nomogram Ranging from Infancy to Adulthood. J Clin Endocrinol Metab，97(12)：4650-4655.

Freeman EW，Sammel MD，Lin H，et al. 2012. Anti-Müllerian Hormone as a Predictor of Time to Menopause in Late Reproductive Age Women. J Clin Endocrinol Metab，97(5)：1673-1680.

Fritz MA，Speroff L . 2011. Clinical gynecologic endocrinology and infertility. 8th ed. Philadephia USA：Lippincott Williams & Wilkins：30-104，106-120.

Kalaiselvi VS，Saikumar P，Prabhu K，et al. 2012. The anti müllerian hormone - a novel marker for assessing the ovarian reserve in women with regular menstrual cycles. J Clin Diagn Res，6(10)：1636-1639.

Karkanaki A，Vosnakis C，Panidis D. 2011. The clinical significance of anti-Müllerian hormone evaluation in gynecological endocrinology. Hormones，10(2)：95-103.

Köninger A，Kauth A，Schmidt B，et al. 2013. Anti-Müllerian-hormone levels during pregnancy and postpartum. Reprod Biol Endocrinol，11：60.

La Marca A，Sighinolfi G，Radi D，et al. 2010. Anti-Müllerian hormone (AMH) as a predictive marker in assisted reproductive technology (ART). Hum Reprod Update，16：113-130.

Patrelli TS，Gizzo S，Sianesi N，et al. 2012. Anti-Müllerian hormone serum values and ovarian reserve：can it predict a decrease in fertility after ovarian stimulation by ART cycles? PLoS One，7(9)：e44571.

Seifer DB，Baker VL，Leader B. 2011. Age-specific serum anti-Müllerian hormone values for 17,120 women presenting to fertility centers within the United States. Fertil Steril，95(2)：747-750.

Shaw CM，Stanczyk FZ，Egleston BL，et al. 2011. Serum anti-Müllerian hormone in healthy premenopausal women. Fertil Steril，95(8)：2718-2721.

Yoo JH，Kim HO，Cha SW，et al. 2011. Age specific serum anti-Müllerian hormone levels in 1,298 Korean women with regular menstruation. Clin Exp Reprod Med，38(2)：93-97.

第4章　子　宫

人类胚胎期，女性生殖道起源于左右对称的副中肾管或苗勒管(paramesonephric ducts or Müllerian duct)，妊娠第6周时由中肾管体腔上皮内陷折叠形成。在控制形态形成调节因子(EGF、bFGF、IGF及其受体和细胞黏附分子)转录的同源盒(homoebox)HOE9～13基因的结合型密码的指导下，人类副中肾管向女性生殖道的分化。

妊娠第10周，双侧苗勒管相互融合形成输卵管、原始子宫管和阴道上段。同源盒基因及其下游靶基因的表达异常或不表达可引起生殖道发育畸形和成人组织功能异常。胚胎期苗勒管仅在缺乏苗勒管抑制物质的情况下进行分化，也不依赖于卵巢和雌激素，但外源性雌激素通过间充质受体影响正常苗勒管分化，引起子宫发育畸形，如DES综合征。

原始子宫内膜为单层立方上皮，而后转化为柱状和假复层上皮。上皮下致密的间充质分化成为子宫内膜间质和子宫肌层。妊娠第22周，子宫形成成人型结构。妊娠第32周，在胎盘分泌的雌激素作用下子宫内膜腺体出现分泌活动、糖原积聚和间质水肿。分娩后随着胎盘性激素急剧减少，子宫内膜转化为萎缩型子宫内膜。

间充质-上皮间相互作用对促进生殖道的分化至关重要。单纯生殖道间充质或上皮成分不能引起正常生殖道的分化。间充质是器官形成因子的主要靶组织，并对性激素刺激产生应答，因胚胎期在上皮组织出现性激素受体之前，间充质已出现性激素受体表达。局部生成的生长因子和组织分化因子以旁分泌方式沟通间充质和上皮组织之间联系，而细胞外基质与上皮组织之间通过整合素(intergrin)和其他细胞黏附分子传递信号。

老年妇女(50岁后)，子宫内膜基底层与子宫肌层互相交错，形成表浅型子宫腺肌病。此时侵入子宫肌层的子宫内膜无明显的周期性变化。绝经后妇女，子宫内膜明显萎缩，细胞有丝分裂停止，上皮细胞体积缩小，间质纤维化。子宫内膜腺体腺腔中出现一种致密的嗜酸性物质，其偶尔可呈现类囊状萎缩性组织学图像。

子宫肌层排列成三层，外层是冠状层，中间层是位于基底层下方的致密纤维网，最内层为球状纤维，围绕宫颈内口和颈管口分布。月经周期中子宫肌层呈现明显的组织和功能变化。在卵泡期，子宫内膜和子宫肌层蠕动频率增加，强度增强。排卵时，从宫底至宫颈的蠕动收缩频率减少，而从宫颈至宫底的波动增强，有利于精子的输送。子宫内膜的蠕动性收缩特性与其功能相关，如妊娠周期时收缩活性低于非妊娠周期。月经期，每1～3min由宫底至宫颈发生一次不规律收缩，有利于脱落的功能层排出。

妊娠期子宫肌层组成发生显著变化，主要表现为肌细胞肥大，细胞外基质增加，淋巴管和血管成分增加。孕激素和孕酮可部分通过包括胰岛素样生长因子在内的生长因子促进以上变化。子宫平滑肌收缩活性受神经系统、促收缩药物（缩宫素、升压素、麦角碱和前列腺素）和抑宫缩药物（β_2 肾上腺能受体激动剂）的调节。宫腔内注入 $PGF_{2\alpha}$ 增强子宫收缩，排卵后米非司酮（RU486）也可增加子宫收缩，而沙丁胺醇可抑制子宫收缩。

第一节 子宫内膜干细胞

月经（menstruation）是子宫内膜周期性增生、分泌和脱落的结果。在下丘脑-垂体轴促性腺激素作用下，卵巢周期性排卵和性激素分泌是引起子宫内膜周期性增生、分泌（为受精卵植入做准备）和脱落（月经）的重要内分泌因素，而子宫内膜干细胞或祖细胞则是引起子宫内膜周期性再生的细胞生物学基础。

一、子宫内膜组织结构

1\. *女性生殖道起源* 源于胚胎期间介中胚层（intermediate mesoderm，中胚层中段）。在胚胎组织增生和分化过程中，原肠（gastrulation）中某些细胞由间充质向上皮转化形成体腔上皮，后者内陷形成副中肾管或苗勒管（paramesonephric ducts；Müllerian ducts）。苗勒管由表面上皮和其下方的尿生殖嵴间充质（urogenital ridge mesenchyme）组成。在胚胎发育过程中，尚未分化的子宫表面上皮侵入其下方的间充质内分化为子宫内膜腺体，而间充质向子宫平滑肌分化形成内侧子宫肌层，外侧的子宫平滑肌层则为非苗勒管来源。

2\. *人类子宫内膜特点* 子宫内膜由子宫内膜腔上皮、腺体上皮、间质成纤维细胞、血管细胞和白细胞组成，具有高度再生活性。子宫内膜附着于肥厚的子宫肌层内侧面构成子宫内膜腔，但子宫内膜与子宫肌层之间无明显的黏膜下组织将子宫内膜腺体和下方的子宫平滑肌层分开（图 4-1）。按照子宫内膜的结构和功能特征，子宫内膜可分为两层。

(1)功能层，占据子宫内膜的上 2/3，由表层的致密层和中间的海绵层组成。致密层含有丰富的间质组织，而海绵层含有浓密的腺体组织。子宫内膜功能层受卵巢雌、孕激素的影响呈现周期性增生、分泌和脱落变化，是形成月经和受精卵植入的部位。

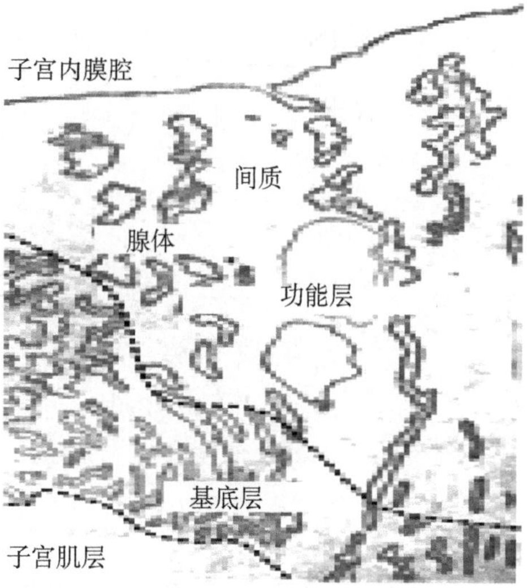

图 4-1 人类子宫内膜结构

图中两条虚线分别将功能层和基底层，基底层和平滑肌层分开

摘自 Gargett CE. 2007. Human Reproduction Update，13(1)：87.

(2)基底层，位于子宫内膜的下 1/3，由基底腺体、致密间质和集合淋巴管组成。子宫内膜基底层对卵巢性激素不敏感，无明显周期性增生和分泌变化，月经期也不脱落。

3\. *子宫内膜基底层特点* 位于海绵层腺体底部与子宫肌层之间的子宫内膜干细胞或祖细胞（endometrial stem /progenitor cell)具有强大的自我更新、再生和组织重塑功能,于月经后开始再生、增生和修复子宫内膜创面,形成新的功能层和子宫内膜腔。排卵周期的子宫内膜组织形态学变化,可人为地分为增生期(proliferative phase)、分泌期(secretory phase)和月经期 (menstrual endometrium)3 个时期(图 4-2)。

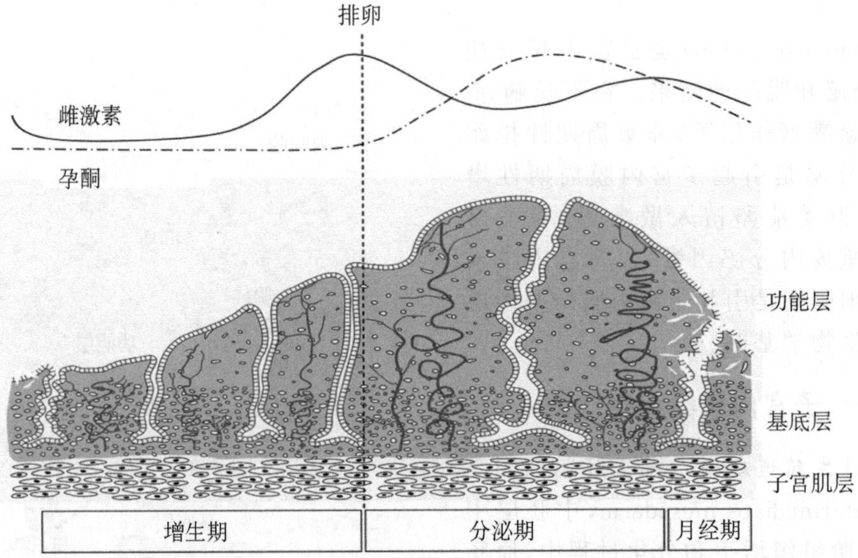

图 4-2　排卵周期子宫内膜组织的形态变化

摘自 Gargett CE. 2007. Human Reproduction Update,13(1):87.

二、子宫内膜干细胞组织定位

近 10 年来,有关人类子宫内膜干细胞或祖细胞研究已经取得巨大进展,为阐明子宫内膜疾病[异常子宫出血、子宫内膜异位症和子宫腺肌病(adenomyosis)]和肿瘤(子宫肌瘤和子宫内膜癌)病理发生机制和干细胞应用研究开拓了新的视野和研究领域。

临床观察和实验研究,包括体外干细胞克隆(clonogenicity,集落生成)实验、增生性实验、分化性实验、干细胞表型和标志物检测,体内组织重建实验和标签留置细胞(label-retaining cell,LRC)检测等均证实人类子宫内膜干细胞的存在。

人类成体干细胞(adult stem cell)存在于成人不同组织与胚胎胚层界面内(embryonic germ layer boundary)。子宫内膜干细胞(endometrial stem cell),包括上皮干细胞(epithelial stem cell)和间充质干细胞(mesenchymal stem cell),是存在于子宫内膜基底层内原始未分化细胞,无特异性形态和标志物的祖细胞,其中上皮干细胞存在于功能层子宫内膜腺体基底部,而间质干细胞分布于子宫内膜基底层微小血管周围(图 4-3)。

子宫内膜细胞增生动力学表明,月经后子宫内膜上皮和间质细胞增生和区带性分化,起源于子宫内膜基底层,子宫内膜腺体与子宫肌层连接处的干细胞及其功能性过渡型扩增细胞的快速增生,而非功能性内膜和子宫肌层增生的结果。

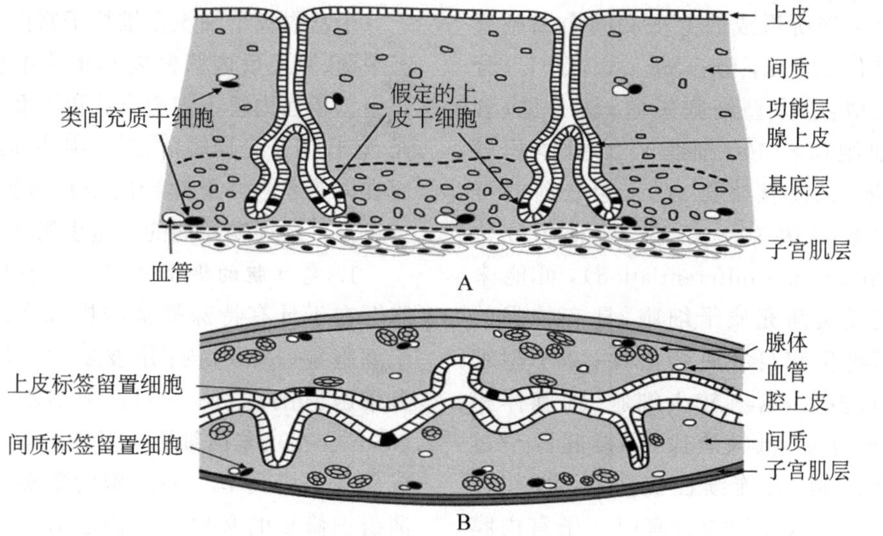

图 4-3　子宫内膜干细胞定位

A. 人类子宫内膜上皮干细胞位于内膜腺体基底部，间质干细胞位于血管周围；B. 小鼠子宫内膜上皮和间充质干细胞位于子宫内膜-肌层交界处血管周围

摘自 Gargett CE. 2007. Human Reproduction Update，13(1)：87.

三、子宫内膜干细胞分化

成体干细胞具有强大的自我更新和再生能力，通过非对称性分裂生成相同子代干细胞和多分化潜能子细胞，或通过对称性分裂生成过渡型扩增细胞［transit amplifying (TA) cell］，后者属于干细胞和终末期分化细胞之间的细胞群，其增生活性有限，不能进行自我更新，但可通过多次细胞分裂和扩增而生成大量具有特异性标志物的终末分化细胞(图 4-4)。

细胞转分化研究发现，成体干细胞具有可塑性，可从一个细胞系转化为另一不同细胞系，同时丧失原有细胞系特异性标志物和功能，获得新细胞系特异性标志物和功能，并失去细胞分化功能，以上过程与核程序重排(nuclear reprogramming)和关键发育基因转化或变异相关。成体干细胞可塑性受细胞内外环境因素和所在组织

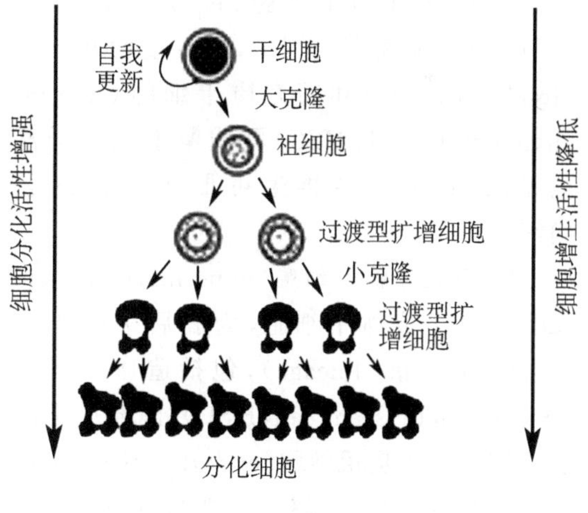

图 4-4　干细胞分化分级

摘自 Gargett CE. 2007. Human Reproduction Update，13(1)：87.

损伤的影响。

人类子宫内膜中的上皮细胞、间质细

胞和间充质干细胞构成子宫内膜腺体和表面上皮的主要间质部分。子宫内膜组织单细胞悬液培养所形成的上皮和间质细胞集落形成单位(colony-forming unit，CFU)分为两种类型：①大型细胞集落，较少见，含有较多细胞(>4000 细胞)、细胞体积较小、胞质浓密、高核浆比、在衰老之前的群体倍增次数可达 30～32 次，具有多分化潜能(multilineage differentiation)，可能来源于上皮或类间充质干细胞，具有较强的子宫内膜再生和自我更新活性；②小型细胞集落，较多见，含有较少细胞、细胞体积较大、疏松分布、低核质比，可能起源于过渡型扩增细胞，无连续性克隆活性，其自我更新为子宫内膜的能力有限。子宫内膜腺体为单克隆性(monoclonality)来源，起源于单一干细胞或祖细胞。

四、子宫内膜干细胞来源

子宫内膜干细胞存在两个可能的来源。

1. *残留胎儿干细胞*(remnant fetal stem cell)　属于胚胎干细胞(embryonic stem cell)。在胚胎发育过程中，极少量胎儿上皮(fetal epithelial)和间充质干细胞(mesenchyme stem cell，MSC)可残留于成人子宫内膜内，其周期性再生可形成子宫内膜组织。

2. *血液骨髓干细胞*(bone marrow stem cell)　属于成体干细胞，为胚后细胞谱系(postembryonic lineage)，包括造血干细胞(haemopoietic stem cell，HSC)、间充质干细胞(MSC)和内皮祖细胞(endothelial progenitor)，为血液中的骨髓衍生细胞(bone marrow derived cell)，具有分化为多种细胞系的潜能。接受单抗原 HLA-错配骨髓移植(single antigen HLA-mismatched bone marrow transplant)妇女的子宫内膜中出现细胞融合现象，提示骨髓干细胞具有分化为子宫内膜的活性。

五、子宫内膜干细胞的功能调节

子宫内膜干细胞在维持子宫内膜组织静态平衡、月经后内膜修复和重建中发挥重要作用。子宫内膜干细胞自我更新和再生可补充、替代因月经期脱落、组织损伤和细胞凋亡而丧失的细胞并重建新的子宫内膜腔，是维持正常月经周期功能的细胞生物学基础。

1. *龛细胞的调节作用*　子宫内膜干细胞存在于具有特殊解剖结构和生理功能的干细胞龛(niche)内，并被多种不同组织和龛细胞所围绕(图 4-5)。干细胞受龛细胞(niche cell)、龛内细胞外基质和黏附分子组成的微环境调节。龛细胞的重要功能是检测组织修复的必要性和沟通龛内干细胞增生和分化间的信号传递。在干细胞静止期间，龛细胞和龛内黏附分子锚定成体干细胞，控制其分裂活性和从细胞龛内释放。干细胞龛中钙粘着蛋白(cadherin)介导干细胞与龛细胞，整合素与细胞外基质(extracellular matrix)间的联系。龛细胞通过抑制性信号系统维持成体干细胞处于休眠状态(dormant state，G_0)，抑制干细胞生长和分化，其作用与转化生长因子-β(TGF-β)和骨形态生成蛋白(bone morphogenetic protein，BMP)作用相关。

2. *性激素的调节作用*　月经后，子宫内膜干细胞受雌激素、组织损伤和炎性因子的作用，处于静止期的子宫内膜干细胞通过对称性和非对称性细胞分裂生成大量的子细胞(daughter cell)和过渡性扩增细胞[transic amplication(TA)cell]，后者快速增生形成大量功能性终末期细胞以修复丧失的子宫内膜组织。正常分化成熟的子宫内膜细胞也具有潜在性干细胞生物活性。

研究发现，人类个别子宫内膜腺体本身也存在含有长寿干细胞的干细胞龛，其中的干细胞以随机性方式进行对称性和非对称性分裂，以维持子宫内膜龛中干细胞数量。绝

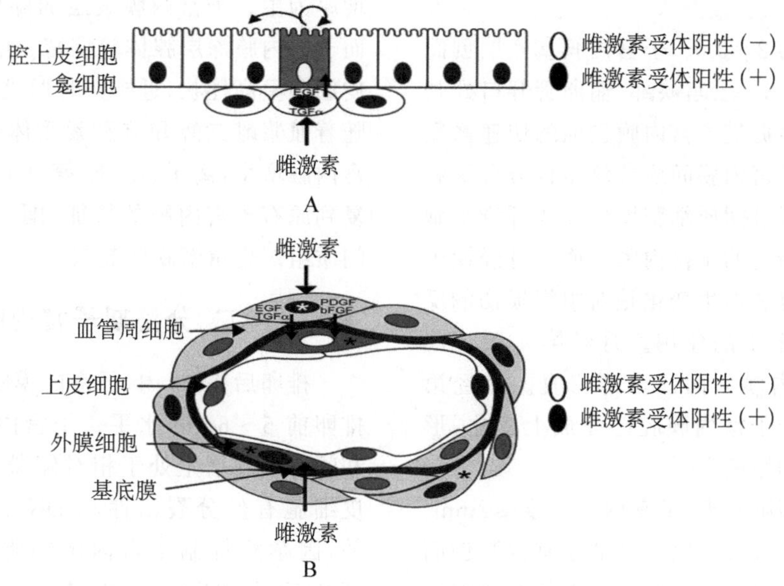

图 4-5　子宫内膜干细胞龛

A. 上皮干细胞龛(epithelial stem cell niche)"虚影细胞"为干细胞,接受雌激素和围绕 $ER^{(+)}$ 细胞分布的上皮下间质龛细胞增生信号的调节;B. 间充质干细胞龛(mesenchymal stem cell niche)位于血管周围,$ER^{(+)}$ 细胞(黑色细胞核)受雌激素的影响,通过生成 PDGF-BB、EGF、TGF、bFGF 调节干细胞增生

摘自 Gargett CE. 2007. Human Reproduction Update,13(1):87.

经后妇女萎缩型子宫内膜仍然存在干细胞储存库(reservoir),其中的干细胞依然具有再生或增生活性并引起子宫内膜增生性疾病,特别是存在 PTEN 基因微卫星不稳定性(microsatellite instability)或突变(mutation)的妇女。

第二节　排卵周期子宫内膜组织变化

排卵周期的子宫内膜组织学变化,包括子宫内膜腺体、血管和间质的特殊解剖和功能性变化,可人为地分为三个时期叙述:①增生期;②分泌期;③月经期。根据形态学和功能特征,人类子宫内膜由功能层和基底层组成。功能层占据子宫内膜的上 2/3,由表面的致密层和中间的海绵层组成。致密层含有较多的间质组织,中间海绵层则含有较浓密、弯曲排列的腺体组织。功能层受卵巢性激素的影响有明显的周期性增生、分泌和脱落性变化,是胚胎植入的部位。基底层位于子宫内膜的下 1/3,与子宫肌层相连接,含有腺体基底部和支持血管系统。基底层子宫内膜具有较强的组织再生能力,月经后出现增生和修复子宫内膜创面,重新形成子宫内膜功能层。人类子宫内膜组织结构和细胞形态特征反映不同表型细胞的极化梯度(polarized gradients of cell)。

一、增生期子宫内膜

月经期第 2～3 天，子宫内膜基底层创面开始合成 DNA。子宫峡部、输卵管开口处基底层内膜增生促进子宫内膜创面的快速修复和上皮化。子宫内膜间质分泌多种旁分泌和自分泌因子促进间质细胞增生和成纤维细胞迁徙覆盖于新生的子宫内膜表面。月经期子宫内膜的修复和增生变化是对组织损伤的反应而非卵巢激素的作用。月经第 4 天，2/3 以上的子宫内膜创面已全部修复。月经第 5～6 天，整个子宫内膜腔已完成上皮化，形成新的子宫内膜腔。

月经周期第 5 天，子宫内膜厚度≤2mm。残留于子宫下段和子宫角部的子宫内膜创面首先开始增生和修复，表现为基底层细胞有丝分裂活性增强。增生早期，新生的子宫内膜腺体细直，狭窄，呈管状，被覆单层柱状上皮细胞，圆形细胞核位于细胞底部。增生的腺体数量逐渐增多，管腔扩大，排列成行与邻近腺体相连接，最后形成新的子宫内膜腔。腺体上皮和间质细胞有丝分裂活性增强，胞质含丰富的核糖体，但内质网和高尔基复合体尚未完全发育。子宫内膜间质水肿和血管扩展，在腺上皮结合膜下方形成疏松的毛细血管网。

月经周期第 7～8 天，受升高雌激素的影响，子宫内膜腺腔上皮出现纤毛细胞（ciliated cell）和无纤毛细胞（nonciliated cell），分别具有不同的分泌功能。雌二醇水平与纤毛细胞数量直接相关，雌激素降低时细胞纤毛随之消失。纤毛细胞体积较大，含有丰富的细胞质，围绕腺体开口分布，纤毛摆动可促进腺体分泌物的流动和扩散。增生期子宫内膜内也出现大量的骨髓衍生细胞，包括淋巴细胞和巨噬细胞，弥散于间质组织内。

月经周期第 8～10 天，子宫内膜腺体、间质和血管内皮细胞增生显著增强。子宫内膜腺体增多、扩展和间质细胞外基质增多，使子宫内膜增厚至 3.5～5.0mm，其中以功能层增厚为主。子宫内膜表层的腺体相互分离，而子宫内膜深层腺体较稠密。增生的腺体上皮细胞呈高柱状，近排卵时形成假复层结构。随着血浆雌二醇和雌激素受体浓度增加，子宫内膜增生，离子、水分、氨基酸的变化也恢复到原有子宫内膜的特征，围绕腺体分布的间质组织也重新膨胀起来。

二、分泌期子宫内膜

排卵后头 3d 内，子宫内膜厚度仍维持在排卵前 5～6mm 水平。子宫内膜上皮细胞和间质细胞增生处于相对停滞状态，其与上皮细胞有丝分裂活性和 DNA 合成降低相关，因孕酮抑制子宫内膜细胞雌激素受体（ER）表达，增强 17β-羟基类固醇脱氢酶-Ⅱ型（17β-hydroxysteroid dehydrogenase type-Ⅱ）和磺基转移酶（sulfotransferase）活性，促进雌二醇转化为雌酮从细胞内排出。另外，雌激素促进，而孕酮抑制多种肿瘤基因表达。

月经周期第 17～18 天，子宫内膜腺腔明显扩大、纡曲、腺体细胞出现分泌活动。子宫内膜腺体上皮细胞呈卵圆形，出现浓密的微绒毛，细胞表面覆盖许多直径 0.3～0.6μm 分泌小滴，细胞核形成异染色质（heterochromatin），核下胞质内出现糖原囊泡，巨大线粒体和“核管系统”（nucleolar channel system），细胞核移向细胞中央，腺腔内出现少量嗜酸性颗粒。靠近核管系统的胞质向细胞核内陷形成核周间隙，是将 mRNA 输送至胞质的直接通路。核管系统的形成是对孕酮生成的应答，也是子宫内膜分泌早期超微结构标志。血浆渗出促进子宫内膜腺体细胞分泌，血液许多重要的免疫球蛋白进入子宫内膜腔内。子宫内膜腺体分泌活性于 LH 峰值后第 7 天达到高峰，恰与受精卵植入时间相一致。

月经周期第 20～22 天，子宫内膜腺体细胞出现称为吞饮体（pinopod）的细胞质突出物，是子宫内膜可接受胚胎植入的形态学标记。孕酮促进吞饮体的形成，而雌激素引起吞饮体退化。吞饮体具有液体胞饮作用（pinocytosis）和大分子物质的胞吞作用（endocytosis），其与囊胚植入与上皮细胞间的信号传导相关。

月经周期第 22～23 天，在孕酮、自分泌和旁分泌因子共同作用下，子宫内膜血管周围的间质细胞体积和细胞核增大，胞质嗜酸性，核分裂增强，出现异染色质，并被细胞外基质所围绕，形成基底膜，呈现前蜕膜化（predecidualization）组织特征。前蜕膜间质细胞（predecidual stromal cell）具有发育良好的高尔基复合体和内质网，细胞周围间质中含有层连蛋白（laminin）、纤连蛋白（fibronectin）、硫酸肝素（heparin sulfate）和Ⅳ型胶原（type Ⅳ collagen）。

月经周期第 21～27 天，分泌型子宫内膜腺体扩张和纡曲更趋明显，其周围围以少量的间质组织。排卵后第 14 天，子宫内膜分化为组织形态不同的三层：①基底层占子宫内膜厚度的下 1/4；②海绵层（stratum spongiosum），为子宫内膜中间部分，占子宫内膜厚度的 1/2，含有缠绕紧密的螺旋血管、水肿的间质和极度扩张的腺体；③致密层（stratum compactum），位于子宫内膜表层，占子宫内膜厚度的 1/4，其中间质细胞增大，呈多角形。间质细胞质大量增加时，细胞间相互融合形成致密细胞层，使子宫内膜上皮下毛细血管和螺旋动脉呈充血状态。

月经周期第 26～27 天，间质蜕膜化的逐渐扩展使子宫内膜上皮下致密层和海绵层的界限更加明显。子宫内膜间质内含有胶原纤维（Ⅲ型和Ⅰ型）的嗜银纤维形成一个网状结构，引起间质水肿和子宫内膜增厚。子宫内膜间质周围出现多核白细胞浸润。来源于子宫内膜间质的蜕膜组织是妊娠期重要的生化组织。蜕膜组织及其分泌物质通过自分泌和旁分泌机制控制滋养细胞侵入和增生活性。

妊娠后，分泌期子宫内膜内出现的特异性 K 细胞（Kornchenzellen cell）数量于第 1 孕季达到高峰。植入和胎盘形成期，子宫内膜血管周围出现具有免疫保护功能的颗粒细胞，其可能来源于血液细胞。性激素促进子宫内膜间质细胞合成前列腺素。当间质细胞转化为蜕膜细胞后，可分泌多种生物活性物质，包括催乳素、松弛素、肾素、胰岛素样生长因子和胰岛素样生长因子结合蛋白质。子宫内膜间质细胞，即蜕膜细胞的祖代细胞可能来源于骨髓细胞，其分化后侵入子宫内膜，但目前认为它们来源于原始子宫间充质干细胞（primitive uterine mesenchymal stem cell）。

分泌晚期的间质细胞存在多种促凝血蛋白的表达，包括组织因子、与血液接触时引起血液凝固的膜相关蛋白（menbrane-associated protein）、纤溶酶原激活物抑制物-1（plasminogen activator inhibitor Ⅰ，PAI-1）。以上基因表达的生理学意义在于防止胚胎植入时滋养层侵袭引起的病灶性出血。

月经周期第 25 天（即月经前 3d），前蜕膜细胞于子宫内膜功能层表面形成致密层。子宫前蜕膜细胞在子宫内膜出血（月经）和子宫内膜止血（植入和胎盘形成）过程中发挥重要作用。子宫内膜蜕膜化是抑制出血的重要机制，其受多种细胞因子的调节，包括纤溶酶原激活物活性降低。蜕膜内纤溶酶原减少抑制降解间质细胞外基质（stromal excellular matrix，ECM）的金属蛋白酶（metalloproteinase）活性，而增强纤溶酶原激活物抑制物-1 活性。随着黄体退化，雌激素和孕激素分泌减少，功能层子宫内膜将发生脱落，形成月经（图 4-6）。

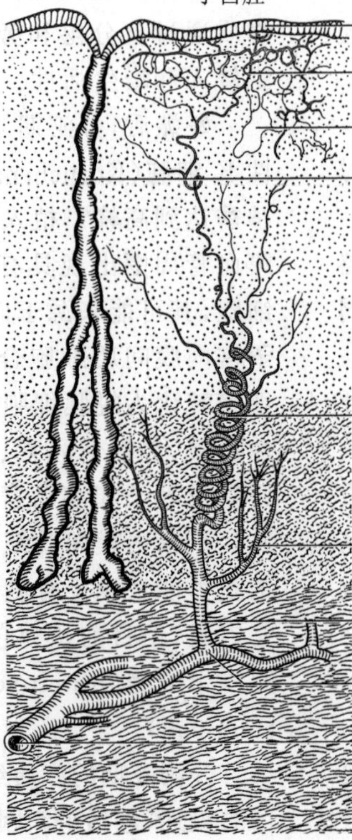

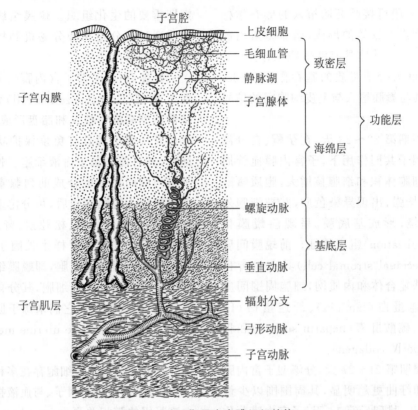

图 4-6 分泌期子宫内膜组织结构

三、月经期子宫内膜

(一)月经期子宫内膜的组织学变化

分泌晚期和月经前期，细胞外基质的改变和白细胞的浸润引起缺氧、再灌注损伤和功能层的脱落，继之激活止血和再生过程。月经前期子宫内膜的主要组织变化，包括间质网(stromal reticular network)的降解、间质中多形核白细胞和单核白细胞的浸润、子宫内膜腺体的“分泌枯竭”(secretory exhaustion)，腺上皮细胞核移位于基底部、核管系统和大线粒体消失。月经前子宫内膜皱缩，很大程度上是由于间质分泌活性停止和分解代谢增强所致。

月经开始前 4～24h，子宫内膜小动脉和螺旋动脉出现痉挛性收缩，引起局部组织缺血，而小动脉和螺旋动脉松弛后子宫内膜充血，引起严重缺血和再灌注损伤。白细胞和红细胞从毛细血管内徙出并向子宫内膜间质弥散，于子宫内膜表层形成凝血酶-血小板凝块(thrombin-platelet plug)，引起组织坏死和血栓形成，随后出现组织裂纹、破碎和脱落。

月经前期，雌、孕激素浓度下降，溶酶体膜崩解释放出组织溶酶，促进间质细胞前列腺素生成，$PGF_{2\alpha}$ 和 PGE_2 浓度达到高峰。与此同时，子宫内膜组织中自体吞噬(autophagy)和异体吞噬(heterophagy)活性增强，出现细胞凋亡。月经期细胞凋亡(程序化细胞死亡)由多种细胞因子介导，包括细胞间蛋白、钙粘着蛋白和连环素(catenins)降低。

肿瘤坏死因子 α(TNF-α)在月经发生中发挥重要作用。月经期子宫内膜细胞 TNF-α 分泌增加，并于月经来潮时达到高峰。TNF-α 抑制子宫内膜增生、诱导凋亡、引起钙粘着蛋白-连环素-肌动蛋白复合物(cadherin-catenin-actin complex)的丢失、促进细胞间的分离和血管内皮细胞损伤。

月经期出血是子宫内膜表层动脉和毛细血管破裂所致。子宫内膜脱落处，破裂血管的上游形成的凝血酶-血小板凝块可减少出血过多。月经期出血受子宫内膜间质组织因子(tissue factor，TF)、纤溶酶原激活物和抑制因子的共同调节。TF与凝血因子Ⅶ结合，促进血凝过程，而PAI-1抑制子宫内膜纤维蛋白溶解和蛋白溶酶活性。凝血酶促进纤维蛋白生成、血小板激活、血凝辅助因子生成和血管新生，对促进月经止血具有重要作用。

月经期子宫内膜从基底膜和海绵层间开始，片状脱落和塌陷。子宫内膜脱落从子宫底部开始，进而扩展到整个子宫腔，最后形成菲薄而黏稠的月经内膜混合物。月经血在子宫内膜纤溶酶作用下液化，但月经血过多时可形成大小不等的血凝块。月经期子宫内膜在短短的13h内，厚度从4mm降至1.25mm。月经出血停止是持续性血管收缩、组织塌陷、血栓形成和雌激素修复共同作用的结果，子宫平滑肌收缩对控制月经出血无重要意义。

(二)月经子宫内膜生物化学

月经的生物化学变化与细胞溶酶体、特异性基质降解蛋白酶、基质金属蛋白酶和细胞因子内皮素-1相关。黄体期子宫内膜细胞中溶酶体数量和活性增加，孕酮增加增强其活性，孕酮减少则引起溶酶体降解，但溶酶体激活与月经来潮间无相关性。

基质金属蛋白酶(matrix metalloproteinase，MMP)是以特异性胶原和其他基质为底物的酶类，包括降解间质和基底膜胶原的胶原酶(collagenases)、降解胶原的明胶酶(gelatinase)、降解纤连蛋白、层连蛋白、糖蛋白的间质溶酶(stromelysins)。编码MMP的基因受多种细胞因子和生长因子的转录调控，基因产物以酶原的形式分泌，其必须被激活后才呈现蛋白酶活性。内源性抑制因子基质金属蛋白酶组织抑制因子(TIMP)抑制MMP的活性。子宫内膜崩解和脱落与基质金属蛋白酶降解细胞外基质和基底膜组织，包括胶原、明胶、纤连蛋白和层连蛋白(laminin)相关。

基质金属蛋白酶功能受性激素调节。分泌晚期孕激素撤退，促进前蜕膜化子宫内膜中MMP表达增强，引起细胞膜崩解和细胞外基质的降解。月经后MMP功能抑制状态与雌激素分泌增加相关。MMP活性受金属蛋白酶组织抑制因子的抑制。

月经前期，子宫内膜间质中存在间质胶原酶(interstitial collagenase，MMP-1)、间质溶解酶-2(stromelysin 2，MMP-10)、明胶酶(gelatinase B，MMP-9)的表达，其中MMP-1和MMP-9定位于功能层。排卵前增生期子宫内膜细胞中存在基质溶解酶(metrilysin，MMP-7)表达，而分泌期子宫内膜不存在表达，月经前期子宫内膜及其间质出现表达。增生期子宫内膜存在间质溶解酶1(MMP-3)和间质溶解酶3(MMP-11)表达，分泌期表达降低，月经期表达增强。

孕酮下调明胶酶A(gelatinase A，MMP-2)表达，黄体晚期，孕酮降低引起明胶酶A表达增强。月经前期，孕酮撤退时子宫内膜纤溶系统、尿激酶和组织纤溶酶原激活物增加，而PAI-1表达降低，引起纤溶酶原激活物增加，纤溶酶原蛋白水解，激活MMP原(pro-MMP)。月经前期和月经期，子宫内膜间质细胞中TIMP-1表达增强，其抑制由MMP介导的细胞外基质蛋白水解过程。

内皮素(endothelin，ET)是内皮细胞生成的血管收缩因子。血管平滑肌存在与内皮素结合的两类受体。内皮素-1(ET-1)由子宫内膜上皮细胞或基质细胞生成，促进螺旋动脉平滑肌收缩。分泌中期子宫内膜中存在高活性的降解内皮素-1和其他血管活性肽的酶类，包括脑啡肽酶(enkephalinase)、膜结合金属肽键内切酶(membrane-bouud MMP)。孕酮增强编码脑啡肽酶基因表达，黄体晚期孕酮降低时脑啡肽酶活性同步性降低，使内皮素-1 生物活性时相延长。月经期，抗利尿激素具有促进子宫内膜血管收缩的作用。

血管内皮细胞生成的内皮素(ET)是一种强力血管收缩物质。子宫内膜 ET-1 活性与血管舒张因子一氧化氮(NO)、前列环素(prostacyclin，PGI_2)间保持动态平衡。ET-1 由子宫内膜间质、腺体上皮和蜕膜分泌，TGF-β 和 IL-γ 促进其分泌。ET-1 促进细胞有丝分裂、子宫内膜修复、血管收缩，引起子宫平滑肌强烈收缩和痛经。月经周期和妊娠期，VEGF 主要由子宫内膜生成，其表达高峰与分泌期血管生成高峰同步出现。成纤维细胞生长因子也是一种高活性的促有丝分裂原，其特异性作用于血管内皮细胞和子宫内膜细胞。

子宫内膜溶酶体磷脂酶(lysosomal phospholipases)生成花生四烯酸(arachido nic acid)，继而生成前列腺素 $PGF_{2\alpha}$ 和其他类二十碳烷酸(eicosanoids)。月经前期孕酮降低，子宫内膜促进 $PGF_{2\alpha}$ 降解的 15-羟基前列腺素脱氢酶(15-hydroxyprostaglandin dehydrogenase)活性也随之降低，从而增加前列腺素生物利用率，促进子宫和血管平滑肌收缩，压迫子宫内膜血管系统而促进止血。放射性核素观测发现，月经周期第 10～12 天和第 21～26 天，即排卵期和黄体中期子宫内膜血流灌注最高。

(三)子宫内膜的免疫细胞

人类子宫内膜间质含有丰富的淋巴细胞和髓样细胞，基底层细胞中 10%～15%为白细胞。淋巴细胞中，抑制型 T 细胞为主，其次为辅助型 T 细胞，而不同于子宫内膜淋巴系统，后者含大量的抑制型-细胞毒细胞(suppresor-cytotoxic cell)和少量的 B 细胞和浆细胞。

子宫内膜存在独特的淋巴细胞，颗粒淋巴细胞(granulated lymphocytes)，其为球形，分叶状细胞核和含有嗜酸性颗粒的细胞质，表达细胞表面抗原 $CD3^-$、$CD16^+$ 和 $CD56^+$，为自然杀伤细胞的特殊类型。颗粒淋巴细胞被白介素-2(IL-2)激活时，可释放穿孔蛋白(perforin)和丝氨酸酯酶细胞毒蛋白，呈现正常和肿瘤细胞活性。黄体期子宫内膜内，颗粒淋巴细胞开始增加直到妊娠第 1 孕季，占蜕膜白细胞总数的 70%。在非孕周期中，分泌期积聚的粒淋巴细胞发生程序性细胞死亡。

颗粒淋巴细胞参与滋养细胞侵入和胎盘形成的调节。颗粒淋巴细胞以非细胞毒性作用限制滋养层细胞的侵入活性，其与集落刺激因子 1(CSF-1)、IL-1、白血病抑制因子(ILF)和干扰素-γ 作用相关。子宫内膜内 T 淋巴细胞通过释放细胞因子调节间质和上皮细胞功能。

四、正常月经周期

正常妇女月经周期为 24～35d。初潮后 5～7 年，月经周期逐渐缩短，年龄≥40 岁时，月经周期又延长。月经排出物包括自溶的功能层子宫内膜、炎症渗出物、红细胞、纤溶酶及其纤溶产物。月经血呈高纤溶状态，易于排出。月经第 1 天的排出物约占月经总量的 50%，经期持续 4～6d(范围 2～8d)。正常月经量为 30ml，如≥80ml 为月经过多。

第三节　妊娠期子宫内膜

妊娠期子宫内膜的显著特征是间质水肿和血管充血。妊娠第 1 周，子宫内膜的特征性变化是上皮层折叠、上皮细胞增大、胞质明显、细胞核增大、染色深、呈现 A-S 反应(Arias-Stella reaction)。子宫内膜 A-S 反应分布无规律性，50%的异位妊娠妇女的子宫中有 A-S 反应。

随着妊娠的发展，子宫内膜腺体萎缩并最后消失。受孕酮的影响，分泌期子宫内膜转化为蜕膜。蜕膜细胞质丰富，周围间质增多，细胞边缘清晰，胞质中含有胶原合成需要的脯氨酰羟化酶，在细胞外基质生成过程中发挥重要作用。超微结构观察，蜕膜细胞具有明显的高尔基复合体、扩张的糙面内质网和稠密的膜结合分泌颗粒。蜕膜细胞分泌的胰岛素样生长因子结合蛋白1(IGFBP-1)和转录生长因子β(TGF-β)抑制滋养层细胞的侵袭。

蜕膜化间质是滋养层侵入、胎盘形成和胎儿接受母体免疫活性细胞作用的部位，其重塑性对胎盘发育和子宫胎盘循环建立至关重要。月经周期第21天，子宫内膜蜕膜化间质非晶体成分(黏多糖和重组的胶原纤维)增加使间质变得十分疏松。间质Ⅴ型胶原表达降低，而Ⅵ型胶原仅在与血管和腺细胞基底膜连接部位存在表达。含有层连蛋白和Ⅱ型胶原的基底膜型间质形成滋养层侵袭部位疏松基质的底物。基底膜样间质内肌动蛋白(entactin)促进滋养层细胞的黏附和迁徙。蜕膜间质也生成细胞因子、蛋白酶抑制因子和蛋白酶原等。

妊娠期蜕膜化内膜是胎儿胎盘单位和母体间物质交换通道，具有活跃的内分泌功能。蜕膜细胞含有较丰富的糖原、脂质和多种活性物质包括催乳素、松弛素、IGF和IGFBP，它们在局部呈现自分泌和旁分泌作用。

妊娠期，hCG和孕激素共同促进子宫蜕膜分泌催乳素，其受胎盘、胎膜和蜕膜细胞因子的控制，但不受多巴胺、溴隐亭和促甲状腺激素释放激素(T-RH)的影响。人类蜕膜生成的催乳素氨基酸序列和生化功能与垂体催乳素相同。

人类胎盘分泌蜕膜催乳素释放因子(decidual prolactin releasing factor，DPRF)，而蜕膜则分泌一种抑制DPRF对蜕膜催乳素生成作用的蛋白质。IGF-1、松弛素和胰岛素促进蜕膜催乳素和松弛素生成。

胎盘和蜕膜分泌与钙、磷结合的蛋白质-脂皮质素-1(lipocortin-1)，以非磷脂酶 A_2 和糖皮质激素依赖性方式，抑制磷脂酶 A_2 活性、对糖皮质激素反应性和蜕膜催乳素的生成。前列腺素不参与蜕膜催乳素生成调节，肾上腺皮质激素也不影响催乳素释放。

羊水中催乳素来源于蜕膜，其浓度与蜕膜中催乳素浓度相关，与母体血浆催乳素浓度无关。妊娠前半期羊水催乳素浓度达到高峰(4000ng/ml)，而母体血中浓度仅为50ng/ml，胎儿为10ng/ml。妊娠晚期，母体血浆催乳素浓度达到高峰。值得注意的是，羊水中催乳素浓度不受溴隐亭治疗的影响。催乳素调节羊水量和电解质浓度。催乳素也调节胎儿肺表面活性物质合成、抑制子宫平滑肌收缩、抑制免疫功能和母体对妊娠物的免疫排斥反应，对胎儿则呈现自分泌和旁分泌生长因子作用。

蜕膜生成的成纤维细胞生长因子(FGF)促进早期妊娠血管的生成。蜕膜生成的内皮细胞促血管生成因子(epithelial-cell-stimulating angiogenesis factor)是一种非蛋白类有丝分裂原(nonprotein mitogen)，促进第1孕季蜕膜血管生成。人类蜕膜存在促肾上腺皮质激素释放激素的表达，其激活前列腺素、促进子宫平滑肌收缩、调节妊娠期和分娩期应激反应。

人类IGF-1、胰岛素、内皮素和松弛素促进蜕膜生成肾素原(prorenin)，其对子宫的作用尚不明了。子宫内膜间质细胞生成IGFBP-1、IGFBP-2、IGFBP-3、IGFBP-4。羊水中存在高浓度的IGFBP-1。IGFBP的分泌受胰岛素、IGF和松弛素的调节。蜕膜松弛素结构与胰岛素和IGF相似，其促进子宫内膜间质细胞生成IGFBP-1。

黄体中期子宫内膜出现IGFBP-1表达，而第1孕季末期蜕膜中浓度达到高峰。第2

孕季羊水和血浆 IGFBP-1 浓度升高，第 3 孕季明显降低。蜕膜中 IGFBP-1 生成受孕激素、松弛素、胰岛素、IGF-1 和 IGF-2 的调节。IGF-1 与 GFBP 结合后，抑制分泌期和妊娠期子宫内膜细胞有丝分裂活性。蜕膜内 IGFBP-1 抑制滋养细胞的侵入。绒毛小叶，滋养细胞和蜕膜均生成 IGFBP-1。TGF-β 通过自分泌作用促进自我生成，在蜕膜内通过促进纤溶酶激活因子抑制因子和金属蛋白酶组织抑制因子的生成而发挥遏制滋养细胞侵入作用。

第四节 子宫内膜激素代谢与受体

一、激素代谢

1. *雌二醇代谢* 子宫内膜从血浆中吸收的雌二醇（estradiol），在 17β-羟类固醇脱氢酶（17β-hydroxysteroid dehydrogenase）的作用下转化成雌酮（estrone），或在雌激素磺基转移酶（estrogen sulfotransferase）的作用下转化成硫酸酯。子宫内膜存在两种不同的 17β-羟类固醇脱氢酶促进雌二醇氧化成为雌酮，其中Ⅱ型酶存在于微粒体内，而Ⅳ型酶存在于过氧化酶体内。月经周期分泌期，以上两种酶类存在于子宫内膜腺体上皮细胞内，均以烟酰胺腺嘌呤二核苷酸（nicotinamide adenine dinucleotide）的氧化形式为辅助因子调节雌激素代谢。孕酮通过增强Ⅱ型和Ⅳ型酶表达，促进子宫内膜细胞内雌二醇向孕酮转化，通过增强雌激素磺基转移酶表达促进雌二醇硫酸酯生成。

2. *雄激素代谢* 正常子宫内膜不存在芳香酶表达和活性，不能将雄激素转化成雌激素。然而，子宫内膜异位症原位和异位子宫内膜、子宫腺肌病和子宫内膜癌组织存在芳香酶高表达和过多雌激素生成，是引起疾病的病理内分泌学基础，其与病变组织 IL-6 和 IL-11 增强芳香酶活性相关。

3. *孕激素代谢* 17β-羟甾类脱氢酶Ⅱ型是一种 20α-羟基类固醇脱氢酶（20α-hydroxysteroid dehydrogenase）。分泌期子宫内膜腺体上皮细胞内该酶类活性增强，促进雌二醇和孕酮的氧化和失活。

二、激素受体

月经周期中类固醇激素受体的表达有明显周期变化。增生期子宫内膜中雌激素受体（ER）浓度最高，排卵后受孕酮的影响浓度降低。排卵时，子宫内膜孕酮受体（PR）浓度到达高峰，提示雌二醇上调孕酮受体表达，但孕酮下调 PR 表达。

子宫内膜和平滑肌细胞中雌激素受体（ER-α、ER-β）表达于卵泡晚期达到高峰，其中腺体细胞中浓度最高。黄体早期 ER 表达降低，黄体中、晚期复又升高。子宫内膜腺体上皮内 PR 表达于卵泡晚期和黄体早期达到高峰，分泌中期降至最低点。月经周期中子宫内膜间质细胞 PR 无明显变化。蜕膜化间质细胞中 PR 呈现高表达，但蜕膜细胞却不存在表达。整个月经周期中子宫平滑肌细胞 PR 呈现高表达。

子宫生长、发育和功能受雌激素和孕激素调节。孕激素通过下调 ER 功能、抑制雌激素介导的肿瘤基因转录、促进雌激素从细胞内排出，拮抗雌激素对子宫的作用。正常月经周期、绝经后子宫内膜和妊娠期蜕膜细胞中存在雄激素受体（AR）的表达，但整个月经周期中 AR 含量保持相对恒定。

免疫组化研究发现，增生期 ER 位于上皮细胞、间质细胞和子宫平滑肌细胞核内。上皮细胞的 ER 染色最明显，孕酮水平升高后，ER 染色仅限于基底层深部腺体和血管平滑肌细胞内。PR 也位于细胞核内，增生期和排卵后 1～3d 的子宫内膜上皮细胞中表达最强。排卵后第 4 天，上皮细胞 PR 染色明显下降，分泌期逐渐减弱或消失。与之相反，整个分泌期间质细胞 PR 染色逐渐增强。血管平滑肌中不存在 PR 表达。

第五节　子宫内膜细胞因子与分泌产物

一、细胞因子

月经周期子宫内膜的组织形态学和生物化学变化受多种性激素和细胞生长因子的调节。研究发现，人类子宫内膜和蜕膜中存在 EGF 和 TGF-α，酸性和碱性成纤维细胞生长因子(GFG)，IGF-1 和 IGF-2，IL-1 和 IL-2，白血病抑制因子(LIF)，巨噬细胞集落刺激因子(M-CSF)，粒细胞-巨噬细胞集落刺激因子(GM-CSF)，TGF-β，血小板源性生长因子(PDGF)，肿瘤坏死因子 α(TNF-α)及内皮素-1、2、3。这些细胞因子在维持子宫内膜和蜕膜功能方面发挥重要作用(图 4-7)。子宫内膜和蜕膜也存在以下细胞因子受体，包括 EGF/TGF-α、IGF-1、IGF-2、IL-1、M-CSF、GM-CSF、PDGF 和内皮素的受体。

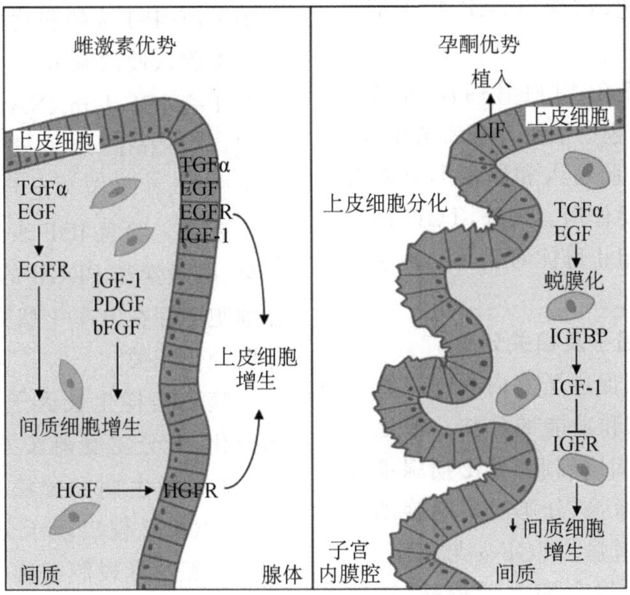

图 4-7　细胞生长因子对子宫内膜细胞增生和分泌功能的调节

A. 增生期：雌激素通过促进细胞生长因子的生成而引起子宫内膜上皮和间质细胞的增生；B. 分泌期：孕激素通过调节相关细胞生长因子受体功能和(或)结合蛋白质表达，抑制子宫内膜增生，引起上皮细胞分化和间质细胞蜕膜化

TGFα. 转化生长因子-α；EGF. 表皮生长因子；EGFR. 表皮生长因子受体；IGF-1. 胰岛素样生长因子-1；PDGF. 血小板源性生长因子；bFGF. 碱性成纤维生长因子；HGF. 造血细胞生长因子；HGFR. 造血细胞生长因子受体；LIF. 白血病抑制因子

摘自 Gargett，Chan RWS，Schwab KE. 2008. Molecular endocrinology，288：22.

(一)转化生长因子-β

TGF-β是调节细胞生长分化的多功能蛋白，为相关基因编码的5个二聚体多肽，分别与细胞表面Ⅰ、Ⅱ、Ⅲ型受体蛋白结合，其中Ⅰ型和Ⅱ型受体介导TGF-β活性。增生晚期、分泌早期和中期，人类子宫内膜上皮和间质细胞中TGF-β mRNA和蛋白表达增强，TGF-β Ⅱ型受体的表达与TGF-β一致。

体外研究，TGF-β抑制子宫内膜细胞增生，促进增生期子宫内膜向分泌期转换。妊娠第1孕季，子宫蜕膜中TGF-β升高，促进滋养层细胞非侵袭表型分化而限制滋养层入侵。TGF-β通过增强滋养层细胞纤连蛋白(fibronectin)的表达，诱导TIMP和PAI-1的生成。

体内研究，TGF-β_1由血管内皮细胞生成，调节血管生成过程中细胞外基质的生成，在子宫内膜再生、胚胎植入和胎盘形成血管生成过程中发挥重要作用。另外，TGF-β_1作为免疫抑制因子可阻止母体对胎儿同种移植的免疫排斥反应。

(二)表皮生长因子及相关分子

EGF和TGF-α促进子宫内膜间质细胞增生、蜕膜细胞形态和功能的分化。增生期EGF表达主要位于间质细胞，分泌期腺细胞和表层细胞中表达增强，分泌晚期螺旋动脉周期间质细胞表达增强。TGF-α与EGF受体(EGF-R)结合，在增生期含量较高，排卵后下降，主要在上皮细胞表达。

子宫内膜中也存在EGF家族的另一成员双调蛋白(amphiregulin)的表达。EGF增加上皮细胞纤连蛋白和玻璃体结合蛋白(vitronectin)的生成和间质细胞分化，增加层连蛋白(laminin)和纤连蛋白合成，并调节子宫内膜细胞整合素的表达。早期妊娠妇女血清EGF浓度达到高峰。排卵期EGF-R浓度达到高峰，排卵后和分泌期下降，月经前降至最低点。子宫内膜间质和妊娠期蜕膜EGF-R增加。研究发现，胎儿宫内发育迟缓(IUGR)时EGF和EGF-R降低。

(三)胰岛素样生长因子

IGF-1和IGF-2为分子量7kDa的多肽，与胰岛素结构相似，细胞膜上IGF受体(1型和2型)结合可促进细胞有丝分裂和分化。IGF-1、2均可通过1型受体促进子宫内膜细胞增生和分化。IGF-1在增生晚期和分泌早期子宫内膜表达最高，而IGF-2在分泌中期子宫内膜和妊娠第1孕季蜕膜中含量最高。

IGF与IGF结合蛋白(IGFBP)结合后失去生物活性。IGFBP具有五种分子形式，其中IGFBP-1为蜕膜化间质细胞生成，参与滋养细胞入侵的调节。人类胎盘生成IGF-1和IGF-2，IGF-1 mRNA主要存在于滋养层细胞，IGF-2mRNA位于绒毛间充质的成纤维细胞内，在早期和足月妊娠细胞滋养层细胞中表达。胎盘IGF表达受胰岛素、胎盘催乳素、雌激素和PDGF的调节。早期妊娠滋养细胞中存在IGF-1型受体，与IGF促进滋养层分化相关。

胰岛素样生长因子促进细胞有丝分裂和分化，其分泌受雌激素和孕激素的调节。IGF-1在增生期和分泌早期子宫内膜占优势，而IGF-2仅出现于分泌中、晚期子宫内膜和妊娠早期蜕膜细胞中，其与孕激素诱导的细胞分化相关。IGF-1活性受IGF结合蛋白质的调节，其中IGFBP-2和IGF-1作用一致，肌肉组织中IGFBP-3含量较低，而血管内皮细胞含量较高。雌激素促进IGFBP-4和IGFBP-5生成，不受孕激素影响，而蜕膜化子宫内膜则主要生成IGFBP-1。人类子宫平滑肌和子宫内膜间质存在甲状旁腺激素样蛋白(parathyroid hormone-like protein)mRNA表达的生理学意义尚不十分明了。

(四)血小板源性生长因子

血小板和子宫内膜间质细胞生成PDGF,促进子宫内膜细胞的有丝分裂和增生,在月经周期增生期含量最高。

(五)成纤维细胞生长因子

FGF是促进子宫内膜和平滑肌细胞生长因子。酸性和碱性FGF与蛋白多糖结合。碱性FGF是血管源性细胞因子,在孕酮存在时促进间质细胞增生。FGF-7 mRNA在分泌期子宫内膜间质中表达最高,其受体则在增生晚期腺上皮内含量最高,表明FGF-7为孕酮依赖性生成,但其受体也存在对雌激素的敏感性。

(六)血管内皮生长因子

血管内皮生长因子(VEGF)存在多种分子形式,促进血管形成和增加血管通透性。人类子宫内膜存在四种VEGF的转录活性,增生期子宫内膜出现VEGF表达,但最高表达出现于月经期的腺上皮细胞内,与月经后子宫内膜的新生血管的生成相关。

(七)肿瘤坏死因子α

TNF-α是一种膜结合1.4万多肽,由2.6万的前体蛋白裂解而来。TNF-α在不同组织中可发挥炎性、促有丝分裂、抑制有丝分裂、血管生成和免疫调节作用。人类子宫内膜蜕膜和滋养层细胞存在TNF-α mRNA、蛋白及其受体的表达,并受雌激素和孕酮的调节。妊娠早期和晚期滋养层细胞存在TNF-α及其受体(TNF-R)表达,调节纤连蛋白生成、滋养细胞的黏附和入侵。

(八)集落刺激因子

集落刺激因子由巨噬细胞生成,故称为巨噬细胞集落刺激因子(M-CSF,CSF-1),促进骨髓单核细胞增生、成熟和增强巨噬细胞功能。人类子宫内膜、蜕膜和胎盘存在M-CSF及其受体表达,在子宫局部发挥生物调节作用。FMS编码CSF1R在绒毛外滋养层细胞存在高表达,其与胎盘在子宫内的发育相关。胎盘-子宫附着界面来源于原位和骨髓的子宫内膜细胞是M-CSF的主要来源。妊娠期羊水中M-CSF增高,调节滋养层细胞增生和分化,但其在女性生殖道的定位和功能尚不十分明了。

(九)白血病抑制因子

LIF是IL-6家族成员,因抑制白血病细胞增殖而得名。人子宫内膜存在LIF mRNA和蛋白表达,于分泌期达到高峰,整个月经周期子宫内膜细胞也存在LIF受体表达。习惯性流产或不明原因不孕患者子宫内膜LIF生成减少。

(十)细胞黏附分子

子宫内膜周期性变化和功能与多种细胞黏附分子(cell adhesion molecules,CAM)相关,包括整合素、钙粘连蛋白、选择素(selectin)和免疫球蛋白超家族(immunoglobulin superfamily)。整合素是异二聚体跨膜糖蛋白,由α-和β-亚基组成,在子宫内膜和滋养细胞中存在表达。整合素α_1-亚基(Ⅳ型胶原和层粘连蛋白受体)在整个分泌期均存在表达,但增生期不表达。α_4-整合素亚基(纤维粘连蛋白受体,识别纤维粘连蛋白远离RGD区域的ⅢCS区)在黄体早期表达,晚期表达降低。黄体早期子宫内膜存在β_3整合素表达。整合素$\alpha_v\beta_3$在上皮细胞、滋养外胚层和合体滋养层表达,与细胞外基质的黏附和囊胚植入相关。子宫内膜整合素β_3-亚基表达与孕激素受体减少相关。

二、分泌产物

子宫内膜和子宫肌层分泌多种具有自分泌和旁分泌功能的蛋白,部分进入血液循环发挥全身调节作用。子宫内膜上皮和蜕膜细胞在黄体期和妊娠期子宫分泌活动显著增强,其中有几种分泌物具有重要的生理学意义(表4-1)。

表 4-1 子宫内膜细胞因子与分泌产物

类脂类	细胞因子	肽类
前列腺素(PGs)	IL-1α	催乳素(PRL)
血栓素(TXA_2)	IL-1β	松弛素(relaxin)
白细胞三烯	IL-6	肾素原和肾素
	干扰素-γ	内啡肽(endorphin)
	CSF-1	ET-1
	TNF	CRH
	白血病抑制因子	纤连蛋白(Fibronectin)
		子宫球蛋白(uteroglobin)
		甲状旁腺样蛋白
		脂皮质素-1(lipocortin-1)
		整合素(integrin)
		EGF 家族
		EGF
		肝素结合 EGF
		TGF-α
		IGF 家族
		IGF-1
		IGF-2
		IGFBP-1～6
		PDGF
		IGF-β
		IGF
		VEGF

(一)孕酮相关子宫内膜蛋白

孕酮相关子宫内膜蛋白(progesterone-associated protein,PEP),曾称为胎盘蛋白14、α_2-微球蛋白、α-子宫蛋白和妊娠相关 α_2 球蛋白。PEP 为二聚体糖蛋白,由腺上皮和蜕膜组织生成。PEP 含有 162 个氨基酸,糖基占 17.5%,可与 β-乳球蛋白、维生素 A 结合蛋白形成复合物。分泌晚期孕酮降低时,血浆中出现 PEP,妊娠第 1 孕季母体血浆 PEP 水平明显升高,参与妊娠免疫功能调节。

(二)胰岛素样生长因子结合蛋白 1

胰岛素样生长因子结合蛋白 1(IGFBP-1)也称为妊娠相关蛋白 α_1、胎盘蛋白-12,由蜕膜生成。IGFBP-1 可与 IGF-1 和 IGF-2 结合,调节 IGF 及其受体功能。IGFBP-1 在胚胎植入和胎盘形成过程调节 IGFs 对滋养层细胞侵入和增生作用。

子宫内膜间质 IGFBP-1 mRNA 表达受孕酮、IGF 等细胞因子的调控。月经周期血清 IGFBP-1 浓度无明显变化。妊娠第 1 孕季显著升高,于第 15～20 周达到高峰。然后下降,妊娠晚期复又上升。米非司酮(RU486)终止妊娠时,IGFBP-1 降低先于 hCG。

(三)催乳素

子宫内膜、肌层、平滑肌和妊娠期蜕膜均生成催乳素。孕酮抑制,雌激素促进催乳素分泌。妊娠期羊水中催乳素浓度增加,参与渗透压和胎儿肺成熟发育调节。

(四)CA-125

CA-125 为大分子糖蛋白,分子量 200～400kDa,糖基占 24%。子宫蜕膜分泌 CA-125,第 1 孕季羊水中 CA-125 增加。子宫内膜异位症血清 CA-125 水平升高与疾病严重程度相关,但敏感性和特异性较低。

(五)前列腺素

人类子宫内膜间质和平滑肌生成前列环素(prostacyclin,PGI_2)和血栓素(thromboxane,TXA_2)。子宫内膜腺体、间质细胞、平滑肌、子宫血管存在血栓素合成酶基因和血栓素受体表达。PGI_2 引起子宫内膜微血管舒张、抑制血小板凝聚和血栓形成,TXA_2 作用与之相反。$PGF_{2\alpha}$ 引起子宫平滑肌强烈收缩。

增生期雌激素和分泌期孕激素促进前列腺素生成,月经前孕激素降低,前列腺素生成增加。胚胎植入后子宫内膜前列腺素生成急剧减少。月经增多和痛经与前列腺素生成增加相关,因此前列腺素合成酶抑制药,即非甾体类抗炎药可用于治疗痛经。

(徐 丽)

参考文献

Fritz MA, Speroff L. 2011. Clinical Gynecological Endocrinology and Infertility. 8th ed. Baltimore: Lippincott Williams & Wilkins:121-155.

Gargett CE, Chan RWS, Schwab KE. 2008. Hormone and growth factor signaling in endometrial renewal: Role of stem/progenitor cells. Mol Cell Endocrinol,288:22-29.

Gargett CE. 2007. Uterine stem cells: What is the evidence? Hum Reprod Update,13(1):87-101.

Hongling DU, Taylor HS. 2007. Contribution of bone marrow-derived stem cells to endometrium and endometriosis. Stem cells,25:2082.

Moore KA, Lemischka IR. 2006. Stem cells & their niches. Science,311:1880.

Ohlstein B,Kai T,Decotto E, et al. 2004. The stem cell niche: theme & variations. Curr Opin Cell Biol,16:693.

Pomerantz J, Blau HM. 2004. Nuclear reprogramming: a key to stem cell function in regenerative medicine. Nat Cell Biol,6:810.

Quesenberry PJ,Dooner G,Colvin G, et al. 2005. Stem cell biology & the plasticity polemic. Exp Hematol,33:389.

Sasson IE, Taylor HS. 2008. Stem cells and the pathogenesis of endometriosis. Ann NY Acad Sci, 1127:106.

Schwab KE, Gargett CE. 2006. Prospective isolation of putative human endometrial mesenchymal stem cells using CD146 & platelet-derived growth factor receptor-β. J Soc Gynecol Investig, 13 (Suppl):186A.

Schwab KE,Chan RW, Gargett CE. 2005. Putative stem cell activity of human endometrial epithelial & stromal cells during the menstrual cycle. Fertil Steril,84:1124.

Snyder EY, Loring JF. 2005. A role for stem cell biology in the physiological & pathological aspects of aging. J Am Geriatr Soc,53: S287.

Stingl J,Eirew P, Ricketson I,et al. 2006. Purification & unique properties of mammary epithelial stem cells. Nature,439:993.

Taylor HS. 2004. Endometrial cells derived from donor stem cells in bone marrow transplant recipients. JAMA,292:81.

Trounson A. 2006. The production, directed differentiation of human embryonic stem cells. Endocr Rev,27:208.

van Gorp T,Amant F,Neven P, et al. 2004. Endometriosis & the development of malignant tumours of the pelvis. A review of literature. Best Pract Res Clin Obstet Gynaecol,18:349.

van Os R,Kamminga LM, de Haan G. 2004. Stem cell assays: something old,something new,something borrowed. Stem Cells,22: 1181.

Wagers AJ, Weissman IL. 2004. Plasticity of adult stem cells. Cell,116:639.

Wilson A, Trumpp A. 2006. Bone-marrow haematopoietic-stem-cell niches. Nat Rev Immunol,6:93.

Woodward WA,Chen MS,Behbod F, et al. 2005. On mammary stem cells. J Cell Sci,118:3585.

Yamashita YM,Fuller MT, Jones DL. 2005. Signalling in stem cell niches: lessons from the Drosophila germline. J Cell Sci,118:665.

第5章　青春期发育

女性青春期，在生殖生理、内分泌、生长发育、代谢和精神心理等方面均发生巨大的变化。女性青春期发育与遗传、营养、社会人文环境等因素等密切相关，其中中枢神经系统和神经内分泌系统在促进青春期发育、月经和生育功能建立方面发挥重要作用。了解正常女性青春期的生殖内分泌变化及其调节机制有助于正确进行青春期发育异常的诊断和治疗。

青春期少女神经内分泌功能和生长发育的主要变化包括：①肾上腺功能初现（adrenarche）和阴毛初现（pubarche）；②"性腺停滞状态"解除和性腺功能初现（gonadarche）；③生长激素-胰岛素样生长因子-1轴（GH-IGF-1 axis）功能初现引起生长加速；④卵巢功能的建立和月经初潮（menarche）。

青春期少女的卵巢轴、肾上腺轴、甲状腺轴和生长激素-胰岛素样生长因子轴的功能变化相互影响又相互协调，既有时间前后序列关系，又有临床表现的相互重叠。如性腺功能初现时，卵巢激素分泌增加，促进垂体分泌生长激素，共同引起青春期少女第一及第二性征发育、月经初潮和生长加速。肾上腺功能初现，即阴毛发育为垂体促肾上腺皮质激素（ACTH）分泌依赖性现象，而非下丘脑-垂体-卵巢（HPO）轴依赖性现象。生长加速是生长激素-胰岛素生长因子-1（GH-IGF-1）轴功能建立的临床征象，而月经初潮的出现是卵巢卵泡发育和性激素分泌的结果。

一、肾上腺功能初现

青春期肾上腺雄激素分泌增加引起少女阴毛和腋毛的生长，称为肾上腺功能初现或阴毛初现（pubarche），是青春期发育的早期征象。从儿童晚期（5～6岁）开始到青春期（13～15岁），肾上腺开始分泌脱氢表雄酮（dehydroepiandrosterone，DHEA）、硫酸脱氢表雄酮（DHEAS）、雄烯二酮（androstenedione）和雄酮（androsterone），分泌量随年龄增长而增加。下丘脑-垂体系统ACTH释放激素（CRH）和阿黑皮素原（POMC）是引起肾上腺功能初现的始发因素，其裂解产物ACTH、β-促脂解素（β-lipotropin）、β-内啡肽（β-endorphin）和褪黑素与肾上腺功能初现密切相关。

青春期少女阴毛最先出现于阴阜部，为稀疏、纤细和柔软的直毛，而后逐渐转化为特征性阴毛。此后阴毛逐渐出现于大阴唇和股内侧。肾上腺功能初现和性腺功能初现从时间和症状上可同时或相互重叠出现，偶可出现单纯性肾上腺功能早现（premature adrenarche），即仅有阴毛和腋毛的生长，而无其他性征发育。同样，也可仅出现单纯性乳房过早发育（premature thelarche）。女性阴毛发育可分为Ⅰ～Ⅴ期（Tanner分期，表5-1，图5-1）。

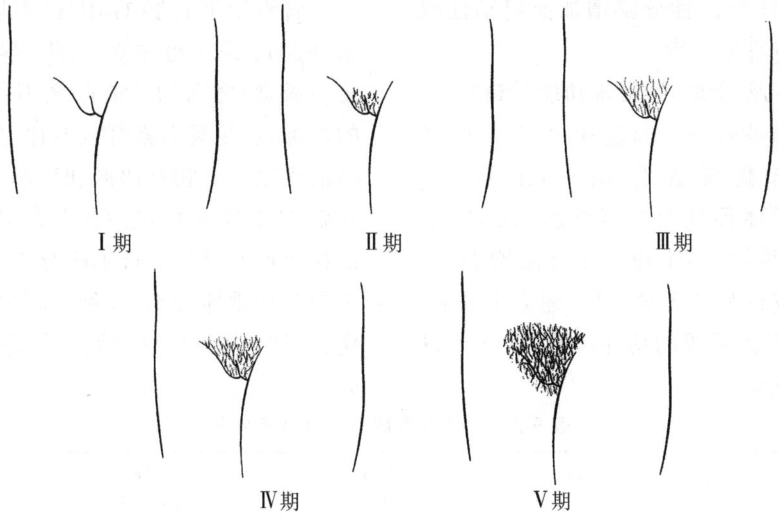

图 5-1　女性阴毛生长分期

表 5-1　青春期发育年龄

项　　目		美国黑种人	美国白种人
乳房和(或)阴毛	7 岁	27.2%	6.7%
	8 岁	48.3%	14.7%
月经初潮	11 岁	27.9%	13.4%
	12 岁	62.1%	35.2%
乳房初发平均年龄		8.87 岁	9.96 岁
肾上腺功能初现平均年龄		8.78 岁	10.51 岁
月经初潮平均年龄		12.16 岁	12.88 岁

肾上腺功能初现时，肾上腺 3β-羟基类固醇脱氢酶-Ⅱ（3β-hydroxysteroid dehydrogenase-Ⅱ）基因表达增强，促进肾上腺皮质网状带分泌 DHEA 和 DHEAS。同时，17，20-碳链裂解酶（17，20-lyase）和 17-羟基类固醇脱氢酶（17-hydroxysteroid dehydrogenase）活性也增强，共同促进肾上腺雄激素、皮质醇和醛固酮分泌，其中 DHEA、DHEAS 和 17-羟基孕酮（17-hydroxyprogesterone）生成明显增加，而皮质醇和醛固酮生成无明显变化。

青春期肾上腺功能初现约 2 年后，躯体生长发育加速，而后出现性腺功能初现，表现为促性腺激素和性激素分泌增加，青春中期月经初潮来临。肾上腺功能初现时，雄激素促进皮脂腺毛囊单位的分化，阴阜和腋窝终毛生长、皮脂腺分泌引起脂溢和痤疮。

二、性腺功能初现

（一）性腺功能停滞的解除

从婴幼儿到青春前期 8～10 年的时间内，性腺功能一直处于停滞状态。性腺功能停滞状态是中枢神经系统对下丘脑-垂体系统抑制性调节占优势，下丘脑-垂体系统对极低浓度雌激素（≤ 10pg/ml）负反馈作用敏感性增强的结果，从而使 FSH、LH 和性激素分泌处于相对静止状态。

青春期性腺功能初现是下丘脑-垂体轴的中枢抑制性被解除，对低浓度雌激素负反馈作用敏感性降低、性腺对 GnRH-Gn 敏感性和反应性增强的结果。青春期 GnRH-Gn 分泌增加，促进卵巢卵泡发育和性激素分泌，引起性腺功能初现和月经初潮。

青春期性腺停滞状态解除也与松果体褪黑素分泌减少相关。从婴幼儿期到青春期，褪黑素夜间释放高峰逐渐衰减，但阿黑皮素原（POMC）相关多肽激素的功能无明显变化。青春期中枢神经系统解除对下丘脑张力性抑制，GnRH 脉冲性分泌增加而启动性腺功能初现和青春期发育。

（二）下丘脑-垂体-卵巢轴功能的建立

GnRH 脉冲式释放幅度和频率增加，通过 GnRH 自我增强作用（self-priming effect）上调垂体促性腺激素细胞 GnRH 受体功能，促进垂体 FSH 和 LH 分泌增加，促进卵巢卵泡发育和性激素生成，建立下丘脑-垂体-卵巢轴激素系统的功能联系，从而促进少女青春期发育。

青春期下丘脑 GnRH（多肽）-糖蛋白激素（FSH、LH）-甾体激素（雌、孕、雄和肾上腺皮质激素）之间的功能联系不仅表现为数量的增加，也呈现激素释放节律、生化结构和生物活性之间的相互协调和同步化。青春期下丘脑 GnRH 释放频率增加促进 FSH 分泌，而释放振幅增加促进 LH 分泌。月经周期的不同时期垂体分泌 25 种不同生化结构、糖基化、生物活性和免疫活性的促性腺激素（表 5-2）。

表 5-2　女性青春期血浆性激素水平

Tanner 分期	FSH (U/L)	LH (U/L)	雌二醇 (pmol/L)	DHA (nmol/L)
Ⅰ	0.9～5.1	1.8～9.2	<3.67	0.66～10.48
Ⅱ	1.4～7.0	2.0～16.6	25.69～135.79	1.56～66.48
Ⅲ	2.4～7.7	5.6～13.6	33.03～216.53	4.34～60.31
Ⅳ	1.5～11.2	7～14.4	36.70～572.52	5.31～45.84
Ⅴ（成人：卵泡期）	3～20	5～25	110.10～367.00	5.62～56.21

青春期，GnRH 脉冲式释放活性增强首先从夜间开始，特别是 LH 和 FSH 脉冲式释放（幅度和频率，特别是频率）于夜间增强，这种昼夜间的差别在青春晚期发生逆转，即白天释放脉冲增加，而睡眠时释放脉冲减少。实际上，促性腺激素释放的昼夜节律变化，在青春期之前就已存在，不过到青春期更趋明显而已，而非青春期突然出现。

（三）乳房初现

青春期少女体格发育的最早征象是乳房初现（thelarche），即乳腺开始发育并隆起于胸前。雌激素分泌增加是引起乳房初现的重要内分泌因素。雌激素促进乳腺腺管系统发育和脂肪的沉积。按照青春期乳腺发育的组织解剖特点，乳腺发育可分为Ⅰ～Ⅴ期（Tanner 分期，图 5-2，表 5-3）。

表 5-3　青春期发育（乳房和阴毛，Tanner 分期）

分　期	乳　房	阴　毛
Ⅰ期（青春期前）	仅乳头凸出	无
Ⅱ期	乳房、乳头凸起，乳晕直径扩大 平均年龄：9.8 岁	长而稀疏，黑色，分布于大阴唇 平均年龄：10.5 岁
Ⅲ期	乳房及乳晕继续增大，两者无界限 平均年龄：11.2 岁	增粗、卷曲、颜色加深，阴阜出现稀疏毛发 平均年龄：11.4 岁
Ⅳ期	乳晕、乳头进一步凸起于乳房表面 平均年龄：12.1 岁	成年人毛发，浓密，但仅限于阴阜 平均年龄：12 岁
Ⅴ期	乳晕回降，与乳房弧度连续 平均年龄：14.6 岁	成年人毛发及分布 平均年龄：13.7 岁

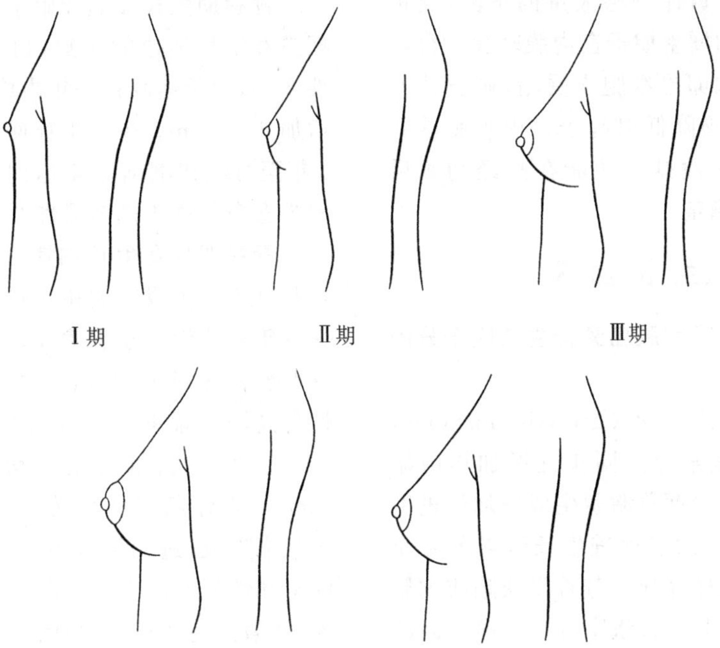

图 5-2　女性乳房发育分期

(四)生长加速

青春前期，男性和女性的生长发育速度和组织构成并无明显差异，但进入青春期两性的生长发育和组织构成却出现很大差异，其与内分泌和代谢的性别差异相关。青春期生长加速取决于垂体生长激素和性腺激素的分泌，也与第二性征的发育相同步。

(五)卵巢功能的建立——排卵和性激素分泌

人类胚胎发育至 20 周时，卵巢内始基卵泡数量达到高峰，此后数量开始逐渐减少直到绝经期。青春期 FSH 分泌增加促进卵巢内始基卵泡的发育，其中有一些持续发育，而有一些归于闭锁。青春晚期，卵巢雌激素对下丘脑-垂体系统之间的正反馈机制开始建立。

女性青春期 FSH 分泌增加幅度高于 LH，更高于男性。青春早期，FSH 脉冲性释放振幅增加高于频率。青春中期，FSH 不再升高，而 LH 脉冲性释放的频率和振幅同步性升高，引起 LH 分泌稳定性增加。月经初潮前期，抑制素 A、B 分泌稳定性增加直到规律性月经周期建立。

青春期，FSH 分泌增加增强卵巢颗粒细胞芳香酶活性，促进雄激素转化为雌激素。FSH 也促进孕酮生成和卵母细胞有丝分裂活性。有丝分裂增强的卵母细胞被周围的颗粒细胞层围绕，其间卵泡液中含有丰富的抑制素 B 和 FSH。随着颗粒细胞的增生，LH 受体数量也同步增加，增强卵泡对 LH 的敏感性，LH 则进一步促进孕酮和雄激素生成，为合成雌激素提供底物。

下丘脑 GnRH 脉冲性释放振幅的增加，促进卵巢发育卵泡雌激素生成持续性增加并形成排卵前雌二醇高峰，正反馈作用于下丘脑-垂体，促进 GnRH-LH 分泌高峰。LH 高峰后 24～36h 后出现排卵。在 LH 持续作用下，排卵后卵泡转化为黄体。卵泡中颗粒细胞和卵泡膜细胞在 LH 作用下，通过黄素化转化为黄体细胞并分泌大量孕酮和部分雌激素，其中黄素化颗粒细胞主要分泌抑制素 A

而非抑制素 B。黄体分泌大量的孕酮，促进受雌激素作用的增生期子宫内膜转化为分泌期子宫内膜。如卵母细胞未受精，则黄体开始退化，孕酮分泌降低引起子宫内膜脱落和月经来潮。规律性排卵功能在月经初潮后3～5 年才臻于稳定。

三、生长加速

(一)生长激素和胰岛素样生长因子分泌增加

青春期生长激素(growth hormone，GH)和促性腺激素分泌同步性增加均由雌激素所介导。青春期雌激素生成增加促进生长激素分泌，而雄激素促进生长激素分泌作用也由雌激素受体介导。芳香酶缺陷或抗雌激素治疗均可引起生长激素分泌停滞。因此认为，青春期雌激素而非雄激素促进少女的骨骺融合，骨密度和骨量增加。

生长激素是一种高度脉冲性释放的垂体激素，其分泌量有明显的昼夜节律，最大的脉冲振幅和频率均出现于夜间，并贯穿于整个青春期。性激素对生长激素分泌的影响，主要表现为增加脉冲释放振幅而非修饰其释放频率和时间。

(二)生长激素分泌的性别差异

青春期生长激素分泌存在明显的性别差异。青春早期，少女血浆生长激素分泌高峰早于和高于男性，但男性和女性生长激素分泌高峰期均出现于生长加速期。整个青春期，少女血浆生长激素浓度维持高浓度，于青春期第Ⅳ期达到高峰，然后降低。整个青春期间，男性血浆生长激素浓度保持相对稳定。

生长激素促进胰岛素样生长因子-1(IGF-1)生成。生长激素、IGF-1 和睾酮均为强力的同化激素。雌激素无调节蛋白代谢作用，而雄激素同化作用则由其自身受体介导，而非由雌激素受体介导，因此男性体质强于女性。青春期晚期生长激素功能开始减弱。成人期生长激素功能恢复到青春前期水平。

青春期生长加速开始于 6 岁前后。青春期少女生长加速的年龄(11～12 岁)早于男性 2 年，生长速度在一年内成倍增加，即身高增加 6～11cm。少女生长速度于乳房初现后 2 年至月经初潮前 1 年达到顶峰，以致 12.5 岁少女身高高于同龄男性 2.5cm。

青春期少女生长加速是雌激素、生长激素和 IGF-1 生成增加和共同作用的结果。男性少年躯体生长于青春中期达到高峰，此时睾丸容积达到 6～12ml。青春晚期男性和女性身高增长幅度分别为每年 9.8cm 和每年 8.1cm，因此成年男性平均身高高于女性 13cm。青春期卵巢性激素分泌增加促进生长激素生成，进而促进 IGF-1 的生成。生长激素和性激素均直接促进骨骼发育。另一方面，性激素通过促进骨骺融合而影响生长的最终高度。

青春期，垂体生长激素呈脉冲性释放，睡眠时脉冲幅度加大。垂体生长激素基因表达受下丘脑生长激素释放激素、甲状腺激素和糖皮质激素的调控。生长激素除促进软骨生成 IGF-1 外，也促进全身组织，特别是肝脏 IGF-1 的生成(IGF-1 的主要来源)。胰岛素调节肝脏胰岛素样生长因子结合蛋白-1(IGFBP-1)的生成。由于青春期存在胰岛素抵抗和高胰岛素血症，因此血浆 IGFBP-1 浓度处于相对低水平。

雌激素对于男性和女性青春期发育均具有重要性，因检测发现存在 ERα 受体突变或芳香酶缺陷的少女骨密度降低和生长发育迟缓。血清雌激素和雄激素浓度随年龄增长而降低，因此检测血浆雌激素浓度是评估男性和女性骨密度是最恒定指标。

青春期少女受卵巢激素的影响，全身骨量和骨密度均达到高峰。青春晚期(18 岁)髋骨和椎骨骨量达到高峰。青春期骨密度增加 10%～20%，可为此后随年龄增长的骨丢失提供 10～20 年的保护。青春期及时补钙可显著增加骨密度和骨量，对预防绝经后骨质疏松具有重要意义。

四、初　　潮

初潮(menarche),即第一次月经。初潮是下丘脑-垂体-卵巢-子宫(HPOU)轴生殖生理和内分泌功能建立的标志和青春期发育成熟的象征。初潮并非一定为排卵性月经,因初潮后几年内多为无排卵月经,此时子宫出血或为雌激素撤退性出血,或为雌激素突破性出血。

青春期间,中枢性负反馈抑制的解除引起促性腺激素和类固醇激素水平升高和第二性征发育,最终建立成人型生殖内分泌功能(月经初潮、排卵和生育)。少女10～16岁期间,生殖激素变化依次为:最初睡眠时LH脉冲释放活性增强,之后24h持续出现相对较弱的脉冲式释放,引起阵发性雌二醇分泌峰和初潮来临。青春中、晚期间,雌二醇与LH间稳定的正反馈机制已经建立,最终形成排卵型月经周期。

遗传和环境因素也是促进和影响青春期发育的重要因素。相同环境条件下,少女月经初潮年龄主要由遗传因素决定。然而,随着现代社会和环境因素变化,目前少女月经初潮年龄逐渐提前。母亲妊娠期间和新生儿出生后营养状态也与儿童期和青春期发育密切相关。

青春期发育的最早征象为身体生长加速,而后乳房初现,2年后肾上腺功能初现,也有20%的少女阴毛初现最早出现。生长加速和月经初潮的关系比较恒定,即生长加速高峰过后出现月经初潮。如生长缓慢,即使出现月经初潮,其后的身高增长也十分有限(最多不超过6cm)。少女月经初潮年龄的正常范围是9.1～17.7岁,平均是12.8岁,城市少女早于农村少女。

初潮后几年内月经多为无排卵型,表现为周期不规则、月经稀发、月经频发、经期延长或月经过多。无排卵月经可持续12～18个月,25%～50%的少女初潮后4年仍为无排卵月经。诚然,初潮伊始即为排卵月经,甚至妊娠者也并非罕见。概而言之,青春期少女,先后经历生长加速、乳房初现、肾上腺功能初现和月经初潮等不同的发育阶段,约需要4.5年的时间(1.5～6年)才最终完成青春期发育。

五、青春期发育调节

(一)神经内分泌调节

传统的神经内分泌学观点认为,下丘脑GnRH神经元是启动人类青春期发育的始因。然而,最新研究认为,下丘脑GnRH神经元上游的吻肽神经元(Kiss-1 neurons)和Kiss-1/Kiss-1R信号系统是激活下丘脑-垂体-卵巢轴功能和青春期发育的时钟(puberty clock)。

1. Kiss-1/ Kiss-1R系统促进青春期发育　中枢神经系统和外周组织均存在Kiss-1/Kiss-1R基因表达。在脑区,Kiss-1/Kiss-1R系统存在于下丘脑视前区(POA)、前腹侧室旁核(AVPV/PeN)、弓状核(ARC)、海马等部位。外周组织中,Kiss-1/Kiss-1R系统存在于垂体、胎盘、睾丸和卵巢等部位,构成促进青春期发育和生育功能的神经内分泌调节系统。

下丘脑GnRH神经元上游的Kiss-1神经元(Kisspeptin neurons)和Kiss-1/Kiss-1R信号系统是启动青春期发育的神经内分泌闸门(neuroendocrine switch)。青春期内源性吻肽(Kisspeptin,Kp/Kiss-1)分泌明显增加,吻肽与下丘脑GnRH脉冲性波动和振幅呈同步化反应。青春期弓状核和视前区AVPV/PeN Kiss-1神经元的吻肽脉冲性分泌信号强度明显高于幼年期和青春过渡期(pubertal transition)。血液中Kiss-1R浓度升高,作为细胞内信号增强GnRH神经元活性,引起GnRH、LH和FSH分泌增加,促进卵泡发育和性激素生成,是青春期发育的启动因素。

脑区 Kiss-1 神经元水平对青春期发育调节，包括性激素依赖性调节（sex steroid-dependent regulation）和非性激素依赖性调节（sex steroid-independent regulation）两种机制。青春前期低浓度性激素对生殖内分泌神经元的负反馈作用是抑制下丘脑-垂体-卵巢轴（HPO）的原始机制，而青春期发育是下丘脑-垂体系统生殖回路（reproductive circuits）对性激素负反馈作用的敏感性降低和对 GnRH 反应性增强的结果。

研究认为，青春期发育既可始于性激素对生殖内分泌轴负反馈作用的解除（性激素依赖性机制），也可始于促进生殖内分泌轴激活性输入信号增强（非性激素依赖性机制），其中最重要的是 Kiss-1 神经元对 GnRH 神经元功能的促进作用。另外，青春期 AVPV/PeN 内 Kiss-1 神经元受昼夜光照周期信号（circadian signal）的调节，于每天特定时间引起 GnRH-LH 分泌高峰，也是促进青春期成熟发育的重要机制。然而，弓状核（ARC）或 AVPV/PeN-Kiss-1/ Kiss-1R 系统活性是否也受 Kiss-1 神经元上游系统（upstream systems）的调节，或为脑区其他部位促进青春期发育的下游神经元效应器（downstream effector）尚未定论。

2. Kiss-1/ Kiss-1R 系统对性分化的调节　人类脑区性分化调节，包括性染色体基因依赖性机制（sex chromosome gene-dependent mechanism）和性腺-性激素依赖性机制（gonadal sex steroid-dependent mechanism），因此，脑区性分化是个体发育关键时期性腺激素对中枢神经系统作用的结果，即组织学假说（organizational hypothesis）。

人类 Kiss-1 神经元的双向性分化特性（sexually-dimorphic population of Kiss-1 neuron）是促进 GnRH/LH 轴功能发育的重要神经机制，其中女性分化型神经元数量高于男性，其含有高活性酪氨酸羟化酶（TH）、γ-氨基丁酸（GABA）和谷氨酸盐（glutamate）等神经介质。脑区 Kiss-1 神经元的男性化分化发生于体内睾酮分泌的特定时期（围生期和出生后不久）。如出生前血液中缺乏雄激素分泌，则脑区 Kiss-1 神经元和躯体发育自动呈现女性性分化。脑区 Kiss-1 神经元性分化除接受外周性腺激素调节外，也参与全身性分化调节，因此，性分化和 Kiss-1 神经元之间存在相互间双向性指导（bidirectional）关系，即吻肽信号系统促进性分化，而性分化也反馈调节特定脑区内 Kiss-1 神经元性分化。临床观察发现，Kiss-1R 失活性突变可引起特发性低促性腺激素性性腺功能减退（idiopathic hypogonadotropic hypogonadism，IHH），发生率为 5%，约占总 IHH 的 2%，而 Kiss-1R 基因激活性突变则引起性早熟。

3. Kiss-1/ Kiss-1R 系统受性激素和昼夜信号的反馈调节　人类下丘脑弓状核和 AVPV/PeN 内神经元均存在 Kiss-1 基因表达，可接受雌激素和雄激素的反馈调节。性激素对 Kiss-1 基因表达的调节靶点是存在 ER-α 表达的 Kiss-1 神经元，其次是存在 AR 和 ER-β 表达的神经元。研究发现，弓状核内 Kiss-1 神经元存在 ER-α 和雄激素受体（AR）表达，是介导性激素负反馈作用和抑制 GnRH 分泌的靶点。E_2 通过非经典性信号调节方式（non-classical E_2 signaling working）负反馈作用于弓状核，抑制 Kiss-1 表达，抑制 GnRH 和促性腺激素分泌。AVPV/PeN 内 Kiss-1 神经元含有正反馈作用的细胞通道（cellular conduit），是介导性激素正反馈作用和促进 GnRH 分泌的靶点。E_2 通过经典性信号调节方式（classical E_2 signaling working）增强 Kiss-1 基因表达，呈现正反馈作用，引起 LH 高峰和排卵。观察发现，排卵前 E_2 和 LH 高峰期，AVPV/PeN 内 Kiss-1 表达和 Kiss-1 细胞体内 Fos 表达同步性增强，即 E_2 通过增加吻肽生成和调节吻肽神经元昼夜节律(circadian rhythm)而引起 LH 高峰和排卵。

4. *遗传和环境因素对青春期发育的调节*　青春期发育主要取决于遗传性因素，但环境因素影响青春期开始时间和发展速度，包括地理位置、光照周期、健康素质、营养状况和精神心理因素等。例如，青春期发育较早的家族儿童多提前进入青春期；母女、姐妹之间月经初潮时间具有相似性。青春期开始的年龄和持续的时间存在某种相关性，即月经初潮的年龄越早，则月经持续存在的时间越长。赤道附近、低海拔地区、城市、营养良好、家庭和社会人文环境较高的少女青春期发育较早，而高纬度、高海拔地区和乡村少女青春期发育较晚。

5. *瘦素对青春期发育的调节*　瘦素是脂肪细胞分泌的多肽激素，存在于中枢神经系统和外周组织中，具有调节摄食、能量代谢、生殖生理和内分泌功能，也是促进青春期发育、调节生育力和性功能重要因素。儿童期瘦素生成逐渐增加直到青春期，血浆瘦素水平与机体脂肪组织数量密切相关，只有当脂肪数量达到一定的阈值后，才能启动青春期发育。瘦素水平越高，月经初潮年龄越早，因此瘦素是联系中枢神经系统和生殖内分泌系统的纽带。

青春期男性和女性血浆瘦素水平不同。整个青春期，少女血浆瘦素浓度持续性升高而男性保持相对恒定，其与两性体内脂肪组织含量和比例不同相关，其中睾酮抑制瘦素分泌是引起男性瘦素分泌减少的主要原因。青春后期，女性血浆瘦素浓度高于男性，但随青春期进展血浆浓度逐渐降低，而机体对瘦素敏感性逐渐增强，因此青春晚期瘦素仍可通过降低饱食信号而促进食欲和增加进食量，以适应身体发育的需要。

月经标准体重假说认为，少女体重必须达到一定阈值(47.8kg)，全身脂肪含量必须达到一定比率(16.0%～23.5%)才能出现月经初潮。临床观察发现，营养状况良好少女月经初潮年龄较早。与之相反，神经性厌食、盲目减肥、营养不良和大运动量训练者(低体重或低脂肪比率)月经初潮延迟。诚然，月经初潮不能单纯用体重和营养因素解释，因脂肪和瘦素也与女性生殖内分泌功能密切相关。

6. *青春期教育和保健*　青春期发育是妇女一生的重要时期，加强青春期教育和保健十分重要。青春期教育应列入中学教育的必修课程，内容包括两性生殖器官解剖、生殖生理、生殖内分泌、月经、性教育和卫生保健等，因此青春期教育和卫生保健也是促进青春期少女健康成长的重要方面。

(钱金兰)

参考文献

Ahmed EI, Zehr JL, Schulz KM, et al. 2008. Pubertal hormones modulate the addition of new cells to sexually dimorphic brain regions. Nat Neurosci, 11(9):995-997.

Bianco SD, Kaiser UB. 2009. The genetic and molecular basis of idiopathic hypogonadotropic hypogonadism. Nat Rev Endocrinol, 5(10):569-576.

Clarkson J, Boon WC, Simpson ER, et al. 2009. Postnatal development of an estradiol-kisspeptin positive feedback mechanism implicated in puberty onset. Endocrinology, 150(7):3214-3220.

Clarkson J, d'Anglemont de Tassigny X, Moreno AS, et al. 2008. Kisspeptin-GPR54 signaling is essential for preovulatory gonadotropin-releasing hormone neuron activation and the luteinizing hormone surge. J Neurosci, 28(35):8691-8697.

D'Anglemont de Tassigny X, Fagg LA, Carlton MB, et al. 2008. Kisspeptin can stimulate gonadotropin-releasing hormone (GnRH) release by a direct action at GnRH nerve terminals. Endocrinology, 149(8): 3926-3932.

de Vries GJ, Sodersten P. 2009. Sex differences in the brain: the relation between structure and function. Horm Behav, 55(5):589-596.

Dungan HM, Gottsch ML, Zeng H, et al. 2007. The role of kisspeptin-GPR54 signaling in the tonic regulation and surge release of gonadotropin-releasing hormone/luteinizing hormone. J Neurosci, 27(44): 12088 -12095.

Fritz MA, Speroff L. 2011. Clinical gynecologic endocrinology and infertility. 8th ed. Philadelphia: Lppincott Williams & Wlkins:392-433.

Gottsch ML, Navarro VM, Zhao Z, et al. 2009. Regulation of Kiss1 and dynorphin gene expression in the murine brain by classical and nonclassical estrogen receptor pathways. J Neurosci, 29(29): 9390-9395.

Greives TJ, Mason AO, Scotti MA, et al. 2007. Environmental control of kisspeptin: implications for seasonal reproduction. Endocrinology, 148 (3): 1158-1166.

Han SK, Gottsch ML, Lee KJ, et al. 2005. Activation of gonadotropin-releasing hormone neurons by kisspeptin as a neuroendocrine switch for the onset of puberty. J Neurosci, 25(49): 11349-11356.

Kauffman AS, Park JH, McPhie-Lalmansingh AA, et al. 2007. The kisspeptin receptor GPR54 is required for sexual differentiation of the brain and behavior. J Neurosci, 27(33):8826-8835.

Kauffman AS. 2010. Coming of Age in the Kisspeptin Era: Sex differences, Development, and Puberty. Mol Cell Endocrinol, 324(1-2): 51-63.

Keen KL, Wegner FH, Bloom SR, et al. 2008. An increase in kisspeptin-54 release occurs with the pubertal increase in luteinizing hormone-releasing hormone-1 release in the stalk-median eminence of female rhesus monkeys in vivo. Endocrinology, 149(8):4151-4157.

Pielecka-Fortuna J, Chu Z, Moenter SM. 2008. Kisspeptin acts directly and indirectly to increase gonadotropin- releasing hormone neuron activity and its effects are modulated by estradiol. Endocrinology, 149(4):1979-1986.

Popa SM, Clifton DK, Steiner RA. 2008. The role of kisspeptins and GPR54 in the neuroendocrine regulation of reproduction. Annu Rev Physiol, 70: 213-238.

Robertson JL, Clifton DK, dela Iglesia HO, et al. 2009. Circadian Regulation of Kiss1 Neurons: Implications for Timing the Preovulatory GnRH/LH Surge. Endocrinology, 150:3664-3671.

Schulz KM, Molenda-Figueira HA, Sisk CL. 2009. Back to the future: The organizational-activational hypothesis adapted to puberty and adolescence. Horm Behav, 55(5):597-604.

Smith JT, Popa SM, Clifton DK, et al. 2006. Kiss1 neurons in the forebrain as central processors for generating the preovulatory luteinizing hormone surge. J Neurosci, 26(25):6687-6694.

Teles MG, Bianco SD, Brito VN, et al. 2008. A GPR54-activating mutation in a patient with central precocious puberty. N Engl J Med, 358(7): 709-715.

第 6 章 围绝经期和绝经综合征

第一节 围绝经期与绝经

一、基本概念

1. 绝经 绝经(menopause)源于希腊文 men(月)和 pausis(停止),指连续 12 个月无月经或月经永久性停止者。绝经是卵巢排卵和内分泌功能停止的征象。绝经的内分泌指标为 FSH≥30mU/ml,LH≥30mU/ml,E_2≤30pg/ml(≤100pmol/L)。

2. 绝经年龄 我国妇女平均绝经年龄(menopausal age)为 49.5 岁。美国妇女为 51.3 岁。荷兰妇女为 50.2 岁。妇女 40 岁以前绝经为卵巢早衰(premature ovary failure)。45 岁以前绝经为过早绝经(premature menopause),53 岁以后仍未绝经为晚绝经(late menopause)。绝经早期指绝经后 3 年以内,绝经晚期指绝经 3 年以后的时期。

3. 围绝经期(perimenopausal period) 指妇女从出现明显月经失调到绝经后 1 年的时期。围绝经期开始的平均年龄为 47.5 岁,其间多数妇女出现月经失调,最后进入绝经状态,有 10%左右妇女可不经过围绝经期而直接进入绝经状态。

4. 绝经过渡期(menopausal transition) 是从生育期向生育后期转化时期,即从正常排卵型月经周期到绝经(连续停经 12 个月)的时期。绝经过渡期开始的平均年龄为 46 岁(范围为 39～51 岁),平均期限为 5 年(范围为 2～8 年)。

5. 更年期(climacteric period) 源自希腊文 ladder(阶梯),指妇女从生育期(reproductive period),经过围绝经期、绝经到绝经后期,向老年期(senile period)的过渡时期,一般从 40 岁开始到 65 岁。WHO(1994)已决定停止使用更年期一词。

二、生理分期

国际生育年龄分期研讨会(Stages in Reproductive Aging Workshop, STRAW, 2001)确定的健康妇女生理分期系统(Menopause,2001,8:402,表 6-1)。

表 6-1 所示,STRAW 分期系统包括 7 个期别,其中 5 个期别位于末次月经(final menstrual period,FMP)以前(绝经前期),另外 2 个期别位于绝经后期。妇女生育力降低开始于生育晚期(－3 期),以卵巢功能衰退和血清 FSH 升高为标志。绝经过渡早期(－2 期),月经周期出现不规律变化。绝经过渡晚期(－1 期),出现月经稀发、频发、过少和低雌激素症状,表现为潮热、多汗等。绝经指连续 12 个月无月经。绝经早期(＋1 期)一般持续 4 年,常出现血管舒缩综合征。绝经晚期(＋2 期)逐渐过渡到老年期,多出现全身衰老性变化和相关疾病。

围绝经期妇女卵巢功能开始衰退,表现为稀发排卵、无排卵、卵泡闭锁加速、性激素和抑制素分泌降低、血清 FSH 增加和月经周期紊乱。卵巢抑制素分泌降低和 FSH 升高是妇女卵巢储备力降低和进入围绝经期的内

表 6-1　妇女生理分期系统(STRAW，2001)

▼（绝经，FMP）

期别	−5	−4	−3	−2	−1	+1	+2
分期	生育期			绝经过渡期		绝经后期	
	早期	高峰期	晚期	早期	晚期*	早期*	晚期
				围绝经期			
持续时间	不定			不定	1 年	4 年	老年至死亡
月经周期	月经不规律到规律月经	规律月经		月经不规律	月经稀发、频发或失调	停经 1 年以上	绝经期
内分泌变化	FSH 正常		FSH 升高	FSH 升高	FSH 升高	FSH 升高	FSH 升高

分泌指标。绝经过渡期妇女，卵巢仍有卵泡发育，但卵泡成熟和排卵不规律，但仍可发生妊娠，因此仍应坚持避孕以免发生意外妊娠。

围绝经期妇女在精神心理、生殖生理、生殖内分泌、生物节律、新陈代谢、认知、思维、感觉、运动和应激反应等方面均出现衰老性变化，主要表现为绝经综合征(潮热、多汗、心悸和焦虑等)、泌尿生殖道萎缩和骨质疏松症。另外，心血管疾病(动脉硬化、高血压、栓塞性疾病和卒中)、神经精神疾病(阿尔茨海默病和抑郁症)、2 型糖尿病和生殖道肿瘤(子宫肌瘤、子宫内膜癌、子宫颈癌、卵巢癌和乳腺癌等)发生率也相应增加，其中 30%～50% 妇女因绝经综合征和相关疾病而需要医学治疗。因此，加强围绝经妇女生殖健康保健和医学管理是妇产科医师乃至全社会的重要任务。

三、流行病学

妇女绝经年龄受地域、社会、经济、人文、环境、生态、教育、遗传和医疗卫生条件的影响存在很大的差异。据报道，2000 年全世界约有 1800 万妇女自然绝经，其中 500 万妇女为手术绝经。全世界每天约有 4900 名妇女进入绝经后期，75% 妇女出现绝经后症状，其中 20%～30% 妇女症状严重而需要医学治疗。从 20 世纪 80 年代，我国已进入老龄化社会。2002 年，我国的平均寿命已达到 76.4 岁，妇女一生中有 1/3 的时间处于雌激素缺乏状态，尤其是年龄≥65 岁的老年期妇女。

母亲和女儿绝经年龄有相似性，即母亲绝经早(46 岁前)，女儿绝经也早。营养不良妇女和素食者绝经较早。肥胖妇女绝经年龄晚于身体消瘦者。酗酒妇女绝经晚，其与酗酒引起血、尿中雌激素升高相关。

初潮年龄与绝经年龄无关。种族、孕产次和身高与绝经年龄无关。分娩次数越多，绝经年龄越晚。40 岁出现月经失调者预示早绝经。重体力劳动不影响绝经年龄。高海拔地区妇女绝经较早。诚然，子宫切除术、子宫内膜切除术妇女，即使保留卵巢也易发生卵巢早衰，因手术可能减少对卵巢血液供应。早产儿和 IUGR 者，日后易发生卵巢早衰和早绝经。

四、绝经原因

妇女生理性绝经始于卵巢功能衰退，而非下丘脑-垂体功能衰竭，因绝经后妇女下丘脑-垂体仍存在活跃的 GnRH-Gn 生成和分泌。诚然，所有引起下丘脑-垂体功能损害和功能衰竭的因素均可引起妇女绝经。绝经妇女卵巢功能衰退指排卵停止，性激素分泌不足以引起子宫内膜增生、分泌和周期性月经来潮。引起卵巢功能衰退的原因包括遗传因素、基因突变、细胞凋亡、自身免疫、感染、中毒和环境因素等。

五、绝经分类

1. 生理性绝经(physiological menopause)　指自然绝经，系下丘脑-垂体-卵巢-子宫轴(HPOU axis)功能衰退、排卵停止、性激素减少所致。

2. 病理性绝经(pathological menopause)　指先天或后天性病变(性染色体异常、卵巢发育不全、肿瘤，炎症、损伤、辐射、药物、中毒)和全身疾病(甲状腺、肾上腺疾病、糖尿病、贫血、结核、营养不良、免疫缺陷)引起HPOU轴功能减退所致。

3. 人工绝经(artificial menopause)　指人为地抑制HPOU轴功能引起的绝经，包括卵巢切除、乳腺癌、子宫内膜癌术后卵巢放疗等引起的绝经。

六、绝经和寿命

绝经和妇女寿命(longevity)的关系是妇女本人和医学界共同关心的问题。人口学和老年医学研究认为，绝经是妇女生殖生理和生殖内分泌功能衰老的表现，并不意味着寿命缩短。

人类平均预期寿命(average life expectancy)指人类生存的平均年龄，最高寿命(maximum life span，MLS)指人群中最长寿人的年龄。以平均预期寿命为例，公元前(BC)1000年仅为18岁，公元前100年为25岁。1900年为49岁，2000年女性预期年龄达到79.7岁，男性达到72.9岁。2002年，我国全民的平均寿命已达到76.4岁。21世纪，人类的平均寿命将进一步增高，其中女性期望寿命将高于男性，两者差距可为15年。人类最高寿命在近90～100年保持相对稳定。

近10年来人类绝经年龄保持相对稳定。绝经年龄早晚既不影响预期寿命长短，也不受预期寿命延长的影响。生殖细胞衰老和逐渐丢失是一个生理过程，也是引起妇女生育力丧失和绝经的直接原因。从围绝经期开始的雌激素减少是引起妇女泌尿生殖道乃至全身各器官系统衰老性变化的主要机制，而由其引起的细胞衰老比绝经本身更重要，性激素替代治疗不同程度地抑制或延缓细胞衰老，而不能避免细胞衰老，也不能延长妇女的平均预期寿命。

七、下丘脑-垂体功能变化

绝经前妇女，从35岁开始出现FSH升高、卵泡期缩短、月经频发。40岁妇女无排卵发生率为3%～7%，41～50岁为15%～25%。黄体功能不全发生率为18%～36%，生育力下降。绝经后(≥50岁)，抑制素降低，FSH急剧升高，LH缓慢升高。

绝经后1～3年促性腺激素升高达到高峰，其中FSH升高10～20倍、LH升高3倍、FSH/LH>1。此后20～30年，促性腺激素缓慢降低。绝经前妇女，切除双侧卵巢后1个月，血浆促性腺激素浓度即达到绝经后水平。绝经后妇女血浆FSH浓度高于LH是因为血液中LH代谢清除率高于FSH所致，因LH半衰期为20min，FSH半衰期为3～4h。

老年妇女(60～100岁)血液FSH和LH浓度无明显变化，其中FSH浓度为(132.4±5.6)mU/ml，半衰期为4h，LH为(93.8±5.4)mU/ml，半衰期为30min，仍呈现脉冲式释放特征，波动周期为每次60～90min。FSH和LH释放活性高于绝经前期，与下丘脑GnRH释放节律相似。FSH升高是由于抑制素和雌激素减少，负反馈功能减退所致。此时，即使给予外源性性激素替代治疗，也不可能促使FSH恢复到绝经前水平。

八、卵巢功能变化

(一)卵泡数目减少和排卵停止

少女初潮时，双侧卵巢卵母细胞总数约48万。生育期妇女总排卵数目为400～500个，其余归于闭锁。妇女卵巢内始基卵泡数目从30岁开始减少，35岁急剧减少，40岁仅余1万～2万个，50岁消失殆尽。

（二）性激素

绝经后妇女颗粒细胞芳香酶活性降低，雌激素生成减少。由于LH升高，卵泡膜细胞、间质细胞和门细胞增生，雄激素生成增加，在外周组织（脂肪、皮肤、肌肉、肝、肠、脑）芳香酶作用下，转化为雌酮和雌二醇。因此，绝经后妇女，雌激素生成以雌酮为主，生成部位从卵巢内转移到外周组织。

绝经后妇女肾上腺DHEA生成降低，而反映肾上腺功能活性的DHEAS水平并无变化。绝经后妇女，垂体GnRH兴奋试验，LH释放活跃。注药后，LH升高4.1倍，而FSH增高<1.6倍。雌激素和催乳素分泌减少，而TSH、GH和ACTH分泌仍正常。

1. *雌激素* 雌二醇（E_2）生成率为12μg/d，均由外周组织雌酮转化而来。血浆雌二醇浓度为18pg/ml，代谢清除率降低30%。雌酮（E_1）主要在外周组织中从雄烯双酮通过芳香酶作用转化而来（转化率为2.8%～6.5%，高于绝经前2～4倍），生成率为45～55μg/d，血中浓度为35pg/ml，高于E_2 2～4倍。代谢清除率降低20%。雄烯二酮向雌激素的转化率与体重正相关。肥胖妇女肝脏SHBG生成减少，雄烯二酮向雌酮的转化率增高2倍，游离雌二醇增加4倍，易于发生子宫内膜癌。

2. *孕激素* 绝经后主要由肾上腺分泌。绝经后妇女，血液孕酮和17-羟孕酮浓度分别为19～31μg/ml和240～400pg/ml，低于卵泡早期水平。尿中孕二醇排泄量，从绝经前1.5μg/d降至0.63μg/d。

3. *雄激素* 绝经后卵巢主要分泌雄烯二酮和睾酮。卵巢雄烯二酮（Δ^4-adione）生成率为1.6mg/d，血浆浓度为800～900pg/ml，为绝经前的50%，而大部分来源于肾上腺。卵巢静脉雄烯二酮浓度高于外周血液4倍。睾酮生成率为150μg/d，血浆浓度为250pg/ml，高于绝经前2倍，代谢清除率无变化（表6-2，表6-3）。

表6-2 不同时期妇女血液性激素生成率

激　素	育龄期妇女	绝经后妇女	卵巢切除妇女
雄烯二酮（mg/d）	2～3	0.5～1.5	0.4～1.2
脱氢表雄酮（mg/d）	6～8	1.5～4.0	1.5～4.0
硫酸脱氢表雄酮（mg/d）	8～16	4～9	4～9
睾酮（mg/d）	0.2～0.25	0.05～0.18	0.02～0.12
雌激素（mg/d）	0.350	0.045	0.045

表6-3 围绝经期妇女血液激素浓度变化

激　素	绝经前妇女	绝经后妇女
雌二醇（pg/ml）	40～400	10～20
雌酮（pg/ml）	30～200	30～70
睾酮（pg/dl）	20～80	15～70
雄烯二酮（pg/dl）	60～300	30～150

九、肾上腺功能变化

1. *脱氢表雄酮* 绝经后妇女为绝经前的35%～40%，绝经后10年为绝经前30%。生成率为4.91mg/d，血浆浓度为（2.54±1.20）ng/ml，代谢清除率（MCR）为（2105±625）L/d。

2. *硫酸脱氢表雄酮* 绝经后妇女为绝经前的40%，绝经后10年为绝经前36%。生成率为（18.3±6.1）mg/d，血浆浓度为（781±240）ng/ml，MCR为（22.1±4.7）L/d。

第二节 绝经综合征

一、血管舒缩综合征

【临床表现】 血管舒缩性潮热是绝经后妇女特征性症状。潮热从头、颈和胸部突然发作,皮肤红润,温度升高,全身热感。潮热发作从几秒到几分钟,间隔时间不等。发作时多有预感,呼吸加速、心悸、焦虑、烦躁和不安,发作后全身出汗、体温恢复到正常和疲乏无力。

潮热也可于夜间或应激时发生,也可被热、含有香料和甲基黄嘌呤(methylxanthines)的食物和饮料所激发。潮热影响睡眠质量,潮热夜间发作常使妇女突然从睡眠中醒来,大汗淋漓,浸湿衣褥。精神紧张时潮热发作频度增加,症状更重。

绝经前妇女潮热发生率为 10%～25%,绝经前紧张综合征妇女潮热发生率更高。绝经后 1～3 年妇女潮热发生率为 50%～85%,无潮热 15%～25%,每天都发作潮热者占 15%～20%。绝经后 4 年,潮热发生率降至 20%,发作多持续 1～2 年,25%超过 5 年。绝经前妇女,切除卵巢越早,潮热发生率越高。血管缩舒性潮热的发生率受统计方法和定义的影响,不同民族、地区、职业妇女发生率也不尽相同。

【病理生理】 绝经后妇女潮热与雌激素降低密切相关,与 LH(非 FSH)升高同步性出现。卵巢雌激素减少增强机体散热功能,其作用与去甲肾上腺素能神经介质活性增强,而多巴胺和β-内啡肽能活性降低相关,潮热不是机体热量积聚的快速释放,而是释热机制突发性兴奋所致。潮热也与绝经后调节下丘脑 GnRH 神经元和体温调节中枢功能的神经介质变化相关。

值得注意的是,潮热多出现于雌激素撤退后妇女,包括绝经后妇女和绝经前切除卵巢的妇女,而原发性低雌激素血症妇女,如性腺发育不全并不发生潮热。潮热和自汗也可由某些疾病,包括嗜铬细胞瘤、类癌、白血病、胰腺肿瘤和甲状腺功能异常引起,但毕竟少见,适时通过测定雌激素和 FSH 可以鉴别。绝经综合征的诊治详见绝经后性激素补充治疗相关内容。

二、泌尿生殖道萎缩

女性泌尿生殖道存在性激素受体,组织形态结构和功能受卵巢激素的调节。绝经后雌激素缺乏引起泌尿生殖道萎缩和相关疾病占总住院患者的 10.04%,如绝经后出血占 32.72%、外阴阴道裂伤、膀胱直肠膨出和(或)张力性尿失禁占 10.9%、子宫脱垂占 9.3%、良性卵巢囊肿占 11.21%、子宫内膜息肉占 9.09%、平滑肌瘤占 3.93%、子宫颈癌占 3.93%、子宫内膜癌和卵巢癌肿瘤占 11.21%。

【临床表现】

1. 生殖器官萎缩症状

(1)外阴:阴毛减少、稀疏、变白和分布范围缩小。外阴皮肤变薄,色素减退,皮肤皱缩,易患营养不良性皮肤病变或癌变。大、小阴唇和阴蒂萎缩,皮下脂肪减少和弹性降低。尿道旁腺和前庭大腺萎缩,分泌减少。处女膜和阴道口萎缩狭窄,伸缩性降低。

(2)阴道:阴道缩短、变窄、穹窿变浅或消失,甚至粘连闭锁。阴道干涩,阴道壁变薄,弹性降低,扩充性、润滑性、容受性和支持力降低。阴道上皮和间质萎缩、变薄、苍白、干燥,糖原减少,pH 升高,易于继发感染、损伤和性交困难。细胞学检查以外底层和基底层细胞为主,表层和角化细胞减少,细胞成熟指数和嗜酸性细胞指数降低。

(3)子宫:宫颈直径和长度缩小,宫颈/体比值＝1∶1；鳞柱状上皮交界处（squamo-columnar junction zone）上移、宫颈狭窄和糜烂和外翻而暴露出子宫颈管黏膜，易于发生CIN和鳞状细胞癌（外生型和内生型）。宫颈内口和外口狭窄可引起子宫腔积液和积脓。子宫重量减轻，从100g降至50～60g，甚至为10～20g。子宫肌层和子宫内膜变薄，肌瘤萎缩，出现透明样变和钙化，子宫血管硬化和减少。盆腔子宫韧带松弛和盆膈支持力降低引起子宫脱垂。

（4）卵巢：体积缩小、重量减轻、血供减少、被膜皱缩、表面呈灰黄色。皮质内卵泡数量减少或缺如。卵巢间质细胞增生和黄素化。门细胞增生。绝经后妇女可触及卵巢综合征（postmenopausal palpable ovary syndrome，PMPOS）发生率为4%～6%。

（5）输卵管：输卵管上皮和肌层萎缩、长度和直径降低、输卵管内皮和黏膜萎缩，活动性和蠕动性降低。

2. 乳房萎缩　乳腺脂肪组织和腺体减少、体积缩小、张力降低、乳房下垂、乳头萎缩、乳晕色素减退、乳房弹性和坚挺性降低。偶可出现乳腺小叶增生、乳腺腺瘤和乳腺癌。

3. 尿道萎缩　尿道缩短、尿道口黏膜外翻，出现尿道肉阜（urethral caruncles）引起尿频、少尿、多尿和夜尿增多。膀胱三角区萎缩和感染，引起尿道综合征（urethral syndrome）。

4. 膀胱萎缩　容量降低，张力、收缩力和逼尿肌力降低，膀胱膨出和位置变化引起尿急性尿失禁（urge incontinence）、张力性尿失禁（stress incontinence）或混合性尿失禁。细菌性尿道炎、细菌性膀胱炎和膀胱肿瘤发生率增加。

5. 皮肤黏膜萎缩　皮下脂肪和胶原减少、弹力和紧张力降低。皮肤干燥、多皱，毛发脱落，出现色素沉着和老年斑，易发生皮肤病。口腔干燥、唾液分泌减少，易发生咽峡炎和声音嘶哑。雄激素分泌增加可引起多毛、脂溢和痤疮。甲状腺功能减退可引起黏液性水肿、自主神经功能紊乱引起血管神经性水肿，胃肠道功能减退可引起低蛋白血症和营养不良性水肿。绝经后妇女泌尿生殖道萎缩的治疗详见绝经后性激素补充治疗相关内容。

三、骨质疏松症

【临床表现】　骨质疏松症是一种以骨量减少、骨小梁结构的退行性变，骨丢失、骨质疏松、脆性增加和易发生骨折为特征性疾病，与雌激素降低密切相关。骨质疏松症临床表现为肌肉和骨关节疼痛、腰背痛、身材矮缩、活动力降低、脊椎骨压缩性骨折引起腰背痛、腰椎前突和脊柱侧弯。肱骨、股骨上端、桡骨远端和肋骨骨折引起急性骨痛和功能障碍。

【病理生理】

1. 遗传易感性　遗传学研究发现，骨密度70%由遗传因素决定。骨质疏松症母亲的女儿绝经前即出现骨量减少。维生素D受体基因变异与绝经后妇女骨密度降低相关，因骨质疏松症老年妇女存在维生素D受体等位基因多态性缺失现象。另外，骨密度降低与编码胶原多肽基因的特异性COLIAI等位基因突变相关。

2. 雌激素降低促进骨丢失　绝经后雌激素降低是引起绝经后骨质疏松症的主要原因。因雌激素降低增强骨对PTH反应性和加速骨丢失。PTH增强破骨活性，动员骨钙析出，引起骨丢失和骨密度降低。钙缺乏和吸收不良降低血清钙浓度，引起甲状旁腺激素（PTH）分泌增加，同样引起骨丢失和骨密度降低。因此，雌激素和钙剂补充治疗通过抑制PTH分泌和活性，降低骨丢失和增加骨密度，防治绝经后骨质疏松症。

3. 年龄相关的骨丢失率增加　妇女髓骨量和骨皮质量分别于20岁和30岁达到高峰，以后开始出现骨丢失，绝经后骨丢失加速，髓质骨吸收率高于骨皮质4～8倍。从

35 岁到绝经期骨丢失率每年增加 0.3%～0.7%，其中髓质骨每年骨吸收率高于骨形成率 0.7%，绝经后高于 5%。绝经后第 1 年内骨丢失率高达 4%。，绝经后 1～5 年，骨丢失率为 1.5%～2.5%，绝经后 5～7 年骨丢失率为绝经前 10 倍。绝经后 20 年内，髓质骨量丢失 50%，骨皮质量丢失 30%。35－60 岁 Colles 骨折发生率增加 10 倍。髋骨骨折是老年妇女死亡重要原因，20%死亡出现于骨折后第 1 年。

4. *骨小梁结构和功能破坏* 骨质疏松症的骨组织病理变化，除骨量和骨密度降低、骨矿质和骨基质减少外，骨结构的变化主要表现为骨小梁结构退化、数量减少、变细、变薄、断裂，引起骨强度、耐压力、支撑力降低和病理性骨折。绝经后妇女骨质疏松症骨骼组织病理变化以骨小梁断裂为主，其次为骨小梁减少、体积缩小，骨小梁相互分离或断裂，骨脆性增加而骨形成减少。绝经后 15 年内，髓质骨量丢失的 75%以上归咎于雌激素匮乏，而在雌激素缺乏的情况下，骨小梁结构破坏和功能重建难以恢复，这就是绝经后妇女脊柱压缩性骨折最为常见的原因所在。

5. *骨折率增加* 绝经后骨质疏松症骨折发生率取决于绝经时骨量和绝经后骨丢失率。骨峰值(peak bone mass)受遗传和内分泌因素的影响，女性髋骨和脊柱骨量于青春期晚期(18 岁)达到高峰，其中初潮前几年(11～14 岁)特别重要。青春后期，20 岁左右虽有小幅度增加，但到 30 岁骨量停止增加。30 岁后骨密度缓慢降低，每年降低幅度为 0.7%。因此，青春期营养和保健与绝经后骨质疏松症密切相关。

统计表明，65 岁以上妇女中半数存在脊柱压缩性骨折，2/3 无明显临床症状。最常发生骨折的部位为第 12 胸椎和第 1～3 腰椎。Colles 骨折，35～60 岁桡骨远端骨折发生率增加 10 倍，是 75 岁以前妇女最常见的骨折，而 75 岁后髋骨骨折最为常见。绝经后妇女牙齿脱落也与齿槽骨质疏松和退化相关。

绝经后妇女髋骨骨折发生率随年龄增加，如 45 岁妇女的发生率为 0.3‰，85 岁妇女发生率高达 20‰，其中 80%为骨质疏松症所致。妇女一生发生髋骨骨折的概率为 16%，年龄越大越高。15%～20%的髋骨骨折妇女于 3 个月内死于骨折和其他并发症。据估计，世界范围内 2050 年骨折发生率将高于 1990 年 6 倍，其中欧洲和北美骨折比例将从 1990 年的 50%降至 2050 年的 25%。发展中国家，随着老年人口数量的增加，骨折发生率将有不同程度的升高。骨质疏松症的诊治详见第 20 章绝经后骨质疏松症。

四、心血管疾病

【发生率】 生育期妇女由于雌激素对心血管功能和脂代谢的保护作用而较少发生冠心病，发病率升高的时间晚于男性 10 年，心肌梗死和猝死发生率升高晚于男性 20 年。生育期妇女高密度脂蛋白-胆固醇(HDL-C)浓度高于男性 0.26mmol/L 并持续到绝经后期。绝经前妇女血浆总胆固醇和 LDL-C 浓度低于男性，其浓度随年龄增加而增加，绝经后迅速升高。60 岁妇女血浆中引起动脉粥样硬化的脂质浓度高于男性，冠心病发生率增加 2 倍。绝经前妇女，切除卵巢后 10～15 年，心血管疾病发生率也明显升高。

在世界范围内，从 20 世纪 80 年代开始，妇女心血管疾病死亡人数超过男性，高于乳腺癌和肺癌妇女死亡人数 3 倍。第 1 次心肌梗死后幸存妇女，再发心肌梗死的危险性为 31%，卒中及猝死的危险性分别是 18%及 6%。美国的资料显示，心脏病是妇女死亡首要病因，其次为恶性肿瘤和脑血管疾病。

统计表明，年龄 45～55 岁的总心血管疾病发生率，女/男性比为 4.29∶2.29。冠心病发生率，女/男性比为 3.78∶2.73。脑血管疾病发生率，女/男性比为 3.89∶0.32，女性均高于男性。40 岁前过早绝经者，冠心病发生时间也提前，发生率升高2.4倍。自然绝经(50岁)妇女，年龄≤55岁的妇女，冠心病发生率低于同龄男性5～8倍。65岁心血管疾病发生率两性间无明显差异。高血压、动脉硬化、冠心病、栓塞性疾病发生率也随着绝经后年龄增长而增高。

【病理生理】

1. 脂代谢异常 绝经后妇女出现高脂血症，表现为胆固醇、低密度脂蛋白(LDL)、三酰甘油(TG)、极低密度脂蛋白(VLDL)、高密度脂蛋白-C_3(HDL-C_3)、α-脂蛋白(LP-α)增高，而高密度脂蛋白-C_2(HDL-C_2)降低，引起动脉粥样硬化和高血压发生率升高。

妇女总胆固醇水平与冠心病发生密切相关。引起女性冠心病发生的总胆固醇浓度高于男性。总胆固醇≥6.89mmol/L，妇女冠心病发病率升高3倍。HDL-C降低的妇女极易发生冠心病，妇女HDL-C浓度为1.43～1.56mmol/L。HDL-C每降低0.26mmol/L，冠心病危险性增加40%～50%。当HDL-C水平低于1.3mmol/L是发生冠心病的临界值。从预防心血管疾病角度出发，围绝经期妇女最佳的胆固醇/脂蛋白构成为，总胆固醇≤5.2mmol/L，HDL-C≥1.3mmol/L，LDL-C≤3.38mmol/L，三酰甘油≤2.825mmol/L。

三酰甘油升高是发生冠心病高危信号。三酰甘油≥4.52mmol/L、HDL-C≤1.3mmol/L时，心脏病发生率明显增加。HDL-C/总胆固醇比值随妇女年龄增加而降低，而总胆固醇/HDL-C比值逐渐升高，当比值≥7.5时，冠心病发生率两性相同。从预测冠心病高危性考虑，围绝经期妇女，总胆固醇/HDL-C比值维持≤3.5左右为宜，4.0为正常值高限，≥5.0为高危值，发生冠心病危险性明显增加。

2. 肥胖症 女性出现男性(中心性)肥胖是发生冠心病的高危信号，因中心型肥胖与总胆固醇、三酰甘油和LDL呈正相关，与HDL呈负相关。心血管疾病危险因素(脂代谢异常和糖尿病)与围绝经期体重增加正相关。因此，围绝经期妇女应注意饮食结构、加强体育锻炼、控制体重增加，防止心血管疾病发生。

3. 2型糖尿病 绝经后妇女，随着生殖激素和脂代谢变化，外周组织胰岛素抵抗增强，胰腺B细胞功能衰退、胰岛素分泌减少，引起2型非胰岛素依赖性糖尿病(NIDDM)发生率增加。

4. 绝经前卵巢切除 绝经前妇女切除双侧卵巢越早，绝经综合征发生率越高，症状越明显。＜25岁卵巢切除者，术后1～6周即出现雌激素缺乏症状，发生率为76%，年龄≥40岁妇女，切除者6～18个月才出现症状。保留一侧卵巢，良性肿瘤发生率为13.7%，恶性肿瘤发生率为8.2%，肿瘤平均出现于术后5.8年。绝经后妇女切除卵巢后，血浆睾酮、雄烯二酮和雌酮降低，但卵巢脱落症状不明显。因此，无论绝经前或绝经后妇女、妇科良性病变时的卵巢去留问题应取慎重态度。

五、阿尔茨海默病

阿尔茨海默病(Alzheimer disease, AD)是以获得性、进行性加重的认知、记忆、行为、生活和工作能力丧失为临床特征的疾病。

【发病率】 人的一生发生痴呆症的概率为1/4～1/2。年龄≥65岁者发生率为14%，≥80岁者发生率达40%。虽然男性和女性均可患病，但女性发病率高于男性3倍，特别是绝经后老年妇女，其与绝经后妇女雌激素降低失去对神经系统结构和功能保护作用相关。美国资料显示，阿尔茨海默病引起的死亡人数仅次于恶性肿瘤和心血管疾病，病死率位居老年疾病的第3位。

目前，阿尔茨海默病是发达国家最常见的老年痴呆症，如美国现有阿尔茨海默病患者200万，世界范围内有3000万患者，其中发达国家患病人数约占总患病人数的 3/4，而发展中国家患病人数也在逐渐增加。值得注意的是，社会中存在大量轻度认知功能障碍患者正逐渐进展为临床型痴呆症。我国学者调查发现，年龄≥55 岁和≥65 岁阿尔茨海默病的发生率分别为 1.5%和 2.9%。目前我国 60 岁以上人数为 1.2 亿，阿尔茨海默病患者为 200 万～400 万人。

21 世纪，随着社会人口的老龄化，阿尔茨海默病发病率将快速增加，特别是广大的发展中国家和地区。WHO 估计，2025 年，发展中国家阿尔茨海默病患病人数将急剧增加，将占总患病人数的 3/4，而发达国家患病人数将逐渐下降。2050 年美国阿尔茨海默病人数将增加 3 倍。由其引起的死亡人数仅次于恶性肿瘤和心血管疾病之后，位居第 3 位。因此，绝经后妇女痴呆性疾病的防治是老年医学重点研究课题。

【病理生理】 阿尔茨海默病是神经元变性疾病，主要表现为大脑皮质、海马、皮质下神经核(杏仁核和前脑基底神经核)、下丘脑神经核团、脑干缝际核和脑桥的蓝斑的神经元纤维缠结(neurofibrillary tangle，NFT)和老年斑(senile plaque，SP)形成。老年斑指以神经毒性蛋白(starchlike or amyloid protein，AP)神经元纤维缠结为核心，周围绕以营养不良性神经炎性纤维和反应性胶质细胞形成的球性结节。

家族性 AD 占总 AD 的 10%，多为散发性而非遗传性。家族性 AD 的基因位点分别分布于 21、14、1 和 12 号染色体，分别为：①淀粉样前体蛋白(amyloid precursor protein，APP)基因位于 21 号染色体；②早老素Ⅰ(presenilin Ⅰ)基因位于 14 号染色体；③早老素Ⅱ(presenilin Ⅱ)基因位于 1 号染色体；④编码其他神经毒性蛋白的基因位于 12 号染色体。

AD 基因突变引起 APP 加工和成熟过程的异常，导致由 40～43 个氨基酸残基组成，具有神经毒性 β-淀粉样肽(beta-amyloid peptide)在大脑皮质和海马区的沉积和聚集，最终导致神经元的死亡、突触丢失、NFT 和 SP 形成。NFT 是由过度磷酸化 β-淀粉样肽折叠形成的管状结构，主要分布于大和中型锥体细胞(pyramidal neurons)的核周体(perikarya)周围。

微管结合蛋白基因(tau gene)的外显子和内含子突变并不引起 AD，而引起与帕金森病相关的家族性痴呆，以上突变可引起神经元骨架的破坏，导致神经元死亡和功能丧失。

AD 的神经解剖学改变以大脑皮质萎缩、广泛性 NFT 和 SP 形成为特征，但出现以上改变并不意味着就是 AD，因几乎所有痴呆性疾病均存在 NFT 和 AP。AD 除存在 NFT 和 SP 外，神经病理改变还包括神经元颗粒空泡样变性(granulovacuolar degeneration of Shimkowicz)、神经纤维网线(neuropil threads)、神经元丢失(neuronal loss)和突触变性(synaptic degeneration)。

AD 发生的早期，NFT 浓度很低，并局限于海马区，近来发现也分布于嗅内侧和鼻周区(entorhinal and perirhinal)和横嗅皮质(transentorhinal cortice)，即鼻内侧皮质和原始嗅觉皮质，小部分也分布于颞叶内侧(medial temporal lobe)。关于 AD 的诊断、鉴别诊断、治疗和预防详见第 28 章阿尔茨海默病。

六、免疫功能减退和肿瘤

围绝经期妇女免疫功能降低，各种疾病和肿瘤的发生率明显增加。与年龄 25～44 岁妇女比较，年龄≥65 岁妇女心脏病发生率增加 9～20 倍，肿瘤增加 43 倍，卒中增加 100 倍；慢性肺疾病增加>100 倍，肺炎和流感增加 89 倍。50～94 岁妇女死亡原因中，心血管疾病占 31%，髋骨骨折占 2.8%，乳腺癌占 2.8%，其中心血管疾病发生率高于乳腺癌 11 倍。

绝经后妇女，神经精神性疾病，包括抑郁

症(depression)、精神分裂症(schizophrenia)和双极性疾病(bipolar illness)发生率明显升高，原有神经精神性疾病病情加重。绝经综合征的防治和性激素补充治疗详见第 19 章绝经后激素治疗。

第三节　围绝经期生殖健康保健

围绝经期和绝经期妇女，随着生殖内分泌和免疫功能减退、健康素质和体能的降低，精神心理、认知功能、心血管、骨骼、代谢、肿瘤和衰老性疾病发生率明显增加，因此加强围绝经期和绝经期妇女生殖健康保健十分重要。

围绝经期医学保健和治疗的主要任务是最大限度地维护和延长妇女健康体能、维持良好精神心理状态和社会活动性、早期发现和治疗衰老性疾病，包括抑郁症、阿尔茨海默病、心血管疾病、2 型糖尿病、生殖道和乳腺肿瘤、骨质疏松症等。为帮助妇女安全地度过围绝经期和绝经期，应按照科学计划进行定期健康检查(表 6-4)。

表 6-4　绝经后妇女健康检查项目

筛查项目	年龄和检查频率	检查目的
宫颈涂片/妇科检查	每年 1 次；如连续 3 次阴性者每 3 年 1 次	筛查子宫颈癌/卵巢癌
乳房检查	每年经医师检查 1 次；每月自我检查 1 次	筛查乳腺癌
乳腺摄片	40 岁后每 1～2 年 1 次；50 岁后每年 1 次	筛查乳腺癌
大便隐血	50 岁后每年 1 次	筛查结肠直肠癌
纤维结肠镜	50 岁后每 3～5 年 1 次	筛查结肠直肠癌
骨密度测量	低危者 65 岁检查，高危者绝经时检查	筛查骨质疏松症
血脂分析	40 岁后，每年检查 1 次	评估心血管风险
空腹血糖	45 岁后，每 3 年检查 1 次	筛查糖尿病
STI/HIV	高危者每年检查 1 次	筛查 STI 和 HIV
PPD 皮肤试验	高危者每年检查 1 次	筛查结核
计划免疫		
流感疫苗	50 岁后或高危者提前接种	预防流感
肺炎球菌疫苗	65 岁或高危者提前接种	预防肺炎
破伤风-白喉疫苗	每 10 年接种 1 次	预防破伤风和白喉

摘自 ACOG. 2003. Committee Opinion No. 292. Obstet Gynecol, 102:1117.

全面询问病史和体格检查应每年进行 1 次。询问病史时，应重点了解精神心理、认知功能、营养状况、体力体能、职业环境、性功能、婚姻和子女情况、排便和泌尿功能、生活习惯和不良嗜好(烟、酒和药物滥用)等。每年进行 1 次乳房、骨盆和阴道的细胞学检查、必要时进行性传播感染(STI)和免疫缺陷病毒(HIV)检查。40 岁时进行促甲状腺激素(TSH)测定；60 岁以后每 2 年检测 1 次 TSH。50 岁以后进行粪便隐血试验。40 岁开始每年进行 1 次乳房 X 线检查。年龄≥50 岁妇女，每年应进行 1 次粪便隐血试验。年龄为 50～55 岁妇女推荐进行纤维结肠镜检查，如无阳性发现、无结肠癌家族史，则无须重复检查。

妇产科医师应热情地为围绝经期妇女提供医学咨询服务，推荐科学合理的围绝经期保健和防治衰老性疾病的建议，有条件的医疗和妇女保健单位应建立一支专业性技术队伍为围绝经期和老年妇女服务，其工作职责和服务范围，包括：①建立围绝经期妇女生殖健康保健服务网络、机构和专业队伍；②建立社会性和公益性围绝经期妇女公共教育计划；③建立围绝经期妇女保健门诊，提供医学咨询、教育和治疗服务；④推广围绝经期保健知识，提供免费的医学教育和宣传资料；⑤设立围绝经期医学网络和电话咨询热线；⑥培训社区和基层妇女保健人员，以便帮助诊治难以到医院诊治的老年妇女。

（李继俊）

参考文献

Aging and menopause affect bone independently. 2003. Endocrine Society Annual Meeting: ENDO, Philadelphia, Pennsylvania: USA.

Bernard A Eskin. 2000. The thyroid in the menopause// Bernard A Eskin. The menopause. 4th ed. New York: The Parthenon Publishing Group: 65-78.

Bernard A Eskin. 2000. The Menopause and aging// The menopause. 4th ed. New York: The Parthenon Publishing Group: 3-21.

Bruce R Troen. 2000. Geripause//Bernard A Eskin. The menopause. 4th. New York: The Parthenon Publishing Group: 29-32.

Cobleigh MA. 2000. Managing menopausal problems. Cancer Treat Res, 103: 1.

Grady D. 2002. Cardiovascular disease outcome during 6-8 years of hormone therapy for heart and estrogen/progestin replacement study follow-up (HERS Ⅱ). JAMA, 288: 49.

Group for the women initiative investigators. 2002. Risks and benefits of estrogen plus progestin in healthy postmenopausal women principal results from the women's health initiative randomized controlled trial. JAMA, 288: 321.

Heller DS. 2000. Pathology of the menopause// Bernard A Eskin. The menopause. 4th ed. New York: The Parthenon Publishing Group: 41-52.

Horn-Ross PL, Barnes S, et al. 2000. Assessing phytoestrogen exposure in epidemiologic studies: development of a database (United States). Cancer Causes Control, 11(4): 289.

Horn-Ross PL, Lee M, John EM, et al. 2000. Sources of phytoestrogen exposure among non-Asian women in California, USA. Cancer Causes Control, 11(4): 299.

Jesse J Hade, Alan H Decherney. 2000. Sex steroid hormone metabolism in the climacteric women// Bernard A Eskin. The menopause. 4th ed. New York: The Parthenon Publishing Group: 87-96.

Pino AM, Valladares LE, Palma MA, et al. 2000. Dietary isoflavones affect sex hormone-binding globulin levels in postmenopausal women. J Clin Endocrinol Metab, 85(8): 2797.

Simons LA, von Konigsmark M, Simons J, et al. 2000. Phytoestrogens do not influence lipoprotein levels or endothelial function in healthy, postmenopausal women. Am J Cardiol, 85(11): 1297.

Umland EM, Cauffield JS, Kirk JK, et al. 2000. Phytoestrogens as therapeutic alternatives to traditional hormone replacement in postmenopausal women. Pharmacotherapy, 20(8): 981.

Xu X, Duncan AM, Wangen KE, et al. 2000. Soy consumption alters endogenous estrogen metabolism in postmenopausal women. Cancer Epidemiol Biomarkers. Prev, 2000, 9(8): 781.

第7章 妊娠期内分泌调节

妊娠期生殖生理和生殖内分泌功能调节中心由下丘脑-垂体-卵巢轴转移到胎儿-胎盘单位(fetal-placental unit)。妊娠生殖内分泌功能区分为三个部分:胎儿区(fetal compartment)、胎盘区(placental compartment)和母体区(materal compartment),三者共同组成一个完整的内分泌功能系统,生成多种肽类、蛋白类和类固醇激素、特殊蛋白质、细胞因子和生长因子维持妊娠期母体适应性变化和胎儿宫内发育。

第一节 胎盘内分泌调节

胎盘由滋养细胞、间充质和胎儿血管组成。滋养层包括细胞滋养层细胞和合体滋养层细胞。细胞滋养层细胞是胎盘干细胞,由其分化出来的合体滋养层细胞,也是生成甾体激素、蛋白类激素和肽类物质的主要部位。合体滋养细胞在绒毛间隙中直接与母血接触,分泌的胎盘激素和蛋白质首先进入母体血液循环。

一、促性腺激素释放激素

妊娠期细胞滋养层细胞和合体滋养层细胞生成促性腺激素释放激素(GnRH),调节胎盘类固醇、前列腺素(prostaglandin,PG)和人绒毛膜促性腺激素(hCG)分泌。早期妊娠,合体滋养细胞数量最多时,hCG 分泌也达到高峰,胎盘 GnRH 受体与 GnRH 的亲和力低于垂体、卵巢和睾丸。细胞滋养层细胞和合体滋养层细胞内 GnRH 受体生成与 hCG 分泌曲线一致,证实 GnRH 及其受体调节 hCG 的分泌。雌激素、激活素、胰岛素和前列腺素促进 GnRH 的释放,而孕酮、阿肽(opiates)、抑制素和卵泡抑素抑制其分泌。

二、促肾上腺皮质激素释放激素

妊娠期滋养层细胞、胎膜和蜕膜生成促肾上腺皮质激素释放激素(CRH),结构与下丘脑 CRH 相同。孕酮抑制、糖皮质激素促进 CRH 分泌,其功能与分娩前后 ACTH 和皮质醇分泌增加相适应。胎盘 CRH 分泌也受升压素、去甲肾上腺素、血管紧张素Ⅱ、前列腺素、神经肽 Y 和缩宫素调节。激活素和白介素促进,抑制素和一氧化氮抑制 CRH 分泌。

妊娠期母体血浆 CRH 浓度进行性增加,临产和分娩期达到高峰。人类胎盘、蜕膜和胎膜生成 CRH 结合蛋白,其浓度在妊娠期间保持相对恒定,第 35 周后轻度增加至足月妊娠。妊娠期滋养细胞、羊膜、绒毛膜和蜕膜也产生一种与 CRH 相似的多肽——尿皮质素(urocortin),可与 CRH 受体和 CRH 结合蛋白相结合,功能不详。

三、绒毛膜促甲状腺激素

人类胎盘分泌绒毛膜促甲状腺激素(human chorionic thyrotropin,hCT),分子结构和作用与垂体 TSH 相似，但人类胎盘中含量甚微，无重要生物学作用。

四、绒毛膜促肾上腺皮质激素

妊娠期胎盘生成绒毛膜促肾上腺皮质激素（human chorionic adrenocorticotropin，hcACTH），促进母体游离皮质醇分泌增加。胎盘 ACTH 含量高于母血浓度与 CRH 促进合体滋养细胞生成 ACTH 相关。胎盘 CRH 和 ACTH 促进母体肾上腺生成胆固醇和孕烯醇酮，因胎儿和母体间无 ACTH 通道。另外，胎盘存在阿黑皮素原（POMC）基因表达，POMC 和 ACTH 浓度于足月妊娠前数周升高。

妊娠期母体 ACTH 对 CRH 刺激反应性降低，对升压素反应性增强，升压素增强 CRH 促进垂体 ACTH 分泌作用。妊娠中期母体血液中 CRH 浓度开始升高，足月妊娠时达到高峰。糖皮质激素不影响胎盘 CRH 和 ACTH 分泌。足月妊娠时，缩宫素促进胎盘 CRH 和 ACTH 分泌，而 CRH 结合蛋白降低可提高临产和分娩子宫皮质醇利用率。病理妊娠，包括早产、高血压、胎儿缺氧和胎儿生长迟缓时，母体和胎儿 CRH 水平升高与应激反应相关。

五、绒毛膜促性腺激素

人绒毛膜促性腺激素（human chorionic gonadotropins，hCG）是妊娠期奇特的糖蛋白激素，包括 6 种不同分子结构的亚型，即天然型或规则型 hCG（native or regular hCG，R-hCG）、垂体型硫酸化 hCG（sulfated hCG，S-hCG）、高糖基化 hCG（hyperglycosylated hCG，H-hCG）、游离型 hCGβ-亚基（hCG free β-subunit）、游离型高糖基化 hCGβ-亚基（hyperglycosylated hCG free β-subunit）和胎儿型 hCG（fetal hCG，F-hCG）。所有类型的 hCG 均由 α-亚基和 β-亚基组成，其中 α-亚基氨基酸序列相似，而 β-亚基氨基酸序列具有特异性，因此不同类型 hCG 的生物合成、生化代谢、激素活性和生理功能也各不相同。

在妊娠期，不同类型的 hCG 呈现不同的生理功能，如 H-hCG 促进孕卵植入和胎盘发育；H-hCG 和 hCG 促进血性绒毛膜胎盘形成（hemochorial placentation）、促进胎儿和子宫生长。S-hCG 由垂体分泌，促进卵巢性激素生成和排卵功能。游离型 H-hCG/hCGβ-信号通路调控妊娠性和非妊娠性肿瘤生长、侵袭和恶性变。胎儿肾和肝脏分泌的胎儿型 hCG（F-hCG）主要存在于脐带中。下面主要讨论 R-hCG、H-hCG 和游离型 H-hCGβ-亚基的生理生化功能。

（一）分子生物学

1. hCG 基因　hCG 和 LH 基因具有同源性，hCG 是古老的 LHβ-亚基基因遗失性突变的产物。hCG 和 LH 基因均位于染色体 19q13.32；hCG 和 LH 的 α-亚基由同一基因编码，而 LHβ-亚基基因紧靠 8 个 hCGβ-亚基基因（图 7-1）。

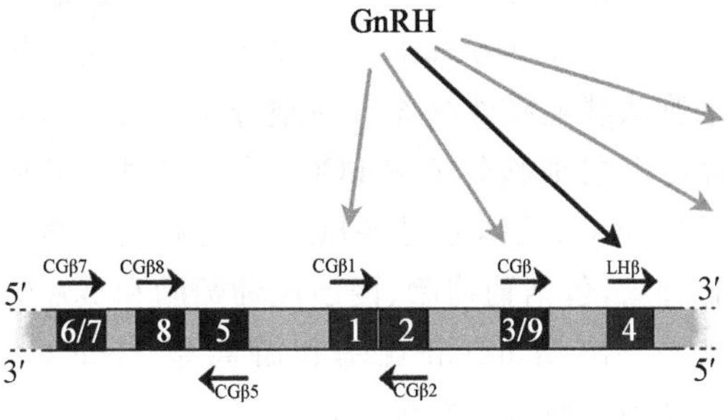

图 7-1　染色体 19q13.32-LH-β/hCG-β 基因簇

摘自 Cole LA. 2010. Reprod Biol Endocrinol，8：102.

2. hCG 生物进化　hCG 由灵长类绒毛膜促性腺激素（chorionic gonadotropins，CG）进化而来，即早期类人猿（early simian primates）LHβ-亚基 DNA-3′未翻译区单一遗失性突变的产物。从早期类人猿到高等类人猿（猩猩）直到人类，连续性 CGβ-亚基基因多发性突变引起 CG-DNA 和氨基酸序列进化性变化，表现为 N-链寡糖含量逐渐增加、等电点逐渐降低、生物活性和特异性作用增强和生殖智能性进化（表 7-1）。

表 7-1 人类和灵长类胎盘植入、血性绒毛胎盘、hCG/LH 糖基含量和脑重量的关系

动物	胎盘特征	植入深度	激素/寡糖/PI/半衰期/活性	脑重量(%)	进化年代(百万年前)
人类	血性绒毛	肌层 1/3	hCG、8、3.5、36h、109X	2.4	0.1
高等类人猿	血性绒毛	肌层 1/10	hCG、8、4.9、6h、18X	0.74	20
早期猿猴	血性绒毛	穿过蜕膜	hCG、5、4.9、2.4h、7.3X	0.17	37
狐猴	上皮绒毛	非植入	LH、3、9.0、0.33h、1X	0.07	55

摘自 Cole LA. 2012. Reprod Biol Endocrinol，10：24.

（二）生物合成

1. 生物合成 在妊娠期，hCG 生物合成分为 2 个阶段。第一阶段，先由细胞滋养层细胞生成 hCGα-亚基；第二阶段，由细胞滋养层细胞分化而来的合体滋养层细胞生成 hCGβ-亚基；而后 α-亚基和 β-亚基以非共价键方式组成异二聚体（heterodimer）。

（1）妊娠期：hCG 以自分泌方式，促进胚胎干细胞分化为绒毛膜滋养层细胞（villous trophoblast cell）和绒毛膜外滋养层细胞（extavillous trophoblast cell）。细胞滋养层细胞和绒毛膜外滋养层细胞分泌 H-hCG，合体滋养层细胞分泌 R-hCG，胎儿自身分泌胎儿型 hCG，垂体分泌 S-hCG。妊娠性滋养细胞肿瘤，包括葡萄胎、侵蚀性葡萄胎和绒癌分泌的游离型 hCGβ-亚基和游离型 H-hCGβ-亚基为肿瘤特异性标志物。

（2）非妊娠期：在下丘脑 GnRH 作用下，月经中期垂体 LH 和 S-hCG 分泌增加促进排卵。非妊娠性恶性肿瘤（包括卵巢癌、宫颈癌、子宫内膜癌、肺癌、膀胱癌等）分泌游离型 hCGβ-亚基和游离型 H-hCGβ-亚基，是特异性肿瘤标志物。绒毛膜滋养层细胞分化和 hCG 分泌见图 7-2。

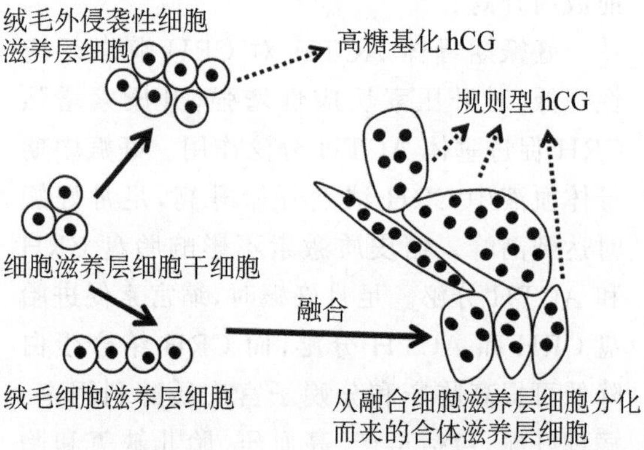

图 7-2 绒毛膜滋养层细胞分化和 hCG 分泌

摘自 Cole LA. 2012. Reprod Biol Endocrinol，10：24.

2. hCGα-和 hCGβ-亚基 hCG 由 α 和 β-亚基组成异二聚体。R-hCG 分子量为 36kDa，寡糖占分子重量的 25%～30%，包括 N-链寡糖和 O-链寡糖。hCGα-亚基含有 92 个氨基酸，存在 2 个 N-链寡糖，连接处存在全双向双链和部分性双向双链结构。β-亚基含有 145 个氨基酸，存在 2 个 N-链寡糖，连接处也存在全双向双链和部分性双向双链结构，C-末端肽存在 4 个 O-链寡糖（图 7-3）。

3. R-hCG 和 H-hCG 妊娠期 R-hCG 和 H-hCG 由不同类型的绒毛膜滋养细胞分泌，具有不同的生化结构、代谢和生理功能，在促进早期胚胎发育和胎盘形成过程中发挥

α-subunit, 92 amino acids

ala-pro-asp-val-gln-asp-cys-pro-glu-cys-thr-leu-gln-glu-asp-pro-phe-phe-ser-gln-pro-gly-ala-pro-ile-leu-gln-cys-met-gly-
1 N
cys-cys-phe-ser-arg-ala-tyr-pro-thr-pro-leu-arg-ser-lys-lys-thr-met-leu-val-gln-lys-asn-val-thr-ser-glu-ser-thr-cys-cys-
31 N 52
val-ala-lys-ser-tyr-asn-arg-val-thr-val-met-gly-gly-phe-lys-val-glu-asn-his-thr-ala-cys-his-cys-ser-thr-cys-tyr-tyr-his-lys-ser
61 78 92

β-subunit, 145 amino acids
N N
ser-lys-glu-pro-leu-arg-pro-arg-cys-arg-pro-ile-asn-ala-thr-leu-ala-val-glu-lys-glu-gly-cys-pro-val-cys-ile-thr-val-asn-
1 13 30
thr-thr-ile-cys-ala-gly-tyr-cys-pro-thr-met-thr-arg-val-leu-gln-gly-val-leu-pro-ala-leu-pro-gln-val-val-cys-asn-tyr-arg-
31
asp-val-arg-phe-glu-ser-ile-arg-leu-pro-gly-cys-pro-arg-gly-val-asn-pro-val-val-ser-tyr-ala-val-ala-leu-ser-cys-gln-cys-
61
ala-leu-cys-arg-arg-ser-thr-thr-asp-cys-gly-gly-pro-lys-asp-his-pro-leu-thr-cys-asp-asp-pro-arg-phe-gln-asp-
91 O O O O
ser-ser-ser-ser-lys-ala-pro-pro-pro-ser-leu-pro-ser-pro-ser-arg-leu-pro-gly-pro-ser-asp-thr-pro-ile-leu-pro-gln
118 121 127 132 138 145

图 7-3 hCGα,β-亚基氨基酸序列

摘自 Cole LA. 2009. Reprod Biol Endocrinol,7:8.

重要作用。

(1)R-hCG:由合体滋养细胞分泌的天然型 hCG 形式,也是临床测定的主要指标。R-hCG 多聚己糖含量为 12.3%～19%,平均为 15.6%;肽链具有单链(8 个糖基)型和双链(11 个糖基)型 N-链寡糖,三糖型 O-链寡糖(3 个糖基)结构。R-hCG 分子量为 36kDa。

(2)H-hCG:由基底部细胞滋养层细胞和绒毛外细胞滋养层细胞分泌。H-hCG 为超级糖基化 hCG,多聚己糖含量为 60%～100%,平均 74.2%;肽链含有大型果糖化三链(15 个糖基)型 N-链寡糖和大型多聚己糖(6 个糖基)型 O-链寡糖。H-hCG 分子量为 40～41kDa。两种主要的 hCG 和游离型 β-亚基的分子结构和功能见图 7-4。

4. hCG-R　hCG-R 为细胞膜偶联受体,属于鸟嘌呤核苷酸结合蛋白-G 超家族成员;编码基因位于染色体 2p21。hCG-R 是 hCG、LH 和 H-hCG 的配体。hCG 通过与 hCG-R 结合而发挥生理作用,其中 hCGα-亚基是与 hCG-R 结合的部位,而 β-亚基与 hCG-R 结合后才能呈现激素特异性功能。

人类增生期子宫内膜不存在 hCG-R 表达,而分泌期子宫内膜腺体上皮细胞呈现 hCG-R 表达。妊娠伊始,hCG-R 表达仅限于围绕螺旋动脉的间质细胞,并持续存在至妊娠第 25 天,第 40～60 天逐渐降低,提示 hCG 具有自我下调作用。hCG 与 hCG-R 受体结合后,促进血性绒毛膜胎盘发育、子宫和胎儿同步性发育、胎儿组织器官分化、胎儿脑分化、脐带形成和子宫微循环建立,抑制子宫平滑肌收缩、增强子宫容受性和引起妊娠反应。

(三)体内代谢

1. R-hCG 和 H-hCG 降解　在体内 R-hCG 和 H-hCG 首先裂解生成 α-亚基和 β-亚基,半衰期为 700h。H-hCG 降解速率为 140h。游离型 hCGβ-亚基半衰期为 3.93h。因此,R-hCG 和 H-hCG 亚基解离后,很快失活并排出体外。

2. hCG 及其代谢产物　在正常妊娠、妊娠性滋养细胞肿瘤和非妊娠性恶性肿瘤时,hCG 降解成为 15 种结构不同的代谢产物。R-hCG、H-hCG、游离型 H-hCGβ-亚基、游离型 α-亚基和游离型 O-糖基化 α-亚基 5 种为胎盘或非滋养细胞恶性肿瘤分泌产物。另外

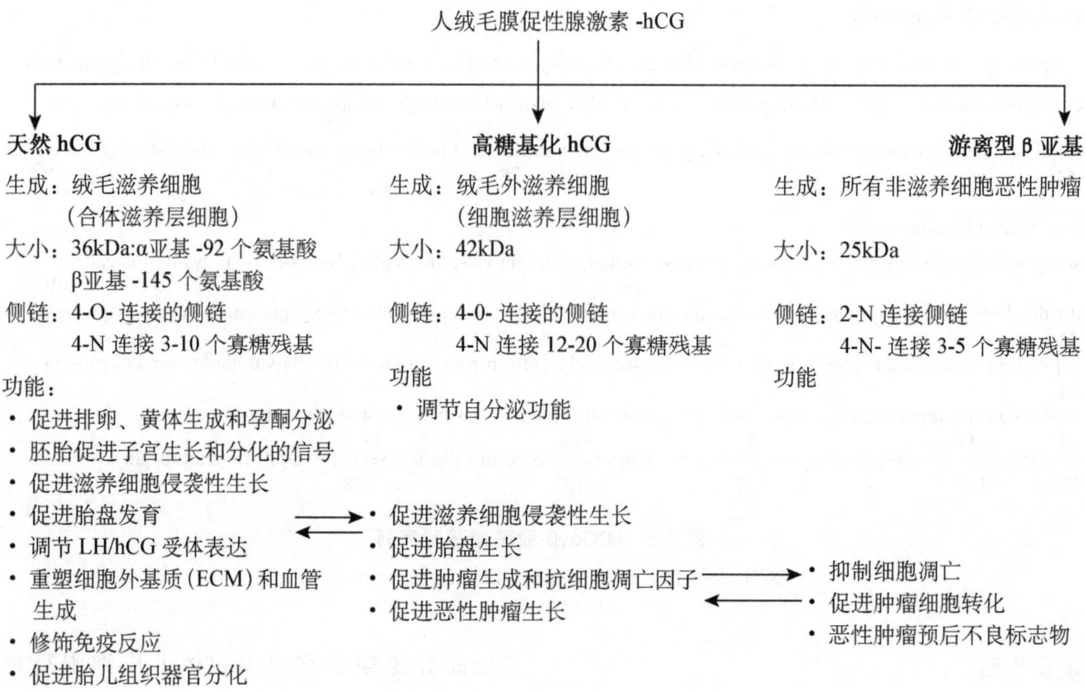
人绒毛膜促性腺激素 -hCG
天然 hCG
生成：绒毛滋养细胞
（合体滋养层细胞）
大小：36kDa:α亚基 -92 个氨基酸
β亚基 -145 个氨基酸
侧链：4-O- 连接的侧链
4-N 连接 3-10 个寡糖残基
功能：
• 促进排卵、黄体生成和孕酮分泌
• 胚胎促进子宫生长和分化的信号
• 促进滋养细胞侵袭性生长
• 促进胎盘发育
• 调节 LH/hCG 受体表达
• 重塑细胞外基质（ECM）和血管生成
• 修饰免疫反应
• 促进胎儿组织器官分化
高糖基化 hCG
生成：绒毛外滋养细胞
（细胞滋养层细胞）
大小：42kDa
侧链：4-0- 连接的侧链
4-N 连接 12-20 个寡糖残基
功能
• 调节自分泌功能
• 促进滋养细胞侵袭性生长
• 促进胎盘生长
• 促进肿瘤生成和抗细胞凋亡因子
• 促进恶性肿瘤生长
游离型 β 亚基
生成：所有非滋养细胞恶性肿瘤
大小：25kDa
侧链：2-N 连接侧链
4-N- 连接 3-5 个寡糖残基
功能
• 抑制细胞凋亡
• 促进肿瘤细胞转化
• 恶性肿瘤预后不良标志物

图 7-4　hCG 结构和功能

摘自 Banerjee P，Fazleabas AT. 2011. Rev Endocr Metab Disord，12(4)：323-332.

10 种 hCG 是血液和肾脏巨噬细胞和蛋白酶作用下生成的降解产物。hCG 代谢产物结构见图 7-5。

（四）作用机制

hCG 作为糖蛋白类激素，遵循第二信使学说发挥生物调节作用。hCG 首先与靶细胞膜腺苷酸环化酶（adenylate cyclase）结合，激活 G 蛋白，促进细胞内 ATP 转化为细胞内第二信使-环磷酸腺苷（cAMP）。细胞内 cAMP 浓度增加激活磷酸激酶 A，引起 cAMP 反应元件磷酸化和基因转录。蛋白激酶活化后，激活促有丝分裂激酶通路和 Janus-kinase 信号通路，即 DNA 转录或 mRNA 生成通路。

有研究表明，hCG 通过肌醇磷酸蛋白激酶-C 机制激活 hCG 受体，即 hCG 先激活磷酸酯酶 C（phospholipase C），而后激活蛋白激酶 C（protein kinase C），最终激活 hCG 受体。另外，囊胚植入和子宫自然杀伤细胞（uNK cell）与甘露糖受体结合时，hCG 信号也可激活 hCG 受体。hCG/LH 作用机制见图 7-6。

（五）生理功能

1. R-hCG 促进子宫内膜蜕膜化和囊胚植入　妊娠期 R-hCG 生理功能包括：①促进妊娠黄体形成和孕酮分泌；②促进妊娠期子宫血管系统的发育；③植入前向子宫蜕膜传递囊胚信号；④促进细胞滋养层细胞分化；⑤通过修饰子宫内膜细胞外 MMP 和 LIF 活性，以便于囊胚植入；⑥修饰母体生殖免疫功能，预防母体对胚胎的排斥反应；⑦促进子宫和胎儿同步性发育；⑧抑制子宫收缩；⑨促进胎儿组织器官发育；⑩促进脐带的生长和发育；⑪刺激海马和脑干引起妊娠剧吐。

然而，R-hCG 促孕酮分泌作用仅能维持至囊胚植入后第 3～4 周，作用时间仅为总妊

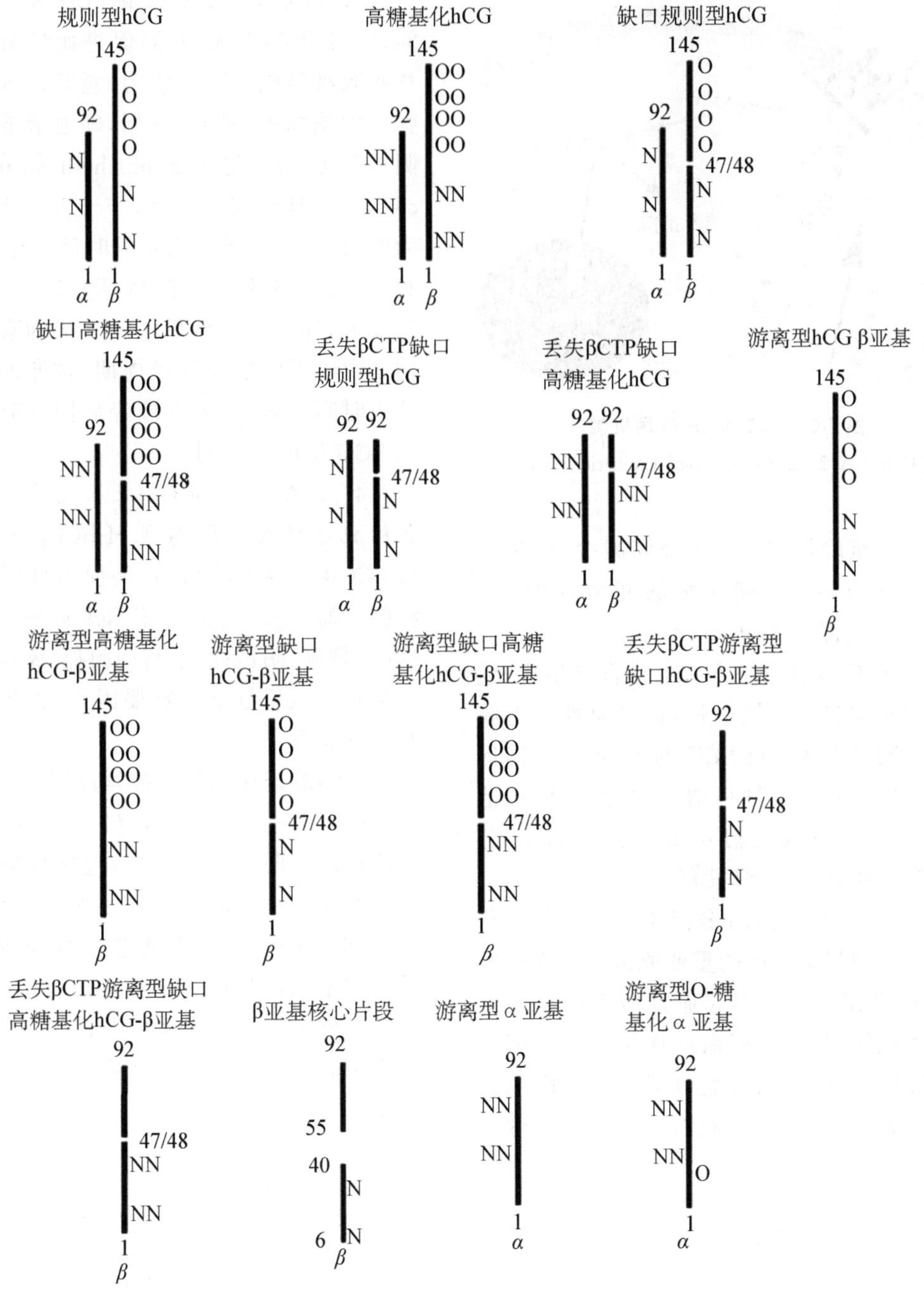

图 7-5　妊娠期、妊娠滋养细胞肿瘤和恶性肿瘤中 15 种代谢产物

摘自 Cole LA. 2009. Reprod Biol Endocrinol，7：8.

娠期 1/10。R-hCG 分泌于妊娠第 10 周达到高峰，即孕酮促进子宫内膜蜕膜化后 1 个月，此后 R-hCG 分泌快速降低，血清浓度处于低水平直到足月妊娠。

2. **H-hCG 促进滋养细胞侵蚀性生长和胎盘形成**　H-hCG 由妊娠早期细胞滋养层细胞分泌。早期妊娠第 3～5 周，H-hCG 分泌量分别占全部 hCG 的 87%、51%和 43%。

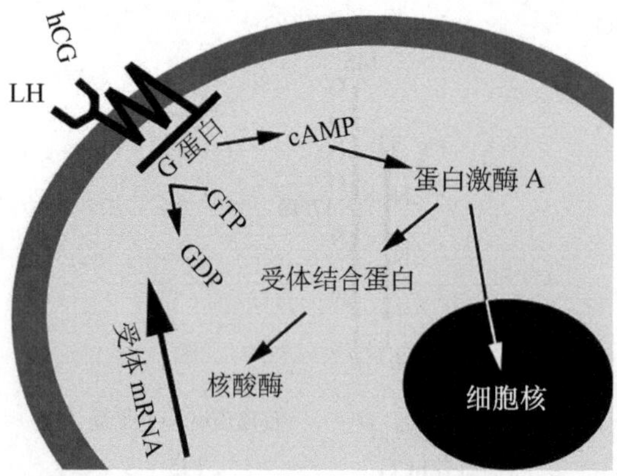

图 7-6　hCG 和 LH 作用机制

摘自 Cole LA. 2012. Reprod Biol Endocrinol, 10:24.

妊娠中期至晚期，H-hCG 分泌减少，仅为全部 hCG <1%。早期妊娠囊胚植入期，H-hCG 约占全部 hCG 的 90%。

H-hCG 以自分泌方式促进自身生成，促进滋养层细胞侵蚀性生长，促进血性绒毛膜发育和胎盘形成。H-hCG 与 R-hCG 共同促进滋养层细胞指数性倍增，增强滋养层绒毛侵蚀活性，促进囊胚植入和锚定（anchored）于子宫肌层，以及胎盘发育。

妊娠早期，H-hCG 分泌不足是引起生化妊娠和早期妊娠流产的重要原因。早期妊娠 H-hCG 分泌不足可引起血性绒毛胎盘发育不良和缺氧，是引发妊娠高血压疾病原因之一。H-hCG 也是绒癌细胞分泌的主要形式，其以自分泌方式增强绒癌细胞侵蚀性生长活性。

3. *hCG 和 H-hCG 协同作用*　妊娠期间，hCG 和 H-hCG 共同促进血性绒毛膜发育和胎盘形成。研究认为，囊胚植入子宫蜕膜后才是真正妊娠的开始，即血液或尿液中测得 hCG 为生化妊娠（biochemical pregnancies）。以月经周期为（27.7±2.4）d 的妇女为例，囊胚植入子宫蜕膜的时间处于第 16～32 天，或为末次月经前 12 天，或为末次月经后 2 天，即 LH 高峰后 3～16 天为囊胚植入期。由于不同妇女月经周期、排卵期和囊胚植入时间不同，因此在停经后同一时间内所测 hCG 浓度也不同。

4. *游离型 H-hCGβ-亚基促进恶性肿瘤和细胞恶性变*　游离型 H-hCGβ-亚基属于 H-hCGβ-亚基单链结构，是促进妊娠性滋养细胞肿瘤（葡萄胎和绒癌）和非妊娠性恶性肿瘤（宫颈癌、阴道癌、子宫内膜癌、膀胱癌和卵巢癌）生长、恶性变的重要因素，也是特异性肿瘤标志物。

（六）临床诊断和治疗学应用

hCG 定性和定量测定广泛应用于妇产科疾病的诊断和鉴别诊断，包括妊娠、流产、异位妊娠、滋养细胞肿瘤（葡萄胎、侵蚀性葡萄胎和绒癌）、非妊娠性恶性肿瘤等。hCG 也应用于妇产科内分泌疾病治疗，详见相关章节。妊娠期血清和尿液中 hCG、H-hCG 和游离型高糖基化 hCGβ-亚基浓度见表 7-2 和表 7-3。

表 7-2　妊娠期血清 hCG 和 H-hCG 浓度

妊娠周数	例数	hCG 均值（ng/ml）	H-hCG 均值（ng/ml）	比率（%）
3 周	42	0.26（0.04～5.5）	0.20（0.01～6.45）	87
4 周	42	3.4（0.21～173）	2.5（0.18～160）	51
5 周	67	65（1.86～1 308）	8.6（0.96～698）	43
6 周	29	252（3.80～855）	86（0.76～629）	36
7 周	30	3 278（203～7 766）	359（27～931）	16
8 周	33	4 331（1 064～10 057）	386（67～1 050）	7.0
9 周	24	5 832（1 031～11 586）	430（102～1 158）	5.1
10 周	20	10 352（1 952～19 958）	521（188～1 855）	4.3

续表

妊娠周数	例数	hCG 均值(ng/ml)	H-hCG 均值(ng/ml)	比率(%)
11～13 周	41	5 953(1 440～15 318)	137(24～330)	2.3
14～17 周	57	2 934(311～4 757)	26(6.7～129)	1.3
18～26 周	62	1 931(210～6 223)	15.8(5.3～95)	0.65
27～40 周	49	1 911(184～8 530)	2.95(0.3～12.2)	0.14

摘自 Cole LA. 2012. Reprod Biol Endocrinol,10:24.

表 7-3　妊娠期血清 hCG、H-hCG 和游离型高糖基化 hCGβ- 亚基浓度

孕龄 (LMP)	hCG 均值(mU/ml)	高糖基化 hCG (mean±SD,%)	高糖基化游离 hCG-β (mean±SD,%)
3 周	22	89±24	12±22
4 周	239	49±21	7.3±5.9
5 周	3 683	36±13	1.7±0.75
6 周	16 850	21±14	1.4±0.63
7 周	32 095	16±13	1.0±0.24
8 周	95 282	7.0±5.4	0.99±0.51
9 周	128 300	5.1±4.4	0.92±0.35
10 周	102 750	4.3±3.1	0.68±0.47
11～13 周	95 650	2.3±1.5	0.67±0.33
14～17 周	32 275	1.3±0.61	0.62±0.26
18～26 周	21 250	0.65±0.60	0.55±0.42
27～40 周	21 025	0.36±0.16	0.47±0.19

摘自 Cole LA. 2009. Reprod Biol Endocrinol,7:8.

六、胎盘催乳素

人类胎盘催乳素(human somatomammotropin,hPL),也称人绒毛膜生长催乳素,是合体滋养细胞分泌、191 个氨基酸组成的单链多肽,含有 2 个二硫键。hPL 与生长激素(hGH)相似,但活性仅为 hGH 的 3%,半衰期为 15min。hGH-hPL 基因组由位于染色体 17q22－q24 上的 5 个基因组成,其中 2 个基因编码 hGH,3 个基因编码 hPL。胎盘中只有 2 个具有活性的 hPL 基因,生成相同的 hPL。

母体血浆 hPL 浓度与胎儿和胎盘重量正相关。hPL 分泌既不受生长激素、释放激素(GHRH)影响,也不受生长抑素的调节,而受胎盘生长因子和细胞因子的调节。妊娠期间 hPL 持续性升高,妊娠最后 4 周血浆浓度稳定在 5～7mg/ml。hPL 分泌并无昼夜节律变化,仅有微量 hPL 进入胎儿循环。多胎妊娠时,母体血浆 hPL 浓度明显升高,第 4 胎和第 5 胎妊娠时可达 40mg/ml。妊娠晚期 hPL≤4mg/ml 为异常。

妊娠期母体垂体催乳素分泌也相应增加,血浆催乳素浓度从基础值 10～25ng/ml 开始升高。妊娠第 8 周孕激素与催乳素平行性增加,足月妊娠时血浆浓度达 200～400ng/ml。妊娠期催乳素分泌增加与胎盘雌激素抑制下丘脑 PRL-IH 和多巴胺分泌,促进垂体催乳素基因转录相关。妊娠期母体催乳素分泌仍呈昼夜节律变化。

妊娠第 10 周,催乳素羊水浓度与母体血浆浓度相平行,妊娠第 20 周羊水浓度明显升高，然后缓慢降低直到分娩期。母体和胎儿催乳素分别由各自垂体分泌。妊娠期多巴胺激动药（如溴隐亭）抑制垂体催乳素分泌，降低母体和胎儿血浆催乳素浓度，但不影响胎儿生长发育、羊水催乳素浓度和蜕膜催乳素分泌。

妊娠期蜕膜催乳素分泌对维持羊水量和电解质平衡非常重要。催乳素受体在胎儿和母体组织中的表达强度依次为绒毛膜细胞滋养层＞蜕膜＞羊膜和合体滋养层。病理妊娠时测定母体和胎儿血浆催乳素无临床意义。然而，高血压、羊水过多孕妇蜕膜和羊水催乳素浓度降低。

hPL 促进母体胰岛素分泌和 IGF-1 生成，引起胰岛素抵抗和糖耐量异常。母体血糖降低，促进高血糖和抑制 hPL 分泌。hPL 促进脂肪分解和游离脂肪酸生成，与母体血中胆固醇、三酰甘油、磷脂和胰岛素样生长因子-1 活性密切相关。妊娠后半期，hPL 明显升高（高于非妊娠期 10 倍）引起胰岛素抵抗和高胰岛素血症，是引起妊娠期糖尿病的原因之一。

七、生长激素释放激素、生长激素和生长抑素

胎盘分泌生长激素（growth hormone，GH）、生长激素释放激素（GHRH）和生长激素抑制激素（GHIH）。蜕膜生成生长抑素（somatostatin），分泌量随妊娠月份增加而降低。胎盘生长激素不同于垂体生长激素。妊娠第 15～20 周后，胎盘生长激素分泌逐渐替代母体垂体生长激素，足月妊娠时已检测不到母体垂体生长激素。

胎盘生长激素不能进入胎儿血液。妊娠期母体血浆胰岛素样生长因子增加与胎盘生长激素增加一致。胎盘生长激素不受胎盘 GHRH 调节，有利于维持胎儿血糖利用率。胎盘生长激素促进母体器官中的糖原合成和脂肪分解，促进胎儿生长发育。

八、松　弛　素

松弛素（relaxin）是妊娠黄体分泌的肽激素，2 个短肽链（分别含有 24 和 29 个氨基酸残基）由二巯键相连接。人类胎盘、蜕膜和绒毛膜也生成松弛素。第 1 孕季母体血浆松弛素浓度升高，第 2 孕季降低，提示其与维持早期妊娠相关。松弛素具有软化宫颈、促宫颈成熟、抑制宫缩、引起耻骨联合松弛和调节蜕膜前列腺素生成作用。松弛素不影响垂体催乳素分泌，但促进垂体生长激素分泌。目前基因重组松弛素已应用于临床促宫颈成熟研究。

九、细胞因子和生长因子

妊娠期胎盘分泌多种细胞因子和生长因子，以自分泌和旁分泌方式调节胎儿胎盘功能、胎儿宫内发育和母体适应性变化。妊娠期，白介素-1β（IL-1β）由蜕膜生成。集落刺激因子-1（CSF-1）由蜕膜和胎盘绒毛成纤维细胞生成。

胎盘生成的白介素-1 和白介素-6 促进 hCG 的分泌。胎盘生成的 IGF-1 和 IGF-2 与胎儿生长发育相关。母体 IGF-1 分泌受生长激素的调节。胎儿通过胎盘分泌的 hPL 调节母体 IGF-1 的分泌。妊娠期母体血浆 IGF-1 浓度增加，分娩后迅速降低。妊娠期母体血浆 IGF-2 浓度无明显变化。

妊娠期胰岛素样生长因子结合蛋白-1（IGFBP-1）由蜕膜生成，是妊娠期主要的 IGFBP，母体血浆浓度从第 1 孕季开始升高，足月妊娠时达到高峰。妊娠期 IGFBP-3 和 IGFBP-2 分泌降低与 IGFBP-3 蛋白酶活性增强相关。以上变化有利于提高母体 IGF-1 生物利用率，促进营养物质由母体向胎盘转移。

IGF-1 由胎盘生成，促使营养物质从胎盘进入胎儿体内和促进胎儿生长发育，IGFBP-1 抑制 IGF-1 作用。因此，新生儿出生时体重与母体 IGF-1 正相关，与 IGFBP 负相关。胎儿宫内生长迟缓（IUGR）与胎儿血浆 IGF-1、IG-

FBP-3 降低和 IGFBP-1、IGFBP-2 增加相关。胰岛素通过促进细胞摄取营养和增加 IGF-1 的生成而促进胎儿生长。胎儿血液中 IGF-2 与 IGF-1 浓度变化相一致，IGF-2 通过 IGF-1 受体促进胎儿生长。IGF-2 对促进早期胚胎发育具有重要作用，而在器官发育完成后，IGF-1 则成为主要因素。

合体滋养细胞和细胞滋养细胞均生成表皮生长因子(EGF)，促进细胞分裂和增生。人类胎盘生成的其他生长因子包括血小板源性生长因子(PDGF)、神经生长因子(NGF)、成纤维细胞生长因子(FGF)和转化生长因子(TGF)，均与妊娠期胚胎和胎儿生长发育相关。

十、抑制素、激活素、卵泡抑素

胎盘抑制素 A(inhibin A)是妊娠期主要抑制素。胎盘功能建立后，母体血浆抑制素 A 浓度开始升高，妊娠第 8 周达高峰，然后下降，第 3 孕季再次升高，足月妊娠血浆浓度高于非妊娠期 100 倍。

激活素 A(activin A)由滋养细胞生成，抑制滋养细胞抑制素生成，而 hCG、GnRH、EGF、TGF、PGE_2、PGF_2 促进抑制素分泌。妊娠期母体血浆激活素 A 浓度增加，但妊娠第 8～24 周保持相对稳定，然后逐渐增加，足月妊娠血浆浓度高于非妊娠期 100 倍。

妊娠期抑制素和激活素生成受多种激素和生长因子调节。早期妊娠胎盘和蜕膜激活素和抑制素分泌与胚胎发育和生殖免疫调节相关。卵泡抑素是胎盘、胎膜和蜕膜生成的激活素结合蛋白，与激活素结合后拮抗激活素对胎盘类固醇和肽类激素合成的促进作用。

十一、阿　　肽

妊娠期胎儿和母体垂体中间叶分泌阿肽，其分泌与 ACTH 和 CRH 一致。妊娠期 CRH 促进合体滋养细胞分泌 β-内啡肽(β-endorphin)、脑啡肽(enkephalin)和强啡肽(dynorphin)。胎盘和胎膜含有丰富的 G 蛋白阿肽受体。阿肽调节机体应激反应和镇痛，促进催乳素分泌和抑制促宫缩药物作用。

十二、肾素-血管紧张素系统

妊娠期绒毛膜、羊膜和胎盘生成肾素和血管紧张素原(angiotensinogen)。妊娠早期母体血浆肾素原浓度增加 10 倍。肾素和血管紧张素系统调节妊娠期母体和胎儿血管阻力和循环血量。妊娠中期母体血浆肾素浓度增加 4 倍，与胎盘雌激素分泌增加相关。

十三、心　钠　素

妊娠期胎盘分泌心钠素(atrial natriuretic peptide，ANP)，具有排钠、利尿和松弛平滑肌作用。母体血浆 ANP 浓度于第 3 孕季和分娩时增加，调节母体和胎儿心血管功能、血容量及电解质平衡。

十四、甲 胎 蛋 白

甲胎蛋白(AFP)是由 590 个氨基酸和糖类组成的糖蛋白。早期妊娠主要由卵黄囊分泌，第 8 周后由胎儿肝脏分泌，肝脏越成熟，AFP 分泌越少，因此 AFP 是胎儿肝脏成熟发育的指标。胎儿体内，AFP 为类固醇激素载体蛋白并参与细胞增生调节。

第 1 孕季末，胎儿血浆 AFP 浓度达到高峰后开始降低，第 32 周快速降低，足月分娩时接近成人水平。妊娠第 5～12 周羊水中 AFP 主要来自卵黄囊，此后来自胎儿肝脏。母体血浆 AFP 主要来自胎儿肝脏，浓度明显低于胎儿，第 32 周开始升高，然后降低至足月分娩。

胎儿中枢神经系统含有高浓度 AFP，开放性神经管缺损(如无脑儿和脊柱裂)羊水和母血中 AFP 明显升高。羊水中 AFP 升高见于肠道闭锁、脐膨出和先天性肾脏畸形。母血 AFP 升高见于多胎妊娠、自然流产、早产、子痫前期、FGR 和死胎。

AFP 用于筛查唐氏综合征（Down syndrome，21 三体综合征）。唐氏综合征胎儿母血 AFP 和游离雌三醇降低，而 β-hCG 和 hPL 浓度升高。妊娠第 16～18 周，应用 AFP、hCG 或 β-hCG、游离雌三醇诊断开放性神经管和唐氏综合征的准确率分别为 85%和 80%。

另外，胎盘还生成早期妊娠因子（early pregnancy factor，EPF）是与细胞增生和免疫抑制作用相关的蛋白质。胚胎植入前由卵巢生成，植入后由胚胎分泌。滋养细胞、胎膜和蜕膜组织分泌神经肽 Y（neuropeptide Y），参与生殖内分泌调节，妊娠期母体血浆浓度升高。

妊娠特异性 γ_1-糖蛋白（pregnancy-specific γ_1-glucoprotein，PSG），即 Schwangerschafts 蛋白 1 由胎盘生成，与癌胚抗原（CEA）相关，可作为妊娠和恶性肿瘤标记物。妊娠相关血浆蛋白 A（pregnancy-associated plasma protein A，PAPP-A）是与血清巨球蛋白相似的胎盘蛋白，功能不详。孕酮相关子宫内膜蛋白（progesterone-associated endometrial protein，胎盘蛋白 14），由分泌期子宫内膜和蜕膜分泌，功能不详。

第二节　胎儿-胎盘单位调节

妊娠期胎儿-胎盘单位是合成和分泌类固醇激素的主要部位。妊娠期胎儿和胎盘的出现引起母体一系列适应性变化，驾驭着整个妊娠期生殖生理和生殖内分泌变化。从类固醇激素合成和代谢全过程分析，虽然母体、胎儿肾上腺和胎盘均存在活跃的类固醇激素合成和代谢，因受各自酶系统的影响，均不能独立完成从醋酸到性激素生成和代谢全过程，因此三者必须密切协作和结合才能共同完成类固醇激素的合成，调节妊娠期生殖内分泌功能变化。

一、孕酮合成、代谢和功能

（一）妊娠黄体孕酮的生成

卵巢排卵后卵泡形成黄体。如卵母细胞受精并植入于子宫腔内，在合体滋养细胞分泌的绒毛膜促性腺激素（human chorionic gonadotropin，hCG）的作用下，黄体继续发育并转化为妊娠黄体。妊娠第 10 周前，孕酮主要由卵巢妊娠黄体生成，其中妊娠第 7 周前，妊娠黄体分泌的孕酮对维持妊娠至关重要。如应用外源性孕酮维持早期妊娠至妊娠第 10 周，则需要每天注射孕酮 100mg，才能使母体血浆孕酮浓度维持在 10ng/ml。促排卵辅助生育的妇女，在取卵后应给予孕酮治疗辅助黄体功能才能获得成功妊娠。黄体期和早期妊娠孕酮测定是评价黄体功能和判断妊娠预后的指标（表 7-4）。

表 7-4　妊娠相关蛋白和肽激素

胎儿区域	胎盘区域	母体区域
甲胎蛋白	下丘脑样激素 促性腺激素释放激素（GnRH） 促肾上腺皮质激素释放激素（CRH） 促甲状腺激素释放激素（TRH） 生长抑素（somatostatin） 生长激素释放激素（GHRH）	蜕膜蛋白 催乳素（prolactin） 松弛素（relaxin） 胰岛素样生长因子结合蛋白-1（IGFBP-1） 白细胞介素-1（interleukin-1）

续表

胎儿区域	胎盘区域	母体区域
		集落刺激因子-1(CSF-1)
	垂体样激素	孕酮相关子宫内膜蛋白(PAEP)
	绒毛膜促性腺激素(hCG)	
	胎盘催乳素(hPL)	黄体蛋白
甲胎蛋白	生长激素(hGH)	松弛素
	绒毛膜促甲状腺素(hCT)	肾素原(prorenin)
	促肾上腺皮质激素(ACTH)	
	缩宫素	
	生长因子	
	胰岛素样生长因子-1(IGF-Ⅰ)	
	胰岛素样生长因子-2(IGF-Ⅱ)	
	表皮生长因子(EGF)	
	血小板衍生生长因子(PDGF)	
	成纤维细胞生长因子(FGF)	
	转化生长因子-α(TGF-α)	
	转化生长因子-β(TGF-β)	
	抑制素(inhibin)	
	激活素(activin)	
	卵泡抑素(follistatin)	
	细胞因子	
	白细胞介素	
	干扰素(interferon)	
	组织坏死因子-α(TGF-α)	
	集落刺激因子 1	
	其他	
	阿肽(opiates)	
	肾素原(prorenin)	
	妊娠特异性 β_1 糖蛋白	
	妊娠相关血浆蛋白 A	

妊娠第 7～10 周，是卵巢妊娠黄体和胎盘建立初期共同维持妊娠的功能转换时期，其间母体卵巢妊娠黄体孕酮生成开始降低，而胎盘逐渐成为合成孕酮的主要组织，同时母体血浆孕酮浓度逐渐增加。足月妊娠时，母体血浆孕酮浓度为 100～200ng/ml，每天产生量为 250mg。胎盘合成的孕酮，大部分进入母体血液循环。

(二)胎盘孕酮的合成

胎盘是母体和胎儿间联系的重要组织。人类胎盘不能利用醋酸盐合成胆固醇及其前体物质，胎儿肾上腺虽能合成孕酮但数量很少，也无重要生理意义。因此，除孕烯醇酮(pregnenolone)外，胎盘合成孕酮的前体物质主要来源于母体胆固醇，而胎儿仅生成少量的孕酮前体物质。足月妊娠时，3%的孕酮来源于母体孕烯醇酮，因此妊娠期大量孕酮的生成是胎盘-母体间密切合作的结果。

胎盘合成孕酮所需要的胆固醇主要来源于母体血浆低密度脂蛋白-胆固醇(LDL-C)，其通过由 LDL 细胞膜受体介导的胞饮(endocytosis)或内化方式，从母体血浆进入滋养细胞内。LDL 的水解为胎儿提供了氨基酸，而胆固醇酯的水解为胎儿提供必需脂肪酸(图 7-7)。

雌激素促进胎盘孕酮的生成。人类合体滋养细胞中，雌二醇通过增强 LDL 受体基因转录，增加 LDL-C 摄取和孕酮生成。雌激素促进人类胎儿肝脏胆固醇生成，为类固醇生成提供 LDL-C 底物。另外，雌激素增强胎盘 P450scc 酶(P450 侧链裂解酶)活性，促进胆固醇转化成孕酮前体物质孕烯醇酮。

人类蜕膜和胎膜可利用硫酸孕烯醇酮合成孕酮，其作用与分娩功能相关。羊水中孕酮的浓度于妊娠第 10～20 周达到高峰，以后逐渐降低。早期妊娠，子宫肌层孕酮浓度高于母体血浆水平 3 倍，以后维持在高水平，足月妊娠时子宫肌层孕酮浓度相当于母体血浆水平。

早期妊娠黄体存在 17α-羟化酶活性并合成较多 17α-羟基孕酮，妊娠第 10 周后血浆

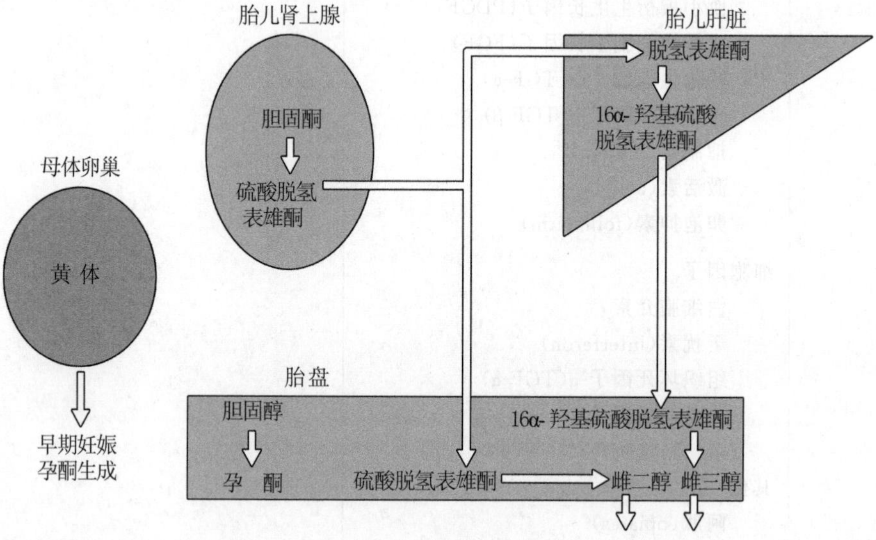

图 7-7 胎儿胎盘单位类固醇激素的生物合成

17α-羟基孕酮浓度降低，提示胎盘内 17α-羟化酶活性较低。从妊娠第 32 周开始，由于胎盘利用胎儿前体物质合成孕酮活性增强，母体血浆中 17α-羟基孕酮浓度复又升高。

妊娠期孕酮的两种活性代谢产物显著增加，其中 5α-还原型代谢产物-5α-孕烷-3，20-二酮(5α-pregnane-3，20-dione)增加 10 倍，其拮抗血管紧张素Ⅱ的血管收缩作用。足月妊娠时，血浆脱氧皮质酮(DOC)浓度高于非妊娠期 1200 倍，其与肾脏 21-羟化酶活性增强、促进孕酮 21-羟化相关。妊娠期 DOC 生理作用尚不十分明了。

(三)孕酮的生理功能

1. 维持早期妊娠　孕酮是促进子宫内膜蜕膜化、孕前准备状态和维持早期胚胎发育的重要因素。由于胚胎植入多发生于排卵后第 5～6 天，而 hCG 分泌于排卵后第 10 天才出现。妊娠第 5～6 周，hCG 促进妊娠黄体每天分泌孕酮 25mg、雌二醇 0.5mg，排卵后第 10～11 周，孕酮生成量明显增加。

2. 生殖免疫调节作用 人类胎儿-胎盘单位对于母体呈现同种异体胚胎抗原(allogenic embryonic antigen)作用，即属于不完全性同种异体移植物(semi-antigen or semi-allograft)，可引起母体-胎儿界面生殖免疫反应。孕酮是维持早期妊娠生殖免疫功能的重要因素，其调节生殖免疫作用表现在以下 3 个方面。

(1)妊娠早期，受胚胎抗原信号刺激和孕酮优势的影响，母体细胞免疫反应从 Th1 型淋巴细胞优势向 Th2 型淋巴细胞优势转移，后者分泌非炎性和非细胞毒细胞因子 IL-3、IL-4、IL-5、IL-6、IL-10、IL-13；转化生长因子-β(TGF-β)和血小板源性生长因子(PDGF)等维持正常胚胎发育。与之相反，病理妊娠(包括流产、早产、胎膜早破和子痫前期)时，Th1 型淋巴细胞占优势，分泌炎性和细胞毒细胞因子(IL-2、IL-12、IL-18，IFN-γ、TNF-α)引起流产、早产(图 7-8)。

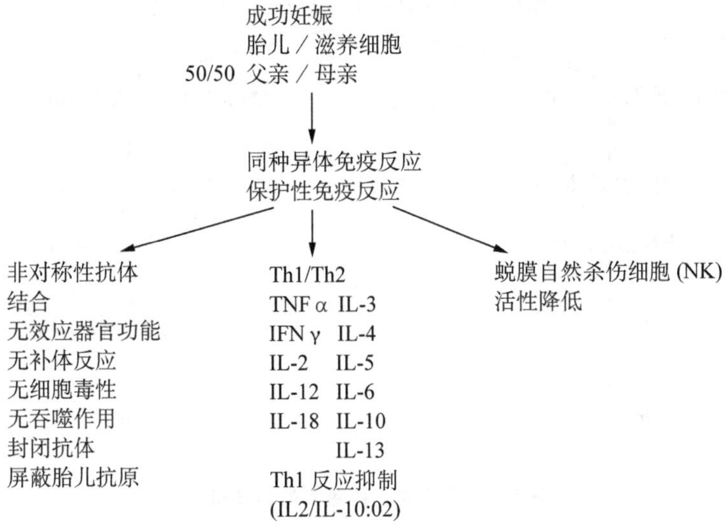

图 7-8 成功妊娠的保护性免疫调节机制

(2)孕酮促进胎盘滋养细胞、外周淋巴细胞和 $CD56^+$ 和 $\gamma\delta^+$ 细胞生成孕酮诱导封闭因子(progesterone induced blocking factor，PIBF)。PIBF 是 34kD 免疫修饰蛋白，促进维持正常妊娠免疫功能所需要的非对称性抗体(asymmetric antibodies)生成。非对称性抗体无效应器功能(effector function)，对胚胎和胎儿抗原无细胞毒性作用，可通过竞争性抑制沉淀性抗体(precipitating antibodies)，呈现封闭抗体作用(blocking antibodies)，维持母体-胎儿界面生殖免疫平衡状态和发挥抗流产作用。

(3)孕酮抑制胎儿-母体界面自然杀伤细胞功能和活性，增强 $CD56^+$ 和 $\gamma\delta^+$ 细胞活性，后者分泌的 PIBF 通过阻断自然杀伤细胞的脱颗粒作用(degranulation)和穿孔蛋白(perforin)释放，抑制自然杀伤细胞活性，抑制由干扰素 δ、TNF-α 和 IL-2 介导的自然杀伤细胞向破坏性淋巴细胞因子激活自然杀伤细胞(lymphokine activated killer LAK cell)转化，从而维持正常的生殖免疫机制和胎儿宫内发育(图 7-9)。

3. 其他 孕酮是胎儿肾上腺合成糖皮质激素和盐皮质激素的底物。人类胎儿体内缺乏 3-β 羟甾脱氢酶 $\Delta^{4,5}$ 异构酶活性，因此胎儿必须从胎盘摄取孕酮合成皮质类固醇激素。

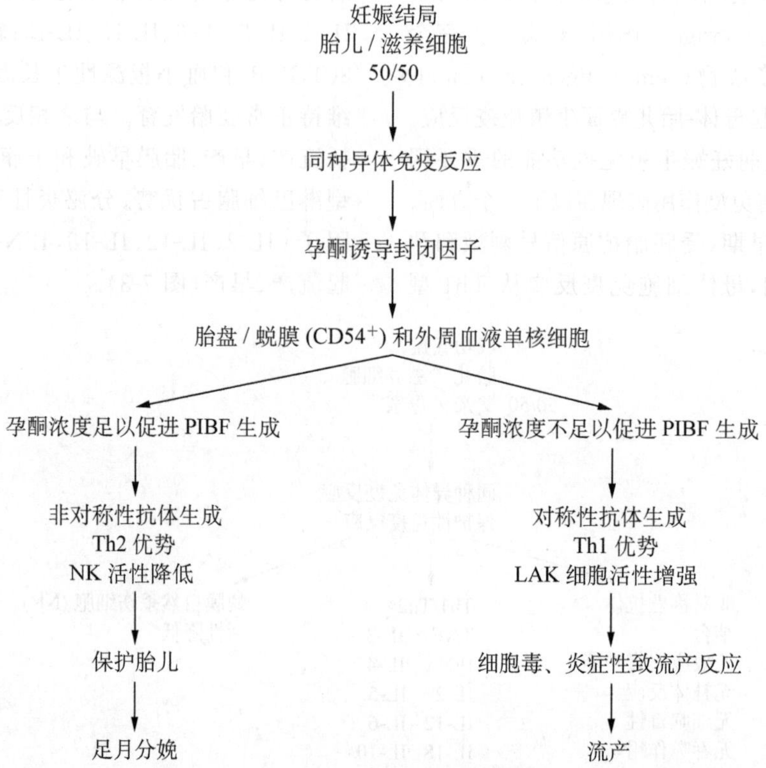

图 7-9　孕酮对生殖免疫的调节机制

二、雌激素合成、代谢和功能

(一)胎儿-胎盘单位

妊娠期雌激素生成是胎儿-胎盘单位共同合成甾体激素的典型例证，也是评价胎儿宫内发育状态的重要生理学指标。胎儿-胎盘合成雌激素的基本原理如下。

1. 人类胎盘缺乏17α-羟化酶和17,20-裂解酶(P450c17)活性，不能促进C21-类固醇(孕酮和孕烯醇酮)转化成C19-类固醇(雄烯二酮和脱氢表雄酮)，生成合成雌激素的前体物质，因此必须从胎盘外摄取原料生成雌激素。

2. 胎儿肾上腺存在17α-羟化酶和17,20-裂解酶(P450c17)活性，可以合成C19-类固醇(雄烯二酮和脱氢表雄酮)，即雌激素的前体物质。

3. 胎儿肾上腺缺乏芳香酶活性，不能自己生成雌激素，但可向胎盘提供合成雌激素所需要的C19-类固醇(雄烯二酮和脱氢表雄酮)。胎儿带DHAS大量输出是由于3β-羟基胆固醇脱氢酶基因的低度表达所致。

4. 胎盘存在芳香酶活性，可将胎儿肾上腺来源的C19-类固醇、脱氢表雄酮(DHEA)和硫酸脱氢表雄酮(DHEAS)转化为雌激素。

5. 早期妊娠，胎盘C19-类固醇主要来自母体血液。妊娠第20周后则主要来源于胎儿肾上腺。母体尿中排出的雌三醇，90%由胎儿肾上腺生成的硫酸脱氢表雄酮转化而来。

6. 胎儿肾上腺分泌类固醇激素快速生成硫酸盐，以封闭其生物学活性，并输送到胎盘内。胎盘硫酸酯酶活性强，作用迅速，可迅速促进类固醇硫酸盐解离，满足合成雌激素的需要。胎盘硫酸酯酶功能缺陷必将引起雌激素分泌减少。

(二)胎儿肾上腺类固醇激素的合成

妊娠第8～9周，胎儿肾上腺内侧胎儿带(inner fetal zone)约占肾上腺的85%，而外侧成人带(neocortex)仅占15%。胎儿肾上腺快速生长，于第1孕季末腺体体积相当于或大于肾脏。第2孕季生长缓慢，第3孕季复又快速增长。出生后，胎儿带快速退化，而被网状带、束状带和球状带肾上腺皮质替代。

由于胎儿带缺乏3β-羟基类固醇脱氢酶(3β-hydroxyseroid dehydroenase，3β-HSD)活性，虽可通过其他代谢途径从孕酮生成皮质醇，但合成能力有限。妊娠第15～30周胎儿血浆皮质醇浓度为5～12ng/ml，第38周升至20ng/ml，足月妊娠尚未发动宫缩时为40～50ng/ml，分娩时升高2倍以上。另外，由于肾上腺胎儿带缺乏与LDL结合位点、硫激酶(sulfokinase)和18-羟化酶(18-hydroxylase)活性，因此不能生成足够的胆固醇和醛固酮。

足月妊娠时，胎儿肾上腺每天分泌100～200mg类固醇激素，主要为DHEA和DHEAS，为胎盘合成雌激素提供丰富的前体物质，其功能是反映胎儿宫内发育状态的重要指标。合成类固醇激素所需要的LDL-C，50%～70%来源于血液循环中LDL-C，其余由胎儿肾上腺本身生成。胎儿肾上腺很少利用HDL-C和VLDL作为原料生成类固醇激素。

胎儿肾上腺分泌的DHEAS是胎盘合成雌酮和雌二醇的前体物质。由于胎盘缺乏16α-羟化酶活性，因此16α-羟基雌三醇的前体物质必须从胎儿摄取，即胎儿肾上腺分泌的DHEA在胎儿肝脏内16α-羟基化，生成16α-羟基硫酸脱氢表雄酮，输送至胎盘以便合成雌三醇。新生儿出生后，肝脏16α-羟基酶活性迅速消失。以DHEAS为原料生成雌激素过程中，母体提供DHEAS数量甚微，而胎儿肾上腺每日分泌DHEAS 200mg以上，高于母体10倍。妊娠期间，雌三醇是生成量最多的雌激素，其次为雌酮和雌二醇。

胎儿带DHEA和DHEAS的生成为ACTH依赖性分泌，但妊娠早期，即使胎儿垂体尚无ACTH分泌，而胎儿带仍分泌相当数量的DHEA和DHEAS，其与hCG作用相关。妊娠第15～20周后，胎儿带功能呈现显著的ACTH依赖性。胎盘催乳素也参与胎儿带功能调节。

妊娠晚期，胎儿垂体ACTH分泌增加使胎儿肾上腺发育更臻成熟，由LDL-C生成DHEA、DHEAS和皮质醇数量也相应增加。胎儿皮质醇增加的生理学意义在于，与孕酮竞争糖皮质激素受体，封闭孕酮对促肾上腺皮质激素释放激素(CRH)合成的抑制作用，促进CRH分泌增加。CRH分泌增加将进一步促进胎儿ACTH分泌、肾上腺发育、胎儿皮质醇和DHEAS生成，提供雌激素合成所需要的前体物质。

多种细胞因子调节胎儿肾上腺类固醇激素生成。碱性成纤维细胞生长因子(bFGF)强力促进细胞有丝分裂，增强肾上腺皮质对ACTH反应性。如同激活素一样，转化生长因子-β(TGF-β)抑制胎儿带细胞增生和类固醇激素生成。胰岛素样生长因子(IGF-1和IGF-2)在妊娠后半期增强肾上腺对ACTH的反应性。ACTH促进胎儿肾上腺IGF-2的生成和出生前胎儿宫内发育。IGF-1和IGF-2增强bFGF和EGF促进细胞生长作用。

类固醇生成因子-1(SF-1)和DAX-1(位于X染色体而得名)是核内受体，调节类固醇激素合成酶基因的表达，DAX-1基因突变可引起肾上腺发育不良。另外，类固醇生成快速调节蛋白(steroidogenic acute regulatory protein，StAR)是一种线粒体特异性蛋白，其通过介导线粒体内膜和外膜结合而促进类固醇激素生成。StAR 突变可引起胎儿和性腺类固醇激素代谢异常和先天性肾上腺类脂性增生症(congenital adrenal lipoid hyperplasia)，因其仅在肾上腺和性腺存在表达，而在胎盘中不存在表达。胎儿肾上腺生成皮质醇相关酶系统缺陷，如 21-羟化酶缺陷可引起先天性肾上腺皮质增生和女胎男性化。

胎儿肾上腺功能受胎盘高雌激素生成的影响。高浓度雌激素抑制胎儿肾上腺 3β-羟基类固醇脱氢酶-异构酶活性，与 ACTH 和 IGF-2 共同促进脱氢表雄酮(DHEA)的生成，而抑制皮质醇分泌所需雌二醇浓度应达 10～100ng/ml，但妊娠期很难达到以上浓度。

在妊娠期，胎儿肾上腺的主要任务是为胎盘雌激素生成提供基本前体物质 DHEAS。胎盘雌激素反馈性指导肾上腺沿 Δ^5 代谢途径合成雌激素前体物质 DHEAS。出生后，随着雌激素影响的消失，胎儿肾上腺迅速转变为成人型肾上腺。

(三)胎盘雌激素合成

1. 胎盘硫酸酯酶　胎儿肾上腺分泌的 DHEAS 进入胎盘后，首先在硫酸酯酶的作用下水解生成 DHEA，然后转化为雌激素的直接前体物质雄烯二酮和睾酮。硫酸酯酶缺陷可引起雌激素生成减少和胎儿生长受限(FGR)。

2. 胎盘芳香酶　胎盘存在活跃的芳香酶活性，可将雄烯二酮和睾酮转化为雌激素。胎盘生成的雌激素形式如下。

(1)雌酮：妊娠第 6～10 周开始增加，在足月时，血浆浓度为 2～30ng/ml。正常值波动范围较大，无临床应用价值。

(2)雌二醇：妊娠第 6～8 周胎盘功能建立后开始增加。妊娠第 36 周时，血浆浓度为 6～40ng/ml，此后快速升高，对评价胎儿宫内发育无重要意义。

(3)雌三醇：妊娠 9 周开始升高，从妊娠第 31 周开始明显升高直到 37 周。雌激素进入母体血液后，在肝脏代谢，生成 20 多种代谢产物，从尿中排出体外。母体尿中雌激素主要与葡萄糖醛酸结合并排出，其次为 3-硫-16-葡萄糖醛酸和 3-葡萄糖醛酸。母体血中游离型雌三醇占 8%～10%。妊娠期，母体尿中雌酮和雌二醇排泄量高于非妊娠期 100 倍，而雌三醇排泄量增加 1000 倍，因此雌三醇是妊娠期重要的雌激素形式。

(4)雌四醇(estetrol)：即 15α-羟基雌三醇，是雌三醇胎儿肝脏中 15α-羟基化产物。胎儿期，雌激素 15α-羟基化活性足月时达到高峰，出生后下降，成人后消失。在妊娠期，母血或尿液中雌四醇测定无重要临床意义。

(四)雌激素生理功能

妊娠期胎盘生成的雌二醇、雌三醇和孕酮，85%～90%通过滋养细胞进入母体血液循环，仅有很少部分进入胎儿体内，因此，胎盘激素是引起妊娠期母体适应性生理变化的主要因素。妊娠期雌激素生成增加是引起母体内外生殖器官和全身生理适应性变化的重要原因。雌激素分泌增加促进子宫容量和重量增加、平滑肌细胞肥大、肌层肥厚、肌动蛋白和肌球蛋白增加；增加子宫动脉和绒毛膜间隙血流量；妊娠晚期促进子宫下段形成和宫颈软化、成熟、展退和扩张，增加子宫平滑肌对缩宫素和前列腺素敏感性，是诱发产兆和分娩的动因之一。

雌激素负反馈作用于母体下丘脑-垂体系统，抑制促性腺激素分泌和卵巢卵泡发育，促进催乳素和皮质醇分泌；促进乳腺腺管系统发育、引起乳房充血和肥大，抑制泌乳功能；调节心血管系统功能，增加循环血量和心排血量；刺激骨髓造血功能，调节血流动力学、凝血和纤溶功能，引起妊娠期血液高凝状态和易栓症(thrombophilia)。

妊娠期孕激素分泌增加，呈现相对性孕激素优势，其与雌激素作用相互拮抗又相互协调，维持子宫内环境的静态稳定性，营造适合于胎儿生长发育的良好宫内环境。足月妊娠胎盘孕激素生成减少，孕激素优势转化为雌激素优势，提高子宫平滑肌对缩宫素敏感性，是引起产兆发作的动因之一。

(五)胎儿胎盘功能检测

胎儿宫内生长发育的需要。血液和尿液中雌三醇测定是评价胎儿胎盘功能和胎儿宫内发育和畸形的传统指标。随着现代围生期监护技术和临床应用的需要，雌三醇测定已被简捷和敏感的胎儿生物物理监测技术，包括非应激试验(NST)、应激试验(CST)、超声检测替代。胎儿畸形和非整倍体多采用甲胎蛋白、hCG 和游离雌三醇筛查。

第三节　妊娠期前列腺素调节

一、前列腺素的合成

前列腺素合成前体物质为花生四烯酸(arachidonic acid)，来源于亚油酸(linoleic acid)。血浆游离花生四烯酸占总游离脂肪酸的 1%～2%，是磷脂和胆固醇酯的主要成分。花生四烯酸的释放与多种水解酶相关，其中磷脂酶 A、C 的活化是启动前列腺素生成的重要步骤。

前列腺素合成的直接前体物质为二十碳烯酸(eicosanoids)衍生物前列烷酸(prostanoids)，为五元环不饱和脂肪酸，是含有前列腺素环的 20 碳化合物。从花生四烯酸合成前列腺素有两条途径：①脂氧化酶(lipoxygenase pathway)途径；②环加氧酶途径(cycloxygenase pathway)或前列腺素内过氧化物 H 合酶途径(prostaglandin endoperoxide H synthase pathway)。

花生四烯酸首先转化成氢过氧羟基二十碳四烯酸(hydroperoxyeicosatetraenoid acid，HPETE)，而后转化为羟基二十碳四烯酸(hydroxyeicosatetraenoic acid，HETE)、脂氧素(lipoxin)或白三烯(leukotriene)。白三烯家族包括 LTC_4、LTD_4 和 LTE_4，是前列腺素生成的中间产物，与白细胞趋化作用、过敏及炎性反应相关。12-脂氧化酶(12-lipoxygenase)途径生成 12-羟二十碳四烯酸(12-HETE)。脂氧素(LXA 和 LXB)抑制自然杀伤细胞活性，具有血管扩张作用。

环加氧酶途径生成前列腺素 PGG_2 和 PGH_2，是合成其他前列腺素的前体物质。调节生殖生理功能的前列腺素是 PGE_2、PGF_2。前列腺素在合成部位以自分泌和旁分泌方式发挥生物调节作用。前列腺素主要在肺脏、肾脏和肝脏中代谢。所有前列腺素家族成员半衰期均很短，临床测定多为无活性终末产物，如 6-酮-$PGF_{1\alpha}$ 和 TXB_2。

环加氧酶(前列腺素合酶，prostaglandin synthase)存在两种形式，COX-1 和 COX-2。COX-1 为原生型酶，生成前列环素(prostacyclin，PGI_2)。COX-2 为诱生型酶，受生长因子、细胞因子和内毒素刺激生成。COX-2 选择性抑制药已广泛应用于临床。

二、血栓素和前列环素

1. 血栓素(thromboxanes，TXA_2)　由血小板、肺脏和脾脏生成，是活性最强的血管收缩剂，半衰期为 30s。血栓素促进微小血管强烈收缩、引起血管内皮损伤、血小板凝聚和引起血栓栓塞形成。

2. 前列环素　由心脏、肺、胃、血管和子宫内膜生成，半衰期为 2～3min。与血栓素作用相反，前列环素扩血管作用高于 PGE 4～8 倍，防止血小板附着，保护血管内皮、抑制血小板凝聚和血栓形成，改善微循环功能。

三、前列腺素生理功能

1. 前列腺素与凝血和纤溶功能　妊娠

期间 TXA_2 和 PGI_2 分泌是维持母体和胎儿正常血液循环、凝血和纤溶功能，防止易栓症的重要因素。妊娠高血压综合征和妊娠合并糖尿病时 TXA_2 增加和 PGI_2 降低引起血液浓缩和高凝状态，极易发生心血管并发症。

2. 前列腺素与胎儿呼吸功能　在妊娠期，前列腺素 PGE_2 抑制胎儿呼吸中枢和宫内呼吸运动。出生后，随着脐带闭合和前列腺素抑制作用解除，胎儿建立自动呼吸。

3. 前列腺素和产后出血　前列腺素分泌减少与宫缩乏力性产后出血密切相关。前列腺素 $PGF_{2\alpha}$ 可有效防止产后出血。

4. 前列腺素和胎儿动脉导管　妊娠期间前列腺素维持胎儿动脉导管开放和防止过早关闭，因胎儿心脏排血量的 59%通过动脉导管进入肺动脉和降主动脉。妊娠期母体和胎儿动脉血氧浓度调节前列腺素生成，随着妊娠月份的增加，动脉导管对血氧含量敏感性增强。

胎儿动脉导管生成 PGI_2、PGE_2 和 $PGF_{2\alpha}$，而不生成 TXA_2。PGE_2 为动脉导管强力扩张剂，是维持妊娠期动脉导管畅通的前列腺素。PGI_2 是维持肺血管微循环床扩张状态的重要因素。出生后婴儿，动脉导管关闭既与呼吸循环生物物理学因素有关，也与前列腺素 TXA_2 促血管收缩作用相关。妊娠晚期，随着胎肺成熟度的增加，肺内前列腺素合成重点由 PGI_2 转向 TXA_2。新生儿出生后，随着自主呼吸功能的建立，促进血液从肺部直接进入动脉导管，TXA_2 促进动脉导管收缩和关闭。

根据以上原理，具有扩张血管作用的前列腺素可用于防止动脉导管关闭，治疗新生儿先天性心脏病手术前的肺动脉高压症，与之相反，具有强力血管收缩作用的前列腺素和前列腺素抑制药(如吲哚美辛)可促进早产儿动脉导管关闭。早期诊断和治疗动脉导管未闭十分重要，因随出生后时间的延长，动脉导管对前列腺素抑制药敏感性降低，药物治疗效果逐渐降低，其中孕龄 30 孕周和出生 10d 之内的婴儿，吲哚美辛关闭动脉导管的成功率最高。

第四节　分娩内分泌调节

人类分娩活动是胎儿、胎盘和母体间相互作用的结果。从生殖内分泌学角度分析，人类分娩机制涉及胎儿垂体-肾上腺轴、胎儿-胎盘和母体功能三个方面，其一，胎儿垂体-肾上腺皮质、CRH-皮质醇分泌增加是引发分娩活动的重要因素，其二为胎儿-胎盘单位雌激素分泌增加和孕酮持续性降低，其三是前列腺素生成增加和子宫对催产物质的敏感性增强。

一、胎儿垂体-肾上腺功能变化

(一)促肾上腺皮质激素释放激素(CRH)

妊娠晚期，胎儿和胎盘分泌 CRH 是引起产兆发作的始因，即始于 CRH 增加或 CRH-结合蛋白降低，抑或两者。孕酮抑制 CRH 的生成。胎儿皮质醇分泌增加与孕酮竞争胎盘中糖皮质激素受体，阻断孕酮对 CRH 合成的抑制作用，引起 CRH 分泌增加。CRH 的增加促进胎儿 ACTH 的分泌，生成更多的皮质醇和硫酸脱氢表雄酮，为胎盘合成雌激素提供前体物质，引起雌激素生成增加。

(二)皮质醇

妊娠晚期胎儿垂体-肾上腺轴功能发育成熟，CRH 分泌增加促进肾上腺合成大量的皮质醇。皮质醇增强环加氧酶-2 活性，而 PGE_2 增强 17α-羟化酶和 17，20-裂解酶(P450c17)活性。与此同时，皮质醇抑制 15-羟基前列腺素脱氢酶(15-hydroxy- prostaglandin dehydrogenase)活性，防止前列腺素降解。

二、胎儿-胎盘单位功能变化

(一)雌激素分泌增加

妊娠晚期，母体血浆雌激素水平于妊娠第 34～35 周开始升高。除胎盘合体滋养细胞外，人类胎膜、蜕膜和绒毛膜可利用硫酸雌酮和硫酸脱氢表雄酮合成雌激素，临产时生成明显增加。另外，人类胎膜 17，20-羟基类固醇脱氢酶既可将 20α-二羟孕酮转化为孕酮，也可将雌酮转化为雌二醇，从而改变雌激素/孕激素比例。

(二)孕激素分泌降低

妊娠期孕酮维持子宫静息状态和胎儿宫内发育。孕酮抑制子宫收缩可能为局部作用(包括平滑肌、胎膜和蜕膜)。妊娠晚期孕酮生成减少，增加子宫平滑肌对催产药物的敏感性、动作电位传导性和收缩性，引起规律性子宫收缩和分娩活动。尽管孕酮和合成孕激素可防治流产、早产，但难以维持至足月妊娠。抗孕激素米非司酮(RU486)通过拮抗孕激素受体，引起绒毛膜和蜕膜变性，促进宫颈软化和成熟，降低母体、胎儿和羊水孕酮浓度诱发流产、早产和分娩。

三、前列腺素分泌增加

(一)前列腺素分泌增加

妊娠晚期 CRH、皮质醇和雌激素分泌增加，促进子宫胎膜和蜕膜利用花生四烯酸通过环加氧酶-2 途径生成前列腺素。缓激肽、EGF、TGF-α、IL-1β 促进蜕膜 $PGF_{2\alpha}$ 生成。人类绒毛膜羊膜和子宫蜕膜中磷脂酶 A_2 (phospholipase A_2)活化启动前列腺素合成。

子宫蜕膜、羊膜、绒毛膜小叶微粒体内，促进磷脂酰乙醇胺(phosphatidylethanolamine)水解的磷脂酶 A_2，促进磷脂酰肌醇(phosphatidylinositol)水解的磷脂酶 C 与特异性作用于花生四烯酸的二酰基甘油酯酶(diacylglycerol lipase)共同组成花生四烯酸释放机制，为前列腺素合成提供丰富的底物。分娩过程中，胎膜和蜕膜组织中以上 3 种酶类的活性和前列腺素生成随产程的进展而逐渐增强。绒毛膜屏障阻止前列腺素进入子宫肌层。子宫肌层内 15-羟基前列腺素脱氢酶(15-hydroxyprostaglandin dehydrogenase)促进前列腺素降解，防止子宫过早发动收缩引起早产。早产、胎膜早破或宫内感染时 15-羟基前列腺素脱氢酶活性降低。

临近预产期，母体血浆、羊水和子宫蜕膜局部雌激素(雌二醇、雌三醇)合成的增加促进细胞内钙离子浓度增加并促进花生四烯酸释放的磷脂酶活性和前列腺素生成，因细胞内钙离子变化也是引起产兆发作的重要机制。

(二)前列腺素促进子宫收缩

前列腺素通过子宫平滑肌细胞间隙连接低阻力通道引起肌电兴奋性和传导性增强，促进子宫平滑肌收缩。雌激素促进缝隙连接形成，增加缝隙连接数目，增强前列腺素和缩宫素促宫缩作用。孕激素与之相反。

前列腺素和缩宫素增加子宫平滑肌纤维内游离钙离子浓度，提高肌球蛋白磷酸化速率和子宫平滑肌收缩活性，增强子宫收缩活性和强度。β-肾上腺素受体激动药(如沙丁胺醇)和前列腺素合成抑制药(阿司匹林和吲哚美辛)增加腺苷酸环化酶-cAMP 活性，降低细胞内钙离子浓度，抑制激酶磷酸化和肌动-肌球蛋白相互作用，抑制子宫收缩和防止早产。

四、松弛素分泌减少

妊娠期蜕膜和(或)绒毛膜分泌的松弛素以自分泌和旁分泌方式调节羊膜前列腺素生成。松弛素通过抑制钙离子通道活性抑制子宫平滑肌收缩活性。妊娠晚期和分娩时，松弛素分泌减少，对子宫平滑肌收缩抑制作用减弱。

五、缩宫素分泌增加

分娩期母体和胎儿垂体缩宫素分泌增加，母血和脐血中缩宫素均增加。缩宫素促进蜕膜和子宫肌层内前列腺素的合成。前列腺素促进足月妊娠子宫颈软化、成熟和扩张。另外，羊膜、绒毛膜和蜕膜合成的缩宫素促进子宫肌层和蜕膜前列腺素生成，以自分泌和旁分泌方式促进子宫收缩引起分娩。

第五节　胎儿发育内分泌调节

一、胎儿宫内发育

妊娠期胎儿宫内生长发育受多种内分泌因素的调节，其中胰岛素-胰岛素样生长因子系统（insulin-IGFs system）发挥重要作用，其次为生长激素和性激素。比较而言，生长激素缺乏并不明显影响胎儿的体重和身长增长。相反，胰岛素分泌过多或过少则直接影响胎儿的生长和发育，如未良好控制的糖尿病母亲，高胰岛素血症可发生巨大儿。同样，调节 SUR-KIR6.2 系统的基因突变也可引起糖尿病母亲的胎儿高胰岛素血症和巨大儿。

另一方面，胎儿糖尿病为暂时性或永久性，胰腺发育不良是否为引起胎儿宫内发育受限（FGR）的转录因子 PDX-1 的纯合子突变所致，均需要深入研究，因上述胎儿出生时均为低体重儿，发育不良、生长迟缓、存在多尿和多饮（polydipsia）现象。存在葡萄糖激酶基因（glucokinase gene）突变的胎儿也多为 FGR。胰岛素受体基因缺失和突变可引起胎儿 Rabson-Mendenhall 综合征和妖精综合征（leprechaunism），临床表现为 FGR 和多发性躯体畸形。IGF-1 基因突变同样引起 FGR。

正常情况下，胰岛素的分泌活性是母亲营养状态和胎盘功能的指标，也反映 hCS/hPRL 的分泌水平，因此胰岛素-IGF-1 浓度测定可作为评价胎儿宫内发育状况和指导糖尿病母亲胰岛素治疗的生化指标。

二、胎儿内分泌系统发育

（一）下丘脑-垂体系统

妊娠早期，合体滋养细胞分泌的绒毛膜促性腺激素（hCG）促进胎儿性腺发育，特别是促进男性胎儿的中肾管（Wolffian ducts）、泌尿生殖窦和外生殖器的分化。妊娠第 12 周 hCG 分泌达到高峰，妊娠第 18～20 周降至最低点。中期妊娠以后，内源性 FSH、LH 替代 hCG 继续促进胎儿性发育。由于胎儿性分化具有严格的时间性，因此妊娠期促性腺激素分泌不足将引起胎儿性分化异常。以男性胎儿为例，妊娠期 hCG、FSH 和 LH 分泌不足将引起小阴茎和睾丸下降异常，而非两性畸形。

妊娠第 10 周，胎儿垂体开始出现 FSH 和 LH 分泌。妊娠第 27 周，FSH 和 LH 分泌达到高峰，此后保持相对恒定。在胎儿间性体（dimorphiam）期，即胎儿原始性腺尚未完全明确性别分化时期，如为女性胎儿（染色体核型为 46，XX），则胎儿垂体和外周血液中 FSH 和 LH 浓度高于男性胎儿。当性分化完成后，男性和女性胎儿垂体和外周血液中 FSH、LH 浓度基本相同。

妊娠第 100 天，外周血液中可测得促性腺激素活性，妊娠中期达到高峰，以后缓慢下降，出生时达到最低点。垂体中促性腺激素的生成和浓度与外周血液浓度变化一致。妊娠中期促性腺激素升高时，女性胎儿血浆 FSH 浓度高于男性胎儿，男性胎儿 LH 浓度高于女性胎儿。妊娠末期，两者促性腺激素水平均降低，但男性胎儿 LH 仍保持相对高浓度。

妊娠第10周，胎儿下丘脑开始出现 GnRH 生成和活性。妊娠中期开始建立脉冲性释放节律。妊娠期胎儿促性腺激素的分泌受自身下丘脑 GnRH 的调节。GnRH 沿垂体门静脉系统进入垂体促进促性腺激素细胞的分化和分泌功能，其中 GnRH 脉冲性释放节律和数量直接控制垂体促性腺激素分泌的数量、质量和脉冲性释放的节律和模式。妊娠中期，垂体和性腺激素分泌达到高峰后开始降低是性腺激素对下丘脑-垂体系统负反馈作用的结果。因此，妊娠中期，下丘脑-垂体-性腺轴分化成熟、反馈机制建立以后，下丘脑-垂体系统功能一直处于性腺激素负反馈，即抑制性调节之下，直到青春期。

(二)抑制素和激活素

妊娠中期，胎儿性腺（卵巢和睾丸）开始生成和分泌抑制素和激活素，但睾丸分泌活性高于卵巢，其与促性腺激素分泌模式和性腺分化时相相关。妊娠第10周开始胎盘也分泌抑制素，引起母血中抑制素浓度升高，并一直维持到妊娠晚期。妊娠期脐血抑制素浓度较高，但生物活性低，可能来源于胎盘。第3孕季胎儿血浆抑制素浓度升高，分娩时下降。妊娠期抑制素分泌与维持妊娠晚期胎儿下丘脑-垂体-性腺轴功能停滞状态相关。

(三)新生儿下丘脑-垂体-性腺轴功能

出生后，男性婴儿下丘脑-垂体-性腺轴的功能变化比女性明显。如男性婴儿出生后第1天，下丘脑脉冲性释放发生器功能即开始建立，促进垂体 LH 脉冲性释放节律建立，也使睾酮分泌于出生后不久就达到成人期水平，维持至第1周末，而后睾酮浓度开始下降。出生后3～6个月性腺仍存在反应性分泌增加活性。新生儿期，男性婴儿血浆睾酮浓度相当于成人期水平，其与 GnRH 促进类青春期促性腺激素分泌相关。

出生后0.5～1年，婴幼儿下丘脑-垂体-性腺轴功能进入相对停滞状态，直到青春期开始。在女性婴儿出生后第1周 FSH 开始升高，与第3～4个月达到高峰，血浆浓度相当于绝经期妇女水平。2～3岁时，FSH 开始下降，维持低水平直到青春期来临，其与 GnRH 对女性婴儿垂体分泌 FSH 的作用时间相关。

(四)下丘脑-垂体-肾上腺轴功能

妊娠第9周，垂体首先分化出促肾上腺皮质激素分泌细胞（corticotroph）。妊娠第12周胎儿血浆可以测得 ACTH 活性，此后血浆 ACTH 浓度进行性升高直到妊娠第34周，然后下降，但血浆浓度仍然高于成人。产兆发作后，ACTH 分泌增加。从妊娠3个月，胎儿下丘脑-垂体-肾上腺轴功能开始建立，此时，下丘脑促肾上腺皮质激素释放激素和视上核分泌的精氨酸升压素（AVP）共同促进胎儿垂体 ACTH 分泌。妊娠期间给予母亲地塞米松或倍他米松（betamethasone）治疗可抑制胎儿下丘脑-垂体-肾上腺轴功能，引起脐血中皮质醇和 DHEA 浓度降低（表7-5）。

(五)下丘脑-垂体-甲状腺轴功能

妊娠期胎盘具有为胎儿甲状腺合成甲状腺激素提供原料和防护母亲甲状腺激素进入胎儿体内的双重功能。虽然，胎盘分泌的 TRH 可进入胎儿血液循环，但胎儿甲状腺发育一般不受母体因素的影响。由于促甲状腺激素（TSH）不能穿过胎盘屏障，因此母体 TSH 并不对胎儿甲状腺发育和功能产生影响。

然而，胎盘分泌的 hCG 则可进入胎儿体内。由于 hCG 和 TSH 的β-亚基结构相似，因此 hCG 呈现 TSH 样作用，但活性仅为 TSH 的0.001%。正常情况下，hCG 对母体甲状腺功能不产生任何影响，但葡萄胎时大量 hCG 分泌可引起患者甲状腺功能亢进。

碘化甲状腺氨酸（iodothyronine）难以穿

表 7-5　正常新生儿血清肾上腺皮质激素的浓度

出生前后	皮质酮 (μg/dl)	DOCA (μg/dl)	孕　酮 (μg/dl)	羟基孕酮 (μg/dl)	皮质醇 (μg/dl)	皮质素 (μg/dl)	11-DOCA (ng/dl)	醛固酮 (ng/dl)	DHEAS (μg/dl)
母　血	3.6	0.29	12	1.1	54.8	6.1	6.20	0.40	100
脐　血	1.1	0.63	27.1	3.3	7.0	13.8	5.41	0.37	130～250
出生后									
2h	0.9	0.55	5.7	0.89	10.4	8.3	8.12	0.17	130～250
4h	0.3	0.45	6.8	0.60	4.9	8.7	—	—	130～250
6h	0.28	0.30	4.6	0.40	2.8	7.5	4.20	0.19	130～250
12h	0.52	0.12	2.4	0.20	7.6	5.7	3.88	0.20	130～250
24h	0.08	0.12	1.25	0.09	2.7	4.1	3.33	0.17	130～250
4d	0.19	0.01	0.09	0.08	5.7	2.3	2.94	0.16	130～250
7d	0.25	0.01	0.05	0.12	3.5	2.2	1.83	0.06	2～100

摘自 Besser GM，Thorner MO. 2002. Copmprehensive clinical endocrinology. 3rd ed：563.

过胎盘屏障，因胎盘存在一碘化酶（monoiodinase）活性，可将具有生物活性的甲状腺素（T_4）转化为无活性的甲状腺素（T_2）。胎盘仅在妊娠第1孕季和患有甲状腺功能减退胎儿时输送部分碘化甲状腺素进入胎儿体内，可能部分性改善胎儿甲状腺功能减退对胎儿组织器官的不良影响。在第1孕季，母亲血浆TSH升高对日后出生的婴儿智力发育影响较少。

碘化物（iodide）可穿过胎盘屏障，而胎儿对碘化物抑制作用相对敏感。外源性碘化物对胎儿甲状腺功能的影响多发生于妊娠后70～75d，此时正值胎儿甲状腺发育臻于成熟的关键时期。另外，碘化物进入胎儿甲状腺滤泡细胞内的速率具有自动调节机制，以代偿尚未发育成熟的胎儿甲状腺内碘化物过多或过少的影响，因胎儿甲状腺临近分娩时才发育成熟。

人类胎盘可允许含有硫脲（thiourea）基团的抗甲状腺素药物（PTU）穿过，因此妊娠期间甲状腺功能亢进的母亲服用该类药物可对胎儿甲状腺功能产生一定影响，即引起胎儿甲状腺肿（goiter）和暂时性甲状腺功能减退，但出生后1～2周，随着残留PTU的完全排出，症状和体征可自然消失。另外，母体血液总免疫球蛋白类物质可以穿过胎盘屏障进入胎儿体内，因此胎儿甲状腺功能可被输入的母体IgG所修饰，最常见的是抗TSH受体抗体，其造成的临床影响则取决于胎儿阻断抗体作用的能力，有时可引起新生儿毒性甲状腺肿（thyrotoxicosis）、甲状腺功能减退和甲状腺肿。

新生儿出生后30min，血清TSH浓度达到高峰，为70～100mU/ml，然后快速下降，于第2～3天降至基础值。TSH高峰后，即新生儿出生后36～48min，血清T_3、T_4浓度达到高峰，然后逐渐降低，于产后4～6周降至基础值。需指出的是新生儿血清T_4、T_3浓度高于成人，其浓度也随年龄的增长而变化，因此临床诊断和治疗时应参照正常同龄儿童正常值作出判断（表7-6）。

表 7-6　不同年龄血清甲状腺激素浓度

出生前后	T_3(ng/dl)	rT_3(ng/dl)	FT_4(pg/ml)	FT_3(pg/ml)
脐血	50(14～86)	224(100～501)	13.8(±3.5)	1.9(1.1)
出生后				
4～7d	186(36～316)	146(34～258)	22.3(3.9)	3.7(1.2)
1～4 周	225(105～345)	90(26～290)		
1～12 个月	125(105～245)	40(11～129)		
1～5 岁	168(105～269)	33(15～71)	11.4(2.0)	4.9(1.0)
6～10 岁	150(94～241)	36(17～79)	11.4(2.0)	4.9(1.0)
11～15 岁	133(83～213)	41(19～88)	10.8	4.3(0.9)
16～20 岁	130(80～210)	41(25～80)	10.8	4.3(0.9)
21～50 岁	123(70～204)	42(30～80)	10.3(3.1)	3.7(0.6)

摘自 Besser GM，Thorner MO. 2002. Copmprehensive clinical endocrinology. 3rd ed：581.

三、胎儿糖代谢

妊娠期胎儿通过胎盘，以非胰岛素依赖性传输方式从母体摄取葡萄糖。胎儿血浆葡萄糖浓度相当于母体浓度，且葡萄糖、糖原生成和代偿能力微弱，因此母体低血糖势必引起胎儿低血糖和低胰岛素血症。缺氧和输入儿茶酚胺可引起胎儿血糖升高，提示胎儿存在调节血糖生成的相应介质受体。与成人比较，胎儿对葡萄糖输入剂量相关的血糖浓度反应较为迟钝，提示胎儿存在高血糖素受体(glucagon receptor)缺陷。母体高血糖症可引起胎儿高血糖和高胰岛素血症。妊娠晚期，胎儿对葡萄糖利用和糖原合成能力增强与皮质醇增加相关。

出生时，随着胎盘营养供应的中断，新生儿的营养和能量完全来源于自身的糖酵解和糖原生成。胰岛素、高血糖素、儿茶酚胺、生长激素及其受体共同调节糖代谢功能，以维持新生儿的能量供应和血糖内环境的静态平衡。

值得注意的是，糖尿病母亲分娩的婴儿，出生后 1 周内呈现的高胰岛素血症性低血糖症一般为暂时性变化，但如呈现持续性高胰岛素血症性低血糖症(persistent hyperinsulinemic hypoglycemia)，多提示新生儿胰腺存在局灶性腺瘤，应予以手术切除。新生儿糖尿病可为暂时性或永久性，多为遗传性胰腺发育和胰岛素生成障碍所致。

四、胎儿肺发育

(一)肺表面活性物质和胎儿肺成熟

人类肺成熟发育和呼吸功能的建立与妊娠晚期肺泡表面出现肺表面活性物质(pulmonary surfactant)相关。肺表面活性物质由发育成熟的肺Ⅱ型肺泡细胞(type Ⅱ pneumocytes)合成，具有降低肺泡表面张力、增强肺泡膨胀活性、增加气体交换面积、提高呼吸顺应性和防止肺不张的作用。足月胎儿出生时必须有足够的表面活性物质才能促进肺膨胀和自主呼吸的建立。早产儿由于肺发育不全，肺表面活性物质生成较少，出生后肺膨胀性、顺应性较差，易发生肺不张和缺氧，引起呼吸窘迫综合征。

肺表面活性物质包括磷脂酰胆碱(卵磷脂，phosphatidylcholin or lecithin)是表面活性物质中含量最丰富、活性最强的脂类，其次是磷脂酰甘油(phosphatidylglycerol，PG)，显著增强肺表面活性物质功能。妊娠最后 5 周，以上两种活性物质生成减少，浓度降低。

妊娠第 20～22 周，活性较弱和不稳定性的软脂酰肉豆蔻卵磷脂(palmitoylmyristoyl lecitnin)开始合成。妊娠第 35 周，生化活性稳定和较强的肺表面活性物质棕榈酸卵磷脂(palmitoyl lecithin)生成急剧增加。

妊娠期胎肺分泌促进羊水的形成，而羊水中鞘磷脂（sphingomyelin）浓度保持相对稳定，因此在妊娠第34～36周羊水中卵磷脂/鞘磷脂比值（L/S比值）的测定可用于评价胎儿肺成熟度。引起卵磷脂合成减少的因素，包括应激、缺氧和酸中毒可引起胎儿呼吸窘迫综合征和新生儿窒息。

妊娠第26周前，鞘磷脂生成高于卵磷脂。第34周前，L/S比值接近1∶1。第34～36周，卵磷脂生成急剧增加。L/S比值测定的临床意义是，L/S≥2表明肺成熟，新生儿一般不会发生呼吸窘迫综合征。L/S≥2出现呼吸窘迫综合征，多为代谢性酸中毒所致。L/S为1.0～1.9，提示存在发生呼吸窘迫综合征的高危性。

（二）影响胎儿肺成熟的因素

许多因素影响胎儿肺成熟发育，包括促进肺成熟发育或延缓肺成熟发育。引起肺成熟提前和L/S比值升高的因素包括应激、妊娠高血压、重症糖尿病、血红蛋白病、吸毒、母体营养不良和肾上腺皮质激素治疗等。引起肺成熟延缓和L/S比值降低的因素有胎儿宫内发育受限（FGR）、糖尿病（无高血压）和Rh致敏性疾病。

（三）促胎儿肺成熟治疗

基于肺成熟与肺表面活性物质间的关系，促进肺表面活性物质生成的药物可用于促进胎儿肺成熟和防治呼吸窘迫综合征。妊娠期皮质醇增加与胎肺成熟度相关，而胰岛素抑制胎儿肺表面活性物质的生成。皮质醇、催乳素、甲状腺素、雌激素、前列腺素、生长因子促进胎儿肺表面活性物质生成和肺成熟。

糖皮质激素可有效地促进胎儿肺成熟，但应用时机应适当掌握以便取得良好效果，避免相应并发症。妊娠第24～32周，糖皮质激素促进胎儿肺成熟效果最佳，第32～34周作用减弱，第34周以后无作用。换言之，糖皮质激素主要于妊娠32周前促进胎儿肺成熟，妊娠第34周前根据胎儿体重和肺发育情况酌情应用，第34周后无必要应用。

值得注意的是，外源性糖皮质激素（如地塞米松10mg/d，静脉注射）应限定2次剂量。注药后至少需要48h后，肺表面活性物质合成才能增加并改善肺成熟度，治疗效应7d后消失。过多注射糖皮质激素可诱发子宫收缩和产后出血，因此合并产科出血疾病（如前置胎盘、胎盘早剥、重症糖尿病）和手术时应慎用。促甲状腺激素释放激素（TRH）促进胎儿肺成熟价值有待深入研究。

（李继俊 徐 丽）

参考文献

Banerjee P, Fazleabas AT. 2011. Extragonadal actions of chorionic gonadotropin. Rev Endocr Metab Disord, 12(4): 323-332.

Campagnoli C, Abba C, Ambroggio S, et al. 2005. Pregnancy, progesterone and progestins in relation to breast cancer risk. J Steroid Biochem Mol Biol, 97: 441

Choi J, Smitz J. 2014. Luteinizing hormone and human chorionic gonadotropin: distinguishing unique physiologic roles. Gynecol Endocrinol, 30(3): 174-181.

Cole LA 2010. Biological functions of hCG and hCG-related molecules. Reprod Biol Endocrinol, 8: 102.

Cole LA. 2009. New discoveries on the biology and detection of human chorionic gonadotropin. Reprod Biol Endocrinol, 7: 8.

Cole LA. 2012. Biological function of hCG and hCG-Related molecules. Reprod Biol Endocrinol, 10: 24.

Cole LA. 2012. hCG, the wonder of today's science. Reprod Biol Endocrinol, 10: 24.

Druckmann R, Druckmann MA. 2005. Progesterone and the immunology of pregnancy. J Matern Fetal

Neonatal Med,18(4):389.

El-Zibdeh MY. 2005. Dydrogesterone in the reduction of recurrent spontaneous abortion. J Steroid Biochem Mol Biol,97:431.

Fritz MA,Speroff L. 2011. Clinical Gynecologic Endocrinology and Infertility. 8th ed. USA: Lippincott Williams & Wilkins Inc:169-327.

Gruber CJ,Huber JC. 2005. The role of dydrogesterone in recurrent 9habitual abortion. J Steroid Biochem Mol Biol,97:426.

Omar MH,Mashita MK,Lim PS,et al. 2005. Dydrogesterone in threatened abortion: pregnancy outcome. J Steroid Biochem Mol Biol,97:421.

Pasqualini JR. 2005. Enzymes involved in the formation and transformation of steroid hormones in the fetal and placental compartments. J Steroid Biochem Mol Biol,97:401.

Sammour MB, El-Kabarity H, Fawzy MM, et al. 2005. Prevention and treatment of pregnancy-induced hypertension(preeclampsia) with progesterone. J Steroid Biochem Mol Biol,97:439.

Schindler AE. 2005. Endocrinology of pregnancy: consequences for the diagnosis and treatment of pregnancy disorders. J Matern Fetal Neonatal Med,18(4):386.

Schindler AE. 2005. Role of progesterone for the prevention of premature birth. J Steroid Biochem Mol Biol,97:435.

Thijssen JHH. 2005. Progesterone receptors in the human uterus and their possible role in parturition. J Matern Fetal Neonatal Med,18(4):397.

第8章 前列腺素

前列腺素(prostaglandins,PG)是体内必需脂肪酸花生四烯酸(arachidonic acid)在环氧化酶的作用下生成的组织激素,其与靶细胞膜特异性受体结合后,以旁分泌方式参与机体多种生理功能的调节。半个世纪来,有关前列腺素的生化、代谢、生理功能的研究取得巨大进展,研制开发了一系列前列腺素激动药(prostaglandin agonists)和环加氧酶特异性抑制药(cyclooxygenase specific inhibitors),在妇产科领域中有广泛应用的前景。

第一节 前列腺素合成和代谢

一、花生四烯酸的合成

二十碳烯酸(eicosanoids)是人体长链必需脂肪酸花生四烯酸的衍生物。花生四烯酸是由20个碳原子组成的五元环不饱和脂肪酸,由亚麻酸(linoleic acid,C18,2)、亚麻烯酸(linolenic acid,C18,3)、二同型γ-亚麻烯酸(dihomo-γ-linolenic acid,C20,3)代谢而来。花生四烯酸是合成前列腺素的底物二十碳烯酸的前体物质。从亚麻油酸合成花生四烯酸的代谢途径,见图8-1。二十碳烯酸和前列腺素的生理功能见表8-1。

表8-1 二十碳烯酸和前列腺素的生理作用

前列腺素	生理作用
PGI_2、PGE_2、PGD_2	血管扩张,细胞保护,血小板聚集,白细胞聚集,cAMP生成,IL-1、IL-2生成
$PGF_{2\alpha}$	血管收缩,支气管收缩,平滑肌收缩
TXA_2	血管收缩,血小板聚集,淋巴细胞浸润,支气管收缩
LTB_4	血管通透性增加,白细胞聚集,IL-1、IL-2生成,NK细胞活性增加生化趋向作用
LTC_4、LTD_4	支气管收缩,血管通透性增加

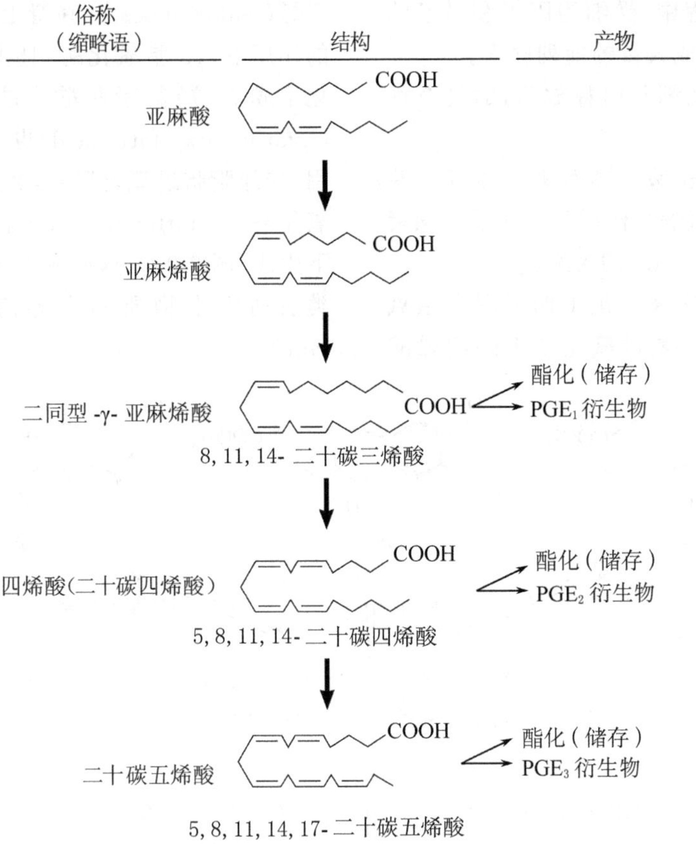

图 8-1　花生四烯酸的合成

二、花生四烯酸的储存和释放

人体内花生四烯酸主要来源于食物，少量来源于体内的亚麻油酸。人体生命细胞内也存在微量游离型花生四烯酸。酯化型花生四烯酸(esterified arachidonic acid)不能作为生成二十碳烯酸的直接底物。磷脂是酯化型花生四烯酸的主要来源，其次为三酰甘油和酯化型胆固醇。它们均可作为合成二十碳烯酸的前体物质。

二十碳烯酸合成酶仅存在于有底物的组织中，花生四烯酸从酯化底物中释放出来后，促进二十碳烯酸的生成。花生四烯酸的释放是磷脂酶(phospholipase)水解过程。磷脂酶 A_2(phospholipase A_2)特异性选择作用于含有磷脂的线粒体，而花生四烯酸的释放受结合型磷脂和磷脂酰结合蛋白(annexins)的张力性抑制调节。控制磷脂酶活性生理学意义在于调节花生四烯酸向二十碳烯酸的转化率和生物利用率。

三、花生四烯酸的代谢

花生四烯酸在环加氧酶或 PGH 合酶(PGH synthase)的作用下生成前列腺素和血栓素。已知有 2 种由不同基因编码的 PGH 合酶。第 1 种称为原生型 PGH 合酶(constitutive PGH synthase)，也称为 PGH 合酶-1 或环加氧酶-1(cyclooxygenase-1, COX-1)。第 2 种称为诱生型 PGH 合酶(inducible PGH synthase)，也称为 PGH 合酶-2

或环加氧酶-2(cyclooxygenase-2，COX-2)，其在细胞分化过程中，受细胞因子和激素的促进，功能增强生成大量的前列腺素。

花生四烯酸从细胞内释放后，通过2种途径进一步代谢。

1. 前列腺素合酶或环加氧酶途径 花生四烯酸在环加氧酶的作用下生成前列腺素和血栓素(thromboxane，TXA_2)。

2. 脂氧化酶途径 花生四烯酸在脂氧化酶作用下生成5-氢过氧化二十碳四烯酸(5-hydroperoxyeicosatetraenoic acid)，即白三烯(leukotrienes)。在肾上腺内，在ACTH的作用下，15-脂氧化酶(15-lipoxygenase)催化生成15-羟基脂肪酸。过氧化氢脂肪酸(hydroperoxy fatty acid)也可通过非酶促作用，先经脂肪过氧化反应，然后在谷胱甘肽过氧化酶(glutathione peroxidase)的还原作用下生成(图8-2)。这些由非酶促作用生成的类前列腺素物质称为异前列烷(isoprostane)。

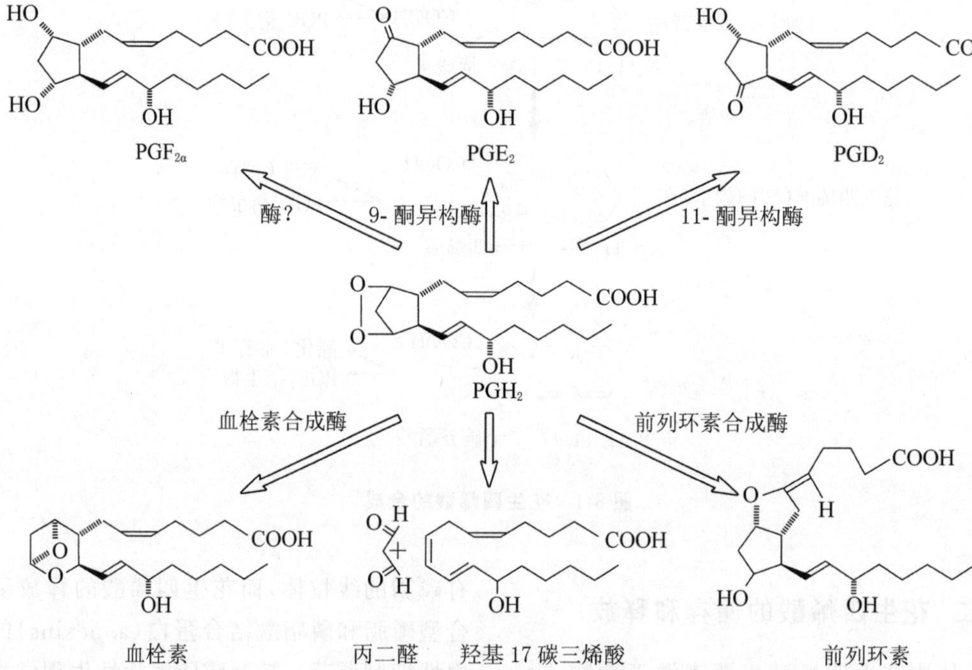

图8-2 前列环素和血栓素的合成

四、主要的前列腺素

1. 血栓素 花生四烯酸在环加氧酶作用下经PGG_2-PGH_2途径生成，血小板内有较强生成TXA_2活性。TXA_2是一种强力促进血小板凝聚、微血管收缩和血栓形成物质，其半衰期极短仅数秒钟，极不稳定，很快降解为TXB_2而失活。

2. 前列环素 内环氧化代谢产物之一，主要在小动脉血管壁、卵泡、黄体、子宫和动脉导管等组织生成，其生理功能与TXA_2相反，呈现抗血小板凝聚、抗血栓形成和扩张血管作用。正常情况下，TXA_2和PGI_2共同调节机体微循环和血流动力学功能，处于相对生理平衡。

3. 白三烯 花生四烯酸在脂氧化酶作用下C5位羟化而生成，具有增强白细胞趋化活性，而LTD则为引起过敏反应的慢反应物质(SRS-A)。LTB4对白细胞和嗜酸性细胞生化趋向活性最强。

4. PGE_2 和 $PGF_{2\alpha}$ PGE_2 和 $PGF_{2\alpha}$ 是两种重要的活性前列腺素，在卵泡、子宫和脑区内含量较高。PGE_2 由花生四烯酸经非氧化途径生成，而 $PGF_{2\alpha}$ 则由 PGH_2 还原而来。$PGF_{2\alpha}$ 和 PGE_2 参与机体多种组织器官功能的调节。PGE_2 和 $PGF_{2\alpha}$ 两者对子宫平滑肌均呈现强烈收缩作用，但 PGE_2 引起输卵管舒张，而 $PGF_{2\alpha}$ 促进输卵管收缩。

五、前列腺素命名法

前列腺素的基本生化结构是由 20 个碳原子组成的 5 元环，为不饱和、非环化脂肪酸，前列腺烷酸（prostanoic acid）形态宛如发卡，其中含有一个环戊酮核（cyclopentanone nucleus）、一个羧基和一个脂肪酸侧链，位于 C13 位上的双键是维持激素生物活性的功能基团。根据前列烷酸之环戊酮环（cyclopentanone ring）上的特殊功能基团不同，可将前列腺素分为 A、B、C、D、E、F、G、H 和 I 九种，用 1、2 和 3 表示的不饱和程度，即分别代表有几个双键。用 α 和 β 表示位于环戊烷环立体结构 C 9 位上的功能基团方向，α 表示功能基团位于环戊烷环平面以下，而 β 表示功能基团位于环戊烷环平面以上（图 8-3）。

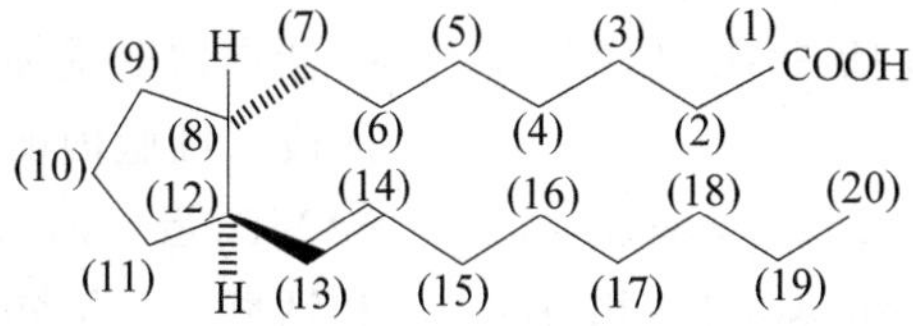

前列腺烷酸

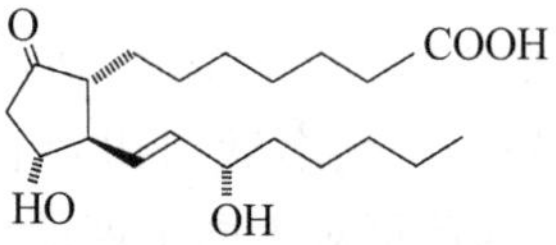

PGE_1 （11α,15α- 二羟基 -9- 氧化 -13- 反式 - 前列腺烷酸）

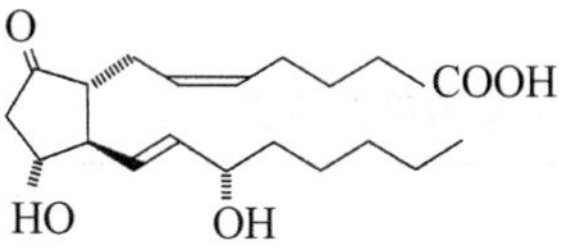

PGE_2 （11α,15α- 三羟基 -9- 氧化 -5- 顺 -13- 反式 - 前列腺二烯酸）

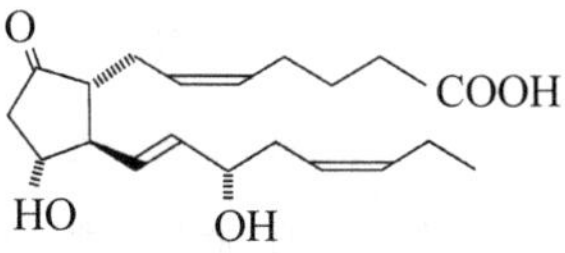

PGE_3 （11α,15α- 三羟基 -9- 氧化 -5- 顺 -13- 反式 -17 顺式 - 前列腺三烯酸）

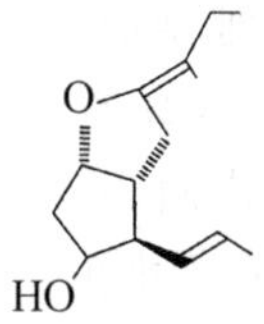

PGI

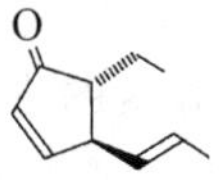

PGA

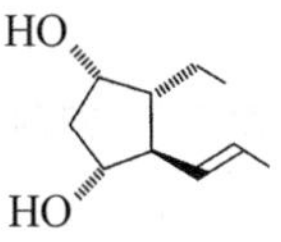

PGF

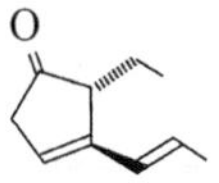

PGC

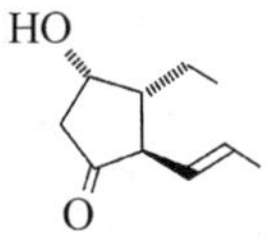

PGD

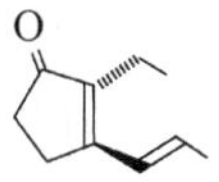

PGB

图 8-3 前列腺素命名与化学结构

六、前列腺素的代谢

二十碳烯酸及其衍生物生成后，或经水解而失活（包括 TXA_2、PGI_2、PGG_2 和 PGH_2），或在肺、肝、肾和其他组织中降解而失活，因此前列腺素的生物活性取决于其代谢和局部生成速率。

前列腺素分解代谢的第一步，是在15-羟基前列腺素脱氢酶（15-hydroxyprostaglandin dehydrogenase，15-OH-PGDH）的作用下，将C15位上的羟基转化为酮基。15-OH-PGDH在肺、脾和肾上腺皮质内有较高活性，而在脑、卵巢和睾丸中活性较低。15-OH-PGDH的反应底物包括PGE、PGF和PGI。

前列腺素分解代谢的第二步，是在13，14-前列腺素还原酶（13，14-prostaglandin reductase）的作用下，将C13位上的双键还原而生成高度特异性15-酮前列腺素。13，14-前列腺素还原酶的组织分布类似于15-OH-PGDH。前列腺素的进一步代谢为β（羧基）和Ω氧化，其代谢产物通过尿液排出。

PGI_2 在水溶液，pH中性时十分不稳定，而快速地水解生成6酮 $PGF_{1\alpha}$ 而失活。PGI_2 也可在血管内皮细胞内生成15-OH-PGDH。TXA_2 通过β氧化而水解生成无活性的 TXB_2。前列腺素在体内分布与其功能调节有关，其含量与组织中pH、氧含量、温度、离子浓度相关。

七、前列腺素受体

前列腺素受体依据功能活性（激动药或拮抗药），可分为DP、EP、FP、IP和TP。受体缩写的第1个字母为前列腺素代号，P代表前列烷酸。分子生物学研究发现，EP存在四种亚型，分别为EP-1、2、3、4。

位于细胞浆膜上的前列腺素受体属于G-蛋白偶联受体超家族成员，含有7个跨膜区段。细胞内前列腺素受体的第二信使包括cAMP、蛋白激酶C（protein kinase C，PKC）和钙离子。不同的受体对前列烷酸配基的亲和力相差100倍。例如，高浓度 $PGF_{2\alpha}$、PGE_2 与DP受体结合，而少量的 $PGF_{2\alpha}$ 可与E受体结合。高浓度 PGD_2、PGE_2 与FP受体结合。大多数组织存在上述前列腺素受体，因此可对不同浓度的前列腺素产生不同组织反应。不同前列腺素的受体、配基和第二信使，见表8-2。

表8-2　前列腺素的受体、配基和第二信使

前列腺素	受体	第二信使		组织分布
PGI_2	IP	cAMP↑	NO↑	血小板、血管、单核/T细胞
PGD_2	DP	cAMP↑	NO↑	神经组织、子宫、血小板、冠状动脉
PGE_2	EP1	Ca^{2+}↑	PKC↑	子宫、回肠
	EP2	cAMP↑	PKC↑	卵巢、子宫、肥大细胞、嗜碱性细胞
	EP3	cAMP↓	PKC↑	子宫、脂肪细胞、血管、胃肠道
	EP4	cAMP↑	PKC↑	血管
PGF_2	FP	Ca^{2+}↑	PKC↑	黄体、卵泡膜细胞、血管
TXA_2	TP	Ca^{2+}↑	PKC↑	血小板、血管、子宫

第二节 氧自由基与生殖生理功能

一、反应性氧自由基

人类生殖道反应性氧自由基由浸润排卵前卵泡内的白细胞、巨噬细胞、内皮细胞、卵巢间质细胞生成。氧自由基对女性生殖生理功能呈现多种影响，包括有益的和有害的作用。排卵前卵泡内白细胞浸润可引起黄体溶解。人类卵母细胞由于无完善的 DNA 修复功能机制，因此对氧自由基损伤极为敏感。子宫内和羊膜感染诱发白细胞浸润，而子宫收缩则为前列腺素依赖性反应。激活的巨噬细胞可释放大量氧自由基，而肿瘤坏死因子(TNF)和白介素(ILs)，促进氧自由基的释放。反过来，氧自由基进一步促进 TNF 和 ILs 等细胞因子的生成和局部白细胞浸润。

细胞膜功能相关的 NADPH 氧化酶受不饱和脂肪酸、G-蛋白和胞质肽的共同调节。二十碳烯酸和其他细胞因子与趋化作用、细胞黏附、体液渗出和中性粒细胞激活功能相关。在黄体内，由干扰素 γ 诱导的抗原和巨噬细胞生成的 TNF-α 共同参与黄体功能调节。因此，所有与氧自由基密切相关的因素均参与卵巢、生育和免疫功能的调节。

内皮细胞也生成氧自由基，细胞因子 IL-1、IFN-γ 和激活的蛋白激酶共同促进内皮细胞生成氧自由基。促进内皮细胞释放氧自由基的内环境因素还包括缺氧、缺血和重复灌注。

卵巢黄体间质细胞在类固醇激素羟化、侧链裂解、过氧化物和过氧化氢生成过程中也同时释放氧自由基，其可能与 LH 和 $PGF_{2\alpha}$ 引起的维生素 C 的降低相关。

据估计，每天线粒体可生成 10^7 氧自由基。NADH 脱氢酶和普遍存在的线粒体 b 复合物生成大量的过氧化物，而过氧化氢是由于过氧化物歧化(dismutation)的结果。氧自由基引起的病理生理变化中，线粒体发挥重要作用，其不仅因为氧自由基的生成，也因为线粒体对氧自由基冲击异常敏感。由过多的过氧化物引起的线粒体损害具有重要的病理生理学意义，因有丝分裂后组织的线粒体 DNA(mtDNA)累积性突变随着年龄的增高而增加。

线粒体 mtDNA 对氧自由基诱发突变的易感性与线粒体内膜的氧自由基生成酶密切相关；与缺乏保护核内 DNA 的组蛋白相关；与环境突变基因插入引起的微小超微结构变化相关；与缺乏内含子相关，因此线粒体含有多于细胞核内 DNA 的异常编码信息，仅含有一个能修复微小突变的 DNA 多聚酶和含有促使 mtDNA 复制过程发生丢失的多个重复性氨基酸序列。

二、抑制性氧自由基生成的防护机制

人类生殖系统具有一系列抑制氧自由基生成、修复细胞损伤和解除毒性反应的防护机制。首先是组织结构屏障，包括性腺和内生殖器官的组织结构构成适宜于生殖细胞发育、运输和受精的必要内环境，避免过氧化物的不良影响。其次，白细胞生成的氧自由基可被生殖道内广泛存在的多种细胞因子和生长因子所抑制，特别是由卵巢生成的 TGF-β 和 IFN-α 可强烈地抑制巨噬细胞的活化，而腺苷抑制白细胞活化，妊娠黄体则生成类似于 TGF-β 和 IFN-α 胚胎蛋白，因此卵巢内存在抑制氧自由基生成和损伤的防护机制，其对维护正常的卵泡发育、卵母细胞成熟、排卵、黄体生成和闭锁具有重要意义。

一系列降解过氧化物的酶类可解除过氧化物毒性，这些酶类包括歧化酶(dismutase)、过氧化氢酶(catalase)和谷胱甘肽过氧化酶(glutathione peroxidase)。线粒体和细胞质内含有促进过氧化物歧化分解为过氧化氢和氧的酶类。细胞质和细胞外液中存在一种过氧化歧化酶(superoxide diamutatase)是一种含有铜-锌离子的金属酶(copper-xine metalloenzyme),其在线粒体内形成锰金属酶(manganese metalloenzyme)。过氧化氢通过2种酶解毒:一种为歧化酶,一种为谷胱甘肽过氧化酶。歧化酶广泛存在于各组织细胞内,主要分布于过氧化物酶体(peroxisomes)和细胞质中。与歧化酶相反,谷胱甘肽过氧化酶为硒金属酶,主要存在于细胞质和线粒体内,其促进脂过氧化物和过氧化氢的降解。

另外一种防御屏障是抗氧化维生素,包括维生素E、维生素C。抗氧化维生素E保护细胞膜的完整性,防止氧自由基与细胞膜上的不饱和类脂的结合引起的损伤。维生素C可促进氧化的维生素E还原并重复循环应用,而氧化的维生素C或通过氢转移酶(transhydrogenase)或被细胞外维生素C替代。因此维生素C的减少与氧自由基的生成直接相关,如LH、$PGF_{2\alpha}$可引起黄体内维生素C减少。人类卵巢内存在主动而积极的维生素C的代谢和运转机制以维持正常的卵巢内分泌功能。

组织和细胞的修复与去除氧自由基造成的损伤和重新建立正常的防御屏障相关,如磷脂酶A_2可将细胞类脂膜内的活化的过氧化脂肪酸去除。同样DNA损伤也可引起多腺苷二磷酸核苷多聚酶(poly-adenosine diphosphateribose polymerase)的激活,也与细胞损伤的修复相关。

三、氧自由基与生殖系统

氧自由基是引起黄体溶解的重要因素,小鼠黄体浆膜退化与过氧化物和过氧化氢生成相关。黄体细胞内,氧自由基可引起LH敏感的腺苷酸环化酶活性的快速丧失,减少前列腺素和cAMP的生成。氧自由基抗促性腺激素作用与$PGF_{2\alpha}$生成相关,其作用远大于前列腺素。然而,$PGF_{2\alpha}$并不介导氧自由基作用,但可引起黄体内反应性氧原子生成。

反应性氧原子参与卵泡闭锁、排卵和卵母细胞功能调节。维生素C缺乏可引起卵泡闭锁和卵母细胞的损伤。排卵时卵母细胞生成氧自由基。维生素E缺乏降低配子成活率。排卵时氧自由基生成是对LH刺激的应答,是卵母细胞成熟分化的信号。然而,氧自由基生成过多则可引起卵泡损伤、闭锁和细胞膜玻璃样变。

人类卵母细胞数量和成活率随年龄增长而减少,表现为线粒体内DNA进行性减少和受精能力降低。体外受精研究发现,氧自由基降低精子受精能力,脂氧化酶活性直接与精子活力相关。然而,在体内人类精子本身生成的氧自由基可明显增强精子活力。

氧原子为胎毒性因子,因其可促进氧自由基形成。正常胚胎发育在低氧状态下进行,特别是胚胎植入期。体外实验研究发现,低氧状态有利于胚胎的发育。增加培养基中过氧化氢浓度可使小鼠胚胎发育停滞于2型细胞期,而加入还原型谷胱甘肽则改善小鼠胚胎发育,促使停止发育的细胞胚胎恢复分裂。细胞滋养层细胞线粒体外NADPH依赖性氧化酶活性促进过氧化物和过氧化氢生成,其与胚胎植入相关。氧自由基促进前列腺素生成,同时引起子宫收缩,因此妊娠期过多的前列腺素生成可引起早产。妊娠晚期前列腺素升高与产兆发动相关。

第三节　前列腺素与生殖生理功能

一、前列腺素与下丘脑-垂体功能

前列腺素参与人类生殖生理功能调节，如 PGE_2 调节促性腺激素分泌。静脉或第3脑室内注射 PGE_2 促进促性腺激素分泌。PGE_2 促进下丘脑 GnRH 分泌。体外研究发现，儿茶酚胺能刺激神经增加下丘脑正中隆突部 PGE 和 GnRH 的分泌。PGE_2 促进下丘脑 GnRH 分泌，吲哚美辛则阻断儿茶酚胺对 GnRH 分泌的促进作用。因此，GnRH 释放直接受颅内 PGE_2 的调节，其介导儿茶酚胺对 GnRH 的作用，也介导雌激素对 LH 分泌的作用，而吲哚美辛抑制雌激素促进 LH 分泌作用。

二、前列腺素与卵巢功能

(一)前列腺素与排卵

前列腺素参与排卵功能调节。前列腺素抑制药可阻断排卵，如前列腺素 $PGF_{2\alpha}$ 抗血清可抑制排卵，排卵前卵泡含有高浓度前列腺素。排卵前卵泡中 LH 促进环加氧酶-2 生成和活性，但 FP 受体仅存在于卵泡膜细胞内，而颗粒细胞中不存在表达。因此认为前列腺素调节排卵作用局限于卵泡膜细胞水平。

排卵期 LH 高峰促进成熟卵泡内二十碳烯酸生成，其作用为基因激活依赖性，而非类固醇激素依赖性。前列腺素促进卵泡破裂的详细机制可能与蛋白酶激活相关。排卵前 LH 高峰时，成熟卵泡内中性粒细胞增多，并分泌蛋白溶解酶、氧自由基、前列腺素和 IL-8。

(二)前列腺素与黄体

人类黄体退化过程中前列腺素的作用扑朔迷离。灵长类哺乳动物 $PGF_{2\alpha}$ 呈现溶黄体作用由受体机制所介导，而不依赖于卵巢和黄体血供变化。$PGF_{2\alpha}$ 可在数分钟内，与腺苷酸环化酶竞争 LH 受体，引起维生素 C 快速降低，延缓促性腺激素从血液进入黄体细胞。

$PGF_{2\alpha}$ 对人类黄体的溶解作用尚未定论。研究发现，人类黄体组织存在 $PGF_{2\alpha}$ 及其受体。体外实验中，$PGF_{2\alpha}$ 抑制促性腺激素诱导的孕酮生成。PGE_2 促进人类黄体生成孕酮，而 $PGF_{2\alpha}$ 则抑制黄体孕酮生成。在卵巢水平，雌激素促进人类黄体退化。雌激素溶黄体作用与前列腺素生成相关，因雌激素可引起卵巢静脉 $PGF_{2\alpha}$ 升高，吲哚美辛阻断雌激素溶黄体作用(图 8-4)。

三、前列腺素与子宫

(一)前列腺素与子宫内膜

人类子宫内膜既是前列腺素生成部位，也是其作用部位。非妊娠期子宫内膜主要生成 $PGF_{2\alpha}$ 和 PGE_2，但分泌期子宫内膜二十碳烯酸代谢产物高于增生期子宫内膜。子宫内膜腺体细胞前列腺素生成活性高于子宫内膜间质细胞。体外研究发现，雌激素增加，而孕酮降低子宫内膜前列腺素的生成，诚然体外研究并不能完全反映体内的代谢变化。以上相互矛盾的现象可能与白细胞作用相关，因为白细胞增加前列腺素的生成。

(二)前列腺素与子宫肌层

人类子宫肌层主要生成 PGI_2，而不同于羊膜、绒毛膜和蜕膜。PGI_2 引起子宫血管扩张和平滑肌松弛，抑制 $PGF_{2\alpha}$ 促进子宫收缩作用。虽然子宫肌层并非为二十碳烯酸的主要部位，但却是前列腺素的主要靶组织。PGI_2 和 PGE_2 通过增加细胞内钙离子浓度而增强子宫平滑肌收缩活性，但分娩期子宫平滑肌细胞内受体数量和与前列腺素的亲和力并未增加。因此，分娩期子宫收缩力的增强

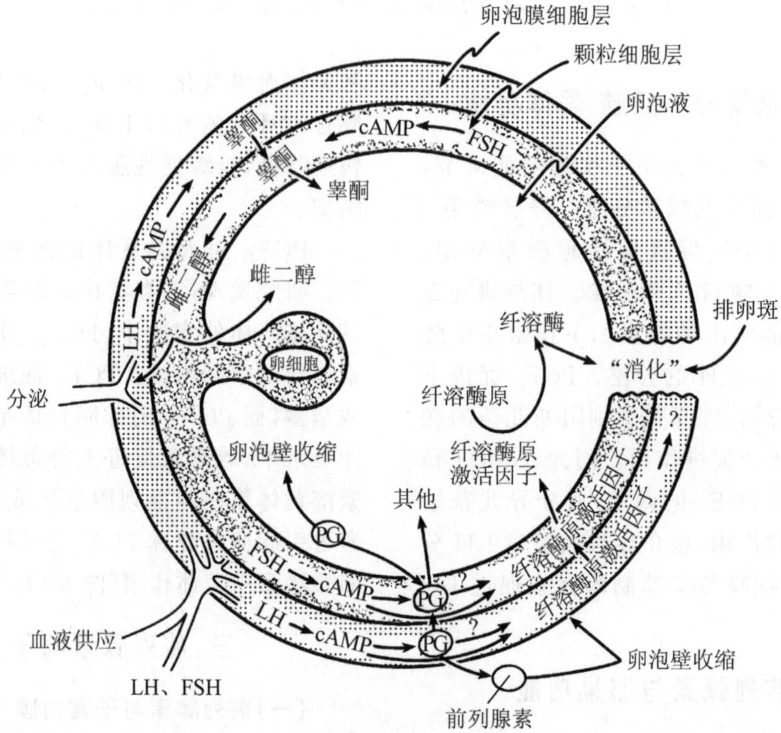

图 8-4　前列腺素促进排卵作用

与 PGI_2 和 PGE_2 生成增加和胎儿胎盘单位生成的其他二十碳烯酸产物增加直接相关。

(三)前列腺素与子宫颈

子宫颈括约功能与可溶性胶原含量和分子间交织结构相关。在妊娠期，子宫颈胶原含量降低，水分增加，变得松软和肿胀，其与促进胶原降解的 2 种细胞外胶原酶和白细胞弹力酶增加相关。分娩期子宫颈扩张与胶原浓度和胶原的渗出直接相关。

子宫颈生成的多种前列腺素随着子宫颈的成熟而逐渐增多，并出现 PGE 和 PGF 受体。在妊娠期妇女，子宫颈局部注射前列腺素可促进子宫颈成熟。PGE_2 生物学活性高于 $PGF_{2\alpha}$ 10 倍。前列腺素现已用于妊娠期促宫颈成熟，可阴道内、子宫颈管内或羊膜腔外应用。

四、前列腺素与痛经

痛经可分为原发性或继发性痛经。原发性痛经多见于青春期少女，无明显的盆腔内器质性病变，表现为初潮后，经期严重痉挛性腹痛或后腰背部疼痛，伴有恶心、呕吐、腹泻和头痛。原发性痛经与子宫高张性收缩、缺血和前列腺素升高相关，因原发性痛经少女子宫内膜和月经血中 $PGF_{2\alpha}$、PGE_2 和 $PGF_{2\alpha}/PGE_2$ 比值明显升高，应用 COX-2 抑制药可缓解痛经。继发性痛经多见于 30～40 岁妇女，常伴有盆腔内器质性病变，包括子宫内膜异位症、子宫肌瘤和盆腔炎症。

五、前列腺素与输卵管

前列腺素调节输卵管对精卵的输送。排卵后，皮下注射 $PGF_{2\alpha}$ 加速兔卵子在输卵管中的输送。$PGF_{2\alpha}$ 促进输卵管收缩和蠕动，而 PGE_1 作用相反。吲哚美辛抑制输卵管收缩表明，前列腺素也与人类输卵管自发性蠕动活性相关。

$PGF_{2\alpha}$ 同时引起输卵管和血管的收缩。鉴于 $PGF_{2\alpha}$ 的溶黄体作用，现已成功地用于治疗未破裂的输卵管妊娠。当 hCG 浓度低于 2500U/ml 时，局部注射的临床效果较好。局部注射时应避免注入黄体内，因有发生心律失常、肺水肿和猝死之虞。

六、前列腺素与妊娠

(一)前列腺素与胚胎植入

在啮齿类动物胚胎植入处，$PGF_{2\alpha}$ 和 PGE_2 升高。吲哚美辛和前列腺素合酶抑制药通过增加局部血管通透性而阻断或延缓胚胎的植入，而前列腺素可促使其恢复正常。血小板激活因子(platelet activating factor, PAF)是调节胚胎植入的细胞因子，其可能为直接作用或通过促进子宫内膜生成前列腺素而发挥作用。孕酮和 PGE_2 促进子宫内膜间质细胞生成 PAF。另一方面，PAF 也促进分泌期子宫内膜分泌 PGE_2。由 PAF 和 PGE_2 引起的局部血管通透性增加、子宫内膜和间质水肿、蜕膜扩展性变化是促使胚胎植入的重要因素。

(二)前列腺素与引产

在妊娠期，前列腺素促进子宫平滑肌收缩和子宫颈成熟，因此可用于早期和中期妊娠引产。临床应用表明，$PGF_{2\alpha}$ 和 PGE_2 存在某些不良反应，比较而言，PGE 类似物引产成功率高，不良反应率低，优于 PGF 类似物。前列腺素引产者常常需要服用止痛药物。前列腺素(如米索前列醇)配伍抗孕激素米非司酮已广泛用于早期妊娠流产。米非司酮单独应用，不全流产率较高，而米非司酮配伍 PGE_1 可提高完全流产率，是安全和有效的流产方法。

中期妊娠引产可采用子宫颈扩张、钳刮术和前列腺素，前两种方法有效、方便、快捷和安全。然而，子宫颈扩张和宫腔内操作极易引起损伤和穿孔。羊膜腔内注射 $PGF_{2\alpha}$ 和高张生理盐水两者比较，$PGF_{2\alpha}$ 引产时间短，但胃肠道不良反应率、出血量、输血率和再次手术的概率较高。应用 $PGF_{2\alpha}$ 进行中期妊娠引产所娩出胎儿的成活率高于高张生理盐水引产儿 5～40 倍。应用 $PGF_{2\alpha}$ 进行中期妊娠引产的其他方式包括羊膜腔外、子宫颈管内和阴道内给药，其使用率已超过羊膜腔内注射法。目前，广泛应用的引产方法是 PGE_2 阴道内和肌内注射，其最常见的不良反应为发热、寒战、恶心、呕吐和腹泻等胃肠道反应。流产一般在 4h 内完成。部分患者需要服用止吐药、止痛药和退热药物。替代 PGE_2 阴道内置入的药物是肌内注射 $PGF_{2\alpha}$。为防止前列腺素引产引起子宫颈裂伤和子宫破裂，引产前应预先应用海藻棒扩张子宫颈促进子宫颈成熟和扩张。

晚期妊娠胎儿死亡者，可采用期待疗法，或先应用前列腺素引产，后用缩宫素引产。然而，期待疗法极易引起弥散性血管内凝血(DIC)和精神紧张，而缩宫素引产的效果不甚理想。因此，最常应用的引产方法是阴道内植入 PGE_2(普贝生)结合缩宫素引产，其不良反应也较轻微。

(三)前列腺素与早产和足月妊娠引产

前列腺素通过促进子宫平滑肌收缩、子宫颈扩张和展退而用于足月妊娠引产。这一结论是根据 $PGF_{2\alpha}$ 和 PGE_2 已成功地用于早期和中期妊娠引产；PGH_2 合酶抑制药可延缓中、晚期妊娠进展和早产；足月妊娠自然临产的妇女羊水、母体血浆和尿液中前列腺素浓度升高，而羊水中前列腺素前体物质花生四烯酸浓度明显升高。另外，羊膜腔内注射花生四烯酸引起的子宫收缩可被阿司匹林所遏制；体外实验也证实前列腺素可引起子宫平滑肌收缩。

花生四烯酸脂氧化酶代谢产物在人类分

娩活动中发挥重要作用，因自然临产足月妊娠妇女羊水中 HETEs 和白三烯浓度升高。观察发现，猴子足月妊娠临产前 1 周羊水中 5-HETE 和白三烯-C4 浓度升高与子宫收缩活性相关，其浓度在产程进展中进一步增高。大鼠实验表明，前列腺素可增强由抗原和吲哚美辛抑制的子宫收缩张力，其作用可被白三烯拮抗药所遏制。

足月妊娠分娩与前列腺素升高相关，但其与早产的关系尚不完全明了。观察发现，羊膜腔感染和早产妇女的羊水中 $PGF_{2\alpha}$ 和 PGE_2 浓度升高，然而，无羊膜腔感染妇女羊水中前列腺素及其代谢产物的浓度并不升高或仅轻度升高。

胎膜（包括羊膜和绒毛膜）、蜕膜、平滑肌和胎盘均生成二十碳烯酸。自然临产妇女羊膜和蜕膜的前列腺素生成率高于未临产行选择性剖宫产者。与之相反，自然临产妇女绒毛膜细胞仅生成较多的 PGF 及其代谢产物（PGFM），并不能反映 PGF 和 PGE 生成率变化。绒毛膜在前列腺素代谢中发挥重要作用，因人类绒毛膜具有 PGDH 活性，呈现一种前列腺素代谢屏障作用，可防止前列腺素从绒毛膜进入子宫肌层过早引起宫缩。

子宫内组织也生成 HETEs 和白三烯，其与自然临产环加氧酶活性增强相关。PGE_2 促进子宫平滑肌收缩作用高于 $PGF_{2\alpha}$。然而，在维持分娩过程子宫收缩方面，$PGF_{2\alpha}$ 占重要地位，因在足月妊娠妇女宫缩活跃期，母体血浆 $PGF_{2\alpha}$ 浓度高于 PGE_2，而整个分娩过程母体血浆升高的主要为 $PGF_{2\alpha}$ 及其代谢产物，而非 PGE_2 及其代谢产物。

分娩时胎头平面以下前羊水囊（forebag）中前列腺素异常升高。分娩时羊水前列腺素升高与破膜相关炎症、细胞因子刺激相关。子宫颈和阴道液内前列腺素主要来源于蜕膜，其与子宫颈的软化、成熟、扩张和展退相关。因此，前列腺素与其说是引起分娩活动的动因，不如说其反映分娩活动状态。

分娩期，子宫内多种细胞因子和血小板激活因子（PAF）促进前列腺素分泌。PAF 是胎儿肺和肾生成的肽类物质，促进羊膜生成前列腺素和引起子宫收缩。非临产状态无 PAF 生成，产兆发动后 PAF 分泌明显升高。PAF 生物利用率取决于蜕膜中乙酰水解酶（acetylhydrolase）活性，妊娠期间外周血中 PAF 活性降低。

七、前列腺素与胎儿循环和呼吸功能

前列腺素是调节胎儿循环和呼吸功能的重要因素。妊娠期胎儿循环氧张力较低，PGE_2 维持胎儿动脉导管处于开放状态，维持正常的胎儿血液循环功能。胎儿出生后，前列腺素介导新生儿动脉导管关闭和促进自主呼吸建立。妊娠妇女前列腺素合酶抑制药（如吲哚美辛）治疗，可引起胎儿动脉导管过早关闭。新生儿动脉导管未闭可应用促进血管收缩的前列腺素 $PGF_{2\alpha}$ 治疗。胎儿肾脏对前列腺素十分敏感，因此前列腺素抑制药吲哚美辛可用于治疗羊水过多。

（钱金兰）

参 考 文 献

Chiossi G，Costantine MM，Bytautiene E，et al. 2012. The effects of prostaglandin E1 and prostaglandin E2 on in vitro myometrial contractility and uterine structure. Am J Perinatol，29（8）：615-622.

Hashima-E-Nasreen，Nahar S，Al Mamun M，et al. 2011. Oral misoprostol for preventing postpartum haemorrhage in home births in rural Bangladesh：how effective is it? Glob Health Action，4.

Hofmeyr GJ，Gülmezoglu AM，Novikova N，et al.

2009. Misoprostol to prevent and treat postpartum haemorrhage: a systematic review and meta-analysis of maternal deaths and dose-related effects. Bull World Health Organ, 87(9): 666-677.

Majed BH, Khalil RA. 2012. Molecular mechanisms regulating the vascular prostacyclin pathways and their adaptation during pregnancy and in the newborn. Pharmacol Rev, 64(3):540-582.

Mozurkewich EL, Chilimigras JL, Berman DR, et al. 2011. Methods of induction of labour: a systematic review. BMC Pregnancy Childbirth, 11: 84.

Rahnamai MS, van Koeveringe GA, van Kerrebroeck PE. 2013. Overactive Bladder Syndrome and the Potential Role of Prostaglandins and Phosphodiesterases: An Introduction. Nephrourol Mon, 5(4): 934-945.

Schmitz T, Pourcelot AG, Moutafoff C, et al. 2013. Cervical ripening with low- dose prostaglandins in planned vaginal birth after cesarean. PLoS One, 8(11):e80903.

第9章 妇产科内分泌功能检查

对于妇产科内分泌疾病，下丘脑-垂体-卵巢轴、甲状腺轴、肾上腺轴和胎儿-胎盘单位激素的测定有助于疾病的诊断、鉴别诊断、指导治疗和评价预后。

第一节 垂体激素测定

一、促性腺激素

促性腺激素，包括促卵泡素（FSH）和黄体生成素（LH）是由腺垂体促性腺激素细胞（gonadotrope）分泌的糖蛋白激素。FSH和LH均由α和β-亚基组成，两者α-亚基相似，而β-亚基各不相同，而具有激素特异性。FSH和LH的分子量分别为32kDa和29.5kDa。

FSH和LH的分泌受下丘脑GnGH脉冲性释放和性激素反馈性调节而呈现月经周期性变化，于月经中期排卵时出现峰值性升高。FSH促进卵巢卵泡募集、发育和成熟；促进卵泡膜细胞生成雄激素和颗粒细胞生成雌激素。LH促进发育卵泡的最后成熟、排卵、黄体形成、孕激素和雌激素分泌，两者构成促进卵巢性激素生成的两细胞-两促性腺激素系统（two cell- two gonadotropins system），是调节卵巢卵泡发育、排卵、性激素分泌和月经周期功能的重要激素。

（一）参考正常值

电化学发光法测定血液中FSH和LH的参考值见表9-1。

（二）临床意义

1. 排卵监测　月经周期第3天，血浆FSH/LH降至最低值，而后缓慢升高，于月经中期排卵时达到高峰，可通过家庭用排卵试纸或超声检测自然月经周期或促排卵药物治疗时的促性腺激素变化和排卵。

表9-1　电化学发光法测定血液中FSH和LH的参考值

	FSH(mU/ml)	LH(mU/ml)
成年女性		
卵泡期	6.9 (3.5～12.5)	5.9(2.4～12.6)
排卵期	12.3 (4.7～21.5)	30.8 (14.0～95.6)
黄体期	3.6(1.7～7.7)	4.3 (1.0～11.4)
绝经后	67.0(25.8～134.8)	29.1 (7.7～58.5)
成年男性	4.6(1.5～12.4)	4.0(1.7～8.6)

2. 促性腺激素升高　FSH/LH同时升高，见于垂体FSH/LH腺瘤、性早熟、先天性性腺发育不全（特纳综合征、单纯性性腺发育不全）、卵巢早衰、自然绝经、卵巢切除、放疗或去势后妇女。LH升高，见于多囊卵巢综合征和促排卵治疗，包括氯米芬（CC）、来曲唑（Letrozole）和促性腺激素（hMG-hCG，GnRHa）治疗。

3. 促性腺激素降低　见于下丘脑-垂体功能减退（肿瘤、炎症、损伤、放疗或手术）、席汉综合征（Sheehan syndrome）、神经性厌食、严重营养不良、性激素治疗和服用避孕药等。

二、催　乳　素

催乳素（prolactin，PRL）为垂体催乳素细胞分泌的多肽激素，其分泌受下丘脑 PRL-RH、PRL-IH 和多种神经介质的调节，夜间分泌高于日间 2～3 倍。人类催乳素存在 3 种分子形式：①小分子 PRL，分子量 25kDa，生物活性强；②大分子催乳素（macroprolactin），分子量 50kDa，为小分子糖基化催乳素二聚体或多聚体；③巨大分子催乳素（giant prolatin），分子量 100kDa，为催乳素多聚体与免疫球蛋白结合物。催乳素具有促进乳腺发育、调节泌乳和脂代谢功能。临床测定以小分子催乳素浓度为标准。由大分子和巨大分子催乳素浓度升高引起的高催乳素血症，称为大分子高催乳素血症（macroprolactinemia）或潜在性高催乳素血症（occult hyperprolactinemia）。

（一）参考正常值

电化学发光法测定血液中 PRL 的参考值见表 9-2。

表 9-2　电化学发光法测定血液中 PRL 的参考值

	PRL（μU/ml）	PRL（ng/ml）
女性（非妊娠期）	225（102～496）	10.6（4.79～23.3）
男性	155（86～324）	7.30（4.04～15.2）

（二）临床意义

1. 催乳素升高　催乳素在哺乳、乳头刺激、应激、运动、训练、性交、胰岛素性低血糖症和精神紧张时升高，也用作观测 PRL 抑制试验（L-Dopa 试验）或 PRL 兴奋试验（TSH，氯丙嗪试验）的指标。病理性高催乳素血症详见第 15 章相关内容。

2. 催乳素降低　见于下丘脑-垂体疾病（垂体卒中、席汉综合征和颅咽管瘤等）、抗催乳素药物治疗，包括溴隐亭（Romocriptine）、卡麦角林（Cabergoline）和喹高利特（Quinagolide）等。

三、促肾上腺皮质激素

（一）参考正常值

直接化学发光法测定血液中 ACTH 的参考值为 7.2～63.3 pg/ml（1.6～13.9 pmol/L）。

（二）临床意义

促肾上腺皮质激素（adrenocorticotropic hormone，ACTH）是垂体促肾上腺激素细胞（corticotrope）分泌的肽类激素，由前体物阿黑皮素原（POMC）裂解而来，具有昼夜波动分泌特征。ACTH 促进肾上腺糖皮质激素（皮质醇）和醛固酮的生成和分泌。ACTH 分泌增加见于垂体 ACTH 腺瘤和肾上腺功能减退。ACTH 分泌降低见于肾上腺皮质增生症、库欣综合征、肾上腺腺瘤和长期肾上腺糖皮质激素治疗者。ACTH 测定也可作为 TRH 试验和地塞米松抑制试验的观察指标。

四、促甲状腺激素

（一）参考正常值

电化学发光法测定血液中 TSH 的参考值见表 9-3。

表 9-3　电化学发光法测定血液中 TSH 的参考值

年龄（岁）	TSH（μU/ml）
2～12	0.64～6.27
12～18	0.51～4.94
≥18 岁	0.55～4.78

（二）临床意义

1. 促甲状腺激素（thyroid stimulating hormone，TSH）是垂体 TSH 细胞（thyrotrope）分泌的糖蛋白激素，促进甲状腺激素的生成和分泌。TSH 测定是诊断甲状腺疾病的敏感指标。甲状腺激素负反馈作用于下丘脑和垂体，抑制促甲状腺激素释放激素(TRH)和分泌，因此血液中甲状腺激素的轻微变化即可引起 TSH 明显的变化。TSH 测定包括测定 TSH-α、TSHβ-亚基。

2. 血清 TSH 浓度升高，见于垂体 TSH 腺瘤、甲状腺功能减退、高催乳素血症和溢乳症。血清 TSH 浓度降低见于甲状腺功能亢进、甲状腺瘤和长期甲状腺激素治疗者。除甲状腺疾病外，全身性疾病、精神失常、糖皮质激素和多巴胺药物治疗均可引起 TSH 的明显变化。

五、生长激素

(一)参考正常值

电化学发光法测定血液中 GH 的参考值见表 9-4。

表 9-4 电化学发光法测定血液中 GH 的参考值

年龄(岁)	女性(ng/ml)	男性(ng/ml)
0～10(5)	0.689(0.12～7.79)	0.814(0.094～6.29)
11～17(15)	0.432(0.123～8.05)	0.322(0.077～10.8)
21～77(50)	0.944(0.126～9.88)	0.119 (0.030～2.47)

(二)临床意义

生长激素(growth hormone，GH)是垂体 GH 细胞分泌的肽类激素，促进机体生长发育、物质合成代谢和生殖生理功能。GH 分泌增加见于垂体 GH 腺瘤和 PRL 腺瘤，可引起巨人症、闭经、溢乳、糖尿病和成人肢端肥大症。GH 分泌降低引起生长发育迟缓、智力障碍和低血糖症。

第二节 卵巢激素测定

卵巢在垂体促性腺激素 FSH 和 LH 作用下，周期性出现卵泡发育、排卵和性激素分泌，包括雌激素、孕激素、雄激素、肽类激素和多种细胞因子。卵巢激素测定在于评估卵巢排卵和激素分泌功能。

一、雌二醇

(一)参考正常值

电化学发光法测定血液中 E_2 的参考值见表 9-5。

表 9-5 电化学发光法测定血液中 E_2 的参考值

	E_2(pmol/L)	E_2(pg/ml)
儿童(1～10 岁)		
女性	47.7(22.0～99.1)	13.0(6.0～27.0)
男性	40.4 (18.4～73.4)	11.0(5.00～20.0)
成年女性		
卵泡期	228(46.0～607)	62.2 (12.5～166)
排卵期	812(315～1 828)	221 (85.8～498)
黄体期	389(161～774)	106 (43.8～211)
绝经后	44.0(18.4～201)	12.0(5.0～54.7)
第一孕季	3 685.0 (789～15 781)	1 004.0(215～4 300)
成年男性	76.2 (28.0～156)	20.8(7.63～42.6)

(二)临床意义

1. 人类卵巢分泌 3 种雌激素，雌酮(estrone，E_1)、雌二醇(estradiol，E_2)和雌三醇(estriol，E_3)，其中雌二醇生物活性最强，是非妊娠期妇女主要雌激素形式。雌二醇促进子宫内膜增生，并负反馈抑制下丘脑-垂体 GnRH-Gn 分泌；然而，月经中期雌二醇分泌高峰则正反馈作用于下丘脑-垂体系统，诱发 GnRH-LH 分泌高峰和促进排卵。

2. 雌激素测定是评价卵巢功能、女性性发育、性成熟、月经失调、绝经、性分化异常和卵巢女性化肿瘤的指标。雌激素分泌增加，见于女性性早熟、卵巢颗粒细胞瘤、妊娠、肝硬化、肝坏死和甲状腺功能亢进症。雌激素分泌降低，见于高危妊娠、原发性或继发性性腺发育不全、多囊卵巢综合征、绝经期和席汉综合征等。

二、孕　　酮

(一)参考正常值

电化学发光法测定血液中孕酮的参考值见表 9-6。

表 9-6　电化学发光法测定血液中孕酮的参考值

	孕酮(nmol/L)	孕酮(ng/ml)
成年女性		
非妊娠期		
卵泡期	2.1(0.6～4.7)	0.7 (0.2 ～1.5)
排卵期	3.9(2.4～9.4)	1.2 (0.8～3.0)
黄体期	36(5.3～86)	11 (1.7～27)
绝经后	1.0(0.3～2.5)	0.3(0.1～0.8)
妊娠期		
第 1 孕季	230.5～1 399.2	72.5～440
第 2 孕季	620.1～2 623.5	195～825
第 3 孕季	2 067～7 282.2	650～2 290
成年男性	1.8(0.7～4.3)	0.6(0.2 ～1.4)

(二)临床意义

1. 孕酮由卵巢黄体、妊娠黄体和胎盘合体滋养细胞分泌，促进增生期子宫内膜转化为分泌期子宫内膜以利于孕卵着床，同时引起子宫平滑肌细胞肥大，降低收缩活性而维持妊娠。血清中孕酮水平于排卵前轻度升高，并于月经第 21～23 天达到高峰，以后下降并于月经第 3 天降至最低点，因此，孕酮测定可作为判断排卵、黄体功能、月经失调和不孕症的内分泌指标。

临床观察表明，如月经周期第 21 天血浆孕酮浓度 ≥ 15ng/ml，提示排卵和黄体功能正常； 10～15ng/ml，提示黄体功能不足；≤ 10ng/ml，提示无排卵。妊娠早期(8～10 孕周)孕酮主要由卵巢妊娠黄体分泌(≥ 25ng/ml)，胎盘建立后则主要由胎盘分泌，分泌量随妊娠月份的增加而升高，因此孕酮测定可作为判断妊娠黄体和胎盘功能指标。

2. 早期妊娠时，妊娠黄体受 hCG 的刺激，分泌大量雌激素和孕激素，血清雌二醇和孕酮浓度显著升高，如妊娠第 4～9 周时，血清雌二醇和孕酮浓度分别为 3023～6147pmol/L 和 161～225nmol/L。因此，早期妊娠雌二醇和孕酮测定有助于评估妊娠黄体功能和诊断病理妊娠，包括异位妊娠、自然流产、稽留流产和空囊综合征(anembryonic syndrome)等。

三、睾酮和游离睾酮

(一)参考正常值

电化学发光法测定血液中睾酮和游离睾酮的参考值见表 9-7。

表 9-7　电化学发光法测定血液中睾酮和游离睾酮的参考值

女性睾酮(8～18 岁)		
分期	睾酮(ng/ml)	
Tanner 1	0.025(0.025～0.061)	
Tanner 2	0.025(0.025～0.104)	
Tanner 3	0.079(0.025～0.237)	
Tanner 4	0.122(0.025～0.268)	
Tanner 5	0.197(0.046～0.383)	
男性睾酮(7～18 岁)		
分期	睾酮(ng/ml)	
Tanner 1	0.025(0.025)	
Tanner 2	0.597(0.025～4.32)	
Tanner 3	2.45 (0.649～7.78)	
Tanner 4	3.44 (1.80～7.63)	
Tanner 5	4.46 (1.88～8.82)	
女性/男性		
	睾酮(ng/ml)	睾酮(nmol/L)
女性 20～49 岁	0.271(0.084～0.481)	0.941(0.290～1.67)
≥50 岁	0.162(0.029～0.408)	0.563 (0.101～1.42)
男性 20～49 岁	5.36(2.49～8.36)	18.6 (8.64～29.0)
≥50 岁	4.76(1.93～7.40)	16.5 (6.88～25.7)
女性/男性-游离睾酮		
	FTc (nmol/L)	FTc (%)
女性 20～49 岁	0.011(0.003～0.033)	1.19(0.701 ～2.19)
≥50 岁	0.008(0.001～0.020)	1.26 (0.685 ～2.64)
男性 20～49 岁	0.379 (0.198～0.619)	2.10(1.53～2.88)
≥50 岁	0.304(0.163～0.473)	1.91 (1.23～2.59)
女性/男性-生物活性睾酮		
	BATc(nmol/L)	BATc(%)
女性 20～49 岁	0.246 (0.059～0.756)	25.7 (15.3～47.7)
≥50 岁	0.168 (0.030～0.430)	28.0 (15.1～55.2)
男性 20～49 岁	9.10 (4.36～14.3)	49.8 (35.0～66.3)
≥50 岁	6.63 (3.59～11.0)	42.1(27.5～60.7)
女性/男性-性激素结合球蛋白		
	SHBG(nmol/L)	
女性 20～49 岁	64.3 (24.6～122)	
≥50 岁	57.4 (17.3～125)	
男性 20～49 岁	33.5 (16.5～65.9)	
≥50 岁	40.8 (19.3～76.4)	
女性/男性-游离睾酮指数		
	FTI* / FAI(%)	
女性 20～49 岁	1.53(0.297～5.62)	
≥50 岁	1.15(0.187～3.63)	
男性 20～49 岁	57.2 (35.0～92.6)	
≥50 岁	38.2 (24.3～72.1)	

* FTI＝睾酮(nmol/L)/SHBG(nmol/L)×100。

(二)临床意义

1. 女性睾酮主要由卵巢卵泡膜细胞分泌,其次来自肾上腺。血液中 60%睾酮与性激素结合球蛋白(SHBG)结合,而具有生物学活性(bioavailable testosterone, BAT)的游离型睾酮(free testosterone)仅占全部睾酮的 2%~10%。睾酮促进女性阴毛初现和调节女性性功能。睾酮在 5α-还原酶(5α-reductase)的作用下生成双氢睾酮(dihydrotestosterone, DHT),为活性最强的雄激素形式。

2. 女性血清睾酮浓度升高,见于女性假两性畸形(先天性肾上腺皮质增生症)、多囊卵巢综合征、多毛症、卵巢男性化肿瘤(含睾丸细胞瘤、门细胞瘤)、卵巢间质细胞增生症(hyperthecosis)和雄激素治疗。

四、抗苗勒激素

(一)参考正常值

ELISA 测定血液中 AMH 的参考值见表 9-8。

表 9-8 ELISA 测定血液中 AMH 的参考值 (ng/ml)

非妊娠期妇女	
卵泡期	1.4 ± 0.9
排卵期	1.7 ± 1.1
黄体期	1.4 ± 0.9
不同年龄妇女	
20~31 岁	4.94 ± 0.17(4.61~5.26)
32~34 岁	4.25 ± 0.17(3.92~4.57)
35~37 岁	3.22 ± 0.15(2.92~3.51)
38~40 岁	2.13 ± 0.15(1.83~2.44)
41~43 岁	1.47 ± 0.13(1.21~1.71)
≥44 岁	0.95 ± 0.14(0.68~1.23)
妊娠期妇女	
第 1 孕季	1.69 (0.71~3.10)
第 2 孕季	0.80 (0.48~1.41)
第 3 孕季	0.50 (0.18~1.00)

注:1ng/ml 相当于 7.18pmol/L。

(二)临床意义

1. 抗苗勒激素(anti-Müllerian hormone, AMH),也称为苗勒抑制物(Müllerian inhibiting substance, MIS),是借二硫键连接的同源二聚体糖蛋白,属于转化生长因子-β(TGF-β)超家族成员,分子量 140kDa。AMH 与靶组织(性腺和苗勒管组织)内 AMHR-Ⅰ和 AMHR-Ⅱ结合后发挥生理调节作用。人类胚胎发育过程中,AMH 由男性胎儿睾丸支持细胞分泌,因具有促进中肾管发育,而抑制副中肾管分化作用而得名。女性 AMH 由卵巢初级卵泡和早期窦卵泡颗粒细胞生成。

2. 男性胎儿出生时脐血 AMH 浓度为 44.4 ng/ml,早期婴儿期达到 124.7ng/ml,可用于泌尿生殖道畸形的诊断和鉴别诊断,包括隐睾(cryptorchidism)、无睾症(anorchi)、小阴茎(microphallus)和尿道下裂(hypospadias)等。女性胎儿出生时脐血浓度呈低值(4ng/ml),婴幼儿期开始分泌增加,于青春期达到高峰,生育后期逐渐降低直到绝经期。妊娠期妇女血清 AMH 浓度随妊娠月份增加而降低。

3. AMH 以内分泌或旁分泌方式抑制卵巢始基卵泡募集、降低发育卵泡对 FSH 反应性、阻抑优势卵泡形成。月经周期和昼夜间血清 AMH 浓度保持相对稳定,与其他生殖激素无相关性。血清 AMH 浓度与卵巢窦状卵泡数量(antral follicle count, AFC)和体积呈正相关,与年龄呈负相关。AMH 测定是准确预测卵巢窦状卵泡数量和储备力的重要指标,敏感性和特异性优于 FSH、抑制素 B 和雌二醇。

4. AMH 是诊断性腺发育异常、性分化异常、多囊卵巢、高雄激素血症、卵巢早衰、预测绝经的敏感和特异性指标。辅助生育领域,AMH 用于评估卵巢对促性腺激素治疗的反应性,预测可获取窦状卵泡数量、体外受精(IVF)成功率、卵巢高刺激综合征(OHSS)和不良妊娠结局风险。AMH 也是检测卵巢颗粒细胞瘤的标志物，因颗粒细胞瘤妇女中76%～93%血清AMH升高。在体外实验，AMH可引起卵巢上皮性肿瘤细胞退化，因此可望发展成为一种新型抗肿瘤药物。

第三节 肾上腺激素测定

一、皮质醇

（一）参考正常值

电化学发光法测定血液和尿液中皮质醇的参考值见表9-9。

表9-9 电化学发光法测定血液和尿液(24h)中皮质醇的参考值

	皮质醇	
血液 7:00－10:00	171～536 nmol/L	6.2～19.4 μg /dl
16:00－20:00	64～327 nmol/L	2.3 ～11.9 μg /dl
尿液	100～379 nmol/24h	36～137 μg /24h

（二）临床意义

1. 血浆皮质醇和尿游离皮质醇为应激性激素，其血清浓度受下丘脑促肾上腺皮质激素释放激素和垂体促肾上腺皮质激素(ACTH)释放节律和内外环境因素的影响呈现昼夜节律性分泌，清晨达分泌高峰，而后逐渐降低，夜间最低。

2. 皮质醇和尿游离皮质醇在应激刺激和精神紧张时分泌增加。皮质醇升高，见于库欣综合征、异位ACTH综合征、垂体ACTH腺瘤。皮质醇降低，见于艾迪生病(Addison's disease)、席汉综合征、先天性肾上腺皮质增生症和长期肾上腺皮质激素治疗。

二、硫酸脱氢表雄酮

（一）参考正常值

电化学发光法测定血液中DHEA-S的参考值见表9-10。

表9-10 电化学发光法测定血液中DHEA-S的参考值

年龄(岁)	DHEA-S(μmol/L)	DHEA-S(μg/dl)
儿童		
<1周	7.60(2.93～16.5)	280(108～607)
1～4周	3.91(0.86～11.7)	144(31.6～431)
1～12个月	0.59(0.09～3.35)	21.6(3.4～124)
1～4	0.14(0.01～0.53)	5.0(0.47～19.4)
5～9	0.63(0.08～2.31)	23.1(2.8～85.2)
女性		
10～14	3.34(0.92～7.60)	123 (33.9～280)
15～19	4.26(1.77～9.99)	157 (65.1～368)
20～24	6.46(4.02～11.0)	238 (148～407)
25～34	4.96(2.68～9.23)	183 (98.8～340)
35～44	4.38(1.65～9.15)	161 (60.9～337)
45～54	3.28 (0.96～6.95)	121 (35.4～256)
55～64	2.08 (0.51～5.56)	76.7 (18.9～205)
65～74	1.75 (0.26～6.68)	64.4 (9.40～246)
≥75	1.65 (0.33～4.18)	60.9 (12.0～154)
男性		
10～14	2.74(0.66～6.70)	101 (24.4～247)
15～19	7.57(1.91～13.4)	279 (70.2～492)
20～24	9.58(5.73～13.4)	353 (211～492)
25～34	7.68(4.34～12.2)	283 (160～449)
35～44	6.00(2.41～11.6)	221 (88.9～427)
45～54	5.94 (1.20～8.98)	219 (44.3～331)
55～64	3.75 (1.40～8.01)	138 (51.7～295)
65～74	2.45 (0.91～6.76)	90.2 (33.6～249)
≥75	1.53 (0.44～3.34)	56.2 (16.2～123)

（二）临床意义

1. 硫酸脱氢表雄酮(dehydroepiandrosterone sulfate，DHEAS)是肾上腺网状带分泌的雄激素前体物质，具有微弱的雄激素活性，但可转化为雄激素活性较强的雄烯二酮和睾酮。DHEAS与血浆白蛋白有较强亲和力，与性激素结合球蛋白(SHBG)无亲和力，仅有少量 DHEAS 呈游离状态存在。DHEAS 血浆半衰期较长(24h)，血浆浓度高于 DHEA 约 1000 倍。由于 DHEAS 每天间和每天内血浆内无明显波动，因此是观测肾上腺雄激素生成的重要指标。

2. DHEAS 生成从 7 岁时开始逐渐增加，30 岁达到高峰，而后缓慢降低。DHEAS 分泌增加可引起女性多毛症和男性化，也是鉴别诊断高雄激素血症、高催乳素血症、多囊卵巢综合征、遗传性肾上腺皮质增生(21-羟化酶缺陷和 18-羟化酶缺陷)和分泌雄激素肾上腺肿瘤的重要指标。DHEAS 和睾酮同时测定可准确地诊断高雄激素血症和多毛症，特别是卵巢性和肾上腺性男性化肿瘤。约 84%女性多毛症血浆 DHEAS 升高。分泌雄激素男性化肿瘤妇女血浆 DHEAS 浓度可达 700μg/dl。

三、醛　固　酮

(一)参考正常值

化学发光法测定血液中醛固酮的参考值见表 9-11。

表 9-11　化学发光法测定血液中醛固酮的参考值

(单位:pg/ml)

体位	参考值
卧位	30～160
立位	70～300

(二)临床意义

醛固酮是肾上腺球状带分泌的盐皮质激素，接受 ACTH、肾素-血管紧张素系统、血液钠和钾浓度的调节。醛固酮主要与血浆白蛋白结合，半衰期较短，代谢清除率较高。

第四节　甲状腺激素测定

(一)参考正常值

直接化学发光法测定血液中甲状腺激素的参考值见表 9-12。

表 9-12　直接化学发光法测定血液中甲状腺激素的参考值

甲状腺激素	参考值	
FT_4	0.89～1.76ng/dl	11.5～22.7 pmol/L
FT_3	2.30～4.20pg/ml	3.5～6.5pmol/L

(二)临床意义

1. 甲状腺激素是调节机体新陈代谢和生殖生理功能的重要因素。甲状腺功能与卵巢排卵和内分泌功能密切相关。甲状腺功能异常，包括甲状腺功能亢进和减退均可引起女性青春期发育延迟、月经失调(月经稀发、月经过少、闭经)、不孕、溢乳、流产、胎儿宫内发育迟缓等，因此甲状腺功能检测是某些妇产科内分泌疾病检查的重要内容。

2. 甲状腺激素是含碘激素。血清中总甲状腺素(TT_4，全部由甲状腺生成)和三碘甲状腺原氨酸(TT_3，20%由甲状腺生成，80%由外周组织 T_4 转化而来)测定反映总体甲状腺功能。血液绝大部分甲状腺激素(占 99%以上)与甲状腺激素结合球蛋白(TBG)结合，无生物学活性，因此 TBG 浓度直接影响甲状腺激素功能，可通过测定甲状腺激素结合指数(T-uptake)判断。游离状态甲状腺激素(FT_4、FT_3)是具有生物活性的甲状腺激素，其测定意义大于 TT_4、TT_3，是诊断甲状腺疾病的重要指标。甲状腺球蛋白是甲状腺腺体结构完整性指标，肿瘤、手术、炎症和损伤时血清浓度升高。

第五节　胎儿-胎盘激素测定

妊娠期胎儿-胎盘单位是调节全身生殖生理和生殖内分泌功能核心，分泌多种肽类、蛋白类、甾体类激素和细胞因子，是维持正常胎儿宫内发育和调节母儿间的生理代谢和物质交换的重要因素。胎儿胎盘单位功能监测是评估胎儿宫内发育状态、筛查高危妊娠、产前诊断和进行围生期管理的重要方法。

一、人绒毛膜促性腺激素

人类绒毛膜促性腺激素（human chorionic gonadotropic hormone，hCG）是胎盘合体滋养细胞分泌的糖蛋白类激素，生化结构和功能类似于垂体分泌的黄体生成激素（LH）。人 α-hCG 基因位于染色体 19q 13.3，而编码 β-hCG 基因有 6 个，均从 β-LH 基因进化而来，96％DNA 序列 β-hCG 和 β-LH 具有同源性。人类胎盘细胞滋养层和合体滋养层细胞均存在 hCG 基因表达，但 hCG 主要由合体滋养层细胞合成和分泌。

在妊娠期，hCG 具有特征性分泌规律。胚胎植入子宫内膜后 10d，合体滋养层细胞开始分泌 hCG，并迅速增加，于妊娠第 8～10 周达到高峰，母体血浆浓度≥100 000mU/ml。此后，hCG 分泌快速下降，妊娠第 18～20 周，母体血浆 hCG 浓度降至 10 000～20 000mU/ml，并维持至足月妊娠。

早期妊娠最先出现的是 β-hCG，而后出现 α-hCG。早期妊娠后 β-hCG 在 hCG 中的比例相对恒定。滋养细胞肿瘤 β-hCG 水平异常升高，高于正常妊娠 3～100 倍，具有重要诊断价值。非滋养细胞肿瘤异位 α-hCG 和 β-hCG 分泌罕见，因其不能生成完整的 hCG 分子。hCG 测定是诊断正常妊娠、异位妊娠、妊娠滋养细胞肿瘤、胎儿染色体三体综合征和异位 hCG 综合征的重要指标。

（一）参考正常值

电化学发光法测定不同孕周母体血清中 hCG 浓度参考值见表 9-13。

表 9-13　电化学发光法测定不同孕周母体血清中 hCG 浓度　（单位：mU/ml）

时期	均值	5％～95％位数
非妊娠期	≤1	
妊娠期		
第 3 周	17.5	5.8～71.2
第 4 周	141	9.5～750
第 5 周	1 398	217～7 138
第 6 周	3 339	158～31 795
第 7 周	39 759	3 697～163 563
第 8 周	90 084	32 065～149 571
第 9 周	106 257	63 803～151 410
第 10 周	85 172	46 509～186 977
第 12 周	66 676	27 832～210 612
第 14 周	34 440	13 950～62 530
第 15 周	28 962	12 039～70 971
第 16 周	23 930	9 040～56 451
第 17 周	20 860	8 175～56 868
第 18 周	19 817	8 099～58 176

（二）临床意义

1. hCG 升高　见于妊娠和病理妊娠（异位妊娠、植入胎盘、葡萄胎、侵蚀性葡萄胎和绒癌）。双胎和巨大儿相对高于同期妊娠。妊娠性滋养细胞肿瘤 hCG 浓度显著升高。非妊娠性 hCG 升高，见于异位 hCG 综合征，即某些恶性肿瘤分泌的 hCG，包括卵巢癌（40％）、卵巢胚胎性癌（58％）、胰腺癌（33％）、乳腺癌（21％）、胃癌（22％）、肝癌（21％）和结肠直肠癌（12％）等。

2. hCG 降低　见于自然流产、过期流产、胎儿畸形和胎儿宫内发育受限（FGR）。异位妊娠血浆 hCG 浓度相对低于同期妊娠。

二、游离 β-hCG

所有的糖蛋白类激素包括 hCG、FSH、

LH 和 TSH，均由 α-和 β-两个亚基借二硫键以非共价键方式相互连接组成，以上激素的 α-亚基结构和活性相似，而 β-亚基各不相同，具有激素特异性。hCGα-亚基（α-hCG）由 92 个氨基酸组成，并含有较多涎酸，无激素特异性；而由 145 个氨基酸组成的 β-hCG 羧基末端序列中所含有 4 个糖基化位点具有激素特异性，是临床监测病理妊娠、滋养细胞肿瘤（葡萄胎、侵蚀性葡萄胎和绒癌）和染色体三体综合征的特异性指标。

（一）参考正常值

时间分辨荧光法测定中期妊娠母体血浆游离 β-hCG 参考值见表 9-14。

表 9-14 时间分辨荧光法测定中期妊娠母体血浆游离 β-hCG （单位：ng/ml）

孕周	均值	5%～95%位数
第 14 周	23.1	8.9～69.9
第 15 周	19.0	7.2～54.8
第 16 周	15.4	5.9～44.9
第 17 周	13.0	4.9～37.8
第 18 周	10.8	4.1～29.8
第 19 周	8.9	3.4～25.8
第 20 周	8.0	3.2～22.0
第 21 周	7.5	2.6～18.3

（二）临床意义

1. 妊娠期血清学筛查（serum screenui in pregnancy）或产前诊断，是从医学优生学角度出发，对特定高危妊娠人群和特异性疾病进行母体血清学检查，以期早期发现高危人群并进行产前诊断。妊娠中期（15～20 周）产前诊断的重要内容是筛查染色体非整倍体综合征，包括唐氏综合征（Down syndrome，21-三体综合征）、爱德华兹综合征（Edwards syndrome，18-三体综合征）、帕塔综合征（Patau sanatorium，13-三体综合征），以及开放性神经管缺损（open neural tube defect，ONTD）。

2. 妊娠期血清学筛查方法包括：①二联方案（AFP＋β-hCG）；②三联方案（AFP ＋β-hCG ＋ uE_3）；③四联方案（AFP＋β-hCG＋uE_3＋抑制素 A），其中最常用的是三联方案，即于妊娠第 15～20 周测定母体血清游离型 β-hCG、甲胎蛋白和游离型雌三醇（uE_3），并推算风险指数（risk index）。

正常妊娠 10 周后血清 hCG 和游离型 β-hCG 均趋于降低。然而，唐氏综合征胎儿的母亲血清 hCG 和游离型 β-hCG 浓度于妊娠第 15～20 周后仍持续性升高，分别高于同期妊娠妇女 1.8～2.3MoM 和 2.2～2.5MoM，是筛查和诊断唐氏综合征的重要指标。

三、游离雌三醇

妊娠期游离雌三醇（unconjugated estriol，uE_3）在胎盘内由胎儿肾上腺分泌的脱氢表雄酮（DHEA）和硫酸脱氢表雄酮（DHEAS）转化而来。妊娠中期后，母体血清中 uE_3 浓度随孕周增加而快速升高，是监测胎儿胎盘功能和早期诊断胎儿染色体三体综合征的重要指标。

（一）参考正常值

时间分辨荧光法测定中期妊娠母体血浆游离雌三醇参考值见表 9-15。

表 9-15 时间分辨荧光法测定中期妊娠母体血浆游离雌三醇 （单位：nmol/L）

孕周	均值	标准差(SD)
第 14 周	1.87	0.53
第 15 周	2.67	0.79
第 16 周	3.44	0.98
第 17 周	4.57	1.36
第 18 周	5.92	1.59

（二）临床意义

唐氏综合征胎儿的母亲血清 uE_3 浓度明显低于同期妊娠妇女血清浓度（≤0.7MoM），是诊断唐氏综合征的重要参数。

四、甲胎蛋白

甲胎蛋白（alpha-fetoprotein，AFP）是由 590 个氨基酸和 4%糖类组成的糖蛋白。妊娠 8 周前由卵黄囊分泌，而后转由胎儿肝脏生成直到足月妊娠。羊水中甲胎蛋白主要来自卵黄囊，而母体血液中甲胎蛋白主要来自胎儿肝脏。第一孕季末，胎儿血液中 AFP 浓度达到高峰，而后逐渐降低，妊娠第 32 周快速降低。母血甲胎蛋白浓度明显低于胎儿，但第 32 孕周开始升高，而后随肝脏成熟发育而逐渐降低，出生时接近成人水平。中期妊娠监测母体血清（或羊水）AFP 浓度是筛查开放性神经管缺损的重要指标。

（一）参考正常值

时间分辨荧光法测定中期妊娠母体血浆 AFP 参考值见表 9-16。

（二）临床意义

1. 正常妊娠妇女血清 AFP 浓度的倍数(multiple of the unaffected population median, MoM)是进行产前诊断的重要指标。正常妊娠妇女人群 AFP 倍数为 1.0MoM，如母体血清 AFP 浓度（MsAFP-MoM）升高提示胎儿畸形和开放性神经管缺陷，包括无脑儿、脊柱裂、腹壁缺损、水囊状淋巴瘤、多胎妊娠、巨大儿、胃肠道畸形（食管-幽门闭锁和脐膨出）和泌尿道畸形。

表 9-16　时间分辨荧光法测定中期妊娠母体血浆 AFP　（单位：U/ml）

妊娠期	均值	5%～95%位数
14 周	24.5	13.6～44.1
15 周	27.6	15.7～49.5
16 周	30.6	17.6～56.0
17 周	34.2	20.2～61.0
18 周	39.3	22.1～70.5
19 周	45.8	26.4～81.2
20 周	50.8	28.9～89.9
21 周	59.4	33.4～107

2. 开放性神经管缺损胎儿之母体血 AFP 浓度显著升高（＞2.0MoM）。母体血清 AFP 浓度降低，见于唐氏综合征胎儿，其母体血清 AFP 浓度明显低于正常（＜1.0MoM，0.47～0.86MoM）。自然流产、死胎、早产、先兆子痫、新生儿死亡和低体重儿时，MsAFP 浓度也降低。

第六节　胰岛素和葡萄糖耐量试验

一、参考正常值

胰岛素，葡萄糖耐量试验参考值见表 9-17～表 9-19。

表 9-17　化学发光法测定血液中胰岛素、血糖及糖化血红蛋白的参考值

指标	参考值	
胰岛素	2.6～24.9 μU/ml	17.8～173 pmol/L
空腹血糖	＜5.55mmol/L	100mg/dl
餐后 2h 血糖	＜7.77mmol/L	140mg/dl
随机血糖	＜11.1mmol/L	200mg/dl
糖化血红蛋白	＜6.5%（HbA1c,DCCT/UKPDS 标准）	

表 9-18　糖尿病诊断标准　［单位：mmol/L(mg/dl)］

血糖	空腹血糖升高	糖耐量异常	糖尿病
空腹血糖	5.55～6.94 (100～125)	—	＞7.0 (125)
餐后 2h	—	7.77～10.55 (140～199)	＞11.1(200)
随机血糖	—	—	＞11.1(200)＋糖尿病症状

表 9-19　妊娠期 75g 口服葡萄糖耐量试验

时间	血糖	
	mmol/L	mg/dl
空腹	＜5.1	92
服糖后 1h	＜10.11	80
服糖后 2h	＜8.5	153

注：妊娠 24～28 周时，以上三个血糖值中任何一项升高即可诊断为妊娠糖尿病。

二、临 床 意 义

空腹血糖和口服葡萄糖耐量试验是检测胰岛 B 细胞胰岛素分泌功能的重要方法。1 型及 2 型糖尿病、妊娠糖尿病、肥胖、高脂血症、高雄激素血症、高催乳素血症、多囊卵巢综合征、胰岛素抵抗、代谢综合征、胰岛素受体基因缺陷患者血糖升高和糖耐量试验异常。

第七节 妇科肿瘤标志物测定

一、参考正常值

电化学发光法测定血液中妇科肿瘤标志物参考值见表 9-20。

表 9-20 电化学发光法测定血液中妇科肿瘤标志物的参考值

CA125	浓度(U/ml)
参考正常值	0～39
HE-4	浓度(pmol/L)
参考正常值	0～140
绝经前妇女	≤ 70.0
绝经后妇女	≤ 140.0
年龄(岁)	中位数～95%位数
<40	42.0～60.5
40～49	44.3～76.2
50～59	47.9～74.3
60～69	55.0～82.9
>70	62.1～104

注:HE-4 与 CA125 联合测定计算卵巢癌预测指数(PI)和卵巢癌风险率(ROMA)。

绝经前妇女:ROMA ≤ 11.4%,提示卵巢癌低风险;≥ 11.4%,提示卵巢癌高风险。

绝经后妇女:ROMA ≤ 29.9%,提示卵巢癌低风险;≥ 29.9%,提示卵巢癌高风险。

二、临 床 意 义

1. CA125 是体腔上皮分泌的糖蛋白抗原,分子量 200kDa,在体腔上皮衍生组织及其肿瘤中存在表达,约 90%卵巢上皮性肿瘤血清 CA125 升高,其中卵巢乳突状浆液性囊腺癌、子宫内膜样癌和透明细胞癌呈现高表达,卵巢黏液性癌呈现中度表达,输卵管上皮、子宫内膜和宫颈上皮细胞呈现低表达,是诊断卵巢上皮性肿瘤,进行治疗监测、预测恶变和复发,以及评价预后的重要指标。

然而,CA125 并非为卵巢癌高敏感性和特异性肿瘤指标。非妇科肿瘤性疾病,如子宫内膜增生性疾病、子宫内膜异位症、子宫腺肌病、卵巢巧克力样囊肿、盆腔炎和生殖器结核也不同程度地升高;其他肿瘤性疾病,包括子宫内膜癌、乳腺癌、肝癌、肾癌、肺癌、结肠癌和胃癌时也升高。

2. 人附睾蛋白-4 (human epididymal protein-4, HE-4)为人类附睾分泌的特异性蛋白质,属于乳清酸蛋白家族(whey acidic proteins family)成员。HE-4 在卵巢透明细胞癌、浆液性乳头状癌和子宫内膜样癌表达率分别为 50%、93%和 100%,而正常卵巢组织和卵巢黏液性癌不存在 HE-4 表达。

荟萃分析研究表明,HE-4 诊断卵巢癌的敏感性和特异性分别为 74%和 89%;诊断子宫内膜癌Ⅰ期、Ⅱ～Ⅳ期和各期子宫内膜癌的敏感性分别为 48.4%、71.4% 和 55.0%;高于其他肿瘤指标($CYFRA_{21-1}$、CA125 和 CA199)。

3. HE-4 和 CA125 联合测定,用于鉴别卵巢的良性和恶性肿瘤。HE-4 和 CA125 联合测定,通过互补效应可校正单纯 CA125 和 HE-4 测定的偏倚和误差;诊断卵巢癌的敏感性和特异性分别为 92.9%和 95%,诊断早期卵巢癌的敏感性为 91.7%。

HE-4 测定用于预测卵巢癌细胞减灭手术预后。如 HE-4 浓度 > 600 mol/L 时,提示肿瘤细胞减灭术难以完全成功,预测敏感性和特异性分别为77%和32%。应用血清HE-4和CA125单一测定预测手术预后的敏感性和特异性分别为90%和83.3%，95%和85%；而HE-4和CA125联合测定预测卵巢癌手术预后的敏感性和特异性分别提高至96.7%和97%。

（注释：本章所引用的激素参考正常值均来源于试剂说明书和相关文献资料，仅供参考。临床应用时应建立自己实验室的参考正常值，以保证诊断和治疗的准确性和安全性。）

（李继俊）

参考文献

Bersinger NA, Winder D, Birkhauser MH, et al. 2007. Measurement of anti-Müllerian hormone by Beckman Coulter ELISA and DSL ELISA in assisted reproduction: differences between serum and follicular fluid. Clin Chim Acta, 384: 174-175.

Broer S, Mol BW, Dolleman M, et al. 2010. The role of anti-Müllerian hormone assessment in assisted reproductive technology outcome. Curr Opin Obstet Gynecol, 22: 193-201.

Cook CL, Siow Y, Taylor S, et al. 2000. Serum Müllerian-inhibiting substance levels during normal menstrual cycles. Fertil Steril, 73(4): 859-861.

Fong SL, Visser JA, Welt CK, et al. 2012. Serum anti-Müllerian hormone levels in healthy females: A nomogram ranging from infancy to adulthood. J Clin Endocrinol Metab, 97(12): 4650-4655.

Freeman EW, Sammel MD, Lin H, et al. 2012. Anti-Müllerian hormone as a predictor of time to menopause in late reproductive age women. J Clin Endocrinol Metab, 97(5): 1673-1680.

Hart R, Doherty D, Norman R, et al. 2010. Serum anti-Müllerian hormone (AMH) levels are elevated in adolescent girls with polycystic ovaries and the polycystic ovarian syndrome (PCOS). Feril Steril, 94: 1118-1121.

Kalaiselvi VS, Saikumar P, Prabhu K, et al. 2012. The Anti-Müllerian hormone- a novel marker for assessing the ovarian reserve in women with regular menstrual cycles. J Clin Diagn Res, 6(10): 1636-1639.

Karkanaki A, Vosnakis C, Panidis D. 2011. The clinical significance of anti-Müllerian hormone evaluation in gynecological endocrinology. Hormones, 10(2): 95-103.

Köninger A, Kauth A, Schmidt B, et al. 2013. Anti-Müllerian-hormone levels during pregnancy and postpartum. Reprod Biol Endocrinol, 11: 60.

La Marca A, Sighinolfi G, Radi D, et al. 2010. Anti-Müllerian hormone (AMH) as a predictive marker in assisted reproductive technology (ART). Hum Reprod Update, 16: 113-130.

Orhan B, Li Q, Carr B, et al. 2010. Repetitive oocyte donaton does not decrease serum anti-Müllerian hormone levels. Fertil Steril, 94: 905-912.

Patrelli TS, Gizzo S, Sianesi N, et al. 2012. Anti-Müllerian hormone serum values and ovarian reserve: can it predict a decrease in fertility after ovarian stimulation by ART cycles? PLoS One, 7(9): e44571.

Rosenfield RL, Wroblewski K, Padmanabhan V, et al. 2012. Anti-Müllerian hormone levels are independently related to ovarian hyperandrogenism and polycystic ovaries. Fertil Steril, 98(1): 242-249.

Satwik R, Kochhar M, Gupta SM, et al. 2012. Anti-müllerian hormone cut-off values for predicting poor ovarian response to exogenous ovarian stimulation in in-vitro fertilization. J Hum Reprod Sci, 5(2): 206-212.

Seifer DB, Baker VL, Leader B. 2011, Age-specific serum anti-Müllerian hormone values for 17,120 women presenting to fertility centers within the United States. Fertil Steril, 95(2): 747-750.

Shaw CM, Stanczyk FZ, Egleston BL, et al. 2011. Serum anti-Müllerian hormone in healthy premenopausal women. Fertil Steril, 95 (8): 2718-2721.

Sowers MFR, Eyvazzadeh AD, McConnell D, et al. 2008. Anti-Müllerian hormone and inhibin B in the definition of ovarian aging and the menopause transition. J Clin Endocrinol Metab, 93(9): 3478-3483.

Steiner AZ, Herring AH, Kesner JS, et al. 2011. Anti-Müllerian hormone as a predictor of natural fecundability in women aged 30-42 years. Obstet Gynecol, 117(4): 10.1097/AOG.0b013e3182116bc8.

Yoo JH, Kim HO, Cha SW, et al. 2011. Age specific serum anti-Müllerian hormone levels in 1298 Korean women with regular menstruation. Clin Exp Reprod Med, 38(2): 93-97.

第 10 章　妇产科内分泌治疗药物

妇科内分泌治疗是妇科治疗学的重要组成部分，是以正常女性生殖生理和生殖内分泌学基础理论为依据，应用自然萃取和人工合成的生殖激素及相关药物，在现代实验医学技术监测下，治疗下丘脑-垂体-卵巢轴、甲状腺轴和肾上腺轴功能异常引起的妇科内分泌疾病和肿瘤的方法，目的是矫正、调整和恢复正常女性生殖生理和生殖内分泌功能，维系正常的女性精神心理、神经内分泌、生化代谢和生殖生理功能、提高妇女生活质量和生殖健康水平。

第一节　GnRH 激动药

促性腺激素释放激素（gonadotropin-releasing hormone，GnRH；luliberin，gonadoliberin），是下丘脑分泌的多肽激素，促进垂体 FSH 和 LH 生成。随着现代分子药理学和分子内分泌学的进展，人工合成的 GnRH 类似物（analogue）、激动药（agonist）和拮抗药（antagonist），已广泛应用于妇产科内分泌疾病和肿瘤的诊治、生殖医学和计划生育研究。

一、概　　述

【生物合成】　GnRH 分子甘^{6}-亮^{7} 间以 π-π 连接，是与靶细胞 GnRH 受体结合的肽键。如甘^{6} 位以 D-氨基酸（亲水性或芳香性氨基酸）替代，C-末端去除甘^{10}，以乙酰胺基或丙酰胺基替代可生成的 9 肽 GnRH 激动药（GnRH agonists，GnRHa），可显著增强 GnRH 抗内肽酶活性、延长血浆半衰期、提高生物学活性、显著增强促性腺激素合成和释放。

【药物种类】　见表 10-1。

【药理机制】

1. GnRH 受体　GnRHa 首先被垂体促性腺激素细胞膜的 GnRH 受体（GnRH-R）识别，与之结合后引起受体的二聚化形成簇状结构，然后进行内化。内化激素-受体复合物在溶酶体内降解，降解后的受体可利用碎片快速地返回细胞表面并被再次利用。GnRH 促进 GnRH 受体的重复应用而引起 GnRH 受体功能上调，即 GnRH 自我激发作用。

GnRH 受体是一种分子量 60kDa 的含涎酸糖蛋白，含有与在促性腺激素细胞表面进行功能表达的寡黏多糖（oligosaccharide portion）。抑制性调节区段位于 GnRH 第 8 位精氨酸处。GnRH 促进和维持受体交联（receptor cross-linking）和微小颗粒凝聚（microaggregation）状态，从而引起激素释放效应。长期或持续性注射 GnRH 及其类似物可引起 GnRH 释放的抑制，称为下调作用。另一方面，GnRH 拮抗药也可与 GnRH 受体结合，竞争性抑制促性腺激素分泌。GnRH释放脉冲节律对垂体FSH、LH合成

表 10-1 常用 GnRH 激动药

名 称	分 子 结 构	用 法
GnRH	pGlu-His-Try-Ser-Tyr-Gly-Leu-Arg-Pro-Gly-NH_2	脉冲泵注射
亮丙瑞林	(Leuprolide，Lupron)	
	pGlu-His-Try-Ser-Tyr-DLeu-Leu-Arg-Pro-NHEt	皮下注射
布舍瑞林	(Buserelin，Suprefact，Suprecur，Suprefact depot)	
	pGlu-His-Try-Ser-Tyr-DSer(^{Ot}Bu)-Leu-Arg-Pro-NHEt	皮下注射，鼻腔喷雾
那法瑞林	(Nafarelin，Synarel)	
	pGlu-His-Try-Ser-Tyr-D2Nal-Leu-Arg-Pro-Gly-NH_2	皮下注射，鼻腔喷雾
戈舍瑞林	(Goserelin，Zoladex)	
	pGlu-His-Try-Ser-Tyr-DSer(^{Ot}Bu)-Leu-Arg-Pro-Azagly-NH_2	皮下注射
组氨瑞林	(Histrelin，Supprelin)	
	pGlu-His-Try-Ser-Tyr-DHis(Bzl)Gly-Leu-Arg-Pro-Azagly-NH_2	皮下注射
曲普瑞林	(Triptorelin pamoate，Decapeptyl)	
	pGlu-His-Try-Ser-Tyr-DTry-Leu-Arg-Pro-Gly-NH_2	肌内注射，皮下注射

和分泌的作用也受促性腺激素细胞内抑制素、激活素、卵泡抑素的调节和性激素(雌二醇和孕酮)的影响。

2. GnRH 上调和下调作用 GnRH 对 GnRH 细胞自身受体的自我激发作用(self-priming effect)，仅在释放频率为 60～90min 1 次的生理性波动下，才能上调 GnRH 受体表达，促进促性腺激素的分泌。

GnRH 释放频率过慢引起无排卵和闭经，而释放频率过快或持续性释放则引起 GnRH 受体减少，呈现下调作用，引起垂体促性腺激素分泌降低。GnRH 脉冲性释放也调节促性腺激素亚基基因(LHα、LHβ 和 FSHβ)表达，LHα、LHβ 二聚化(dimerization)和促性腺激素糖基化(glycosylation)，影响促性腺激素的质量和功能。

【给药方式】 GnRHa 模拟生理性 GnRH 脉冲性节律给药(静脉泵或皮下泵)，通过自我激发作用(self-priming effect)增加垂体促性腺激素细胞内 GnRH 受体数量和受体再循环应用(recycling process)促进垂体促性腺激素 FSH 和 LH 生成和释放，呈现上调作用，用于治疗下丘脑-垂体-卵巢功能减退性疾病，包括无排卵、闭经、不孕和青春期发育迟缓等。

长效 GnRH 或大剂量长期注射 GnRHa，通过耗竭垂体促性腺激素细胞 GnRH 受体和受体循环应用而减少促性腺激素 FSH 和 LH 生成和释放，呈现下调或垂体脱敏作用(desensilization of pituitary)，快速引起低雌激素血症，呈现“药物性/中枢性卵巢阉割”(medical castration or central ovary castration)作用，用于治疗妇科性疾病依赖性疾病和肿瘤，包括性早熟、子宫内膜异位症、子宫腺肌病、子宫内膜癌、乳腺癌、子宫肌瘤等。

【药代动力学】 GnRHa 为 9 肽，生物学活性高，半衰期长，具有抗内肽酶和多途径(静脉、皮下、肌内和鼻腔)给药等优点。GnRHa 静脉注药后 4～6h，血浆 FSH 和 LH 浓度达到高峰，血药浓度为生理状态的 40～200 倍，雌二醇升高 2～4 倍。此后，血药浓度逐渐下降并呈稳定状态。如鼻腔给药，药物吸收率为 1%～5%，在肝内失活。外源性 GnRH 进入体内后，5%以原型药物排出，血浆半衰期为(4.9±0.4)h。

【药理作用】

1. 对垂体的作用

(1)对垂体 LH 两库存释放的调节：人类

腺垂体 LH 存在两个库存(池)。在微量、脉冲性 GnRHa 的刺激下,腺首先释放 LH 第 1 库存,即已备可释放库存(first pool, ready releasable pool);而在持续、恒定 GnRHa 作用下,腺垂体释放 LH 第 2 库存,即合成、储备库存(second pool, synthe-tic storage pool)。雌二醇促进和协调 GnRH 对 LH 释放的调节,增强垂体对 GnRH 的敏感性。排卵前雌二醇高峰通过正反馈作用,促进 HP 轴 GnRH-Gn 高峰而引起排卵。

(2)对垂体 FSH 释放调节:GnRHa 促进垂体 FSH 合成和释放,受 GnRH 释放节律的影响,在月经周期卵泡发育的不同时期,腺垂体分泌 25 种不同分子结构和生物学活性的 FSH,其分泌速率、代谢清除率和生物学半衰期均不相同。抑制素抑制 FSH 释放。

2. *对卵巢的作用*　人类卵巢卵泡细胞和黄体细胞中均存在 GnRH 受体,因此 GnRHa 可通过受体机制促进卵泡发育和性激素生成,但排卵后给予药理剂量 GnRHa 可引起黄体溶解,其与 GnRHa 下调作用或直接抑制性激素生成相关。

二、GnRHa 垂体兴奋试验

【原理】　检验垂体 LH 两个库存、鉴别下丘脑-垂体病变和评价内分泌治疗效果。

【适应证】　原发和继发性垂体功能减退症、原发性和继发性闭经、高催乳素血症、青春期发育迟缓、多囊卵巢综合征、无排卵、内分泌治疗观察。

【方法】

1. *经典法*　GnRH(10 肽)100μg 溶于生理盐水 5ml,30s 内静脉注射。注药前(0)和注药后 15min、30min、60min、90min、120min、180min 分别采血测定 LH,并绘制反应曲线。该试验,非闭经者于卵泡期进行,闭经者随时进行,无须禁食。正常反应,注药后 15~30min 血浆 LH 浓度达到高峰,为试验前基值 3 倍以上,然后下降。注药后不出现 LH 高峰或峰值低于基值 3 倍为异常反应。

2. *微量法*　GnRHa(9 肽)10μg 溶于生理盐水 5ml 静脉注射。注药前(0)和注药后 15min、30min、60min、90min、120min、180min 采血测定 LH 并绘制反应曲线。该法检验 LH 第 1 库存。如持续静脉滴注 4h 以上,动态检测注射前后血浆 LH 浓度变化,则可同时检测 LH 第 1 库存和第 2 库存释放功能。

【结果分析】

1. *正常反应曲线*　LH 基值正常、LH 第 1 库存出现于注射药物后 15~30min。峰值为基值 3 倍以上;第 2 库存于注药后 2~4h 出现,峰值为基值的 5~6 倍。

2. *迟缓反应曲线*　LH 基值正常或降低。LH 第 1 库存峰值延迟(>30min)出现,峰值低于基值 3 倍,第 2 库存正常,峰值>基值 3 倍。

3. *低平或无反应曲线*　LH 基值降低,不出现 LH 第 1 库存和第 2 库存释放。正常反应说明垂体功能正常,提示下丘脑病变,迟缓或低平反应,说明垂体功能损害,重复试验仍为异常者提示垂体功能衰竭。

三、GnRHa 促排卵治疗

(一)GnRHa 脉冲疗法

【原理】　应用皮下或静脉泵模拟生理性 GnRH 脉冲释放节律注射 GnRHa,通过自我增强和上调作用,促进垂体和卵巢功能的恢复。脉冲性治疗符合生理节律、节省药物,排卵率和妊娠率高,多胎率和高刺激综合征发生率较低。

【适应证】　促排卵、促超卵泡生成、继发性垂体功能减退、卵巢早衰和青春期发育迟缓。

【方法】　治疗于月经周期第 3~5 天开始。GnRHa 5~20μg/90min(60~120min)。先从 5μg/次开始,每隔 5d 增加 1μg 的幅度逐渐增加剂量至 20μg/次,30d 为一疗程,连续治疗 3 个周期，动态观测生殖激素变化和有无卵泡发育和排卵。当优势卵泡≥18mm，E_2≥1100pmol/L 或 CM 结晶(＋＋＋)时，翌日 1 次肌内注射 hCG5000～10 000U 促排卵并指导受孕。如连续 6 个排卵周期而不妊娠者应停止治疗审查其他不孕原因。

【临床效果】 GnRHa 脉冲疗法符合生理节律、易于调节剂量，优于促性腺激素疗法。周期妊娠率为 20%～30%，6 个治疗周期妊娠率为 80%，12 个周期妊娠率为 93%。自然流产率为 20%，多胎妊娠率为 4%～5%。多囊卵巢妊娠率为 30%～40%。先用 GnRHa 垂体脱敏和下调后的累计妊娠率为 60%。肥胖妇女对 GnRHa 脉冲疗法反应性较差，自然流产率较高。GnRHa 脉冲疗法卵巢高刺激综合征发生率为 1%～5%，妊娠转归与自然妊娠相同，不增加胎儿畸形率。GnRH 脉冲治疗也用于治疗高催乳素血症、不能耐受多巴胺激动药治疗的妇女。

(二)GnRHa 脱敏＋控制性卵巢高刺激疗法

【原理】 GnRHa 脱敏＋控制性卵巢高刺激疗法(controlled ovarian hyperstimulation therapy，COH)是先应用 GnRHa 引起垂体脱敏(卵泡直径≤5mm、E_2≤30pg/ml、FSH 和 LH≤10mU/ml，LH/FSH≤1、子宫内膜厚度≤5mm)，使下丘脑-垂体-卵巢轴生殖生理和生殖内分泌功能状态处于基础而协调的同步化预备状况，目的是消除内源性高 LH、高雄激素血症，防止未成熟卵泡过早黄素化；减少卵泡发育的差异性，增加窦卵泡募集数量和质量；促进卵泡和子宫内膜发育的同步化，改善内膜种植环境；有效控制治疗周期时相。

控制性卵巢高刺激疗法是在 GnRHa 垂体脱敏的基础上，有计划地应用促排卵药物(CC、hMG、pFSH、rhFSH 和 hCG/rhLH)促进卵巢同步化多卵泡发育和成熟、提高卵泡成熟率、采/排卵率、减少采/排卵前取消周期率(rate of cancelling cycle)、改善子宫容受力(uterine receptivity)、提高配子和胚胎移植成功率和妊娠率。

GnRHa 脱敏-COH 治疗的缺点是，治疗周期长，增加促性腺激素用量，花费大；易于并发黄体功能不全而需要辅助黄体治疗；易发生功能性卵巢囊肿和卵巢高刺激综合征，因此应认真审查指征、加强检测和防治并发症。

【适应证】 GnRHa 脱敏-COH 疗法主要用于辅助生育促进多卵泡发育，获得较多数目卵母细胞进行 IVF/ET、ICSI 和 GIFT。

【方法】

1. *短效 GnRHa 垂体脱敏-COH 治疗* 包括两种方案，即长方案(long cohort)和短方案(short cohort)。5 种方法分别为，①超长期 GnRHa 脱敏-COH 疗法；②卵泡期长期 GnRHa 脱敏-COH 疗法；③卵泡期短期 GnRHa 脱敏-COH 疗法；④ 卵泡期超短期 GnRHa 脱敏-COH 疗法；⑤黄体期长期 GnRHa 脱敏-COH 疗法。

(1)超长期 GnRHa 脱敏-COH 疗法：适用于高 LH、高雄激素血症、多囊卵巢患者。从月经周期第 1 天开始注射短效 GnRHa(如 decapeptyl，曲普瑞林 100μg/d)20～28d 促进垂体脱敏(标准见前)。于下一个月经周期第 1～5 天开始 hMG-hCG 治疗，即 hMG 150U/d，待优势卵泡直径≥18mm，或 2 个以上卵泡直径≥16mm，血 E_2≥1000pmol/L，宫颈黏液结晶(＋＋＋)时停药，24～36h 后注射 hCG 5000～10 000U。32～36h 后取卵进行辅助生育。

(2)卵泡期长期 GnRHa 脱敏-COH 疗法：适用于高 LH、高雄激素血症、多囊卵巢患者。方法是于月经周期第 1 天开始注射短效 GnRHa(如曲普瑞林 100μg/d)，10～14d 后，即达到垂体脱敏后，开始 hMG-hCG 治疗。

(3)卵泡期短期 GnRHa 脱敏-COH 疗法：适用于卵巢储备力降低者。月经周期第

1～5 天注射短效 GnRHa（如曲普瑞林 100μg/d），然后开始 hMG-hCG 治疗。

（4）卵泡期超短期 GnRHa 脱敏-COH 疗法：适用于卵巢储备力降低者。月经周期第 1～3 天注射短效 GnRHa（如曲普瑞林 100μg/d），然后开始 hMG-hCG 治疗。

（5）黄体期长期 GnRHa 脱敏-COH 疗法：适用于高 LH、高雄激素血症、多囊卵巢患者。从月经周期第 21～23 天（黄体中期）开始注射短效 GnRHa（曲普瑞林 100μg/d），10～14d，待达到垂体脱敏后，即从新一个月经周期的第 1～5 天开始 hMG-hCG 治疗。

2. *长效 GnRHa 脱敏-COH 治疗* 应用长效 GnRHa，包括戈舍瑞林（诺雷德）3.6mg/支，皮下注射，或曲普瑞林（达必佳）3.75mg/支，肌内注射后，3～7d 后血清雌二醇浓度可降至 30pg/ml，作用可维持 28d。应用长效 GnRHa 促进垂体脱敏时，早期可出现一过性急性期效应，即暂时性 FSH、LH 升高和卵泡发育现象，而后出现垂体脱敏和下调作用。因此，长效 GnRHa 多用于长周期垂体脱敏治疗。

四、GnRHa 抑制性治疗

【原理】 GnRHa 长期治疗，通过下调和垂体脱敏作用，引起低雌激素血症，治疗妇产科性激素依赖性疾病和肿瘤。

【适应证】 子宫内膜异位症、子宫腺肌病、子宫平滑肌瘤、多囊卵巢综合征、高雄激素血症和多毛症、子宫内膜增生过长、乳腺癌、子宫内膜癌、辅助生育、中枢性性早熟和经前期综合征。

【方法】

1. *GnRHa 常规剂量法* 即按照药物说明书，采用全剂量治疗。GnRHa 常规剂量治疗期间血浆雌激素浓度明显降低（≤30pg/ml），因此多需要附加性激素反向添加治疗（add-back therapy），以防治骨丢失和低雌激素不良反应。

2. *GnRHa 减量治疗法*（draw-back therapy） 即采用 1/2 常规剂量 GnRHa 治疗。目的是维持血浆雌激素浓度≥30pg/ml 的“治疗窗口”水平，既不影响 GnRHa 疗效，又可避免骨丢失和低雌激素不良反应，也不需要附加性激素反向添加治疗。

【疗效】

1. *子宫内膜异位症和子宫腺肌病* GnRHa 适用于药物（合成孕激素、达那唑、孕三烯酮、米非司酮等）治疗无效或复发的子宫内膜异位症和肺部子宫内膜异位症。子宫内膜异位症手术前后应用 GnRHa 可明显改善手术预后。为避免 GnRHa 治疗早期的急性期效应，GnRHa 应于月经周期第 1 天或第 21～23 天（黄体中期）开始治疗，以促进垂体快速脱敏。

短效 GnRHa 治疗 2～3 个月后，E_2 可降至卵巢去势或绝经后水平，而高效和长效 GnRHa（布舍瑞林或亮丙瑞林），在注药后 7d，血浆雌二醇水平即可降至绝经后水平。GnRHa 治疗也可改善子宫腺肌病和子宫腺肌瘤症状和体征。

GnRHa 治疗子宫内膜异位症有效率为 66.66%～100%，异位病灶完全消退率为 71.42%，巧克力样囊肿缩小率为 28.57%，R-AFS 评分明显降低。戈舍瑞林（3.6mg，每 4 周注射 1 次，共 6 次），子宫内膜异位症Ⅰ、Ⅱ、Ⅲ、Ⅳ期病例 RAFS 评分的降低幅度分别为 92.7%、68.8%、56.4%和 34%；主观症状缓解率为 86%，客观体征改善率为 93%。Rock（1993）的 208 例治疗观察发现，各期患者 RAFS 评分降低 53%，闭经率为 88.9%，疗效优于达那唑（Danazol）。

欧洲多中心治疗研究，戈舍瑞林 307 例治疗观察，RAFS 评分降低 59.1%，闭经率为 80.4%，停药后 47.4d 月经恢复。腹腔镜手术前后应用 GnRHa 可降低卵巢巧克力样囊肿复发率。亮丙瑞林（3.75mg，每 4 周注射 1 次，共 6 次），128 例治疗观察，注药后 2、3、4

个月 RAFS 评分明显下降，治疗 6 个月时，症状完全消失率为 99%。

GnRHa 治疗明显降低患者腹水和血清中组织蛋白酶（cathepsin D）浓度。然而，GnRHa 不能促进阴道直肠隔异位病灶完全消失。GnRHa 治疗降低 NOS 表达和过氧化物的生成。GnRHa 长期治疗，在引起低雌激素血症的同时，并特异性抑制卵巢巧克力样囊肿 ERα mRNA 表达，降低正常子宫内膜和卵巢巧克力样囊肿 ERα/β 比值。

2. *多囊卵巢综合征*　GnRHa 通过促进垂体脱敏和下调 GnRH-R 功能，抑制内源性高 LH 和高雄激素血症，改善胰岛素抵抗和高胰岛素血症，增强卵巢对促排卵药物的敏感性，提高排卵率和妊娠率，降低卵巢高刺激综合征发生率。详见第 16 章多囊卵巢综合征。

3. *高雄激素血症和多毛症*　GnRHa 主要用于治疗卵巢性高雄激素血症和多毛症。如地塞米松-GnRHa（色氨瑞林，Triptoreline）联合试验有助于鉴别卵巢性和肾上腺性高雄激素血症。GnRHa 可单独应用，或与联合型避孕药（COC），或与抗雄激素氟他胺（Flutamide）联合应用治疗 PCOS 和多毛症。

GnRHa 第 1 次注射 GnRHa 后 LH 和雌二醇明显降低，第 2 次注射后睾酮明显降低，但血清睾酮浓度仍正常。治疗 3 个月后，尿中反映 5α 还原酶活性的 3 个比值均明显降低，但治疗 6 个月后降低不再明显。因此欲明显改善多毛需要长期治疗。

临床观察发现，GnRHa 治疗女性多毛症的疗效优于抗雄激素非那雄胺（Finasteride）。治疗 6 个月后的多毛症评分，GnRHa 和非那雄胺分别降低 36%±14% 和 14%±11%。GnRHa 组，血清总睾酮、游离睾酮、雄烯二酮和 DHEA-S 明显降低，而非那雄胺组仅总睾酮和游离睾酮降低。

4. *子宫肌瘤*　GnRHa 治疗应用于月经周期 2～3d 或黄体期 21d 开始。GnRHa 明显减少子宫出血量、改善贫血、快速缩小肌瘤、减少术中出血。GnRHa 停止治疗后，子宫肌瘤体积和症状有不同程度的恢复，因此 GnRHa 常用于治疗围绝经期妇女子宫肌瘤、诱导绝经，或手术前快速缩小巨大肌瘤便于手术或改为经阴道手术。电镜超微结构观察发现，GnRHa 治疗 3 个月后，子宫肌瘤肌纤维减少，线粒体肿胀和溶酶体降解，平滑肌纤维减少与子宫肌瘤体积缩小相关。

诺雷德国际性多中心研究发现，术前 12 周应用诺雷德（3.6mg/4 周）治疗者，手术时子宫体积平均缩小 39%，肌瘤体积平均缩小 28%，血红蛋白平均增加 11g/L。绝经前妇女子宫肌瘤术前应用 GnRHa 治疗 3 个月者，术时子宫和肌瘤体积缩小率分别为 40% 和 42%，术时出血量低于未应用 GnRHa 治疗者 35%。

5. *子宫内膜增生过长*　宫腔镜子宫内膜切除前 2 周，应用 GnRHa 治疗可有效地抑制子宫内膜增生、使内膜变薄、子宫体积和内膜腔面积缩小、缩短手术时间、减少手术出血量、提高术后闭经率和降低复发率。

6. *性早熟*　GnRHa 用于治疗中枢性性早熟，包括下丘脑错构瘤、神经纤维瘤、视神经纤维瘤、先天性肾上腺皮质增生症引起的性早熟。GnRHa 通过对垂体的下调和脱敏作用，抑制促性腺激素和性激素的过早和过高分泌、第一及第二性征发育和骨骺过早关闭。

临床观察发现，GnRHa 治疗后 2 个月，FSH 和 LH 降至青春前期水平，4 个月后出现闭经、性征退化、乳房萎缩。身高增长速度由治疗前 10～20 厘米/年降至 7 厘米/年。停药后，部分儿童症状复发。GnRHa 仅抑制 HPO 轴功能，部分抑制 GH 功能，不影响肾上腺功能。

7. *乳腺癌*　GnRHa 作为乳癌手术和放疗前后的辅助性治疗，配伍应用他莫昔芬和甲羟孕酮(Provera),主客观缓解率分别为42%和23%。亮丙瑞林(抑那通)用于治疗性激素受体阳性绝经前转移性乳腺癌的总有效率为31%,病情平均缓解时间为12个月。绝经后妇女转移性乳腺癌的疗效较差。

8. *子宫内膜癌* 人类多数子宫内膜癌细胞存在性激素受体和GnRH受体表达,体外实验证实GnRHa抑制子宫内膜癌细胞系的增殖,其机制与调节细胞有丝分裂信号传导、癌基因、抑癌基因和生长因子表达,以及端粒酶活性相关。临床应用也证实,亮丙瑞林和戈舍瑞林可引起孕激素治疗和放疗无效的晚期子宫内膜癌完全或部分性缓解,平均缓解时间为20个月。

9. *GnRHa-性激素反向添加疗法* GnRHa抑制性治疗子宫肌瘤、子宫内膜异位症、子宫腺肌病、乳腺癌和子宫内膜癌时,性激素反向添加治疗是依据"雌激素窗口剂量理论",补充适当剂量的外源性雌激素,维持血浆雌激素浓度在110~146pmol/L,该浓度既不引起异位子宫内膜和乳腺增生,又能预防低雌激素不良反应(潮热、夜汗、阴道干涩、性功能减退和骨丢失);既不影响GnRHa的疗效,又能适应GnRHa长期治疗的需要。性激素反向添加治疗可根据病人对GnRHa的反应性和低雌激素症状严重程度,遵照个体化原则,于GnRHa治疗伊始或第2~3个月开始。性激素治疗期间应监测症状变化考核检测血浆雌激素浓度,以适当调整性激素治疗剂量。

美国FDA(2011)批准的GnRHa-反向添加治疗药物,包括醋酸炔诺酮5mg/d、维生素D 800U/d和钙剂1.25gm/d。中华医学会妇产科分会子宫内膜异位症协作组制定的子宫内膜异位症的诊断和治疗规范(2007)提出的GnRHa反向添加治疗药物,包括:①雌、孕激素连续联合治疗,制剂包括芬吗通(Femoston Conti)、安今益(Angeliq)、倍美罗(Premelle Lite);②组织选择性雌激素活性调节药,如替勃龙(Tibolone)1.25~2.5mg/d,口服。

其他GnRHa-反向添加治疗药物包括:①小剂量雌激素,如补佳乐0.5~1mg/d;②结合型雌激素,如倍美力(Premarin)0.3~0.45mg/d、17β-雌二醇(Estradiol-17β)0.5~1mg/d、微粒化雌二醇(Micronized Estradiol,Estrace)0.5~1mg/d;③植物性雌激素,包括异黄酮(Isoflavone)和紫草素(Shikonin);④非雌激素性植物药,如黑升麻制剂(莉芙敏,Remifemin)和圣-约翰草(St. John Wort)胶囊;⑤生物同质激素(bioidential hormone)。

第二节 GnRH拮抗药

GnRH拮抗药(GnRH antagonist)是一组通过竞争性结合GnRH受体,抑制内源性GnRH活性,快速阻断GnRH-LH作用,诱发低雌激素血症的药物。GnRH拮抗药不影响下丘脑正常的GnRH合成,仅在靶组织GnRH受体水平拮抗GnRH作用,也无GnRHa的急性期效应,下调和垂体脱敏作用快捷,治疗周期短,停药后功能恢复快,患者的耐受性和依从性良好,临床应用可显著地减少促性腺激素用量,降低多卵泡发育、卵巢高刺激综合征(OHSS)和多胎发生率,现已发展成为治疗妇科内分泌疾病和肿瘤的安全和有效的药物。

GnRH拮抗药是一组通过修饰GnRH分子中吡咯谷氨酸(pyroglutamic)和甘氨酸(第1和第10位氨基酸),或去除第2位组氨酸和第3位色氨酸,或应用疏水性D-氨基酸(hydrophobic D-AA)替代第2、第3位氨基酸生成的GnRH衍生物。

第1代GnRH拮抗药(4F-antagonist)

脉冲式给药，可有效地抑制 GnRH-Gn 功能，快速引起低雌激素血症，但因生物学活性低和促进肥大细胞释放组胺之虞，而限制了其临床应用。目前临床应用的是新一代生物活性高、不良反应轻微的 GnRH 拮抗药。

一、种类和制剂

1. Nal-Glu　为长效剂型。用于快速下调、脱敏和抑制内源性 LH 高峰。剂量为 50～200μg/kg。该药主要降低具有生物活性的 FSH、LH 和血浆生物活性/免疫活性促性腺激素比值。

2. 西曲瑞克(Cetrorelix)　为短效剂型。10mg/d，连用 5d，然后改为维持剂量 1～2mg/d，直到出现显著临床疗效。该药促进组胺释放活性类似于 Nal-Glu。

3. 加尼瑞克(Ganirelix)　为短效剂型。剂量为 1～12mg/d，如以 3mg/d，连用 21d，睾酮降低 90%以上。鼻腔内滴入同样抑制垂体-卵巢轴功能，组胺释放活性低于第 1 代 GnRH 拮抗药 72 倍。

4. 地肽瑞克(Detirelix)　为长效剂型。剂量为 5～15 mg/周，注药后促性腺激素降低 50%，睾酮降低 85%。绝经后妇女应用 1、5、20 mg/周，明显抑制 FSH 和 LH 分泌，不良反应轻微。

二、辅 助 生 育

GnRH 拮抗药用于 IVF/ET、ICSI 等助孕技术的目的，是通过竞争性结合 GnRH 受体，抑制内源性 GnRH 分泌，促进 LH 脉冲式释放节律恢复正常，防止过高 LH 分泌，改善 LH/FSH 比值，提高发育卵泡对促性腺激素的敏感性，促进排卵、减少控制性促超排卵治疗(COH)的促性腺激素用量、抑制高雄激素血症和降低卵巢高刺激综合征(OHSS)的发生率。GnRH 拮抗药无 GnRHa 治疗的急性期效应，下调和脱敏作用迅速，治疗周期短，药物耐受性和安全性良好。目前美国 FDA 已批准 GnRH 拮抗药临床应用。但许多研究证实 GnRH 拮抗药治疗的妊娠率和置入率低于 GnRHa。

(一)加尼瑞克

对 329 例 IVF 妇女观察发现，卵泡晚期应用，加尼瑞克以剂量依赖性方式降低 E_2 和 LH 高峰，而不影响正常卵泡发育。先用加尼瑞克下调和脱敏，再应用 GnRHa (0.2mg triptorelin)-COH(rFSH)治疗，有效地引起内源性 LH 高峰，提高排卵率，降低 OHSS 发生率。

一项 730 名妇女参与的 IVF、ICSI 多中心随机研究表明，加尼瑞克-rFSH 方案和 GnRH 激动药布舍瑞林-rFSH 方案获得的发育卵泡(卵泡直径≥11 mm)数量分别为 10.7 和 11.8 个，雌二醇水平分别为 1190 和 1700 pg/ml，每次取卵数分别为 9.1 和 10.4 个，高质量胚胎数量分别为 3.3 和 3.5 个，两组受精率均为 62.1%，平均植入孕卵 2.2 个，平均植入率分别为 15.7%和 21.8%，妊娠率为分别为 20.3%和 25.7%。但 GnRH 拮抗药组 OHSS 发生率仅为 2.4%，明显低于 GnRHa 组 5.9%。

GnRH 拮抗药可成功地替代 GnRHa 抑制 IVF 项目中自发性过早出现的 LH 高峰。不同剂量(0.0625mg/d、0.125mg/d、0.25mg/d、0.5mg/d、1.0mg/d、2.0mg/d) GnRH 拮抗药加尼瑞克-rFSH 促排卵方案观察表明，大剂量 GnRH 拮抗药(1～2mg/d)治疗方案的胚胎植入率较低，但不影响冻存胚胎的临床妊娠率。

(二)西曲瑞克

西曲瑞克 0.25mg/d，20 个周期观察发现，排卵率、临床妊娠率和移植率成功率明显提高。临床观察表明，与 GnRHa(triptorelin)-COH(hMG-hCG)方案比较，卵泡晚期一次注射西曲瑞克 3mg 即可预防过早出现的 LH 高峰，减少发育卵泡和胚胎数目，而不影响成熟卵泡、受精率和妊娠率。然而，Gn-

RH 拮抗药组治疗时间、hMG 用量、OHSS 发生率均明显低于 GnRHa 组。因此单一剂量拮抗药即可有效地预防早发性 LH 高峰，优于 GnRHa 长周期脱敏治疗。

双盲、随机性研究发现，西曲瑞克-FSH 方案明显提高 ICSI 临床效果，平均取卵率为 5.5 个，IVF 受精率为 64%，ICSI 受精率为 69%。IVF 组，每单次卵泡穿刺妊娠率为 33%，胚胎移植妊娠率为 50%。ICSI 组每单次穿刺妊娠率为 55%，胚胎移植妊娠率为 62%。

前瞻性随机研究表明，IVF/ICSI 项目中，GnRH 拮抗药西曲瑞克与 GnRH 激动药布舍瑞林预防内源性 LH 高峰的有效率分别为 96.3% 和 90.6%。hMG 用量和治疗时间，拮抗药明显低于激动药组（$P < 0.01$）。激动药组注射 hCG 时的多数卵泡直径（11～14mm）均小于拮抗药组，而血清雌二醇浓度明显高于拮抗药组。另外三组大样本研究发现，GnRH 拮抗药治疗的胚胎植入率和雌二醇浓度较低，提示拮抗药可能存在垂体外作用，即调节卵巢甾体激素生成和功能。

（三）Nal-Glu

月经正常的妇女，于月经周期（13.7±1.4）d，即当 LH 为（13.7±3.5）U/L，E_2 为（980±131）pmol/L 时，皮下注射 GnRH 拮抗药 Nal-Glu 20mg，24h 后 LH 降低 68.5%，E_2 降低 42%，FSH 降低 53.2%。IVF 项目中，当卵泡晚期出现多个高评分卵泡时，给予 GnRH 拮抗药可有效地遏制 LH 高峰和降低 OHSS 发生率。

卵泡中期开始应用加尼瑞克（0.25 mg/d）-rFSH（150U/d）治疗也可有效地限制优势卵泡数量，并获得足够的卵母细胞用于 IVF/ET，减少促性腺激素用量，除非妊娠，而不需要辅助黄体功能。

GnRH 拮抗药和激动药（脉冲式应用）联合应用时，通过竞争抑制 GnRH 受体，有效地抑制内源性 GnRH 分泌，恢复正常的 LH 脉冲频率。方法是 GnRH 拮抗药 Nal-Glu，10mg，皮下注射，每 72h 1 次，共 7d。然后，开始 GnRH 激动药脉冲治疗，10μg/90min，共 15d，成功地使 LH 释放频率和雄激素分泌恢复正常。

三、辅助黄体功能

GnRH 拮抗药并不影响 IVF/ICSI 的黄体功能。对比治疗观察发现，应用 hMG 和 GnRH 拮抗药西曲瑞克（0.25～0.5mg/d）两组治疗的黄体期、孕酮分泌量、临床转归、妊娠率、雌激素和孕激素水平无明显差异。

IVF 项目中，于卵泡中期（≥5～8d）同时应用 rFSH 100～150U/d 和 0.25mg/d 西曲瑞克，即可有效地促进优势卵泡发育。而以固定剂量 rFSH 150U/d 注射可有效地限制优势卵泡数量，足以获得足够的卵母细胞用于体外受精和胚胎移植，并减少促性腺激素的用量，除非妊娠，一般不需要辅助黄体功能。

GnRH 拮抗药可在数小时内完全抑制垂体促性腺激素分泌，避免未成熟卵泡的过早黄素化，即降低黄素化不破裂卵泡（LUF）发生率，从而成功地用于控制性促超排卵治疗。COH 中的 GnRH 拮抗药Ⅱ和Ⅲ期临床应用研究发现，西曲瑞克可单次或多次注射，而加尼瑞克则需要多次重复注射，生化妊娠率＞60%，临床妊娠率为 30%。

GnRH 拮抗药-FSH 联合治疗并不引起雌二醇降低，LH 过早升高率仅为 2%，垂体对 GnRHa 或 GnRH 拮抗药仍存在反应性，但以上治疗应注意辅助黄体功能。GnRH 拮抗药治疗周期短，OHHS 发生率低于 GnRHa 长程治疗。因此，GnRH 拮抗药将成为预防和治疗 OHSS 的有效药物。

GnRH 拮抗药以剂量依赖性方式抑制内源性 GnRH 作用，引起 FSH 和 LH 分泌降低。在辅助生育中，拮抗药可与 GnRHa 同时应用 1～3d 即可达到下调和脱敏目的。

长效 GnRH 拮抗药已进入临床试验阶段，对性早熟有良好的治疗作用。

GnRH 拮抗药加尼瑞克和西曲瑞克并不影响人类颗粒细胞甾体激素的生成。在 IVF 和 ICS 研究中，卵母细胞的成熟率和受精率与 GnRHa 长程治疗相似。GnRH 拮抗药治疗周期短、安全、简单、顺应性好。另外，应用 GnRH 拮抗药治疗后，可应用 GnRHa 替代 hCG 促进排卵，以降低取消周期率和 OHSS 发生率。

在 IVF 中，应用 GnRH 拮抗药可缩短治疗时间和减少检测费用，然而，与 GnRHa 比较（一个取卵周期），拮抗药治疗周期中卵泡晚期所获得的卵母细胞大小不一。虽然增加 FSH 剂量可增加取卵数量，但拮抗药和激动药两种治疗的疗效并无显著性差异。

四、其他治疗

1. *多囊卵巢* GnRH 拮抗药可通过下调和脱敏作用有效地抑制多囊卵巢妇女的高雄激素血症和高 LH 血症，改善卵巢对促排卵药物的敏感性，提高排卵率和妊娠率。GnRH 拮抗药可在数小时内遏制多囊卵巢妇女高 LH 高脉冲频率、快速降低生物学活性和免疫活性 LH 水平，缓慢地降低 FSH，改善 LH/FSH 比值，其下调作用无急性期效应（flare-up effect），作用可维持 10～100h，不良反应轻微。

GnRH 拮抗药和激动药也可联合应用，有效地抑制内源性 GnRH 分泌，恢复正常的 LH 脉冲频率。方法是拮抗药 Nal-Glu，10mg，皮下注射，每 72h 1 次，共 7d。然后，开始 GnRH 激动药脉冲治疗，10μg/90min，共 15d，成功地使 LH 释放频率和雄激素分泌恢复正常。

2. *妇科肿瘤* 乳腺癌、卵巢癌和子宫内膜癌内存在的 GnRH 及其受体的表达是人类恶性肿瘤细胞增生的自分泌调节系统，GnRHa 和 GnRH 拮抗药均可通过下调和脱敏作用治疗妇科性激素依赖性疾病和肿瘤。

GnRH 受体拮抗药可快速阻断 GnRH 作用，其依从性、耐受性和安全性良好，因此 GnRH 拮抗药适用于所有 GnRH 脱敏指征，包括子宫内膜异位症、子宫平滑肌瘤、乳腺癌和男性良性前列腺增生和中枢性性早熟，其中辅助生育和前列腺癌的疗效最好。如应用 Nal-Glu 50～300μg/kg 治疗子宫肌瘤，用药 4 周后，肿瘤体积缩小 50%，组胺释放仅限于注射部位。

第三节 促性腺激素

促性腺激素（gonadotropins，Gn），包括促卵泡素（follicle stimulating hormone，FSH）和黄体生成素（luteinizing hormone，LH）是腺垂体分泌的糖蛋白激素（glucoprotein hormones）。妊娠期胎盘合体滋养细胞分泌的人绒毛膜促性腺激素（human choriogonadotropin，hCG）也属于糖蛋白激素，生化结构和生理功能与 LH 相似。促性腺激素促进卵巢内卵泡的生长、发育、成熟、排卵和性激素分泌，维持女性正常的生殖生理和生殖内分泌功能。

一、概　　述

【种类】

1. *人类绝经后促性腺激素*（human menopausal gonadotropins，hMG） 是从绝经后妇女尿液中萃取的促性腺激素，生化结构和生物活性与垂体促性腺激素相似。商品名为 humegon，pergonal（Cutter）。每安瓿含有 FSH 75U、LH 75U，供肌内注射。

2. *纯化促卵泡素*（pure follicle stimulating hormone，pFSH） 国外商品名称为

Metrodin、Urofollitropin。pFSH是绝经后妇女尿液中提取并纯化的FSH，为酸性糖蛋白，每安瓿含有FSH 75U、10mg乳酸钠、LH甚微（≤1U）。pFSH为水溶性，供肌内注射。

3. 基因重组人促卵泡素（recombinant human FSH，rhFSH，gonal-F，Metrodin，Serono） 是通过人FSH基因转染技术生成的FSH，生化纯度高达99%，rhFSH分子量为31kDa，第1半衰期为2h，第2半衰期为（17±4）h，10%通过尿中排出，肾清除率为（0.07±0.04）L/h，略低于肾小球滤过率，分子扩充容量为4L，最大为11L，因此可弥散进入细胞外液。

rhFSH 300U（org 32489）注射后30min，血药浓度达到高峰，24h后降至基础值，女性$t_{1/2}$为（32±12）h；C_{max}为（7.4±2.8）U/L；t_{max}为（14±6）h，吸收率低于男性。女性注射rhFSH后，大部分药物滞留于脂肪中，药物吸收较慢。

不同途径（IM、SC和IV）给药体内代谢（$t_{1/2}$、C_{max}和t_{max}）、半衰期和生化/免疫活性比值（bioassay/immunoassay ratio）也不同。rhFSH注射后，血浆浓度与总剂量相关。以递增法注射rhFSH（75U/d×7d，以后150U/d×7d，以后225U/d×7d），注药后3～5d血药浓度达到高峰。如固定剂量注射（rhFSH 225U/d），第17天血药浓度达到高峰平台，停药后第10～12天，血药浓度降至基础值。如皮下注射（rhFSH 150U/d×7d），第4天血药浓度达到高峰平台。因此，以固定剂量注射，至少需要4d才能使血药浓度达到促进卵泡发育作用，因此临床应用时可根据卵泡发育状况调整注药剂量和时间。

按照两细胞学说-两促性腺激素学说，rhFSH仅促进卵巢卵泡发育，但不能促进雌二醇生成。注射rhFSH后，抑制素首先升高，然后雌二醇升高，此为卵泡早期发育最佳指标。rhFSH的耐受性良好、不良反应轻微、不易产生FSH抗体，是一种有前途的促排卵药物。

4. 人绒毛膜促性腺激素 人绒毛膜促性腺激素（hCG），商品名为：autuitrin，chorigon，gonadex，chorex，cystover，koorgen，follutein，harvatropin，pergnyl，prolan。hCG从早期妊娠妇女尿液中萃取，每安瓿含有hCG 500U、1000U、2000U和5000U，供肌内注射。hCG的生化结构和生理功能与LH相似。hCG的第1半衰期为5.6h，第2半衰期为23.9h。注射hCG 10 000U后，血浆浓度为自然排卵周期LH高峰的10～20倍，可有效地促进排卵和维持黄体功能（表10-2）。

表10-2 促性腺激素制剂

促性腺激素制剂	商品名称
人绝经后促性腺激素（hMG）	Pergonal，Humegon，Menogon，Repronex
纯化尿FSH	Metrodin，Normegon，Orgafol
高度纯化尿FSH	Fertinex，Metrodin HP
基因重组FSH	Puregon，Gonal-F，Follistim
人绒毛膜促性腺激素（hCG）	Pregnyl，Profasi，APL
基因重组hCG	Ovidrel
基因重组LH	Lhadi

【适应证】 促性腺激素制剂主要用于治疗下丘脑-垂体性低促性腺激素性腺功能减退性疾病，包括：①下丘脑-垂体功能紊乱；②多囊卵巢综合征；③高催乳素血症，伴有和(或)不伴有溢乳症；④黄素化未破裂卵泡综合征(LUFS)；⑤辅助生育(IVF/ET)。

【治疗原则】

1. 个体化原则　促性腺激素治疗应遵循个体化原则，即根据妇女年龄、体重和基础内分泌状态，选择恰当的促性腺激素制剂和剂量。临床实践中，常以对 hMG 或 FSH 225U/d 治疗的反应性，将患者分为 2 组：①低反应组，血浆雌二醇≤850pg/ml，注药后第 3 天，血浆 FSH≤20mU/ml，继续注药血浆浓度也不再增加；②高反应组，血浆雌二醇≥1500pg/ml，注药后第 3 天，血药浓度≥35mU/ml，同时雌二醇生成增加。

2. 阈值学说　FSH 阈值学说(the threshold theory)认为，自然月经周期中，当血浆 FSH 浓度达到特定浓度(阈值)时，才能募集和促进某些卵泡发育。换言之，当血浆 FSH 浓度较低时，卵巢内仅有对促性腺激素敏感的窦前期卵泡优先被募集，并进入发育卵泡簇，而当血浆 FSH 浓度较高时，可募集较多的窦前期卵泡进入发育簇。

优先募集并发育为优势卵泡的条件是：①卵泡内含有较多的 FSH 受体，并对低浓度 FSH 产生反应；②卵泡中含有丰富的颗粒细胞；③颗粒细胞的芳香酶活性较高；④卵巢和卵泡能生成多种细胞生长因子(EGF、IGF 和 VEGF)，经自分泌或旁分泌机制促进卵泡的自身发育；⑤卵泡局部生成的雌激素和激活素增强 FSH 的作用。

【治疗前评估】

1. 生殖激素测定　促排卵治疗前，生殖激素测定有助于预测和评估下丘脑-垂体-卵巢轴内分泌功能。如“早期”(incipient)卵巢衰竭妇女血浆 FSH 升高、抑制素降低，但雌二醇分泌仍正常。晚期卵巢衰竭妇女，FSH 明显升高与垂体对抑制素反应性降低相关。绝经过渡期妇女(45～49 岁)卵泡期抑制素 B 降低，而黄体期抑制素 A 降低，黄体-卵泡转化期 FSH 升高。卵巢内抑制素生成从 40 岁后急剧下降，而血浆 FSH 浓度也从 40 岁后快速升高。

生育早期妇女，始基卵泡对促性腺激素的反应性良好，排卵率和妊娠率较高。生育晚期妇女卵巢内卵泡储备减少，始基卵泡质量、对促性腺激素的反应性、排卵率和妊娠率均降低。绝经前妇女血浆 LH 无明显变化，绝经后 LH 开始升高。生殖激素变化和卵巢内卵泡数目减少的同时，卵巢体积也缩小。因此，超声监测卵巢体积≤$3cm^3$，提示促排卵治疗效果欠佳。

2. 卵巢储备力评估　生殖激素测定是判断卵巢储备力的重要指标。由于 FSH 水平随着年龄增长而升高，因此月经周期第 3 天，血浆 FSH≥12U/L，特别是≥20U/L 时，提示体外受精率降低。如月经周期第 3 天，血浆 FSH≥25U/L，或患者年龄≥44 岁，或两者兼而有之，无论是促排卵或辅助妊娠均希望渺茫。

临床观察发现，年龄≤40 岁妇女，血浆 FSH 不会异常升高，因此年轻妇女 FSH 明显升高提示卵巢储备力降低或卵巢早衰，其与卵母细胞数量减少和反应性降低相关。月经周期第 3 天，雌二醇浓度≥80pg/ml，提示治疗预后不良，因雌二醇过早升高与 FSH 敏感卵泡过早和过快的募集相关。生殖激素与年龄相关的变化将一直延续到绝经期。如月经周期第 3 天，血浆 FSH、LH 同时升高(≥40mU/ml)，提示卵巢早衰。

3. 氯米芬应激试验　目的是检测 FSH 反应性和卵巢抑制素活性。试验方法是于月经周期的第 5～9 天，给予氯米芬 100mg/d，口服。于试验前(月经周期第 3 天)和试验后(月经周期第 10 天)分别测定血浆 FSH 浓度。如月经周期第 10 天 FSH≥26U/L，或高于试验前 FSH 浓度 2 个标准差以上，提示治疗预后不良。

临床观察发现，≤30 岁妇女氯米芬应激试验异常率为 3%，≥39 岁时异常率升至 26%；年龄≥40 岁的妇女，异常率高达 85%。不孕妇女氯米芬应激试验异常率为 10%。原因不明性不孕妇女异常率为 38%。对于预测自然生育力和辅助生育妊娠率，应用氯米芬应激试验检验卵巢储备力敏感性优于 FSH 基础值测定。因此，任何年龄妇女，氯米芬应激试验异常，均提示促排卵治疗预后不良。

临床研究发现，于月经周期第 2、第 3、第 4 天进行氯米芬试验结果相似。年龄≥40 岁的妇女进行氯米芬应激试验的必要性难以结论，因即使试验结果正常也不能说明卵巢储备力正常。因此年长妇女氯米芬应激试验异常，应劝其接受赠卵辅助生育。诚然，氯米芬应激试验异常并非绝对无妊娠希望。任何年龄组妇女，如月经周期第 3 天 FSH 异常升高和(或)氯米芬应激试验异常，均应劝解其选择体外受精和接受赠卵辅助生育。同时也应予患者说明其将进展为卵巢早衰的可能性。

【治疗方案】

1. *递增法和递减法*

(1)递增法：先从小剂量开始(每日 1 安瓿)，逐渐增加促性腺激素剂量。从治疗第 7 天开始排卵检测(超声和雌二醇测定)，直到出现优势卵泡。

(2)递减法：递减法先从大剂量(每日 2～3 安瓿)开始，从治疗第 7 天开始排卵检测(超声和雌二醇测定)，待出现优势卵泡后减少剂量至每日 1 安瓿。

2. *GnRHa-COH 疗法*　适用于辅助生育、高雌激素、高雄激素、高促性腺激素血症妇女。GnRHa 治疗的目的是通过下调(down-regulation)垂体促性腺激素细胞 GnRHa 受体数量和功能，促进垂体脱敏(desensitization)，抑制过高内源性生殖激素分泌，使生殖内分泌内环境恢复到正常促性腺激素性无排卵(normagonadotropic anovulatyion)状态、低促性腺激素性性腺功能减退状态(hypogonadotropic hypogonad state)和低雌激素血症，为控制性卵巢高刺激治疗(controlled ovarian hyperstimulation，COH)提供良好的生殖内分泌环境和卵巢内卵泡同步化预备状态。

GnRHa 脱敏疗法可有效地抑制卵泡期高 LH 血症和过早出现 LH 高峰、减少卵巢局部高雄激素血症对发育卵泡的不良影响，有计划地控制和促进卵巢内多卵泡同步化发育和成熟，提高卵泡募集率、成熟率、取卵率、降低取消周期率、改善子宫容受性、提高配子质量、胚胎移植成功率和妊娠率，降低卵巢高刺激综合征发生率。

GnRHa-COH 疗法包括 5 种：①超长期 GnRHa-COH；②卵泡期长期 GnRHa-COH；③卵泡期短期 GnRHa-COH；④黄体期长期 GnRHa-COH；⑤卵泡期超短期 GnRHa-COH。详见促性腺激素释放激素激动药(GnRHa)治疗节。如亮丙瑞林(Leuprolide Acetate，Lupron)0.5mg，每日 2 次，皮下注射，连用 2 周。当雌二醇浓度≤25pg/ml 时，卵巢内卵泡直径≤10mm 时提示垂体已脱敏，即可开始促性腺激素治疗。促性腺激素治疗期间，应继续维持 GnRHa 治疗，直到注射 hCG 时为止。GnRHa-Gn 疗法一般不需要加大促性腺激素剂量。GnRHa-Gn 疗法不增加募集卵泡数量、雌二醇血浆浓度和取消周期率。

值得注意的是，GnRHa 治疗初期可出现一过性急性期效应或激发反应“flare response”，其出现与否和反应强度取决于给予 GnRHa 治疗的时间。如于卵泡期和无排卵时开始 GnRHa 治疗激发反应较强，甚至可引起卵巢急剧增大或卵泡囊肿。如于黄体中期开始 GnRHa 治疗、或同时给予甲羟孕酮(10mg/d，连用 10d)治疗、或于孕酮治疗第 3

天开始 GnRHa 治疗则激发反应较轻微。GnRHa 脱敏治疗慢性期出现低雌激素血症可引起类绝经期症状，包括潮热和自汗等，应予患者说明。

GnRHa 的脱敏和下调作用可有效地降低内源性 LH 水平，然后出现自发性排卵，但需要辅助黄体治疗，即于排卵后第 3 天和第 6 天，分别注射 hCG 2000U，每日 2 次，或于排卵后第 3 天(即 LH 高峰后第 4 天)开始，给予孕酮辅助黄体功能：孕酮阴道内给药剂量为 25mg，每日 2 次；孕酮肌内注射剂量为 50mg/d；微粒型孕酮剂量为 300mg/d。由于微粒型孕酮剂量较大，应于临睡前服用以避免不良反应。孕酮胶囊可黏附于阴道壁上，每天经黏膜吸收总剂量的 8%，即约为 90mg 孕酮。阴道内给药，可靶向性向子宫内释放药物，而不引起血液内孕酮浓度升高。临床观察发现，应用 hCG 和孕酮辅助黄体功能的妊娠率相同，但应用 hCG 辅助黄体功能，有诱发卵巢高刺激综合征之虞。

3. *hMG-hCG 疗法*　以月经周期第 3 天生殖激素测定(FSH、LH、E_2、PRL、T_0)为指导，确定 hMG 给药方法。如治疗前 $E_2 \leqslant$ 367pmol/ml，hMG 剂量应为 150U/d；如 $E_2 \geqslant$ 367pmol/ml，hMG 剂量则应为 75～150U，每隔 1 天 1 次，连用 10～14d。hMG $\leqslant$200U/d 和 $\geqslant$400U/d 的排卵率分别为 75%和 95%。

从 hMG 治疗的第 7 天开始排卵监测，如卵泡发育速度$\leqslant$2～3mm/d，血浆 E_2 升高速率$\leqslant$1.1 倍/d，可采用递增法给药，直到卵泡正常发育。如治疗期间过早出现多个主导卵泡发育，应采用递减法给药。hMG 停药指标为，优势卵泡直径$\geqslant$18mm、或出现 3 个以上的主导卵泡(直径$\geqslant$16mm)、或血浆 $E_2 \geqslant$ 1110pmol/ml、或宫颈黏液结晶(+++)、评分 10～12 分。

以排卵监测(超声检测和血浆 E_2 测定)指导 hCG 治疗。当优势卵泡直径$\geqslant$18mm、血浆 $E_2 \geqslant$ 367pmol/ml 时，1 次注射 hCG 5000～10 000U。排卵多发生于注药后 18～24h，并维持黄体功能 14d。注药后第 2 天上午超声检查确定是否排卵。如已排卵(优势卵泡消失，直肠陷窝出现少量积液)则无须再次注药。如优势卵泡未破裂，可再次注射 1 次相同剂量 hCG。次日再次检测有无排卵。如经 2 次注射 hCG 仍无排卵者不再注药。注药后卵泡不破裂并继续增大者多提示为黄素化未破裂卵泡综合征。

在控制性促超排卵(COH)和 IVF 治疗项目中，注射 hCG 的指标为：①出现 1 或 2 个主导卵泡(直径 16～18mm)；或②有 3 个以上卵泡直径$\geqslant$14mm；③子宫颈黏液结晶(+++)；或④血浆 $E_2 \geqslant$1110pmol/ml 停用 hMG，每 24～36h 1 次注射 hCG 5000～10 000U，32～36h 后取卵。

以治疗前基础 FSH、LH、E_2 水平确定 hCG 剂量。如 LH(月经周期第 3 天)$\geqslant$ 10mU/ml，$E_2 \leqslant$100pmol/ml，LH/FSH$\geqslant$3，则 hCG 剂量应$\geqslant$10 000U/次。如 LH$\leqslant$ 10mU/ml，$E_2 \geqslant$100pmol/ml，LH/FSH$\leqslant$3，则 hCG 剂量应$\leqslant$10 000U/次。

发育卵泡尚未成熟时，禁忌过早注射或分次注射 hCG，以免引起未成熟卵泡过早黄素化和黄素化未破裂卵泡综合征。如第 1 个治疗周期即出现排卵，应重复治疗 3 个周期以期妊娠。如第 1 个治疗周期即出现卵巢高刺激综合征应停止治疗并对症处理。如连续出现排卵，但未妊娠者，应进一步审查其他引起不孕的原因。

如第 1 个治疗周期未出现排卵，则第 2 个治疗周期应调整药物剂量、方法和配伍。如连续 3 个治疗周期均未出现排卵，应停用或改用其他治疗方案。同一患者，不同治疗周期的药物剂量应保持相对恒定，但不同患者间的药物剂量差异性很大。

4. *pFSH-hCG 疗法*　适用于 LH/FSH $\geqslant$3、LH$\geqslant$10mU/ml、低促性腺激素血症、

hMG-hCG 治疗失败、曾出现过黄素化未破裂卵泡综合征和多囊卵巢患者。应用 pFSH 替代 hMG 的目的是，避免 hMG 引起的卵泡期 LH 高峰、未成熟卵泡黄素化和 LUFS。用药方法与 hMG-hCG 疗法相同。

5. *氯米芬-hMG-hCG 疗法*　适用于 CC 抵抗、CC 治疗出现黄体功能不全和多囊卵巢妇女。方法是于月经周期的第 5～9 天，口服 CC 50～100mg/d，后接续 hMG-hCG 疗法。

6. *溴隐亭-hMG-hCG 疗法*　适用于慢性无排卵、高催乳素血症、低促性腺激素血症妇女，包括肿瘤型高催乳素血症（Forbes-Albright syndrome）、产后型高催乳素血症（Chiari-Frommel syndrome）、特发型高催乳素血症（Ahumada-Argonz-del-Castillo syndrome）、医源性高催乳素血症（Iatrogenic hyperprolactinemia）。方法是，在 hMG-hCG 治疗的同时，服用溴隐亭 2.5～5.0mg/d。

7. *生长激素辅助疗法*　始基卵泡的生长发育依赖于卵巢内自分泌和旁分泌因子，特别是生长激素（GH）和胰岛素样生长因子-1 的作用。临床观察发现，每天肌内注射生长激素 24U，可有效地改善促性腺激素促排卵效果，但对于促排卵治疗反应良好的妇女，附加生长激素治疗并无多大裨益。有报道称，促性腺激素和生长激素释放激素（GH-RH 500μg，2 次/天）联合治疗可减少促性腺激素用量和提高妊娠率。生长激素疗法的病例选择、药物剂量、应用方法有待规范化，而药物价格昂贵也限制其实际应用。

【治疗期间监测】

1. *血浆雌激素测定*　促性腺激素治疗第 7 天开始进行血浆雌激素测定。临床观察发现，单一优势卵泡发育的理想雌二醇浓度窗口为 1000～1500pmol/ml。当血浆雌二醇浓度升高至 1500～2000pmol/ml 是发生卵巢高刺激综合征的高危值，当雌二醇浓度≥2000pmol/ml 时则禁忌注射 hCG，而放弃该治疗周期，任其卵泡自然闭锁。

血浆雌激素浓度和卵泡超声影像学变化呈同步化反应，均可作为预测排卵和并发症发生的指标。观察发现，接受促排卵治疗的多囊卵巢妇女血浆雌激素浓度≥3800pg/ml，下丘脑性闭经妇女血浆雌激素浓度≥2400pg/ml 时，则妊娠周期中发生严重卵巢高刺激综合征概率为 5%，而非妊娠周期中发生概率为 1%。

促性腺激素治疗周期中，如血浆雌二醇浓度相当于或低于正常月经中期水平难以获得理想妊娠率，因此应适当增加促性腺激素剂量和延长治疗时间，以提高血浆雌激素水平。自然月经周期和促排卵治疗周期中，雌二醇增加的速率是相同的，与多胎妊娠周期比较也无显著性差异。为防治卵巢高刺激综合征，在注射 hCG 前测定血浆雌二醇浓度和升高速率十分重要，因此当血浆雌二醇浓度呈现线性增高时，无必要再增加促性腺激素治疗剂量。

2. *超声排卵监测*　正常月经周期的第 5～7 天，超声检查即可发现生长卵泡簇。优势卵泡多于月经周期第 9～10 天出现。正常排卵前优势卵泡直径为 20～24mm（14～28mm）。优势卵泡直径≤17mm 难以妊娠。非优势卵泡直径极少≥14mm，5%～11%的月经周期可同时出现 2 个优势卵泡。

在排卵前 5d 内，优势卵泡发育呈线性生长，生长速率为 2～3mm/d，排卵前卵泡最后 24h 内快速生长。排卵间期疼痛与排卵无关，而与优势卵泡快速生长相关，因此腹痛多于卵泡破裂前出现。排卵时，卵泡内容物在 1～45min 完全排出，此时子宫直肠陷凹内可出现少量液体。排卵后卵泡并不消失，呈现为体积缩小的形态不规则囊泡，可持续存在 4～5d。

当优势卵泡直径≥18mm 时，卵泡液内雌激素浓度可达到 200～400pmol/ml，可适时注射 hCG 促进排卵。卵巢高刺激综合征与多卵泡发育相关。因此，存在 3～5 个直径≥13mm 卵泡时，不应注射 hCG，并注意防治多胎妊娠和卵巢高刺激综合征。

超声动态监测排卵并不能有效降低多胎妊娠和卵巢高刺激综合征发生率。轻度卵巢高刺激综合征与中等大小的卵泡增多相关，而严重的卵巢高刺激综合征则与小型卵泡增多相关。据此，当出现大量(≥11 个)小型卵泡出现时，也不应注射 hCG。

3. *子宫内膜厚度监测*　促排卵和 IVF 项目中，胚胎植入与 hCG 注射日子宫内膜厚度相关。氯米芬-hCG 治疗时，如子宫内膜厚度≤6mm 不易妊娠，但不管采用哪种治疗方法，只要子宫内膜厚度达到 9～10mm，则可获得最高的妊娠率。

【临床疗效】

1. *排卵率*　美国 Royal 妇产科医院 243 例，1548 次促排卵治疗观察发现，总排卵率为 58%，其中原发和继发性闭经排卵率为 61%，稀发月经为 53%，功能性无排卵为 55%。日本一组报道称，总排卵率为 64.5%，Ⅰ度和Ⅱ度闭经排卵率和周期排卵率分别为 80%～90%和 70%～80%；59.7%和 53%。山东省立医院妇产科 132 例，402 次治疗周期观察，总排卵率为 92.2%。上海医科大学妇产科医院 100 例观察，卵泡成熟率为 98%，排卵率为 98.6%。哈尔滨医大报道之总排卵率为 100%。

2. *妊娠率*　国外报道，总妊娠率为 16.1%～58.6%，周期妊娠率为 8.08%～27.9%。日本一组报道称，总妊娠率为 31.4%，周期妊娠率为 13.3%。Ⅰ度闭经则分别为 33.3%和 13.3%。Ⅱ度闭经分别为 40%和 17.1%。山东省立医院报道，妊娠率为 65.9%，哈尔滨医科大学为 71.42%，上海医科大学为 51%。

3. *多胎妊娠率*　hMG-hCG 疗法的多胎率为 11%～44%。Gembrel 报道，单胎率为 60.75%，多胎率为 28.3%（21.7%～60.75%）。日本仓智敬一报道，双胎率为 63.4%，3 胎率为 21.5%，4 胎率为 8.6%，5 胎率为 5.4%，6 胎率为 1.1%，最高为 8 胎。胎数越多，流产和早产率越高，成活率越低。

开展促性腺激素治疗的早期，由于未进行系统治疗监测，多胎率可达 30%，而目前多胎率已降至 10%以下。多胎妊娠是多排卵的直接后果，自然发生的双胎率仅为 1%，三胎率为 0.010%～0.017%。不同种族的双卵双胎率差异很大，与母亲遗传相关。单卵双胎率为 0.3%～0.4%，其不受遗传因素影响。促排卵治疗单卵双胎发生率增高 3 倍，原因不明。多胎妊娠时，母体和围生儿死亡率升高。

4. *流产率*　流产率为 22%～27.9%，其中Ⅰ度闭经流产率为 18.5%，Ⅱ度闭经为 25.1%。第 1 孕季流产率为 13.5%，第 2 孕季为 5%。多胎妊娠流产率为 21.5%，单胎流产率为 12.5%，3 胎以上妊娠流产率为 8.3%～51%。促性腺激素治疗自然流产率升高与不孕妇女的年龄、多胎妊娠、早期妊娠流产及识别等因素相关。经过至少 1 次促性腺激素治疗成功妊娠者，在以后的 5 年内自然妊娠率可达 30%，且多发生于停止促性腺激素治疗后 3 年内。

5. *胎儿畸形率*　平均畸形率为 1.8%（0.9%～3.4%）。促性腺激素治疗并不增加胎儿畸形发生率。新生儿日后的体格发育和智力也正常。

二、治疗期间并发症及其防治

(一)卵巢过度刺激综合征

卵巢过度刺激综合征（ovarian hyperstimulation syndrome，OHSS）是由促排卵药物引起，以卵巢多卵泡发育、多黄体生成、高雌激素血症和急性卵巢增大为特征的综合征。临床表现为高雌激素血症、高黏滞血症、高血凝状态、低血容量、水电解质平衡失调、酸中毒、脱水、胸腔积液、腹水、卵巢急剧增大和卵巢囊肿形成。严重者表现为急性循环衰竭、肾衰竭、卵巢囊肿破裂、内出血、休克、弥散性血管内凝血和死亡。

【发生率】 国外文献报道 hMG-hCG 疗法为 5%～20%，其中轻度为 8.4%，中度为 6%～7%，重度为 0.8%～2%。国内山东省立医院妇产科报道为 6.82%。山东大学附属医院妇产科报道，hMG-hCG 为 52%，CC-hMG-hCG 为 85%，CC-hCG 为 26.9%，其中轻度为 22%，中度为 12%，重度为 7%。武汉同济医科大学报道为 31.3%，其中重度占 6.3%。

【高危因素】 引起 OHSS 的高危因素如下。

1. **高雌激素血症** 血浆雌二醇≥2500pg/ml 为高危值，E_2≥4000pg/ml 时，OHSS 发生率为 100%。E_2≤1000pg/ml 极少发生 OHSS。

2. **多优势卵泡发育** 促排卵周期中，如出现 15 个以上的主导卵泡（直径≥15mm），极易发生 OHSS。

3. **LH/FSH≥3** 多囊卵巢对促性腺激素十分敏感极易发生 OHSS。

4. **大剂量应用 hCG** 增强内源性肾素-血管紧张素-前列腺素-醛固酮系统活性，易于诱发 OHSS。

5. **年龄和体重因素** 年龄≤25 岁，或≥35 岁妇女易于发生 OHSS。

6. **多胎妊娠** 促排卵治疗后妊娠者，特别是多胎妊娠时易于发生 OHSS。如已发生 OHSS，妊娠后症状加重，持续时间延长。

【病因病理】 OHSS 发生与下列机制相关。

1. 多卵泡发育引起高雌激素血症和多发性黄素化囊肿形成，增强内源性环氧化酶活性，促进花生四烯酸代谢和前列腺素的生成。

2. 前列腺素增强内源性肾素-血管紧张素-醛固酮系统（renin-angiotensins-aldosterone system）活性，增加血管通透性，引起胸腔积液、腹水和弥漫性组织水肿。

3. 血液浓缩、循环血量降低、低蛋白血症、水电解质、酸碱平衡失调。

4. 血液高凝状态和微小血栓形成，严重者可发生弥散性血管内凝血和成人呼吸窘迫综合征。

5. 肾血流灌注不足、引起少尿、高氮质血症，严重者出现肾衰竭。

6. 外源性 hCG 增强内源性肾素生成，增强肾素-血管紧张素-前列腺素-醛固酮系统活性，加重 OHSS 病情和延缓症状消退进程。OHSS 多发生于注射 hCG 后第 5～8 天，第 10～14 天达到高峰。

7. 卵巢内自分泌和旁分泌机制。如血管内皮生长因子（VEGF）是引起 OHSS 的重要因素，因 VEGF 显著增加毛细血管通透性，其血浆浓度与 OHSS 严重程度呈正相关。白介素家族（interleukin family）也增加毛细血管通透性，并增强一氧化氮（NO）系统功能。OHSS 时，腹水中大量血管紧张素Ⅱ（angiotensin-Ⅱ）生成与 hCG 增强卵巢内肾素-血管紧张素系统（renin-angiotensin system）活性相关。

【临床分型】 根据临床表现和生化指标，OHSS 分为轻、中、重度 3 型，Ⅰ～Ⅵ级。

1. 轻度

Ⅰ级：双侧卵巢增大、直径≤6cm、血浆 E_2≥1110pmol/ml、P≥15ng/ml。

Ⅱ级：Ⅰ级＋卵巢直径≥6cm，多主导卵泡形成。

2. 中度

Ⅲ级：Ⅱ级＋卵巢直径≤12cm、血浆 E_2≥2500pmol/ml、P≤25ng/ml，出现腹痛和腹胀。

Ⅳ级：Ⅲ级＋恶心、呕吐、腹泻和少尿。

3. 重度

Ⅴ级：Ⅳ级＋卵巢囊肿直径≥12cm、血浆 E_2≥4500pmol/ml、P≥25ng/ml，出现胸腔积液和腹水。

Ⅵ级：Ⅴ级＋血液浓缩、黏滞度增加、高血凝状态，心、肾、肝功能损害、电解质紊乱。

【诊断】 hMG-hCG 治疗史，结合快速出现的卵巢增大和卵巢囊肿形成、高雌激素血症、血容量降低、少尿、胸腔积液、腹水、腹痛腹胀等症状可以确诊。hCG 测定和超声检查有助于确定卵巢囊肿、腹水、妊娠或多胎妊娠。血流动力学和内分泌检查有助于指导临床治疗。

【治疗】

1. 轻度　症状轻微、进展缓慢，可在门诊治疗。不伴有妊娠的单纯性 OHSS，症状体征多在 2～4 周自然消退。如伴有妊娠者，特别是多胎妊娠者，OHSS 症状加重，病程可持续 2～3 个月。

2. 中度　原则住院治疗。绝对卧床休息，以生化指标为指导，给予扩容治疗，补充体液、矫正低蛋白血症，监测卵巢囊肿和腹水变化。如未妊娠症状在 4～6 周逐渐消退。如合并妊娠，特别是多胎妊娠应严密观察病情变化，必要时应行选择性减胎术。

3. 重度 OHSS　重症监护和治疗，包括以下几方面：

(1)严密观察腹围和腹水变化、控制输入量、记录出入量、矫治电解质平衡失调，保护心、肝、肾功能。

(2)扩容治疗。在中心静脉压监测下进行扩容治疗，矫治低血容量，低蛋白血症，改善微循环，增加肾血液灌注量。常用的液体包括低分子右旋糖酐-40，500ml/d，Hartman 平衡溶液(林格溶液 500ml＋11.2%乳酸钠 27ml)500ml。每天扩容液体总量不应超过 800ml，盐摄入量应≤250mg/d。

(3)白蛋白和血浆疗法。每天或隔日 1 次静脉注射白蛋白 10g 或血浆，直至病情稳定。

(4)禁用利尿药，因在低血容量尚未充分矫治前，应用利尿药物可加重血液浓缩、增加血液黏滞度和诱发血栓形成。

(5)矫治血液高凝状态，防治 DIC，必要时给予肝素疗法。

(6)防治心力衰竭和肝、肾衰竭，以及成人呼吸窘迫综合征。

(7)肾上腺皮质激素，抗组胺和抗前列腺素药物可缓解症状和保护机体反应性。

4. 巨大卵巢囊肿和腹水的处理　OHSS 多主导卵泡形成时，超声指导下经阴道行卵泡穿刺放液可阻断 OHSS 的发生，但穿刺后必须给予孕酮辅助治疗以维系黄体功能和妊娠。巨大卵巢囊肿形成，引起肿瘤急性扭转、破裂、内出血和呼吸困难应手术治疗。腹部穿刺治疗极易引起肿瘤破裂和内出血。值得注意的是，反复穿刺放液可加重体液和血浆蛋白丢失。

5. 妊娠和多胎妊娠的处理　轻型和中型 OHSS 合并妊娠，在严密检测下可继续维持妊娠。重症 OHSS 合并妊娠或多胎妊娠，通过系统非手术治疗，症状和体征不能缓解者，应行选择性减胎术或终止妊娠。

6. 成人呼吸窘迫综合征(ARDS)治疗　请内科呼吸科专家协助治疗。H_1 受体阻断剂马来酸氯苯拉明(Chlorpheniramine Maleate)维系细胞膜稳定性，有利于维持体液和甘露醇扩充血容量作用。

【预防】 ①严格掌握促排卵治疗适应证、剂量和方法；②存在 OHSS 高危因素者，应用 GnRHa-COH 疗法；③加强治疗监测，早期防治 OHSS 高危因素；④严格掌握 hCG 指征和剂量；⑤妊娠和多胎妊娠时极易发生 OHSS，应注意防范；⑥轻度和中度 OHSS 多在 2～4 周自然缓解和消退。重度 OHSS 的治愈率为 80%，20%需终止妊娠或手术治疗。

(二)黄素化未破裂卵泡综合征

黄素化未破裂卵泡综合征(luteinized unrupture follicle syndrome，LUFS)，指多发性未成熟卵泡和成熟卵泡内颗粒细胞，卵泡膜细胞和间质细胞过早黄素化(multiple immature follicle luteinization，MILF)引起卵泡持续性增大、不破裂、无排卵和孕酮异常分泌的综合征，是一种特殊类型的无排卵和不孕原因。

【发生率】　自然月经周期 LUFS 发生率为 5%～10%，促排卵治疗周期 LUFS 发生率为 30%～40%，其中 hMG-hCG 疗法为 42.5%，CC 疗法为 31.8%，子宫内膜异位症中，LUFS 的发生率为 18%～79%，高催乳素血症为 30%～50%。

【病因病理】　LUFS 发生与下列因素相关：①下丘脑-垂体功能异常，LH 升高、LH/FSH 比值升高；②盆、腹腔疾病，包括盆腔炎、子宫内膜异位症、盆腔粘连等；③多囊卵巢和卵巢巧克力样囊肿；④高催乳素血症；⑤甲状腺功能减退；⑥肾上腺功能亢进，库欣综合征等。

【临床表现】　LUFS 临床表现为月经失调 86.5%、无排卵性不孕 30%～70%、持续性卵巢增大 40%～75%。并发症包括子宫内膜异位症、多囊卵巢、高催乳素血症、高雄激素血症、盆腔淤血症和慢性盆腔炎。LUFS 的复发率为 63.6%。

【诊断】　①促排卵病史、症状和体征；②超声检查卵巢持续增大，无排卵并呈多囊卵巢性变；③生殖激素测定，FSH 和 E_2 降低；LH、PRL、T_0 升高；LH/FSH≥2；黄体期孕酮降低；排卵期后穹窿穿刺液雌、孕激素不升高；④卵泡晚期宫颈黏液过早出现孕酮反应；⑤子宫内膜检查，卵泡期子宫内膜增生不良，黄体期分泌化不良。

【防治】　①正确选择促排卵适应证、药物和方法。如多囊卵巢妇女，应采用 pFSH-hCG、GnRHa-COH 或 GnRHa 脉冲疗法。②促排卵治疗前，先治疗或同时治疗引起 LUFS 相关疾病，包括高催乳素血症、子宫内膜异位症、盆腔炎、高雄激素血症，以及盆、腹腔粘连和子宫变位等。③加强排卵监测。当卵泡成熟[直径≥18mm、E_2≥367pmol/ml、CM(＋＋＋)]时，1 次足量地注射 hCG 10 000U，翌日超声检查是否排卵。如无排卵，再注射 1 次 hCG。在卵泡尚未成熟前，切忌分散和小剂量注射 hCG。④辅助生育：经综合治疗无效和希望生育者，应采用助孕技术辅助生育，包括卵泡穿刺取卵行 IVF-ET、GIFT、IUI、ZIFT 和 ICSI。

(三)黄体功能不全

黄体功能不全(luteal phase defects or luteal insufficiency，LPD)，指黄体发育不良、孕激素分泌不足和子宫内膜分泌化不良引起的月经失调和生育功能缺陷综合征。育龄妇女黄体功能不全发生率为 3%～10%，不孕症为 3.5%～10%，hMG-hCG 疗法为 50%，CC 疗法为 50%。

【病因病理】　黄体功能不全与下列因素相关：①生殖激素分泌异常，卵泡期 FSH 分泌不足、FSH/LH 比值降低，黄体期 LH 分泌不足；②高催乳素血症；③高雄激素血症；④卵泡发育不良和质量降低，多见于年长妇女；⑤子宫内膜性激素受体 ER，PR 数量和功能缺陷；⑥黄体寿命缩短和孕激素分泌不足，为促性腺激素分泌不足或黄体细胞本身存在缺陷所致。

【临床表现】

1. 黄体期缩短　正常黄体寿命为(14±2)d，如黄体期缩短≤10d，黄体过早退化，可引起月经频发、周期缩短、经前出血、经期延长、月经过多、不孕、重复和习惯性流产。子宫内膜呈现不规则性成熟和分泌化不全变化。

2. 黄体萎缩不全　正常黄体完全退化时间为 3～5d，如退化时间≥7d，可引起子宫内膜不规则性脱落(irregular shedding)，临床表现为经前期出血、经期延长、月经过多、淋漓不止和慢性贫血。黄体期缩短和萎缩不全，可单独或同时出现。

【诊断】

1. 病史、症状和体征。

2. 生殖激素测定：包括 FSH、LH、雌二醇、孕酮、PRL、睾酮测定。正常黄体中期血浆孕酮浓度≥15ng/ml(6～30ng/ml)，如≥10ng/ml提示有排卵；≤10ng/ml提示黄体功能不全；≤5ng/ml提示无排卵。为准确地判断黄体功能，应于排卵后4d、6d、8d动态观察血清孕酮浓度。如孕酮浓度≥15ng/ml为正常，≤15ng/ml为黄体功能不全，而孕酮≤10ng/ml，则引起月经失调和不孕。

3. 子宫内膜病理检查：月经期前1～2d子宫内膜活检观察组织学变化。黄体功能不全时，常出现预期外子宫内膜，包括延缓型子宫内膜，即间质组织时相晚于预期组织相2d以上；超前型子宫内膜，即间质组织时相较预期组织相提前2d以上；分离型子宫内膜，即子宫内膜腺体和间质的组织相不一致，表现为腺体分泌化不良；特异型子宫内膜，即呈现A-S反应(Arias-Stell reaction)；子宫内膜不规则性剥脱，同时存在增生型和分泌型子宫内膜，子宫内膜腺体分泌不良。同时进行血清孕酮检测和子宫内膜活检诊断黄体功能不全准确率仅为75%，以检测排卵指导子宫内膜活检诊断黄体功能不全准确率可达89%。

4. 基础体温监测：黄体功能不全表现为高温相升高迟缓≥2d，高温相缩短≤9d，高温相基线不稳定，波动幅度≥0.3℃和高温相延长≥14d。

5. 阴道细胞学和子宫颈黏液检查。

6. 超声检查：观察卵泡发育、排卵和黄体形成情况，并排除黄素化未破裂卵泡综合征和卵巢肿瘤。

【治疗】

1. 根据个体化原则，制订促排卵方案 包括CC-hCG、hMG-hCG、pFSH-hCG、GnRHa脱敏疗法和溴隐亭疗法等。

2. 辅助黄体功能

(1)hCG疗法：即超声检测卵泡成熟后，1次注射hCG 5000～10 000U，5d后再注射hCG 5000U，或于排卵后4d、6d、8d、10d，分别注射hCG 2000U，辅助黄体功能。hCG在血浆中的第1个半衰期约6h，第2个半衰期较缓慢为24h。因此1次注射hCG 10 000U足以维持黄体功能直至妊娠。

(2)孕酮疗法：排卵后每天肌内注射孕酮10～20mg；或每日2次，阴道内置入孕酮25mg；或口服地屈孕酮(达芙通)20mg/d；或微粒化孕酮(琪宁)200mg/d，连服12～14d。

(3)溴隐亭疗法：适用于高催乳素血症者。

【预后】

1. 辅助黄体疗法的妊娠率 ①孕酮疗法46%～56%；②CC-hCG和CC-孕酮疗法91%；③CC疗法46%～50%；④溴隐亭疗法62.5%；⑤CC-溴隐亭疗法50%。

2. 子宫内膜组织病理与妊娠的关系 ①正常型子宫内膜：总妊娠率为25.4%，周期妊娠率为7%；②迟缓型子宫内膜：总妊娠率为34%，周期妊娠率为8.6%；③超前型子宫内膜：总妊娠率为16.7%，周期妊娠率为2.1%；④分离型子宫内膜：总妊娠率为25%，周期妊娠率为8.2%；⑤子宫内膜分泌化不良：妊娠率为0。

(四)多胎妊娠

【发生率】

1. 自然妊娠多胎发生率 自然妊娠中双胎率为1.05%～1.35%，3胎率为0.01%～0.017%。多胎妊娠发生率可按Hellins公式计算：自然妊娠双胎率(twin rate)为n；3胎率(triplets rate)为n^2；4胎率(quadruplets rate)为n^3；多胎率(multiple pregnancy rate)为n^{n-1}。

2. 促排卵治疗多胎妊娠发生率 与病例选择、治疗适应证、药物组合等因素相关。如低促性腺激素性闭经多胎妊娠率为50%，稀发月经多胎率为18.4%，黄体功能不全多胎率为17.6%。

3. 不同药物组合的多胎率 hMG-hCG为33%，单一hMG疗法为18%～53.5%。3胎率为20%。溴隐亭-hMG多胎率类似于hMG疗法。应用GnRHa替代hCG不能防止多胎妊娠。美国Merrell国家实验室2369

例促排卵治疗后妊娠统计，CC多胎率为7.8%，其中3胎率为0.5%，4胎率为0.3%，5胎率为0.13%。增大CC剂量可使妊娠率增至87%，但不增加多胎率。促排卵治疗同时引起宫内和宫外妊娠的概率为10%。

【防治】 尽可能地降低母儿围生期并发症和病死率。多胎妊娠为高危妊娠，应重点监护。双胎妊娠仍可保留，但3胎以上妊娠原则应进行选择性减胎治疗。选择性减胎可于早期妊娠和中期妊娠，经腹部或经阴道进行。选择性减胎引起其他胎儿的丢失率为4%～9%。有经验的医师进行选择性减胎，妊娠失败率为10%，由经验不足医师操作妊娠失败率较高。单一绒毛囊妊娠(monochorionic pregnancy)不宜行减胎术，因其血管为所有胎儿共享，灭胎可引起所有胎儿死亡。多胎妊娠极易发生早产，虽然宫颈缝合术可暂时加强宫颈括约功能，防止子宫下段过早延伸，延长孕龄，降低早产率和围生期病死率，但对改善多胎妊娠预后并无多大裨益。剖宫产是多胎妊娠分娩的最好方式，分娩时产科、儿科和麻醉科医师应同时在场以便对早产儿和低体重儿进行抢救和复苏。

(五)促排卵和卵巢癌

促排卵治疗增加卵巢癌发生率，如长期(≥12周期)接受氯米芬治疗妇女交界性或浸润性卵巢癌发生率增高，而≤12个周期治疗卵巢癌发生率并不增加，但以上结论并未被以色列、意大利和丹麦大样本观察证实。然而，促超排卵治疗增加卵巢癌发生率的假说，可从长期哺乳和应用避孕药妇女较少发生转移性卵巢癌得以佐证。

第四节 性 激 素

人类性激素包括雌激素、孕激素和雄激素，由卵巢和肾上腺生成和分泌，均为甾体(steroid，类固醇)激素，其中雌激素属于C18-雌烷(estrane)衍生物，孕激素为C21-孕烷(pregnane)衍生物、雄激素为C19-雄烷(androstane)衍生物。

一、雌 激 素

临床应用的雌激素包括天然萃取和人工合成，甾体类和非甾体类雌激素。非甾体类雌激素包括已烯雌酚(Diethylstilbestrol)和已烷雌酚(Hexestrol)等现已停止应用。

【种类】

1\. *天然雌激素* 包括17β-雌二醇(17β-estradiol)、戊酸雌二醇(estradiol valerate)、结合型雌激素倍美力(conjugated estrogen，premarin)和微粒化雌激素(micronize estradiol，estrace)。

(1)17β-雌二醇(17β-estradiol)

①单一制剂包括片剂(1mg/片)、针剂(Ovocyclin，1mg/ml)。

②绝经后激素治疗药物，包括芬吗通(Femoston，Femoston Conti)，每片由17β-雌二醇1mg或2mg和地屈孕酮10mg组成，连续序贯和连续联合治疗；安今益(Angeliq)，每片由17β-雌二醇1mg和屈螺酮2mg组成，连续联合治疗。

③联合型口服避孕药，包括单相型复方诺美孕酮(NOMAC/E_2)、复方屈螺酮(DRSP/E_2)、双相型复方环丙孕酮(Femilar)、四相型复方地诺孕素(Qlaira/Klaira)。

(2)戊酸雌二醇(Estradiol Valerate)：商品名补佳乐(Progynon)。单一制剂包括片剂(1mg/片)、针剂(Delestrogen，Estraval，5mg/ml、10mg/ml、20mg/ml和40mg/ml，肌内注射)。复合制剂包括长效避孕针，由戊酸雌二醇5mg+己酸孕酮250mg组成，每月1次；克龄蒙(Climen)，由戊酸雌二醇2mg

和环丙孕酮 1mg 序贯组成，用于调经和绝经后性激素治疗；四相型联合型口服避孕药复方地诺孕素(Qlaira/Klaira)。

(3) 结合型雌激素(Conjugated Estrogen)：商品名倍美力(Premarin)，从孕马尿中萃取，含有 100 多种雌激素成分，主要包括硫酸雌酮钠(sodium estrone sulfate)、硫酸马烯雌酮钠(sodium equilin sulfate)和 17α-二氢马烯雌酮钠(sodium 17α-dihydroequilin sulfate)等。

倍美力制剂包括：①片剂，0.3 毫克/片、0.625 毫克/片；②针剂，25mg/ml，静脉注射；③胶囊，1.25 毫克/粒；④复合型制剂，倍美罗(Premelle Lite)，商品名复方雌孕片-Ⅲ，每片由倍美力 0.3mg+甲羟孕酮 1.5mg 组成，28 片，连续联合治疗，用于绝经后妇女性激素治疗；⑤外用制剂倍美力霜。

(4) 微粒化雌二醇(Micronize Estradiol，Estrace)，片剂，0.5 毫克/片、1 毫克/片、2 毫克/片。

2. 合成雌激素　包括雌激素 17α-乙炔基衍生物(17α-ethinyl derivatives)和酯类(estrogen ester)。

(1) 乙炔雌二醇(炔雌醇，Estradiol Ethinyle，EE)：高效雌激素，片剂为 20～35 微克/片。EE 与多种高选择性孕激素组成 COC。

①单相型联合型口服避孕药(COC)，包括达英-35(Diane-35)、妈富隆(Marvelon)、美欣乐(Mercilon)；敏定偶(Minulet)；优思明(Yasmin)；优思悦(Beyaz)；复方氯地孕酮(Belara，Vallete)、复方诺孕酯(Cilest)。

②双相型口服避孕药复方去氧孕烯(DSG/EE)。

③三相型口服避孕药，包括复方左炔诺孕酮(Triquilar)、复方孕二烯酮(Triminulet，Trifemovan)、复方诺孕酯(Tricilest，Ortho Tricyclen)和低剂量复方诺孕酯(Ortho Tricyclen-Lo)。详见第 12 章。

(2) 苯甲酸雌二醇(Estradiol Benzoate；Ovocyclin Benzoate)：针剂 1mg/ml，肌内注射。

3. 植物雌激素(phytoestrogens)　含有雌激素活性物质的植物药，包括异黄酮类(isoflavones)、香豆雌酚类(coumestan)和木脂素类(plant lignans)。详见本章第十三节。

4. 外用雌激素　①雌二醇凝胶(Oestro Gel)，每贴含有雌二醇 0.75～15mg；②雌二醇贴剂(Climara，Estraderm，Vivelle，Alora)，每天雌二醇释放量分别为 35μg、50μg、75μg 和 100μg；③埋置型雌二醇(Implant E_2)，含雌二醇 50mg；④雌二醇阴道环(Estring)，含雌二醇 2mg，每天释放量 7.5μg；⑤雌二醇阴道栓剂，25 微克/粒；⑥欧维婷霜(Ovestin，雌三醇制剂)；⑦倍美力霜(Premarin Cream，雌酮制剂)；⑧更宝芬霜(雌二醇制剂)。

【药动学】

1. 口服制剂　天然和合成雌激素口服后很快从胃肠道吸收，门脉系统浓度高于外周血液和组织 4～5 倍，在肝脏代谢和失活，其中合成雌激素活性基团 17α-乙炔基明显增加肝脏负荷和影响肝功能。肝脏首先清除炔雌醇和马烯雌酮，最后清除雌二醇。雌激素活性和功能与药物结构、给药途径、吸收代谢和组织分布相关。不同雌激素药理作用，见表 10-3。

2. 皮贴和霜剂　雌激素皮肤贴剂，药物通过半透膜释放和被皮肤黏膜吸收，每天雌二醇释放量为 50～100μg，维持血浆雌激素浓度 100～200pg/ml。长期(>2 年)应用雌激素皮肤贴剂(100μg/d)对血脂无影响并改善低雌激素症状，但改善骨丢失作用微弱，偶可引起子宫内膜增生和异常出血，因此应加强血清雌激素浓度和子宫内膜检测，必要时附加孕激素以保护子宫内膜。雌激素霜剂和阴道栓剂不影响血浆雌二醇浓度。

表 10-3　不同雌激素的药理作用

雌激素制剂	抑制 FSH	促进肝蛋白生成	增加骨密度
妊马雌酮(mg)	1.0	0.625	0.625
微粒化雌二醇(mg)	1.0	1.0	1.0
哌嗪硫酸雌酮(mg)	1.0	1.25	1.25
乙炔雌二醇(μg)	5.0	2～10	5.0
戊酸雌二醇(mg)	—	—	1.0
酯化雌二醇(mg)	—	—	0.625
皮贴雌二醇(μg)	—	—	50

3. 埋置剂　结晶型雌二醇皮下埋置剂(包括 25mg,50mg 和 75mg),每 6 个月埋置 1 次,可维持血浆雌激素浓度 40～60pg/ml,相当于口服妊马雌酮 0.625mg/d 的作用。值得注意的是,长期应用雌激素皮下埋置剂的激素蓄积性可引起血浆雌激素浓度升高、子宫内膜和乳腺小叶增生,因此应加强治疗监测。如发现血浆雌激素浓度≥200pg/ml、子宫内膜厚度≥5mm 和乳腺增生应停止治疗,必要时给予诊刮。

【适应证】　避孕、绝经综合征、围术期管理、异常子宫出血、性腺发育不全、性发育延迟、绝经后骨质疏松症、泌尿生殖道萎缩、月经失调(闭经、月经稀发、月经过少)等。

【禁忌证】

1. 绝对禁忌证　妊娠、耳硬化、血卟啉症、偏头痛、子宫肌瘤、子宫腺肌病、高催乳素血症、子宫内膜异位症、系统性红斑狼疮、原因不明的阴道出血、严重的肝肾功能损害、已知和怀疑患有乳腺癌、已知或怀疑患有子宫内膜癌、乳腺良性疾病(小叶增生和纤维腺瘤)、子宫内膜增生症(单纯性增生和复杂性增生)、近 6 个月内患有活动性动静脉栓塞性疾病。

2. 相对禁忌证　癫痫、哮喘、经期偏头痛、乳腺癌家族史、严重未控制的糖尿病、高血压、心脏病和胆囊疾病(胆囊炎和胆石症)。

二、孕　激　素

孕激素以药物化学结构不同分为 9 类:①天然孕激素(黄体酮);②孕酮衍生物(美屈孕酮);③反式孕酮(retroprogesterone,地屈孕酮);④17α-羟基孕酮衍生物(孕烷,pregnanes);⑤17α-羟基孕酮衍生物(非孕烷,nonpregnanes);⑥19-去甲基孕酮衍生物(非孕烷);⑦19-去甲基睾酮衍生物(雌烷,estranes);⑧19-去甲基睾酮衍生物(甾烷,gonanes);⑨螺内酯衍生物。孕激素分类,见表 10-4。孕激素化学结构见图 10-1,图 10-2,图 10-3。

【种类】

1. 天然孕激素

(1)黄体酮(Progesterone):具有孕激素、抗促性腺激素、抗雌激素、抗雄激素、糖皮质激素和抗盐皮质激素作用,针剂 10～20mg/ml,肌内注射。

(2)微粒化黄体酮(Micronized Progesterone,琪宁):100 毫克/粒,口服。

2. 孕酮衍生物　美屈孕酮(Medrogestone,二甲去氢孕酮)不属于 17α-羟基孕酮衍生物,因其 C17-α 位和 C6 位各有一甲基,C6、C7 间有一双键。美屈孕酮口服后快速吸收,1h 血药浓度达到高峰,主要与血清白蛋白结合,生物利用率 100%。美屈孕酮呈现孕激素、抗促性腺激素、抗雌激素和抗雄激素作用。

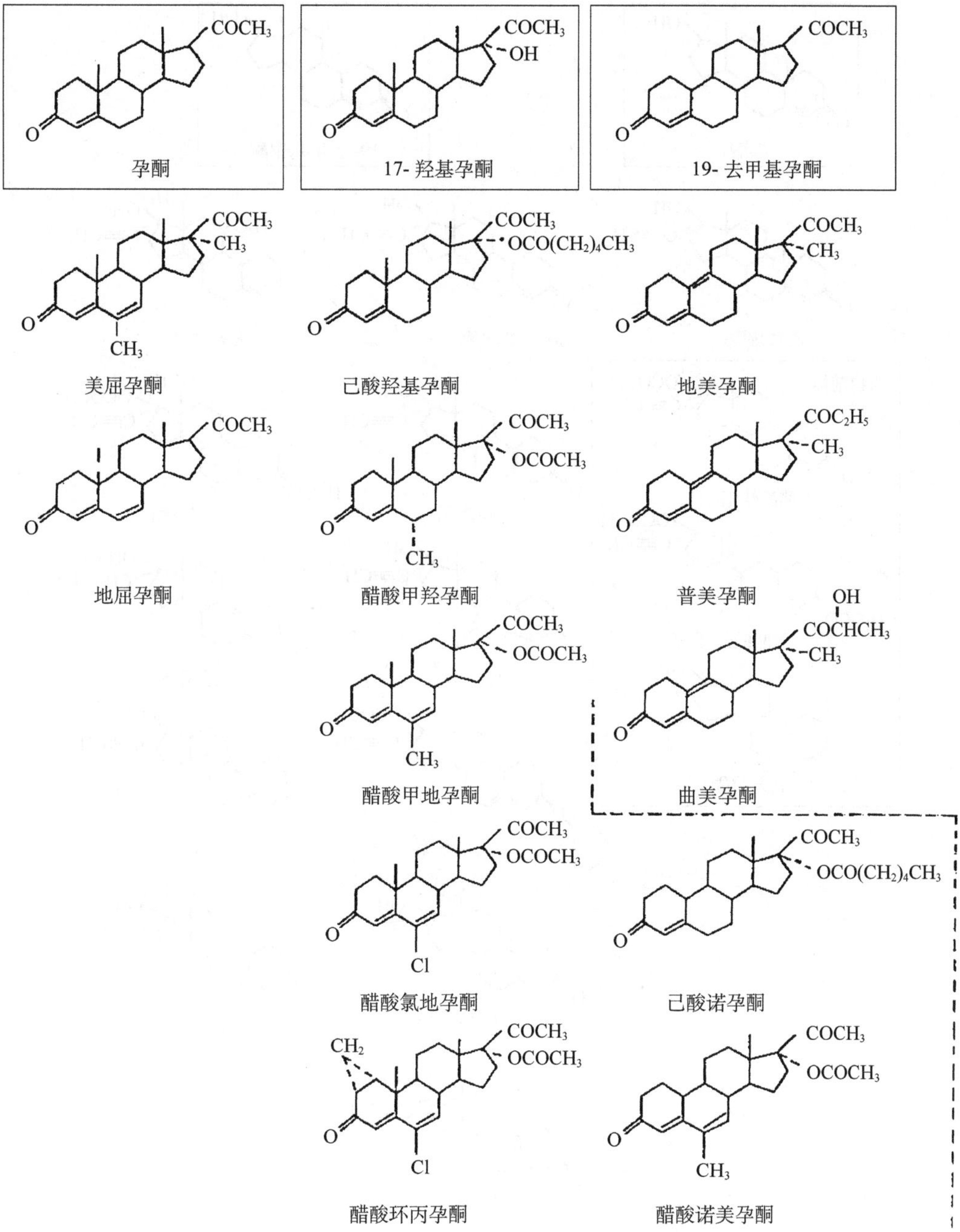

图 10-1　孕酮及其衍生物化学结构

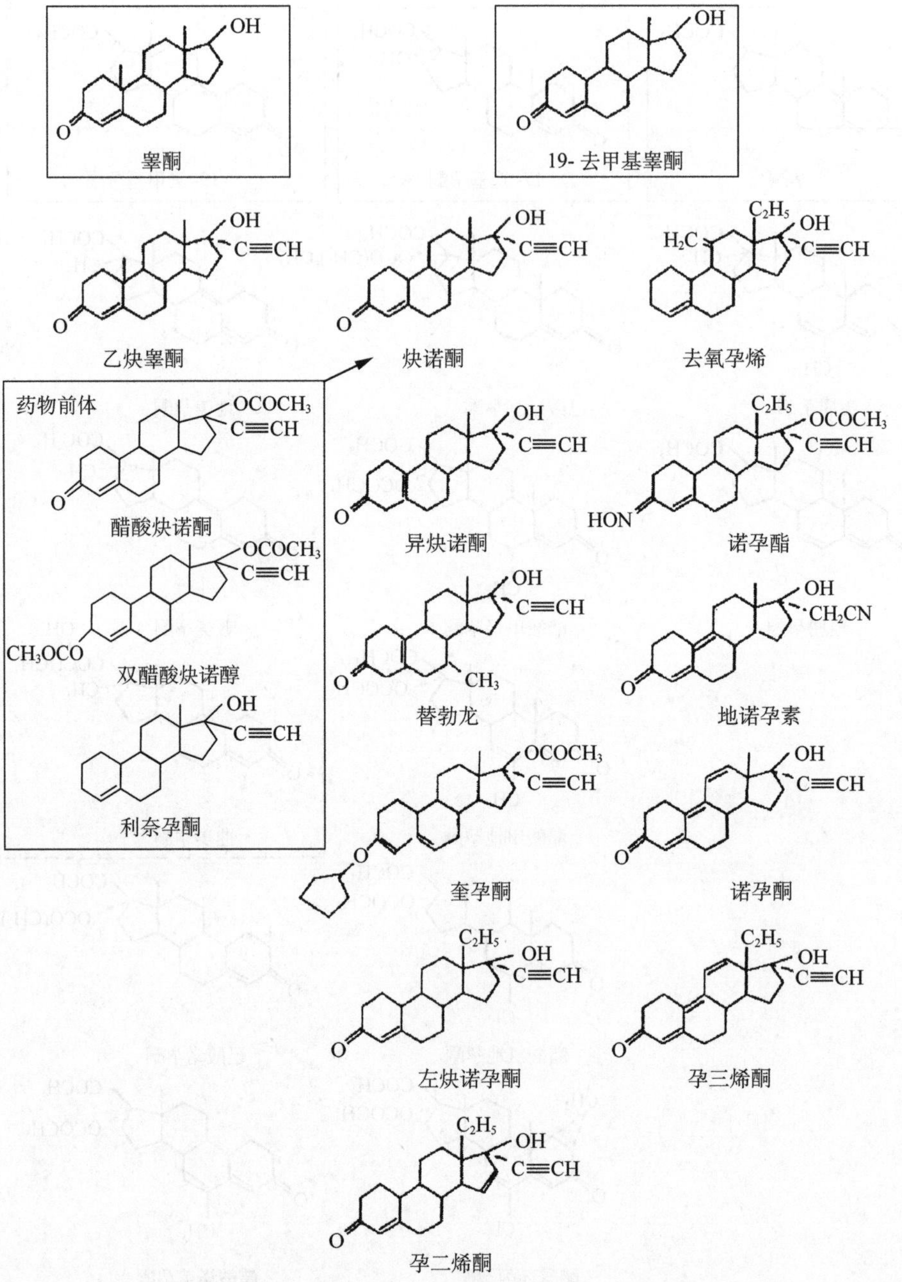

图 10-2　睾酮和 19-去甲基睾酮衍生物化学结构

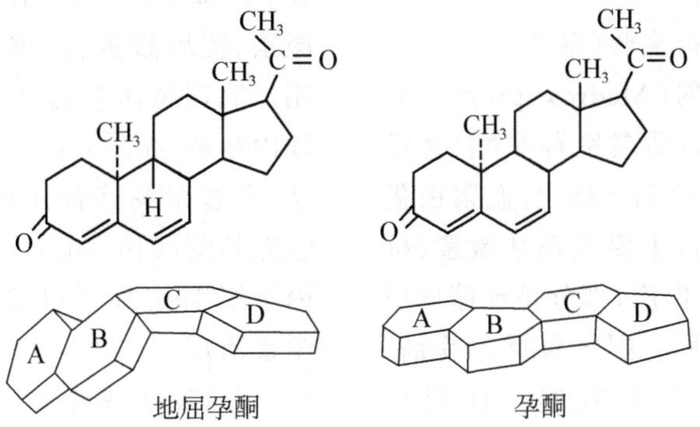

图 10-3 地屈孕酮与孕酮化学结构比较

表 10-4 孕激素分类

分类	代表药物
天然孕激素	黄体酮(Progesterone)
反式孕酮	地屈孕酮(Dydrogesterone,Duphaston,达芙通)
孕酮衍生物	美屈孕酮(Medrogestone,美罗孕酮)
17α-羟基孕酮衍生物-孕烷	醋酸甲羟孕酮(Medroxyprogesterone Acetate, MPA)、醋酸甲地孕酮(Megestrol Acetate,MA)、醋酸氯地孕酮(Chlormadinone Acetate,CMA)、醋酸环丙孕酮(Cyproterone Acetate,CPA)
17α-羟基孕酮衍生物-非孕烷	醋酸孕诺酮(Gestonorone Acetate,GA)、醋酸诺美孕酮(Nomegestrol Acetate,NA)
19-去甲基孕酮衍生物-非孕烷	地美孕酮(Demegestone)、普美孕酮(Promegestone)、奈司孕酮(Nesterone)、曲美孕酮(Trimegestone)
19-去甲基睾酮衍生物-雌烷	炔诺酮(Norethisterone,Norethindrone,NET)、利奈孕酮(Lynestrenol)、醋酸异炔诺醇(Ethynodiol Acetate)、异炔诺酮(Norethynodrel)
19-去甲基睾酮衍生物-甾烷	炔诺孕酮(Norgestrel)、左炔诺孕酮(Levo Norgestrel, LNG)、去氧孕烯(Desogestrel)、孕二烯酮(Gestodene)、诺孕酯(Norgestimate)、地诺孕素(Dienogest)、依托孕烯(Etonogestrel)
螺内酯衍生物	屈螺酮(Drospirenone)

3. *反式孕酮* 地屈孕酮(Dydrogesterone,Duphaston,达芙通),为反式孕酮(Retro-progesterone),因分子立体结构与天然黄体酮相反而得名(图 10-3),体内代谢产物为16α、20α 和 C21 甲基羟基地屈孕酮,仍为反式孕酮结构。地屈孕酮为高选择性孕激素,生物利用率高,孕激素活性高于天然孕酮 20 倍。地屈孕酮具有孕激素、抗雌激素、抗雄激素和抗盐皮质激素作用,无抗促性腺激素、雌激素、雄激素和肾上腺糖皮质激素作用。地屈孕酮制剂包括:①片剂 10 毫克/片;②芬吗通(Femoston/Femoston-Conti),每片由 17-β-雌二醇 1mg 或 2mg 和地屈孕酮 5~10mg 组成,连续序贯和连续联合治疗,用于绝经后

性激素治疗。

4. 17α-羟基孕酮衍生物(孕烷)

(1)醋酸甲羟孕酮(Medroxyprogesterone Acetate,MPA):商品名甲羟孕酮、普维拉(Provera)。口服吸收后88%与血浆白蛋白结合,生物利用率高,主要呈现孕激素、抗促性腺激素、抗雌激素作用,部分呈现糖皮质激素作用和雄激素作用。制剂包括①片剂,2mg、250mg、500mg;②长效避孕注射液(Depot-Provera),150毫克/支,每3个月1次。

(2)醋酸甲地孕酮(Megestrol Acetate,MA):商品名妇宁。甲地孕酮类似于甲羟孕酮,生物利用率近达100%,呈现孕激素、抗促性腺激素、抗雌激素、抗雄激素和糖皮质激素作用。制剂包括①片剂,1mg、40mg、160mg;②纸膜型,1毫克/片;③硅胶阴道环缓释系统,200mg;④针剂,100～150mg/ml;⑤避孕药Ⅱ号,由甲地孕酮1mg和炔雌醇35μg组成;⑥长效避孕注射液,甲地孕酮25mg和环戊烷丙酸雌二醇5mg组成,肌内注射,每月1次。

(3)氯地孕酮(Chlormadinone Acetate,CMA):高效孕激素,生物利用率近达100%;具有较强抗雄激素作用、抑制5α-还原酶-1活性、下调雄激素受体功能、增加SHBG浓度、抑制肾上腺和卵巢雄激素生成。氯地孕酮主要代谢产物3-羟基-CMA仍具有较强孕激素、抗促性腺激素、抗雌激素、抗雄激素和糖皮质激素活性。制剂包括①避孕药拜拉瑞(Belara),每片由氯地孕酮2mg和EE30μg组成;②长效避孕注射液,由16-次甲氯地孕酮12mg和炔雌醚2.5/3mg组成,肌内注射,每月1次。

(4)醋酸环丙孕酮(Cyproterone Acetate,CPA):高效孕激素和抗雄激素作用,血清中97%与血清白蛋白结合,生物利用率近达100%。环丙孕酮储存于脂肪组织内,代谢和排出缓慢,呈现长效作用,主要代谢产物15β-羟基-CPA仍具有较强孕激素、抗促性腺激素、抗雌激素、抗雄激素和糖皮质激素作用。制剂包括①达英-35(Diane-35),每片由环丙孕酮2mg+炔雌醇35μg组成,用于避孕、多囊卵巢综合征和高雄激素血症治疗;②克龄蒙(Climen),由戊酸雌二醇2mg和环丙孕酮1mg序贯组成,用于调经和绝经后性激素治疗。

5. 17α-羟基孕酮衍生物(非孕烷)

(1)醋酸孕诺酮(Gestonorone Acetate,GA):高效孕激素,呈现孕激素、抗促性腺激素、抗雌激素和抗雄激素作用。

(2)醋酸诺美孕酮(Nomegestrol Acetate,NA):高效孕激素,口服吸收后2h血药浓度达到高峰,血清中主要与葡萄糖醛酸和硫酸结合后排出,呈现孕激素、抗促性腺激素、抗雌激素和抗雄激素作用。

6. 19-去甲基孕酮衍生物(非孕烷)

(1)地美孕酮(Demegestone):高效孕激素,呈现孕激素、抗促性腺激素和抗雌激素作用。

(2)普美孕酮(Promegestone):高效孕激素,口服后1～2h血药浓度达到高峰。血清中主要与白蛋白结合、半衰期短、生物利用率高,呈现孕激素、抗促性腺激素和抗雌激素作用。

(3)奈司孕酮(Nesterone):16-亚甲基-乙酰氧基-19-去甲孕酮。非口服孕激素,高效孕激素,无雄激素、雌激素和糖皮质激素作用。新一代单管埋植型避孕药含奈司孕酮76～82mg,释放速率为45～50μg/d。有效避孕期为2年,现正进行Ⅱ期临床研究。

(4)曲美孕酮(Trimegestone):高效孕激素,体内主要代谢产物为普美孕酮,呈现孕激素、抗促性腺激素、抗雌激素、抗雄激素和抗盐皮质激素作用。

7. 19-去甲基睾酮衍生物(雌烷)

(1)炔诺酮(Norethisterone,Norethindrone,NET):高效孕激素,口服后快速吸

收，生物利用率为 64%，36%与 SHBG 结合，36%与血清白蛋白结合，3%呈现游离状态存在。主要代谢产物为 5α-二氢炔诺酮，呈现孕激素、抗促性腺激素、抗雌激素、雌激素和雄激素作用。制剂包括①片剂 0.625～2.5 毫克/片；②纸膜型 0.625～2.5 毫克/片；③避孕药Ⅰ号，每片由炔诺酮 0.625mg 和炔雌醇 35μg 组成。

（2）利奈孕酮（Lynestrenol，3-去氧炔诺酮）：孕激素前体物质（Prodrug），口服吸收后快速转化为炔诺酮，呈现孕激素、抗促性腺激素、抗雌激素、雌激素和雄激素作用。

（3）醋酸炔诺醇（Ethynodiol Acetate）：孕激素前体物质，在体内转化为炔诺酮发挥作用。

（4）异炔诺酮（Norethynodrel）：孕激素前体物质，在体内转化为炔诺酮发挥作用。

8. 19-去甲基睾酮衍生物（甾烷）

（1）左炔诺孕酮（Levo Norgestrel，LNG）：高效孕激素，口服后 3h 血药浓度达到高峰，生物利用率 100%。左炔诺孕酮中 47.5%与 SHBG 结合，50%与血清白蛋白结合，2.5%呈游离状态，降低 SHBG 生成率 50%，呈现孕激素、抗促性腺激素、抗雌激素和雄激素作用。制剂包括①短效避孕药，每片由左炔诺孕酮 0.3mg 和炔雌醇 0.03mg/d 组成，22 片/盒；②长效避孕注射液，由左炔诺孕酮 12mg 和炔雌醚 3mg 组成，肌内注射，每月 1 次；③紧急避孕药（毓婷）；④复方三相型避孕药（特居乐），由左炔诺孕酮和炔雌醇组成；⑤左炔诺孕酮皮下埋植缓释系统，包括 Norplant-Ⅰ、Ⅱ；⑥左炔诺孕酮宫内缓释系统（LNG-IUS，Mirena，曼月乐），含 52mg 左炔诺孕酮，释放量为 20μg/d，有效期为 5 年。详见第 11 章、第 12 章。

（2）去氧孕烯（Desogestrel）：为孕激素前体物质，口服吸收后 1～2h 血药浓度达到高峰，32%与 SHBG 结合，66%与血清白蛋白结合，2%呈游离状态存在。体内活性代谢产物 3-酮-去氧孕烯（3-keto-desogestrel，etonogestrel，依托孕烯），生物利用率为 76%，呈现孕激素、抗促性腺激素、抗雌激素和雄激素作用。制剂包括①单相避孕药妈富隆（Marvelon），每片由去氧孕烯 150μg 和炔雌醇 30μg 组成；②单相避孕药美欣乐（Mercilon），每片由去氧孕烯 150μg 和炔雌醇 20μg 组成；③双相型、三相型和埋置型避孕药。详见第 12 章。

（3）孕二烯酮（Gestodene）：高效孕激素，口服快速吸收，生物利用率 100%，呈现孕激素、抗促性腺激素、抗雌激素、雄激素、糖皮质激素和抗盐皮质激素作用。制剂包括①单相型避孕药敏定偶（Minulet），每片由孕二烯酮 75μg＋炔雌醇 30μg 组成；②三相型避孕药，由孕二烯酮 5μg、7μg、100μg 分别与炔雌醇 30μg、40μg、50μg 组成。详见第 12 章。

（4）诺孕酯（Norgestimate）：为孕激素前体物质，口服后快速吸收，1h 血药浓度达到高峰，体内代谢产物为炔诺孕酮（Norgestrel），呈现孕激素、抗促性腺激素、抗雌激素和雄激素作用。三相型诺孕酯避孕药，由诺孕酯 0.18mg、0.215mg、0.25mg 分别与炔雌醇 35μg 组成。

（5）地诺孕酮（Dienogest）：为混合性孕激素（Hybrid Progestin），具有独特的药理学特性和功能，兼有 19-去甲基睾酮和孕酮作用。口服后快速吸收，2h 血药浓度达到高峰，90%与血清白蛋白结合，10%呈游离状态，生物利用率为 90%。地诺孕酮体内转化为羟基化和芳香化代谢产物，呈现孕激素、抗促性腺激素、抗雌、类雌激素和抗雄激素作用。单相型和四相型地诺孕酮避孕药详见第 11 章。

（6）依托孕烯（Etonogestrel）：为去氧孕烯体内代谢产物 3-酮去氧孕烯（3-keto desogestrel），高活性孕激素，呈现孕激素、抗促性腺激素、抗雌激素和雄激素作用。

9. 螺内酯衍生物（Spirolactone deriva-

tives)　屈螺酮(Drospirenone)抗醛固酮药物螺内酯衍生物，口服后快速吸收，1～2h血药浓度达到高峰，95%～97%与血清白蛋白结合，而非与SHBG和CBG结合，生物利用率为76%，呈现孕激素、抗促性腺激素、抗雌激素、抗雄激素和抗盐皮质激素作用。

(1)单相型避孕药优思明(Yasmin)：每片由屈螺酮2mg和炔雌醇30μg组成。优思悦(Beyze)由屈螺酮2mg和炔雌醇20μg组成。

(2)安今益(Angeliq)：每片由屈螺酮2mg和17β-雌二醇1mg组成，连续联合治疗，用于绝经后妇女性激素治疗。

【药动学】　天然孕激素不能口服，活性和生物利用率较低，不便于临床应用。合成孕激素和微粒化孕酮具有可口服、高组织选择性和高生物利用率等优点。合成孕激素种类和制剂繁多、结构多样、多途径给药、体内代谢、与孕激素受体亲和力和生物利用率各比相同，广泛用于妇科内分泌治疗、计划生育和辅助生育。

孕激素主要在肝脏代谢、降解和排出。孕激素与靶组织(细胞)内孕激素受体结合后发挥生物学作用。人类孕激素受体(progesterone receptor，PR)包括两种亚型：PR-A、PR-B，分别具有不同的氨基酸序列和生物活性。PR-B为"正常型"孕激素受体，在多种组织中介导孕激素激动药作用，PR-A则介导孕激素拮抗药作用。所有孕激素均通过与细胞内PR结合而发挥孕激素作用，但也可与其他甾体激素受体，包括雄激素受体(AR)、雌激素受体(ER)、肾上腺糖皮质激素受体(GR)、盐皮质激素受体(MR)结合而呈现不同的激素活性(表10-5，表10-6)。

表10-5　天然和合成孕激素生物学活性

	孕激素	抗促性腺激素	抗雌激素	雌激素	雄激素	抗雄激素	糖皮质激素	抗盐皮质激素
黄体酮	+	+	+	−	−	±	+	+
地屈孕酮	+	−	+	−	−	±	−	±
美屈孕酮	+	+	+	−	−	±	−	−
氯地孕酮	+	+	+	−	−	+	+	−
环丙孕酮	+	+	+	−	−	++	+	−
甲地孕酮	+	+	+	−	±	+	+	−
甲羟孕酮	+	+	+	−	±	−	+	−
诺美孕酮	+	+	+	−	−	±	−	−
普美孕酮	+	+	+	−	−	−	−	−
曲美孕酮	+	+	+	−	−	±	−	±
屈螺酮	+	+	+	−	−	+	−	+
炔诺酮	+	+	+	+	+	−	−	−
利奈孕酮	+	+	+	+	+	−	−	−
异炔诺酮	±	+	±	+	±	−	−	−
左炔诺孕酮	+	+	+	−	+	−	−	−
诺孕酯	+	+	+	−	+	−	−	−
依托孕烯	+	+	+	−	+	−	−	−
孕二烯酮	+	+	+	−	+	−	+	+
地诺孕素	+	+	±	±	−	+	−	−

摘自Schindler AE，et al. 2003. J Maturitas，46：S1-S7.

表 10-6　不同孕激素与甾体激素受体和血清结合蛋白的亲和力

	PR	AR	ER	GR	MR	SHBG	CBG
黄体酮	50	0	0	10	100	0	36
地屈孕酮	75	0	—	—	—	—	—
氯地孕酮	67	5	0	8	0	0	0
环丙孕酮	90	6	0	6	8	0	0
甲羟孕酮	115	5	0	29	160	0	0
甲地孕酮	65	5	0	30	0	0	0
诺美孕酮	125	6	0	6	0	0	0
普美孕酮	100	0	0	5	53	0	0
屈螺酮	35	65	0	6	230	0	0
炔诺酮	75	15	0	6	10	16	0
左炔诺孕酮	150	45	0	1	75	50	0
诺孕酯	15	0	0	1	0	0	0
依托孕烯	150	20	0	14	0	15	0
孕二烯酮	90	85	0	27	290	40	0
地诺孕素	5	10	0	1	0	0	0

注：PR-孕激素受体，AR-雄激素受体，ER-雌激素受体，GR-糖皮质激素受体，MR-盐皮质激素受体，SHBG-性激素结合球蛋白，CBG-皮质激素结合球蛋白。

摘自 Schindler AE，et al. 2003. J Maturitas，46：S1-S7.

孕激素活性以选择性指数（selective index，SI）为标志。选择性指数指孕激素与 PR 和 AR 结合的比值（SI＝PR/AR 结合力），SI 值越高，孕激素活性越强。多种高选择性孕激素可单独，或与雌激素（炔雌醇和 17β-雌二醇）组成避孕药。促进增生型子宫内膜转化为分泌型内膜的剂量为分泌化剂量，抑制促性腺激素分泌和排卵的剂量为抑排卵剂量，两者与孕激素种类、剂量、方法（序贯或连续）、时间和体内代谢相关（表 10-7，表 10-8）。

表 10-7　不同孕激素促进子宫内膜分泌化和抑制排卵剂量

	抑制排卵（mg/d）	内膜分泌化（毫克/周期）	内膜分泌化（mg/d）
黄体酮	300	4200	200～300
地屈孕酮	＞30	140	10～20
美屈孕酮	10	60	10
醋酸甲羟孕酮	10	80	5～10
醋酸氯地孕酮	1.5～2.0	20～30	10
醋酸环丙孕酮	1.0	20	1.0
炔诺酮	0.5	100～150	—
醋酸炔诺酮	0.5	30～60	—
3-去氧炔诺酮	2.0	70	—
炔诺醇	2.0	15	—
左炔诺孕酮	0.05	6.0	0.15

续表

	抑制排卵(mg/d)	内膜分泌化(毫克/周期)	内膜分泌化(mg/d)
去氧孕烯	0.06	2.0	0.15
孕二烯酮	0.03	3.0	—
诺孕酯	0.2	7.0	—
地诺孕素	1.0	6.0	—
屈螺酮	2.0	50	—
普美孕酮	0.5	10	0.5
醋酸诺美孕酮	5.0	100	5.0
曲美孕酮	0.5	—	0.25～0.5

摘自 Schindler AE, et al. 2003. J Maturitas, 46: S1-S7.

表 10-8 不同孕激素促进子宫内膜分泌化剂量(序贯和连续治疗)

	序贯治疗(mg/d)	连续治疗(mg/d)
微粒化黄体酮	200～300	100
地屈孕酮	10～20	5～10
美屈孕酮	10	—
醋酸氯地孕酮	10	—
醋酸环丙孕酮	1	—
醋酸甲羟孕酮	5～10	2.5
醋酸诺美孕酮	5	2.5
普美孕酮	0.5	0.25
曲美孕酮	0.25～0.5	—
炔诺酮	1	0.5

摘自 Schindler AE, et al. 2003. J Maturitas, 46: S1-S7.

【适应证】 月经失调、保胎(限于天然孕激素)、避孕、痛经、经前综合征、黄体功能不全、子宫内膜异位症、子宫腺肌病、子宫内膜癌、绝经综合征、卵巢发育不全、性早熟、性发育延迟等。

【禁忌证】 脑膜瘤、子宫肌瘤、严重未控制的糖尿病、高血压、原因不明的阴道出血、严重的肝肾功能损害、胆囊疾病(胆囊炎和胆石症)、乳腺良性疾病(小叶增生和纤维腺瘤)、近6个月内患有活动性动静脉血栓栓塞性疾病。

三、雄激素和同化激素

【雄激素】

1. 甲睾酮(Methyltestosterone, MT) 制剂：①片剂，5毫克/片、10毫克/片；②1%～2%甲睾酮鱼肝油软膏。

2. 氟甲睾酮(Fluoxymesterone) 片剂，5mg、10mg。口服。

3. 丙酸睾酮(Testosterone Propionate, TP) 针剂，25～50mg/ml。肌内注射。

4. 苯乙酸睾酮(Testosterone Phenylacetate) 针剂，10mg/ml、25mg/ml。肌内注射。

5. 环硫雄醇(Epitiostanol, Thiodrol) 针剂，10mg/ml，每周1～2次，肌内注射。

6. 十一烯酸睾酮(Andriol，安雄) 胶囊，125毫克/粒，口服。

7. 睾酮埋置剂(Implant) 内含睾酮100mg，皮下埋植。

【同化激素】

1. 苯丙酸诺龙(Durabol,17-phenylpropionate-19-nor-androstenolone)　同化作用高于丙酸睾酮 12 倍,而雄激素活性仅为其 1/2。针剂,10mg/ml、25mg/ml。肌内注射。

2. 癸酸诺龙(Nandrolone Decanoate)　作用同苯丙酸诺龙。针剂,10mg/ml、50mg/ml。肌内注射。

3. 司坦唑醇(康力龙,Methylstanazole)　高效同化激素。片剂,2 毫克/片。口服。

4. 羟甲烯龙(康复龙,Oxymetholone)　高效同化激素。片剂,2.5 毫克/片、10 毫克/片。口服。

【适应证】　雄激素和同化激素主要用于治疗妇科雌激素依赖性疾病和肿瘤、贫血、低蛋白血症、恶病质,用于改善体质、增强体力和促进蛋白合成代谢。雄激素治疗剂量为每周期 200～300mg,不大于 400mg。治疗时间不应超过 3 个周期。

【禁忌证】　妊娠、哺乳期妇女、儿童和体育运动员禁用。

四、性激素的临床应用

性激素主要用于妇产科内分泌疾病治疗、计划生育和辅助生育。治疗目的是补充或替代内源性激素分泌不足,矫治下丘脑-垂体-卵巢轴功能失调,恢复正常生殖激素分泌和释放节律、反馈功能、月经生理和生育功能。同化激素主要应用于治疗妇科治疗(手术、放疗、化疗)所引起慢性消耗性疾病,如低蛋白血症、骨髓抑制、体质衰弱和恶病质等。

1. 卵巢功能减退　包括原发性性腺发育不全和继发性卵巢功能减退(下丘脑-垂体疾病)引起的月经失调、闭经、青春期发育延迟、生殖器官和乳腺发育不良、卵巢早衰等,可给予促性腺激素和性激素治疗。

2. 绝经综合征和骨质疏松症　包括血管舒缩综合征(潮红和自汗)、泌尿生殖道萎缩、骨质疏松症、抑郁和认知功能障碍(阿尔茨海默病),可给予性激素替代治疗。详见第 19 章和第 20 章。

3. 子宫内膜增生过长和异常子宫出血　详见第 17 章。

4. 性早熟和性发育延迟　详见第 14 章。

5. 子宫内膜异位症和子宫腺肌病　详见第 23 章和第 24 章。

6. 子宫内膜癌　合成孕激素可作为 ER 和 PR(+),病理分化良好的子宫内膜癌、乳腺癌手术、化疗和放疗的辅助治疗,大剂量孕激素治疗主观缓解率为 70%、客观缓解率为 35%、可部分提高生活质量和延长生存时间。

7. 多毛症和高雄激素血症　包括特发性、卵巢性和肾上腺性高雄激素血症、多毛症、痤疮、脂溢和脱发,治疗详见第 18 章。

8. 保胎治疗　以天然孕激素为主,包括黄体酮和地屈孕酮(达芙通)。具有潜在雄激素活性的孕激素不能用于保胎治疗。

9. 痛经和经前期综合征　详见第 21 章和第 22 章。

10. 短效和长效避孕药　详见第 11 章和第 12 章。

11. 女性性功能障碍　详见第 30 章。

12. 幼女、老年外阴阴道炎　与低雌激素血症相关,可采用雌激素治疗,口服或外用雌激素制剂。外用制剂包括欧维婷、妊马雌酮软膏、更宝芬等冷霜。非肿瘤性外阴营养不良可应用 1%～2% 甲睾酮鱼肝油软膏涂敷。

13. 围术期管理　围绝经期妇女子宫脱垂、张力性尿失禁和生殖道瘘管修补手术前后,短期应用口服和外用雌激素治疗可有效地改善内外生殖器官皮肤黏膜组织张力、弹性和血液循环,有利于手术操作和伤口愈合。

第五节 选择性雌激素受体调节药

一、概 述

选择性雌激素受体调节药(selected estrogen receptor modulators, SERM)是一组甾体类和非甾体类雌激素受体配体(ligand of estrogen receptors)药物，选择性与雌激素受体 ERα 和 ERβ 结合，在不同组织中呈现雌激素激动药、雌激素拮抗药或雌激素激动药和拮抗药混合性作用的药物。

药动学和药效学研究认为，理想的 SERM 应具有与 ERα 和(或)ERβ 结合高度选择性，即对中枢神经系统、心血管、骨骼、下生殖道(阴道和外阴)和脂代谢呈现雌激素作用，而对乳腺和子宫内膜呈现孕激素或雄激素作用。SERM 药物中，除氯米芬用于促排卵治疗外，其他 SERM 主要用于防治乳腺癌、绝经后妇女骨质疏松症和绝经综合征。

【药物种类】

1. 三苯乙烯衍生物(triphenylethylene derivatis) 包括氯米芬(Clomiphene citrate, CC)、他莫昔芬(Tamoxifen)、奥培米芬(Ospemifene)、托瑞米芬(Toremifene)和米泼昔芬(Miproxifene)。

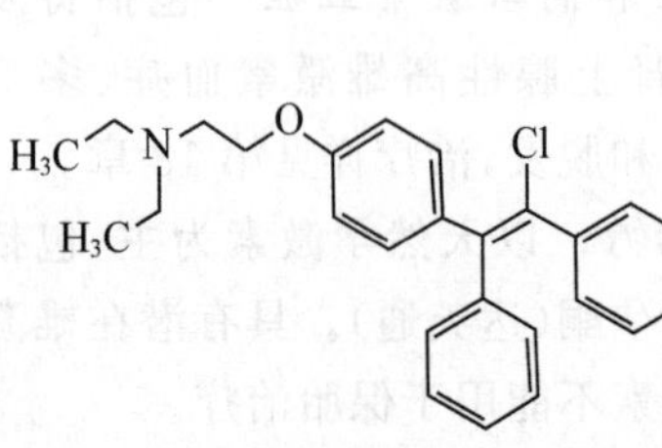

氯米芬

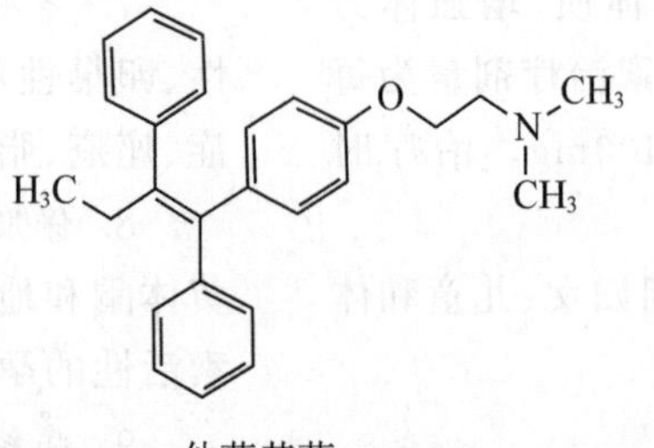

他莫昔芬

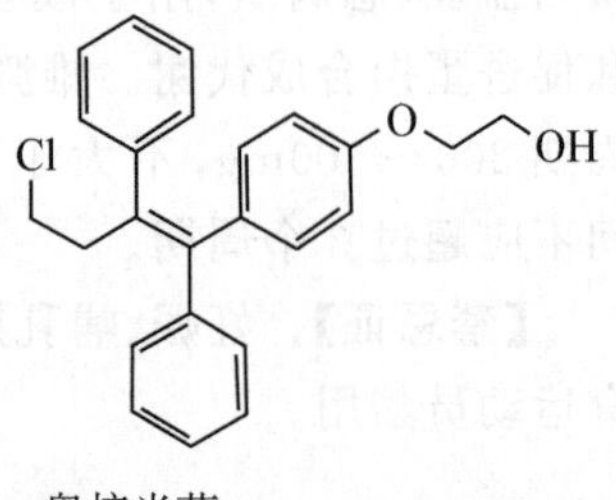

奥培米芬

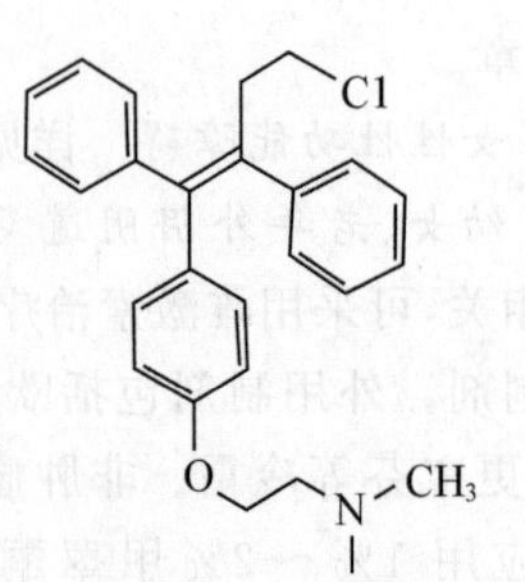

托瑞米芬

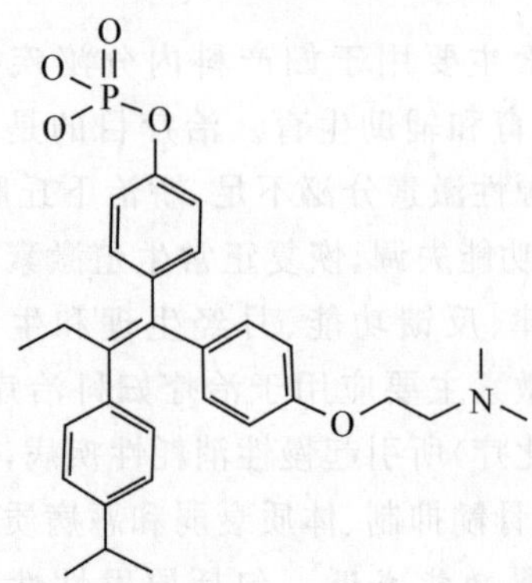

米泼昔芬

2. 苯并噻吩衍生物(硫茚，benzothiophene derivatis) 包括雷洛昔芬(Raloxifene)和阿佐昔芬(Arzoxifene)。

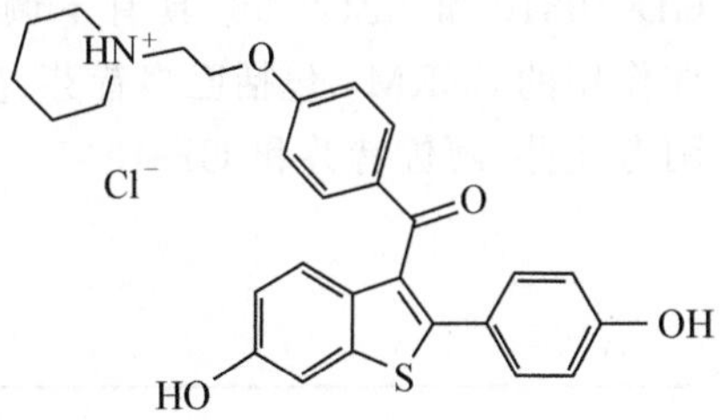

雷洛昔芬

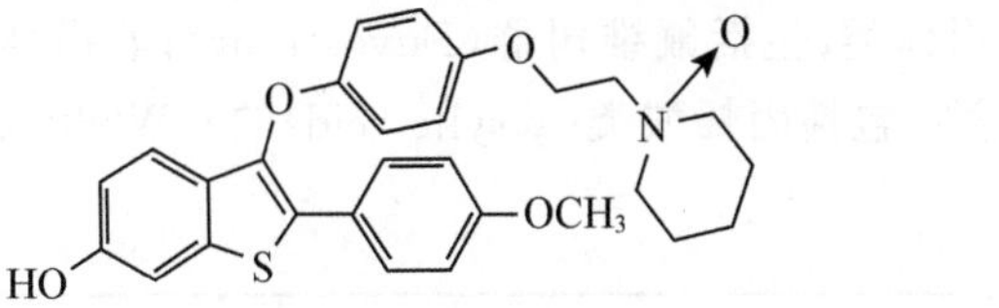

阿佐昔芬

3. 苯并多环(benzo-multiple ring)、苯并杂环(benzo-heterocyclic ring)、苯并吡喃(benzopyrans)和苯并茈萘(benzonaphthalenes)衍生物　包括左美洛昔芬(Levormeloxifene)、艾多昔芬(Idoxifene)、屈洛昔芬(Droloxifene)、拉索昔芬(Lasofoxifene)、巴多昔芬(Basedoxifene)、秦哚昔芬(Zindoxifene)、阿考比芬(Acolbifene)、萘福昔定(Nafoxidine)。

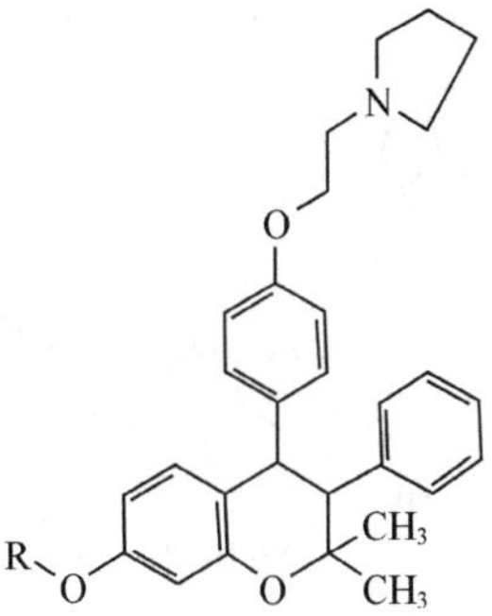

左美洛昔芬

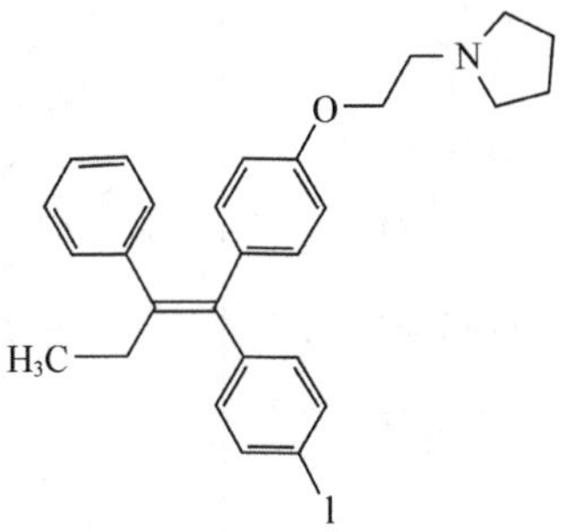

艾多昔芬

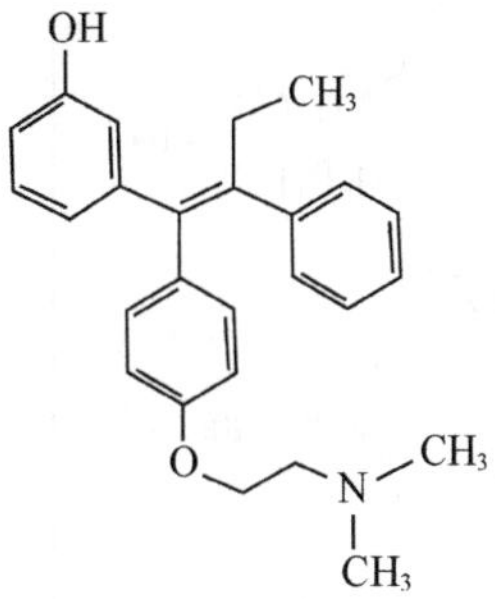

屈洛昔芬

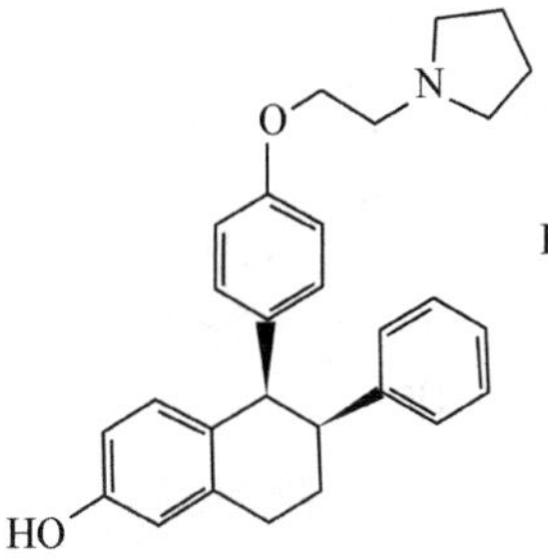

拉索昔芬

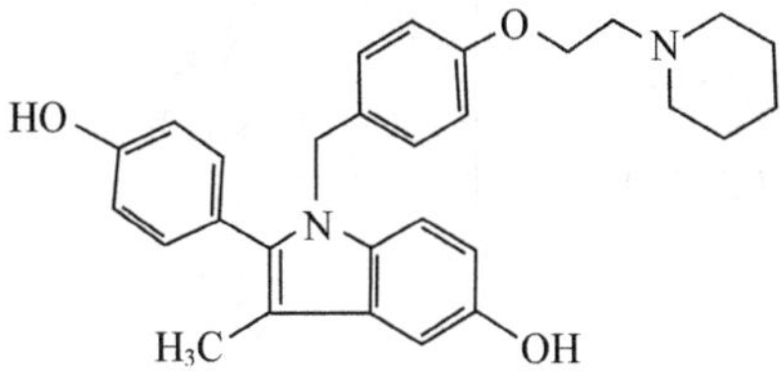

巴多昔芬

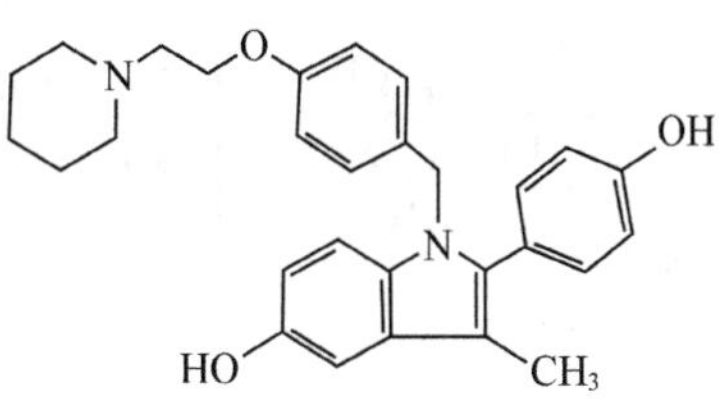

皮多昔芬

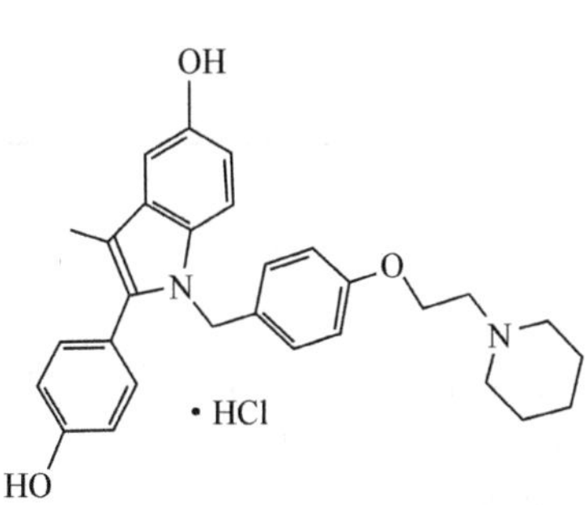

秦哚昔芬

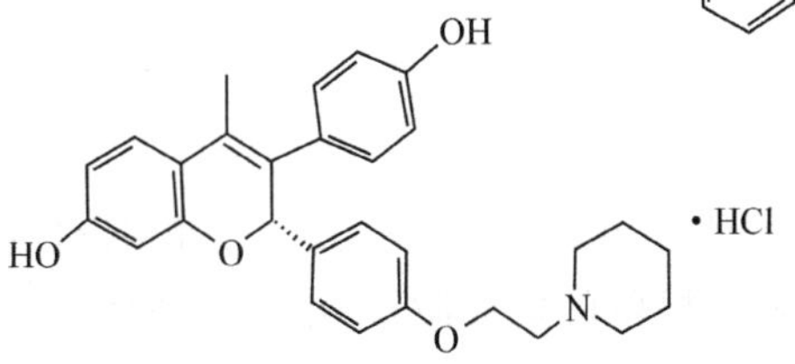

阿考比芬

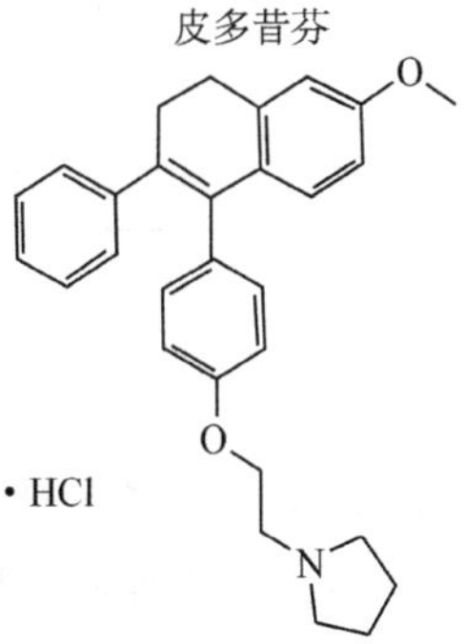

萘福昔定

4. 选择性雌激素受体下调药(selective estrogen receptors down-regulators,SERDs) 甾体类,包括氟维司群(Fuvestrant);非甾体类,包括丙烯酸类(acrylic acid)的 GW7604、GDC-0810 和 AZD9496;具有下调雌激素受体作用的 SERM,包括巴多昔芬、皮多昔芬、阿考比芬、阿佐昔芬和 OP-1047。

甾体类	非甾体类		
	丙烯酸类	Bases	
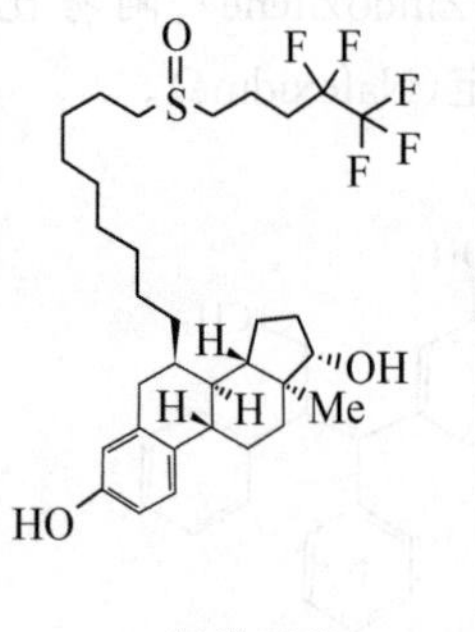 氟维司群	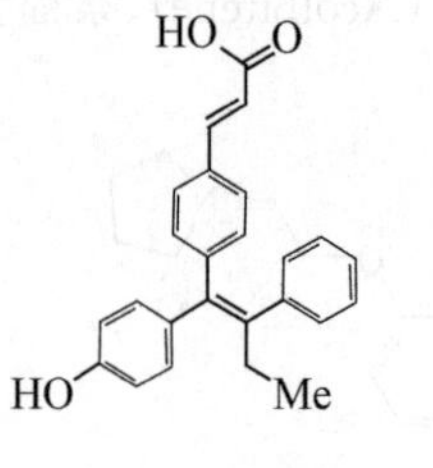 GW7604	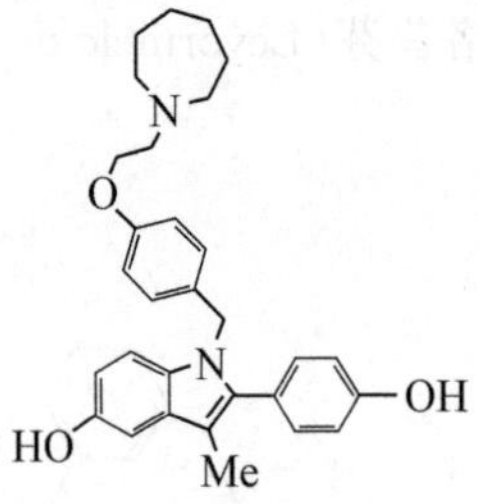 巴多昔芬	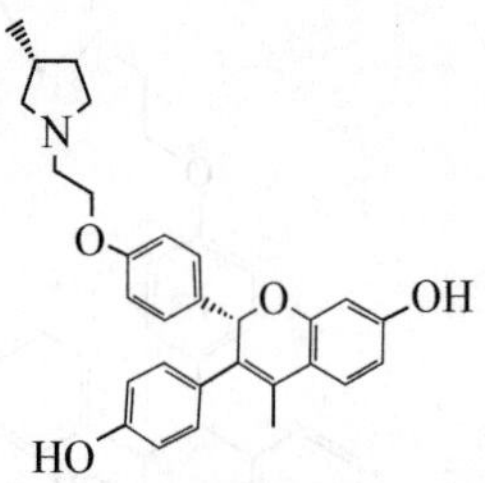 OP-1074
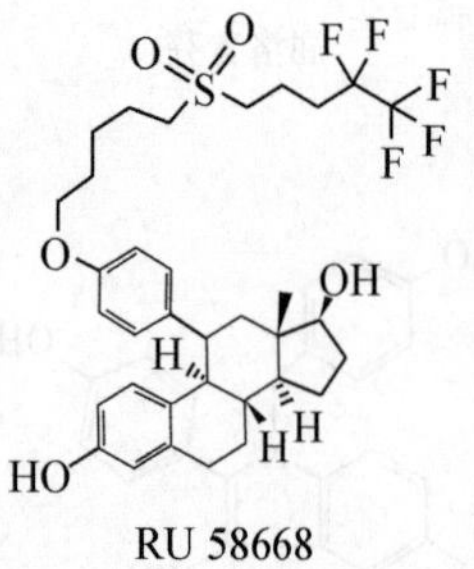 RU 58668	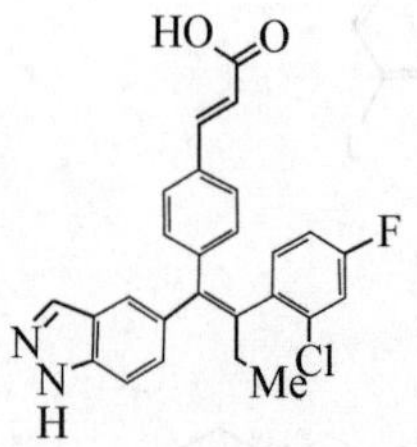 GDC-0810	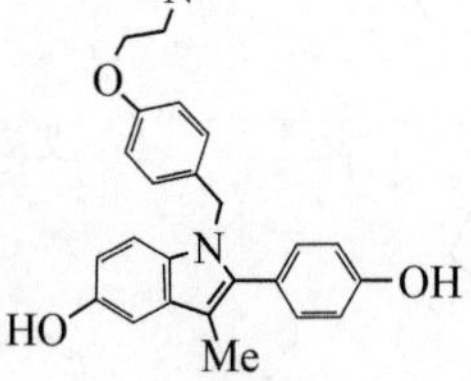 皮多昔芬	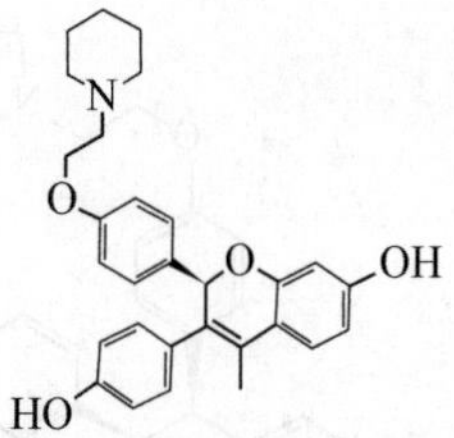 阿考比芬
	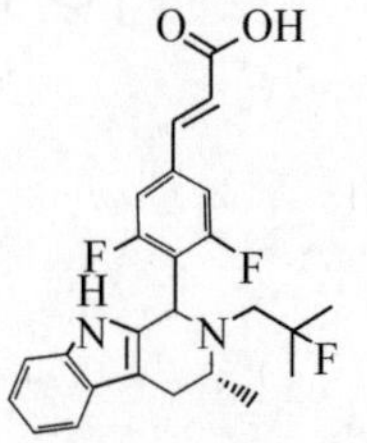 AZD9496	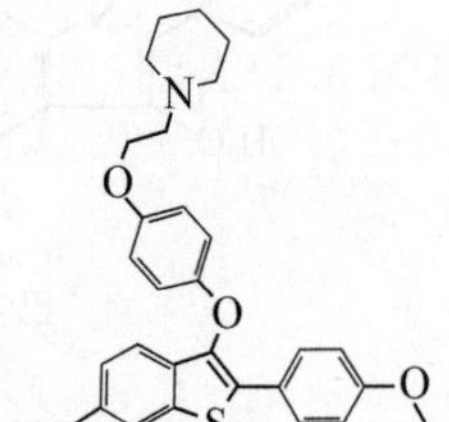 阿佐昔芬	

5. 其他 包括:①雌二醇类似物(estradiol analogs),天然植物提取的抗雌激素,包括大豆提取物(femarelle)和紫草素(shikonin, SK);②甾体类 SERM(HMR3339,PSK3471)、选择性 ER 亚型调节药和 ERβ 选择性激动药(TAS-108,SR16234)。

【作用机制】

1. 雌激素受体介导 SERM 作用 雌激

素受体 ERα 和 ERβ 介导 SERM 药理作用。SERM 配体依赖性作用机制类似于天然雌激素，即通过与靶细胞内 ER 结合，启动经典的细胞核内 ER 信号通路，调控靶基因转录功能。在靶细胞质内，SERM 与 ERα 和 ERβ 结合形成 SERM-受体复合物，促进 ER-热休克蛋白(Hsp90)复合物解离，引起受体特异性构象变化和受体二聚化；而后转移进入并定位于细胞核内；在细胞核内，SERM-受体复合物或与雌激素敏感基因调节区段内特异性 DNA 序列，即雌激素反应元件(ERE)结合；或与 ER-指定的激活功能区段 AF1 和 AF2 所募集的转录性辅激活因子或辅抑制因子结合形成转录复合物，从而调节靶基因转录功能(图 10-4)。

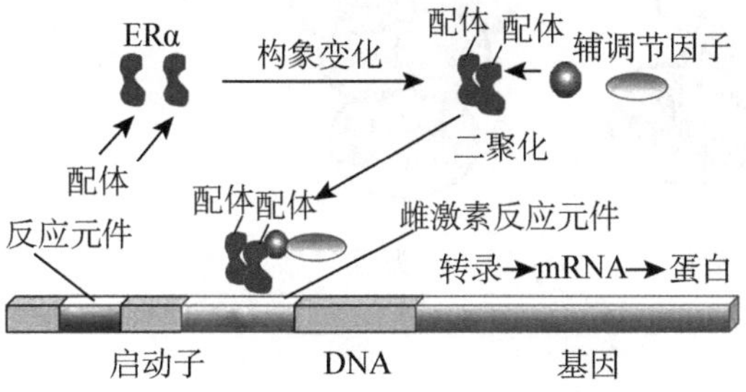

图 10-4 雌激素受体作用机制

摘自 Dowers TS, et al. 2006. Chem Res Toxicol, 19(9): 1125-1137.

SERM 配体依赖性作用与靶细胞内 ERα 和 ERβ 组成比例、SERM-受体复合物与细胞内转录性辅激活因子和辅抑制因子间相互作用密切相关。如 SERM-受体复合物与辅激活因子结合时，呈现雌激素激动药作用。与之相反，当 SERM-受体复合物与辅抑制因子结合时，则呈现抗雌激素作用。

2. SERM 的生物激活　SERM 进入体内后，通过生物激活生成具有生物学活性的代谢产物，而后选择性与靶细胞内 ERα 和 ERβ 结合而发挥特定的药理作用。SERM 生物活化后生成四类亲电子代谢产物，包括碳正离子、苯醌(quinone methide)、二醌(diquinone methide)和邻醌(*o*-quinones)。SERM 激活的第一途径是在细胞色素 P450 催化下生成羟基化衍生物，如他莫昔芬、托瑞米芬、屈洛昔芬、艾多昔芬 α-羟基化生成 4-羟基化代谢产物。第二途径是羟基化衍生物氧化生成标准性苯醌。第三途径是 P450 催化下，阿考比芬、雷洛昔芬和去甲基阿佐昔芬转化为二醌。第四途径是形成邻醌。因此，SERM 药理作用与其体内激活途径、代谢产物和组织选择性相关。

3. SERM 组织特异性作用　SERM 组织特异性药理作用与下列因素相关：① SERM 种类(雌激素激动药、拮抗药或激动药/拮抗药混合性药物)、生化结构和体内代谢；② 靶细胞内 ERα 和 ERβ 的组成、比例和活性；③ SERM 与靶细胞内 ERα 和 ERβ 的亲和力；④ SERM 与 ERα 和 ERβ 结合引起的特异性构型变化，受体二聚化和 ER 激活后所募集辅激活因子或辅抑制因子作用；⑤SERM 作用和不良反应受多种细胞生长因子和细胞核受体辅调节因子的调节。SERM 的作用机制、雌激素拮抗药和雌激素激动药对女性组织器官的作用和理想的 SERM 药理作用见图 10-5～图 10-7。

【临床应用】 SERM 主要用于防治 ER(＋)乳腺癌、绝经后妇女骨质疏松症和绝经综合征，其中氯米芬是多囊卵巢综合征促排卵治疗的一线药物；他莫昔芬、托瑞米芬、雷洛昔芬和阿佐昔芬用于防治 ER(＋)乳腺癌；雷洛昔芬、拉索昔芬、巴多昔芬用于防治绝经后骨质疏松症；巴多昔芬和奥培米芬用于防治绝经综合征和泌尿生殖道萎缩。氟维司群为选择性雌激素受体下调药(SERD)，用于治疗他莫昔芬和芳香酶抑制药抵抗的复发性和转移性乳腺癌。

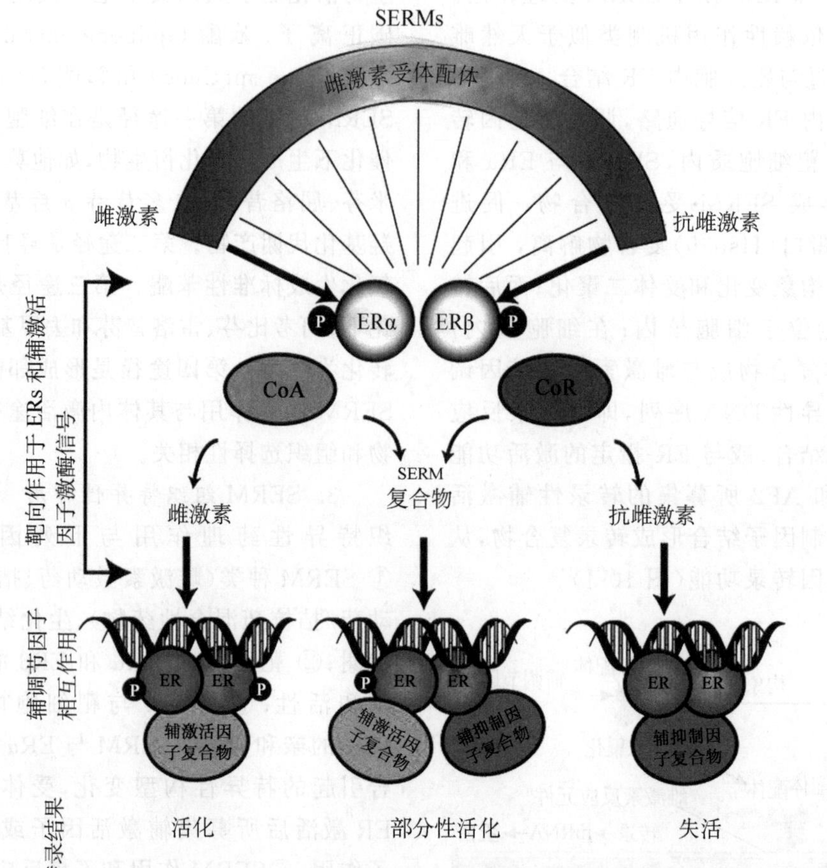

图 10-5　SERM 作用机制

摘自 Peng J, et al. 2009. Anticancer Agents Med Chem, 9(5): 481-499.

二、氯　米　芬

【药物化学】　枸橼酸氯米芬（clomiphene citrate, CC），商品名 Serophene、Clomivid。中文名为 2-〔对-(2-氯-1,2,-二苯乙烯)-苯氧基〕三乙胺二氢枸橼酸盐；英文名为｛2-〔P-(2-Chloro-1, 2,-diphenylvinyl)-Phenoxy〕-triethylamine-dihydrogen citrate｝。分子式为 $C_{26}H_{28}ClNOC_6H_8O_7$；分子量为 598.1。氯米芬具有两种几何异构体，即：①顺式或恩式氯米芬，具有抗雌激素活性；②反式或珠式氯米芬，具有雌激素活性。顺式氯米芬抗雌激素活性高于反式氯米芬 5 倍，促排卵作用较强。反式氯米芬雌激素活性高于顺式物 10 倍。临床应用的氯米芬为含有 38%顺式氯米芬的顺-反式异构体混合物，口服易于吸收，在下丘脑-垂体-卵巢-子宫轴、乳腺、肾上腺中浓度较高，血浆半衰期为 5d。

【药理作用】　氯米芬从下丘脑-垂体-卵巢轴 3 个层面调节女性生殖内分泌功能和促进排卵。

1. 对下丘脑的作用　氯米芬与下丘脑 GnRH 神经元（位于正中隆突、视前区和第三脑室周围）内 ER 竞争性结合，抑制内源性雌激素对性中枢负反馈作用，增加 GnRH 脉冲释放频率和振幅。氯米芬治疗促进卵巢优

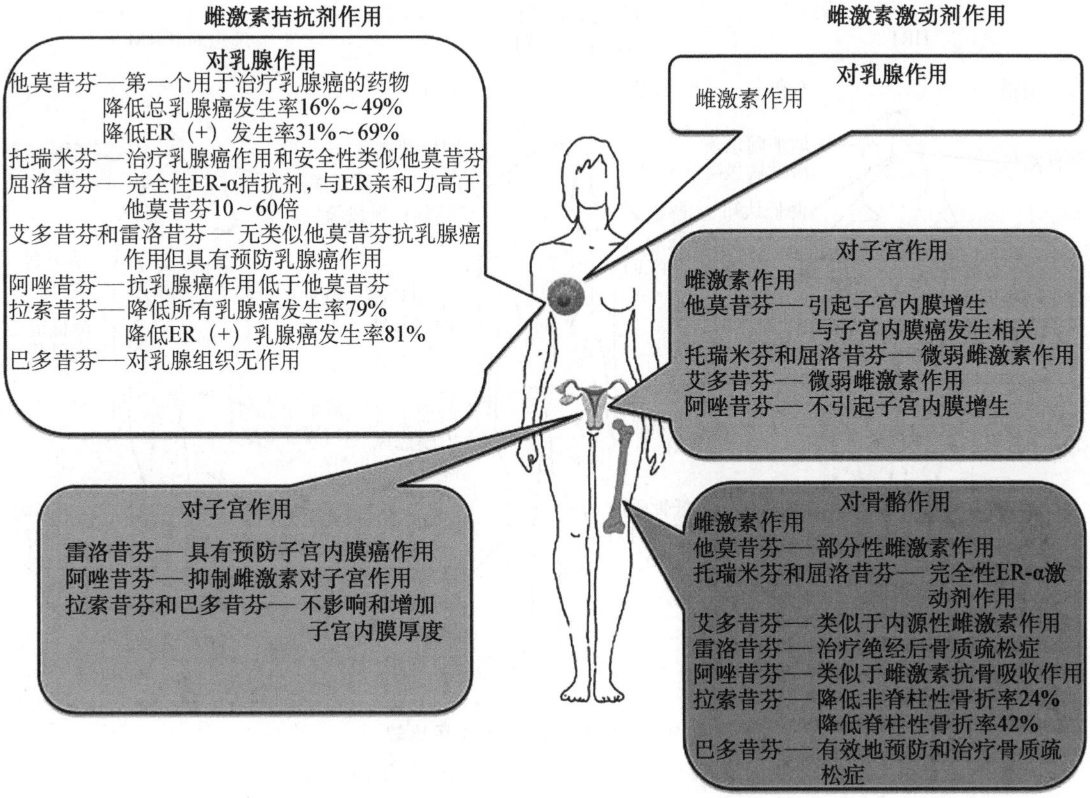

图 10-6 抗雌激素和雌激素激动药的作用

摘自 Martinkovich S，et al. 2014. Clin Interv Aging，9：1437-1452.

势卵泡生成和雌二醇高峰，正反馈作用于下丘脑视前区的排卵中枢（视上核和室旁核），促进 GnRH 分泌增加，继而引起垂体 LH 分泌高峰和诱发排卵。

2. 对腺垂体的作用　腺垂体对氯米芬的敏感性高于下丘脑。氯米芬提高腺垂体促性腺激素细胞对 GnRH 的敏感性和反应性 3.3 倍。氯米芬增强雌二醇对下丘脑-垂体轴正反馈作用、增加 GnRH 和促性腺激素（FSH 和 LH）脉冲释放频率和振幅、引起 LH 高峰和促进排卵。

3. 对卵巢的作用　氯米芬增强发育卵泡内颗粒细胞对促性腺激素敏感性，增强芳香酶活性和促进雌激素生成。氯米芬（$\geqslant 10^{-4}$mol/L），促进孕烯醇酮向孕酮转化；促进脱氢表雄酮向雄烯二酮转化；促进雄烯二酮向雌酮转化，提高睾酮向雌酮转换率 27%。当血浆氯米芬浓度$\geqslant 10^{-7}$mol/L 时，显著增加颗粒细胞雌二醇生成，增强卵泡内雌激素活性和促进优势卵泡的形成。

氯米芬促排卵剂量为 50～150mg/d，但大剂量（≥200mg/d）呈现抗雌激素作用，抑制 hCG 和 LH 促进卵巢性激素生成作用。体外颗粒细胞培养发现，氯米芬抑制卵巢颗粒黄体细胞孕酮生成的最小剂量为 10^{-6}mol/L、中等剂量为 3×10^{-6}mol/L、大剂量为 5×10^{-5}mol/L，因此，氯米芬治疗可能引起黄体功能不全，必要时应给予辅助黄体治疗。

4. 对子宫的作用　氯米芬增加子宫平滑肌细胞糖原和水分含量、增强己糖激酶活

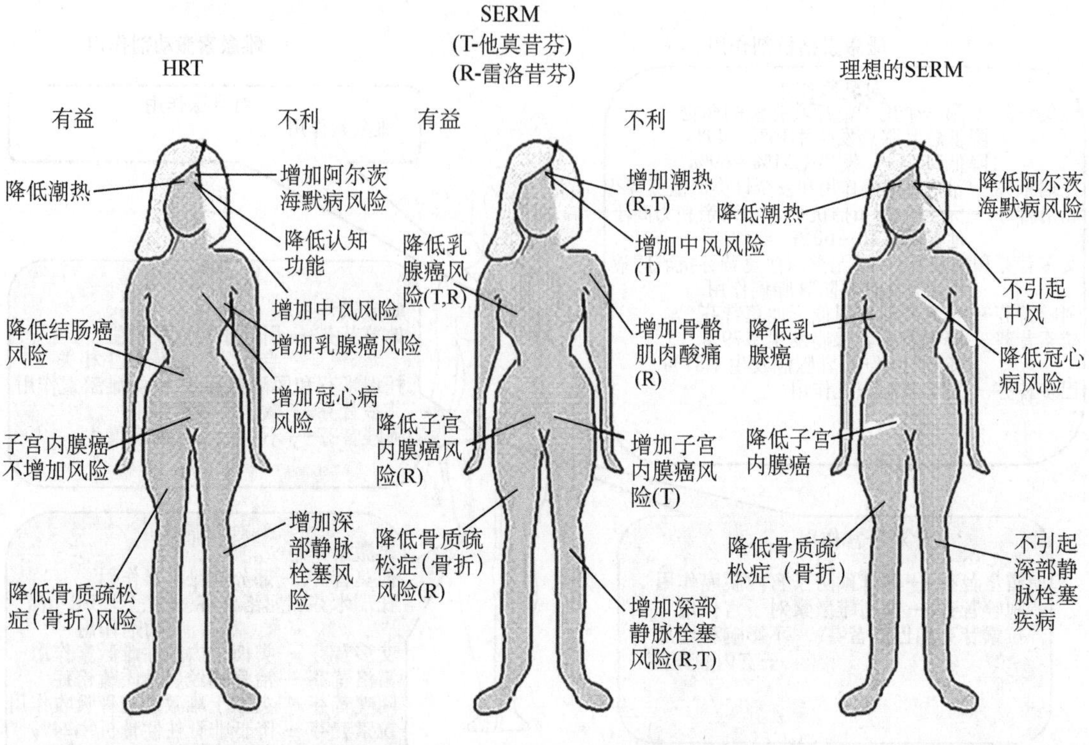

图 10-7 SERM 与 HRT 作用比较

摘自 Philipp Y Maximov, et al. 2004. Cancer Cell, 5(3): 207-213.

性和蛋白质合成而呈现雌激素激动药活性。治疗剂量氯米芬(50～150mg/d)虽然促进垂体促性腺激素释放，但由于半衰期较长(5d)，因此于卵泡晚期呈现对阴道、宫颈和子宫内膜的抗雌激素作用，引起阴道干涩、宫颈黏液黏稠；降低阴道上皮角化指数和子宫内膜厚度，从而降低精子穿透力、受精活力、孕卵植入和妊娠率，因此治疗期间应配合应用雌激素以改善氯米芬外周抗雌激素作用。

5. *全身性作用* 氯米芬抗雌激素作用可引起低雌激素反应，如潮热、自汗、心悸、阴道干涩等症状。氯米芬无孕激素、肾上腺皮质激素、雄激素和抗雄激素作用，不影响肾上腺和甲状腺功能。氯米芬无胎儿致畸作用，对新生儿发育无不良影响。

【适应证】 多囊卵巢综合征和慢性无排卵；下丘脑-垂体-卵巢轴功能失调、反馈功能正常、孕激素试验(＋)和血浆 E_2≥100pg/ml 者。

【禁忌证】 下丘脑-垂体-卵巢轴功能衰竭-孕激素试验(－)和血浆雌二醇≤30pg/ml 者。

【剂量和方法】 50～100mg/d，口服。

【临床应用】

1. *氯米芬应激试验* 目的是检测垂体反应性和卵巢抑制素活性。试验方法是于月经周期第 5～9 天，氯米芬 100mg/d，口服。试验前(月经周期第 3 天)和试验后(月经周期第 10 天)分别测定血浆 FSH 浓度。如月经周期第 10 天测定 FSH≥26U/L，或高于试验前 FSH 浓度 2 个标准差(2SD)以上，提示氯米芬促排卵治疗效果较差。详见第 10 章第三节。

2. *促排卵治疗*

(1)单一氯米芬疗法：月经周期(自然月经或孕酮撤退性出血)第 5 天开始服药，

50mg/d,连用 5d(MC 5～9d)。85%的排卵发生于服完最后一次药物后 7d(5～12d),因此治疗期间应加强卵泡发育检测(超声检测、尿液 LH 高峰、血浆雌二醇、宫颈黏液和基础体温),判断卵泡成熟度、指导围排卵期性生活以期妊娠。

如第 1 个治疗周期,以氯米芬 50mg/d 治疗,出现优势卵泡和排卵,可重复治疗 3 个周期;如未出现优势卵泡和排卵,第 2 个治疗周期,氯米芬剂量应增至 100mg/d;如仍未出现优势卵泡和排卵,第 3 个周期,氯米芬剂量可增至 150mg/d;如仍未出现优势卵泡和排卵则提示为氯米芬抵抗(Clomiphene resistance, CR),应改用芳香酶抑制药(aromatase inhibitor, AI)来曲唑(Letrozole)或促性腺激素疗法。

临床观察发现,氯米芬 50mg/d 和 100mg/d 的排卵率分别为 50%和 75%。氯米芬最大剂量为 150mg/d(总剂量 750mg/周期),治疗应重复 3 个周期,但不应超过 6 个周期。临床观察发现,氯米芬 100mg/d 治疗无排卵者,再增大剂量虽也可出现排卵,但并不增加妊娠率(≤30%)。氯米芬剂量>150mg/d,不良反应率和卵巢高刺激综合征发生率增加。

氯米芬治疗引起的卵巢卵泡发育呈现线性生长特征,直径可达 18～24mm。当优势卵泡直径达到 18mm 时可一次注射 hCG 5000～10 000U 促进卵泡最后成熟和排卵(排卵时优势卵泡可额外增大 2～3mm),排卵多出现于注射 hCG 后 12～36h。排卵后基础体温持续升高,停经时间>35d 时应检测血液或尿液 hCG 确立妊娠。出现黄体功能不全(基础体温升高时间≤10d)者,应给予辅助黄体治疗。优势卵泡持续增大(直径>2.5cm)而不破裂者为黄素化不破裂卵泡(LUF),应认真审查适应证和寻找原因。

(2)氯米芬-雌激素疗法:目的是改善宫颈黏液和子宫内膜功能,方法是戊酸雌二醇(补佳乐)1mg/d,或倍美力 0.625mg/d 与氯米芬治疗同时,或月经周期第 5～15d 口服或阴道内置入。

(3)氯米芬-hCG 疗法:目的是促进卵泡最后成熟、排卵和辅助黄体功能。当优势卵泡直径≥18mm 时,一次肌内注射 hCG 10 000U,24h 内发生排卵,其间性生活易于妊娠。

(4)氯米芬-COC 疗法:目的是抑制高 LH 血症和卵巢性高雄激素血症,提高卵泡对氯米芬敏感性和排卵率,多用于多囊卵巢综合征。方法是先给予达英-35 或优思明治疗 3 个周期,下调高 LH 血症,改善 HPO 轴反馈功能和敏感性,而后给予 CC 促排卵治疗。

(5)氯米芬-hMG(pFSH)-hCG 疗法:适用于辅助生育时控制性超排卵治疗(controlled ovarian hyperstimulation therapy, COH)。方法是先给予氯米芬 100mg/d,连用 5～7d,然后给予 hMG(pFSH)-hCG 治疗。该疗法虽可减少促性腺激素用量 50%,但多胎妊娠和卵巢高刺激综合征发生率较高。详见第 10 章第三节。

(6)氯米芬-环丙孕酮疗法:适用于多囊卵巢、高雄激素血症妇女。方法是从月经周期第 1 天开始口服醋酸环丙孕酮 50～100mg/d(≤200mg/d),共 14d,或达英-35(Diane-35)治疗 3 个周期后再开始氯米芬促排卵治疗。

(7)氯米芬-二甲双胍疗法:适用于存在胰岛素抵抗和高胰岛素血症的多囊卵巢妇女。目的是遏制高胰岛素血症、高 LH 血症和降低血浆游离睾酮浓度。方法是氯米芬治疗的同时服用二甲双胍(Metformin)500mg,每日 2～3 次,肥胖性多囊卵巢妇女二甲双胍和氯米芬联合治疗妊娠率为 90%,明显高于单一氯米芬治疗。

(8)氯米芬-噻唑啉二酮疗法:适用于存在胰岛素抵抗、高胰岛素血症和代谢综合征的多囊卵巢妇女。噻唑啉二酮(Thiazolidinedione,TZD)类药物,包括罗格列酮(Rosiglitazone,)、匹格列酮(Pioglitazone)和恩格列酮(Englilazone),是新一代胰岛素增敏药,药理作用包括提高胰岛素靶细胞对胰岛素敏感性和反应性、外周葡萄糖利用率和胰腺B细胞功能,而不影响体重;降低高胰岛素血症、高雄激素血症、增加血浆性激素结合球蛋白(SHBG)浓度;改善纤维蛋白溶解活性,降低PAI-1和LH水平,提高排卵率。

(9)氯米芬-地塞米松疗法:适用于存在肾上腺性高雄激素血症的多囊卵巢妇女。从月经周期第1天开始口服泼尼松5～10mg/d或地塞米松0.5～0.75mg/d,确立妊娠后停药。

(10) GnRHa/GnRHant脱敏-氯米芬疗法:适用于辅助生育促超排卵治疗妇女。方法是先应用GnRHa/ GnRHant进行下调GnRH受体功能和垂体脱敏治疗,而后给予氯米芬或控制性促超排卵(COH)治疗。详见第10章。

(11)氯米芬-抗催乳素疗法:适用于无排卵合并高催乳素血症妇女。抗催乳素药物,包括溴隐亭、卡麦角林(Cabergoline)和α-二氢麦角隐亭(克瑞帕,Cripar)等,均为多巴胺受体激动药,通过促进下丘脑PIH分泌、抑制垂体催乳素分泌、增加促性腺激素分泌、阻遏高催乳素血症对HPOU轴的抑制作用、增强卵巢对促性腺激素反应性而促进排卵。详见第10章第九节。

【临床疗效】

1. 排卵率和妊娠率　氯米芬平均排卵率为73.9%(20%～100%);平均妊娠率为34.8%(25%～71.3%)。按生命表法计算,排卵周期妊娠率为15.7%(12%～25%),治疗头3个月妊娠率为35%～65%,6个月妊娠率为60%～85%。足月分娩率为50%～60%。多胎妊娠率为10%,以双胎多见,三胎和六胎罕见。氯米芬不增加流产率和胎儿先天性畸形率。

2. 不同疾病的疗效　氯米芬治疗的排卵率和妊娠率,月经稀发者分别为53.9%～80.7%和30%～40%;避孕药引起的闭经分别为78.1%和50%;多囊卵巢综合征妊娠率为30%～76.2%;闭经溢乳综合征妊娠率为30%～41.6%。

3. 不同氯米芬构型的疗效　顺式氯米芬治疗排卵率78%,反式氯米芬治疗排卵率为51%,混旋型氯米芬治疗排卵率为73.5%。

4. 不同药物配伍的疗效　氯米芬-hCG妊娠率为29%;GnRHa-氯米芬排卵率为50%;妊娠率为5%～19%;氯米芬-hMG妊娠率为29%。

【不良反应】

1. 低雌激素反应　与氯米芬剂量相关,50mg/d低雌激素反应轻微,≥100mg/d不良反应增加,包括潮热、自汗、阴道干涩、焦虑、头痛、腹痛、恶心、呕吐、腹胀等,偶可出现脱发和视物不清现象。

2. 氯米芬抵抗(clomiphene resistance, CR)　发生率为15%～25%,氯米芬抵抗指不同剂量(50mg/d、100mg/d、150mg/d)氯米芬治疗均不能有效促进优势卵泡发育和排卵现象。氯米芬抵抗妇女可改用芳香酶抑制药(来曲唑)或促性腺激素治疗。详见第16章多囊卵巢综合征。

3. 黄体功能不全(luteal phase defect, LPD)　发生率为15%～30%。氯米芬引起黄体功能不全的机制包括:①抑制卵巢颗粒黄体细胞雌激素生成,但不影响3β-羟基类固醇脱氢酶活性和孕烯醇酮生物利用率;②抑制子宫内膜对孕酮的反应性,引起性激素分泌与子宫内膜组织反应失同步化和期外子宫内膜(out of phase endometrium, OOP)反应,不利于孕卵植入和胚胎发育;③抑制ER和PR功能,引起子宫内膜分泌化不良;④黄体功能不全,临床表现为频发月经、周期缩短或月经期延长。

黄体功能不全的治疗,包括:①hCG 疗法。当优势卵泡直径≥18mm 时,一次注射 hCG 10 000U,5d 后再注射 hCG 5000U;或于排卵后 4d、6d、8d、10d,分别注射 hCG 2000U。②孕激素疗法。排卵后每天肌内注射孕酮 20mg,或口服地屈孕酮(达芙通,Dydrogesterone)20mg/d,共 10～12d。确定妊娠后,可继续服用至妊娠第 10～12 周。③溴隐亭疗法,适用于高催乳素血症引起的黄体功能不全者。

4. 黄素化未破裂卵泡综合征(LUFS) 发生率为 25%～31%。LUFS 指多发性未成熟卵泡内颗粒细胞、卵泡膜细胞和间质细胞过早黄素化(multiple immature follicle luteinization, MILF)引起卵泡持续性增大、不破裂、无排卵和孕酮异常分泌的症候群,是一种特殊类型的无排卵现象。详见第 10 章第三节。

5. 宫颈黏液功能不全 发生率为 15%～50%,临床表现为宫颈黏液分泌减少和黏稠,不利于精子穿过,引起受精率和妊娠率降低。治疗方法包括口服雌激素,戊酸雌二醇(补佳乐)1mg/d,或倍美力 0.625mg/d,与氯米芬治疗同时服用,或从月经周期第 5～15 天服用。

6. 卵巢高刺激综合征(ovary hyperstimulation syndrome, OHSS) 发生率 1%～5%,多见于氯米芬大剂量(≥150mg/d)治疗,或多优势卵泡发育时注射 hCG 时。多囊卵巢妇女对氯米芬相对敏感,因此氯米芬治疗应从小剂量 50mg/d 开始。治疗期间出现急性卵巢增大和多发性卵巢囊肿者,应避免妇科检查和性生活以免引起卵巢破裂。详见第 10 章第三节。

7. 流产率和多胎妊娠率 流产率发生率为 10.1%～25.3%,多胎妊娠发生率为 1.83%～17%,其中双胎率为 6.9%,三胎率为 0.5%,四胎率为 0.3%,五胎率为 0.13%。多胎妊娠平均流产率为 15%。

三、他莫昔芬

【药物化学】 枸橼酸他莫昔芬(tamoxifen citrate,TAM;三苯氧胺)属于非甾体三苯乙烯衍生物。中文名为 2-[对-(1,2-二苯基-1-丁烯基)-苯氧基]-NN-二甲基乙胺枸橼酸盐。英文名为 2-[p-(1,2-diphenyl-1-butenyl)-phenoxy]-N-N-dimethyl ethylamine citrate。分子式为 $C_{26}H_{29}NO \cdot C_6H_8O_7$,分子量为 563.65。他莫昔芬口服后 4～7 h 血药浓度达到高峰,半衰期为 7d。他莫昔芬存在顺式和反式两种同分异构物,在肝脏内代谢,生成一羟、二羟和 N-去甲基他莫昔芬,均具有与 ER 结合的高度亲和力。

【适应证】 ER(+)乳腺癌。

【禁忌证】 静脉栓塞性疾病和易栓症。

【剂量和方法】 20mg/d,口服。

【药理作用】

1. 对乳腺癌的作用 他莫昔芬对乳腺呈现抗雌激素作用,是防治 ER(+)乳腺癌术后复发、转移和对侧乳腺癌的重要药物。他莫昔芬抑制肿瘤细胞向 G_1 期转化和促进癌细胞凋亡,疗效与乳腺癌 ER 和 PR 含量、比例和肿瘤病理分化程度有关,如病理分化为Ⅰ、Ⅱ、Ⅲ和Ⅳ级的乳腺癌治疗有效率分别为 90%、75%、59%和 10.5%。

美国 NSABP 研究表明,他莫昔芬降低对侧乳腺癌发生率 30%～50%,可用于乳腺癌高危因素妇女预防性治疗。他莫昔芬 NSABP、NSABP-P-1 和 BCPT 研究显示,应用他莫昔芬治疗 5 年,他莫昔芬组和对照组乳腺癌累计发生率分别为 22‰和 43.4‰,并降低浸润型乳腺癌发生率 49%。

国际乳腺癌防治研究(IBIS-1,2002)显示,他莫昔芬治疗降低浸润性乳腺癌发生率 25%,降低乳腺癌相对风险 42%,治疗 5 年后乳腺癌绝对风险率<2%。治疗 5 年后乳腺癌复发率降低 47%;治疗 10 年后死亡率

降低 26%；有和无淋巴结转移的乳腺癌妇女的 10 年生存率分别为 10.9%和 5.6%。

应用他莫昔芬治疗 5 年，延长 ER(+)乳腺癌妇女无瘤生存期，降低乳腺癌确诊后 15 年后肿瘤复发率 50%，但不能改善 ER(−)乳腺癌妇女无瘤生存率和生存率。他莫昔芬不增加除子宫内膜癌以外其他肿瘤的发生率，但不能提高与肿瘤无关的生存率。

2. 对骨骼和心血管系统的作用　他莫昔芬对绝经后妇女骨骼呈现雌激素作用，增加骨密度和降低骨折率。他莫昔芬改善脂代谢，但无预防高血压和动脉硬化性心脏病作用。他莫昔芬对中枢神经系统呈现雌激素作用，可改善绝经后妇女血管舒缩综合征症状，包括潮热、多汗、焦虑和睡眠障碍，但长期应用可能引起记忆力和认知功能损害。

3. 对血栓栓塞疾病的作用　他莫昔芬治疗增加肺栓塞风险(RR=3.19)，年发生率从 0.31‰增加至 1‰；增加中风风险(RR=1.75)和深部静脉栓塞风险(RR=1.71)，因此，他莫昔芬不能有效降低乳腺癌妇女血栓栓塞性疾病引起的死亡率。

4. 对子宫内膜作用　他莫昔芬对女性泌尿生殖道，包括子宫内膜、平滑肌、阴道上皮、膀胱和尿道等呈现雌激素作用，因此长期治疗可引起子宫内膜增生、息肉、子宫内膜癌、子宫肌瘤增大和不规则阴道流血。子宫内膜癌发生率增加 4 倍，年发生率达 3.05‰，特别是肥胖、糖尿病妇女。

【注意事项】 ①他莫昔芬主要用于防治 ER(+)乳腺癌术后复发、转移和对侧乳腺癌；②他莫昔芬治疗时间以 3～5 年为宜；③治疗期间应加强子宫内膜增生和静脉栓塞性疾病的监测，如出现子宫内膜增生(≥12mm)或异常子宫出血，应停药并进行子宫诊刮排除子宫内膜增生疾病和肿瘤；④他莫昔芬抵抗乳腺癌妇女，应改用芳香酶抑制药来曲唑(Letrozole)或其他 SERM 药物，包括托瑞米芬、雷洛昔芬和阿佐昔芬治疗；⑤现有资料尚未证实他莫昔芬提高乳腺癌妇女生存率和降低死亡率。

四、雷洛昔芬

【药物化学】 盐酸雷洛昔芬(Raloxifene hydrochloride)为苯并噻吩(硫茚)衍生物(benzothiophene derivatives)。商品名易维特(Evista)。中文名为[6-羟基-2-(4-羟苯基)-苯并[b]-噻吩-3 烃基]-[4-[2-(1-哌啶基)-乙氧基]-苯基]-甲酮。英文名为[6-hydroxy-2-(4-hydroxyphenyl)-benzo[b]-thien-3-yl]-[4-[2-(1-piperidinyl)-ethoxy]-phenyl]-methanone。分子式为 $C_{28}H_{27}NO_4S$，分子量为 473.58。雷洛昔芬口服后 6h 血药浓度达到高峰(0.5ng/ml)。药物中 95%与血浆蛋白结合，半衰期为 32.5h，血浆廓清率为 2 348L/kg，代谢清除率为 40～60L/(kg·h)。

【适应证】 绝经后骨质疏松症和 ER(+)乳腺癌。

【禁忌证】 血栓栓塞性疾病和易栓症。

【剂量和方法】 60mg/d，口服。

【药理作用】

1. 对骨质疏松症的作用　雷洛昔芬主要用于防治绝经后妇女(50～80 岁)骨质疏松症。雷洛昔芬对骨骼呈现雌激素作用，以剂量-时间相关方式，增强 ERα 和 PR 基因表达、增加骨保护素(OPG)和成骨细胞(hOB)活性、维持和增加骨密度、降低骨转换率、改善脊柱骨骨小梁结构、预防脊柱性骨折作用与促进松质骨骨转换率正常化。

低剂量雷洛昔芬既可抑制破骨细胞活性，还降低松质骨(脊柱)骨折率。雷洛昔芬与其他抗骨质疏松症药物，包括阿仑膦酸盐、特立帕肽(teriparatide)、维生素 D、钙剂和雌激素联合应用可增加皮质骨(四肢骨和髋骨)骨密度并降低骨折风险。

雷洛昔芬治疗 1 年后骨转换率降低 30%～40%，治疗 3 年后多部位骨密度增加

2%～3%，脊柱骨折率降低 30%～50%，但不能降低髋骨和其他非脊柱骨折率。雷洛昔芬也可用于治疗肾功能损害和血液透析引起骨质疏松症，包括血浆肌酐清除率< 30ml/min，不宜采用双膦酸盐和特立帕肽治疗的妇女。

临床观察发现，雷洛昔芬 60mg/d 和 120mg/d 疗效相似，治疗 6 个月腰椎骨密度增加 3.3%，1 年后增加 3.5%，骨转换指标，TC 和 LDL-C 明显降低，未发生深部静脉栓塞疾病。国内研究发现，雷洛昔芬治疗 1 年，腰椎和髋骨密度分别增加(3.3±4.8)%和(1.4±4.8)%，未发生新脊柱骨折病例。

2. 对乳腺癌的作用　雷洛昔芬是替代他莫昔芬，治疗 ER(+)乳腺癌第二线药物，可有效降低乳腺癌复发率和对侧乳腺癌发生率。雷洛昔芬治疗乳腺癌研究(MORE)表明，应用雷洛昔芬 60mg/d 或 120mg/d 治疗 4 年，乳腺癌和浸润型乳腺癌发生率分别降低 65%和 74%，其中 ER(+)乳腺癌降低率明显高于 ER(－)乳腺癌；2 年随访表明，浸润型乳腺癌发生率降低 72%，ER(+)乳腺癌发生率降低 84%，而 ER(－)乳腺癌发生率无明显变化。

雷洛昔芬治疗乳腺癌研究(CORE)表明，雷洛昔芬治疗 4 年后，浸润型乳腺癌发生率降低 59%；ER(+)浸润型乳腺癌发生率降低 78%，乳腺癌总发生率降低 50%，但 ER(－)浸润型乳腺癌和非浸润型乳腺癌发生率无明显变化。雷洛昔芬 MORE 和 CORE 两项研究的 8 年期间，雷洛昔芬治疗妇女的浸润型乳腺癌发生率降低 66%，ER(+)浸润型乳腺癌发生率降低 76%，乳腺癌年发生率降低 58%。

雷洛昔芬与心脏研究(RUTH)发现，雷洛昔芬降低原发性浸润型乳腺癌发生率 42%，治疗 1 年后浸润型乳腺癌发生率即开始降低，而 ER(－)乳腺癌发生率无明显变化。另外，雷洛昔芬降低绝经后妇女乳腺小叶原位癌(LCIS)发生率，也不增加卵巢癌发生率(9837 例观察)。

3. 对血栓栓塞性疾病的影响　雷洛昔芬增加血栓栓塞性疾病发生率 1.5～3.0 倍，年绝对发生率达 0.75%～1.5%，治疗 5 年和 10 年的风险率分别为 3%～7%和 15%，因此有栓塞性疾病史、家族性易栓症、肥胖、感染、炎症、长期卧床、卒中、心肺功能衰竭者为禁忌证。

4. 对心血管系统功能的影响　雷洛昔芬改善心血管功能和降低发生心血管疾病风险、降低 LDL-C、纤维蛋白原和载脂蛋白-α，增加 HDL_2-C，但不升高血清三酰甘油浓度。雷洛昔芬增加 NO/ET-1 比值、保护血管内皮、扩张微小血管、抑制血管平滑肌细胞增生和迁徙，降低发生冠心病风险。

雷洛昔芬降低绝经后妇女血清同型半胱氨酸浓度，但对 C-反应蛋白无明显影响。雷洛昔芬抑制血液化学趋化分子表达和减轻血管炎症反应，保护心血管功能，对子宫血管波动指数(PI)、阻力指数(RI)和血管壁厚度无明显影响，降低发生心血管疾病风险。

雷洛昔芬与心脏研究(RUTH)表明，存在心血管疾病高危因素的绝经后妇女，雷洛昔芬治疗 5.6 年，不增加原发性冠心病风险(HR=0.95)；轻度增加致死性卒中(非全部卒中)风险(HR=1.49)，年绝对发生率为 0.7‰；降低非肿瘤性和非心血管疾病性死亡率，增加静脉栓塞性疾病风险(HR=1.44)；年绝对发生率为 1.2‰。因此，存在卒中高危因素妇女为雷洛昔芬治疗相对禁忌证，而缺血性心脏病既非雷洛昔芬治疗适应证也非禁忌证。

5. 对下丘脑-垂体-卵巢-子宫轴的影响

雷洛昔芬对下丘脑-垂体轴生殖激素 FSH、LH、PRL、雌激素和瘦素(leptin)分泌无明显影响，但增强阿肽能神经张力；增加血清 SHBG 和 TBG 浓度。雷洛昔芬轻度增加子宫内膜分泌蛋白(placental protein 14)和引起子宫内膜间质水肿、假囊性变，但无促进子宫内膜增生作用，因此较少引起异常子宫出血。

雷洛昔芬降低绝经后妇女盆底筋膜和结缔组织张力，加重泌尿生殖道脱垂症状，但不影响妇女性功能。雷洛昔芬对子宫内膜和阴道黏膜呈现抗雌激素作用，可引起泌尿生殖道萎缩性症状，包括阴道干涩、性交困难、泌尿道感染和尿失禁等，但有利于治疗子宫肌瘤和子宫内膜异位症。

【疗效比较】　他莫昔芬和雷洛昔芬的比较性研究（STAR，20 000 名乳腺癌妇女观察）表明，浸润性乳腺癌发生率，他莫昔芬和雷洛昔芬分别为 4.30‰和 4.41‰；血栓栓塞性疾病发生率，雷洛昔芬低于他莫昔芬，分别为 2.61‰和 3.71‰；白内障发生率，雷洛昔芬和他莫昔芬分别为 9.72‰和 12.30‰；手术率分别为 6.62‰和 8.03‰；子宫内膜增生性疾病（包括简单型、复杂型和不典型增生）发生率，雷洛昔芬和他莫昔芬分别为 0.76‰和 4.69‰；子宫切除率分别为 6.04‰和 13.57‰；非浸润型乳腺癌发生率，他莫昔芬和雷洛昔芬分别为 1.51‰和 2.11‰；子宫肿瘤发生率，雷洛昔芬和他莫昔芬分别为 1.25‰和 2.0‰；他莫昔芬和雷洛昔芬对体重、记忆力、认知功能、抑郁和睡眠的影响相似，精神心理健康评分两者均在正常范围；他莫昔芬治疗改善性功能，很少引起肌肉和骨关节症状、性交困难和体重增加现象，而雷洛昔芬治疗则可引起低雌激素反应，包括潮热、自汗、肌肉酸痛、膀胱和泌尿道功能异常等。

五、托瑞米芬

【药物化学】　枸橼酸托瑞米芬（Toremifene Citrate）；商品名法乐通（Fareston）、枢瑞、Estrimex，为非甾体三苯乙烯衍生物。中文名为(2)-4-氯-1，2-二苯基-1-[4-[2-(*N*，*N*-二甲氨基)乙氧基]苯基]-1-丁烯。英文名为(2)-4-chloro-1,2-diphenyl-1-[4-[2-(*N*，*N*-dimethylamino)-ethoxy]-phenyl]-1-butene。分子式为 $C_{26}H_{28}ClNO$，分子量为 405.96。

托瑞米芬口服后迅速吸收，血药浓度于 3h（2～5h）达到高峰。血浆第一半衰期为 4h，第二半衰期为 5d。托瑞米芬主要与血清白蛋白结合（99.5%），主要代谢产物 N-去甲基托瑞米芬仍具有抗雌激素作用，血浆半衰期为 11d，其他代谢产物包括去氨氢氧化托瑞米芬、4-氢氧化托瑞米芬和 N，N-二去甲基托瑞米芬。托瑞米芬主要从便中排出，部分从尿中排出。

【适应证】　ER(＋)乳腺癌。

【禁忌证】　血栓栓塞性疾病和易栓症。

【剂量和方法】　60mg/d，口服。

【药理作用】

1. 对乳腺癌作用　托瑞米芬对乳腺呈现抗雌激素作用，抑制雌激素诱导的乳腺癌细胞 DNA 合成和细胞增生作用。大剂量托瑞米芬呈现非 ER 依赖性抗肿瘤作用（抑制肿瘤基因表达和生长因子生成；诱导细胞凋亡和阻断细胞增殖周期）。

托瑞米芬抑制耐药型乳腺癌细胞簇连蛋白生成和表达，增强肿瘤细胞对抗雌激素的敏感性和反应性。托瑞米芬可增强芳香酶抑制药阿他美坦（Atamestane）或来曲唑（Letrozole）疗效。芳香酶抑制药耐药的转移性乳腺癌妇女，大剂量托瑞米芬（120mg/d）治疗疗效显著。托瑞米芬和紫杉醇（Paclitaxel）联合治疗可显著改善晚期乳腺癌妇女生活质量。

2. 抗肿瘤作用　托瑞米芬抑制多药耐药蛋白（MRP）活性和调节 P-糖蛋白耐药作用，提高化疗效果。国际乳腺癌研究组织（IBCSG）发现，托瑞米芬或他莫昔芬治疗 5 年（随访 8 年）与化疗和内分泌联合治疗（随访 14 年）比较，两组治疗妇女的继发性非乳腺原发性肿瘤发生率无显著性差异；托瑞米芬治疗妇女的继发性子宫肿瘤发生率类似于化疗和内分泌联合治疗组，两组治疗妇女的继发性白血病发生率均未见增加。

【不良反应】 托瑞米芬栓塞性疾病发生率低于其他 SERM，偶可引起肝转氨酶升高、黄疸、子宫内膜增生。另外，影响托瑞米芬代谢的药物(噻嗪类利尿药、苯妥英钠、苯巴比妥和卡马西平；抗凝药物华法林；抑制托瑞米芬代谢药物酮康唑、红霉素和三乙酰夹竹桃霉素等)应为慎用。

六、巴多昔芬

【药物化学】 醋酸巴多昔芬(Bazedoxifene acetate，BZA)，商品名 Viviant、Conbriza。中文名为 1-对-2-(六氢-1H-氮杂蒽-1-烃基)-乙氧基)-苄基)-2-(对-羟苯基)-3-甲基吲哚-5-醇-醋酸盐。英文名为 1-(p-(2-(Hexahydro-1H-azepin-1-yl)ethoxy)benzyl)-2-(p-hydroxyphenyl)-3-methylindol-5-ol monoacetate salt。分子式为 $C_{30}H_{34}N_2O_3 \cdot C_2H_4O_2$，分子量为 530.661。

巴多昔芬为苯骈吲哚化合物。口服后 2h 血药浓度达到高峰，其中 95.8%～99.3% 与血浆蛋白结合。巴多昔芬在肝脏内主要通过葡萄糖醛酸化代谢，极少部分通过细胞色素 P450 途径代谢。血液中葡萄糖醛酸巴多昔芬浓度高于药物原型 10 倍。血浆半衰期为 30h。代谢清除率为 4～5 L/(h·kg)。

巴多昔芬为第三代 SERM，具有雌激素激动药和拮抗药双重活性。巴多昔芬含有与 ER 高度亲和力的吲哚核心结合区段，可与 ERα 和 ERβ 结合，但与 ERα 结合力高于 ERβ。巴多昔芬对骨骼和脂代谢呈现有益作用，对乳腺和子宫内膜无促长作用，具有良好耐受性和安全性。

【适应证】 绝经后骨质疏松症，包括：①绝经早期，具有骨质疏松症高危因素妇女；②绝经晚期，存在脊柱性骨折风险和非脊柱性骨折高风险妇女；③具有乳腺癌家族史的骨质疏松症高危因素妇女；④已采用性激素治疗，但希望加强防治骨质疏松症的绝经后妇女；⑤不能或不愿意接受性激素治疗的绝经后骨质疏松症妇女。

【禁忌证】 血栓栓塞性疾病和易栓症。

【剂量和方法】 20mg/d，口服。

【药理作用】

1. *对骨骼作用* 巴多昔芬以剂量相关方式防治绝经后妇女骨质疏松症，有效预防骨丢失、增加骨密度和降低脊柱性和非脊柱性骨折风险。巴多昔芬 10mg/d、20mg/d 和 40mg/d 治疗，从第 3 个月开始，血浆骨钙素和 C-端肽浓度显著降低并始终处于低水平。巴多昔芬增加胫骨骨密度、维持骨骼结构、脊柱抗压强度和降低骨折风险。巴多昔芬明显降低所有临床型和形态型(影像学)脊柱性骨折和具有高危骨折风险的非脊柱性骨折风险。

巴多昔芬国际研究(206 个国家医疗单位、7492 名绝经后妇女参与，为时 3 年)发现，巴多昔芬 20mg/d、40mg/d 治疗组，分别降低新脊柱性骨折风险 42%和 37%，而雷洛昔芬 60mg/d 组降低 42%；三个治疗组非脊柱性骨折风险均无明显降低。对于存在高危骨折因素的绝经后妇女，巴多昔芬和雷洛昔芬分别降低非脊柱性骨折风险 50%和 42%。巴多昔芬治疗最初 6 个月腰椎和脊椎骨密度即开始增加。国内研究发现，绝经后妇女接受巴多昔芬治疗 6 个月，腰椎、股骨颈、大转子、髋骨骨密度均不同程度增加。

2. *对血管舒缩综合征作用* 巴多昔芬和倍美力组成的组织选择雌激素复合物(BZA/CE)治疗，可显著增加绝经后骨质疏松症妇女骨量、降低脊柱性骨折风险，预防潮热和泌尿生殖道萎缩。SMART 研究表明，巴多昔芬 20mg + 倍美力 0.625mg/0.45mg 是预防子宫内膜增生和保护骨量最小有效剂量；BZA/CE 治疗 12 周，既显著降低潮热发作频率、改善严重泌尿生殖道萎缩症状，又可预防骨质疏松症、降低脊柱性骨折风险、避免单一雌激素治疗引起的子宫内膜和乳腺增生不良反应。

3. 对生殖道和子宫内膜作用　巴多昔芬和倍美力联合治疗(BZA/CE)显著改善生殖道萎缩、性交困难和潮热症状,但长期治疗仍存在发生冠心病、乳腺癌、静脉血栓栓塞的风险。巴多昔芬对子宫内膜呈现抗 ERα 作用,显著降低子宫内膜厚度,如巴多昔芬 2.5～20mg/d 和 30～40mg/d 治疗的闭经率分别为 57%～74%和 90%,相当或高于性激素治疗组(59%)。

临床治疗表明,巴多昔芬治疗(3 年)对子宫内膜呈现良好保护作用,引起子宫内膜微小钙化(microcalcification)、子宫内膜囊肿、息肉和子宫内膜癌风险均低于他莫昔芬、雷洛昔芬、艾多昔芬(Idoxifene)和左美罗昔芬(Levormeloxifene);不增加子宫内膜厚度(>5mm)和子宫内膜增生和子宫内膜癌发生率(< 1%),卵巢体积和囊肿数量也无明显变化。

4. 对乳腺癌作用　分子模型研究证实,巴多昔芬与 ERα 结合数目和构型诱导契合姿态不同于雷洛昔芬,具有降低 ERα、周期素 D_1 活性,抑制非激素依赖性乳腺癌细胞生长作用。研究(Lewis-Wambi,2011)发现,巴多昔芬下调细胞周期素 D_1 表达,通过干扰周期素 D_1-RNA 重组,抑制乳腺癌细胞株 MCF-7 生长,促使肿瘤细胞停滞于 G_1 期。巴多昔芬治疗期间,乳腺癌、乳腺囊肿和纤维囊乳腺疾病(fibrocystic breast disease)发生率均低于雷洛昔芬。

5. 对心血管系统作用　Christiansen (2010)报道称,巴多昔芬治疗的心血管疾病发生率≤0.1%。心肌梗死发生率为 0.4%,心肌缺血发生率为 0.4%～0.5%,脑血管疾病发生率为 2.6‰～3.1‰(妇女·年),深部静脉栓塞、肺栓塞和肾静脉栓塞发生率为 2.8‰～2.9‰(妇女·年)。巴多昔芬降低 LDL-C,而升高 HDL-C,对三酰甘油无影响。比较而言,巴多昔芬静脉栓塞性疾病(VTE)风险(HR=1.6～1.7)低于雷洛昔芬(HR=2.1～3.1)和拉索昔芬(HR=2.2～2.6)。巴多昔芬 VTE 绝对发生率很低,为 1‰(妇女·年),也不增加心脑血管疾病风险。

七、拉索昔芬

【药物化学】　酒石酸拉索昔芬(Lasofoxifene tartrate),商品名 Fablyn。中文名为(5R,6S)-5、6、7、8-四氢-6-苯基-5-(4-(2-(1-吡咯烷基)乙氧基)苯基)-2-萘酚,英文名为(5R,6S)-5、6、7、8-Tetrahydro-6-phenyl-5-(4-(2-(1-pyrrolidinyl) ethoxy) phenyl)-2-naphthalenol。分子量为 413.55,分子式为 $C_{28}H_{31}NO_2$。

拉索昔芬为第三代 SERM,四氢化萘(tetrahydronaphthalene)化合物,具有较强的雌激素激动药和拮抗药活性,与 ERα 和 ERβ 有高度亲和力。拉索昔芬与 ERα 和 ERβ 亲和力类似于雌二醇,高于雷洛昔芬、他莫昔芬和屈洛昔芬(droloxifene)10 倍。

拉索昔芬口服易于吸收,在 0.01～100mg 剂量范围内,血药浓度呈线性升高特征。口服后 6h 血药浓度达到高峰(t_{max}),终末半衰期($t_{1/2}$)为 6d。拉索昔芬与血浆蛋白有高度亲和力,血浆半衰期为 150h。由于拉索昔芬分子中四氢化萘在肠道内具有较强的抗葡萄糖醛酸化作用,因此口服后生物利用率高达 62%。拉索昔芬主要在肝脏内代谢(氧化-CYP3A4 和 CYP2D6)或结合(葡萄糖醛酸化)后经便排出,而很少引起肝肾功能损害。

【适应证】　绝经后骨质疏松症,曾发生脊柱性和非脊柱骨折、骨量减少和高骨折风险妇女。

【禁忌证】　血栓栓塞性疾病和易栓症。

【剂量和方法】　0.25～0.5mg/d,口服。

【药理作用】

1. 对骨质疏松症作用　拉索昔芬预防

骨质疏松症相关研究(OPAL 和 PEARL study)以骨密度和骨转换指标为研究终点，同时观测对骨折风险的影响。OPAL 研究表明，拉索昔芬 0.025mg/d、0.25mg/d 和 0.5mg/d 治疗 2 年，显著增加绝经后妇女骨密度和降低骨转换指标，腰椎和股骨骨密度随治疗时间延长而增加。治疗 2 年后，腰椎骨密度分别增加 1.5%、2.3%和 2.3%，骨转换指标，包括骨钙素(osteocalcin)、N-端肽、C-端肽、脱氧吡啶诺林交联肽和血清特异性骨碱性磷酸酶均降低。

PEARL 研究显示，拉索昔芬 0.25mg/d 和 0.5mg/d 治疗 3 年，两个剂量组均显著降低骨转换指标和增加骨密度，其中脊柱骨密度均增加 3.3%，股骨颈分别增加 2.7%和 3.3%。脊柱性骨折风险分别降低 31%和 42%。临床疗效最早出现于治疗第 1 年，疗效持续 5 年。拉索昔芬 0.25mg/d 治疗 3 年，非脊柱性骨折风险降低 22%，作用持续 5 年。非脊柱性骨折风险降低最早出现于治疗的第 1 年。然而，拉索昔芬 0.25mg/d 治疗则不能有效降低非脊柱性骨折风险。

2. *对乳腺癌作用*　PEARL 研究显示，拉索昔芬 0.25mg/d 和 0.5mg/d 治疗分别降低 ER(+)乳腺癌风险 84%和 67%，并降低所有类型乳腺癌风险。拉索昔芬 0.5mg/d 治疗 5 年后，所有类型乳腺癌风险降低 79%。OPAL 研究显示，拉索昔芬不增加乳腺组织密度和乳痛症。

3. *对生殖道作用*　拉索昔芬显著改善女性生殖道萎缩症状，包括阴道干涩、pH、阴道上皮成熟指数、角化指数和外底层/表层细胞比值。拉索昔芬治疗 5 年，不增加子宫内膜增生、子宫脱垂、子宫内膜癌和阴道异常出血风险。拉索昔芬平均增加子宫内膜厚度 1.5mm，但活检证实为良性变化。

4. *对心血管系统作用*　OPAL 研究表明，拉索昔芬显著降低血浆 TC、LDL-C、HDL-C、TC/HDL-C 比值、载脂蛋白 B_{100}、脂蛋白 B_{100}/载脂蛋白 A_1 比值和脂蛋白 α，轻度增加三酰甘油浓度。拉索昔芬治疗 2 年，显著降低纤维蛋白原和 C-反应蛋白浓度。PEARL 研究显示，拉索昔芬增加静脉栓塞风险 2 倍，深部静脉栓塞和肺栓塞发生率分别为 0.8%和 0.2%，但不增加暂时性脑缺血性发作(transient ischemic attacks, TIAs)风险。

八、阿佐昔芬

【药物化学】　阿佐昔芬(Arzoxifene)为第三代 SERM，属于苯并噻吩(硫茚，benzothiophenes)衍生物。中文名：2-(4-甲氧基苯基丙酮)-3-[4-[2-(1-哌啶基)-乙氧基]-苯氧基-苯并噻吩-盐酸；英文名为 2-(4-Methoxyphenyl)-3-[4-[2-(piperidin-1-yl) ethoxy] phenoxy]benzo[b]thiophen-6-ol hydrochloride；分子式为 $C_{28}H_{29}NO_4S \cdot ClH$；分子量为 512.067。

分子药物学研究发现，阿佐昔芬分子结构中一个乙醚基替代托瑞米芬分子上的羰基铰链，而一个羟基酚保护性甲醚基的存在显著增加阿佐昔芬与 ERα 结合亲和力、抗雌激素活性和生物利用率。阿佐昔芬口服后快速吸收并代谢生成去甲基阿佐昔芬(desmethylated Arzoxifene, LY-335563)，仍具有与 ER 结合高度亲和力。阿佐昔芬口服半衰期较长，主要经粪便排出，少量经尿液排出。

【适应证】　绝经后骨质疏松症和 ER(+)乳腺癌。

【禁忌证】　血栓栓塞性疾病和易栓症。

【剂量和方法】　20mg/d，口服。

【药理作用】

1. *对乳腺癌作用*　临床Ⅰ期研究表明，阿佐昔芬预防乳腺癌转移作用相当或优于他莫昔芬。阿佐昔芬 10mg/d、20mg/d、50mg/d、100mg/d 治疗均显著降低 ER(+)或 PR(+)乳腺癌妇女血清 FSH 和 LH 浓度，而升高 SHBG 浓度，19%妇女病情保持相对稳定

≥6 个月(平均 7.7 个月,范围 6～34 个月)。浸润性乳腺癌或原位癌妇女手术前 2～6 周服用阿佐昔芬 20mg/d 或 50mg/d,可显著降低肿瘤细胞增殖指标,包括增殖细胞核抗原(PCNA)、IGF-1 和 IGFBP-3 表达。

美国和欧洲临床Ⅱ期研究表明,阿佐昔芬治疗他莫昔芬抵抗乳腺癌的客观有效率(ORR)和临床有效率(CBR)低于他莫昔芬敏感乳腺癌,即阿佐昔芬疗效与乳腺癌对他莫昔芬敏感性相关。另外,阿佐昔芬具有化学预防乳腺癌作用,显著降低全乳腺密度和原有高密度区密度,但对乳腺上皮细胞形态高危指数评分(Masood index)无明显影响。

临床Ⅲ期研究(18 个国家的 71 个医学中心,480 例妇女)显示,对于 ER(－)或 PR(＋)局部浸润性和转移性乳腺癌,阿佐昔芬与他莫昔芬作用相似,包括无肿瘤恶化生存率和无疾生存率;ORR、CBR、平均反应期和总存活率均无显著性差异。

2. *对骨质疏松症的作用*　临床Ⅲ期研究表明,阿佐昔芬治疗绝经后骨质疏松症作用与屈洛昔芬、他莫昔芬、艾多昔芬和托瑞米芬相似。阿佐昔芬对骨骼呈现雌激素作用,维持骨密度和骨强度,20mg/d 和 50mg/d 两个剂量组均显著降低血清骨钙素浓度。

3. *对子宫内膜的作用*　阿佐昔芬 20mg/d 和 50mg/d 降低绝经后妇女血清 FSH 和雌二醇浓度,显著增加 SHBG 浓度。阿佐昔芬无促进子宫内膜增生作用,并抑制他莫昔芬抵抗性子宫内膜癌细胞生长。临床Ⅱ期研究(McMeekin 2003)发现,晚期 ER(－)和 PR(＋)子宫内膜癌妇女对阿佐昔芬 20mg/d 治疗的 ORR 为 31%,CBR 为 37.9%,平均反应期为 13.9 个月,疗效相当或优于孕激素和他莫昔芬。

【不良反应】 阿佐昔芬安全性耐受性良好。不良反应包括潮热(37%～46%)、恶心(16.3%～22%)、乳痛 23.9%、背部酸痛 15.2%、皮肤瘙痒 6%、神经肌肉症状 5%、体重增加(5%～11%)、呼吸困难(13%)。呼吸道不良反应,包括上呼吸道感染和严重的慢性梗死性肺部疾病(COPD)。

九、奥培米芬

【药物化学】 奥培米芬(Ospemifene),商品名为 Osphena;中文名为 Z-2-[4-(4-氯-1,2-二苯基-丁-1-烯基)苯氧基]-乙醇;英文名为(Z-2-[4-(4-chloro-1,2-diphenyl-but-1-enyl)phenoxy]ethanol),分子式为 $C_{24}H_{23}ClO_2$;分子量为 378.90。奥培米芬是一种奇特的新型非甾体类三苯乙烯衍生物,可以口服、经皮肤或胃肠外给药。进食后通过促进胆汁分泌而增强药物的增溶作用,从而增加奥培米芬吸收率 2～3 倍。膳食的热量或脂肪含量不影响药物生物利用度。奥培米芬主要在肝脏代谢,经胆汁和粪便排出。

【适应证】 绝经后生殖道萎缩、骨质疏松症和 ER(＋)乳腺癌。

【禁忌证】 血栓栓塞性疾病和易栓症。

【剂量和方法】 30mg/d,口服。

【药理作用】

1. *防治生殖道萎缩和性交困难*　奥培米芬于 2013 年被美国 FDA 批准用于防治绝经后妇女中度和严重生殖道萎缩(VVA)和严重性交困难的药物,临床疗效优于雌激素(包括 17β-雌二醇和结合型雌激素倍美力)、润滑剂和保湿剂。

临床前研究表明,奥培米芬以剂量依赖性方式有效地防治绝经后妇女生殖道萎缩相关中度和严重的性交困难和骨质疏松症。临床Ⅱ、Ⅲ期研究表明,奥培米芬 30mg/d、60mg/d、90mg/d 均可显著增加生殖道萎缩妇女阴道表层、中层、外底层比率,作用优于雷洛昔芬。

美国临床Ⅲ期研究(76 个医疗单位,826 位绝经后妇女观察),奥培米芬 30mg/d 和 60mg/d,治疗 3 个月,显著增加阴道表层上皮数量,降低外底层细胞比率,增加阴道细胞成熟指数和降低 pH；奥培米芬 30mg/d 和 60mg/d 治疗 3 个月后，阴道 pH 分别降低 0.67 和 1.01，阴道干涩和性交困难明显改善。

2. 对子宫内膜的作用　奥培米芬对子宫呈现微弱抗雌激素作用，可维持正常子宫内膜功能。奥培米芬 25mg/d、50mg/d、100mg/d 和 200mg/d 治疗 12 周后，基线子宫内膜厚度无显著变化，也未出现子宫内膜分泌变化和子宫内膜不典型增生现象。未切除子宫妇女，奥培米芬 30mg/d 或 60mg/d 治疗 1 年后，子宫内膜活检也未发现子宫内膜增生或癌变现象。

3. 对血脂和凝血功能的作用　临床Ⅱ期研究显示，奥培米芬 30mg/d、60mg/d 和 90mg/d 治疗，血清 TC、LDL-C 和氧化 LDL 浓度无明显降低，HDL-C 也无显著性增加，仅有 90mg/d 治疗组三酰甘油显著增加。奥培米芬对血管内皮标记物和同型半胱氨酸水平也无明显影响，但 60mg/d 和 90mg/d 组纤维蛋白原和纤溶功能降低，但凝血酶或 D-二聚体浓度无明显变化。

4. 对骨质疏松症的作用　奥培米芬通过增强成骨细胞增生和分化，而非促进破骨细胞凋亡，有效防治骨质疏松症，如奥培米芬 10mg/kg 即呈现预防股骨颈和腰椎骨丢失和增强骨强度作用，疗效类似于雌二醇 50 μg/kg，雷洛昔芬 3mg/kg 和屈洛昔芬 10mg/kg 作用。

奥培米芬和雷洛昔芬比较性研究发现，奥培米芬(30mg/d、60mg/d、90mg/d)和雷洛昔芬(60mg/d)治疗 12 周后，两组治疗间血清骨吸收指标，包括血清骨钙素、骨特异性碱性磷酸酶、前胶原Ⅰ型 N-末端交联肽(PINP)和 C-末端的交联肽(PICP)均无显著性差异；然而，不同剂量奥培米芬治疗组均显著降低骨代谢指标 PINP、PICP 和骨碱性磷酸酶浓度，有助于降低骨质疏松症骨折率。

5. 对乳腺癌的作用　临床前研究表明，奥培米芬对乳腺癌动物模型呈现抗雌激素作用，类似于他莫昔芬和托瑞米芬。奥培米芬抑制化学致癌物诱导的 ER(＋)乳腺癌生长。奥培米芬及其代谢产物 4-羟基奥培米芬(4-hydroxyospemifene)均具有强力抗雌激素作用，可有效预防和治疗 ER(＋)乳腺癌和原位导管癌，有望发展成为防治乳腺癌新一代药物。

【不良反应】　奥培米芬耐受性良好，不良反应包括头痛(15%)、潮热(7.5%)、阴道分泌物增加(1.3%～3.8%)、多汗(1.6%)、肌肉痉挛(1.6%)、出血性/栓塞性卒中(0.145% 和 0.072%)、深部静脉栓塞(0.145%)。

十、氟维司群

【药物化学】　氟维司群(Fulvestrant，Faslodex，ICI182，780)属于新一代选择性雌激素受体下调药(selective estrogen receptor down-regulators，SERDs)。商品名芙仕得。中文名为(7a，17b)-7-[9-(4，4，5，5，5-五氟戊亚磺酰基)壬烷基]-雌甾-1，3，5-(10)-三烯-3，17-二醇，英文名为(7a，17b)-7-[9-[(4，4，5，5，5-pentafluoropentyl) sulfinyl] nonyl] estra-1，3，5(10)-triene-3，17-diol。分子式为 $C_{32}H_{47}F_5O_3S$，分子量为 606.7708。

【药动学】　研究表明，注射氟维司群后，血药浓度快速升高，1h 后血药浓度达到高峰，而后以三幂方式(triexponential manner)快速降低，即在 30min 降低 5 倍。单次注射氟维司群后的终末半衰期为 13.5～18.5h。氟维司群吸收后快速弥散和分布于不同组织，弥散速率和容量(V_{ss})为 3.0～5.3L/kg，代谢清除率 9.3～14.3ml/(min·kg)，通过肝脏排出体外。

【适应证】　他莫昔芬和芳香酶抑制药抵抗性乳腺癌，转移性 ER(＋)乳腺癌。

【禁忌证】　肝肾功能异常。

【剂量和方法】　注射剂，250 毫克/支，肌内注射，每28天注射1次。

【药理作用】

1. 氟维司群为17β-雌二醇7α-烷基亚磺酰类似物(7α-alkyl sulphinyl analogue)，属于甾体类抗雌激素。氟维司群与ER亲和力为雌激素89%，在与靶细胞ER结合后，分子结构中C-7α和C-11β位存在长而巨大侧链可引起受体二聚化和构象异常，从而阻断受体复合物运转和在细胞核内定位。

氟维司群通过泛素蛋白酶体通路加速ER蛋白降解，显著降低靶组织内ER和PR浓度，因此不能激活AF-1和AF-2功能，完全阻断ER介导的基因转录和雌激素依赖性基因表达，即通过降解ER蛋白而发挥强力抗雌激素作用。

2. 氟维司群以剂量依赖性方式发挥抗雌激素作用。氟维司群250毫克/月显著降低ER、PR和细胞增殖抗原Ki67表达。氟维司群抑制与乳腺癌生长、转移和血管生成相关的雌激素调节基因表达，与抗雌激素他莫昔芬无交叉反应，是治疗对他莫昔芬和芳香酶抑制药抵抗的乳腺癌第二线药物。

【临床疗效】

1. 氟维司群属于长效注射剂型抗乳腺癌药物。一次肌内注射氟维司群250mg后，血药浓度高于药理治疗浓度2～3倍，药物活性期超过有效治疗间歇期(28±3)d，因此药理作用时间持久，可用于治疗绝经后妇女ER(+)乳腺癌，包括不愿接受他莫昔芬和芳香酶抑制药治疗、他莫昔芬和芳香酶抑制药抵抗、复发性和转移性乳腺癌。

2. 临床应用表明，乳腺癌手术前短期治疗效果类似于他莫昔芬。乳腺癌手术前给予氟维司群50mg、125mg和250mg，肌内注射14～21d，所有三个剂量组均显著降低细胞增殖指标Ki67表达，完全阻断ER-依赖性信号通路。

3. 临床Ⅱ期研究(FIRST)显示，氟维司群500毫克/月，显著提高ER(+)局部复发和转移乳腺癌绝经后妇女总生存期，疗效优于阿那曲唑(1mg/d)。美国西南肿瘤研究组织(SWOG)和FACT研究表明，多药内分泌治疗，即氟维司群(250毫克/月)和芳香酶抑制药联合治疗乳腺癌疗效优于单一药物治疗。

4. 临床Ⅲ期研究(CONFIRM 2010)发现，氟维司群500毫克/月治疗显著提高复发或转移性ER(+)乳腺癌妇女无进展生存期和总生存率，而不增加药物毒性，优于氟维司群250毫克/月治疗，据此欧盟和美国批准氟维司群500毫克/月作为标准治疗剂量。

【不良反应】 不良反应轻微(发生率<5%)，包括注射部位疼痛、低雌激素反应(潮热、自汗和心悸)、乏力、肌肉关节酸痛等，偶可引起肝转氨酶升高，停药后自然恢复。

第六节 选择性孕激素受体调节药

一、概 述

选择性孕激素受体调节药(selective progesterone receptor modulators，SPRM)是一个组织选择性孕激素受体配体超家族，以药物和剂量依赖性方式，选择性与靶组织(细胞)内孕激素受体亚型PR-A和PA-B结合，呈现PR激动药、拮抗药，或激动药和拮抗药混合性作用的药物。

【药物种类】 SPRM包括甾体类或非甾体类药物，各具独特的化学结构、体内代谢和组织选择性作用。SPRM包括：①纯粹的PR激动药，即天然孕激素和合成孕激素；②纯粹的PR拮抗药，即抗孕激素(anti-progestins)，包括米非司酮(Mifepristone)和孕三烯酮(Gestrinone)等；③中间型孕激素，即具有激动药和拮抗药混合性作用的 PR 调节药，或称为部分性激动药-拮抗药，包括阿索立尼（Asoprisnil）和乌利司他（Ulipristal）等。值得指出的是，具有"isnil"名称后缀的化合物阿索立尼是从抗孕激素（米非司酮）转化而来的 SPRM，而具有"pristone"名称后缀化合物属于抗孕激素药物，如米非司酮和特拉司酮（Telapristone）。

抗孕激素（PA）和 SPRM 广泛应用于妇科、计划生育、内分泌疾病和抗肿瘤治疗，形成抗孕激素驱动生长抑制性治疗体系。临床应用的 PA 和 SPRM 药物，包括米非司酮、孕三烯酮、阿索立尼、乌利司他和特拉司酮。非甾体类 PA 和 SPRM 尚未应用于临床（图 10-8 至图 10-10）。

【作用机制】

1. *孕激素受体及其功能调节*

（1）PR 结构：PR 属于配体依赖性转录因子甾体激素受体超家族成员，包括两个亚型 PR-A 和 PR-B，可组成 PR-A/ PR-A 和 PR-B/PR-B 同二聚体或 PR-A/PR-B 异二聚体，具有相似的 DNA 和配体结合活性。PR 上游 N-末端含有激活功能（AF）、抑制功能（IF）区段和 DNA 结合区段（DBD），中间为下游铰链区，C-末端为配基结合区段（LBD）。

PR-B (116kDa)不同于 PR-A (94kDa)。PR-B 的 N-末端含有 B-上游区段（B-upstream segment，BUS）的 165 个氨基酸片段和三个转录激活结构域（AF-1、AF-2 和 AF-3），而 PR-A 不含有 BUS 区段，仅含有两个转录激活结构域（AF-1 和 AF-2）。因此，PR-B 具有较强的转录激活活性，而 PR-A 则呈现转录抑制活性，即 PR-B 反式优势抑制因子（trans-dominant inhibitor）作用，抑制 PR-B 和其他核内受体超家族（NR superfamily）成员的转录活性，包括雌激素受体（ER）、雄激素受体（AR）、盐皮质激素受体（MR）和糖皮质激素受体（GR）。概言之，PR-B 和 PR-A 结构和功能差异完全由 BUS 区段调控，如 BUS-区段氨基酸位点特异性突变可引起 AF3 失活，丧失 PR-B 特异性基因转录激活功能，PR-B 则转化为 PR-A（图 10-11）。

（2）PR 作用机制：在靶细胞内，PR-A 和 PR-B 通过经典的基因组方式或非基因组方式或细胞核外模式介导孕激素作用。孕激素进入靶细胞质内与 PR-A 和 PR-B 结合后形成药物-受体复合物，引起受体构象变化形成二聚体、促进伴侣蛋白质解离并转移进入细胞核内。在细胞核内，与孕激素结合的 PR-A 和 PR-B 的同二聚体或异二聚体与靶基因启动子内特异性顺式作用 PR 反应元件（specific *cis*-acting PR response elements，PRE）结合而激活基因转录功能。

PR 基因特异性转录需要募集特异性辅调节蛋白进入配体-受体复合物内才能进行基因转录。辅调节因子包括增强转录活性的辅激活因子和降低转录活性的辅抑制因子。辅激活因子包括甾体激素受体辅激活因子家族成员（steroid receptor coactivator family，SRC）SRC-1～3 和受体反应蛋白（receptor-interacting protein 140）。在子宫内，PR 的主要辅激活因子为 SRC-1，而乳腺组织内主要辅激活因子为 SRC-3。

PR 基因转录也接受翻译后修饰调节，包括磷酸化、乙酰化、遍在蛋白化和蛋白质修饰调节，从而改变 PR 运输、转录活性和基因选择性；接受雌激素依赖性调节、非雌激素依赖性调节、基因依赖性调节，而呈现组织选择性药理作用。

PR 非基因组作用方式，即细胞核外作用机制，孕激素与细胞膜受体结合后快速启动非基因组作用，通过 SRC/ERK/MAPK 通路、PI3K/Akt/NFκB 通路、MEK1/2 和 PKA 通路、PKC、钙离子-钙调素激酶-Ⅱ和 PKG 相关信号系统，呈现缓慢转录和翻译因

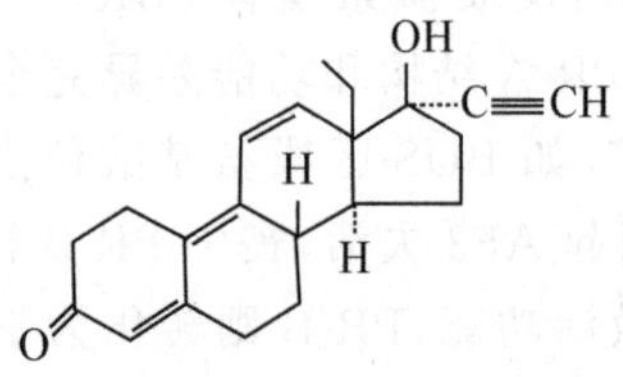

孕三烯酮

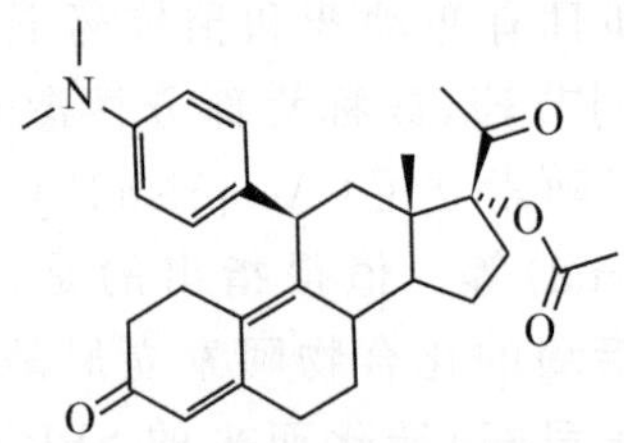

乌利司他

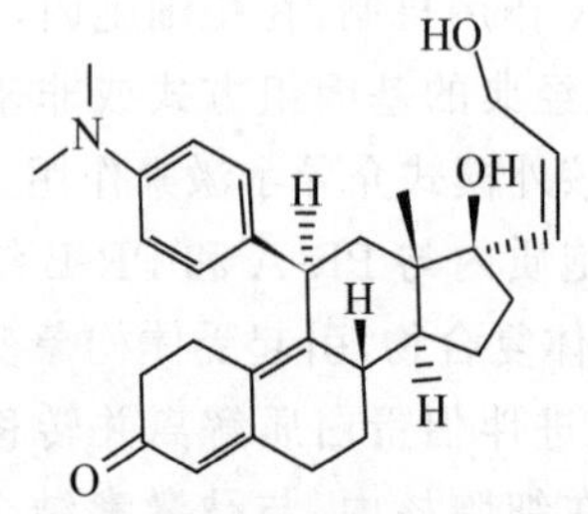

利洛司酮

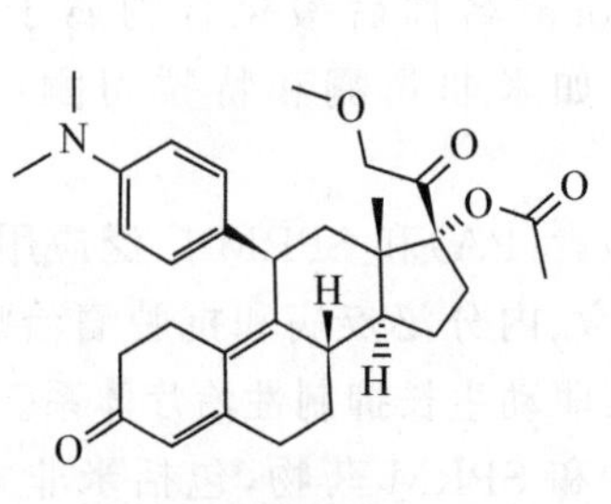

特拉司酮

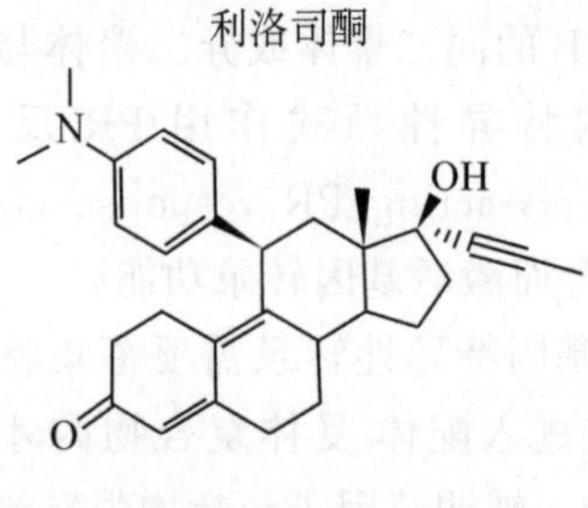

米非司酮

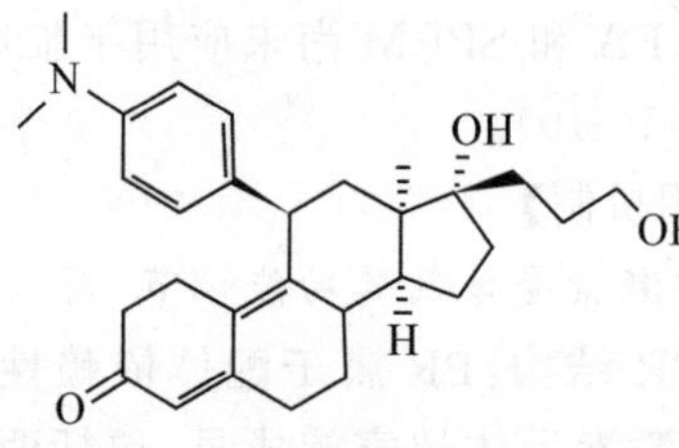

奥那司酮

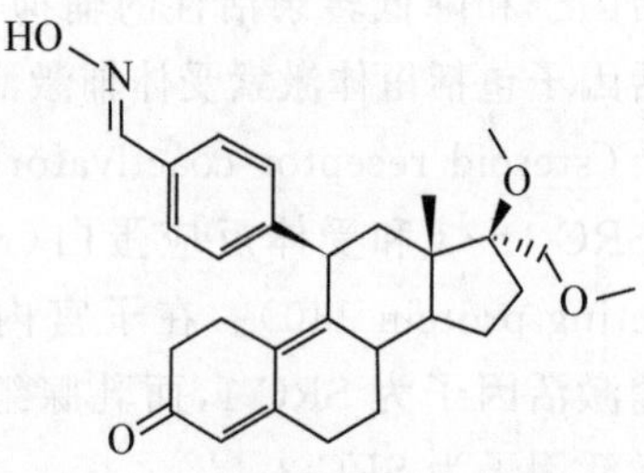

阿索立尼

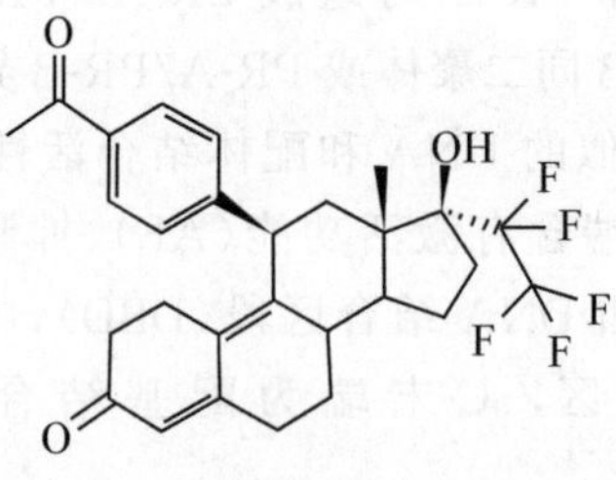

洛那立生

图 10-8　甾体类选择性孕激素受体调节药

子作用。

2. *孕激素激动药作用机制*　孕激素(合成孕激素)与细胞质内 PR-A 和 PR-B 结合后引起 PR 构象变化,从未与 DNA 结合的无活性状态转化为受体与 DNA 结合的活性状态,引起受体与热休克蛋白解离和受体二聚化,而后与 PRE 结合。孕激素-受体复合物与 DNA 结合募集辅激活因子(co-activators)SRC 和 CBP,促进与基因转录器 DNA 多聚酶(RNA polymerase)相互反应,在分子细胞学水平呈现孕激素激动药作用。

3. *抗孕激素作用机制*　抗孕激素竞争性结合 PR,促进受体二聚化并与靶向 DNA 内 PRE 结合。然而,抗孕激素引起 PR 构象变化和受体复合物所募集的是无转录活性的辅抑制因子,包括细胞核受体辅抑制因子、维甲酸(tretinoin)和甲状腺激素受体沉默介质,具有调节 DNA 总体构型和转录活性的

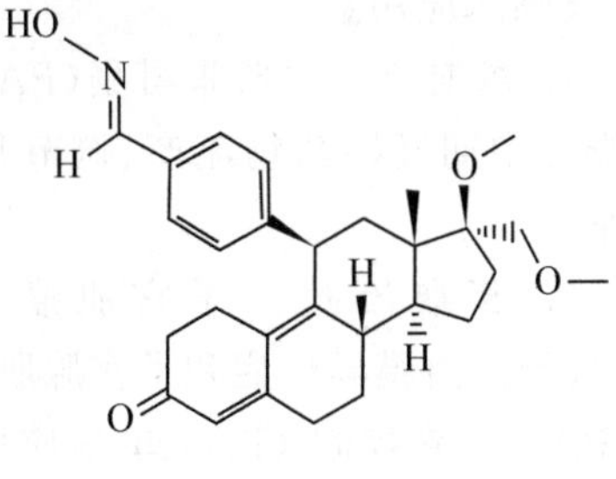

J 867

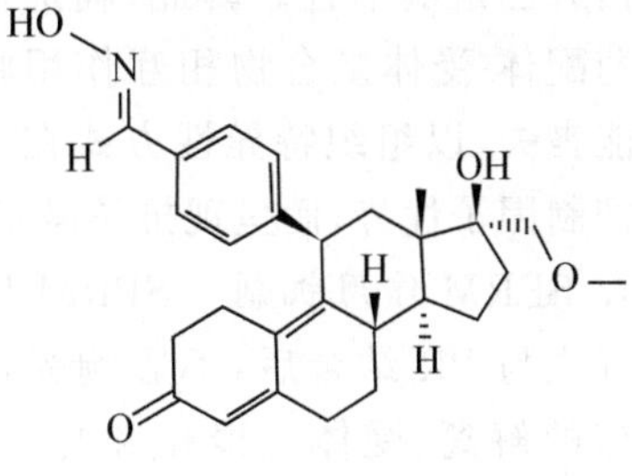

J 912

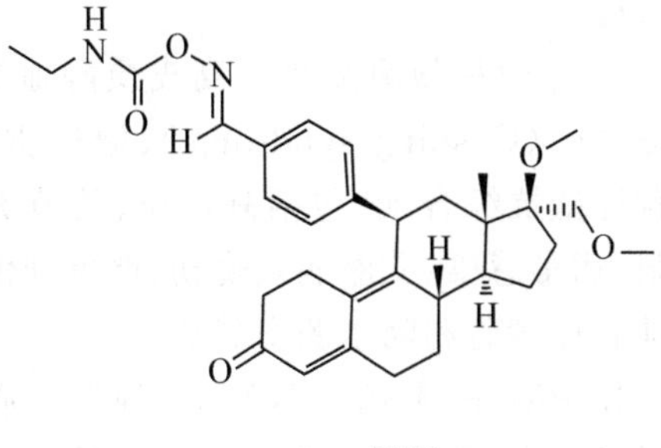

J 956

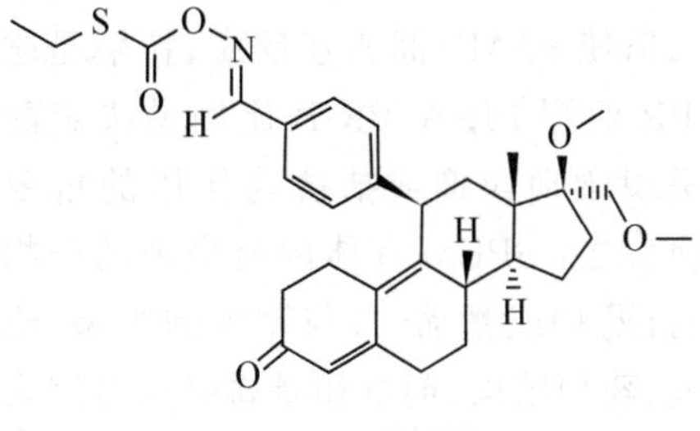

J 1042

图 10-9　11β-苯醛肟替代性甾体衍生物

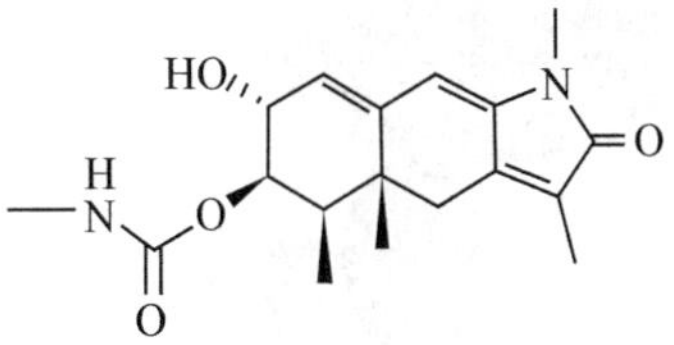

CP8863

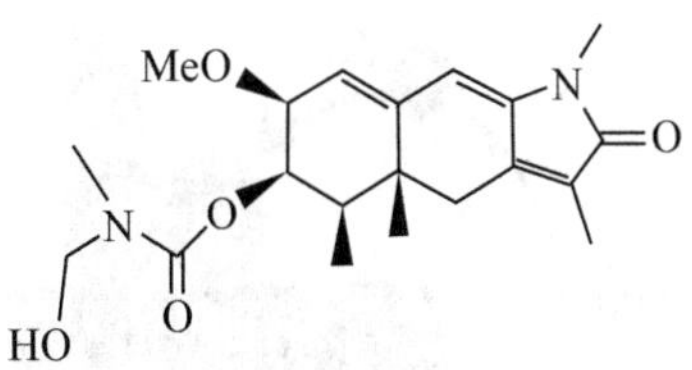

CP8947

图 10-10　非甾体选择性孕激素受体调节药

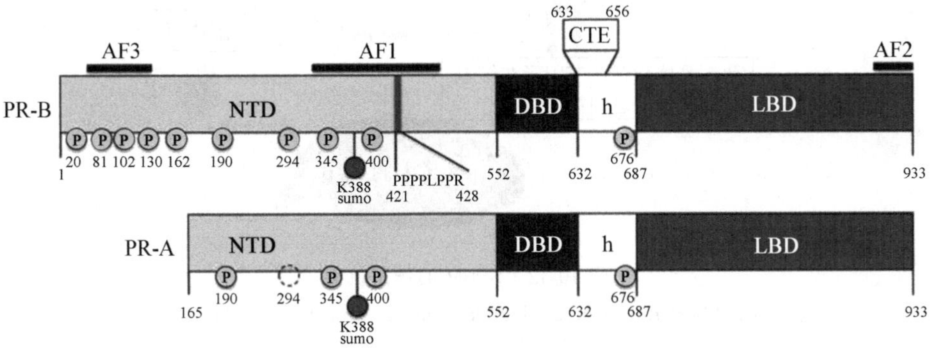

图 10-11　PR-A 和 PR-B 结构

摘自 Dowers TS, et al. 2006. Chem Res Toxicol, 19(9): 1125-1137.

组蛋白脱乙酰酶活性。因此，辅抑制因子与拮抗药配体-受体复合物相互作用将引起转录功能丧失，以组织特异性方式在细胞内营造辅抑制因子优势，而呈现抗孕激素作用。

4. SPRM 作用机制　SPRM 以组织选择性方式与 PR 结合后，不影响受体与热休克蛋白的解离、受体二聚化和与 PRE 的结合。然而，受体翻译后修饰，募集的辅调节因子（辅激活因子或辅抑制因子），受体与细胞内第二信使 cAMP 间相互反应，特别是靶细胞内 PR 亚型 PR-A/PR-B 比例是决定配体药物呈现激动药抑或拮抗药作用的重要因素。换言之，SPEM 在体内所呈现的药物活性（拮抗药抑或激动药）与靶细胞类型、激素内环境、药物结构、剂量和暴露时间等因素相关，以致在某些情况下，抗孕激素也可呈现孕激素激动药活性（图 10-12）。

【临床应用】

1. 短期治疗　米非司酮（PA）用于早期妊娠和中期妊娠药物流产、调节月经和紧急避孕。

2. 长期治疗　子宫肌瘤（SPRM 或 PA）、子宫内膜异位症和子宫腺肌病（SPRM 或 PA）、生育控制（PA）-单独应用或防治单一孕激素治疗引起的异常子宫出血和乳腺癌（PA）。

3. 非妇科领域应用　高皮质醇血症-库欣综合征（Cushing syndrome）、糖皮质激素依赖性抵抗综合征（包括高血压、关节炎、青光眼、病毒感染、艾滋病）、烧伤、严重抑郁症、精神心理障碍和阿尔茨海默病。

4. PR（＋）肿瘤　脑膜瘤、神经胶质瘤、平滑肌肉瘤、乳腺癌、卵巢癌、前列腺癌、成胶质细胞瘤、骨肉瘤和胃腺癌。

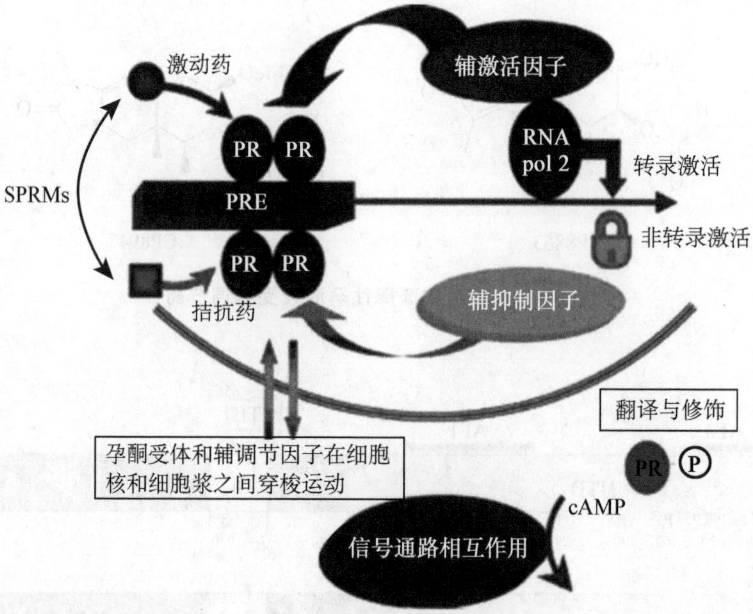

图 10-12　SPRM 的作用机制

摘自 Chabbert-Buffet N，et al. 2005. Hum Reprod Update，11(3)：293-307.

二、米非司酮

【药理学】

1. *化学结构*　米非司酮(Mifepristone, MIF),简称 RU486(Roussel-Ulcaf 38.486)。商品名息隐、司米安、含珠停。化学名为 11β-(4-二甲基胺苯基) 17β-羟基-17β-丙-1-炔基)-雌甾-4,9-二烯-3-酮。英文名为 11β-(4-Dimethylamino) phenyl-17β-hydroxy-17-(1-propynyl)-estra-4,9-dien-3-one。分子式为 $C_{29}H_{35}NO_2$,分子量为 429.59。片剂:10mg,25mg,供口服。

米非司酮属于 19-去甲基睾酮衍生物,甾体环 11 位有一芳香环,17α 位有一丙烷侧链。分子中 C11 位侧链的甾体骨架(R_1 和 R_2)是呈现抗孕激素活性的主要结构。米非司酮与 PR 结合力高于孕酮 5 倍,与糖皮质激素受体(GR)也有较高亲和力。

2. *药动学*　米非司酮口服吸收率为 70%,生物学利用率为 40%(30%～56%)。口服 50mg、200mg 和 600 mg 后,1～2h 血药峰值浓度分别为(1.9±0.8)mmol/L、(3.8±0.9)mmol/L 和(5.3±1.3)mmol/L,高血药浓度维持 48～72h。米非司酮血浆半衰期分为两个时相,第一半衰期(alpha-half-life)为 1.4h,代谢清除率为 1.47L/kg;第二半衰期(beta-half-life)为 20～30 h。83%药物通过大便排出。

米非司酮以剂量依赖性方式发挥抗孕激素作用。在体内以药物原型和具有抗孕激素活性的代谢产物一去甲基、二去甲基衍生物和羟化衍生物发挥作用,无活性的降解产物可与血浆蛋白、α_2-糖蛋白结合。

【药理作用】

1. *抗孕激素作用*　米非司酮与 PR 亲和力高于天然孕酮 5 倍,而一去甲基米非司酮衍生物与 PR 亲和力最高。在子宫内膜、妊娠黄体、胎盘绒毛和肾上腺内,米非司酮与 PR 结合后形成药物-受体复合物进入细胞核内与 DNA 结合,募集辅抑制因子抑制 DNA 转录、17β-羟基类固醇脱氢酶(17β-HSD)表达、靶细胞生长和生理功能而呈现抗孕激素作用。

2. *孕激素样作用*　米非司酮在体内呈现抗孕激素或孕激素样作用,取决于靶细胞内 PR-A 与 PR-B 的比例。在内源性孕激素降低或缺乏时,米非司酮可与 PR-B 结合,募集辅激活因子,增强基因转录活性而呈现孕激素样作用。

3. *抗糖皮质激素作用*　临床治疗剂量米非司酮(10mg/d)无明显抗糖皮质激素作用。因正常血浆皮质醇浓度高于孕酮 1000 倍,只有大剂量米非司酮[≥3mg/(kg·d)]治疗,使血浆米非司酮/皮质醇浓度比≥10:1 时,才有可能与 GR 竞争结合而呈现明显的抗糖皮质激素作用,但小剂量米非司酮[1～2mg/(kg·d)]长期治疗也可呈现抗糖皮质激素作用。

米非司酮抗糖皮质激素作用机制,包括:①增强 GR-热休克蛋白 90 复合体稳定性,阻止糖皮质激素与 GR 结合;②米非司酮与 GR 结合引起的受体构象变化不能激活基因转录;③月经周期中,子宫内膜腺体细胞核不存在 GR 表达,而子宫内膜间质则始终呈现 GR 高表达,因此米非司酮抗糖皮质激素作用可抑制子宫内膜间质蜕膜化反应。

4. *非竞争性抗雌激素作用*　米非司酮与雌激素受体的亲和力较低。当靶细胞同时存在 ER 和 PR-A 表达时,PR-A 发挥主要调节作用,而 ER 介导的基因转录活性被抑制。由于米非司酮不能与 ER 结合,因此其抗雌激素作用由 PR-A 介导,呈现非竞争性抗雌激素作用,即通过上调孕激素作用而间接发挥抗雌激素作用,抑制子宫内膜增生活性。对于绝经后妇女,米非司酮通过抗糖皮质激素作用,抑制外周组织芳香酶活性,阻断雄激素(睾酮和雄烯二酮)转化为雌激素,从而抑制子宫内膜增生。

5. 避孕作用　米非司酮抑制排卵剂量为2～10mg/d，最低阈值为1～2mg/d(Baird,2003)。然而，米非司酮1mg/d虽不能抑制排卵，却可抑制LH高峰，延缓子宫内膜成熟和上调孕激素依赖性指标表达。米非司酮极低剂量（0.5mg/d，或5mg，每周1次）则无有效避孕作用。

小剂量米非司酮治疗可延缓子宫内膜成熟，引起子宫内膜孕前准备和孕卵植入间失同步化，呈现抗孕卵植入或抗早早孕作用。大剂量米非司酮可完全阻断卵泡成熟发育和引起卵泡闭锁。米非司酮也抑制输卵管功能、受精和胚胎成熟发育。

6. 抗早孕作用　即药物流产作用。米非司酮直接抑制早期妊娠合体滋养细胞hCG和孕酮生成；促进子宫内膜和蜕膜$PGF_{2\alpha}$生成、抑制孕酮优势而增强前列腺素优势、提高子宫平滑肌对前列腺素敏感性；促进妊娠期子宫颈软化、熟化和扩张、引起子宫蜕膜、绒毛变性和子宫平滑肌细胞间隙连接形成；诱发子宫收缩，促进早期妊娠流产。

7. 对黄体功能的作用　米非司酮对卵巢呈现强力溶黄体作用、抑制孕激素生成、引起黄体退化、萎缩和黄体期缩短。黄体早期，即LH高峰后2天，一次服用米非司酮200mg，对月经周期无明显影响，但不规则流血率为15%，妊娠率为1%。黄体中期，即LH高峰后8天，一次服用米非司酮200mg，36～48h血清孕激素浓度明显降低并出现阴道流血，其与米非司酮增强子宫内膜局部环加氧酶-2活性和增加前列腺素生成相关。黄体晚期，预期月经来潮前1天，一次服用米非司酮200 mg，48h后口服0.4mg米索前列醇可诱导月经来潮，治疗6个月，总妊娠率为17.6%，继续妊娠率为4.0%，不规则出血率为12%。

8. 对子宫内膜的作用　米非司酮对子宫内膜呈现复杂性作用，既具有抗雌激素作用，引起子宫内膜萎缩和闭经，也具有类雌激素作用，引起子宫内膜增生，其与药物剂量、激素内环境、靶细胞内PR-A/PR-B和ERα和ERβ组成比例相关。

生育期妇女，低剂量米非司酮2～5mg/d，连续服用4个月，显著减少月经量和引起闭经。绝经前妇女，低剂量米非司酮治疗也可引起子宫内膜萎缩，但长期治疗可引起SPRM相关的子宫内膜变化（PAEC)。绝经后妇女接受雌激素治疗时，给予米非司酮100～200mg/d治疗，可引起子宫内膜分泌化反应，提示米非司酮具有孕激素激动药活性。然而，米非司酮与孕激素同时应用时，则呈现抗孕激素作用。

值得注意的是，低剂量米非司酮（5～10mg/d)治疗6个月，子宫内膜增生率为14%～28%，但组织学检查呈现子宫内膜腺体囊状扩张现象，称为选择性孕激素受体调节药相关子宫内膜变化（progesterone receptor modulator-associated endometrial changes，PAEC），表现为子宫内膜腺体囊性扩张，腺体细胞雌激素性有丝分裂和孕激素性分泌并存现象，即非同步化子宫内膜（期外内膜）、腺体上皮假复层变化、间质假蜕膜反应、微小血管壁变薄、扩张和形态异常，但无复杂性和不典型子宫内膜增生现象。由于米非司酮在子宫内膜呈现复杂性作用，因此长期米非司酮治疗期间仍应加强子宫内膜超声监测，必要时进行诊刮和组织学检查。

9. 抗肿瘤作用　米非司酮通过拮抗糖皮质激素调节激酶（GRK-1）活性而增加细胞凋亡率4.5倍；通过调节癌细胞bax、bcl-2、WAF-1等凋亡基因表达，促进细胞凋亡和抑制肿瘤细胞增殖。米非司酮阻断性激素与VEGF基因雌激素反应元件（ERE）结合，上调VEGF mRNA和VEGF表达，抑制VEGF生成和新生血管形成而抑制肿瘤细胞生长。米非司酮抑制雌、孕激素上调P53表达和肿瘤抑制蛋白（TSP）磷酸化作用，降低周期素D_1、E相关激酶活性，增强P21 mRNA及其蛋白表达，使肿瘤细胞停滞于 G_1 期。

米非司酮以剂量-时间依赖性方式显著增加 G_0/G_1 期细胞比率，降低 S 期细胞比率，促进肿瘤细胞阻滞于 G_0/G_1 期，减少细胞增殖指数[PI＝(S＋G_2 M) / G_0G_1＋S＋G_2 M]，抑制肿瘤细胞增殖。米非司酮抑制巨噬细胞集落刺激因子（CSF-1）活性，下调 CSF-1R 表达而抑制肿瘤生长和转移；通过阻断 ER 的传导通路增强肿瘤细胞对抗癌药物的敏感性，呈现化疗和放疗增敏剂作用。

【临床应用】

1. 早期妊娠药物流产

(1)适应证：停经＜49d，正常子宫内妊娠。

(2)禁忌证：①心、肺、肝、肾、血液病；②前列腺素使用的禁忌证包括高血压、哮喘、青光眼和栓塞性疾病；③ IUD 合并妊娠；④异位妊娠；⑤子宫瘢痕妊娠；⑥双胎妊娠；⑦畸形子宫妊娠。

(3)方法：米非司酮 25mg，每天 3 次，连服 2d。第 3 天清晨一次口服米索前列醇(Misoprostol) 600μg。然后观察妊娠终止、胚胎排出和阴道流血情况。

(4)疗效：服用米索前列醇后 6h 内，胎囊排出率为 80%～95%，排出时间为 1～2d，流血时间 4～7d，过多流血率 20%，完全流产率 89%～98%，需要手术清宫率 2.3%，持续妊娠率 0.3%。以前曾流产妇女，再次药物流产失败率较高；以前未有流产者和曾足月分娩者失败率较低。

2. 紧急避孕　米非司酮无保护性交后 0～120h，10～50mg，服用 1 次，避孕成功率为 99%，是一种简便，安全，有效的紧急避孕药物。WHO 临床研究证实，米非司酮 10 mg 一次服用避孕效果与左炔诺酮相似。米非司酮 100mg 一次服用法和 Yuzpe 紧急避孕法的避孕成功率分别为 92%和 56%，月经周期延迟率分别为 24.5%和 13.1%，提示米非司酮优于 Yuzpe 法。

米非司酮最大优越性在于无保护性性交后 120h 服用仍具有有效的避孕作用，而其他紧急避孕药的有效避孕作用仅限于性交后 72h 之内（WHO，2002）。米非司酮较少引起恶心、呕吐、头痛和乳房胀痛等不良反应。然而，米非司酮紧急避孕缺点是以剂量依赖性方式推迟月经来潮，因此为确保安全性，建议服药妇女同时采用屏障法避孕直到月经来潮。

3. 抗肿瘤治疗

(1)子宫肌瘤：米非司酮主要用于治疗围绝经期妇女子宫肌瘤，包括子宫体积≤2 个月妊娠大小、子宫肌瘤直径≤6cm、无子宫肌瘤变性、合并贫血、子宫内膜增生、异常子宫出血、子宫内膜异位症和子宫腺肌病。黏膜下和浆膜下子宫肌瘤疗效较差。

米非司酮通过下调 ER、PR 基因表达，抑制子宫肌瘤细胞 EGF-mRNA、血管生成因子功能，增加子宫肌瘤内血流阻力指数、减少子宫血供，缩小子宫体积，抑制子宫内膜增生和诱导绝经。子宫肌瘤手术前米非司酮治疗可缩小肌瘤体积便于手术切除。

鉴于米非司酮 5mg/d、10mg/d、25mg/d 和 50mg/d 治疗子宫肌瘤疗效基本相同，因此推荐治疗剂量为 10mg/d，出现闭经后可改为小剂量 5mg/d 长程维持治疗。米非司酮剂量也可根据子宫肌瘤大小和出血情况适当增大剂量。米非司酮可单独应用或配伍芳香酶抑制药来曲唑（Letrozole）和 GnRHa 应用。

米非司酮治疗 1 个月后，闭经率为 20%～30%，2 个月后闭经率达 50%，3 个月后子宫肌瘤不同程度的缩小、排卵停止、月经减少、痛经缓解、贫血改善，但不能完全引起子宫肌瘤消退。米非司酮停止治疗后，子宫肌瘤均有不同程度的返跃性增大，但并不完全恢复到治疗前大小。米非司酮 10mg/d 阴道后穹窿内置入，治疗 3 个月，也可安全和有效地减少出血量和缩小子宫肌瘤体积。

子宫肌瘤妇女，低剂量米非司酮 5～10mg/d，治疗 6 个月，简单型子宫内膜增生发生率为 28%，其中 10mg/d 剂量组子宫内膜增生发生率为 25%，而 5mg/d 剂量组则未出现子宫内膜增生现象。米非司酮 1mg/d，治疗 5 个月，子宫内膜增厚和腺体扩张现象发生率分别为 25%和 43%。然而，子宫内膜增厚并非真正的子宫内膜增生，而可能为子宫肌层和邻近组织水肿和囊性变，腺体扩张和积液，子宫内膜间质细胞内胶原生成增加引起的良性间质增厚现象。

鉴于米非司酮对子宫内膜的影响，建议需要长期米非司酮治疗的妇女，改为间歇性治疗方式，即米非司酮治疗 3 个月为一阶段，停药后待月经恢复后再开始新一阶段治疗。这种治疗模式可避免长期米非司酮治疗(≥3 个月)引起的子宫内膜腺体囊性扩张现象，也可减轻临床医生和患者的心理负担。

(2)乳腺癌：体外实验发现，米非司酮既可抑制 ER(＋)和 PR(＋)乳腺癌细胞系生长，也可阻遏 ER(－)和 PR(－)乳腺癌细胞系增生。米非司酮显著增强抗雌激素他莫昔芬和 4-羟基他莫昔芬治疗乳腺癌疗效，显著抑制 4-羟基他莫昔芬抵抗乳腺癌细胞系生长。

临床治疗显示，人类乳腺癌对抗孕激素治疗仅呈现部分性反应；他莫昔芬抵抗乳腺癌妇女，米非司酮 200mg/d，治疗 3 个月，阳性反应率仅为 18%。临床Ⅳ期，PR(＋)，HER_2(－)转移性乳腺癌，对洛那立生(Lonaprisan)治疗也呈现部分反应性。他莫昔芬和米非司酮联合应用的疗效优于单一米非司酮治疗，提示抗雌激素和抗孕激素联合应用是治疗乳腺癌的发展方向。

抗孕激素治疗乳腺癌临床研究面临如下问题，需要检测乳腺癌细胞分子生物学特性和 PR-A/PR-B 表达模式；评估抗孕激素治疗无反应妇女和有反应妇女之间 PR 靶基因表达差异性；按照乳腺癌临床亚型，肿瘤遗传学和 PR 靶基因特点选择应用抗孕激素治疗；在预防乳腺癌方面，抗孕激素具有潜在发展前景。

(3)卵巢癌：米非司酮以剂量依赖性方式抑制 PR(＋)多种卵巢癌细胞系体外增殖。米非司酮(10μg/ml)抑制卵巢癌细胞增殖作用高于 0.1μmol/L 的紫杉醇，其作用与下调癌细胞 PR 表达相关。世界范围 3000 例浸润性卵巢癌分析表明，卵巢高分化浆液性癌和子宫内膜样癌生存优势与 PR 阳性表达间呈正相关性，但不适用于卵巢黏液性癌、透明细胞癌和低分化浆液性癌。因此，检测肿瘤生物学特性和 PR 表达对指导抗孕激素治疗十分重要。

4. *化疗增敏剂*　米非司酮抑制 P-gP 作用高于孕酮 2 倍，可有效地抑制 P-gP 和 MDRP 介导的肿瘤细胞多药耐药性，增强癌细胞对抗癌药物的敏感性和反应性，提高化疗效果，呈现化疗增敏剂作用。米非司酮治疗引起的肿瘤间质和微小血管增加，有利于抗癌药紫杉醇(paclitaxel)或多柔比星(doxorubicin)向肿瘤内渗入，提高化疗效果。

5. *异位妊娠*　非破裂型或流产型异位妊娠妇女，服用 2 次米非司酮抗早孕剂量，治疗成功率为 97.4%。米非司酮(50mg，每天 2 次，3d)和甲氨蝶呤($50mg/m^2$)联合治疗优于米非司酮单独治疗。

6. *子宫内膜异位症和子宫腺肌病*　属于性激素依赖性疾病，采用 PA 和 SPRM 治疗具有合理性，但也存在争议，因原位子宫内膜和异位子宫内膜内甾体激素代谢和酶学特点不尽相同。异位子宫内膜组织内，芳香酶活性增强，而 17-羟基类固醇脱氢酶活性降低，引起异位子宫内膜组织雌二醇浓度增加，以自分泌方式促进异位病灶侵袭性生长。

米非司酮以非激素依赖性剂量(10^{-6}～10^{-4} mol/L)下调 ER 和 PR 功能，抑制子宫内膜异位症原位和异位子宫内膜生长，引起异位子宫内膜病灶腺体和上皮细胞退化和病灶缩小，但血清雌二醇和皮质醇浓度无明显变化。米非司酮治疗子宫内膜异位症和子宫腺肌病剂量为 10mg/d，但不同剂量米非司酮（5mg/d、10mg/d、25mg/d），50mg/d，治疗 6 个月，或 100mg/d，治疗 3 个月，均显著改善临床症状和体征，其中 50mg/d 治疗 6 个月，病灶退化率为 55%。

7. *垂体 ACTH 腺瘤*　米非司酮抗糖皮质激素作用，可用于治疗婴幼儿库欣综合征和潜在性异位 ACTH 分泌肿瘤。由于米非司酮半衰期较长，因此应注意掌握药物剂量和时间以避免引起肾上腺功能减退。

8. *早老性痴呆和精神抑郁症*　米非司酮治疗轻度和中度早老性痴呆妇女效果良好。米非司酮剂量 200mg/d，连用 6 个月，痴呆指数（ADAS）、精神指数测定（MMSE）、ACTH、血清和唾液皮质醇浓度和病情均显著改善。大剂量米非司酮 600mg/d，连用 4d，明显改善抑郁症状。米非司酮 50mg/d、600mg/d 和 1200mg/d，连用 7d 后，精神抑郁症症状改善率为 30%～50%，而无明显不良反应。

需要强调指出的是，米非司酮药典标示为计划生育药物，即主要用于药物流产和紧急避孕，而妇科治疗学应用属于药典核准标示外应用，因此临床应用时应告知患者知情同意并加强监测。

【不良反应】 不良反应主要为低雌激素和高雄激素反应，包括潮热（10%～38%）、疲乏（8%～12%）、体重增加、脂溢、多毛、皮肤和面部色素沉着等，个别患者肝转氨酶轻度升高（4%～7%）。慢性长期治疗可引起生化型甲减（Biochemical hypothyroidism），但停药后自然恢复。

三、孕 三 烯 酮

【药理学】

1. *化学结构*　孕三烯酮（R2323、Nemestrane、Gestrinone、norgestrinone）属于 17α-乙炔-19 去甲基睾酮衍生物，因甾体环含有 3 个乙烯基也称为三烯高诺酮（del-18-methylnorgestrienone）。中文名为 13β-乙炔基-17β 羟基-18、19、二甲孕甾，4，9，11 三烯-20 炔并-3 酮。英文名为（13β-ethyl-17β-hydroxy-18，19-dinorpregna-4，9，11-triene-20yn-3-one）。分子式为 $C_{21}H_{24}O_2$，分子量为 350.2。片剂：2.5mg，供口服。

2. *药动学*　孕三烯酮口服经胃肠道完全吸收，（2.1±0.2）h 血药浓度达到高峰，血浆半衰期 24 h。药理生物活性半衰期（273.0±2.8）h。服药后 3d 血药浓度仍为高峰值 5%，因此每周 2 次服药可保持相对恒定的治疗学血药浓度。

孕三烯酮为甾体类抗孕激素，以药物原型而非代谢产物发挥治疗作用，无药物蓄积作用。抗癫痫药和利福平加速其代谢应避免同时服用。动物实验表明，孕三烯酮安全、低毒、不良反应轻，半数致死量 LD_{50} ＞3000mg/kg，安全剂量范围较大，以 30 倍于生理剂量治疗也无对子代的致畸和致癌作用。

【药理作用】

1. 抑制下丘脑-垂体 GnRH-Gn 合成和释放，抑制 LH 高峰，降低垂体对 GnRH 的敏感性。

2. 抗孕激素、抗雌激素作用和类雄激素作用：孕三烯酮与靶细胞内 AR、PR 和醛固酮受体（Aldo-R）均有高度亲和力，但与 ER 亲和力较弱，呈现抗孕激素、抗雌激素和类雄激素的复合性作用。

3. 增加血浆游离睾酮浓度：孕三烯酮与 SHBG 有高度亲和力，可将睾酮从睾酮-SHBG 复合物置换出来，增加血浆游离睾酮的浓度。孕三烯酮本身的雄素活性类似于炔诺酮，仅为睾酮活性 1/20。

4. 对卵巢和肾上腺甾体激素代谢影响：孕三烯酮不影响卵巢和肾上腺甾体合成酶系统活性和激素生成，即使超生理剂量

（高于治疗剂量1000倍），也不能完全抑制性激素生成，因此其作用部位主要在靶细胞甾体受体水平。孕三烯酮也不抑制前列腺素合成。

【适应证】 子宫内膜异位症和子宫腺肌病。

【禁忌证】 糖尿病，心、肝、肾功能异常，栓塞性疾病，妊娠和哺乳者。

【临床应用】 孕三烯酮2.5mg，从月经周期第1天开始口服，每周2次，3～6个月为1个疗程。孕三烯酮治疗8周后，闭经率为85%～90%。应用2.5mg，每周3次治疗，闭经率为95%，但不良反应增加。停药后妊娠率59%～79%，其中第1个月妊娠率为15%，未发现胎儿致畸作用。

【不良反应】 孕三烯酮不良反应与剂量相关，不良反应停药率<17%。不良反应包括雄激素效应（脂溢、痤疮、多毛等）、同化效应（食欲增加、体重增加和水肿）、低雌激素效应（潮红、阴道干涩、性交困难）。少见不良反应为一过性肢体疼痛、表浅静脉炎和褐黄斑。服药期间突破性出血率14.7%。孕三烯酮对肝肾功能、脂、糖、骨代谢及血液功能无不利影响。孕三烯酮停药后症状复发率12%～17%。停药后排卵和月经恢复时间平均24d，大剂量组为38d。

四、阿索立尼

【药理学】 阿索立尼（Asoprisnil）属于具有部分性PR激动药和拮抗药混合性作用的SPRM药物。阿索立尼是疏水性肟化合物（hydrophobic oxime），化学名为苯甲醛-4-[(11β,17β)-17-甲氧基-17-(甲氧基甲基)-3-氧雌-4,9-二烯-11-烃基]-1-肟，取代基位于C-11位。英文名：benzaldehyde-4-[(11β,17β)-17-methoxy-17-(methoxymethyl)-3-oxoestra-4,9-dien-11-yl]-1-oxime。分子式为$C_{28}H_{35}NO_4$；分子量为449.582。片剂：10mg，25mg，供口服。

【药理作用】

1. 对子宫平滑肌作用　阿索立尼选择性靶向作用于子宫内膜和平滑肌组织，显著抑制子宫平滑肌瘤细胞增生，通过增强细胞外基质金属蛋白酶诱导因子（EMMPRIN）、基质金属蛋白酶（MMPs）、、基质金属蛋白酶组织抑制因子（TIMP）活性，抑制胶原生成和胶原在平滑肌瘤细胞外基质中沉积，而对正常平滑肌细胞无明显影响。阿索立尼不影响血浆皮质醇和催乳素浓度，对妊娠子宫无诱导流产作用，也不影响分娩和产后子宫复旧过程。

阿索立尼降低体外培养的子宫平滑肌瘤细胞核抗原阳性率和活细胞数量；以剂量依赖性方式降低平滑肌瘤细胞末端脱氧核糖核苷-2-脱氧鸟苷-5-三磷酸刻痕末端标志阳性率、下调Bcl-2表达、增加裂解细胞凋亡蛋白酶和裂解多腺苷-5′二磷酸核糖多聚酶活性；阿索立尼降低EGF、IGF-I、TGF-βmRNA和蛋白、EGF-R、IGF-IRα和TGF RII蛋白表达，引起子宫平滑肌瘤细胞凋亡。

2. 对子宫内膜作用　阿索立尼以剂量依赖性方式抑制子宫内膜增生，引起子宫内膜萎缩和闭经；阿索立尼抑制晚期卵泡发育、阻断LH高峰和延缓子宫内膜成熟。当药物剂量≥10 mg/d时可引起月经周期延长，但不影响黄体期孕酮浓度。阿索立尼治疗可引起子宫内膜不典型分泌化；子宫内膜厚度、内膜腺体和间质细胞分裂指数降低；子宫内膜间质动脉壁变薄、肌瘤细胞分裂指数降低。

3. 对月经和排卵功能影响　阿索立尼具有独特的药效学，在体内主要代谢产物J912具有部分性孕激素激动剂和拮抗剂活性。阿索立尼与PR有高度亲和力，与GR有中度亲和力，与AR结合亲和力较低，而与ER和MR无亲和力。

阿索立尼以剂量-时间依赖性方式推迟月经周期。绝经前期妇女，于月经周期第1～4天开始治疗，分别给予不同剂量治疗（5 mg，每天1次；5 mg，每天2次；10 mg，每天 1 次；25 mg，每天 2 次；50 mg，每天 2 次），连服 28 天。结果显示，5 mg，每天 2 次组，月经周期为 39.6 天；50 mg，每天 2 次组，月经周期为 60.4 天，即月经周期随药物剂量增加而延长。与孕激素不同，阿索立尼治疗很少引起突破性出血，阿索立尼 10 mg/d 或 25 mg/d，治疗 12 周，明显减少子宫动脉血流量和月经出血量，25mg/d 治疗组闭经率为 91%。

阿索立尼抑制排卵作用不稳定，也缺乏剂量依赖性特征。阿索立尼抑制子宫内膜剂量（>10 mg/d），并无抑制排卵作用。阿索立尼抑制排卵前雌二醇高峰，但维持血浆雌激素浓度处于卵泡中期水平，呈现非雌激素性紧急避孕药物作用，但不会引起突破性出血、低雌激素反应和骨丢失等不良反应，药物安全性和耐受性良好。

【剂量和方法】 5mg～25mg/d，口服。

【临床应用】 主要用于治疗子宫肌瘤、子宫内膜异位症和异常子宫出血。对于绝经前期妇女子宫肌瘤，美国和加拿大多中心临床研究发现，阿索立尼 5mg/d、10mg/d 和 25 mg/d，治疗 12 周，三组剂量治疗的闭经率分别为 28%、64% 和 83%。25mg/d 治疗组，子宫从治疗第 4～8 周开始缩小，治疗 12 周后肌瘤体积缩小 36%，血浆雌激素浓度处于卵泡中期水平，无明显低雌激素副反应。

五、乌利司他

【药理学】

1. 生化结构 醋酸乌利司他（Ulipristal acetate）为新一代 SPRM。中文名为（11β）-17α-（乙酰氧基）-11-[4-（二甲基氨基）苯基]-19-去甲孕甾-4，9-二烯-3，20-二酮；商品名艾拉；英文名为 Ella One；CDB-2914/VA2914，17α-acetoxy-11β-[4-N，N-dimethyl aminophenyl]-19-norpregna-4，9-diene-3，20-dione。分子式为 $C_{30}H_{37}NO_4$，分子量为 475.62。剂型和剂量：微粒化片剂 30mg 和 50mg 胶囊，作为紧急避孕药应用；5mg、10mg，片剂，作为治疗子宫肌瘤应用。

2. 药动学 乌利司他为白色或黄色结晶粉末，不溶于水（3mg/100 ml）。口服乌利司他 30mg 后快速吸收，1h 后血药浓度达到高峰，C_{max} =（176±89）ng/ml。乌利司他在肝肾 P450（CYP）3A4 和 CYP 1A2 作用下，代谢生成具有药理活性的一去甲基乌利司他和无药理活性的二去甲基乌利司他。血浆半衰期为（32.4±6.3）h。活性代谢产物为一去甲基乌利司他，血浆浓度为（69 ± 26）ng/ml，作用时间维持 1h。

乌利司他可口服或餐后服用，在血液中与血浆白蛋白、α_1 酸性糖蛋白和 HDL-C 有高度亲和力。高脂肪饮食后服用乌利司他，可延缓血药高峰时间 3h，降低血药浓度 40%～45%，增加药物浓度曲线下面积 20%～25%，但不影响药物治疗作用。乌利司他与 GR 和 AR 结合力低于与 PR 结合力，仅为抗孕激素作用的 1/50，因此，乌利司他属于一种具有微弱抗糖皮质激素作用的 PR 调节药。

3. 与其他药物间相互作用 乌利司他与下列药物同时服用时疗效降低，包括巴比妥类（Barbiturates）、抗高血压药皮生坦（Bosentan）、卡马西平（Carbamazepine）、神经系统镇静药非尔氨脂（Felbamate）、灰黄霉素（Griseofulvin）、奥卡西平（Oxcarbazepine）、苯妥因（Phenytoin）、利福平（Rifampin）、圣-约翰草胶囊（St. John Wort）、抗癫痫药托吡酯（Topiramate）。与之相反，服用抑制内源性 CYP 3A4 活性药物，包括伊曲康唑（Itraconazole）和酮康唑（Ketoconazole）可增加血浆乌利司他浓度和活性。

乌利司他服药期间应禁用抑制胃酸药物，因降低胃酸浓度可降低乌利司他吸收率和血浆浓度，包括氢离子抑制药、组胺-2 受体拮抗药和抗胃酸药物。乌利司他也可降低其他含有孕激素的避孕药作用，因此服药期间应同时采用屏障法避孕直到月经来潮。

【药理作用】

1. *对下丘脑-垂体-卵巢轴的作用*　乌利司他抑制下丘脑-垂体-卵巢轴功能，但不影响基础性 LH 和 FSH 分泌；抑制或延缓排卵和性激素分泌，但血浆雌二醇浓度仍维持于卵泡中期水平(60～150pg/ml)，因此不会引起低雌激素不良反应。

2. *紧急避孕作用*　乌利司他属于新一代紧急避孕药。乌利司他生物学半衰期为32h，以剂量-时间依赖性方式抑制和延缓正常排卵时间超过精子存活和可授精时间；减少雌二醇分泌，抑制子宫内膜蜕膜化反应和植入囊胚存活；促进子宫收缩活性；增强受孕后5～10d母体生殖免疫排斥反应，从而发挥紧急避孕和抗早孕(堕胎)作用。

乌利司他(30mg)在受孕后至囊胚植入前受孕窗口期服药的堕胎作用与阻断母体对来自父系同种异体胚胎的自然免疫系统(mIIS)功能，增强母体对胚胎植入的免疫排斥反应相关。换言之，乌利司他通过阻断早期妊娠由孕激素诱发的孕酮诱导封闭因子(PIBF)、早孕因子(EPF)分泌和子宫蜕膜型自然杀伤细胞功能，干扰 mIIS 相关母体和胚胎间生殖免疫功能而引起早期妊娠流产和胚胎发育停滞。

3. *对子宫内膜作用*　绝经前期妇女，接受米非司酮、乌利司他和阿索立尼治疗，均可引起 SPRM 治疗相关子宫内膜变化(PR-associated endometrial changes，PAEC)，但未发现子宫内膜癌前病变和子宫内膜癌病例。组织病理学观察，PAEC 呈现雌激素和孕激素撤退后的组织学反应，多数子宫内膜腺体呈管柱状，腺体周围被致密间质细胞所围绕，无基质破裂现象。子宫内膜腺体内皮细胞为矮柱状，呈现不同程度分泌现象和纤毛状化生，个别腺体细胞出现有丝分裂和凋亡。子宫内膜囊状腺体增多，囊壁塌陷。子宫内膜间质纤维化，出现鼓颊器状细胞，蜕膜化少见。子宫内膜微血管网由分散的厚壁鸡爪样卷曲血管组成，偶见内皮细胞增生的扩张血管，但无血管纤维蛋白血栓形成。

临床研究(PEARL Ⅰ、Ⅱ)，SPRM 治疗 PAEC 发生率为 56.4%，乌利司他 10mg/d 治疗组发生率 61.3%，多于停止治疗后 13 周自然消退。乌利司他治疗 3 个月，子宫内膜增厚≥16mm，发生率达 10%～15%，停止治疗后 17 周自然消退。乌利司他治疗相关的 PAEC 特点，包括：①子宫内膜腺体间质较少出现有丝分裂现象；②类流产性细胞核下空泡；③细胞凋亡现象；④无子宫内膜间质断裂和腺体拥挤现象。

4. *对子宫肌瘤作用*　乌利司他下调子宫肌瘤细胞 VEGF/VEGF-R 表达，抑制血管生成、细胞增生和存活性，而不影响正常子宫肌层细胞生长；增强基质金属蛋白酶 MMP 表达，降低 TIMP 和胶原的表达，减少胶原在子宫肌瘤细胞外基质间隙的沉积而抑制子宫肌瘤生长，是治疗症状性子宫肌瘤和手术前缩小子宫肌瘤的新一代药物。

【临床应用】

1. *紧急避孕*　推荐剂量为 30mg，口服 1 次，于无保护性性交或避孕失败后 120h 内服用，月经周期任何时间，或饭前和饭后服用均可。如服用后出现呕吐，可于 3h 内补服 30mg。乌利司他不能用作常规避孕药，也无预防 STD 和 HIV 感染作用。需要指出的是，乌利司他属于妊娠期药物 X 类，妊娠期和哺乳期和年龄≤16 岁少女禁用。

2. *治疗子宫肌瘤*　推荐剂量为 5mg/d，12 周为 1 个疗程。治疗适应证包括手术前治疗缩小子宫肌瘤体积和控制症状(贫血和疼痛)；手术后治疗预防子宫肌瘤复发；患有微小肌瘤仍希望生育妇女；IVF 辅助性治疗；围绝经期妇女子宫肌瘤，乌利司他治疗可持续到自然绝经；治疗期间出现子宫内膜非特异性子宫内膜增厚时，应停药观察直到自然消失。

【临床疗效】

1. *紧急避孕的疗效*

(1)紧急避孕效果：临床研究表明，主动服用乌利司他妇女(ITT)妊娠率为 1.9%，低于未服药妇女预期妊娠率 5.7%。改用乌利司他妇女(mITT)妊娠率为 2.1%，低于未服药者预期妊娠率 5.5%和临床妊娠率 4%。因此，乌利司他可显著减少意外妊娠率 62.3%。

不同时间服药的妊娠率，性交后 48～72h、72～96h 和 96～120h 服药的妊娠率分别为 2.3%、2.1%和 1.3%。乌利司他不良反应轻微，包括头痛(9.3%)、恶心(9.2%)、腹痛(6.8%)、月经期延长 (9.2%)、月经推迟 (7%)、月经间期点滴状出血(8.7%)。顺应性和耐受性良好。

(2)与左炔诺孕酮比较：世界范围，包括英国、爱尔兰和美国 35 个计划生育单位参与的临床研究，对比观察了性交后 72h 和 120h 服用左炔诺孕酮(LNG)1.5mg，或乌利司他 30mg 紧急避孕，随访 60d。结果显示，性交后 72h 服用的 LNG 妊娠率为 2.6%，低于预期妊娠率 5.4%；乌利司他妊娠率为 1.8%，明显低于预期妊娠率 5.5%；两者无统计学差异。在性交后 72～120h 服药的 3 例妊娠妇女均为 LNG 组，而乌利司他组未发生妊娠。不良反应率，乌利司他和 LNG 分别为 54%和 56%，均为轻度或中度不良反应。概言之，乌利司他于无保护性性交后 24h、72h、12h 服用的避孕效果和耐受性类似于 LNG。

2. *治疗子宫肌瘤疗效*　两项临床研究(PEARL-Ⅰ、Ⅱ)观察了不同剂量乌利司他(5～10 mg/d)于月经周期第 4 天开始，治疗 13 周对子宫肌瘤的影响。PEARL-Ⅰ研究表明，乌利司他 5 mg/d 和 10 mg/d 治疗 13 周后，子宫肌瘤体积缩小率分别为 91%和 92%。乌利司他治疗第 8 天，≥75%患者出血量开始减少，5mg/d 和 10mg/d 治疗，第 10 天闭经率分别为 50%和 70%。乌利司他显著改善贫血、增加血红蛋白和血球压积。乌利司他治疗 13 周后，5mg 和 10mg 组血红蛋白＞120g/L 者分别为 89.4%和 85.3%。子宫肌瘤体积缩小率分别为 21%和 12%。乌利司他 10 mg/d 降低盆腔痛率 5.6%。

PEARL-Ⅱ研究显示，乌利司他疗效相当或优于 GnRHa。治疗 13 周后子宫出血量，乌利司他 5mg/d、10mg/d 和 GnRHa 分别减少 90%、98%和 89%。治疗第 10 天时，乌利司他 5mg/d 和 GnRHa 出血量减少率分别为 85%和 60%，乌利司他控制出血速度快于 GnRHa，引起闭经时间分别为 7d 和 21d。乌利司他和 GnRHa 停药后月经恢复时间分别为 30～34d 和 43d。停药后乌利司他缩小子宫肌瘤作用维持时间较长。盆腔痛缓解率，乌利司他 5mg、10mg 和 GnRHa 分别降低 5.0%、6.0% 和 5.5%，无显著性差异。

乌利司他治疗子宫肌瘤优点，包括：①口服应用，控制子宫出血快而持久；②显著缩小子宫肌瘤体积，停药后作用维持至少 6 个月；③显著改善贫血、增加血红蛋白和血细胞压积、缓解疼痛和改善生活质量；④耐受性良好，低雌激素不良反应维持在可耐受范围，较少引起潮热、也不降低骨密度和影响骨转化率。

【耐受性和不良反应】　常见不良反应为闭经、轻度或中度潮热、头晕、不适和乳房压痛，停药后消失，乌利司他 5mg/d 和 10mg/d 治疗，因不良反应停药率分别为 1%～2%，低于 GnRHa(6%)。

六、特拉司酮

【药理学】

1. *化学结构*　特拉司酮，Telapristone acetate；CDB-4124；Proellex。中文名为 17α-乙酰氧基-21-甲氧基-11β-[4-*N*，*N*-二甲基氨

基苯]-19-去甲基孕甾-4,9-二烯-3,20-二酮；化学名为 17α-Acetoxy-21-methoxy-11β-[4-*N*, *N*-dimethyl aminophenyl]-19-norpregna-4, 9-diene-3, 20-dione)；分子式为 $C_{31}H_{39}NO_5$,分子量为 505.65。

2. 药动学　特拉司酮口服后,0.5～2h血药浓度达到高峰,而后呈现双相型降低特征。特拉司酮在肝脏内代谢,通过去甲基化生成一去甲基代谢产物和二去甲基代谢产物;通过丙炔基羟基化生成羟基化代谢产物。特拉司酮生成一去甲基和羟基化代谢产物的速率较快,而生成二去甲基代谢产物的速率较缓慢,生成物也较少。特拉司酮一去甲基代谢产物 CDB-4453,也呈现抗孕激素作用,但抗糖皮质激素作用低于特拉司酮。特拉司酮无抗糖皮质激素作用,也不影响血清皮质醇浓度。

【药理作用】

1. 对子宫内膜的作用　绝经前期,子宫内膜异位症和子宫肌瘤妇女给予特拉司酮 12.5mg/d、25mg/d 或 50mg/d,连续治疗 6 个月。子宫内膜活检发现,子宫内膜均失去正常月经周期变化,呈现静止或萎缩状态,极少出现增生或分泌变化。奇特的组织变化是子宫内膜腺体呈现囊性扩张,上皮细胞有丝分裂和凋亡小体并存的现象,随着药物剂量增加和治疗时间延长,子宫内膜厚度增加,子宫内膜腺体囊性变越加明显,但腺体上皮仍呈现静止或萎缩状态,未发生子宫内膜增生和子宫内膜癌。这种非生理性子宫内膜特异性腺体囊性变和上皮细胞形态学变化极易误诊为子宫内膜增生或子宫内膜增生过长。

特拉司酮引起子宫内膜特异性变化属于雌激素有丝分裂作用和孕激素分泌化作用相互分离的组织学现象,即子宫内膜腺体出现分泌化反应时,而子宫内膜间质却呈现前蜕膜变化,这种非生理性腺体上皮-间质间失同步化现象仍属于 SPRM 引起的 PAEC 范畴,并可持续存在数月。

特拉司酮大剂量和长期治疗引起的子宫内膜腺体囊性扩张现象,在超声检查呈现子宫内膜增厚现象,但子宫内膜厚度仍处于正常绝经前妇女子宫内膜厚度范围 9～12mm。子宫内膜有丝分裂现象多出现于特拉司酮剂量 12.5～25mg/d 治疗组妇女,而极少出现于 50mg/d 剂量组妇女。

特拉司酮治疗偶可(4%)引起子宫内膜薄壁血管扩张,但极少出现像单一雌激素治疗引起的闭锁微小动脉栓塞现象,也不出现如同米非司酮引起的高密度鸡爪微小血管变化,以及阿索立尼引起的广泛性血管壁增厚现象。

临床实践中,SPRM 和特拉司酮治疗引起的特异性子宫内膜变化尚未被妇产科和病理学医生所了解,因此病理科医生常常将密集的囊性变腺体误诊为子宫内膜增生;将异常血管变化误诊子宫内膜息肉;将非生理性上皮细胞变化误诊为非同步性周期期外子宫内膜。因此妇产科医生应及时与病理科医生沟通,以避免引起误诊和误治。另外,特拉司酮引起的特异性子宫内膜变化的可逆性,也是决定终止治疗抑或继续治疗的重要因素。

2. 对子宫内膜异位症作用　动物实验,特拉司酮可引起恒河猴实验性子宫内膜异位症的消退,降低子宫内膜厚度、细胞分裂指数、引起子宫内膜腺体和间质萎缩。特拉司酮每周服用一次不影响血清雌激素、孕激素和排卵功能。特拉司酮无抗糖皮质激素作用,也不影响血清皮质醇浓度。

3. 对子宫肌瘤作用　特拉司酮以线性动力学方式发挥药理作用,以剂量-时间依赖性方式选择性抑制子宫肌瘤平滑肌细胞(LMC)的生长和增殖,增强细胞凋亡活性。特拉司酮的作用机制,包括上调细胞凋亡标志物裂解性聚腺苷二磷酸-核糖聚合酶(PARA)活性,上调 TGF-β 依赖性信号系统的转录因子和下游效应因子 KLF11 表达;启动内源性线粒体介导细胞凋亡通路;下调抗细胞凋亡标志物 Bcl-2 蛋白表达，抑制肿瘤细胞增生、生长和恶性变。特拉司酮不影响正常子宫平滑肌细胞增生和凋亡活性。

特拉司酮以细胞特异性方式，通过降低 VEGF-A、VEGFR-1、VEGFR-2、肾上腺髓质肽及其受体 ADMR 表达，增强细胞外基质降解因子或细胞外基质金属蛋白酶诱导因子（extracellular matrix metalloproteinase inducer，EMMPRIN）和基质金属蛋白酶 MMP-1、MMP-2 活性，从而抑制子宫平滑肌瘤生长和扩散。

4. 对乳腺癌作用　动物实验显示，特拉司酮预防自发性乳腺增生和癌前病变的发生，以剂量依赖性方式抑制甲基亚硝基脲（MNU）诱发的乳腺癌生成。大剂量特拉斯酮可延长肿瘤形成潜伏期、发生率、肿瘤病灶和肿瘤重量；抑制 PR（＋）肿瘤细胞增生，诱导细胞凋亡和降低血浆孕激素浓度，而不影响雌二醇浓度；通过抑制与 ER 表达相关的 CDK2 和 CDK4 表达而阻滞肿瘤细胞 G_1 和 G_0 向 S 期转化，抑制癌前病灶发展和致癌因素引起的 ER（＋）乳腺癌发生，具有防治人类乳腺癌的临床应用价值。

特拉司酮以剂量依赖性方式抑制乳腺小叶增生和纤维腺瘤生成。乳腺癌防治研究表明，存在 BRCA1 基因突变的妇女易获益于特拉司酮和抗孕激素治疗。临床研究发现，低剂量特拉司酮与他莫昔芬联合治疗可有效地防止乳腺癌发生和发展，并改善临床转归和预后。然而，特拉司酮临床治疗面临的主要问题是潜在药毒性和对糖皮质激素功能的影响。

【临床应用】　主要用于治疗子宫肌瘤和子宫内膜异位症。

第七节　组织选择性雌激素活性调节药

组织选择性雌激素活性调节药（selective，tissue estrogen activity regulators，STEAR），替勃龙（Tibolone），商品名利维爱（Livial）。替勃龙口服吸收后在体内不同组织器官酶系统作用下生成具有雌激素活性代谢产物 3α-羟基替勃龙（3α-hydroxytibolone）和 3β-羟基替勃龙（3β- hydroxytibolone）和具有孕激素和雄激素活性代谢产物 Δ^4-替勃龙异构物（Δ^4-isomer），模拟性激素生理作用防治绝经后妇女血管舒缩综合征（潮热）、骨质疏松症、泌尿生殖道萎缩和改善认知功能。

【药理学】　替勃龙是合成的甾体类药物，为孕酮和异炔诺酮（Norethynodrel）类似物。化学名 7-甲基异炔诺酮，英文名 7-methyl-norethynodrel，代称 Org OD14。分子式 $C_{21}H_{28}O_2$，分子量 312.4。片剂，2.5mg，口服。替勃龙口服后快速完全吸收，1.5～4h 后血浆药物浓度达到高峰，为口服剂量的 2.3％～7.8％。血液中替勃龙 96.3％与血浆白蛋白结合，与 SHBG 结合力较低。替勃龙口服后在肝脏转化为具有雌、孕和雄激素活性的代谢产物，在不同组织器官内发挥生物调节作用。

1. 替勃龙代谢途径

（1）C3-酮基代谢途径：替勃龙缺乏 A 环芳香化和 3-羟基化反应，因此不能形成雌激素而发挥雌激素受体（ER）激动剂作用。然而，替勃龙分子结构中 3 酮-Δ^{5-10}（3-keto-Δ^{5-10}），17α-乙炔基（17α-ethinyl）和 7α-甲基（7α-methyl）功能基团，可在肝脏内 3α-羟基类固醇脱氢酶（3α-HSD）和 3β-羟基类固醇脱氢酶（3β-HSD）作用下快速转化为具有雌激素活性的 3α-羟基替勃龙和 3β-羟基替勃龙，特异性与 ER-α 结合并反式激活（transactivates）雌激素受体，但不能与 ER-β 结合，也不能与孕激素受体（PR）和雄激素受体（AR）结合和反式激活 PR 和 AR。

血液中 80％替勃龙以无活性一硫酸或

二硫酸盐形式存在，可在硫酸酯酶作用下转化为3α-或3β-羟基替勃龙，代谢活性也受磺基转移酶的逆向调节。血液中3α-羟基替勃龙浓度高于3β-羟基替勃龙4倍，半衰期均为7h，两者对脑、阴道和骨骼呈现雌激素样作用，雌激素活性约为炔雌醇的6.0%。

(2)C4,5-双键异构代谢途径：替勃龙虽然不是3β-羟基类固醇脱氢酶-1,-2（3β-HSD-1/-2)的代谢底物，但可作为17β-羟基类固醇脱氢酶(17β-HSD-II)底物进行代谢。替勃龙在3β-HSD和Δ^4-异构酶(Δ^4-isomerase)的共同作用下生成替勃龙Δ^4-异构物，血浆半衰期较短，很快从血液中清除。

替勃龙Δ^4-异构物与PR和AR有较高亲和力，可与PR结合并反式激活PR，其中与PR-B亲和力高于PR-A。替勃龙与PR结合所呈现的孕激素活性约占10.0%，而反式激活孕激素活性则占70.0%。替勃龙Δ^4-异构物具有与细胞和细胞质AR结合高度亲和力，而呈现雄激素激动剂活性，因此替勃龙Δ^4-异构物对子宫内膜和乳腺呈现孕激素和雄激素作用。

替勃龙Δ^4-异构物不能在5α-还原酶作用生成高活性雄激素5α-二氢睾酮(5α-dihydrotestosterone，DHT)。替勃龙Δ^4-异构物虽可与ER-α和ER-β结合，但不能反式激活ER。替勃龙及其所有代谢产物均不能与糖皮质激素受体(GR)结合和反式激活GR，因此无糖皮质激素活性。替勃龙治疗降低血浆SHBG浓度50%，显著增加血浆游离睾酮浓度，DHEA增加20%，而雌二醇、雌酮和硫酸雌酮浓度无明显变化。替勃龙治疗1年后，血浆FSH浓度降低27.6%。

2.药动学　研究表明，单次剂量替勃龙治疗后，血浆主要形式为具有雌激素活性的3α-羟基替勃龙。3β-羟基替勃龙和替勃龙Δ^4-异构物浓度分别低于3α-羟基替勃龙10倍和5倍。血浆中替勃龙主要硫酸化代谢产物为3αS,17βS-替勃龙，而3βS，17βS-替勃龙和一硫酸3-羟基替勃龙浓度分别低于3αS-替勃龙2倍和10倍。多次剂量替勃龙治疗后，血浆替勃龙非硫酸化代谢产物浓度曲线下面积(ARC)降低2倍，硫酸化代谢产物浓度增加25%，＞95%代谢产物为二硫酸化替勃龙。

无论单次或多次剂量替勃龙治疗后，尿液中所有类型代谢产物浓度均较低。单次剂量替勃龙治疗后，粪便中出现3β-羟基替勃龙和3-硫酸替勃龙代谢产物(3βS,17β-羟基替勃龙和3αS,17β-羟基替勃龙)。多次剂量替勃龙治疗后，3α-羟基替勃龙增加，而3α/3β-羟基替勃龙比值＝1。主要硫酸化代谢产物为3αS,17βS-替勃龙。以上所有代谢产物浓度均高于单次剂量治疗，其中粪便中非硫酸化替勃龙和一硫酸化替勃龙浓度高于血浆。胆汁中含有较高浓度替勃龙代谢产物，但不包括一硫酸化替勃龙。

绝经早期(45～55岁)和绝经晚期(65～75岁)妇女的替勃龙药动学相似，即年龄并不影响替勃龙分布和代谢，但体重可影响血浆3α-羟基替勃龙浓度曲线下面积。替勃龙1.25 mg/d和2.5 mg/d两种剂量吸收和代谢的生物效价不同，如1.25mg/d吸收速率高于2.5mg/d 32%，3α-和3β-羟基替勃龙生成率也分别高于前者27%和17%，但Δ^4-异构物生成率无明显差异。然而，长期替勃龙治疗两种替勃龙羟基代谢产物生物效价相同，并不影响临床治疗效果。

替勃龙血浆半衰期为45h，在体内无蓄积作用，代谢产物从大便排出60%～65%，从尿中排出30%。替勃龙口服应用$LD_{50} \geqslant$ 2000mg/kg，约为治疗剂量20 000倍，药物安全阈值较大，治疗耐受性和顺应性良好。替勃龙对肝肾功能无不良影响，长期服用对肝转氨酶系统、乳酸脱氢酶、胆红素、血浆电解质无明显影响。虽然动物实验未发现替勃龙有致畸和致癌作用，但妊娠期和哺乳期妇女禁用。

【适应证】　绝经综合征、绝经后骨质疏松症、绝经后泌尿生殖道萎缩、认知和记忆功能减退。GnRHa 治疗的反向添加治疗药物。

【禁忌证】　妊娠、高胆固醇血症、血栓栓塞性疾病、严重肝肾功能损害、原因不明阴道出血、严重糖尿病、肾病、特发性三酰甘油增高症、雌激素依赖性肿瘤(子宫肌瘤、乳腺癌和子宫内膜癌)。

【剂量和用法】　1.25～2.5mg/d，口服,不需要附加孕激素。

【临床疗效】

1. *替勃龙改善潮热*　潮热受中枢和外周因素的影响,包括下丘脑体温调节阈值对外周雌激素反应性,下丘脑 5-羟色胺受体、高体温调节受体和低体温调节受体对体温调节临界点的影响,外周皮肤温度平衡区范围的变化等。由于雌激素可同时修饰中枢和外周体温调节机制,因此是防治潮热的标准药物。

替勃龙以剂量相关方式降低潮热发作频率和强度,最佳治疗剂量为 2.5mg/d,连续治疗 3～5 周症状开始缓解,10～12 周疗效达到高峰,因此 12 周后可减少剂量至 1.25mg/d,约 86%绝经后妇女潮热症状消失或减轻。潮热症状明显的妇女,替勃龙 1.25mg/d 治疗 4 周即可显著改善症状。然而,因疗效因素的中途退出率,1.25mg/d 和 2.5mg/d 治疗组分别为 10%和 1%。临床观察发现,替勃龙 2.5mg/d 疗效类似于性激素连续联合治疗(E_2/NETA),略低于(CE/MPA)治疗。

2. *替勃龙改善性功能和生殖道萎缩*　妇女性欲和性唤起功能随着年龄增长和性激素减少而降低,而雄激素与雌激素联合治疗可显著提高性欲、性欢娱和性交频率。替勃龙因具有雌激素和雄激素活性,并通过降低血浆 SHBG 浓度,增加血浆游离睾酮浓度而显著增强性欲和改善性功能,优于性激素连续联合治疗或单一雌激素皮贴治疗(17βE_2，50μg)。LISA 研究表明,替勃龙兼有雌激素和雄激素活性,治疗 24 周后,显著改善绝经后妇女性功能障碍,增加性交频率,降低性交紧张度、提高性功能指数(FSFI)和降低性功能障碍指数。另外,替勃龙改善绝经后妇女阴道血流脉冲和幅度,增加阴道上皮成熟指数、缓解萎缩性阴道炎症状和维持阴道健康。

3. *替勃龙改善骨质疏松症*　替勃龙以剂量依赖性方式增加骨量,骨吸收生化指标也以剂量相关方式降低,治疗有效性和耐受性良好。如绝经早期妇女(52 岁)接受替勃龙 0.625mg/d、1.25mg/d 和 2.5 mg/d 治疗后,脊柱骨密度分别增加 1.1%、2.0%和 2.6%。老年妇女(平均 66 岁),替勃龙 1.25mg/d 和 2.5mg/d 治疗 2 年,腰椎骨密度分别增加 5.9%和 5.1%,而安慰剂组(钙剂 400mg/d)腰椎骨密度仅增加 0.4%。

有骨折病史的绝经后骨质疏松症妇女(平均 65 岁)接受替勃龙 2.5mg/d 治疗后脊柱和股骨颈骨密度显著增加,分别为 6.9%和 4.5%。前瞻性研究发现,替勃龙 2.5mg/d 治疗 10 年,分别增加绝经后妇女腰椎和股骨颈骨密度 4.8%和 3.7%,而对照组骨密度分别降低 8.5%和 8.95%。

LIFT 研究发现,髋骨和脊柱骨密度 T 评分≤－2.5SD 或≤－2.0SD,有骨折病史的老年妇女(4538 位,60～85 岁),接受替勃龙 1.25mg/d 治疗 34 个月,替勃龙和安慰剂组脊柱骨折风险率分别降低至 70‰(妇女·年)和 126‰(妇女·年)(RH＝0.55；CI＝0.41～0.74；$P<0.001$),非脊柱性骨折率分别降低至 122‰(妇女·年)和 166‰(妇女·年)(RH＝0.74；CI＝0.58～0.93；$P=0.01$)。替勃龙和性激素治疗比较性研究发现,如以骨密度增加 2%为反应性指标,性激素(E_2/NETA)、替勃龙 2.5mg/d 和 1.25 mg/d 治疗 2 年的反应率分别为 98.5%、85.7%和 89.0%。

STEP 研究发现，60～79 岁骨量减少的绝经后妇女，接受替勃龙 1.25 mg/d 或雷洛昔芬 60 mg/d 治疗第 1 年，腰椎骨密度分别增加 2.2%和 1.2%（$P<0.01$），第 2 年分别增加 3.8%和 2.1%（$P<0.001$）。2 年后，替勃龙组腰椎和髋骨骨密度增加幅度高于雷洛昔芬组（$P<0.05$）。两组治疗均显著降低血清骨钙素（osteocalcin）和Ⅰ型胶原 C-肽浓度。因此认为，替勃龙对骨骼的保护作用优于雷洛昔芬。

4. 替勃龙改善心境和认知功能　替勃龙通过增加垂体和外周血浆中 β-内啡肽（β-endorphin）浓度显著改善绝经后妇女心境、情绪、失眠、焦虑和认知功能，作用相当于或优于雌激素治疗。替勃龙在脑区受 3β-羟基类固醇脱氢酶/异构酶（3β-HSD/isomerase）作用而生成的 Δ^4-异构物也显著改善绝经后妇女心境和认知功能。替勃龙治疗改善长期语义记忆功能作用类似于性激素连续联合治疗。

5. 替勃龙对子宫内膜的影响　绝经后妇女子宫内膜呈现萎缩状态，但仍有 2%～16%妇女呈现子宫内膜增生现象。替勃龙通过生成具有孕激素和雄激素活性的 Δ^4-异构物、增强磺基转移酶活性、抑制硫酸酯酶活性、减少内源雌激素生成、遏制 3α-羟基替勃龙和 3β-羟基替勃龙作用而预防子宫内膜增生、增生过长和子宫内膜癌，替勃龙治疗 1～2 年子宫内膜增生率仅为 7%，且非为剂量依赖性反应。

分子药理学研究表明，替勃龙对子宫内膜的孕激素作用类似于甲羟孕酮，其药理机制包括：①替勃龙特异性调节前复制复合体基因和微小染色体维修基因等 15 个修饰细胞周期和分化的基因；②长期替勃龙治疗，过多的 3β-羟基替勃龙转化为具有孕、雄激素活性的替勃龙 Δ^4-异构物；③替勃龙下调 ER-α 表达，抑制子宫内膜对雌激素反应性；④药代动力学研究表明，替勃龙治疗早期，妇女血浆中主要为具有雌激素活性的 3α-和 3β-羟基替勃龙，而 6h 后具有孕激素和雄激素活性的替勃龙 Δ^4-异构物开始增加；⑤健康绝经后妇女接受替勃龙短期治疗（3 周）子宫内膜呈现类雌激素反应。然而，长期治疗时，替勃龙对子宫内膜孕激素作用将超过雌激素作用，据此替勃龙治疗期间无须附加孕激素。

TOTAL 研究发现，替勃龙（2.5mg/d）和 E_2/NETA 治疗 4 年，两组治疗前 3 个月阴道出血率分别为 18.3%和 33.1%（$P<0.001$），7～9 个月时发生率分别为 11%和 19%（$P<0.05$）。THEBES 研究对比观察了替勃龙 1.25～2.5mg/d 和 CE/MPA 治疗对子宫内膜安全性影响，结果显示，替勃龙 1.25mg、2.5mg 和 CE/MPA 组子宫内膜异常增生率分别为 0、0 和 0.2%，治疗期间的闭经率分别为 78.7%、71.4%和 44.9%。

LISA 研究对比观察了绝经后妇女（平均 56 岁）替勃龙和连续性皮贴 E_2/NETA 治疗阴道点滴出血、不规则出血和乳痛发生率。结果表明，阴道点滴出血率，两组治疗第 1～12 周期间分别为 16%和 56%（$P<0.001$）；13～24 周期间分别为 12%和 51%（$P<0.001$）；阴道不规则出血率 E_2/NETA 明显高于替勃龙，分别为 11%和 0%（$P<0.001$），乳痛发生率分别为 11%和 4%（$P=0.015$）。两组因不规则出血而中断治疗率分别为 20%和 12%，停止治疗后撤退出血率分别为 8%和 0，提示替勃龙治疗具有良好耐受性和安全性优于传统性激素治疗。

6. 替勃龙对子宫内膜癌的影响　子宫内膜癌包括雌激素依赖性和非雌激素依赖性两种病理类型，约 75%发生于绝经后妇女。子宫内膜癌是一种组织学渐进型和可早期诊断的肿瘤，其从简单型子宫内膜增生进展为复杂型增生，再从不典型增生进展为原位癌和浸润癌需要较长的时间，如简单型子宫内膜增生较少进展为子宫内膜癌，而复杂型或不典型子宫内膜增生中 23%在 10 年后转化为子宫内膜癌。

阴道超声子宫内膜监测发现，绝经后妇女替勃龙 2.5mg/d 治疗 1 年子宫内膜增生和厚度达到高峰，而后不再增加，治疗超过 1 年对子宫内膜厚度的影响类似于性激素连续联合治疗。替勃龙引起子宫内膜息肉的概率＜1%，多数呈现良性变化。另外，替勃龙无促进子宫肌瘤生长作用。

在评估替勃龙治疗与子宫内膜癌的关系时，应谨慎地排除替勃龙治疗存在的临床偏倚(clinical bias)现象，即绝经后妇女子宫内膜对替勃龙治疗的反应性存在个体性差异。病例对照性研究(GPRD)发现，曾经接受长期性激素治疗妇女发生子宫内膜癌风险增加(RR＝1.54)，而仅采用替勃龙治疗妇女子宫内膜癌风险率并不增加(RR＝1.19)，提示替勃龙是有异常子宫出血的绝经后妇女的优先选择。

7. 替勃龙对乳腺密度的影响　绝经后妇女发生乳腺癌风险与激素治疗前乳腺密度相关，而与激素治疗后乳腺密度增加无关。临床观察发现，性激素连续联合治疗增加乳腺密度 25%～50%，而替勃龙治疗仅增加乳腺密度 2%～6%，长期替勃龙治疗降低乳腺密度 40%。因此，替勃龙治疗前检测乳腺密度可作为激素功能试验指标，评价乳腺对内源性激素的反应性，而替勃龙治疗后乳腺密度监测则是评价乳腺组织对外源性激素的应激试验指标，其反映乳腺组织代谢外源性激素的能力。TOTAL 研究发现，替勃龙(2.5 mg/d)和 E_2/NETA 治疗 4 年，两组乳痛和乳房压痛发生率分别为 3.2%和 9.8%(P＜0.001)，替勃龙明显低于传统性激素治疗。

8. 替勃龙对乳腺癌的影响　研究认为，雌激素治疗是乳腺癌促进者而非启动者，同样，孕激素治疗也增加乳腺癌风险。乳腺癌妇女可区分两个范畴：①年龄＜50 岁，存在诱发乳腺癌生长基因(BRCA1；BRCA2；P53)突变和遗传性多态性妇女；②年龄＞50 岁，存在乳腺、异位乳腺组织雌激素生成和乳腺癌遗传素质的绝经后妇女。乳腺组织存在促进雌激素合成和代谢的酶类，包括 3β-HSD/异构酶、17β-HSD-1、芳香酶和硫酸酯酶。乳腺导管上皮存在 ER-α 和 ER-β 表达。

体外研究显示，替勃龙及其 Δ^4-异构物特异性抑制乳腺硫酸酯酶和 17β-HSD-1 活性，阻断硫酸雌酮转化为雌二醇；增强 17β-HSD-2 和磺基转移酶活性，降低乳腺组织和乳腺癌细胞内具有生物活性雌激素浓度；替勃龙特异性降低乳腺癌细胞硫酸酯酶活性(70%～90%)；替勃龙及其 Δ^4-异构物强烈抑制正常乳腺细胞和乳腺癌细胞癌基因 Bcl-2、Bcl-x、Ki-67 表达和诱导细胞凋亡；替勃龙增强乳腺癌细胞前凋亡和凋亡活性，抑制乳腺细胞增生和促进正常乳腺细胞分化，其作用不受 3α,3β-羟基替勃龙影响。体内研究表明，替勃龙抑制二甲基苯并蒽(DMBA)诱导的乳腺癌生长作用类似于他莫昔芬，抑制乳腺癌生长和预防复发。

LIFT 研究发现，替勃龙治疗降低浸润型乳腺癌风险(RH＝0.32；CI＝0.13～0.80；P＝0.02)和结肠癌风险(RH＝0.31；CI＝0.10～0.96；P＝0.04)。LIBERATE 研究表明，替勃龙治疗增加骨密度正常妇女的乳腺癌复发率(替勃龙和对照组分别为 15.6%和 6.9%；P＝0.016)，而不增加骨密度降低妇女的乳腺癌复发率(替勃龙和对照组分别为 7.4%和 6.7%)。LIBERLATE 研究观察了 3148 位手术证实为乳腺癌($T_{1\sim3}N_{0\sim2}M_0$)妇女，因绝经症状明显而接受替勃龙治疗 2 年(随访 3.1 年)的乳腺癌复发率，替勃龙组和对照组分别为 15.2%和 10.7%(HR＝1.40；CI＝1.14～1.70；P＝0.001)，而其他指标，包括冠心病、潮热、骨密度和病死率两组无明显差异，因此认为替勃龙增加乳腺癌复发率。

英国百万妇女研究(MWS)资料显示，替勃龙治疗增加乳腺癌相对风险率(RR＝

1.45)作用，类似于单一雌激素治疗(RR=1.3)，但明显低于性激素连续联合治疗(RR=2.0)。然而，在乳腺癌风险强度中，性激素连续联合治疗和单一雌激素治疗的相对风险率分别为 RR=1.15～1.27 和 RR=0.77～1.06；雌-孕激素序贯治疗的乳腺癌相对风险增加，RR=1.21，提示附加孕激素增加乳腺癌风险，而单一雌激素治疗和替勃龙治疗并不增加乳腺癌相对风险，分别为 RR=0.97 和 RR=1.02。

以上研究结果的差异性与下列因素相关：①缺乏替勃龙治疗前乳腺密度基础值对照；②难以排除治疗前已经存在的隐匿性乳腺癌；③许多乳腺癌高危妇女优先选择替勃龙治疗；④观察对象来源于乳腺癌筛查中心妇女，而非从健康妇女人群中选择；⑤替勃龙治疗前曾接受性激素治疗，已经存在性激素对乳腺的潜在性影响；⑥更为重要的是难以确定替勃龙治疗前妇女乳腺癌遗传学易感性。实际上，替勃龙并非抗雌激素，也不同于选择性雌激素受体调节药和芳香酶抑制药，因此不能完全阻断内源性芳香酶活性和雌激素生成，因此不能完全预防乳腺癌发生和复发，据此乳腺癌妇女为替勃龙治疗禁忌证。

9. 替勃龙对心血管系统的影响　内源性雌激素是维持绝经前妇女心血管系统健康的重要因素。雌激素对心血管功能的保护作用由血管内皮和平滑肌细胞内雌激素受体 ER-α 和 ER-β 介导，特别是 ER-α。虽然心肌细胞也存在 ER-β，但其主要作用是调节一氧化氮合酶的表达。

替勃龙和 3α,3β-羟基替勃龙对心血管系统呈现雌激素样作用，降低纤维蛋白原和纤维蛋白溶酶原激活抑制因子-1(plasminogen activator inhibitor type Ⅰ,PAI-1)和内皮细胞功能，对心血管系统呈现保护作用。替勃龙改善心血管疾病高危因素(如胰岛素抵抗和脂代谢)，对血压无不利影响。

OPAL 研究发现，替勃龙和性激素(CEE/MPA)治疗 3 年，两组颈动脉血管内膜中层厚度(carotid intima-media thickness,CIMT)增加幅度分别为 0.0042 毫米/年和 0.0039 毫米/年，均高于安慰剂组。然而，替勃龙是否增加心血管疾病风险与多种因素相关，包括动脉壁、凝血功能和炎症等相关。LIFT 研究表明，替勃龙治疗增加中风风险(RH=2.19；CI=1.14～4.23；P=0.02)，而不增加冠心病和静脉栓塞疾病(VET)风险。

10. 替勃龙对脂代谢的影响　替勃龙降低血浆总胆固醇、LDL-C、LDL-细胞体积、三酰甘油(TG)和脂蛋白 Lp(a)浓度。然而，替勃龙也降低具有保护心血管功能的血浆 HDL-C 浓度，因此其对心血管疾病的影响成为临床争论焦点。目前研究认为，虽然替勃龙降低血浆 HDL-C 浓度、减少其生成和增加廓清率，但并不增加动脉硬化风险，因 HDL-C 是一种多亚级分子复合物，在介导胆固醇逆行运转过程中发挥重要作用，呈现改善脂代谢和保护心血管功能作用。

研究认为，HDL 脂蛋白介导的胆固醇逆行转运机制十分复杂，主要包括以下步骤：①肝脏内合成的载脂蛋白 A-1(Apolipoprotein A-1)与运载蛋白(ABCA-1)结合后形成贫脂质载脂蛋白 A-1(lipid poor apolipoprotein A-1)；②贫脂质载脂蛋白 A-1 在外周组织(血管内皮)中与 ABCA-1 结合，通过形成初级前 β-HDL(nascent pre-beta HDL)而清除胆固醇；③初级前 β-HDL 在卵磷脂胆甾醇酰基转移酶(lecithin cholesterol acyltransferase,LCAT)的作用下转化为成熟的 α-HDL。

此后，HDL-C 通过以下两种途径返回肝内：①通过与肝脏 B 类清道夫受体 B-1 结合返回肝内；②由血浆胆固醇转运蛋白(cholesterol transfer protein,CETP)转化为极低密度脂蛋白(VLDL)，再通过脂蛋白脂酶(lipoprotein lipase)代谢为 LDL-C，而后与肝脏 LDL 受体结合被肝脏重吸收。最后，

HDL 通过保护 LDL 免受氧化而降低动脉硬化风险，使其附着于清道夫受体并形成泡沫细胞而被清除。

体外研究表明，维持胆固醇排出通道作用的替勃龙剂量为 1.25～2.5 mg/d。临床观察发现，血浆胆固醇转运蛋白（CETP）是促进成纤维细胞胆固醇持续性流入血浆的重要因素。绝经后妇女替勃龙治疗前后，从皮肤成纤维细胞和 Fu5AH 细胞系中胆固醇流出量无明显变化，临床检查也未发现冠状动脉粥样硬化增强现象，其结果与长期替勃龙治疗（7.5 年）并不增加颈动脉内膜中层厚度（carotid artery intima-media thickness，CIMT）和动脉粥样硬化斑块数量相一致。

替勃龙不影响血浆 HDL-转换酶和蛋白转换酶（LCAT 和 CETP）活性，而增加肝脂酶（hepatic lipase）活性 25%。替勃龙也不降低抗氧化酶二乙基对硝基苯磷酸酯酶和芳基酯酶活性。因此，接受替勃龙治疗的绝经后妇女血浆 HDL-C 浓度降低可能与肝脏合成 HDL 前体物质减少相关，也与病人治疗前 HDL-C 浓度相关。

11. *亚洲妇女替勃龙治疗问题* 亚洲及太平洋国家妇科内分泌学专家会议关于亚洲妇女替勃龙治疗的最新推荐意见（updated clinical recommendations for the use of tibolone in Asian women，on behalf of the Asia Pacific Tibolone Consensus Group，2010）认为，亚洲妇女的生殖生理、代谢、体重、体质、绝经后症状（骨骼肌肉疼痛、失眠、健忘、潮热和性功能减退等）、对激素治疗认识和需求均不同于西方妇女，应遵循个体化原则进行性激素和替勃龙治疗。

总之，替勃龙作为组织选择性雌激素活性调节药是绝经后性激素治疗的新一代药物，具有高组织选择性、多种激素效应、耐受性良好、服用简单和不良反应低等优点，可有效地防治绝经后综合征、骨质疏松症、泌尿生殖道萎缩、改善心境、情绪和认知功能，也可以作为 GnRHa 治疗的反向添加药物。替勃龙打破了传统性激素治疗的理念和格局，模拟生理性激素作用，在不同靶向组织器官内呈现特异性激素作用，从而避免和减少某些性激素治疗的全身和局部不良反应。

临床实践中应遵循个体化原则选择应用替勃龙，严格掌握适应证和禁忌证，注意观察治疗反应和不良反应。然而，替勃龙并非尽善尽美药物，如替勃龙特异性抑制乳腺组织硫酸酯酶活性，降低乳腺内雌激素浓度，但却不能抑制芳香酶活性和完全阻断某些芳香酶高活性组织雌激素的生成，因此有增加乳腺癌复发的风险。另外，替勃龙降低 HDL-C 作用对心血管功能的影响仍存在争议；替勃龙长期治疗对全身各器官系统功能的影响和安全性也有待进一步观察。

第八节 抗雄激素

抗雄激素（anti-androgens）是一组抑制雄激素生物合成、拮抗雄激素受体功能、促进雄激素降解的甾体或非甾体类激素和药物，主要用于治疗女性高雄素血症、多毛症、脂溢、痤疮、女性男性化和多囊卵巢综合征等疾病。

一、概 述

【种类】

1. *甾体类抗雄激素* 醋酸环丙孕酮（Cyproterone Acetate）和螺内酯（Spironolactones，安体舒通）。

2. *非甾体类抗雄激素* 非那雄胺（Finasterid）和氟他胺（Futamide）。

3. 组胺 H_2 受体激动药 西咪替丁(Cimitidine)。

【适应证】 痤疮和脂溢、女性男性化、女性多毛症、脂溢性脱发、高雄激素血症、多囊卵巢综合征。

【禁忌证】 妊娠、哺乳、地中海性贫血、严重糖尿病和脂代谢紊乱、严重心肝肾功能损害、动静脉血栓栓塞性疾病和家族史、先天性非溶血性黄疸、黄疸-肝色素沉着综合征。

二、醋酸环丙孕酮

醋酸环丙孕酮(cyproterone acetate, CPA)为17α-羟基孕酮衍生物,口服经胃肠道吸收,肝内代谢,经肾排出,在脂肪内储存,作用持久。生物学半衰期分为两个时相,第1半衰期为(3.0±1.3)h;第2半衰期为(2.0±0.4)d[(48±9.6)h]。

【制剂】

1. 醋酸环丙孕酮 片剂,50mg/片、100mg/片,口服。

2. 达英-35(Diane-35) 每片含有环丙孕酮 2mg 和炔雌醇 35μg,21片/盒,口服避孕药。

3. 克龄蒙(Climen) 由戊酸雌二醇 2mg 和环丙孕酮 1mg 序贯组成,性激素治疗药。

【药理作用】

1. 抑制促性腺激素分泌 环丙孕酮负反馈抑制下丘脑-垂体系统 GnRH-Gn 分泌,降低垂体对 GnRH 敏感性,抑制 LH 高峰和排卵。

2. 抗雄激素作用 环丙孕酮在雄激素靶组织(性器官、附属腺体、皮脂腺和毛囊)与雄激素受体竞争性结合,抑制内源性雄激素作用。

3. 降低5α-还原酶活性,抑制睾酮向二氢睾酮转化 在细胞质内,环丙孕酮可从雄激素受体复合物中将二氢睾酮置换出来,增加睾酮代谢清除率、增加血清 SHBG 浓度、降低血清 DHEAS 和游离睾酮浓度、抑制雄激素效应。

4. 孕酮作用 环丙孕酮肌内注射和口服应用孕激素活性分别高于孕酮250倍和1000倍,促进增生期子宫内膜转化为分泌期子宫内膜。

5. 同化作用 环丙孕酮促进蛋白质合成、骨骼肌肉发育和造血,但作用较弱。

【剂量和用法】

1. 达英-35疗法 从月经周期第1天开始服用,连服21d,间隔7d。停药期间有月经来潮。男性化症状在治疗3个月后开始缓解,多毛症在6个月后开始退化。

2. 克龄蒙疗法 调经和性激素替代治疗。

3. 逆序贯疗法 月经周期第5～24天,服用雌激素(炔雌醇35μg/d,或戊酸雌二醇1mg/d,或妊马雌酮0.625mg/d),同时于月经周期第5～14天服用 CPA12.5～50mg/d。

4. 大剂量前半期疗法 CPA 100mg/d,月经周期第5～14天服用10d。同时,月经周期第5～24天,服用炔雌醇35μg/d。

5. 长效注射剂型 环丙孕酮300mg/月。

6. 环丙孕酮乙醇酯剂 外用。

【疗效评估】

1. 多毛症 多毛症总有效率50%～75%。据 Gimes & Lada 对66例病例、8244个治疗周期观察,第1年应用小剂量周期疗法,第2年应用大剂量前半周期疗法。结果表明,脂溢从第1个月即减轻,痤疮从第3个月消退74%～94%,皮肤损害12个月复原率94%。

不同年龄组多毛症的疗效不同:①<20岁者,多毛症从治疗6个月开始消退,第1、2年的消退率分别为60%～70%和80%～90%;②20～30岁消退率分别为53%～78%和78%～81%;③>30岁消退率分别为20%～40%;40%～60%;④规律月经率从治疗前 56%上升至 91%;⑤面、胸、腹和肢体部多毛消退呈一致性。

2. 围绝经期妇女 多毛症伴潮热、心悸等症状者,CPA 可显著改善症状,剂量为 50mg/d,周期疗法,症状缓解后减至小剂量 12.5mg 或 6.25mg/d 连用 4.5 个月。总症状完全消失率 85%,多毛消退率 45%,无明显不良反应。

3. 多囊卵巢综合征 应用达英-35 治疗明显降低血清 LH、睾酮、DHEAS 浓度和 LH/FSH 比值;抑制卵巢和肾上腺雄激素生成,增加 SHBG 生成和血清浓度;改善高雄激素症状和体征;调整月经周期功能,缩小卵巢体积,提高卵巢对促排卵药物的敏感性和反应性。

【不良反应】 环丙孕酮常见不良反应为胃肠道不适、恶心(5%)、头痛(2%)、抑郁、乏力(2%)、乳胀和水肿。随机服药或停药时突破性流血率 3%。性欲下降率 20%;性欲亢进率 12%,多与精神性心理变化相关。对血压和体重无明显影响,但个别体重可增加 3~5kg,9%一过性血压升高,而 91%血压正常。

CPA 短期治疗(>3 个月),血浆睾酮、雌二醇降低;长期治疗(>12 个月),血浆 FSH、LH、TO、E_2 均降低,而垂体对 GnRH 反应性无变化。长期(>7 年)治疗者,可出现真菌感染。无意外妊娠发生,极罕见有栓塞性疾病。总不良反应率与疗程无关。有报道称,CPA 治疗初期可出现一过性低钙、低磷、低蛋白血症,但几周后可自然恢复。氟他胺 250mg/d 治疗 1 年明显改善脱发,而环丙孕酮(50mg)和非那雄胺(5mg)作用不明显,因此治疗必须持续 1 年以上。

妊娠早期给予 CPA 治疗,可引起男性假两性畸形,但很少引起睾丸女性化综合征,因此妊娠为绝对禁忌证。CPA 抑制 ACTH,并呈现不同程度同化作用使乳房缩小。虽然动物实验 CPA 可引起肝脏肿瘤,而人类未见报道。

三、螺内酯

螺内酯是一种强力的醛固酮拮抗药,具有显著的利尿作用和抗雄激素活性,用于治疗女性高雄激素血症。

【作用机制】

1. 螺内酯及其主要代谢产物坎利酮抑制 5α-还原酶活性、阻断二氢睾酮(DHT)与雄激素受体(AR)结合,干扰和阻抑细胞核内正常 DHT-染色质-蛋白质复合物形成和功能,呈现抗雄激素作用。

2. 螺内酯及其代谢产物促进细胞内细胞色素 P450 失活,干扰和抑制肾上腺 17α-羟化酶、5α-还原酶活性,抑制睾酮生成,其作用可被孕酮所遏制。

3. 螺内酯增加外周组织睾酮向雌二醇的转化率和代谢清除率,降低血清游离睾酮浓度,反馈性地增加血清孕酮和 17α-羟基孕酮浓度。螺内酯固有的抗醛固酮、抗盐皮质激素作用,在治疗抗高雄激素血症时可呈现某些协同作用或不良反应。

4. 螺内酯抗醛固酮作用表现为抑制醛固酮合成、对抗盐皮质激素对体液、电解质的生理调节作用。长期应用可致高钾、低钠、低碱储存和肾功能损害,但适用于治疗高醛固酮血症、高血压、肝肾性水肿患者。

【剂量和用法】

1. 单一应用 小剂量为 50mg/d,大剂量为 100~150mg/d,连续用药。

2. 联合应用 配伍应用二甲双胍(1000~1500mg/d);配伍非那雄胺(5mg/d)等。

【疗效评估】 螺内酯单一治疗多毛症、高雄激素血症和 PCOS 症状改善率为 72%,多毛消退率 70%、脂溢和痤疮改善率为 85%。螺内酯治疗改善 PCOS 妇女多毛、月经周期和激素反应作用优于二甲双胍。

低剂量螺内酯(50mg/d)和二甲双胍(1000mg/d),螺内酯(100mg/d)和非那雄胺

(5mg/d)联合治疗优于螺内酯单一治疗。对比观察发现,环丙孕酮、非那雄胺和螺内酯治疗特发性多毛症 1 年之 Ferriman-Gallwey 多毛指数降低比率分别为 38.9%,38.6%和 38.5%,三者作用相似,但治疗 1 年后螺内酯之作用优于前两者,作用更持久。

【不良反应】　螺内酯治疗不良反应,包括月经过多(56%)、月经间期出血(33%)。其他不良反应包括头痛、乏力、倦怠、月经不规律、乳房增大或乳痛、性欲变化。不良反应与剂量,用药时间相关,患者的耐受性良好。大剂量长期螺内酯治疗可引起高血钾、低血钠和肾功能损害,因此应加强治疗监测,当临床症状改善后应酌情降低药物剂量或停药。

美国一项螺内酯随机性临床研究(The Randomized Aldactone Evaluation Study, RALES)发现,1994 年心内科螺内酯处方率为 34‰,至 2001 年增至 149‰,相应的高钾血症住院率从 2.4‰增至 11.0‰,病死率从 0.3‰增至 2.0‰,因此螺内酯治疗必须加强治疗监测和防治高钾血症。

四、非那雄胺

【作用机制】

1. 非那雄胺(Finasteride)为 5α-还原酶Ⅱ型抑制药,遏制睾酮向高活性二氢睾酮(DHT)转化,降低体内雄激素活性。非那雄胺抑制男性性分化,治疗期间应注意避孕,妊娠期禁用。

2. 非那雄胺通过调节 AR 基因表达,明显地改善雄激素性脱发。雄激素依赖性脱发以毛囊从毛发生长期和短休止期生长向长休止期和短生长期生长转化为特征,非那雄胺阻断毛发增殖周期,抑制毛发过度生长。

3. 非那雄胺对血浆 FSH、LH、SHBG、17α-羟基孕酮、E_2、雄烯二酮、总睾酮和游离睾酮和硫酸脱氢表雄酮(DHEAS)浓度无明显影响。

【剂量和用法】　常用剂量为 2.5～5mg/d,连续服用 3～6 个月。

【疗效评估】　小剂量非那雄胺(2.5mg/d)治疗 3 个月即明显减少多毛。治疗 6 个月血清 DHT 明显降低,而其他激素无明显变化。非那雄胺治疗随访 2.5 年发现,其改善男性型和女性高雄激素性脱发,而不影响绝经后妇女非高雄激素性女性型脱发。临床治疗证实,低剂量非那雄胺(2.5mg/d)替代大剂量(5mg/d)治疗多毛症,更为安全和经济。

五、氟他胺

【作用机制】

1. 氟他胺(Flutamide)为非甾体类抗雄激素、雄激素受体拮抗药,抑制毛囊生长,不影响血浆雄激素浓度(总睾酮、游离睾酮、雄烯二酮、DHEAS)、雌二醇和 SHBG 浓度。

2. 氟他胺有效地改善卵巢性高雄激素血症、胰岛素抵抗、高胰岛素血症、增加血浆生长激素释放肽浓度,改善脂代谢。生长激素释放肽浓度与血清雄激素浓度负相关,与胰岛素敏感性正相关,因此氟他胺降低血浆雄激素水平,增加血浆生长激素释放肽水平,提高机体对胰岛素敏感性。

3. 氟他胺增加多囊卵巢妇女血浆瘦素浓度,减少全身脂肪、抑制脂肪在腹部沉积和改善脂肪分布,恢复正常脂蛋白代谢和防治心血管疾病。

【剂量和用法】

1. *单一治疗*　剂量为 250～500mg/d,连服 6～12 个月。症状改善后改为小剂量(12.5mg/d)维持治疗另外 12 个月。

2. *联合治疗*　配伍二甲双胍和联合型避孕药达英-35、妈富隆、美欣乐和优思明治疗。

【疗效评估】

1. 低剂量氟他胺和二甲双胍联合治疗明显地改善卵巢性高雄激素血症。治疗 3 个月,多毛症指数和血清雄激素浓度明显降低。胰岛素抵抗和脂代谢改善,治疗 9 个月,全身脂肪减少 10%，腹壁脂肪减少 20%，但停止治疗后 3 个月有症状反跃现象。

2. 肥胖型 PCOS 妇女，采用低热量饮食、二甲双胍、氟他胺联合治疗可有效改善脂肪分布、降低雄激素、改善脂代谢、多毛和月经功能、胰岛素抵抗和高胰岛素血症。

3. PCOS 妇女脂肪细胞因子乙二腈和 IL-6 与腹部脂肪沉积、胰岛素抵抗和心血管疾病相关，因此 COC、氟他胺和二甲双胍是治疗 PCOS 第一选择，其可有效地改善脂肪细胞因子分泌、脂代谢、脂肪分布和心血管功能。

4. 非肥胖性 PCOS 年轻妇女应用低剂量 COC、氟他胺（125mg/d）和二甲双胍（1275mg/d）联合治疗有效地改善高胰岛素血症和脂代谢异常，优于单一疗法。氟他胺 250mg/d 治疗 1 年明显改善脱发，而环丙孕酮（50mg）和非那甾胺（5mg）作用不明显，因此治疗必须持续 1 年以上。氟他胺可引起皮肤干燥和肝功能损害。

六、西 咪 替 丁

西咪替丁（Cimetidine）是组氨酸衍生物，为抗组胺，H_2 受体拮抗药，原为治疗胃肠道溃疡药物，也具有抗雄激素作用。西咪替丁口服后经胃肠道吸收，口服后 45～75min，血药浓度达到高峰 0.72μg/ml。半衰期为（123±12.4）min。一次口服 200mg，在体内 15%～20%药物与血浆蛋白结合，70%经尿排出，8%～10%经粪便排出，主要作用形式为药物原型，主要代谢产物为二羟西咪替丁，经胆排出率<6%。若进食用药，血药浓度为 2.34pmol/L，可维持 80～128min，空腹用药吸收率快，血药浓度为 5.08μmol/L，维持 48～64min。

【作用机制】

1. 抑制 5α 还原酶活性，减少二氢睾酮（DHT）生成和活性。

2. 在靶细胞雄激素受体（AR）水平与 DHT 竞争受体，降低细胞核内 DHT-受体复合物浓度和功能，抑制作用与药物剂量和疗程相关。

【剂量和用法】 常用剂量为 300mg，每日 3～5 次，3 个月为 1 个疗程。

【疗效评估】 西咪替丁治疗女性多毛和痤疮消退率为 64%，而血浆总胆固醇、DHT、LH、17KS 无明显变化。西咪替丁不良反应轻微，少数患者出现心律不齐、乳房胀痛和溢乳，见于大剂量（1～1.5g/d 或以上）治疗时。偶可出现变态反应，因此哮喘和过敏者慎用。

第九节 抗 催 乳 素

抗催乳素是一组特异性多巴胺受体激动药，与下丘脑-垂体系统内多巴胺受体 D_1/D_2 结合后抑制下丘脑催乳素释放激素（PRL-RH）分泌，促进催乳素抑制激素（PRL-IH）分泌，直接抑制垂体催乳素细胞分泌催乳素，用于治疗肿瘤性和非肿瘤性高催乳素血症、闭经-溢乳综合征、抑制产后泌乳、良性乳腺疾病、卵巢高刺激综合征、2 型糖尿病和帕金森病等疾病。

抗催乳素药物包括麦角碱衍生物和非麦角碱衍生物两大类。临床应用的抗催乳素药物，包括溴隐亭（Bromocriptine）、卡麦角林（Cabergoline）、喹高利特（Quinagolide，CV205-502）、特麦角脲（Terguride）、甲麦角林（Metergoline）、麦角乙脲（Lysurde）和美西麦角（Methysergide），以及部分性多巴胺激动药，如阿立哌唑（Aripiprazole）等。本节主要介绍溴隐亭、卡麦角林、喹高利特、阿立哌唑和二氢麦角隐亭。

一、溴隐亭

【药理学】

1. 正常剂型溴隐亭（Bromocriptine，Parlodel-normal Formulation，Parlodel-NF，CB-NF，CB154）　系人工合成麦角碱衍生物。化学名 2-溴-α-麦角隐亭（2-bromo-α-ergocryptine，2-溴-α-麦角环肽）；化学名 2-溴-12′-羟基-5′，α-异丁基-2′-异丙酯麦角胺-3′，6′，18-三酮单甲烷磺酸盐；英文名 2-bromo-12′-hydroxy- 5′，alpha-isobutyl-2′-isopropyl ergotaman - 3′，6′，18-trione monomethane sulphonate；分子式 $C_{32}H_{40}BrN_5O_5$，分子量 750.72。溴隐亭甲烷磺酸盐（Bromocriptine Mesylate）片剂（或胶囊），2.5mg/片（或粒），口服。

溴隐亭口服后，胃肠道吸收率为 65%～95%，血药浓度于 6h 达到高峰，90%～96% 药物与白蛋白结合，仅 7% 药物进入血液循环，半衰期为 4～8h，生物活性半衰期长达 20～30h，生物利用率为 55%～65%。空腹和进食后服药的血药浓度高峰分别出现于 1h 和 2h。口服溴隐亭中 93% 在肝脏内进行首过代谢，通过 CYP_3A_4 途径，麦角碱异构化和肽链氧化生成 30 余种代谢产物，主要通过胆汁经粪便排出，2%～6% 经尿排出，清除半衰期为 6h。

2. 快速释放型溴隐亭（Bromocriptine Mesylate Quick-Release，Bromocriptine-QR，Cycloset）　片剂 0.8 毫克/d，为定时释放多巴胺 D_2 受体激动药，2009 年被美国 FDA 批准用于治疗 2 型糖尿病。Cycloset 不同于传统的溴隐亭，无额定当量浓度。Cycloset 进食和空腹时服用，血药浓度分别于 120min 和 60min 到达高峰。药物在肝内进行首过代谢，通过细胞色素 P450 系统，特别是 CYP_3A_4 代谢，生成 20～30 种代谢产物，其中 98% 经胆汁排出，5%～10% 药物进入血液循环，肝内代谢半衰期为 6h。

【药理作用】　中国古代药典即有药用炒麦芽抑制产后泌乳的记载。现知麦芽中由麦角菌分解生成的麦角碱及其衍生物具有抗着床、抗早孕、抗蜕膜和抗催乳素作用，而溴隐亭即为麦角碱衍生物。

1. 对下丘脑的作用　溴隐亭分子结构类似于多巴胺（dopamine），为非特异性 D_2 型多巴胺受体激动药和 D_1-型受体拮抗药。溴隐亭分子中含有一个麦角酸残基和一个环式三肽残基，具有高亲水性，在大脑和下丘脑内浓度明显高于外周血液，恰与药物中枢性作用相一致。

人类下丘脑、垂体、纹状体、前额叶和脑髓质内，广泛存在多巴胺神经介质和多巴胺受体 D_1、D_2。溴隐亭直接作用于下丘脑，与多巴胺受体结合后，直接抑制下丘脑结节漏斗部神经元多巴胺的转化和降解，引起下丘脑局部多巴胺浓度增加，促进催乳素抑制激素（PRL-IH）分泌，抑制垂体 PRL 生成和释放。当靶细胞内多巴胺受体浓度≥10^{-9} mol/L，溴隐亭将呈现显著的抗催乳素作用。

2. 对腺垂体的作用　腺垂体催乳素分泌细胞内多巴胺受体具有与溴隐亭结合的高度亲和力，溴隐亭主要抑制催乳素释放，其次抑制催乳素生成，即使垂体内多巴胺受体浓度＜10^{-9} mol/L 时，溴隐亭也呈现明显的抗催乳素作用。

3. 对下丘脑-垂体-卵巢轴反馈系统的作用　溴隐亭通过多巴胺受体机制和短/超短反馈途径，抑制内源性催乳素和病理性高催乳素血症对下丘脑-垂体系统的负反馈作用，促进促性腺激素分泌。溴隐亭降低 PRL-RH 的分泌，增加 GnRH-Gn 释放，增高 LH 释放频率和振幅，促进排卵恢复和性激素分泌。

4. 对卵巢的作用　溴隐亭直接遏制高催乳素血症对卵巢功能的抑制作用，改善卵泡和黄体对促性腺激素的敏感性和反应性，促进排卵，改善黄体功能和促进卵巢性激素分泌。

5. *对平滑肌的作用*　溴隐亭促进胃肠道平滑肌收缩和蠕动，可引起恶心、呕吐等不良反应，但对子宫平滑肌和心血管平滑肌功能无明显影响。

6. *治疗 2 型糖尿病作用*　溴隐亭快速释放片剂（Bromocriptine-QR，Cycloset），0.8 毫克/片，2009 年美国 FDA 批准用于治疗 2 型糖尿病。研究认为，Cycloset 中枢性抗糖尿病作用系通过调节下丘脑视上核（SCN）单胺神经介质功能和腹内侧核（VMN）5-羟色胺/去甲肾上腺素能介质功能活性，增强内源性多巴胺介质功能活性，恢复正常的血浆葡萄糖、游离脂肪酸和三酰甘油浓度。临床治疗证实，Cycloset 单一或与其他抗糖尿病药物联合应用耐受性良好，不良反应轻微，是治疗 2 型糖尿病的新方法。

7. *预防卵巢高刺激综合征作用*　临床观察表明，药理剂量的多巴胺受体激动药，包括溴隐亭、卡麦角林、他利克索（Talipexole）、罗匹尼罗（Ropinirole）和普拉克索（Pramipexole）与 hCG 同时应用时，通过多巴胺 D_2 受体机制，抑制 VEGFR-2 诱导的胞吞作用、VEGF 介导的血管通透性增加、内皮细胞增殖和迁徙，可有效地降低促超排卵治疗时发生卵巢高刺激综合征风险。

【适应证】

1. *肿瘤型和非肿瘤型高催乳素血症*　包括脑垂体微腺瘤（≤ 10mm）、巨腺瘤（≥ 10mm）、空泡蝶鞍综合征、闭经-溢乳综合征和溢乳症。

2. *妇科疾病*　高催乳素性无排卵性不孕、经前紧张症、黄体功能障碍和多囊卵巢综合征。

3. *产科疾病*　产后抑乳、围生期心肌病（peripartum cardiomyopathy）。

4. *良性乳腺疾病*　包括乳腺小叶增生、乳痛症、巨乳症和产后回奶。

5. *其他*　帕金森病、2 型糖尿病、抑郁症和不宁腿综合征（restless legs syndrome）。

【禁忌证】

1. *对麦角碱过敏和慢性高血压*　包括妊娠高血压疾病（子痫和子痫前期）。

2. *心、脑血管疾病*　包括冠心病、动脉阻塞性疾病、雷诺病（Raynau disease）和心脏瓣膜病变。

3. *其他*　严重精神心理障碍。

【注意事项】　服药期间应避免与影响细胞色素 P450（CYP_3A）酶系统代谢的药物合用，包括大环内酯类抗生素（红霉素、克拉霉素、螺旋霉素和交沙霉素）、唑类抗真菌药（酮康唑和伊曲康唑）、细胞色素 P450 酶抑制药（西咪替丁）、奥曲肽、麦角新碱或甲基麦角新碱合用，以避免增加不良反应。

【剂量和用法】

1. *溴隐亭单独应用*　从小剂量开始，溴隐亭 1.25～2.5mg/d，进餐时服用。治疗过程中根据血浆 PRL 浓度变化，治疗反应和耐受性，每 3～5 天增加一次剂量直到到达预期的治疗目的：①停止溢乳；②恢复正常月经；③恢复规律排卵；④妊娠；⑤主观及客观症状好转；⑥血浆 PRL 恢复正常。

2. *溴隐亭配伍应用*　根据治疗目的和反应性，溴隐亭可与其他药物合用。如促孕治疗时，溴隐亭可配伍促排卵药物，包括 GnRHa、hMG、pFSH、hCG、CC 和吻肽（kisspeptin）、手术和放疗，目的是减少溴隐亭剂量，提高疗效，迅速改善症状和避免复发。

3. *抑制产后泌乳*　分娩后 4h 内开始服用溴隐亭 2.5mg/d，2～3d 后改为每日 5mg/d，连用 7～14d。如已有乳汁分泌者，每日服用 5.0mg，2～3d 后改为每日 2 次，每次 5.0mg，连用 7～14d。

4. *治疗 2 型糖尿病*　溴隐亭快速释放剂（Bromocriptine-QR，Cycloset）片剂 8 毫克/片。治疗应从小剂量开始 0.8mg/d，每周增加 1 粒，直到最大剂量 4.8mg/d。Cycloset 清晨服用可有效降低催乳素浓度，增强内源性多巴胺能神经系统张力、抑制 5-羟色胺能和去甲肾上腺素能活性、改善胰岛素样抵抗、降低餐后血糖和三酰甘油浓度，而不增加血浆胰岛素浓度。

5. 预防卵巢高刺激综合征 辅助生育(IVF/ET)时，为预防控制性促超排卵治疗(COH)引起卵巢高刺激综合征，可于取卵日开始，溴隐亭 2.5mg/d，肛门内塞入，共用 16d。

【临床疗效】

1. 溴隐亭

(1)肿瘤性高催乳素血症：溴隐亭剂量范围为 2.5～10.0mg/d，治疗数周后，垂体微腺瘤和巨大腺瘤体积开始缩小，溴隐亭治疗 1 年后，血清催乳素和卵巢功能恢复正常。治疗 2 年后，垂体肿瘤消退率为 22%～50%。然而，有 5%～10%垂体腺瘤即使给予大剂量溴隐亭(≥ 20mg/d)治疗催乳素仍不降低，肿瘤体积仍不缩小，提示为溴隐亭抵抗，应改用卡麦角林或喹高利特治疗。

溴隐亭治疗微腺瘤的妊娠率为 73.08%，巨腺瘤为 40.48%。溴隐亭治疗 3 个月、6 个月、9 个月、12 个月的累计妊娠率分别为 64.6%、83.6%、93.7%和 96.2%，绝大多数妊娠发生于治疗 6 个月内。据国外 1579 例，国内 250 例垂体腺瘤妇女妊娠后随访，多数妊娠妇女停药后顺利地度过妊娠期、分娩期和哺乳期，垂体肿瘤并不增大甚至缩小。妊娠期，仅有 1%微腺瘤，5%～10%巨腺瘤因症状无改善而需要继续应用小剂量溴隐亭治疗，直到足月妊娠分娩，但一般无须手术治疗。尽管溴隐亭对胎儿和妊娠无不利影响，但治疗过程中一旦确立妊娠应停止治疗。

(2)非肿瘤性高催乳素血症：平均剂量为(5.2 ± 2.4)mg/d(2.5～7.5mg/d)；排卵剂量为 5.0～7.5mg/d，溴隐亭剂量＜5.0mg/d，妊娠率 ＜ 50%；溴隐亭剂量 7.5mg/d，妊娠率为 90.5%。溴隐亭治疗 1 年的累积妊娠率为 96.2%，高于肿瘤型高催乳素血症。

(3)妊娠转归：溴隐亭无致胎儿畸形作用，也不增加自然流产，宫外孕、多胎和早产风险，但为安全起见确定妊娠后应停药。产褥期和哺乳期，垂体肿瘤病情无恶化者仍可母乳喂养，哺乳并不促进肿瘤恶化。垂体肿瘤妇女，除非病情需要，哺乳期一般无须给予溴隐亭治疗。产褥期妇女，垂体肿瘤症状恶化者应给予溴隐亭治疗或适时手术。

(4)溴隐亭与心脏瓣膜病变的关系：研究认为，5-羟色胺(Serotonergic，血清素)能系统在心脏结构分化和发育中发挥重要作用，5-HT_{2B} 受体基因失活性突变可增加胚胎和新生儿心脏结构异常和致死率，包括在心外膜下层(subepicardial layer)缺失和心室小梁细胞缺如。成年期则表现为严重的心室发育不全、心肌细胞排列紊乱和心室扩大。调节 5-羟色胺清除率的 5-羟色胺转运蛋白缺乏也可引起心脏瓣膜纤维化，提示多种 5-羟色胺受体和受体后机制与心脏瓣膜疾病的发生相关。

多巴胺激动药物引起的心脏瓣膜形态和组织学特征类似于 5-羟色胺能食欲抑制药，如芬氟拉明(Fenfluramine)和右芬氟拉明(Dexfenfluramine)的作用，这种特征性瓣膜病变表现为非钙化性纤维斑块向瓣膜小叶和瓣膜下结构扩散，引起心索肥厚和瓣膜口狭窄。

鉴于 5-HT_{2B}受体活化是引起成纤维细胞过度增生和心脏瓣膜疾病的重要机制，因此凡能激活 5-HT_{2B} 受体的药物均可引起心脏瓣膜疾病。据知，溴隐亭和喹高利特与 5-HT_{2B}受体的亲和力较弱，因此一般不会引起严重的心脏瓣膜病变。然而，2002 年以来，陆续报道有关帕金森病人接受溴隐亭治疗后出现三尖瓣纤维化和血液反流，以及胸膜肺纤维化和后腹膜纤维化不良反应，引起了学术界重视。据此，给予长期和大剂量溴隐亭治疗的妇女，治疗前应仔细询问有无心血管疾病和心脏瓣膜病变，治疗期间应加强监测，包括心脏超声和肺功能检查。

(5)不良反应：主要为胃肠道反应，包括恶心、呕吐、头晕、食欲降低、头痛、便秘和直立性低血压。因不良反应中止治疗率为5%～10%。为减少不良反应可从小剂量开始，随餐服用或配伍维生素 B_6。大剂量和长期溴隐亭(7.5mg/d)治疗可引起外周血管痉挛、红斑性肢痛(erythromelalgia)、胸膜肺纤维化和后腹膜纤维化，偶可出现幻觉和晕厥，但对心、肝、肾和血凝功能无不利影响。

2. Cycloset 单一或与其他抗糖尿病药物联合应用是治疗2型糖尿病的新方法。研究发现，2型糖尿病、胰岛素抵抗时，下丘脑腹内侧核(VMN)内，5-羟色胺和去甲肾上腺能介质浓度和活性增加，而多巴胺浓度降低；选择性破坏视上核(SCN)多巴胺神经元可引起严重胰岛素抵抗；给予胰岛素敏感小鼠VMN内输入去甲肾上腺素或5-羟色胺可引起严重的胰岛素抵抗、糖耐量异常和脂解加速。

与之相反，胰岛素抵抗动物全身或脑室内注射溴隐亭通过降低下丘脑VMN内去甲肾上腺能和5-羟色胺能神经介质浓度，抑制神经元对去甲肾上腺素的敏感性和反应性，引起肝葡萄糖生成/糖原异生(gluconeogenesis)和脂肪组织脂解活性降低，从而增强对胰岛素敏感性。

Cycloset 临床Ⅱ期和Ⅲ期研究表明，对于轻度高血糖(HbA1c≤ 7.5%)，对二甲双胍和噻唑啉二酮等抗糖尿病药物抵抗或不能耐受的2型糖尿病患者，单一 Cycloset 或与其他抗糖尿病药物联合应用可降低 HbA1c 0.6%～1.2% (7～13 mmol/mol)、三酰甘油和游离脂肪酸浓度。安全性研究发现，Cycloset 降低心血管疾病风险40%，不增加胰岛素分泌，无低血糖的不良反应，对体重也无不良影响，既使中度肾功能不全妇女也无需调整药物剂量，也不会引起后腹膜纤维化、心脏瓣膜异常、水肿和充血性心力衰竭。

二、卡麦角林

【药理学】 卡麦角林(Cabergoline)为半合成麦角碱衍生物，为长效、高效治疗高催乳素血症的新一代药物。化学名6-烯丙基-N-[3-(二甲基氨基)丙基]-N-(乙基氨基甲酰基)麦角林-8-甲酰胺；英文名 6-Allyl-N-[3-(dimethylamino) propyl]-N-(ethylcarbamoyl) ergoline-8 -carboxamide；分子式 $C_{26}H_{37}N_5O_2$；分子量451.6。卡麦角林片剂，0.5毫克/片，口服。鼻腔喷雾剂(intranasal microemulsion formulations, CMME11/CMME21)也开始试用于临床。

【适应证和禁忌证】 同溴隐亭。

【剂量和用法】

1. *肿瘤型和非肿瘤型高催乳素血症* 剂量范围为0.25～1.0 mg/d。先从小剂量每次0.25mg开始，每周2次，4周后改为1mg，每周2次。服药后2～3h，血药浓度到达高峰，血浆半衰期为65h。卡麦角林可使80%患者催乳素恢复正常，排卵率为72%，溢乳停止率90%。血浆催乳素恢复正常6个月后可逐渐停药。

2. *产后抑乳* 卡麦角林1mg，产后6h内一次性服药。欧洲多中心临床研究(1991)显示，卡麦角林1mg产后抑制泌乳作用相当于溴隐亭2.5mg，每日2次，14d，停药后反跃性溢乳发生率较低。

3. *预防卵巢高刺激综合征* 于取卵日开始给予卡麦角林0.5～1.0mg/d，连服7～8d。

【临床疗效】

1. *肿瘤型和非肿瘤型高催乳素血症* 卡麦角林是治疗溴隐亭抵抗高催乳素血症，特别是巨大垂体腺瘤的一线药物。10例侵袭性巨大催乳素瘤。卡麦角林治疗3个月后，血清催乳素下降97%；治疗12个月后肿瘤缩小85%±4%(57%～98%),治疗19个月催乳素降低98%,5例催乳素恢复正常。单一卡麦角林治愈1例体积为6cm×5cm×5.5cm的巨大催乳素-生长激素腺瘤。

比较而言,卡麦角林和溴隐亭降低血清催乳素幅度分别为93%和87.5%;催乳素恢复正常的比例分别为82%和59%,不良反应率分别为12%和53%,因此认为卡麦角林疗效优于溴隐亭。

荟萃分析研究表明,卡麦角林治疗持久性高催乳素血症、闭经、月经稀发和溢乳的疗效优于溴隐亭。卡麦角林治疗的不良反应有恶心、头晕、直立性低血压和头痛发生率分别为18%、18%、9%和3%。临床观察发现,卡麦角林治疗垂体肿瘤的疗效优于溴隐亭,特别是垂体巨大腺瘤。虽然卡麦角林对妊娠无不良影响,但治疗过程中恢复排卵后,应于计划妊娠前1个月停止治疗。

2. 预防卵巢高刺激综合征　研究发现,辅助生育(ART)控制性促超排卵治疗(COH)时,卵巢高刺激综合征(OHSS)的发生与内源性促进多巴胺生成的酪氨酸羟化酶活性降低(8倍)、多巴胺生成减少、VEGF/VEGF-R高表达、血管通透性增加和多种细胞因子(TNF-α、IL-6等)相关。卡麦角林通过增强促进内源性多巴胺生成的酪氨酸羟化酶基因表达和抑制血管内皮生长因子受体-2(VEGFR-2)磷酸化而预防OHSS。

随机对照性研究发现,人体白蛋白(20g/d)和卡麦角林(0.5mg/d),连用7d,预防OHSS作用卡麦角林优于人体白蛋白。非随机性临床研究,于取卵日开始给予卡麦角林1mg/d,连服8d,卡麦角林组OHSS发生率明显低于对照组(分别为12%和36%);冻胚率高于对照组,而周期取消率低于对照组;不良反应低,对妊娠率无不利影响。

3. 卡麦角林与心脏瓣膜病变的关系　加拿大7项病例对照性研究分析了463例高催乳素血症患者接受卡麦角林治疗(累计剂量为204～443mg,治疗45～79个月)。7项研究中6项研究未发现卡麦角林治疗与心脏瓣膜纤维化、闭锁不全和血液反流现象存在相关性,仅有1项研究发现卡麦角林治疗引起中度三尖瓣反流。

病例对照性研究发现,卡麦角林治疗1年(累计剂量16～1286.8mg)二尖瓣和三尖瓣反流率分别为49%和45.1%,均高于对照组(27.1%和20.3%; $P<0.05$),二尖瓣幕状隆起区(Mitral tenting area)也高于对照组,但无重要临床意义。即使如此,为安全起见,多巴胺激动药治疗前,应仔细询问有无心脏瓣膜疾病,必要时应进行心脏超声检查,治疗期间应加强心脏功能评估和监测。

三、喹高利特

【药理学】喹高利特(Quinagolide,CV205-502,Norprolac,诺果宁)属于特异性D_2型多巴胺受体激动药。化学名3-(二乙基氨基磺酰氨基)-6-羟基-1-丙基-3,4,4A,5,10,10A-六氢-2H-苯并[G]喹啉;英文名3-(Diethylsulfamoylamino)-6-hydroxy-1-propyl-3,4,4a,5,10,10 a-hexahydro-2H-benzo [g] quinoli;分子式$C_{20}H_{33}N_3O_3S$;分子量395.56。

喹高利特为非麦角碱衍生多巴胺激动药,具有类似于阿扑吗啡的化学结构,选择性与腺垂体催乳素细胞表面多巴胺D_2受体结合后,抑制腺苷酸环化酶活性,减少细胞内环磷腺苷(cAMP)生成和抑制催乳素分泌。喹高利特抑制TSH合成和释放,但不影响FSH、LH、To和肾上腺轴功能;增加下丘脑GH-RH的释放,而抑制GH-IH释放,因此服药后血浆GH暂时性升高,但夜间GH仍为正常。

【适应证和禁忌证】同溴隐亭。

【剂量和用法】喹高利特片剂,包括0.025mg/片、0.05mg/片、0.075mg/片和0.15mg/片。常规治疗剂量为0.075mg/d。

治疗应从小剂量开始(0.025mg/d)，而后在7d内增加至 0.075mg/d。或者于治疗的前3d,0.025mg/d，而后每天增加 0.050mg/d,7d后达到 0.075mg/d，并维持治疗至少 1 个月。如病情治疗需要，喹高利特剂量可逐步递增，直至剂量达到最佳的治疗反应，最大剂量为 0.3～0.6mg/d。

短效型喹高利特血浆半衰期为 22h，作用持续 24h，可每天服用 1 次。长效型(long-lasting)喹高利特，血浆半衰期 65h，作用持续 65h，可每周服用 2 次。喹高利特抗催乳素作用与剂量相关，如口服剂量为 0.04mg/d，催乳素降低 50%，如剂量为 0.06mg/d，催乳素降低 66%，作用持续 24h，36h 后催乳素仍降低 47%，夜间催乳素高峰消失。

【临床疗效】

1. 肿瘤型和非肿瘤型高催乳素血症　喹高利特有效地降低血清催乳素浓度，缓解相关症状和体征，促进卵巢功能和生育力恢复。喹高利特剂量 ≤ 0.1mg/d 时，71%病人血清催乳素降至正常；剂量为 0.5mg/d，95%病人血清催乳素恢复正常。喹高利特治疗 23 例催乳素腺瘤(11 例微腺瘤，12 例大腺瘤)2～72 个月，微腺瘤和巨大腺瘤催乳素浓度分别降低 73%和 67%。

法国 27 个医学中心临床研究发现，107 例(男性 46 例，女性 61 例)曾接受溴隐亭或手术治疗垂体肿瘤患者，喹高利特(75～750μg/d)治疗 1 年的反应率为 30.8%，44%病人催乳素恢复正常。治疗后 2 年，80%病人症状明显改善。喹高利特也可引起轻微恶心和头痛，但对血液生化、血凝功能、血压和心率无不利影响。因此，认为喹高利特是一种高效、长效、安全、耐受性和顺应性良好的特异性多巴胺 D_2 超级激动药。

2. 治疗溴隐亭抵抗病例　喹高利特治疗溴隐亭抵抗病例效果良好。所谓溴隐亭抵抗系指长期和大剂量溴隐亭(15～30mg/d)治疗血清催乳素仍不降低，临床症状和体征仍不好转者。如 28 例溴隐亭抵抗垂体腺瘤病人，改用喹高利特治疗后 1 年，其中 12 例催乳素和卵巢功能恢复正常。随访 3 年，7 例病人出现 9 次妊娠。另外，喹高利特治疗 20 例溴隐亭抵抗妇女 3～20 个月，7 例不孕妇女中 4 例妊娠并分娩。

3. 预防卵巢高刺激综合征　随机、双盲、安慰剂对照、多中心研究观察了喹高利特预防 OHSS 作用，183 位 OHSS 高危妇女于注射 hCG 日开始分别接受喹高利特 50μg/d、100μg/d、200μg/d 治疗，连续 17～21d。结果显示，3 组剂量治疗中度和重度 OHSS 发生率分别为 12%、13%和 4%，均明显低于对照组(23%)。非妊娠妇女的腹水率，喹高利特和对照组分别为 11%和 31%。随访表明，喹高利特对妊娠结局和出生率无不利影响，胃肠道和神经系统不良反应率与剂量相关。

4. 不良反应　喹高利特作为非麦角碱衍生物，不良反应低于麦角碱衍生物溴隐亭和卡麦角林，很少引起外周血管痉挛、红斑性肢痛、胸膜纤维化和后腹膜纤维化。喹高利特不良反应，包括轻度恶心和头痛，对血液生化、血凝功能、血压和心率无不利影响。喹高利特无胎儿致畸作用，也不增加自然流产、宫外孕、多胎和早产风险，但为安全起见，确定妊娠后应停药，以避免发生潜在的有害影响。

四、阿立哌唑

随着现代社会的发展，精神性疾病发生率逐年升高。由抗精神病药物治疗引起的高催乳素血症也越来越引起学者们关注。文献资料显示，抗精神病药物治疗病人中高催乳素血症发生率达 38%，称为抗精神病药物性高催乳素血症综合征，是一种特殊类型医源性高催乳素血症。

第三代非典型抗精神病药物、部分性多巴胺受体激动药阿立哌唑(Aripiprazole)在治疗精神分裂症和双相型精神病的同时也可有效地降低血清催乳素浓度，改善高催乳素血症症状，是治疗精神性疾病相关的高催乳素血症和垂体腺瘤的一线药物，安全性、有效性和耐受性良好。

【药理学】 阿立哌唑属于喹啉酮衍生物，化学名 7-{4-[4-(2,3-二氯苯基)-1-哌嗪基]丁氧基}-3,4-二氢-2(1H)-喹啉酮；英文名 7-{4-[4-(2,3- dichlorophenyl) piperazin-1-yl] butoxy}-3,4-dihydroquinolin-2(1H)-one；分子式 $C_{23}H_{27}Cl_2N_3O_2$；分子量 448.38。

阿立哌唑口服吸收良好，口服 5mg 和 20mg 后血药浓度分别为 77ng/ml 和 302ng/ml，t_{max} 为 3～5h，连续服用 2 周后 C_{max} 为 452ng/ml。阿立哌唑与血浆蛋白结合率≥99%，生物利用度为 87%，可透过血脑屏障进入脑区。阿立哌唑在肝脏内 P450 异构酶 CYP_2D_6 和 CYP_3A_4 作用下，通过脱氢、羟化、N-脱烷基化途径代谢。药物原型和活性代谢产物去氢阿立哌唑的血浆半衰期分别为 75h 和 94h。阿立哌唑及其代谢产物经便和尿液排出。

阿立哌唑属于多巴胺和 5-羟色胺系统稳定药，突触前自主受体激动药和突触后多巴胺受体阻滞药，具有与多巴胺受体 D_2、D_3、5-HT_{1A} 和 5-HT_{2A} 高度亲和力，与 D_4、5-HT_{2C}、5-HT_7 和 H_1 受体的中度亲和力。阿立哌唑通过对 D_2 和 5-HT_{1A} 受体的部分激动作用，对 5-HT_{2A} 受体的拮抗作用治疗精神分裂症和高催乳素血症和垂体腺瘤。

【适应证】 精神性疾病药物治疗相关的高催乳素血症和垂体腺瘤。

【剂量和用法】 阿立哌唑包括短效口服片剂和长效注射剂型。口服剂型于清晨空腹或进餐时服用，初始剂量为 5mg/d，逐渐增加剂量至 15mg/d，最大剂量 30mg/d，≤18 岁应减量，≤ 12 岁禁忌用药。影响阿立哌唑代谢的药物，如 CYP_3A_4 增效药卡马西平通过增加阿立哌唑清除率而降低疗效，与之合用时应增加阿立哌唑剂量。与之相反，CYP_2D_6 抑制药氟西汀和帕罗西汀，CYP_3A_4 抑制药酮康唑通过降低阿立哌唑清除率而增强疗效，与之合用时应减少阿立哌唑剂量。

【临床疗效】 部分性多巴胺激动药阿立哌唑治疗症状性高催乳素血症临床研究(DAAMSEL clinical trial，Dopamine partial Agonist，Aripiprazole，for the Management of Symptomatic Elevated prolactin)，是一项双盲、随机、安慰剂对照性临床研究。年龄 18～50 岁由抗精神病药物，包括利培酮(Risperidone)、潘帕立酮(Paliperidone)、氟哌啶醇(Haloperidol)、氟奋乃静(Fluphenazine)、奋乃静(Perphenazine)和洛沙平(Loxapine)引起的高催乳素血症妇女给予阿立哌唑治疗，初始剂量为 5mg/d，2 周后增加至 10mg/d，8 周时增加至 15mg/d，直到月经恢复。如月经恢复正常可采用维持月经的最小剂量治疗。

临床观察发现，所有妇女均于阿立哌唑治疗第 12 周恢复月经，多数在第 16 周内出现 2 次月经。不良反应明显者采用 5mg/d 治疗。治疗期间可维持原有的抗精神病药物剂量。如出现锥体外系统不良反应可酌情给予抗胆碱药物苯扎托品(Benztropine)和苯海拉明(Diphenhydramine)治疗；如出现静坐不能(akathisia)可给予普萘洛尔(Propranolol)；如出现情绪激越和焦虑可给予苯二氮草类药物劳拉西泮(Lorazepam)治疗。

荟萃分析研究表明，单一阿立哌唑 10～30mg/d 治疗即可同时改善相关精神病症状和高催乳素血症症状，而 15mg/d 是最低有效治疗剂量，有效性和耐受性良好。阿立哌唑也可与其他抗催乳素药物(如喹高利特，Quinagolide)联合应用。阿立哌唑与氟哌啶醇(Haloperidol)合用可显著降低催乳素浓度。不同剂量阿立哌唑(3 mg/d、6 mg/d、9 mg/d 和 12mg/d)治疗 4 周，均可降低催乳素浓度和显著改善临床症状，其中 9～

12mg/d 剂量组疗效最明显。阿立哌唑 15mg/d 治疗 8～12 周，88％高催乳素血症妇女催乳素浓度从 96.6ng/ml 降至 28.1ng/ml 。阿立哌唑也具有减轻体重、改善脂代谢和性功能，降低发生糖尿病和心肌梗死风险作用。阿立哌唑可有效降低精神性药物利培酮(Risperidone)引起的锥体外神经系统不良反应。然而，也有文献称，阿立哌唑(2～15mg/d)与喹硫平(Quetiapine)合用未能有效降低血清催乳素浓度。

【不良反应】 包括头痛(32％)、情绪激越(30％)、焦虑(25％)、失眠(24％)、恶心(14％)、呕吐(12％)、便秘(10％)、直立性低血压(1.9％)、心动过速(1.9％)、心电图 QTc 延长(0.24％)，以上不良反应多出现于治疗初期并与剂量相关，随着治疗时间延长，症状可逐渐减轻。

五、二氢麦角隐亭

【药理学】

1. 药物化学　甲磺酸-α-二氢麦角隐亭[Dihydro-α-Ergocryptine Mesylate (DHEC)]，商品名克瑞帕(Cripar)、喜得镇(hydergine)、Almirid。化学名为(5′α, 10α)-9，10-二氢-12′-羟基-2′-(1 甲基乙基)-5′-(2-甲基丙基 1)-麦角胺-3′，6′，18-三酮；英文名为(5′α, 10α)-9，10-dihydro-12′-hydroxy-2′-(1-methylethyl)-5′-(2-methylpropyl)-ergotaman-3′，6′，18-trione；分子式为 $C_{32}H_{43}N_5O_5$；分子量为 577.715；生物学半衰期为 12～16h。片剂：1mg(含甲磺酸二氢麦角隐亭 4mg、咖啡因 40mg)；注射剂：1mg/ml。

二氢麦角隐亭是麦角碱氢化衍生物，分子结构类似于溴隐亭，但在 C9-C10 位氢化和 C2 位缺少溴离子。二氢麦角隐亭是 α-和 β-二氢麦角隐亭按 2∶1比例组成的混合物，其中 β-二氢麦角隐亭含有一个甲基侧链，是异亮氨酸替代溴隐亭中亮氨酸的产物。

2. 药动学　二氢麦角隐亭口服后快速吸收，吸收率为 25％，血药浓度于 0.5～1.5h 达到高峰。二氢麦角隐亭在肝内代谢和失活，仅有 5％药物进入血液循环，与血浆蛋白结合率为 81％，生物利用率 5％～12％，半衰期为 12～16 h，主要经胆汁和粪便排出，经肾和尿中排出率很低。

【药理作用】

1. 特异性 D_2 受体激动药作用　二氢麦角隐亭为中枢性(大脑皮质、黑质和纹状体)多巴胺受体激动药，特异性与 D_2 受体结合(K_d＝5～8nmol/L)，与 D_1 和 D_3 受体结合力较低(K_d＝30nmol/L)，因此主要呈现 D_2 受体激动药作用，显著改善因 D_1 和 D_2 受体功能失调引起的潜在性运动障碍，促进多巴胺-胆碱能神经功能恢复平衡。

二氢麦角隐亭为长效型多巴胺受体激动药，因半衰期较长(12～16h)和体内吸收不受进食的影响，有利于保持相对稳定血药浓度，发挥稳定而持久的药理治疗作用，而优于左旋多巴。二氢麦角隐亭与 5-羟色胺受体和肾上腺能受体无亲和力。

2. 交感神经拮抗剂作用　二氢麦角隐亭特异性阻断 α-肾上腺素能受体功能；扩张血管增加动脉血流量；增加毛细血管面积和血流量，改善微循环；抑制血小板与红细胞凝聚，改善脑组织缺血、缺氧和提高对葡萄糖利用率，可用于治疗偏头痛、阿尔茨海默病、缺血性心脑血管疾病。

3. 神经保护作用　二氢麦角隐亭通过增强大脑锥体外细胞核谷胱甘肽过氧化物歧化酶和总超氧物歧化酶活性，显著增加血浆谷胱甘肽浓度，清除体内代谢产生的氧自由基，减轻自由基对多巴胺能神经元的损害，保护黑质-纹状体(substantia nigra-corpus striatum)神经细胞功能；二氢麦角隐亭通过激活突触前多巴胺自主受体而降低多巴胺受体转化率，并呈现抗氧化剂作用；通过激活细胞内激酶系统而呈现抗细胞凋亡作用和保护中枢神经系统作用。

【适应证】二氢麦角隐亭是治疗帕金森病特效药物。妇科领域用于治疗高催乳素血症、垂体微腺瘤、闭经-溢乳综合征、经期偏头痛和回乳。

【禁忌证】包括药物过敏者、低血压症、严重的动脉硬化、冠心病和心律失常；哺乳期和妊娠妇女禁用。消化性溃疡慎用；治疗期间应避免驾车。

【剂量和方法】治疗高催乳素血症，包括闭经溢乳综合征和垂体微腺瘤。根据临床类型和治疗目的选择剂量，起始剂量为5mg/d；经期偏头痛，如洛斯宝(Vasobral)2ml(每毫升含有二氢麦角隐亭1mg和咖啡因10mg)，睡前服用；回乳起始剂量为5mg/d，但为药品核准标示外应用。

【注意事项】应避免同时服用影响二氢麦角隐亭代谢和作用的药物，如大环内酯类药物可增强二氢麦角隐亭外周血管收缩作用，引起四肢缺血和疼痛。血管收缩药增强二氢麦角隐亭血管收缩作用，引起药物性高血压；抗艾滋病药物艾法韦仑增高二氢麦角隐亭血药浓度，可引起麦角碱中毒。

【不良反应】二氢麦角隐亭耐受性良好，但治疗初期可出现一过性不良反应，包括恶心、呕吐、腹胀、厌食、视物模糊、鼻塞、皮疹、焦虑、心率失常、直立性低血压(postural hypotension)、嗜睡、幻觉、运动失调和四肢水肿。

第十节 芳香酶抑制药

一、概述

【药物化学】芳香酶抑制药(aromatase inhibitor，AI)是一组通过与内源性芳香酶底物结合抑制芳香酶活性和雌激素生成的药物。按照药物化学结构，AI分为甾体和非甾体类两类；按照作用机制分为可逆(离子性结合)和不可逆性(共价键结合)两类。甾体类为雄烯二酮衍生物，非甾体类为氨鲁米特(Aminoglutethimide，AGT)、咪唑(Imidazole)和三唑(Triazole)衍生物。

按照AI研究开发应用的时间，AI可分为三代，第1代药物为非甾体类氨鲁米特。第2代药物，非甾体类为洛太米特(Rogletimide)和法曲唑(Fadrozole)，甾体类为福美坦(Formestane)。第3代药物，非甾体类包括阿那曲唑(Anastrozole，Arimidex，瑞宁得)、来曲唑(Letrozole，Femara，弗隆)和伏氯唑(Vorozole)，甾体类包括依西美坦(Exemetane)、阿他美坦(Atemestane)和普洛美坦(Plomestane)。

【药动学】非甾体类AI，包括来曲唑和阿那曲唑，口服后完全吸收，在肝脏内代谢，血浆半衰期为45h(30～60h)。非甾体类AI通过可逆性与细胞色素P450arom复合物中亚铁血红蛋白结合，抑制芳香酶活性和显著减少雌激素生成。甾体类AI药物结构类似于雄烯二酮，模拟雄激素不可逆性与芳香酶复合物底物结合而抑制雌激素生成。AI仅抑制芳香酶活性，而不影响卵巢和肾上腺等其他类固醇激素代谢酶系统活性。AI不良反应轻微，主要为胃肠道症状和一过性低雌激素反应，包括恶心、呕吐、食欲改变、疲乏、无力、潮热、头痛、骨关节酸痛等。

临床应用的为第3代高活性非甾体类AI(来曲唑和阿那曲唑)和甾体类AI依西美坦，除用于治疗雌激素依赖性肿瘤和疾病(子宫内膜增生、绝经后妇女乳腺癌、子宫内膜癌、子宫内膜异位症、子宫腺肌病和子宫肌瘤等)外，也应用于多囊卵巢促排卵治疗。

【种类】

1. 来曲唑(Latrozole，弗隆) 为非甾体苄三唑衍生物，可逆性芳香酶抑制药。化学名称为1-{双(4-氰基苯基)甲基}-1，2，4-三氮唑，英文名为[4,4′-(1H-1,2,4-triazol-1-ylmethylene)-bis-benzonitrile]，分子式为 $C_{17}H_{11}N_5$，分子量为 285.31。片剂，2.5 毫克/片，常用剂量为 2.5mg/d，口服。

来曲唑口服后在胃肠道完全吸收，1h 后血药浓度达到高峰，在性腺、肝脏、脂肪和肠道内浓度较高。药物与血清蛋白结合率为 60%，半衰期为 48h。来曲唑服用后 2～6 周，血药浓度达到稳定状态，但无药物蓄积现象。来曲唑在肝脏内，95%转化为 4,4 甲醇-二氰苯，与葡萄糖醛酸结合后经肾排出，5%以药物原型排出。来曲唑耐受性好，对心、肝、肾功能无明显影响。来曲唑不良反应为胃肠道和低雌激素反应，包括恶心、头痛、骨关节酸痛、潮热、自汗和阴道干涩等。

来曲唑为高活性的 AI，其抑制芳香酶作用高于第 1 代药物氨鲁米特 150～250 倍，几乎完全阻断 C-19 类固醇（睾酮和雄烯二酮）转化为雌激素，显著降低血清雌激素浓度，但不影响肾上腺糖皮质激素、盐皮质激素和甲状腺功能。

2. 阿那曲唑（Anastrozole）　为非甾体三唑类衍生物，可逆性芳香酶抑制药。化学名称为：α，α，α′，α′-四甲基-5-(1-H-1,2,4-三唑-1-甲基)-1,3-二乙氰苯，[1,3-Benzenediacetonitrile，α，α，α′，α′-tetramethyl-5-（1H-1，2，4-triazol-1-ylmethyl）]。分子式为 $C_{17}H_{19}$-N_5，分子量为 293.40。片剂，1 毫克/片，常用剂量为 1mg/d，口服。

阿那曲唑为高生物活性 AI，抑制芳香酶作用高于第 1 代 AI 安鲁特米 200 倍，几乎完全阻断内源性雌激素生成，快速降低血浆雌激素水平。阿那曲唑大剂量长期治疗（10mg/d，3 个月）对肾上腺皮质醇和醛固酮分泌和脂代谢无明显影响，也无雄激素样作用。阿那曲唑剂量安全范围较大，如 1mg/d 与 10mg/d 治疗 1 个月后血清雌二醇、雌酮和硫酸雌酮浓度降低幅度相似。

3. 依西美坦（Exemestane）　为甾体类，不可逆性芳香酶抑制药。化学名称为 6-亚甲基雄甾-1，4-二烯-3，17-二酮，（6-Methylenandrosta-1，4-diene-3，17-dione；10，13-Dimethyl-6- methylidene- 7,8,9,10,11,12,13,14，15，16-decahydrocyclopenta[a]phenanthrene）。分子式为 $C_{20}H_{24}O_2$，分子量为 296.40。常用剂量为 25mg/d。

依西美坦分子结构与雄烯二酮相似，为芳香酶假性底物，可竞争性与芳香酶活性位点结合而抑制酶活性，显著减少雌激素生成和降低血液雌激素水平，对肾上腺皮质激素和醛固醇生成无明显影响。

依西美坦口服后，50%在胃肠道被吸收，2h(1.2～2.9h)血药浓度达到高峰，与血浆蛋白结合率为 90%，半衰期为 24h。依西美坦在肝脏内，经 6-亚甲基氧化和 17-酮基还原形成无活性或活性较弱代谢产物从尿、大便中排出。依西美坦耐受性良好，不良反应为胃肠道症状和低雌激素血症，包括恶心、呕吐、腹痛、食欲和体重增加、潮热、自汗和关节疼痛等。

二、促排卵治疗

【适应证】　氯米芬抵抗多囊卵巢综合征和辅助生育促超排卵治疗。

【药理作用】

1. 对下丘脑-垂体轴的作用　AI 通过抑制中枢神经系统、卵巢和外周组织（脂肪和肠道等）中睾酮和雄烯二酮向雌激素转化，阻断雌激素对下丘脑-垂体性中枢的负反馈作用，引起激活素和促性腺激素分泌增加，促进卵巢卵泡发育和排卵。

2. 对卵巢的作用　AI 通过阻断卵巢内芳香酶活性和抑制雌激素生成，引起卵巢内雄激素浓度暂时性升高，后者促进发育卵泡中胰岛素样生长因子-1 和 FSH 受体生成、提高发育卵泡对 FSH 的敏感性和反应性，促进卵泡发育和成熟，不影响卵巢内其他甾体激素酶系统活性和功能。由于非甾体 AI 半衰期短(45h),不影响雌激素受体(estrogen receptor,ER)功能和正常下丘脑-垂体-卵巢轴反馈机制,因此当优势卵泡发育、雌激素和抑制素分泌增加时可负反馈抑制FSH分泌,引起未成熟卵泡闭锁,从而保证单一优势卵泡成熟和排卵,降低多卵泡发育、多胎妊娠和卵巢高刺激综合征发生率。

多囊卵巢妇女卵巢内芳香酶活性降低,除引起雄激素浓度增加、多个小窦状卵泡发育和卵巢多囊性变外,也增强卵泡对FSH敏感性,因此多囊卵巢妇女接受外源性促性腺激素(hMG或FSH)治疗时极易发生卵巢过度刺激综合征(ovarian hyperstimulation syndrome,OHSS)。然而,由于AI不影响正常性腺轴抑制素/雌激素反馈机制,因此AI促排卵治疗引起的轻度FSH升高仅引起单一优势卵泡发育,而很少引起OHSS。

3. *对子宫的作用*　非甾体类AI不影响子宫内膜上皮、腺体、间质和宫颈黏液功能,不影响精子上游走、获能、受精卵在子宫内膜的黏附和植入。子宫内膜异位症不孕妇女也可应用AI促排卵,因AI兼有抑制异位内膜组织高活性芳香酶、减少雌激素生成和促进异位内膜病灶吸收的作用。

【治疗方法】

1. *单一AI疗法*　来曲唑2.5mg/d(1.25～5.0mg/d),或阿那曲唑1mg/d(0.5～1.0mg/d),从月经周期(或孕激素撤退出血)的第3～5天开始服用,连服5d。超声检测卵泡发育,待优势卵泡直径≥18mm时,一次注射hCG10 000U,促进卵泡最后成熟和排卵。

2. *AI-促性腺激素联合疗法*　适用于辅助生育(IVF/ET,IUI)、控制性促超排卵治疗(controlled ovary hyperstimulation, COH)、促超排卵(superovulation)治疗。方法是AI从月经周期(或孕激素撤退出血)第3～5天开始服用,连服5d,于第7～11天注射pFSH(或rFSH) 75U/d,超声检测卵泡发育,待优势卵泡直径≥18mm时,一次注射hCG10 000U,促进卵泡最后成熟和排卵。AI+促性腺激素(hMG、pFSH/rFSH和GnRHa)联合应用可明显减少促性腺激素剂量,降低多卵泡发育、多胎妊娠和卵巢高刺激综合征发生率。

3. *AI-二甲双胍疗法*　先给予二甲双胍500mg,每日3次,连服6～8周。然后,于月经周期(或孕激素撤退出血)的第3～5天开始服用来曲唑2.5mg/d(1.25～7.5mg/d),或阿那曲唑1mg/d(0.5～1.0mg/d),连服5d。超声检测卵泡发育,待优势卵泡直径≥18mm时,一次注射hCG10 000U,促进卵泡最后成熟和排卵。同时观测子宫内膜厚度、血清雌二醇浓度和指导排卵期性生活。

【疗效评价】

1. *来曲唑与阿那曲唑比较*　Badawy前瞻性随机性研究(220例,574个周期)发现,阿那曲唑和来曲唑治疗总卵泡数目、优势卵泡(直径≥18mm)数目、hCG注射日子宫内膜厚度、血清E_2浓度、孕酮浓度、周期妊娠率、流产率均无明显差异。Elnashar报道,来曲唑治疗排卵率为54.6%,妊娠率为25%。国内Yang报道,来曲唑治疗成熟卵泡数量和妊娠率5mg/d组高于2.5mg/d组。Al-Fadhli辅助生育IUI中,来曲唑治疗卵泡数和妊娠率5mg/d组高于2.5mg/d组,分别为26.3%和5.9%。Holzer报道,来曲唑治疗排卵率为70%～84%,周期妊娠率为20%～27%,高于阿那曲唑。

2. *AIs与氯米芬比较*　荟萃分析发现,来曲唑和阿那曲唑治疗的妊娠率、足月分娩和活婴率均明显高于CC。然而,Badawy发现,CC和来曲唑的妊娠率分别为17.9%和15.1%,流产率分别为4.4%和5.0%,两者无明显差异。同样,Bayar也发现,来曲唑和CC的排卵率分别为65.7%和74.7%。hCG注射日两组直径≥15mm的卵泡数、血清和成熟卵泡E_2平均浓度、子宫内膜厚度和周期妊娠率两组无明显差异。然而，AI 组多胎率低于 CC 组，但也可引起双胎妊娠。

Requena 荟萃分析(包括 5 项 RCT，3 项回顾性研究、1 项队列研究)均提示来曲唑优于 CC。Baruah 研究发现，多囊卵巢妇女对来曲唑和 CC 治疗反应性不同，两组平均优势卵泡数目相似；hCG 注射日子宫内膜厚度来曲唑高于 CC；螺旋动脉阻力指数(RI)和脉冲指数(PI)，来曲唑组明显低于 CC 组；妊娠率，来曲唑高于 CC，分别为 19% 和 12.5%，因此认为 AI 优于 CC。

值得指出的是，AI 促排卵治疗无外周抗雌激素作用，不影响宫颈黏液和子宫内膜功能。观察发现 AI 治疗组，hCG 注射日子宫内膜厚度明显高于 CC 组，其与 AI 较高的胚胎植入率、妊娠率相关，因子宫内膜厚度低于 5～6mm 时难以妊娠。

3. *AI+FSH 疗法与 FSH 疗法比较* 辅助生育 IUI 治疗中，AI+FSH 联合治疗可减少 FSH 剂量。Healey(2003)IUI 治疗时，来曲唑+FSH 治疗的 FSH 平均剂量为 300 U(225～375 U)，成熟卵泡数量高于单一 FSH 治疗组，但两组妊娠率相似分别为 20.9%和 21.6%。

4. *AI+FSH 与 CC+FSH 比较* Barroso 研究发现，原因不明性不孕妇女辅助生育 IUI 中，AI+FSH 或 CC+FSH 两组治疗的成熟卵泡数量无明显差异，但 hCG 注射日 AI+FSH 组子宫内膜厚度高于 CC+FSH 组，分别为(9.5±1.5)mm 和(7.3±1.1)mm，但临床妊娠率相似，分别为 23.8%和 20%。

5. *AI+MET 与 CC+MET 比较* Sohravand 报道，两组治疗的成熟卵泡(直径>18mm)数量无明显不同。hCG 注射日血清雌激素和成熟卵泡雌激素浓度，CC 组高于 AI 组；平均子宫内膜厚度，CC 组明显低于 AI 组，分别为(0.55±0.28)cm 和(0.82±0.13)cm；两组总妊娠率、周期妊娠率、妊娠周数和新生儿体重相似，但足月妊娠率，AI 组高于 CC 组，分别为 34.5%和 10%；均未发生早产和新生儿畸形。

6. *AI 与其他促排卵方法比较* Mitwally 总结分析了美国近 3 年来，3 个三级医疗单位，3748 个治疗周期，509 例妊娠的结局。分析发现，AI 组与其他治疗组的自然流产率和异位妊娠率相似，但来曲唑组多胎妊娠率明显低于 CC 组，分别为 4.3%和 22%。

【临床评价】 AI 促排卵治疗的优点表现在两方面：①AI 半衰期短，不影响雌激素受体功能和卵泡晚期雌激素/抑制素对下丘脑-垂体性中枢的反馈作用，因此促进单一优势卵泡发育、降低多卵泡发育、多胎妊娠和 OHSS 发生率；②AI 无外周抗雌激素作用，对宫颈和子宫内膜无不利影响，具有较高的妊娠率和足月分娩率。

辅助生育采用 AI+促性腺激素联合治疗，明显减少促性腺激素剂量，无加速卵泡成熟和排卵作用，可获得较多的成熟卵泡、提高采卵率、受精率和临床妊娠率。

目前，AI 已发展成为替代 CC 促排卵治疗的第一线药物，是一种安全、有效和不良反应低的药物。然而，AI 临床应用时间较短，尚缺乏符合循证医学标准的前瞻性、随机、双盲、对照性大样本临床研究资料。有关 AI 促排卵作用机制、疗效、安全性、不良反应和对卵母细胞、受精、胚胎发育和新生儿发育的长期影响仍需要细致深入的临床研究。

【不良反应】 阿那曲唑无胎儿致畸和诱裂作用，但来曲唑可能存在潜在的致畸作用。然而，药代动力学研究认为，由于来曲唑半衰期短(48h)，于卵泡早期服药后，经过 3～4 个半衰期血药浓度已明显低于治疗水平，经过 5 个半衰期(服完最后 1 片后 10～12d)，于胚胎植入子宫内膜前已完全排出体外，因此不会对胚胎早期发育产生不利影响。尽管如此，从预防角度出发，应用阿那曲唑和来曲唑促排卵前应首先检测血浆β-hCG 排除妊娠。

美国生育学会(ASRM)对比分析了 AI 治疗后妊娠分娩的 150 例新生儿和自然妊娠分娩的 36 000 例新生儿出生缺陷率,发现两组的先天畸形率无明显差异,来曲唑组新生儿心脏和骨骼异常率高于对照组。然而,由于来曲唑组病例较少,均为不孕妇女,而对照组均为健康妇女妊娠,胎儿畸形在初级医院已被筛查排除,因此两组可比性较差而难以做出结论。加拿大多中心研究,对比分析了 911 例 AI 和 CC 促排卵治疗的新生儿畸形率,其中来曲唑组 514 例和 CC 组 397 例。先心病发生率,CC 组明显高于 AI 组,分别为 7 例(1.8%)和 1 例(0.2%),其中室间隔缺损最多见(5/8),发生率类似于自然妊娠组。

三、治疗子宫内膜异位症和子宫腺肌病

(一)来曲唑

临床治疗发现,来曲唑 2.5mg/d、炔诺酮 2.5mg/d、枸橼酸钙 1250mg/d、维生素 D 800U/d 联合治疗 6 个月,子宫内膜异位症主观和客观症状明显改善。手术前 2 周服用来曲唑,病灶缩小率为 31.1%、血清雌二醇浓度降低 37.8%,芳香酶活性降低 17.5%,有利于手术。

Remorgida 报道,来曲唑 2.5mg/d 和醋酸炔诺酮 2.5mg/d 联合治疗明显改善直肠阴道隔型子宫内膜异位症疼痛症状,但停药 3 个月后症状复发。同样,应用来曲唑 2.5mg、去氧孕烯(desogestrel)75μg、钙 1000mg 和维生素 D 880U 联合治疗(平均 84d),痛经和性交困难明显好转,但停药后 3 个月症状复发。

美国临床Ⅱ期研究发现,常规药物和腹腔镜手术治疗无效的子宫内膜异位症,应用来曲唑 2.5mg/d、醋酸炔诺酮 2.5mg、枸橼酸钙 1250 mg 和维生素 D 800 U 联合治疗 6 个月。治疗后 1~2 个月第 2 次腹腔镜探查发现异位病灶基本消失,盆腔病灶评分降低,骨密度和促性腺激素浓度无明显变化,但血清 E_2 和 E_1 明显降低。

(二)阿那曲唑

临床观察发现,阿那曲唑 1mg/d、元素钙 1.5g/d、阿仑膦酸钠(Alendronate)10mg/d,连服 9 个月。第 1 个月 E_2 降低 50%,第 2 个月疼痛完全消失,第 9 个月病灶明显缩小,转化白色病灶,芳香酶(—)、脊柱骨密度降低 6.2%。

Shippen 应用阿那曲唑 1mg/d、孕酮 200mg/d、钙三醇(Calcitriol)0.5μg/d、罗非考昔(Rofecoxib)12.5~50mg/d 联合治疗,治疗 3 个月症状完全消退,停药后作用维持 2 年。奥地利研究发现,阴道内放置小剂量阿那曲唑 0.25mg/d,治疗 6 个月,直肠阴道隔异位内膜病灶吸收,疼痛明显减轻。子宫内膜异位症手术后也可采用 AI 治疗预防复发。

四、治疗妇科肿瘤

(一)子宫肌瘤

围绝经期妇女,症状性子宫平滑肌瘤,应用阿那曲唑 1mg/d 或来曲唑 5mg/d,治疗 3 个月。子宫肌瘤体积缩小 55.7%,子宫体积缩小 29.9%(9.32%~32%),血细胞比容增加 0.113。月经量减少,痛经减轻,疗效与子宫肌瘤位置无关,但体积较大的肌瘤缩小明显。年龄与疗效间无相关性。法曲唑(Fadrozole),2mg/d,服用 8 周,然后 1mg/d,服用 4 周,子宫肌瘤体积缩小 71%,肿瘤压迫症状消失。

(二)子宫内膜癌

绝经后子宫内膜增生过长和子宫内膜癌妇女,应用来曲唑或阿那曲唑治疗 3 年后,子宫内膜厚度分别降低 81.7%和 67.1%。不同 AI 治疗子宫内膜癌疗效不同。阿那曲唑也用于治疗化疗无效的复发性、转移性子宫

内膜癌、苗勒管肿瘤和 ER(+)卵巢癌。

(三)乳腺癌

芳香酶抑制药是替代 SERM 他莫昔芬(Famoxifen)治疗绝经后妇女雌激素受体(+)乳腺癌的药物。来曲唑、阿那曲唑和依西美坦治疗乳腺癌的疗效相当于或优于他莫昔芬和甲地孕酮。AIs 治疗的潮热、阴道流血、子宫内膜增生、息肉、子宫内膜癌和易栓症的发生率明显低于他莫昔芬,但骨丢失、肌肉酸痛和骨折率略高于他莫昔芬。

综合分析 1990～2007 年,AIs 治疗雌激素受体(+)乳腺癌的文献资料,包括加拿大国家肿瘤研究院临床研究组(National Cancer Institute of Canada Clinical Trials Group,MA-17)、美国国家外科辅助治疗乳腺癌和肠道肿瘤研究[National Surgical Adjuvant Breast and Bowel Project (NSABP) B-33 trial]和澳大利亚乳腺癌、结肠直肠癌研究组(Austrian Breast and Colorectal Cancer Study Group,ABCSG)资料,乳腺癌妇女在完成 3～5 年的他莫昔芬治疗后,继续给予芳香酶抑制药(来曲唑、阿那曲唑和依西美坦)治疗可明显改善主、客观症状及体征,延长生存期、降低复发率和远处转移率。

第十一节　前列腺素激动药

前列腺素激动药(prostaglandin agonists)包括两类:①前列腺素 E 衍生物,包括米索前列醇和地诺前列酮;②前列腺素 $F_{2\alpha}$ 衍生物,包括卡前列素氨丁三醇和卡前列甲酯。以上 4 种药物主要用于早孕药物流产,中、晚期妊娠引产和防治产后出血。

一、米索前列醇

【药理学】　米索前列醇(Misoprostol),商品名米索。化学名(±)(11α,13E)-11,16 二羟基-16-甲基前列烷-9-酮-13-烯-1-酸甲酯;英文名(11alpha,13E)-(+)-11alpha,16-Dihydroxy-16-methyl-9- oxoprost - 13E-en-1-oic acid methyl ester;分子式 $C_{22}H_{38}O_5$;分子量 382.54。片剂,200 微克/片。

米索前列醇 200μg,口服后 1.5h 完全吸收,血浆活性代谢产物米索前列醇酸浓度于 15min 达到峰值浓度 0.30mg/L,代谢半衰期为 36～40min,主要经尿排出。米索阴道内置入吸收迅速,血液浓度维持时间长于口服,6h 药物曲线下面积最大。口服米索后血液浓度快速升高,但维持时间较短。

【适应证】　早期妊娠(≤ 49d)流产。

【禁忌证】　心、肝、肾疾病、肾上腺皮质功能不全、前列腺素禁忌证(青光眼、哮喘、癫痫和过敏体质)、带器妊娠和异位妊娠。哺乳期妊娠妇女慎用。

【剂量和用法】　先服用米非司酮(Mifepristone, RU486)25mg,每日 3 次,共 2d,总量 150mg;第 3 天清晨空腹一次口服米索前列醇 0.6mg。

【不良反应】　恶心、呕吐、眩晕、乏力和下腹痛。偶可出现潮红、发热、皮肤瘙痒和过敏现象。

【注意事项】

1. 药物流产时,米索前列醇必须配伍应用抗孕激素米非司酮,而不能单独应用。

2. 流产药物必须由医生处方,由有急诊刮宫、输液、输血条件的医疗单位发放和应用。

3. 医护人员应于发放药物时与孕妇签署知情协议书,详细说明服药方法、注意事项、可能发生的不良反应。嘱咐孕妇在出现出血过多或严重不良反应时随时复诊。

4. 服用米索后 2h 出现少量阴道出血,90%以上孕妇于 6 h 内排出完整胎囊和绒毛组织;仅有 1%～5%孕妇因流血过多或不全流产而刮宫。为防止不全流产,服药后排出的妊娠物应请医护人员检查是否完全和妊娠月份相符，必要时进行超声检查和血液 β-hCG 测定。药物流产不全或失败者，应行人工流产。

5. 完全流产后，7～14d 应行门诊复查，确定流产效果和防治并发症。

二、地诺前列酮

【药理学】 地诺前列酮(Dinoprostone)为前列腺素 E_2 栓剂，商品名欣普贝生(Propess)。化学名 7-[3-羟基-2-(3-羟基-1-辛烯基)-5-氧代环戊基]-5-庚烯酸 15-(R)甲基前列腺素 E_2 甲酯；英文名 7 - [3 - hydroxy-2 - (3 - hydroxy-1 - octene-yl) -5 - oxo-cyclopentyl] -5 - heptenoic acid 15 - (R)-methyl -prostaglandin E_2 methyl ester；分子式 $C_{20}H_{32}O_5$；分子量为 352.5。

地诺前列酮是含有前列腺素 E_2 10mg 阴道栓剂，为扁平、半透明的圆片状栓剂，一端与绳状聚酯网终止带相连，置入阴道内以 0.3mg/h 的速度缓慢释放前列腺素 E_2。药物应保存于冰箱内，使用时取出直接置入阴道后穹窿内。

【药理作用】 地诺前列酮促进宫颈成熟作用机制包括：①增加宫颈局部细胞外基质中水和透明质酸含量、降低硫酸角质素含量、促进宫颈结缔组织胶原溶解酶活性和降解胶原纤维，促进宫颈软化和扩张；②增加子宫平滑肌细胞间缝隙连接，提高子宫平滑肌对内源性和外源性缩宫素敏感性，诱发子宫收缩；③促进宫颈、子宫蜕膜和间质前列腺素 E_2 的生成和释放；④药物主要在局部发挥作用，迅速失活、无全身毒性作用。药物取出后作用迅速消失，无蓄积作用。

【适应证】 ≥37 周妊娠、宫颈评分≤6 分、单胎、头先露、有引产指征而无母亲和胎儿禁忌证者，包括足月妊娠和病理妊娠(妊娠高血压疾病、过期妊娠、死胎和高龄初产妇等)需要终止妊娠和引产者。

【禁忌证】 已临产者；正在进行缩宫素引产；瘢痕子宫(前次剖宫产或子宫手术)；头盆不称；胎先露异常(横位、臀位或复杂先露)；胎儿宫内窘迫；有急产史的经产妇；多胎妊娠；宫颈手术或宫颈裂伤史；发热、绒毛羊膜炎、严重阴道炎；胎膜早破；产前流血和对前列腺素过敏(急产、青光眼、支气管哮喘、肺气肿、肝肾功能异常)。

【剂量和用法】 放置药物前无须冲洗阴道和应用阴道窥器。术者用手指夹紧栓剂直接伸入阴道顶端，旋转 90°放在阴道后穹窿处，而后将栓剂终止带牵出阴道口 2～3cm，以便日后取出。放置欣普贝生后孕妇需卧床 20～30min，2h 后可自由活动。

地诺前列酮为水凝胶栓剂，吸收体液后膨胀 2～3 倍。栓剂置入后 6～12h 出现宫颈软化、扩张和子宫收缩。放置药物后应严密观察胎心、胎动、宫缩(频率、强度、持续时间)和产程进展；宫颈成熟、宫口开大、胎先露下降和产妇全身反应。

【取出指征】 地诺前列酮置入后出现以下情况应将药物取出：①置入后 24h，仍未促进宫颈成熟和诱发宫缩者；②出现规律性宫缩(40s/3～4min)或强直性宫缩者；③胎儿宫内窘迫者；④自然或人工破膜者；⑤胎心监护异常者；⑥严重不良反应(恶心、呕吐、低血压和心率过速)者；⑦取出栓剂后 30min 内不应给予缩宫素滴注引产。

【临床效果】 地诺前列酮为水凝胶和聚酯聚合物，具有良好稳定性局部耐受性。置入药物后 6h 宫颈开始软化、扩张和出现子宫收缩。置入后 12h 宫颈评分提高≥3 分或阴道分娩者为显效，提高≥2 分为有效，提高<2 分为无效。临床观察，引产成功率为 93%；阴道分娩率为 80.95%；剖宫产率为 32%；3 年随访发现，婴幼儿生长发育正常。

临床研究发现，米索前列醇 100μg、50μg 和地诺前列酮 10mg 引产，三组平均分娩时间分别为 26.6h、35.4h 和 27.5h；剖宫产率分别为 28.3%、28.9%和 27.1%；过强宫缩率分别为 4.0%、1.4%和 4.8%；胎心异常率分别为 14.7%、12.2%和 15.4%。米索前列醇 100μg 和地诺前列酮 10mg 阴道置入引产阴道分娩时间和剖宫产率相似，而米索前列醇 50μg 阴道置入至分娩时间较长。

地诺前列酮 10mg 控释片置入宫颈或后穹窿内引产和米索前列醇 100μg 引产，24h 分娩率、过强宫缩率、胎心异常和剖宫产率相似。宫颈评分< 6 分近足月妊娠妇女，住院引产前傍晚门诊阴道内放置米索前列醇 0.25μg 或地诺前列酮凝胶 0.5mg 比较，米索前列醇明显降低缩宫素引产剂量，缩短分娩时间，不增加剖宫产率、产后病率和并发症。

地诺前列酮引产效果与母亲体重、产次、年龄、种族和新生儿体重相关，选择性剖宫产率为 30%。无并发症的胎膜早破产妇，地诺前列酮 3mg 和缩宫素 2U/min 滴注引产效果相似。地诺前列酮凝胶 1mg，每 6h 1 次，阴道后穹窿置入，与口服或阴道内置入米索前列醇 50μg，每 6h 1 次，4 次引产比较，三组 24h 分娩率和剖宫产率相似，但口服米索前列醇组阴道分娩率低于地诺前列酮组。母亲和胎儿并发症无差异。

三、卡前列素氨丁三醇

【药理学】 卡前列素氨丁三醇(Carboprost Tromethamine)，商品名欣母沛(Hemabate)。化学名(15S)-15 甲基前列腺素 $F_{2\alpha}$ 氨丁三醇盐；英文名(15S)-15-methyl prostaglandin $F_{2\alpha}$ tromethamine salt；分子式为 $C_{25}H_{47}O_8N$；分子量为 489.64。欣母沛每支含有 250μg 前列腺素 $F_{2\alpha}$-(15S)-15 甲基衍生物、83μg 氨丁三醇(Tromethamine)、9mg 氯化钠、9.45mg 苯甲醇(Benzyl Alcohol)的白色结晶粉末，溶水后为无色透明溶液，肌内注射。

欣母沛选择性作用于人体平滑肌系统，包括子宫、支气管、胃肠道和血管平滑肌，除引起子宫强烈性收缩，促进妊娠产物排出和减少子宫出血外，也可引起支气管痉挛、哮喘、血压升高、潮热、发热和胃肠道不适(恶心、呕吐、腹泻)等不良反应，多为一过性，可在数小时内自然消失。

【适应证】 产后子宫收缩乏力性出血。

【禁忌证】 胎儿尚未娩出；急性绒毛羊膜炎；盆腔炎；心、肺、肝、肾疾病。前列腺素过敏；青光眼、癫痫、支气管哮喘、糖尿病患者慎用。

【剂量和用法】 子宫收缩乏力性出血(包括剖宫产和阴道分娩后)时，首次剂量为 250μg/ml，深部肌内注射。根据子宫收缩和出血情况可间隔 15～90min 多次注射，但总剂量不应 ≥ 2mg(8 次剂量)。

四、卡前列甲酯栓

【药理学】 卡前列甲酯栓(Carboprost Methylate Suppositories)，商品名卡孕栓(Methyl Carboprost- NEGPF)。化学名消旋(5Z，9α，11α，13E，15S)- 9，11，15-三羟基-15-甲基前列腺素- 5，13-二烯-1-酸甲酯；英文名 Racemic (5Z，9α，11α，13E，15S) - 9，11，15 - hydroxy -15 - methyl prostaglandin -5，13 - dien-1 - methyl ester；分子式为 $C_{22}H_{38}O_5$；分子量 382.54。卡前列甲酯 1mg/粒，为混合脂肪酸甘油酯为基质的乳白色或淡黄色圆柱形栓剂，常温下易于变形、软化或融化，应冷冻保存。

【适应证】 同米索前列醇。

【禁忌证】 同米索前列醇。

【剂量和用法】 先服用米非司酮(25mg，每日 3 次，共 2d，总量 150mg)，第 3 天清晨于阴道后穹窿放置卡前列甲酯栓 1 枚(1mg)。卧床休息 2h，门诊观察 6h，注意用药后阴道流血、妊娠物排出情况。药物不良反应包括腹泻、恶心、呕吐和腹痛等，停药后上述反应即可消失。

第十二节　抗骨质疏松症药物

近十几年来，抗骨质疏松症药物研究取得巨大进展，根据抗骨质疏松症药物生化结构和药理机制可分为以下几类：①抗骨吸收药物氨基双膦酸盐，包括阿屈膦酸钠（Alendronate）、利塞膦酸钠（Risedronate）、唑来膦酸（Zoledronic acid）、伊班膦酸盐（Ibandronate）、依替膦酸盐（Etidronate）、氯膦酸盐（Clodronate）和帕米膦酸盐（Pamidronate）；②促进骨形成药物，即同化作用药物，包括基因重组甲状旁腺激素片段，如特立帕肽（Teriparatide，PTH1-34）、全长甲状旁腺激素（PTH 1-84）和他汀类（Statins）药物；③兼有抗骨吸收和促进骨形成药物，如雷尼酸锶（Strontium Ranelate）；④降钙素（Calcitonin）；⑤氟化钠；⑥选择性雌激素受体调节药（selective estrogen receptor modulator，SERM），包括雷洛昔芬（Raloxifene）、托瑞米芬（Toremifene）、巴多昔芬（Bazedoxifene）和拉索昔芬（Lasofoxifene）；⑦RANKL 抑制药，地诺单抗（Denosumab）即人类完全性单克隆抗核因子 kappa-B 配基受体激动因子抗体药物；⑧靶向作用于破骨细胞药物，包括组织蛋白酶 K（Cathepsin K）抑制药和 C-src 激酶抑制药；⑨靶向作用于成骨细胞药物，包括调节 Wnt-β-连环蛋白信号通路的 Dkk-1 抑制药和硬化蛋白拮抗药；⑩葡萄糖胺（glucosamine）和软骨素；以上药物均属于症状性慢作用药物（Symptomatic slow-acting drug，SYSAD）。

骨质疏松症治疗应遵循个体化原则，即以基础骨密度和骨转化指标变化为依据选择药物。对于高骨转换率绝经后骨质疏松症妇女，应采用抗分解代谢药物（anti-catabolic drug）治疗，如双膦酸盐药物。对于低转换率、低髋骨和脊柱骨密度的绝经后骨质疏松症妇女则应采用具有同化作用和去偶联药物治疗，如甲状旁腺激素特立帕肽和雷尼酸锶。防治骨质疏松症药物中，性激素、钙剂、维生素 D、选择性雌激素受体调节药（SERM）、组织选择性激素活性调节药替勃龙（Tibolone）、氟化钠和葡萄糖胺在绝经后骨质疏松症一章讨论。本节重点介绍双膦酸盐药物、雷尼酸锶、甲状旁腺激素特立帕肽、降钙素、RANKL 抑制药——Denosumab、他汀类药物和新研发的靶向作用于成骨细胞药物等。

一、双膦酸盐

【药物学】　按照药物分子结构和作用模式，双膦酸盐（bisphosphates）药物可分为两类：①含氮双膦酸盐（nitrogen- containing bisphosphonates），包括阿屈膦酸盐、帕米膦酸钠、利塞膦酸钠、伊班膦酸盐和唑来膦酸（Zoledronic acid）；②不含氮双膦酸盐，包括依替膦酸盐（Etidronate）和氯屈膦酸盐（Clodronate）。双膦酸盐应用方式，包括口服型和静脉注射型两类。

【适应证】　绝经后骨质疏松症、肿瘤性高钙血症。

【剂量和用法】　①阿屈膦酸盐（固邦），片剂，10mg，每日 1 次，口服；阿屈膦酸盐（福善美），片剂，70mg，每周 1 次，口服。②依替膦酸盐（帮得林），片剂，200mg，每日 2 次，两餐间服用。③利塞膦酸钠，片剂，5mg，每日 1 次；35mg，每周 1 次；150mg，每月 1 次，口服。④帕米膦酸钠（博宁、乐安欣），针剂，15 毫克/支、30 毫克/支、60 毫克/支。静脉注射。⑤伊班膦酸盐（邦罗力），针剂，1 毫克/支、2 毫克/支。⑥氯膦酸（固令），针剂，300mg/5ml，静脉注射；片剂，200 毫克/粒，每日 400mg，3 个月为 1 个疗程。⑦唑来膦酸（艾瑞宁，择泰，密固达），针剂，5 毫克/支，每年静脉注射 1 次。

【临床疗效】　双膦酸盐属于抗骨吸收或

抗分解代谢药物，通过抑制破骨细胞骨吸收作用而降低骨转换率、增加骨密度和降低骨折风险。双膦酸盐为稳定的无机焦磷酸盐类似物，与骨骼有高度亲和力，具有调节骨矿化和钙沉积（calcification，石灰化）作用。双膦酸盐药物特异性与骨骼表面羟基磷灰石结晶（hydroxyapatite crystals）结合，后被骨骼再吸收破骨细胞内化，通过促进骨骼羟磷灰石结晶分解而抑制骨吸收、增加骨密度、促进骨形成和降低骨折风险。

双膦酸盐药物，以与骨骼矿物基质结合亲和力高低排列，分别为唑来膦酸 ＞ 帕米膦酸钠 ＞ 阿屈膦酸盐 ＞ 伊班膦酸盐 ＞ 利塞膦酸钠 ＞ 依替膦酸盐 ＞ 氯膦酸盐。比较而言，高亲和力的唑来膦酸主要与骨骼表面基质结合，而此后扩散速度减慢，作用持续时间较长。低亲和力药物如氯膦酸盐则可广泛性与骨骼结合，但停止治疗后骨骼表面残留药物及其作用很快消失。口服双膦酸盐后抗骨吸收作用出现于服药后 3 个月，其不受服药剂量和间隔时间的影响。相反，静脉注射唑来膦酸则起效快，而持续作用也较长。在酸性环境和活化破骨细胞分泌酶类作用下，双膦酸盐也可从骨骼基质中释放出来。

双膦酸盐药物对骨骼作用既有共同性又有特异性，对松质骨（脊柱和髋骨）和皮质骨（四肢骨）作用也不尽相同。如阿屈膦酸盐，除抑制破骨细胞骨吸收作用外，还具有促进成骨细胞增生和成熟作用，显著降低以前有过骨质疏松性骨折和骨密度，降低绝经后妇女的脊柱性、非脊柱性、髋骨和腕骨骨折风险。对于无骨质疏松症骨折和骨密度降低绝经后妇女，阿屈膦酸盐仅降低脊柱性骨折风险，而不能有效降低非脊柱性骨折风险。利塞膦酸钠虽然降低以前有过骨折和骨密度降低绝经后妇女腕骨骨折风险，但对于骨密度正常妇女的骨骼则无保护作用。每年静脉注射一次唑来膦酸则显著地降低绝经后妇女脊柱、非脊柱、髋骨和腕骨骨折风险。伊班膦酸盐仅显著降低绝经后妇女脊柱性骨折风险。

第三代含氮双膦酸盐药物唑来膦酸是静脉注射型药物，具有强力抑制破骨细胞增生和骨吸收作用，与矿化骨骼具有高度亲和力，特别是高转换率骨骼组织。唑来膦酸抑制法尼基双膦酸合酶及其介导的细胞生物合成甲羟戊酸通路，使法尼基双膦酸（FPP）和牻牛儿基牻牛儿基双膦酸难以生成，从而抑制破骨细胞内 GTP-结合蛋白异戊烯化，引起破骨细胞活性降低和破骨细胞凋亡，呈现促进成骨细胞分化和增强骨骼矿化作用。研究表明，唑来膦酸增加全身骨密度 4.3%～5.1%，增加股骨颈骨密度 3.1%～3.5%，显著降低骨吸收指标。唑来膦酸降低脊柱形态性骨折风险 70%、降低髋骨骨折风险 41%；分别降低非脊柱骨折、临床骨折和临床脊柱骨折风险 25%、33%和 77%。另外，唑来膦酸降低重复髋骨骨折率 35%和全因死亡率 28%。

由于绝经后骨质疏松症属于骨骼慢性退化性疾病，因此需要较长期药物治疗。所有双膦酸盐药物均属于症状性慢反应药物，起效时间较缓慢，但持续作用时间也较长。采用不同双膦酸盐治疗必须考虑药物与骨基质结合强度和骨骼内化反应时间，因半衰期较长的双膦酸盐药物，即使停止治疗后多年，药物抗骨吸收依然存在。阿屈膦酸盐改善松质骨小梁结构作用（增加骨骼体积、骨质厚度和降低骨松质间隙）出现于治疗的第 2～3 年，而利塞膦酸钠治疗作用出现于治疗后第 1 年。多数双膦酸盐药物治疗 3 年后，髋骨密度增加 3%～6%，而脊柱骨密度增加 5%～8%。唑来膦酸、阿屈膦酸盐和利塞膦酸钠治疗降低非脊柱骨折率 25%～40%，降低髋骨骨折率 40%～60%。

值得指出的是，双膦酸盐药物为抗骨吸收药物，主要用于高骨转换率骨质疏松症。然而，长期双膦酸盐药物治疗抑制骨重塑作用也可引起骨矿化增强而导致骨骼质量降低、功能障碍，甚至病理性骨折，因此不应同时采用两种双膦酸盐药物治疗。双膦酸盐治疗时间长短和间歇期应根据骨质疏松症病情和药物的药代动力学决定。对于轻度和中度骨质疏松症妇女可给予3～5年治疗，停药后仍可维持骨密度和预防骨折。对于存在高危骨折风险骨质疏松症妇女可连续治疗10年，间歇期不应超过1～2年，其间应采用非双膦酸盐治疗。由于多数抗骨质疏松症药物治疗一般持续3～5年，因此应加强长期治疗安全性监测。

另外，帕米膦酸和唑来膦酸也可用于治疗：①SAPHO综合征，即滑膜炎、痤疮、脓疱病、骨肥厚和骨炎综合征和无菌性炎性骨关节病；②多中心网状组织细胞增多症，即以侵蚀性多发性关节炎、进展性残毁性关节炎和皮肤丘疹性结节病变为特征的罕见全身性疾病；③肥大性骨关节病，即以杵状指、关节痛皮肤和四肢多发性骨骼增生和骨膜肥厚为特征，致残性、对止痛药和抗生素抵抗的骨关节疾病，常伴有支气管肺癌和右向左的心脏血液分流现象。抗骨质疏松症药物的临床疗效比较见表10-9。

表10-9　不同抗骨质疏松症药物预防骨折和增加脊柱骨密度作用

药物	脊柱骨密度增加率(%)/降低骨折率(%)
双膦酸盐	
阿屈膦酸盐	5～7/30～40
依班膦酸盐	4～6/32～43
利塞膦酸钠	5～7/30～40
唑来膦酸盐	6～9/25～70
RANKL抑制药，如Denosumab	3～6/55～70
雷洛昔芬	1.2～3/30～40
雌激素	3～5/30～40
降钙素	1～1.5/20～30
特立帕肽	10～15/50～65
雷尼酸锶	3～4/20～35

摘自Khajuria DK，et al. Rev Bras Reumatal，2011，51(4)365-371，379-382.

【不良反应】

1. *胃肠道不良反应*　双膦酸盐口服后局部刺激可引起食管炎、胃溃疡和延缓胃溃疡愈合。为减少胃肠道不良反应，推荐清晨空腹服药后大量饮水(≥250ml)，站立≥30min。如出现严重胃肠道不适症状应立即停药不能够对症治疗。

2. *颌骨坏死*　罕见。无论口服或静脉注射双膦酸盐均可引起颌骨坏死。骨骼恶性肿瘤、患有口腔和牙齿炎症疾病者颌骨坏死风险增加。因此患有口腔和牙齿疾病者应推迟双膦酸盐治疗。治疗期间出现颌骨疼痛、肿胀和感觉异常应行X线摄影检查以便早期诊断和治疗。

3. *心房纤颤*　静脉注射唑来膦酸治疗时心房纤颤发生率为1.3%，偶见于其他双膦酸药物治疗。然而，美国FDA认为目前尚无确切证据表明需要改变双膦酸盐适应证和治疗模式，但应加强治疗期间监测。

4. *不典型骨折*　双膦酸盐长期治疗可引起骨转化过度抑制性股骨干应激性骨折，其与破骨细胞对骨转换过度抑制的遗传易感性相关。X线摄影呈现双侧性股骨干骨皮质增厚、内侧皮质嵌入和横向断裂现象。因此，长期治疗期间出现股骨中段和腹股沟疼痛应停药并请教骨外科医生。

5. *类流感反应*　多出现于静脉注射双膦酸盐后3d内，发生率7.8%，表现为发热(18.1%)、肌肉疼痛(9.4%)、关节痛(6.8%)和头痛(6.5%)，注射部位红肿和疼痛发生率为0.7%。以上症状可自然消退，或给予乙酰氨基酚和布洛芬对症治疗。

6. *眼部不良反应*　发生率为0.2%，包括虹膜炎、葡萄膜炎和巩膜外层炎。

7. *皮肤不良反应*　包括皮疹和斑丘疹，光敏性皮炎和荨麻疹。严重皮肤损害包括致死性过敏反应，血管性水肿(angioedema)、全身性嗜酸性粒细胞增多症(DRESS)、多形性红斑(Stevens Johnson syndrome，SJS)和中毒性皮肤坏死松解症。双膦酸盐药物易于引起 SJS 和 TEN。

二、雷尼酸锶

【药物学】　雷尼酸锶(strontium ranelate),商品名欧思美(Osseor,Protelos)。分子式 $C_{12}H_6N_2O_8SSr_8 \cdot 8H_2O$;分子量 513.49。锶是骨骼重要组成部分,具有促进类骨和骨形成,调节钙代谢作用。雷尼酸锶为锶与有机酸雷尼酸组成的络合物,属于骨骼同化作用药物。

【适应证】　绝经后骨质疏松症。

【剂量和用法】　口服混悬颗粒,2 克/袋。每日 1 袋,进食后 2h 服用。

【药理作用】　雷尼酸锶具有促进骨形成和抑制骨吸收双重作用:①增强前成骨细胞增殖和成骨细胞分化,通过增加成骨细胞胶原蛋白与非胶原蛋白合成而促进成骨细胞介导的骨形成;②以剂量依赖性方式,抑制前破骨细胞的分化,从而抑制破骨细胞介导的骨吸收、增加骨密度和降低脊椎骨和髋骨骨折风险。雷尼酸锶具有良好生物利用率、安全性和耐受性。

对于人类原始成骨细胞,雷尼酸锶下调 RANKL (引起成熟破骨细胞分化和增强破骨细胞活性) 表达、抑制 RANKL 诱导的骨诱裂活性、增强骨保护素(osteoprotegerin,OPG)表达、增加骨保护素/核内因子 kappa-B 配基受体激活因子比值(OPG/ RANKL ratio)。

雷尼酸锶作为钙敏感受体激动药,促进人类原始成骨细胞的复制、增生、分化和成活。雷尼酸锶激活细胞分裂信号系统,包括激活蛋白激酶-C 和 p38 分裂原激活蛋白激酶,增强 c-Fos 和 EGR-1 基因表达,后者促进成骨细胞增生和分化。雷尼酸锶对钙敏感受体的独立作用,通过抵御细胞凋亡而保护和促进成骨细胞生成。

雷尼酸锶以剂量依赖性方式下调人类软骨下成骨细胞 MMP-2 和 MMP-9 表达,增加 OPG 生成和表达,显著降低不同 RANKL 亚型生成和表达。雷尼酸锶不影响 MT1-MMP、ADAM17 和 ADAM19 表达。雷尼酸锶通过抑制骨吸收相关因子生成和表达、增强骨重塑、抑制软骨下骨吸收、促进软骨基质形成而呈现抗骨吸收和防治骨质疏松症作用。

雷尼酸锶具有预防软骨降解作用,促进蛋白聚糖生成和软骨形成,不影响软骨吸收,并引起软骨降解生化指标变化。雷尼酸锶治疗显著降低尿软骨降解产物(CTX-Ⅱ)排出量。雷尼酸锶治疗 3 年,显著降低总骨关节炎指数 42%和椎间盘间隙狭窄指数 33%,同时减轻腰背痛率 34%。

【临床疗效】　两项雷尼酸锶Ⅲ期临床研究,即外周性骨质疏松症治疗研究(treatment of peripheral osteoporosis,TROPOS trial)和脊柱性骨质疏松症治疗研究(spinal osteoporosis therapentic intervention,SOTI)证实,雷尼酸锶明显降低脊柱性、非脊柱性和髋骨骨折风险,治疗作用可持续存在 5 年以上,不良反应低,耐受性良好,可望成为防治绝经后骨质疏松症一线药物。

欧洲 TROPOS 和 SOTI 后续研究,由 8 个欧洲国家和澳大利亚 36 个医学中心、2055 例绝经后骨质疏松症妇女参与。研究发现,雷尼酸锶治疗 10 年,腰椎骨密度增加 34.5%±20.2%,股骨颈和髋骨骨密度分别增加 10.7%±12.1%和 11.7%±13.6%,以上两部位骨密度于治疗第 7 年达到高峰,而后维持相对稳定。雷尼酸锶治疗前后 5 年间各种类型骨折率均无明显差异。雷尼酸锶降低尿软骨Ⅱ型胶原交联 C-前肽降解产物(CTX-Ⅱ)/肌酐 (Cr) 比值 15%～20%。雷尼酸锶治疗 3 年延缓脊柱骨软骨炎症状和病程进展。

【不良反应】　欧洲 TROPOS 和 SOTI 后续研究发现,完成 10 年雷尼酸锶治疗绝经后妇女静脉栓塞疾病年发生率为0.4%。记忆减退年发生率为1.1%。意识障碍年发生率为0.8%。未发生药物过敏病例。雷尼酸锶偶可引起皮肤不良反应，包括全身性嗜酸性细胞增多症（DRESS）和中毒性皮肤坏死松解症（toxic epidermal necrolysis，TEN），发生率<1/10 000。

三、特立帕肽

【药物学】甲状旁腺激素制剂，包括基因重组甲状旁腺N-末端活性片段（N-terminal active fragment of PTH）特立帕肽（Teriparatide，Forteo，PTH 1-34）和全长甲状旁腺激素（full-length PTH，PTH 1-84，Preotact-1）。特立帕肽激素活性类似于全长甲状旁腺激素，两者皮下注射后吸收率分别为95%和55%，半衰期分别为1h和2.5h，持续作用时间后者长于前者。

【适应证】绝经后骨质疏松症。

【禁忌证】甲状旁腺功能亢进、高碱性磷酸酯酶血症和骨骼佩吉特病（Paget disease）。

【剂量和用法】20μg/d，皮下注射，1个疗程18个月，不超过2年。

【临床疗效】

1. *对骨骼作用*　特立帕肽为调节钙代谢稳态的同化激素，主要作用于成骨细胞，增加骨密度和骨量、显著增加松质骨和皮质骨骨密度、改善骨小梁微细结构和几何构型促进骨形成、降低骨折风险、促进骨折愈合、增加关节软骨体积和抑制关节软骨退化。特立帕肽降低绝经后妇女脊柱性骨折风险65%，降低非脊柱性骨折风险50%，但不能显著降低髋骨骨折风险，也不能完全恢复松质骨连接性和骨强度。特立帕肽短期或间断性治疗增加成骨细胞数量和活性、改善骨量、促进骨形成，而长期治疗则引起骨吸收，因此治疗时间一般为1.5年，而不应超过2年。

特立帕肽增加脊柱骨密度作用高于阿仑膦酸钠、唑来膦酸和降钙素。临床观察发现，特立帕肽和抗骨吸收药物序贯治疗呈现珠联璧合的作用，因特立帕肽增加骨量，但不能促进新骨矿化，而抗骨吸收药物可预防骨吸收，增加新骨矿化和降低骨皮质多孔性变而进一步增加骨密度。另外，特立帕肽也用于治疗甲状旁腺功能减退和低钙血症。

2. *对骨折愈合的作用*　特立帕肽促进和加速四肢远端骨折、股骨颈Ⅲ型齿状骨折、胸骨骨折、萎缩型股骨干横断性骨折、桡骨远端背侧成角型骨折愈合进程。另外，特立帕肽治疗可加速阿仑膦酸钠长期治疗引起的不典型大转子下股骨骨折愈合并缓解疼痛。

3. *对颌骨坏死的作用*　颌骨坏死是双膦酸盐药物治疗引起的严重并发症，多见于老年妇女、多发性骨髓瘤、口腔感染和甾体激素治疗者。特立帕肽可通过促进成骨细胞分化和活性、骨形成和抑制骨转换率而缓解颌骨坏死症状并促进愈合。

【安全性】特立帕肽可引起轻微的头痛（8%）、恶心（8%）、头晕（9%）和腿痛性痉挛（leg cramps，3%），多出现于治疗开始的最初几小时内，而后很快消失。皮下注射特立帕肽可引起轻度高钙血症（0.8mg/dl），峰值出现注药后4～6h，而后逐渐恢复在基线水平。轻度高钙血症（生理水平高限）发生率为11%。约3%病人重复出现或持续性高钙血症，此时应停止补钙治疗或减少特立帕肽剂量。

临床观察发现，重复注射特立帕肽时，24h尿钙排出量可达30mg/24h，约3%病人尿酸排出增加，因此，过去5年间有高钙血症或尿路结石者应为禁忌，虽然特立帕肽很少引起明显的血液生化变化，但有肾结石和痛风者应为禁忌，治疗期间也应加强血钙和尿酸检测。甲状旁腺激素100 μg/d治疗偶可引起轻度甲状旁腺功能亢进，常见不良反应为暂时性轻度高钙血症，发生率为10%，注射部位也可出现刺激或红斑。

特立帕肽很少引起肾钙质沉着症。特立帕肽应避免与地高辛、大剂量氢氯噻嗪（>25 mg/d），静脉注射呋塞米（Furosemide）同时应用，因后者有引起高钙血症和高尿钙症之虞。长期特立帕肽治疗偶可引起骨肉瘤，发生率为 1/25 万（妇女·年）。

四、降　钙　素

【药物学】　降钙素（Calcitonin）是甲状旁腺 C 细胞合成和分泌的单链肽类激素，由 32 个氨基酸残基组成，分子量 3418Da。降钙素分子中 1～7 位半胱氨酸间借二硫键桥连接，在 N-末端形成由 7 个氨基酸组成的环状结构。降钙素分泌受血钙浓度调节，血钙升高时，降钙素分泌随之增加。与甲状旁腺激素对血钙调节作用不同，降钙素作用快而短暂，而甲状旁腺激素作用慢而持久，两者协调作用共同维持血钙浓度稳定性。正常血清降钙素浓度为 10～20ng/L，血浆半衰期 1h，主要在肾降解经尿排出。

【适应证】　绝经后骨质疏松症。

【禁忌证】　低钙血症。

【剂量和用法】

1. 鲑鱼降钙素　密钙息（Miacalcin）：针剂每支 50U、100U。肌内注射，每次 50～100U，每周 2～6 次；鼻腔喷雾剂，每支 600U。100～200U/d，分别喷入两个鼻孔。

2. 鳗鱼降钙素　益钙宁（Elcatonin）：针剂每支 10U。肌内注射，每次 10U，每周 2 次，或每次 20U，每周 1 次，4～6 周为 1 个疗程。

【临床疗效】　降钙素是维持骨代谢平衡和调节骨吸收的重要激素。降钙素作用的靶细胞包括破骨细胞和成骨细胞。降钙素急性期作用抑制破骨细胞活性，慢性期作用抑制前破骨细胞分化为成熟破骨细胞、抑制破骨细胞增生和骨吸收，同时促进成骨细胞增生、活性和骨形成。

降钙素进入体内快速与破骨细胞膜降钙素受体（calcitonin receptor，CTR）结合，抑制骨吸收和破骨细胞活性，呈现 Q 作用，而后引起破骨细胞皱缩，呈现 R 作用。破骨细胞内 cAMP 和钙离子作为细胞内第二信使促进 G-蛋白介导的 Q 作用和 R 作用。

人类软骨细胞存在降钙素受体表达，降钙素靶向性保护关节软骨细胞，增加细胞外基质合成和抑制软骨组织退化。降钙素显著降低高骨转换型骨质疏松症的钙丢失，增加脊柱骨密度，但降低脊柱骨折作用低于其他抗骨质疏松症药物。

降钙素显著改善骨小梁结构、增加骨强度、骨骼肌肉活动性和预防病理性骨折，缓解脊柱压缩性骨折引起的脊髓神经压迫症状。降钙素和阿仑膦酸钠联合治疗可呈现药效叠加效应，显著增加腰椎和髋骨骨密度，改善骨小梁和骨强度，但联合治疗增强抑制骨吸收作用不及增强骨形成作用明显。

【不良反应】　①过敏反应，颜面潮红、发热、寒战、皮疹、荨麻疹、心动过速和晕厥；②胃肠道症状，恶心、呕吐、食欲缺乏，偶见腹痛、腹泻、口渴、胃灼热等；③神经系统症状，眩晕、头痛、耳鸣、手足搐搦（低钙血症）。

五、RANKL 抑制药——地诺单抗

【药物学】　地诺单抗°是一种独特的生物制剂，为人类完全性单克隆抗核因子 kappa-B 配体受体激动因子抗体（fully human monoclonal antibody against receptor activator of nuclear factor kappa-B ligand，RANKL），即 RANKL 抑制药。地诺单抗抑制破骨细胞生成、遏制骨吸收、增加骨密度和降低绝经后骨质疏松症妇女脊柱性和非脊柱性骨折风险。2010 年被美国 FDA 和欧洲医药管理局批准用于治疗绝经后骨质疏松症。

人类骨吸收调节系统是 RANKL/RANK/骨保护素（osteoprotegerin，OPG）通路。骨质疏松症发生与 RANK/RANKL/

OPG通路密切相关，因绝经后妇女雌激素减少可引起RANKL高表达、破骨细胞活性和骨吸收增强。骨保护素是自然生成的RANKL可溶性非信号诱饵受体，与RANKL结合后可预防RANKL再与RANK结合，抑制破骨细胞活性而降低骨吸收。地诺单抗即通过抑制RANKL活性，增强OPG作用而治疗绝经后骨质疏松症、多发性骨髓瘤、风湿性关节炎和骨骼佩吉特病。

地诺单抗皮下注射后，药代动力学与剂量呈非线性关系。体内代谢分为3个时期：①长吸收期，最高血药浓度出现于5～21 d，并随剂量增加而升高；②长半衰期32 d；③快速终末期，血清药物浓度快速降低至1000ng/ml。

【适应证】 绝经后骨质疏松症。

【剂量和用法】 针剂，60毫克/支，每6个月1次，皮下注射。

【临床疗效】 地诺单抗-Ⅱ期临床研究发现，地诺单抗以剂量相关方式快速、持久性和可逆性抑制骨转换指标，并持续性增加骨密度和抑制骨转换活性。地诺单抗连续治疗2年，腰椎骨密度增加9.4%～11.8%。髋骨增加4.0%～6.1%，而骨转换指标呈持续降低状态。

地诺单抗-Ⅲ期临床研究(FREEDOM)发现，地诺单抗显著降低新发脊柱骨折率68%，髋骨骨折率降低40%，非脊柱性骨折率降低20%，未发现肿瘤、感染、心血管疾病和骨折修复延缓和低钙血症，也未发生颌骨坏死和注射部位感染等不良反应。地诺单抗-Ⅲ期临床研究(DEFEND)发现，地诺单抗治疗2年，显著增加腰椎、髋骨和桡骨骨密度，而骨转换指标明显降低。

地诺单抗-Ⅲ期临床研究(DECIDE)结果表明，地诺单抗治疗使髋骨密度增加3.5%、股骨颈增加0.6%、大转子增加1.0%、腰椎增加1.1%、桡骨增加0.6%，同时骨转换指标明显降低。地诺单抗-Ⅲ期临床研究(STAND)发现，治疗1年后，地诺单抗和阿仑膦酸钠两组髋骨骨密度增加率，分别为1.90%和1.05%，腰椎和桡骨远端骨密度也增加。地诺单抗中断治疗2年后，髋骨骨密度降低，明显低于继续治疗者，地诺单抗治疗后续作用可持续1年以上。

RANKL/OPG系统在调节心血管功能和血管钙化方面也发挥重要作用。除对骨骼作用外，地诺单抗还具有降低动脉硬化作用。采用地诺单抗治疗的病人中，骨质疏松症和骨量减少患者的心血管疾病发生率无显著性差异。

【不良反应】 包括轻微的咽喉痛和皮疹。湿疹(eczema)发生率为3.0%，蜂窝织炎发生率为0.3%，但总皮肤感染率并不增加。FREEDOM研究也未发现颌骨坏死和不典型应激性骨折病例。然而，地诺单抗对免疫系统的去调节作用可引起遗传过敏性疾病和自身免疫性疾病。

六、他汀类药物

【药物学】他汀(Statin)类药物是胆固醇合成通路的限速酶-3-羟基-3甲戊二酰辅酶A还原酶(3-hydroxy-3methylglutaryl coenzyme A，HMG-CoA，reductase)特异性抑制药，其通过减少胆固醇生成，用于治疗高胆固醇血症、家族性三酰甘油血症和冠状动脉硬化性心脏病。近来研究发现，他汀类药物也通过多种途径增强骨骼同化作用，促进骨形成和抑制骨吸收而试用于治疗骨质疏松症。

他汀类家族药物分为亲脂性和亲水性两类：①亲脂类他汀，包括洛伐他汀(Lovastatin)和辛伐他汀(Simvastatin)；②亲水性他汀，包括阿托伐他汀(Atorvastatin)、普伐他汀(Pravastatin)、西立伐他汀(Cerivastatin)、氟伐他汀(Fluvastatin)、匹伐他汀(Pitavastatin)和瑞舒伐他汀(Androsuvastatin)。

亲脂类他汀药物分子中乳酸内酯环为药物前体，在肝脏内羧基酯酶(carboxyesterase

enzymes)作用下转化为具有生物活性的β-羟酸(β-hydroxy acid),而亲水性他汀药物均具有亲水性开放性羟酸。他汀类药物口服后快速吸收,进入肝脏内进行首过代谢,血浆和骨骼内药物浓度和生物利用率较低。

【药理机制】 他汀类药物作为 HMG-辅酶 A 还原酶特异性抑制药,通过干扰甲羟戊酸途径抑制内源性胆固醇生成、显著降低血脂水平和改善动脉粥样硬化进程。同时,他汀类药物也通过抑制破骨细胞分化、生成和功能,促进骨骼同化作用和骨形成而治疗骨质疏松症。

正常情况下,HMG-CoA 及其还原酶共同促进甲羟戊酸和下游异戊二烯前体物质异戊间二烯化合物牻牛儿基焦磷酸生成,引起 GTP 结合蛋白-谷氨酰胺转肽酶-Rho,Rac 和 Rab 转译后脂质修饰异戊烯化。异戊烯化是将一个类脂链锚定到 GTP 结合蛋白分子上,后者进入破骨细胞膜内促进封闭破骨细胞膜切面形成皱褶边缘,以便于释放含有蛋白水解酶囊泡和溶蚀骨骼的酸性物质而促进骨吸收,是引起骨质疏松症的重要因素。

【对骨骼的作用】

1. 增强骨骼同化作用和促进骨形成　他汀类药物对骨骼呈现同化作用,即通过抑制甲羟戊酸生成、GTP 酶异戊烯化和增强 BMP-2 表达促进成骨细胞分化和骨形成,进而增加血管内皮型一氧化氮合酶(eNOS)活性和一氧化氮(NO)生成。他汀类药物也通过多种细胞因子,包括 TGF-β、FGF-2、IGF-1 和 VEGF,抑制 GTP 蛋白质异戊烯化和磷脂酰肌醇 3 激酶(PI3K)活性而促进成骨细胞分化和骨形成。

亲脂性辛伐他汀(Simvastatin)通过增强 BMP-2 表达抑制骨髓脂肪细胞分化和促进成骨细胞生成;抑制由核因子 κB 配基受体激活因子引起的破骨细胞生成作用;增强钙细胞周期蛋白和膜联蛋白-Ⅰ表达;促进由 p38 丝裂原活化蛋白激酶(MAPK)磷酸化介导的成骨细胞生成作用。

亲脂性洛伐他汀(Lovastatin)通过促进 Cbfa1 和 BMP-2 诱导的非依赖性钙化而增强骨形成;通过增强转录因子 Cbfa1/Runx2 和骨钙素启动子活性,降低 PPARγ 表达 60%;促进骨骼祖细胞从向脂肪细胞分化转为向成骨细胞分化。美伐他汀(Compactin)增强胚胎干细胞骨结节的形成。

2. 他汀降低骨折风险　数据库资料检索显示,他汀降低老年妇女骨折率 50%,特别是目前仍在接受他汀治疗者。英国全科医生记录数据库(GPRD)巢式病例对照分析资料也表明,他汀显著降低绝经后妇女总骨折率和髋骨骨折率。丹麦病例对照性研究发现,他汀长期治疗显著降低老年妇女症状性和无症状骨折风险,但普伐他汀和非他汀类降脂药无此作用。

另外,4 项前瞻性临床研究,包括骨质疏松性骨折研究(SOF)、骨折干预试验(FIT)、心脏和雌激素/孕激素替代研究(HERS)和鹿特丹研究资料荟萃分析表明,他汀类药物均降低髋骨和非脊柱骨折风险,即使在排除了年龄、BMI、吸烟、双膦酸盐和雌激素治疗的影响后,他汀仍降低髋部骨折率 57%,降低非脊椎骨折率 31%。

然而,也有些研究并未发现他汀类药物降低骨折风险,而健康药物使用者效应等混杂因素也可能影响对他汀类药物治疗骨质疏松症的评估。两项他汀类药物对照性临床研究,即普伐他汀长期治疗缺血性心脏病研究(long-time intervention with pravastatin in ischemic disease, LIPID)和斯堪的纳维亚辛伐他汀生存研究(Scandinavian simvastatin survival study, 4S)均未发现他汀显著降低骨折率。美国 WHI 队列研究在排除混杂因素后,也未发现他汀显著降低绝经后妇女骨折风险和改善骨密度作用。据此,他汀降低骨折的作用仍需要进行大型随机对照性临床研究加以证实。

3. 他汀增加骨密度 病例对照性研究发现，他汀治疗增加脊柱和股骨颈骨密度。WHI 研究也表明他汀增加脊柱和髋部骨密度。他汀治疗增加糖尿病患者股骨颈和全髋关节骨密度。不同他汀类药物增加骨密度作用无显著性差异，如氟伐他汀(Fluvastatin)治疗6个月妇女的腰椎骨密度增加2.2%，而普伐他汀治疗妇女骨密度则减少0.4%。另外，他汀治疗骨质疏松症时，女性骨密度增加幅度高于男性，可能与男性骨质疏松症多为成骨细胞功能降低，而女性多为雌激素降低引起的骨吸收增强相关。

临床研究发现，高脂血症本身即具有预防骨质疏松症和骨折作用，如40～70岁男性高脂血症与骨密度间呈正相关。另外，他汀类药物增强雌激素增加骨密度作用，如阿托伐他汀(Atorvastatin)和利塞膦酸钠联合治疗可显著增加高脂血症绝经后妇女骨密度和降低骨质疏松症风险。纵向研究也发现辛伐他汀治疗增加骨密度。然而，澳大利亚绝经后妇女他汀治疗研究和早期绝经后妇女骨质疏松症高危因素和预防研究均未发现他汀增加股骨颈和腰椎骨密度和降低骨折风险作用。

4. 他汀改善骨骼代谢生化标志物 研究发现，高脂血症妇女接受辛伐他汀治疗4周后血清骨钙素浓度明显增加，但其他骨代谢生化指标，包括血清骨特异性碱性磷酸酯酶、尿脱氧吡啶诺林、Ⅰ型胶原交联N-肽(NTX)无明显变化，证实辛伐他汀对骨骼呈现同化作用。纵向研究表明，辛伐他汀治疗1年后，显著增加绝经后妇女脊柱骨密度和骨碱性磷酸酶，而血清Ⅰ型胶原交联C-肽(CTX)无明显变化，对绝经后骨质疏松症妇女血清甲状旁腺激素(PTH)和骨形成生化标志物也无显著影响。

辛伐他汀在抑制HMG-CoA还原酶活性的剂量下，对骨量减少的绝经后妇女的骨形成指标(血清骨特异性碱性磷酸酶)或骨吸收指标(NTX和CTX)均无明显影响。辛伐他汀以剂量依赖性方式降低骨特异性碱性磷酸酶和CTX浓度，而阿托伐他汀无此作用。他汀类药物在改善脂代谢的同时也对骨骼呈现同化作用，促进骨形成、增加骨密度和降低骨折风险，亲脂性他汀类药物优于亲水性他汀类药物，但其对骨骼的作用也存在个体差异性和健康使用者效应等偏倚现象。

然而，亲水性西立伐他汀(Cerivastatin)无促进骨形成作用，而呈现类似于双膦酸盐抗骨吸收作用。氟伐他汀对骨骼形成标志物也无显著影响，但显著降低老年骨质疏松症妇女骨吸收标志物浓度。阿托伐他汀显著减少高脂血症妇女尿CTX排出量，而不影响骨特异性碱性磷酸酶和骨钙素浓度，其对骨骼有益作用仅限于中老年妇女作用。普伐他汀增加绝经后高胆固醇血症妇女Ⅰ型前胶原-N-端前肽(PINP)浓度，而不影响骨吸收率。

5. 抑制内源性氧自由基生成，呈现抗氧化剂作用 亲脂性辛伐他汀抑制破骨细胞分化基因标志物-抗酒石酸磷酸酶的表达和破骨细胞生成过程中H_2O_2-氧自由基(ROS)诱导的信号通路，即通过阻断ROS激活NF-κB、蛋白激酶B(AKT)、分裂原活化蛋白激酶信号通路，包括c-JUN N-端激酶、p38 MAP激酶和细胞外信号调节激酶作用，清除细胞内ROS和抑制破骨细胞生成，而呈现抗氧化剂作用。

另外，辛伐他汀强烈抑制IκBα磷酸化和IκBα激酶活性而抑制NF-κB信号通路的激活；阻断由RANKL介导的NF-κB、AKT、JNK、p38和ERK信号通路激活，而引起破骨细胞生成减少；抑制与骨吸收相关的基质金属蛋白酶-9活性，呈现抗RANKL作用和抗骨吸收作用。

6. 他汀药物缓释系统的研制 亲脂性和亲水性他汀类药物分别通过被动扩散和主动运输进入肝脏内进行代谢，但亲脂性他汀类药物口服后生物利用度很低(＜5%)，而亲水性他汀类药物在骨骼内的浓度更低，因此，设计一种稳定性释放和维持骨骼局部内高他汀浓度的给药方法是有效治疗骨质疏松症的临床需要。动物实验研究发现，他汀类药物缓释系统有利于维持较为恒定的骨骼和血液中药物浓度以保证治疗效果，包括皮下注射辛伐他汀甲基纤维素凝胶和聚乳酸凝胶；特异性定点靶向释放系统和共轭物释放系统均处于试验研究阶段。

总之，虽然他汀类药物具有改善脂代谢、促进骨骼同化作用和防治绝经后骨质疏松症作用，但尚未被药监部门正式批准作为治疗骨质疏松症药物。今后仍需要进行大样本、随机对照性临床研究观测他汀类药物治疗骨质疏松症的作用和安全性。

七、新研发的药物

1. 组织蛋白酶 K 抑制药　组织蛋白酶 K 是正常破骨细胞性骨吸收关键酶类，而组织蛋白酶 K 抑制药（cathepsin K inhibitors），包括 Balicatib（AAE581）、Odanacatib（MK-0822）和 Relacatib 可显著增加髋骨和腰椎骨密度和降低骨转化指标。

2. 非受体酪氨酸激酶抑制药　Src 激酶为非受体酪氨酸激酶，属于蛋白激酶 Src 家族成员，是维持破骨细胞活性和成活的重要酶类。口服型 Src 激酶抑制药 Saracatinib 具有抑制破骨细胞介导的骨吸收作用，而无明显不良反应。

3. 骨硬化素和 DKK1 蛋白单克隆抗体

骨硬化素和 Dickkopf-1（DKK-1）蛋白单克隆抗体靶向作用于骨骼系统，阻断骨硬化素和 DKK-1 蛋白对成骨细胞的抑制作用，增加骨密度和骨强度，促进骨形成。以上 3 种药物均处于试验研究阶段，可望发展成为防治骨质疏松症新一代药物。

第十三节　植物雌激素

植物雌激素（phytoestrogen）是生化结构和功能类似于 17β-雌二醇的植物药，属于多酚类化合物，药理特性类似于选择性雌激素受体调节药（SERM）。植物雌激素为豆类、谷类、水果和蔬菜次生代谢产物，具有调节人体新陈代谢，保护心血管、骨骼、神经系统和免疫系统功能，调节生殖内分泌、改善认知和精神健康等作用。

【种类】　植物雌激素，依生化结构分为黄酮类（flavonoids）、异黄酮类（Isoflavonoids）、木酚素类（lignans）、香豆雌酚类（coumestans）和芪类（stilbenes）。

1. 黄酮类　包括芹黄素、槲皮素、柚皮素、儿茶素、木犀草素；存在于红色或黄色水果、蔬菜和茶叶。

2. 异黄酮类　包括染料木黄酮（高金雀花碱）、鸡豆黄素 A、大豆黄素-牛尿酚，芒柄花黄素，存在于黄豆及其制品。

3. 木酚素类　包括开环异落叶松脂素、罗汉松脂素、肠二醇、肠内酯，存在于亚麻籽、全谷类、水果和蔬菜。

4. 香豆雌酚类　香豆雌醇，存在于红三叶草、豆类、葵花籽、苜蓿。

5. 芪类（二苯乙烯苷）　白芦藜醇，存在可可粉、葡萄和红酒。植物雌激素分类和化学结构。植物雌激素分类和结构，见图 10-13。

【药动学】　植物雌激素富含 β-D-葡糖苷（β-D-glycoside），在大豆异黄酮、染料木黄酮和染料木苷中含量为 55%～65%；在黄豆苷元和大豆苷中为 30%～35%；在黄豆黄苷、黄豆黄素、鸡豆黄素 A 和芒柄花黄素＜10%。无药物活性的 β-D-葡糖苷在肠壁细菌 β-葡糖苷酶作用下转化为具有生物活性的多种糖苷配基，如黄豆苷元和染料木黄酮等而吸收。植物雌激素吸收后，在肝内与葡萄糖醛酸结合，少量与硫酸结合，经尿排出。血中植物雌激素含量不足3%，浓度水平仅为ng/ml级。黄豆苷元和染料木黄酮血浆半衰期分别为9h和7h。不食用大豆食品时，血液异黄酮浓度<40nmol/L)，而食用较多大豆食品时，血液异黄酮浓度增加至μmol/L级水平。亚洲人每天摄入异黄酮数量为50mg/d，明显高于西方国家1～3mg/d。亚洲妇女血清染料木黄酮平均浓度为25μg/L(92.5nmol/L)，略低于素食妇女，非素食妇女血清染料木黄酮浓度低于2 μg /L(7nmol/L)。

在肠道微生物丛细菌作用下，染料木黄酮和黄豆苷元代谢生成对乙基苯酚、牛尿酚(equol，雌马酚)和去氧甲基安哥拉紫檀素(*O*-desmethylangolensin，*O*-DMA)。然而，人群中仅有30%～50%能生成牛尿酚，80%～90%生成*O*-DMA。亚裔和非亚裔妇女，黄豆苷元向异黄酮牛尿酚(isoflavonoid equol)转化率分别50%和25%，这种种族和个体差异性与长期食用豆类食物相关的肠道内菌群及其功能变化相关。植物雌激素体内代谢，见图10-14。

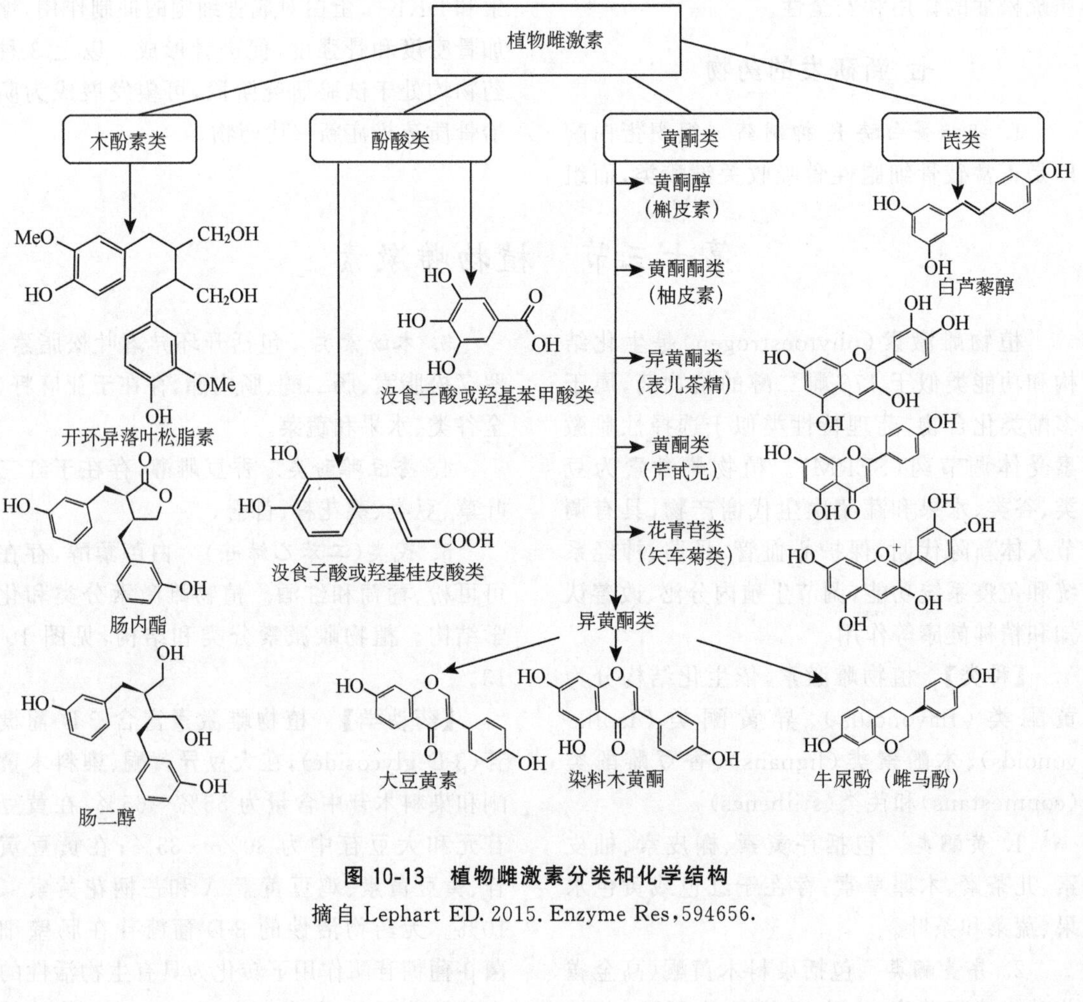

图10-13　植物雌激素分类和化学结构

摘自Lephart ED. 2015. Enzyme Res, 594656.

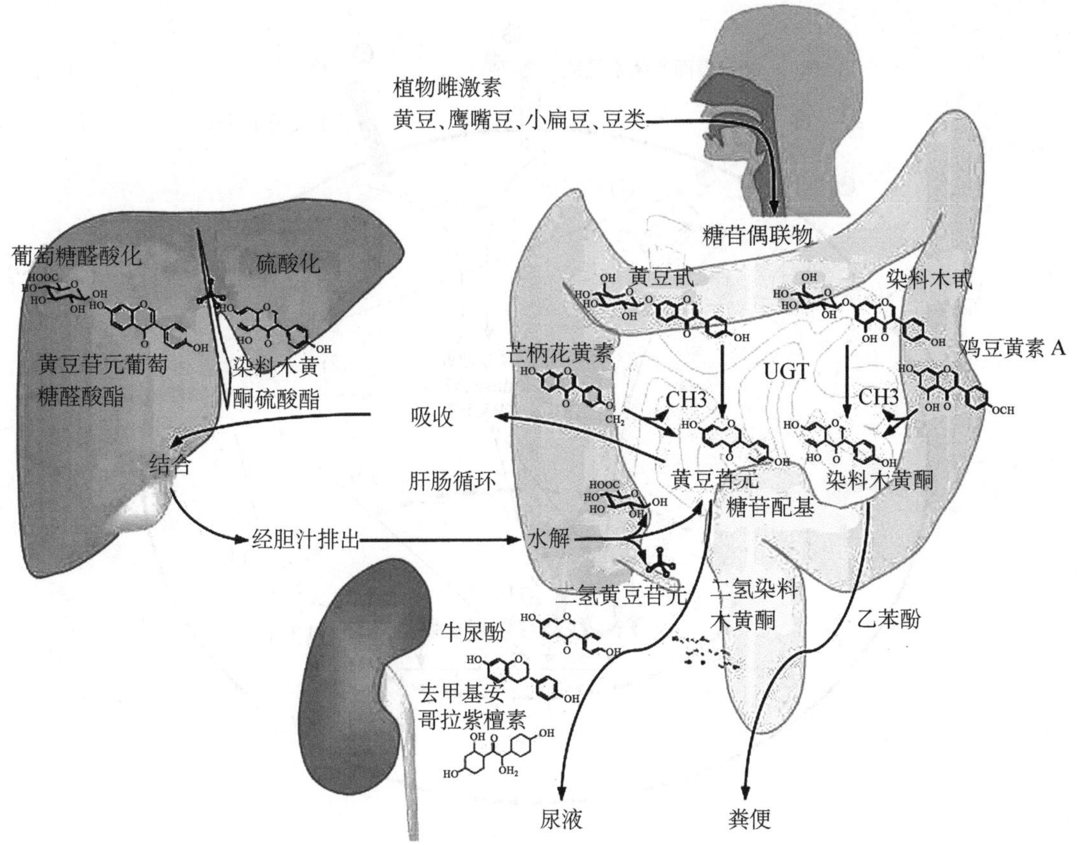

图 10-14 植物雌激素体内代谢

摘自 Dietz BM, et al. 2016. Pharmacol Rev, 68(4): 1026-1073.

植物木酚素，开环异落叶松脂素和罗汉松脂酚，在肠微生丛细菌作用下，转化为哺乳类木酚素、肠内酯和肠二醇。植物雌激素在豆类食品中含量最多，每克大豆蛋白含有异黄酮 3.5mg，每 100g 豆腐和 250ml 豆浆含有 25mg 异黄酮，精制大豆食品（豆豉和豆酱）在加工过程中将丢失 80%～90% 异黄酮。

【作用机制】

1. 与雌激素受体的关系 植物雌激素通过雌激素受体依赖性和非雌激素受体依赖性方式发挥药理作用。植物雌激素以剂量依赖性方式与雌激素受体（ER）结合，但相对结合力（relative binding affinity, RBA）仅为雌二醇的 1/10 000～1/1000，其中染料木黄酮、香豆雌酚和芹黄素的 RBA 为雌二醇的 1/100～1/10。值得注意的是，多数植物雌激素选择性与 ERβ 结合，与 ERβ 的亲和力明显高于 ERα，如染料木黄酮、黄豆苷元和芹黄素与 ERβ 亲和力高于 ERα 7～10 倍，呈现抗雌激素作用。

除经典的受体机制外，植物雌激素作为过氧化物酶体增殖物激活受体（PPAR）配体，可与非经典雌激素受体 GPER1（GPR30）、雌激素相关受体和芳烃受体结合而发挥作用。

植物雌激素作为外源性雌激素，也可通过非受体机制发挥作用，即通过氧化应激通

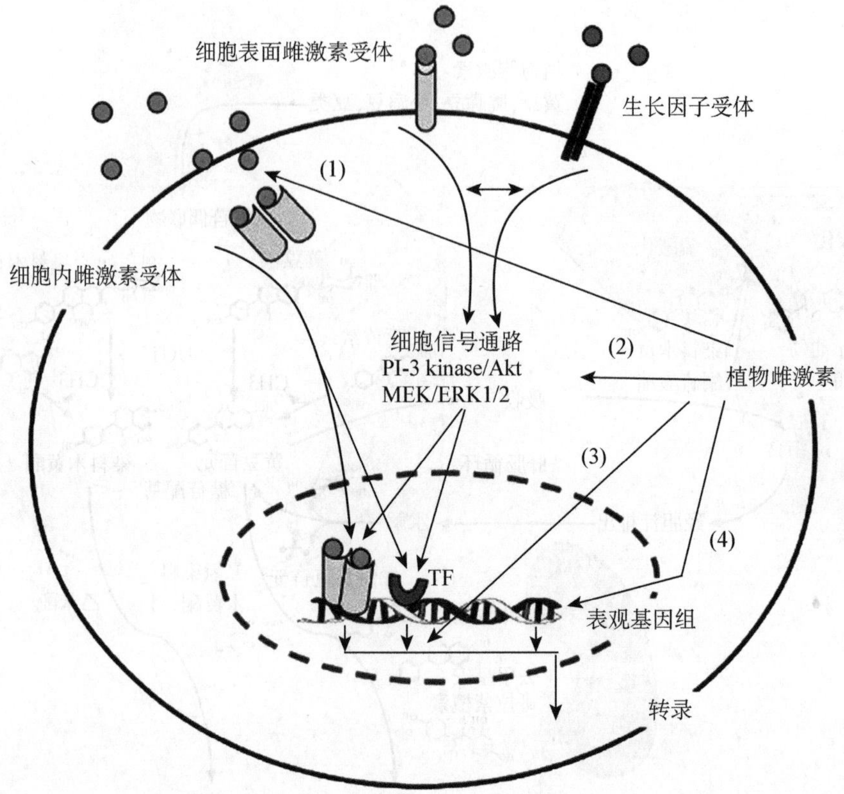

图 10-15 植物雌激素作用机制

摘自 Bilal I, et al. 2014. World J Clin Oncol, 5(4): 705-712.

路、酪氨酸激酶通路、核因子-κB、细胞外信号调节激酶通路和调节其他转录因子(AP-1等)非配体依赖性转录活性而发挥作用。

植物雌激素调节 ER 基因转录的机制包括:①以雌激素激动药或拮抗药作用调节 ER 转录活性;②通过与细胞表面受体或生长因子受体结合,激活细胞内信号系统和基因转录;③通过抑制或激活基因转录,调节细胞凋亡和细胞增殖周期;④诱发 DNA、组蛋白、RNA 的表观遗传学变化,调节蛋白的转录和翻译。植物雌激素作用机制,见图 10-15。

2. *雌激素和抗雌激素作用* 植物雌激素类似于 SERM,在体内呈雌激素或抗雌激素活性,与靶细胞 ERα 和 ERβ 组成比例相关。异黄酮可竞争性替代雌二醇与 ERβ 结合,抑制细胞增生、血管生成、酪氨酸激酶和拓扑异构酶活性,呈抗雌激素作用。染料木黄酮的雌激素活性高于鸡豆黄素-A 和黄豆苷元。

植物雌激素在体内药理作用,也与植物雌激素-受体复合物在细胞核内所募集的辅调节因子,包括辅激活因子或辅抑制性因子相关。多数植物雌激素-ERβ 复合物与辅抑制因子结合,选择性激活 ERβ 转录性抑制通路,呈现抗雌激素作用。

3. *对芳香酶的作用* 植物雌激素中黄酮类和异黄酮类具有抑制芳香酶作用,IC_{50} 值为 0.1～10μmol/L,高于甾体抑制药 4-羟雄烯二酮 IC_{50} 100 倍;抑制 17β-羟基类固醇脱氢酶-1(17β-HSD-1)活性,降低 E_1 向 E_2 转化率。植物雌激素抑制芳香酶启动子激活作用,但仅当血浆植物雌激素浓度达到 1～10μmol/L 才能抑制芳香酶活性,当血浆浓度达到 1μmol/L～100mmol/L 才呈现抗乳腺癌作用。然而,对于卵巢颗粒细胞,低剂量(nmol/L)染料木黄酮、鸡豆黄素 A 和大豆黄素即可抑制芳香酶活性。

4. 对表观遗传学的作用 表观遗传学或表观遗传变异指基因表达可遗传性变化,包括 DNA 核苷酸序列突变、DNA 甲基化、组蛋白乙酰化和微小型非编码 RNA 形成等。植物雌激素通过与组蛋白甲基转移酶、烟酰胺腺嘌呤二核苷酸依赖性组蛋白脱乙酰基酶和其他修饰染色质结构因子结合,改变 DNA 活性和表观遗传学特性。

研究发现,染料木黄酮和黄豆苷元(μmol/L)可逆转乳腺癌细胞中 DNA 过度甲基化,恢复肿瘤抑制基因 BRCA1 和 BRCA2 表达。大剂量染料木黄酮、白芦藜醇、姜黄素和表没食子酸儿茶精(EGCC)可引起乳腺癌细胞脱氧核糖核酸甲基转移酶(DAMT)-mRNA 表达降低。染料木黄酮 10nmol/L 可下调乙酰化组蛋白、周期素 D1 和半胱氨酸天冬氨酸前体表达,抑制雌二醇和 EGF 促进乳腺癌细胞生长作用。

大剂量染料木黄酮 20～40μmol/L 增强乳腺癌抑制基因 $p21^{WAF1}$ 和 $p16^{INK4a}$ 表达,降低组蛋白去乙酰基酶(HDAC)活性和增强组蛋白甲基转移酶(HMT)活性。因此,植物雌激素可通过跨代机制引起 DNA 表观遗传学变化。

婴儿喂养和早期发育研究中表观基因组扫描发现,出生后即给予大豆代乳品喂养的女婴,雌激素反应基因(*PPR5L*)中胞嘧啶磷酸鸟苷(CpGs)甲基化水平明显高于牛乳喂养女婴。焦磷酸测序显示,两种喂养方法的 DNA 甲基化差异性于出生后 126d 达到统计学水平。染料木黄酮暴露小鼠的阴道细胞 *Prr5l*-mRNA 降低 50%;因此,大豆代乳品通过降低雌激素反应基因表达而改变女婴阴道细胞 DNA 甲基化水平。

【药理作用】 植物雌激素具有多方面临床药理作用,既呈现对机体有益作用,包括类雌激素样作用、类 5-羟色胺能样作用、抗炎作用、抗过氧化作用和化学预防作用,也存在某些副作用和毒性。植物雌激素药理作用,见图 10-16。

1. 对绝经后综合征的作用 东方国家绝经后妇女潮热发生率较低与食用较多大豆食品相关。大豆异黄酮具有预防和缓解潮热作用,但不能有效改善其他全身症状。25 项临床研究荟萃分析表明,大豆异黄酮降低潮热发作频率 20.6%,降低潮热严重程度 26.2%。染料木黄酮和大豆异黄酮降低潮热发作频率的剂量分别为≥18.8mg/d 和 40mg/d。

绝经前妇女,服用大豆异黄酮 40mg/d,12 周,血清雌二醇和雌酮浓度均降低,SHBG 增加,月经周期延长;服用 1 年,血液性激素浓度和月经周期无明显变化。绝经后妇女,大豆异黄酮 40mg/d,治疗 3 个月,潮热和夜汗发生率分别降低 57%和 43%;亚麻籽治疗 6 周具有类似的作用。

绝经后妇女,红三叶草 80mg/d 显著改善情绪和认知症状;雷克斯黄酮(Rexflavone)350mg/d,显著改善 Kupperman 指数和睡眠质量;异黄酮红三叶草复合制剂 80mg/d 显著缓解潮热、情绪、疼痛和认知症状。牛尿酚(equol)30mg/d 明显改善无牛尿酚生成妇女的情绪症状,中药厚朴提取物显著降低潮热,改善情绪和睡眠。

经过多年临床观察,欧洲食品安全局(EFSA)认为,异黄酮对于绝经后妇女乳腺、甲状腺和子宫无不利影响。最近,北美绝经学会也确认异黄酮不增加发生乳腺癌和子宫内膜癌风险。目前,欧洲已将异戊烯基黄酮用于治疗绝经期综合征。在比利时,具有较

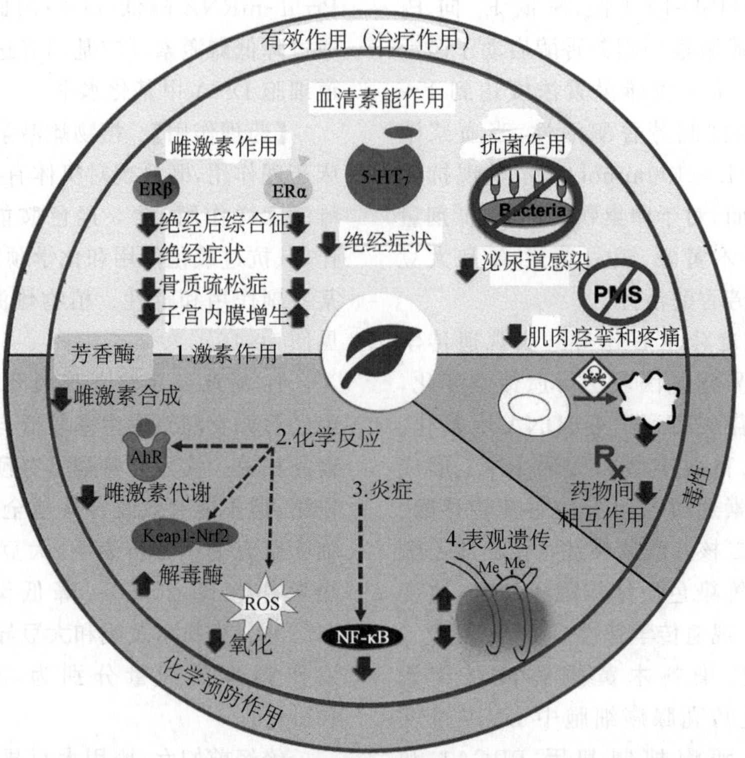

图 10-16　植物雌激素药理作用

摘自 Dietz BM, et al. 2016. Pharmacol Rev, 68(4): 1026-1073.

强雌激素活性 8-异戊二烯基三羟黄烷酮（异戊烯基柚皮素）也用于治疗绝经期综合征。

2. *对骨骼的作用*　大豆蛋白、异黄酮和依普黄酮增强绝经后妇女骨骼健康。亚洲流行病学调查表明，大豆蛋白降低骨折率 1/3，显著降低骨质疏松症风险，作用类似于牛乳。异黄酮改善绝经后妇女骨转化率和增加骨密度。异黄酮 105mg/d，服用 50d，增加骨钙量 7.6%，增强利塞膦酸钠疗效，而大剂量（50～100mg/d）疗效更显著。大豆异黄酮骨骼保护作用优于浓缩染料木黄酮，也不受机体牛尿酚代谢状态的影响。染料木黄酮（30mg）和性激素治疗（雌二醇 1mg＋炔诺酮 0.5mg）1 年，两者均显著增加股骨骨密度。

3. *对子宫内膜的作用*　西方国家子宫内膜癌发生率明显高于亚洲和非洲国家。欧洲药物安全局（EFSA）25 项临床研究分析，认为大豆异黄酮对子宫内膜无不利影响；大豆摄入量与子宫内膜癌发生率呈负相关（RE＝0.81，CI＝0.72～0.91）；降低子宫内膜癌风险，亚裔妇女为（RE＝0.79，CI＝0.66～0.95），非亚裔妇女为（RE＝0.83，CI＝0.71～0.96）。绝经前期简单型子宫内膜增生妇女，染料木黄酮 54mg/d，治疗 6 个月，临床疗效类似于炔诺酮治疗。

临床研究（Quaas，2013）显示，绝经后妇女（45～92 岁），大豆异黄酮 154mg 治疗随访 3 年，治疗前后子宫内膜厚度和组织学无明显变化，对照组和治疗组子宫内膜增生和子宫内膜癌发生率分别为 14.3% 和 0。因此，大豆异黄酮不增加绝经后妇女子宫内膜厚度、子宫内膜增生和子宫内膜癌风险。

4. *对心血管功能的作用*　植物雌激素调节血管内皮细胞增生，维持内皮细胞完整性和降低血管通透性。染料木黄酮抑制 TNF-α 诱导的人类主动脉内皮细胞凋亡；增强主动脉内皮细胞和人类脐静脉内皮细胞（HUVEC）eNOS 活性，促进一氧化氮（NO）生成；调节血管平滑肌（VSM）Ca^{2+}、K^{+} 离子通道和酪氨酸激酶功能、降低血管张力，引起血管扩张和改善微循环功能。

植物雌激素引起前列环素（PGI_2）分泌增加，增强内皮依赖性血管扩张作用；抑制血管平滑肌细胞增生；降低血管紧张素转化酶（ACE）活性，维持血液中血管紧张素Ⅱ和血管扩张因子 Ang-(1～7) 和缓激肽间生理平衡。植物雌激素调节细胞外基质，包括胶原、弹性蛋白、糖蛋白、葡糖氨基聚糖和蛋白聚糖生成。植物雌激素调节多种基质金属蛋白酶表达和活性，抑制血小板凝聚和动脉粥样硬化，呈现对心血管保护作用。

绝经早期（≤5 年）妇女，即雌激素治疗窗口期或雌激素消退期，大豆蛋白 25g/d（91mg 异黄酮），治疗 3 年，可抑制颈动脉内膜中层厚度（CIMT）进展。然而，大豆蛋白 40g/d(50 mg 异黄酮)，治疗 6 个月，则不能抑制 CIMT 的发展。

大豆和大豆油富含不饱和脂肪酸（omega-3，omega-6）均有益于心血管健康。两项亚洲研究显示，大豆蛋白降低冠心病风险，中国 RR＝0.25（CI＝0.10～0.63），日本 RR＝0.55（CI＝0.26～1.09）。另外，植物雌激素降低高危心血管因素，包括臀-腰围比值、三酰甘油和代谢指标，木酚素作用高于异黄酮。异黄酮抗炎和抗氧化作用改善绝经后妇女血管内皮细胞功能，降低冠心病风险。

5. 对脂代谢的影响　大豆蛋白降低血液胆固醇浓度的阈值为 25g/d，但亚洲国家居民每天摄入量远远超过以上标准。AHA 有关 22 项研究的荟萃分析结果显示，大豆蛋白降低血清 LDL-C 4%～6%，降低三酰甘油 5%，升高 HDL-C 1%～3%，降低收缩压 2～5mmHg，降低卒中风险 6%～14%和冠心病风险 5%～9%，高脂血症患者降低更明显。

研究表明，绝经后妇女［(65±6)岁］服用异黄酮制剂（Karinat）500mg，每日 3 次，治疗 1 年。治疗组和对照组妇女，总胆固醇分别降低 6.3%和 5.2%（$P=0.020$）；LDL-C 分别降低 7.6%和 5.2%；HDL-C 分别降低 3.4%和 4.5%（$P=0.038$）；三酰甘油分别降低 6.0%和 7.1%；明显降低 CIMT，抑制现存粥样硬化斑块发展和新生斑块形成，呈现对心血管功能的保护作用。

6. 对胎儿的影响　妊娠期妇女服用大豆异黄酮对胎儿发育呈现不利影响。妊娠期妇女血清 SHBG 与雌激素有高度结合力，而与植物雌激素结合力却很低，因此母体血清高植物雌激素浓度可引起胎儿宫内发育异常。值得注意的是，人类胎儿体内甲胎蛋白，既不能与雌二醇结合，也不能与植物雌激素结合，因此 AFP 对胎儿无保护作用。

临床检测表明，妊娠第二、三孕季羊水中，染料木黄酮和大豆异黄酮浓度类似于成人水平，高于妊娠期羊水雌二醇浓度 10～20 倍。妊娠过程中，胚胎组织分化敏感期，染料木黄酮具有维持卵巢卵细胞巢完整性和抑制破裂作用，可引起卵巢多卵泡发育，即卵巢多囊性变。

7. 对婴儿的影响　植物雌激素可通过乳汁排出，因此人类婴儿也可通过吸吮乳汁而暴露于植物雌激素。然而，植物雌激素对婴儿最大的影响，莫过于长期服用大豆代乳品。出生后，以大豆代乳品喂养的婴儿，异黄酮摄入量为 6～9mg/(kg・d)，血清染料木黄酮浓度为 1～5μmol/L，高于亚洲妇女 10～50 倍，高于美国非素食妇女 100～700 倍，而更重要的是，高于 2 岁幼儿正常血清雌二醇浓度 13 000～68 000 倍。即使染料异黄酮雌激素活性低于雌二醇 1000～10 000 倍，但婴儿血清高浓度染料异黄酮可呈现明显的雌激素活性而影响正常发育，如婴儿以大豆代乳品喂养 6 个月可引起阴道上皮增生和角化现象，并通过下调雌激素反应性基因(PPR5L)表达而增加女婴阴道细胞DNA甲基化水平(Harlid,2016)。因此，妊娠期和哺乳期妇女禁忌服用植物雌激素和大豆异黄酮。

检测表明，大豆代乳品喂养的婴儿，血清染料异黄酮浓度的第25、第50和第75百分位数浓度分别为405.3ng/ml、890.7ng/ml和1455.1ng/ml(1.5μmol/L、3.3μmol/L和5.3 μmol/L)，而第95百分位数浓度为10.2μmol/L (2800 ng/ml)。与之相反，牛乳或母乳喂养的婴儿，血清异黄酮浓度微乎其微。

婴儿期大豆代乳品喂养对生长发育具有远期影响，包括月经初潮提前；自身免疫性疾病、子宫肌瘤、子宫内膜异位症、卵巢功能和生育力异常。妊娠妇女为素食者，所生育男婴尿道下裂(hypospadias)发生率增加5倍。基于大豆代乳品对婴儿健康的影响，美国儿科学会(AAP)规定大豆代乳品仅限于半乳糖血症(galactosemia)和乳糖酶缺乏症(lactase deficiency)婴儿食用。

8. 对性发育的影响　观察性研究(ALSPAC)，7000名女婴，出生后4个月前开始大豆代乳品喂养者，部分女婴于42个月出现女性男性化现象，而对男婴影响不明显；2920名青春期早期食用较多豆类食品少女中，25%月经初潮提前于12岁前出现。婴儿期大豆代乳品喂养可引起成年后月经期延长和严重痛经；20 000名婴儿期大豆代乳品喂养的妇女，子宫肌瘤发生率轻度增加，类似于己烯雌酚(DES)作用。

病例对照性研究发现，在200名年龄8～10岁少女中，血清异黄酮(黄豆苷元和染料木黄酮)浓度升高与中枢性性早熟相关。血清异黄酮浓度中度升高者(30～70nmol/L)，或高度升高者(≥70nmol/L)，发生性早熟风险明显高于低水平者(＜30nmol/L)4倍。青春期乳房发育延迟与尿中异黄酮升高相关。然而，美国多中心前瞻性研究，1100名少女纵向观察，未发现尿中植物雌激素浓度与乳房发育之间存在相关性。

荟萃分析(15项临床研究)表明，大豆蛋白或异黄酮对男性总睾酮、游离睾酮、性激素结合球蛋白(SHBG)、睾酮游离指数无明显影响。然而，文献报道2例因服用大剂量异黄酮而引起的男性女性化病例，其中1例服用异黄酮剂量为360mg/d，高于平均摄入量9倍，血清雌激素浓度明显升高。另一例血清睾酮降低。然而，服用异黄酮150mg/d则较少影响女性血清雌激素浓度。

9. 对生育功能的影响　大豆蛋白增加月经周期长度，虽不影响排卵功能，但可推迟排卵时间。异黄酮改善生育功能。前瞻性研究显示，辅助生育(ART)周期中，服用异黄酮与胎儿成活率间呈正相关。辅助生育(IVF)中，食用大豆蛋白可消除不利于生育功能的内分泌干扰物双酚A影响。另外，5项临床研究表明，异黄酮并不影响精子浓度和质量，服用异黄酮6个月，可改善精子数量和质量。

10. 对糖尿病的作用　流行病学调查表明，东方国家2型糖尿病(T2D)发生率明显低于北美和欧洲，与食用较多豆类食品相关。亚洲国家大豆食品摄取量，泰国为2.0g/d，朝鲜为9.6g/d，中国和日本为5～9g/d,；平均异黄酮摄取量为6～75mg/d，日本和荷兰为0.4mg/d，美国为0.3mg/d。

植物雌激素预防糖尿病的作用机制包括：①降低肝脏葡萄糖-6-磷酸酶(G6Pase)、磷酸烯醇丙酮酸羧激酶(PEPCK)、脂肪酸合酶、β-氧化和肉碱软脂酰基转移酶活性；②异黄酮通过过氧化物酶体增生物激活受体(PPAR)通路呈现抗糖尿病作用；③染料木黄酮和黄豆苷元显著增加PPARα和PPARγ指导基因表达2～4倍；增加葡糖激酶和抗氧化酶活性；④染料木黄酮增加胰岛内胰岛素(+)B细胞增生和数量，增强细胞活力、促进胰岛素分泌和预防细胞凋亡。

中国上海妇女健康研究发现，正常体重，年龄 40～70 岁妇女，大豆蛋白摄入量与尿糖间呈负相关；尿中异黄酮代谢产物浓度与空腹血糖、胰岛素、糖化血红蛋白和胰岛素抵抗指数（HOMA-IR）间呈负相关。然而，March 于 2010 年有关 24 项研究的荟萃分析结果显示，未证实空腹血糖和胰岛素浓度与大豆摄入量间存在相关性。总之，植物雌激素防治 T2D 的作用存在争议。

11. *对乳腺癌的作用*　流行病学调查表明，食用较多豆制品亚洲妇女乳腺癌发生率明显低于西方国家妇女，提示豆类和大豆异黄酮具有预防乳腺癌作用。植物雌激素早期摄入假说认为，儿童期和青春期食用较多豆类食品降低成年期发生乳腺癌风险 25%～60%。中国上海妇女健康研究，青春期摄入较多大豆食品妇女，乳腺癌风险显著降低（HR＝0.53，CI＝0.32～0.88）；即使青春期食用豆制品较多，而生育期食用较少也具有预防乳腺癌作用（HR＝0.56，CI＝0.31～1.00）；成年期摄入豆制品预防乳腺癌作用较弱（HR＝0.63，CI＝0.43～0.91）。

植物雌激素通过抑制 CYP19 基因表达、降低芳香酶和 17β-羟基类固醇脱氢酶（17β-HSD）活性，减少局部雌激素生成而呈现抗乳腺癌作用。大豆异黄酮可降低绝经后妇女，ER（＋），PR（＋）乳腺癌发生率和复发率。研究发现，不同植物雌激素促进乳腺癌细胞系 MCF-7 增生作用，从强到弱次序为：鹰嘴豆素 A＞染料木黄酮＞柚皮素＞芹黄素＞白杨黄素；抑制芳香酶作用，从强到弱次序为：白杨黄素＞柚皮素＞染料木黄酮＞芹黄素＞鹰嘴豆素 A＞槲皮素。

值得注意的是，低剂量植物雌激素促进乳腺癌细胞生长，而超饱和剂量（≥10μmol/L）才能抑制周期素 D_1 及其依赖性激酶（cyclin-dependent kinases，CDKs）表达，增强周期素依赖性激酶抑制因子 p21、p27 和肿瘤抑制基因 p53 表达；增加 Bax/Bcl-2 比值，下调周期素 D_1 表达，抑制细胞周期和乳腺癌生长。

前瞻性研究显示，乳腺癌确诊后服用大豆食品可改善肿瘤预后，如对 11 000 名乳腺癌妇女的观察研究表明，确诊后服用大豆食品显著降低乳腺癌复发率（HR＝0.85，CI＝0.77～0.93）和死亡率（HR＝0.79，CI＝0.72～0.87），亚裔和非亚裔妇女的反应性相同。

12. *对认知功能的作用*　雌激素和植物雌激素对阿尔茨海默病和认知功能影响存在争议。临床研究荟萃分析（10 项研究，1024 例），大豆异黄酮对绝经后妇女认知功能和视觉记忆呈现有益作用，但为时 3 年观察性研究并未发现大豆异黄酮改善绝经后妇女（300 例）认知功能。阿尔茨海默病妇女，异黄酮 100mg/d 治疗 6 个月，未显示改善认知功能。简言之，现有的研究资料不支持推荐大豆异黄酮治疗老年认知功能障碍。

13. *对精神心理健康的影响*　精神抑郁症发生率女性高于男性 2 倍，与年龄相关的生殖激素变化相关。纵向研究发现，绝经期是抑郁症复发和新发的高峰期，而异黄酮治疗具有抗抑郁症作用。意大利研究表明，绝经后妇女服用染料木黄酮 54mg/d 可改善抑郁症症状。日本研究显示，绝经前后妇女服用异黄酮 25mg/d，可改善抑郁和焦虑症状评分，但低剂量异黄酮 12.5mg/d 治疗不能改善症状。绝经后妇女抑郁症，异黄酮 100mg/d，治疗 3 个月，临床疗效类似于舍曲林（Zoloft，50mg/d）和百忧解（Prozac，10mg/d），而舍曲林与异黄酮联合治疗作用优于单一药物治疗。

14. *对甲状腺功能的影响*　荟萃分析表明，大豆和异黄酮均不影响甲状腺功能。欧洲食品安全局（EFSA）也确认异黄酮不影响绝经后妇女甲状腺功能。甲减患者服用异黄酮时，需要增加甲状腺药物剂量，因异黄酮影响甲状腺激素的吸收。现有研究资料表明，亚临床甲减和碘摄入不足患者，服用异黄酮不会引起原有病情恶化，因异黄酮碘化作用不会引起甲状腺功能损害。

15. 对皮肤健康的影响 大豆食品，特别是异黄酮有利改善皮肤健康，包括消除皱纹、增加皮肤弹性及保水性、去除色斑、扩张血管和保护毛囊功能，作用类似雌激素，但异黄酮减少皮肤皱纹的作用不及雌激素。绝经后妇女服用大豆异黄酮 3 个月，增加皮肤胶原生成，明显改善较深皮肤皱纹，减少色斑和面部表象。

【安全性和不良反应】 近 10 年来，植物雌激素的基础和临床研究取得巨大进展，临床应用范围不断扩大，市场销售量明显增加。然而，植物雌激素有益作用多被夸大，而对不良反应重视不足。医学界和药学界对于植物雌激素适应证、禁忌证、有效性、安全性和不良反应也存在很大争议，褒贬不一。

植物雌激素和异黄酮的相关研究多为动物实验、短期和小样本临床研究。然而，现有的循证医学资料尚未证明植物雌激素治疗利大于弊。即使设计良好的临床研究也未确切证明植物雌激素具有良好的临床疗效，如植物雌激素不能完全替代绝经后性激素治疗和防治骨质疏松症。植物雌激素和含植物雌激素食品的临床应用注意事项，包括以下几个方面。

1. 植物雌激素和大豆异黄酮均为植物药，属于非处方药物，具有食物添加剂或非治疗性保健品作用，而非标准的临床治疗药物。大豆异黄酮具有选择性雌激素受体调节药(SERM)活性，但与 ER 结合力明显低于雌二醇，不能替代雌激素用于临床治疗。

2. 植物雌激素和大豆异黄酮属于内分泌干扰性药物。婴幼儿期长期服用植物雌激素对身体健康的影响，可能直到青春期或成年期才表现出来。女性可出现月经初潮提前、痛经、异常子宫出血、子宫内膜增生、子宫内膜异位症、子宫肌瘤和肥胖。男性可出现男子乳房发育（gynecomastia)、精液质量异常、不育和男性女性化现象。因此婴幼儿和青少年应慎用植物雌激素。

3. 妊娠期妇女服用植物雌激素和大豆异黄酮对胎儿发育存在不利影响。哺乳期妇女，植物雌激素可通过乳汁排出而影响婴儿正常发育。因此，妊娠期和哺乳期妇女禁忌服用植物雌激素和大豆异黄酮。

4. 植物雌激素和富含植物雌激素大豆代乳品对婴儿正常发育和表观遗传学均存在不利影响。美国儿科学会规定，大豆代乳品仅限于半乳糖血症（galactosemia)和乳糖酶缺乏症（lactase deficiency)婴儿食用。需要指出的是，大豆油乳胶儿科肠道外营养液可引起胆汁淤积症。

5. 亚洲国家牛尿酚生成遗传表型发生率明显高于西方国家，与亚洲居民自古以来食用豆类食品引起的遗传性代谢变化相关，而以此诠释植物雌激素、大豆食品添加剂和牛尿酚的治疗作用缺乏科学依据。

6. 大豆蛋白属于变应原食品，可引起变态反应性疾病和自身免疫性疾病，因此过敏体质者慎用。

7. 自然界含有植物雌激素的植物种类众多，即使通过加工处理也不能完全清除有害物质，包括残留的农药、重金属、塑化剂和杀虫剂。另外，目前市场销售的植物雌激素和大豆异黄酮制品良莠不齐，药物质量、临床疗效和安全性难以保证，因此购买和服用时应为慎重。

需要强调指出的是，大豆和大豆蛋白属于植物营养素，大豆蛋白不等同大豆异黄酮，大豆异黄酮不等同雌激素，植物雌激素更不是标准的临床治疗性药物。因此，临床医生应加强有关植物雌激素知识的学习、做好医学咨询服务和临床治疗管理，以保障广大妇女的身体健康。

第十四节　植　物　药

近 20 年来，天然植物药（plant medicine）的基础研究和临床应用取得巨大进展，已发展成为现代药物学主要组成部分。然而，植物药和具有生物活性植物素对于妇女健康的影响也引起了医药界和妇产科学专家的关注。许多植物药是由多种药物成分组成的化合物，而非完全纯化的药物，因此临床应用时所呈现的药理作用也呈现多样性，既存在对妇女健康的有益作用，也同时存在某些不良反应。目前，妇科临床应用的植物药，包括植物雌激素、黑升麻制剂莉芙敏和红三叶草制剂，主要用于绝经综合征的辅助治疗。植物雌激素已在本章第十三节介绍。本节主要介绍莉芙敏和红三叶草制剂，供读者参考。

一、莉　芙　敏

莉芙敏（remifemin）为天然植物黑升麻（black cohosh）萃取物。黑升麻属于升麻族，毛茛科，金莲花亚科植物。黑升麻根含三萜皂苷化合物 46 种，包括黄肉楠碱、表黄肉楠碱、升麻苷、萜烯糖苷和 23-表-26-脱氧黄肉楠碱等。

莉芙敏为北美总状升麻根（roots of black cohosh）异丙醇提取物，药用制剂三萜皂苷含量为 2.5%～8%。主要药用成分 N_{ω}-甲基-5-羟色胺具有较强的 5-羟色胺受体激动剂活性。片剂：0.28 克/片，供口服。

【药理作用】

1. 下丘脑背部缝际核-视前核 5-羟色胺信号通路是调节体温中枢功能的重要机制。绝经后妇女，内源性雌激素减少，5-羟色胺系统功能减退，正常体温调节阈值降低而引起潮热。莉芙敏作为神经介质调节药-5 羟色胺受体激动药（5-HT agonist）可与下丘脑体温调节中枢内 $5\text{-}HT_7$ 受体、多巴胺 D_2 受体结合，增强中枢神经系统 GABAa 受体氯离子电流，调节 γ-氨基丁酸活性，改善下丘脑自主神经系统和体温中枢调节功能，恢复正常体温调节阈值范围，显著改善绝经后妇女潮热、自汗、心悸等症状。

2. 绝经后妇女，雌激素降低、内源性阿肽能系统功能减退而引起潮热、焦虑和情绪不稳等症状。莉芙敏通过与 μ-阿肽受体结合而改善焦虑、抑郁和情绪不稳等症状。

3. 莉芙敏无雌激素、孕激素、植物雌激素作用；莉芙敏不影响 FSH、LH、E_2、PRL 和皮质醇分泌；对阴道上皮、子宫内膜和乳腺无促生长作用和致癌作用。

4. 莉芙敏保护骨骼健康，增加骨强度、改善绝经后骨质疏松症。

【适应证】　莉芙敏为非雌激素类药物，以神经介质调节药特异性作用，有效缓解各种治疗原因引起的潮热、自汗、心悸和情绪症状，因此对于不愿意接受性激素治疗，或存在性激素治疗禁忌证妇女，推荐采用莉芙敏治疗。为此，北美绝经学会（NAMS）、美国妇产科学会（ACOG）和我国绝经过渡期和绝经后期激素补充治疗临床应用指南（2009）均推荐莉芙敏用于防治绝经后血管舒缩综合征。莉芙敏临床适应证如下。

1. 绝经后妇女，出现潮热、自汗、失眠、焦虑和情绪不稳症状者。

2. 围绝经期妇女，出现月经紊乱，伴有潮热、自汗、失眠、焦虑和情绪不稳症状者。

3. 乳腺癌手术后妇女，应用选择性雌激素受体调节药（SERM）他莫昔芬、芳香酶抑制药来曲唑、GnRHa 或化疗后，出现潮热、自汗、失眠、焦虑和情绪不稳症状者。

4. 妇科性激素依赖性恶性肿瘤（子宫内膜癌、卵巢子宫内膜样癌、子宫内膜间质肉瘤等）手术后，出现潮热、自汗、失眠、焦虑和情绪不稳症状者。

5. 妇科内分泌疾病，包括子宫内膜异位症、子宫腺肌病、子宫肌瘤、子宫内膜增生过长，采用GnRHa治疗期间出现潮热、自汗、失眠、焦虑和情绪不稳症状者。

【禁忌证】　无绝对禁忌证。

【剂量和方法】　莉芙敏0.28g，每日2次，口服。服药2～4周开始改善症状；12周为1个疗程，或根据治疗反应决定治疗时间，直到症状明显好转和趋于稳定为止。对于围绝经期或绝经后妇女，莉芙敏应于出现卵巢脱落症状时开始服用；对于妇科恶性肿瘤手术后妇女，术后即可开始服用；对于接受GnRHa治疗的妇女，从治疗伊始即开始服用。如无禁忌证，莉芙敏可与雌激素、替勃龙、帕罗西汀联合应用可更有效改善绝经综合征和抑郁症。

【不良反应】　莉芙敏耐受性和安全性良好。不良反应轻微，偶可出现胃肠道反应，皮肤瘙痒、乳胀和白带增多现象。

二、红三叶草

红三叶草(red clover)，也称为车轴草和红苜蓿属于三叶草属野生植物，原生于欧洲、中亚和非洲，属于豆荚科植物。当地居民用于治疗肿瘤、百日咳、祛痰、利尿、保肝、排毒和皮肤病(银屑病和湿疹)等。

红三叶草提取物富含异黄酮，特别是染料木黄酮和黄豆苷元和具有抗凝作用的香豆素。红三叶草主要化学成分为4-甲氧基异黄酮，在肠道内转化为高活性4-羟基类异黄酮，与雌激素受体(ER)结合而呈现类雌激素样作用，具有选择性雌激素受体调节药理特性。

【药理作用】

1. 对绝经综合征的作用　红三叶草生化结构和功能类似于内源性雌激素作用，可显著改善绝经后妇女潮热、自汗、心悸、失眠和情绪不稳等症状。荟萃分析表明，主动选择应用红三叶草治疗的绝经后妇女，服用特异性标准红三叶草异黄酮提取物80mg/d，连续服用3个月，显著降低潮热发作频度，加权平均值差异系数为3.63(CI＝2.70～4.56)，耐受性和安全性良好。红三叶草异黄酮80mg，每日2次，服用90d。显著降低焦虑和抑郁症状。

2. 对骨骼保护作用　红三叶草具有预防骨丢失、增加骨密度和降低骨质疏松症性骨折作用。然而，红三叶草不能增加绝经后妇女的骨强度。

3. 对心血管功能保护作用　红三叶草通过多种途径保护心血管功能，包括降低LDL-C、升高HDL-C，促进胆酸分泌增加和胆固醇排出。红三叶草含有的香豆素具有预防血液凝固和降低血液黏稠度，防止血管壁粥样斑块形成，从而维护动脉血管壁强度和柔韧性。

前瞻性临床研究发现，红三叶草60.8mg/d和大豆异黄酮19.2mg/d，改善心血管高危指标，降低TC、LDL-C、三酰甘油、升高HDL-C，而对凝血酶原时间(PT)、部分凝血激活酶时间(PTT)、纤维蛋白、抗凝血酶-Ⅲ(ATⅢ)无明显影响。

4. 具有植物营养素作用　富含多种营养物质，包括钙、铬、镁、烟酸、磷、钾、维生素B_1和维生素C，作为食物添加剂对身体有一定的益处。

5. 具有血液去垢药、镇静药和强壮剂作用　稀释痰液和缓解支气管平滑肌痉挛，改善支气管哮喘症状。

6. 对乳腺癌作用　红三叶草异黄酮对乳腺无促生长作用。体外研究表明，在培养基中存在生理剂量雌二醇情况下，红三叶草呈现抗雌激素作用，抑制ER(＋)乳腺癌细胞肌动蛋白细胞骨架相关的细胞运动和肌动蛋白结合蛋白质膜突蛋白表达，抑制乳腺癌细胞生长。

7. 对绝经后妇女认知功能的影响　对于绝经后老年妇女(≥60岁)以红三叶草异

黄酮制剂(每片含有刺芒黄花素 25mg、鹰嘴豆素 2.5mg、黄豆苷元 1mg 和染料木黄酮 1mg)作为食物添加剂服用,每日 2 片,连续服用 6 个月,未能有效改善空间视觉智能和语言记忆力。

8. 对生育功能的影响　红三叶草对 FSH、LH、睾酮和 SHBG 无明显影响,但干扰正常雌激素分泌和生理功能。然而,长期服用红三叶草制剂可能引起生育力降低,即红三叶草病,因此,红三叶草制剂不宜用作为食物添加剂长期服用。

【适应证】 绝经综合征和绝经后骨质疏松症辅助治疗。

【禁忌证】 性激素依赖性疾病和肿瘤为禁忌证,包括异常子宫出血、子宫内膜异位症、子宫肌瘤、乳腺癌、子宫内膜癌和卵巢癌。正在服用抗凝血药物者慎用。儿童期、妊娠期和哺乳期妇女为禁忌证。

【制剂和方法】 红三叶草制剂包括药茶、片剂、胶囊、药液和外用乳膏。需要指出的是,红三叶草制剂临床应用一般为 3～6 个月,而不推荐长期应用,除非得到医生允许。

1. 红三叶草叶片　1～2 茶匙,代冲茶饮,每天 2～3 杯。

2. 红三叶草异黄酮胶囊　40～160mg/d,或 28～85mg/d,口服。

3. 红三叶草酊剂(1∶5,30%乙醇) 60～100 滴(3～5ml),每日 3 次,可同时饮水或饮茶。

4. 红三叶草提取物药液(1∶1)　1ml,每日 3 次,可同时饮茶和饮水。

5. 红三叶草皮肤制剂　包括贴剂、药液和软膏(10%～15%红三叶草),用于治疗银屑病和湿疹,但不能用于开放性创面和伤口。

【注意事项】

1. 三叶草制剂建议短期服用,不推荐作为食物添加剂长期服用。

2. 红三叶草增加雌激素替代治疗和口服避孕药时雌激素不良反应,也增加乳腺癌他莫昔芬治疗引起的子宫内膜增生和子宫内膜癌风险。

3. 红三叶草含有的香豆素可增加出血风险,因此服用抗凝药物者慎用。

4. 服用红三叶草制剂期间,应避免食用影响凝血功能的食品,包括银杏、生姜、大蒜和维生素 E,以避免增加出血风险。

【不良反应】 不良反应轻微,偶可出现头痛、恶心和皮疹。

(李继俊)

参考文献

Abdel-Hafiz HA, Horwitz KB. 2014. Post-translational Modifications of the Progesterone Receptors. J Steroid Biochem Mol Biol,140:80-89.

Alama P, Bellver J, Vidal C, et al. 2013. GnRH analogues in the prevention of ovarian hyperstimulation syndrome. Int J Endocrinol Metab, 11(2): 107-116.

Alessandri SB, Pereira Fde A, Villela RA, et al. 2012. Bone mineral density and body composition in girls with idiopathic central precocious puberty before and after treatment with a gonadotropin-releasing hormone agonist. Clinics (Sao Paulo), 67(6):591-596.

Ali S, Miller KK, Freudenreich O. 2010. Management of psychosis associated with a prolactinoma: case report and review of the literature. Psychosomatics, 51(5):370-376.

Anghelescu I, Wolf J. 2004. Successful switch to aripiprazole after induction of hyperprolactinemia by ziprasidone: a case report. J Clin Psychiatry, 13(9):1286-1287.

Arce JC, Smitz J. 2013. Live-birth rates after HP-hMG stimulation in the long GnRH agonist protocol: association with mid-follicular hCG and progesterone concentrations, but not with LH concentrations. Gynecol Endocrinol, 29(1):46-50.

Aspenberg P, Genant HK, Johansson T, et al. 2010. Teriparatide for acceleration of fracture repair in humans: A prospective, randomized, double-blind study of 102 postmenopausal women with distal radial fractures. J Bone Miner Res, 25:404-414.

Aspenberg P, Johansson T. 2010. Teriparatide improves early callus formation in distal radial fractures. Acta Orthop, 81:234-236.

Auriemma RS, Pivonello R, Perone Y, et al. 2013. Safety of long-term treatment with cabergoline on cardiac valve disease in patients with prolactinomas. Eur J Endocrinol, 169(3):359-366.

Babey M, Sahli R, Vajtai I, et al. 2011. Pituitary surgery for small prolactinomas as an alternative to treatment with dopamine agonists. Pituitary, 14:222-230.

Bachman G, Crosby U, Feldman RA, et al. 2011. Effects of bazedoxifene in nonflushing postmenopausal women: a randomized phase 2 trial. Menopause, 18(5): 508-514.

Badawy A, Wageah A, El Gharib M, et al. 2012. Strategies for Pituitary Down-regulation to Optimize IVF/ICSI Outcome in Poor Ovarian Responders. J Reprod Infertil, 13(3):124-130.

Baglia ML, Gu K, Zhang X, et al. 2015. Soy isoflavone intake and bone mineral density in breast cancer survivors. Cancer Causes Control, 26(4): 571-580.

Bajwa SK, Bajwa SJS, Mohan P, et al. 2011. Management of prolactinoma with cabergoline treatment in a pregnant woman during her entire pregnancy. Indian J Endocrinol Metab, 15(Suppl3): S267-S270.

Barett-Connor E, Mosca L, Collins P, et al. 2006. The raloxifene use for the heart (RUTH) trial investigators. Effects of raloxifene on cardiovascular events and breast cancer in postmenopausal women. J Natl cancer inst, 355:135-137.

Bashutski JD, Eber RM, Kinney JS, et al. 2010. Teriparatide and osseous regeneration in the oral cavity. N Engl J Med, 363:2396-2405.

Bergh J, Jönsson PE, Lidbrink EK, et al. 2012. FACT: an open-label randomized Phase Ⅲ study of fulvestrant and anastrozole in combination compared with anastrozole alone as first-line therapy for patients with receptor-positive postmenopausal breast cancer. J Clin Oncol, 30(16):1919-1925.

Bernabeu I, Casanueva FF. 2013. Metabolic syndrome associated with hyperprolactinemia: a new indication for dopamine agonist treatment? Endocrine, 44(2):273-274.

Betts AM, Clark TH, Yang J, et al. 2010. The application of target information and preclinical pharmacokinetic/pharmacodynamic modeling in predicting clinical doses of a dickkopf-1 antibody for osteoporosis. J Pharmacol Exp Ther, 333:2-13.

Bilal I, Chowdhury A, Davidson J, et al. 2014. Phytoestrogens and prevention of breast cancer: The contentious debate. World J Clin Oncol, 5(4):705-712.

Birru RL, Ahuja V, Vishnu A. et al. 2016. The impact of equol-producing status in modifying the effect of soya isoflavones on risk factors for CHD: a systematic review of randomised controlled trials. J Nutr Sci, 5:e30.

Boguszewski CL, dos Santos CM, Sakamoto KS, et al. 2012. A comparison of cabergoline and bromocriptine on the risk of valvular heart disease in patients with prolactinomas. Pituitary, 15(1):44-49.

Bourdet AT, Luton D, Koskas M. 2015. Clinical utility of ulipristal acetate for the treatment of uterine fibroids: current evidence. Int J Womens Health, 7:321-330.

Bozkirli E, Bakiner O, Bozkirli DE, et al. 2013. Successful Management of a Giant Pituitary Lactosomatotroph Adenoma Only with Cabergoline. Case Rep Endocrinol, 134241.

Britta MJacobsen, Kathryn BHorwitz. 2012. Progesterone Receptors, their Isoforms and Progesterone Regulated Transcription. Mol Cell Endocrinol, 357(1-2):18-29.

Broekhof R, Gosselink MJ, Pijl H, et al. 2012. The effect of aripiprazole and quinagolide, a dopamine agonist, in a patient with symptomatic pituitary prolactinoma and chronic psychosis. Gen Hosp Psychiatry, 34(2):209.

Bundred NJ, Kenemans P, Yip CH, et al. 2012. Tibolone increases bone mineral density but also relapse in breast cancer survivors: bone substudy Breast Cancer Res, 14(1): R13.

Busso C, Fernández-Sánchez M, García-Velasco JA, et al. 2010. The non-ergot derived dopamine agonist quinagolide in prevention of early ovarian hyperstimulation syndrome in IVF patients: a randomized, double-blind, placebo-controlled trial Hum Reprod, 25(4): 995-1004.

Buyukbayrak EE, Karageyim Karsidag AY, Kars B, et al. 2010. Effectiveness of short-term maintenance treatment with cabergoline in microadenoma-related and idiopathic hyperprolactinemia. Arch Gynecol Obstet, 282:561-566.

Calaf Alsina J, Coronado Martín PJ. 2013. Third generation selective estrogen receptor modulators: benefits beyond bone. II, endometrial action. Med Clin (Barc), 140(6):266-271.

Carbonell JL, Acosta R, Pérez Y, et al. 2013. Safety and effectiveness of different dosage of mifepristone for the treatment of uterine fibroids: a double-blind randomized clinical trial. Int J Womens Health, 5:115-124.

Carbonell JL, Acosta R, Pérez Y, et al. 2013. Treatment of Uterine Myoma with 2.5 or 5mg Mifepristone Daily during 3 Months with 9 Months Posttreatment Followup. Randomized Clinical Trial SRN Obstet Gynecol, 649030.

Carbonell JL, Riverón AM, Cano M, et al. 2012. Mifepristone 2.5 mg versus 5 mg daily in the treatment of leiomyoma before surgery. Int J Womens Health, 4:75-84.

Cardoso F, Costa A, Norton L, et al. 2014. ESO-ESMO 2nd International Consensus Guidelines for advanced breast cancer (ABC2). Ann Oncol, 25: 1871-1888.

Caroline Moreau C, Trussell J. 2012. Results from pooled Phase Ⅲ studies of ulipristal acetate for emergency contraception. Contraception, 86(6): 673-680.

Cavalli L, Brandi ML. 2012. Targeted approaches in the treatment of osteoporosis: differential mechanism of action of denosumab and clinical utility. Ther Clin Risk Manag, 8: 253-266.

Chandrareddy A, Muneyyirci-Delale O, McFarlane SI, et al. 2008. Adverse effects of phytoestrogens on reproductive health: a report of three cases. Complement Ther Clin Pract, 14(2):132-135.

Chang BY, Kim SA, Malla B, et al. 2011. The effect of selective estrogen receptor modulators (SERMs) on the tamoxifen resistant breast cancer cells. Toxicol Res, 27(2):85-93.

Chen J, Gao HY, Li Q, et al. 2014. Efficacy and safety of remifemin on Peri-Menopausal symptoms induced by post-Operative GnRH-a therapy for endometriosis: a randomized study versus tibolone. Med Sci Monit, 20:1950-1957.

Cheng G, Wilczek B, Warner M, et al. 2007. Isoflavone treatment for acute menopausal symptoms. Menopause, 14:468-473.

Cheng ML, Gupta V. 2012. Teriparatide - Indications beyond osteoporosis. Indian J Endocrinol Metab, 16(3): 343-348.

Chi F, Wu R, Zeng YC, et al. 2013. Post-diagnosis soy food intake and breast cancer survival: a meta-analysis of cohort studies. Asian Pac J Cancer Prev, 14(4):2407-2412.

Chintamaneni S, Finzel K, Gruber BL. 2010. Successful treatment of sternal fracture nonunion with teriparatide. Osteoporosis Int, 21:1059-1063.

Cho EH, Lee SA, Chung JY, et al. 2009. Efficacy and safety of cabergoline as first line treatment for invasive giant prolactinoma. J Korean Med Sci, 24(5): 874-878.

Choi MH, Lee SH, Kim HO, et al. 2012. Comparison of assisted reproductive technology outcomes in infertile women with polycystic ovary syndrome: In vitro maturation, GnRH agonist, and GnRH antagonist cycles. Clin Exp Reprod Med, 39(4):166-171.

Christiansen C, Chesnut Ⅲ CH, Adachi JD, et al. 2010. bazedoxifene in a randomized, double-blind, placebo-and active-controlled phase 3 study of postmenopausal women with osteoporosis. BMC Musculoskeletal Disorders, 11: 130.

Cooper C, Reginster JY, Chapurlat R, et al. 2012. Efficacy and safety of oral strontium ranelate for the treatment of knee osteoarthritis: rationale and design of randomised, double-blind, placebo-controlled trial. Curr Med Res Opin, 28(2): 231-239.

Cosman F, Eriksen EF, Recknor C, et al. 2011. Effects of intravenous zoledronic acid plus subcutaneous teriparatide [rhPTH(1-34)] in postmenopausal osteoporosis. J Bone Miner Res, 26: 503-511.

Cota AM, Oliveira JB, Petersen CG, et al. 2012 GnRH agonist versus GnRH antagonist in assisted reproduction cycles: oocyte morphology. Reprod Biol Endocrinol, 10: 33.

Cui G, Leng H, Wang K, et al. 2013. Effects of remifemin treatment on bone integrity and remodeling in rats with ovariectomy-induced osteoporosis. PLoS One, 8(12): e82815.

Cummings SR, Ensrud K, Delmas PD, et al. 2010. Lasofoxifene in postmenopausal women with osteoporosis. N Engl J Med, 362: 686-696.

Cuzick J, Sestak I, Bonanni B, et al. 2013. Selective oestrogen receptor modulators in prevention of breast cancer: an updated meta-analysis of individual participant data. Lancet, 381 (9880): 1827-1834.

Córdoba-Soriano JG, Lamas-Oliveira C, Hidalgo-Olivares VM, et al. 2013. Valvular Heart Disease in Hyperprolactinemic Patients Treated With Low Doses of Cabergoline. Rev Esp Cardiol, 66: 410-412.

Daniel AR, Gaviglio AL, Knutson TP, et al. 2015. Progesterone receptor-B enhances estrogen responsiveness of breast cancer cells via scaffolding PELP1-and estrogen receptor-containing transcription complexes. Oncogene, 34(4): 506-551.

de Mey C, Stamenova P, Daskalov M, et al. 2006. Bioequivalence of a novel high-dose oral formulation of alpha-dihydroergocryptine. Arzneimittelforschung, 56(3): 205-211.

De Vecchis R, Esposito C, Ariano C. 2013. Cabergoline use and risk of fibrosis and insufficiency of cardiac valves : Meta-analysis of observational studies. Herz, 38(8): 868-880.

de Villiers TJ, Kendler D, Chines A, et al. 2011. Safety and tolerability of bazedoxifene in postmenopausal women with osteoporosis: results of a 5-year, randomized, placebo-controlled phase 3 trial. Osteoporos Int, 22: 567-576.

de Villiers TJ. 2010. Bazedoxifene: a novel selective estrogen receptor modulator for postmenopausal osteoporosis. Climacteric, 13(3): 210-218.

Deeks ED, Dhillon S. 2010. Strontium ranelate: a review of its use in the treatment of postmenopausal osteoporosis. Drugs, 70(6): 733-759.

Dekkers O, Lagro J, Burman P, et al. 2010. Recurrence of hyperprolactinemia after withdrawal of dopamine agonists: systematic review and meta-analysis. J Clin Endocrinol Metab, 95: 43-51.

DeManno D, Elger W, Garg R, et al. 2003. Asoprisnil (J867): a selective progesterone receptor modulator for gynecological therapy. Steroids, 68(10-13): 1019-1032.

Deodhar A, Dore RK, Mandel D, et al. 2010. Denosumab-mediated increase in hand bone mineral density associated with decreased progression of bone erosion in rheumatoid arthritis patients. Arthritis Care Res (Hoboken), 62(4): 569-574.

Depalo R, Jayakrishan K, Garruti G, et al. 2012. GnRH agonist versus GnRH antagonist in in vitro fertilization and embryo transfer (IVF/ET). Reprod Biol Endocrinol, 10: 26.

Di Leo A, Jerusalem G, Petruzelka L, et al. 2010. Results of the CONFIRM phase III trial comparing fulvestrant 250mg with fulvestrant 500mg in postmenopausal women with estrogen receptor-positive advanced breast cancer. J Clin Oncol, 28 (30): 4594-4600.

Dietz BM, Hajirahimkhan A, Dunlap TL, et al. 2016. Botanicals and Their Bioactive Phytochemicals for Women's Health. Pharmacol Rev, 68(4):

1026-1073.

dos Santos Nunes V, El Dib R, Boguszewski CL, et al. 2011. Cabergoline versus bromocriptine in the treatment of hyperprolactinemia: a systematic review of randomized controlled trials and meta-analysis. Pituitary, 14(3):259-265.

Duggan ST, McKeage K. 2011. Bazedoxifene: A review of its use in the treatment of postmenopausal osteoporosis. Drugs, 71(16):2193-2212.

Ellis MJ, Llombart-Cussac A, Feltl D, et al. 2015. Fulvestrant 500 mg Versus Anastrozole 1 mg for the First-Line Treatment of Advanced Breast Cancer: Overall Survival Analysis From the Phase Ⅱ FIRST Study. J Clin Oncol, 33(32): 3781-3787.

Eren E, Yapıcı Ş, Çakır ED, et al. 2011. Clinical course of hyperprolactinemia in children and adolescents: a review of 21 cases. J Clin Res Pediatr Endocrinol, 3(2):65-69.

Franke AA, Lai JF, Halm BM. 2014. Absorption, distribution, metabolism, and excretion of isoflavonoids after soy intake. Arch Biochem Biophys, 1 (559):24-28.

Frankenfeld CL. 2011. O-Desmethylangolensin: the importance of equol's lesser known cousin to human health. Adv Nutr, 2(4):317-324.

Freeman B, Levy W, Gorman JM. 2007. Successful monotherapy treatment with aripiprazole in a patient with schizophrenia and prolactinoma. J Psychiatr Pract, 13(2):120-124.

Fritz H, Seely D, Flower G, et al. 2013. Soy, red clover, and isoflavones and breast cancer: a systematic review. PLoS One, 8(11):e81968.

Gallego JA, Nielsen J, De Hert M, et al. 2012. Safety and tolerability of antipsychotic polypharmacy. Expert Opin Drug Saf, 11(4):527-542.

Gencel VB, Benjamin MM, Bahou SN, et al. 2012. Vascular effects of phytoestrogens and alternative menopausal hormone therapy in cardiovascular disease. Mini Rev Med Chem, 12(2):149-174.

Ghazanfarpour M, Sadeghi R, Roudsari RL, et al. 2015. Effects of red clover on hot flash and circulating hormone concentrations in menopausal women: a systematic review and meta-analysis. Avicenna J Phytomed, 5(6):498-511.

Goldstein SR, Bachmann GA, Koninckx PR, et al. 2014. Ospemifene Study Group: Ospemifene 12-month safety and efficacy in postmenopausal women with vulvar and vaginal atrophy Climacteric, 17(2):173-182.

Gomaa H, Casper RF, Esfandiari N, et al. 2012. Addition of low dose hCG to rFSh benefits older women during ovarian stimulation for IVF. Reprod Biol Endocrinol, 6(10):55.

Gomberg SJ, Wustrack RL, Napoli N, et al. 2011. Teriparatide, vitamin D, and calcium healed bilateral subtrochanteric stress fractures in a postmenopausal woman with a 13-year history of continuous alendronate therapy. J Clin Endocrinol Metab, 96:1627-1632.

Goyeneche AA, Telleria CM. 2015. Antiprogestins in gynecological diseases. Reproduction, 149(1):R15-R33.

Harlid S, Adgent M, Jefferson WN, et al. 2016. Soy formula and epigenetic modifications: Analysis of vaginal epithelial cells from infant girls in the IFED study. Environmental health perspectives, DOI:10.1289/EHP 428.

Heidari P, Deng F, Esfahani SA, et al. 2015. Pharmacodynamic imaging guides dosing of a selective estrogen receptor degrader. Clin Cancer Res, 21 (6):1340-1347.

Hiligsmann M, Reginster JY. 2010. Potential cost-effectiveness of denosumab for the treatment of postmenopausal osteoporotic women. Bone, 47 (1):34-40.

Hill MJ, Chason RJ, Payson MD, et al. 2012. GnRH antagonist rescue in high responders at risk for OHSS results in excellent assisted reproduction outcomes. Reprod Biomed Online, 25(3): 284-291.

Hoffer ZS, Roth RL, Mathews M. 2009. Evidence for the partial dopamine-receptor agonist aripiprazole as a first-line treatment of psychosis in patients with iatrogenic or tumorogenic hyperprolactinemia. Psychosomatics, 50(4):317-324.

Holt RI, Barnett AH, Bailey CJ. 2010. Bromocriptine: old drug, new formulation and new indication. Diabetes Obes Metab, 12(12):1048-1057.

Horowitz BS, Horowitz ME, Fonseca S, et al. 2011. An 18 month open-label trial of teriparatide in patients with previous parathyroidectomy at continued risk for osteoporotic fractures: An exploratory study. Endocr Pract, 17:377-383.

Huang KE, Baber R. 2010. Updated clinical recommendations for the use of tibolone in Asian women. Climacteric, 13(4): 317-327.

Huang YX, Song L, Zhang X, et al. 2013. Clinical study of combined treatment of remifemin and paroxetine for perimenopausal depression. Zhonghua Yi Xue Za Zhi, 93(8):600-2.

Inamdar DB, Majumdar A. 2012. Evaluation of the impact of gonadotropin-releasing hormone agonist as an adjuvant in luteal-phase support on IVF outcome. J Hum Reprod Sci, 5(3):279-284.

Jackson RL, Greiwe JS, Schwen RJ. 2011. Emerging evidence of the health benefits of S-equol, an estrogen receptor β agonist. Nutr Rev, 69(8):432-448.

Jaime Kulak Júnior JK, Kulak CAM, Taylor HS, et al. 2010. SERMs in the prevention and treatment of postmenopausal osteoporosis: an update. Arq Bras Endocrinol Metabol, 54(2):200-205.

Jamaluddin FA, Sthaneshwar P, Hussein Z, et al. 2013. Importance of screening for macroprolactin in all hyperprolactinaemic sera. Malays J Pathol, 35(1):59-63.

Jargin SV. 2014. Soy and phytoestrogens: possible side effects. Ger Med Sci, 12:Doc18.

Jefferson WN, Padilla-Banks E, Goulding E, et al. 2009. Neonatal exposure to genistein disrupts ability of female mouse reproductive tract to support preimplantation embryo development and implantation. Biol Reprod, 80(3):425-431.

Jefferson WN, Patisaul HB, Williams CJ. 2012. Reproductive consequences of developmental phytoestrogen exposure. Reproduction, 143(3): 247-260.

Jefferson WN, Williams CJ. 2011. Circulating levels of genistein in the neonate, apart from dose and route, predict future adverse female reproductive outcomes. Reprod Toxicol, 31(3):272-279.

Jha RM, Mithal A, Malhotra N, et al. 2010. Pilot case-control investigation of risk factors for hip fractures in the urban Indian population. BMC Musculoskelet Disord, 11:49.

Juan G, Córdoba-Soriano, Lamas-Oliveira C, et al. 2013. Valvular heart disease in hyperprolactinemic patients treated with low doses of cabergoline. Rev Esp Cardiol, 66:410-412.

Kane JM, Correll CU, Goff DC, et al. 2009. A multicenter, randomized, double-blind, placebo-controlled, 16-week study of adjunctive aripiprazole for schizophrenia or schizoaffective disorder inadequately treated with quetiapine or risperidone monotherapy. J Clin Psychiatry, 13(10): 1348-1357.

Kane JM, Sanchez R, Perry PP, et al. 2012. Aripiprazole intramuscular depot as maintenance treatment in patients with schizophrenia: a 52-week, multicenter, randomized, double-blind, placebo-controlled study. J Clin Psychiatry, 73:617-624.

Kang XM, Zhang QY, Wang SH, et al. 2010. Effect of soy isoflavones on breast cancer recurrence and death for patients receiving adjuvant endocrine therapy. CMAJ, 182(17):1857-1862.

Kanis JA, Johansson H, Oden A, McCloskey EV. 2009. Bazedoxifene reduces vertebral and clinical fractures in postmenopausal women at high risk assessed with FRAX. Bone, 44:1049-1054.

Kaur H, Krishna D, Shetty N, et al. 2012. A prospective study of GnRH long agonist versus flexible GnRH antagonist protocol in PCOS: Indian experience. J Hum Reprod Sci, 5(2):181-186.

Kaur H, Krishna D, Shetty N, et al. 2012. Effect of Pre-ovulatory Single Dose GnRH agonist Therapy on IVF Outcome in GnRH Antagonist Cycles; A Prospective Study. J Reprod Infertil, 13(4): 225-231.

Keche Y. 2010. Bromocriptine mesylate: Food and Drug Administration approved new approach in therapy of non-insulin dependant diabetes mellitus with poor glycemic control. J Pharm Bioallied Sci,

2(2)：148-150.

Kelly DL，Wehring HJ，Earl AK，et al. 2013. Treating symptomatic hyperprolactinemia in women with schizophrenia：presentation of the ongoing DAAMSEL clinical trial (Dopamine partial Agonist，Aripiprazole，for the Management of Symptomatic Elevated prolactin). BMC Psychiatry，13:214.

Kendler DL，Palacios S，Cox DA，et al. 2012. Arzoxifene versus raloxifene：effect on bone and safety parameters in postmenopausal women with osteoporosis. Osteoporos Int，23(3)：1091-1109.

Kendler DL，Roux C，Benhamou CL，et al. 2010. Effects of denosumab on bone mineral density and bone turnover in postmenopausal women transitioning from alendronate therapy. J Bone Miner Res，25(1)：72-81.

Khan AT，Shehmar M，Gupta JK. 2014. Uterine fibroids：current perspectives. Int J Womens Health，6：95-114.

Kim A，Bridgeman MB. 2011. Ulipristal Acetate (ella)-A Selective Progesterone Receptor Modulator For Emergency Contraception . P T，36(6)：325-326，329-331.

Kim CH，Moon JW，Kang HJ，et al. 2012. Effectiveness of GnRH antagonist multiple dose protocol applied during early and late follicular phase compared with GnRH agonist long protocol in non-obese and obese patients with polycystic ovary syndrome undergoing IVF/ICSI. Clin Exp Reprod Med，39(1)：22-27.

Kim JJ，Kurita T，Bulun SE，et al. 2013. Progesterone action in endometrial cancer，endometriosis，uterine fibroids，and breast cancer. Endocr Rev，34(1)：130-162.

Kirino E. 2012. Efficacy and safety of aripiprazole in child and adolescent patients. Eur Child Adolesc Psychiatry，21(7)：361-368.

Kulshrestha V，Kriplani A，Agarwal N，et al. 2013. Low dose mifepristone in medical management of uterine leiomyoma-An experience from a tertiary care hospital from north. India Indian J Med Res，137(6)：1154-1162.

Kyrgidis A，Toulis KA. 2011. Denosumab-related osteonecrosis of the jaws. Osteoporos Int，22(1)：369-370.

Kyrgidis A，Vahtsevanos K. 2010. Osteonecrosis of the jaw in patients receiving oral bisphosphonates. Osteoporos Int，21(3)：535-536.

Lafeber M，Stades AM，Valk GD，et al. 2010. Absenc of major fibrotic adverse events in hyperprolactinemic patients treated with cabergoline. Eur J Endocrinol，162(4)：667-675.

Lai Q，Zhang H，Zhu G，et al. 2013. Comparison of the GnRH agonist and antagonist protocol on the same patients in assisted reproduction during controlled ovarian stimulation cycles. Int J Clin Exp Pathol，6(9)：1903-1910.

Lasco A，Catalano A，Morabito N，et al. 2011. Adrenal effects of teriparatide in the treatment of severe postmenopausal osteoporosis. Osteoporosis Int，22：299-303.

Lee BJ，Lee SJ，Kim YH. 2013. Effect of Aripiprazole on Cognitive Function and Hyperprolactinemia in Patients with Schizophrenia Treated with Risperidone . Clin Psychopharmacol Neurosci，11(2)：60-66.

Lee SJ，Yang EM，Seo JY，et al. 2012. Effects of gonadotropin-releasing hormone agonist therapy on body mass index and height in girls with central precocious puberty. Chonnam Med J，48(1)：27-31.

Lello S，Brandi ML，Minisola G，et al. 2011. Bazedoxifene：literature data and clinical evidence. Clin Cases Miner Bone Metab，8(3)：29-32.

Lephart ED. 2015. Modulation of aromatase by phytoestrogens. Enzyme Res，594656.

Lewiecki EM. 2010. Treatment of osteoporosis with denosumab. Maturitas，66(2)：182-186.

Lewis-Wambi JS，Kim H，Curpan R，et al. 2011. The selective estrogen receptor modulator bazedoxifene inhibits hormone- independent breast cancer cell growth and down-regulates estrogen receptor α and cyclin D1. Mol Pharmacol，80(4)：610-620.

Li XB，Tang YL，Wang CY. 2013. Adjunctive aripipirazole versus placebo for antipsychotic-induced hyperprolactinemia: meta-analysis of randomized controlled trials. PLoS One, 8(8): e70179.

Limer JL, Speirs V. 2004. Phyto-oestrogens and breast cancer chemoprevention. Breast Cancer Res, 6:119-127.

Lindsay R. 2011. Preventing osteoporosis with a tissue selective estrogen complex (TSEC) containing bazedoxifene/conjugated estrogens (BZA/CE). Osteoporos Int, 22(2):447-451.

Lirani-Galvão AP, Lazaretti-Castro M. 2010. Physical approach for prevention and treatment of osteoporosis. Arq Bras Endocrinol Metabol, 54(2): 171-178.

Luo X, Yin P, Coon VJS, et al. 2010. The selective progesterone receptor modulator CDB4124 inhibits proliferation and induces apoptosis in uterine leiomyoma cells. Fertil Steril, 93(8):2668-2673.

Mahajan R. 2009. Bromocriptine mesylate: FDA-approved novel treatment for type-2 diabetes. Indian J Pharmacol, 41(4): 197-198.

Mailland E, Magnani P, Ottillinger B. 2004. Alpha-dihydroergocryptine in the long-term therapy of Parkinson's disease. Arzneimittelforschung, 54 (10):647-654.

Mannella P, Tosi V, Russo E, et al. 2012. Effects of red clover extracts on breast cancer cell migration and invasion. Gynecol Endocrinol, 28(1):29-33.

Martinkovich S, Shah D, Planey SL, et al. 2014. Selective estrogen receptor modulators: tissue specificity and clinical utility. Clin Interv Aging, 9: 1437-1452.

Maximov PY, Lee TM, Jordan VC. 2013. The discovery and development of selective estrogen receptor modulators (SERMs) for clinical practice. Curr Clin Pharmacol, 8(2):135-155.

McCarty MF. 2006. Isoflavones made simple-genistein's agonist activity for the beta-type estrogen receptor mediates their health benefits. Med Hypotheses, 66:1093-1114.

McCloskey E, Kanis J, Johansson A. 2010. FRAX and the effect of raloxifene on vertebral and non-vertebral fracture. Osteoporos Int, 21(Suppl 1): S7-S24.

McCudden CR, Sharpless JL, Grenache DG. 2010. Comparison of multiple methods for identification of hyperprolactinemia in the presence of macroprolactin. Clin Chim Acta, 411(3-4):155-160.

McDonnell DP, Wardell SE, Norris JD. 2015. Oral selective estrogen receptor downregulators (SERDs) a breakthrough endocrine therapy for breast cancer. J Med Chem, 58(12):4883-4887.

Mehta RS, Barlow WE, Albain KS, et al. 2012. Combination anastrozole and fulvestrant in metastatic breast cancer. N Engl J Med, 367(5): 435-444.

Mello NK. 2008. Commentary on Black Cohosh for Treatment of Menopausal Disorders. Menopause, 15(5):819-820.

Melmed S, Casanue FF, Hoffman AR, et al. 2011. Diagnosis and treatment of hyperprolactinemia: an endocrine society clinical practice guideline. J Clin Endocrinol Metab, 96(2):273-288.

Mense SM, Hei TK, Ganju RK, et al. 2008. Phytoestrogens and breast cancer prevention: possible mechanisms of action. Environ Health Perspect, 116:426-433.

Mikhail N. 2011. Quick-release bromocriptine for treatment of type 2 diabetes. Curr Drug Deliv, 8 (5):511-516.

Mirkou A, Suchovsky D, Gouraud A, et al. 2012. Prescription of ergot derivatives for lactation inhibition in France: Current practices. J Gynecol Obstet Biol Reprod (Paris), 41(2):167-173.

Mittal S. 2014. Emergency contraception-Potential for women's health. Indian J Med Res, 140(Suppl 1):S45-S52.

Moini A, Zadeh Modarress S, Amirchaghmaghi E, et al. 2011. The effect of adding oral oestradiol to progesterone as luteal phase support in ART cycles - a randomized controlled study. Arch Med Sci, 7(1):112-116.

Moon HJ, Kim SE, Yun YP, et al. 2011. Simvastatin inhibits osteoclast differentiation by scavenging reactive oxygen species. Exp Mol Med, 43 (11): 605-612.

Moon YJ, Wang X, Morris ME. 2006. Dietary flavonoids: effects on xenobiotic and carcinogen metabolism. Toxicol In Vitro, 20: 187-210.

Morikawa A, Ohara N, Xu Q, et al. 2008. Selective progesterone receptor modulator asoprisnil down-regulates collagen synthesis in cultured human uterine leiomyoma cells through up-regulating extracellular matrix metalloproteinase inducer. Hum Reprod, 23(4): 944-51.

Moroni RM, Vieira CS, Ferriani RA, et al. 2014. Pharmacological treatment of uterine fibroids. Ann Med Health Sci Res, 4(Suppl 3): S185-S192.

Morris D, Podolski J, Kirsch A, et al. 2011. Population pharmacokinetics of telapristone (CDB-4124) and its active monodemethylated metabolite CDB-4453, with a mixture model for total clearance. AAPS J, 13(4): 665-673.

Myasoedova VA, Kirichenko TV, Melnichenko AA, et al. 2016. Anti-Atherosclerotic effects of a phytoestrogen-Rich herbal preparation in postmenopausal women. Int J Mol Sci, 17(8): 1318.

Myers SP, Vigar V. 2007. Effects of a standardised extract o f Trifolium pratense (Promensil) at a dosage of 80 mg in the treatment of menopausal hot flushes: A systematic review and meta-analysis. Phytomedicine, 24: 141-147.

Nallasamy S, Kim J, Sitruk-Ware R, et al. 2013. Ulipristal blocks ovulation by inhibiting progesterone receptor-dependent pathways intrinsic to the ovary. Reprod Sci, 20(4): 371-381.

Narongroeknawin P, Danila MI, Humphreys LG, et al. 2010. Bisphosphonate-associated osteonecrosis of the jaw, with healing after teriparatide: A review of the literature and a case report. Spec Care Dentist, 30: 77-82.

Nieman LK, Blocker W, Nansel T, et al. 2011. Efficacy and tolerability of CDB-2914 treatment for symptomatic uterine fibroids: a randomized, double-blind, placebo-controlled, phase Ⅱb study. Fertil Steril, 95(2): 767-72. e1-2.

Nunes LV, Moreira HC, Razzouk D, et al. 2012. Strategies for the treatment of antipsychotic-induced sexual dysfunction and/or hyperprolactinemia among patients of the schizophrenia spectrum: a review. J Sex Marital Ther, 13(3): 281-301.

Ominsky MS, Vlasseros F, Jolette J, et al. 2010. Two doses of sclerostin antibody in cynomolgus monkeys increases bone formation, bone mineral density, and bone strength. J Bone Miner Res, 25(5): 948-959.

Palacios S, Silverman S, Levine AB, et al. 2011. Long-term efficacy and safety of bazedoxifene in postmenopausal women with osteoporosis: results of a 7-year, randomized, placebo-controlled study. Climacteric, 14 (suppl 1): 59-60.

Palacios S. 2010. Efficacy and safety of bazedoxifene, a novel selective estrogen receptor modulator for the prevention and treatment of postmenopausal osteoporosis. Curr Med Res Opin, 26(7): 1553-1563.

Palacios S. 2011. Bazedoxifene acetate for the management of postmenopausal osteoporosis. Drugs Today (Barc), 7(3): 187-195.

Papanikolaou EG, Humaidan P, Polyzos N, et al. 2011. New algorithm for OHSS prevention. Reprod Biol Endocrinol, 3(9): 147.

Park HT, Bae HS, Kim T, et al. 2011. Ovarian hyper-response to administration of an GnRH-agonist without gonadotropins. Korean Med Sci, 26(10): 1394-1396.

Pawlowski JW, Martin BR, McCabe GP, et al. 2015. Impact of equol-producing capacity and soy-isoflavone profiles of supplements on bone calcium retention in postmenopausal women: a randomized crossover trial. Am J Clin Nutr, 102(3): 695-703.

Peng J, Sengupta S, Jordan VC. 2009. Potential of selective estrogen receptor modulators as treatments and preventives of breast cancer. Anticancer Agents Med Chem, 9(5): 481-499.

Pickar JH, Mirkin S. 2010. Tissue-selective agents: selective estrogen receptor modulators and the tissue-selective estrogen complex. Menopause Int, 16(3): 121-128.

Pinkerton JV, Archer DF, Utian WH, et al. 2009. Bazedoxifene effects on the reproductive tract in postmenopausal women at risk for osteoporosis. Menopause, 16 (6): 1102-1108.

Pinkerton JV, Goldstein SR. 2010. Endometrial safety: a key hurdle for selective estrogen receptor modulators in development. Menopause, 17:642-653.

Plewka D, Marczyński J, Morek M, et al. 2014. Receptors of hypothalamic-pituitary-ovarian-axis hormone in uterine myomas. Biomed Res Int, 521313.

Pohl O, Zobrist RH, Gotteland JP. 2015. The clinical pharmacology and pharmacokinetics of ulipristal acetate for the treatment of uterine fibroids. Reprod Sci, 22(4):476-483.

Prasad HK, Khadilkar VV, Jahagirdar R, et al. 2012. Evaluation of GnRH analogue testing in diagnosis and management of children with pubertal disorders. Indian J Endocrinol Metab, 16(3):400-405.

Quaas AM, Kono N, Mack WJ, et al. 2013. The effect of isoflavone soy protein supplementation endometrial thickness, hyperplasia and cancer risk in postmenopausal women: A randomized controlled trial. Menopause, 20(8):840-844.

Rabati BK, Zeidi SN. 2012. Investigation of pregnancy outcome and ovarian hyper stimulation syndrome prevention in agonist and antagonist gonadotropin-releasing hormone protocol. J Res Med Sci, 17(11):1063-1066.

Ragni G, Levi-Setti PE, Fadini R, et al. 2012. Clomiphene citrate versus high doses of gonadotropins for in vitro fertilisation in women with compromised ovarian reserve: a randomised controlled non-inferiority trial. Reprod Biol Endocrinol, 18(10):114.

Ralph A, DeFronzo MD. 2011. Bromocriptine: a sympatholytic, D_2-Dopamine agonist for the treatment of type 2 diabetes. Diabetes Care, 34(6): 1442.

Rando G, Horner D, Biserni A, et al. 2010. An innovative method to classify SERMs based on the dynamics of estrogen receptor transcriptional activity in living. Animals Mol Endocrinol, 24(4): 735-744.

Rastogi A, Walia R, Bhansali A. 2012. Efficacy and safety of rapid escalation of cabergoline in comparison to conventional regimen for macroprolactinoma: A prospective, randomized trial. Indian J Endocrinol Metab, 16(Suppl 2): S294-S296.

Reginster JY, Kaufman JM, Goemaere S, et al. 2012. Maintenance of antifracture efficacy over 10 years with strontium ranelate in postmenopausal osteoporosis. Osteoporosis Int, 23:1115-1122.

Rice S, Whitehead SA. 2008. Phytoestrogens oestrogen synthesis and breast cancer. J Steroid Biochem Mol Biol, 108(3-5):186-195.

Richardson TI, Clarke CA, Yu KL, et al. 2011. Novel 3-Aryl indoles as progesterone receptor antagonists for uterine fibroids. ACS Med Chem Lett, 2(2):148-153.

Robertson JFR, Lindemann J, Llombart-Cussac A, et al. 2012. Fulvestrant 500mg versus anastrozole 1mg for the first-line treatment of advanced breast cancer: follow-up analysis from the randomized 'FIRST' study. Breast Cancer Res Treat, 136(2): 503-511.

Rosato E, Farris M, Bastianelli C. 2015. Mechanism of Action of Ulipristal Acetate for Emergency Contraception: A Systematic Review. Front Pharmacol, 6:315.

Rubery PT, Bukata SV. 2010. Teriparatide may accelerate healing in delayed unions of type Ⅲ odontoid fractures: A report of 3 cases. J Spinal Disord Tech, 23:151-155.

Rummel-Kluge C, Komossa K, Schwarz S, et al. 2010. Head-to-head comparisons of metabolic side effects of second generation antipsychotics in the treatment of schizophrenia: a systematic review and meta-analysis. Schizophr Res, 123:225-233.

Sabry M, Al-Hendy A. 2012. Innovative oral treatments of uterine leiomyoma. Obstet Gynecol Int, 943635.

Sampey BP, Lewis TD, Barbier CS, et al. 2011. Genistein effects on stromal cells determines epithelial proliferation in endometrial co-cultures. Exp Mol Pathol, 90(3):257-263.

Sareddy GR, Vadlamudi RK. 2015. Cancer therapy using natural ligands that target estrogen receptor beta. Chin J Nat Med, 13(11): 801-807.

Schalin-Jäntti C, Mornet E, Lamminen A, et al. 2010. Parathyroid hormone treatment improves pain and fracture healing in adult hypophosphatasia. J Clin Endocrinol Metab, 95: 5174-5179.

Segars JH, Parrott EC, Nagel JD, et al. 2014. Proceedings from the third national institutes of health international congress on advances in uterine leiomyoma research: comprehensive review, conference summary and future recommendations. Hum Reprod Update, 20(3): 309-333.

Segovia-Silvestre T, Bonnefond C, Sondergaard BC, et al. 2011. Identification of the calcitonin receptor in osteoarthritic chondrocytes. BMC Res Notes, 4: 407.

Sestak I. 2014. Preventative therapies for healthy women at high risk of breast cancer. Cancer Manag Res, 6: 423-430.

Setchell KDR, Clerici C. 2010. Equol: history, chemistry, and formation. J Nutr, 140(7): 1355S-1368S.

Shahzad H, Sheikh A, Sheikh L. 2012. Cabergoline therapy for Macroprolactinoma during pregnancy: A case report. BMC Res Notes, 5: 606.

Shannon J, Shannon J, Modelevsky S, et al. 2011. Bisphosphonates and osteonecrosis of the Jaw. J Am Geriatr Soc, 59: 2350-2355.

Shelly W, Draper MW, Krishnan V, et al. 2008. Selective estrogen receptor modulators: an update on recent clinical findings. Obstet Gynecol Survey, 63(3): 163-181.

Shimatsu A, Hattori N. 2012. Macroprolactinemia: diagnostic, clinical, and pathogenic significance. Clin Dev Immunol, 167132.

Shivaprasad C, Kalra S. 2011. Bromocriptine in type 2 diabetes mellitus. Indian J Endocrinol Metab, 15(Suppl1): S17-S24.

Soe LH, Wurz GT, Kao CJ, et al. 2013. Ospemifene for the treatment of dyspareunia associated with vulvar and vaginal atrophy: potential benefits in bone and breast. Int J Womens Health, 5: 605-611.

Sonigo C, Bouilly J, Carré N, et al. 2012. Hyperprolactinemia-induced ovarian acyclicity is reversed by kisspeptin administration. J Clin Invest, 122(10): 3791-3795.

Sowiński J, Sawicka N, Ruchała M. 2013. Pharmacoeconomic aspects of the treatment of pituitary gland tumours. Contemp Oncol (Pozn), 17(2): 137-143.

Spagnuolo C, Russo GL, Orhan IE, et al. 2015. Genistein and cancer: current status, challenges, and future directions. Adv Nutr, 6(4): 408-419.

Stovall DW, Tanner-Kurtz K, Pinkerton JV. 2011. Tissue-selective estrogen complex bazedoxifene and conjugated estrogens for the treatment of menopausal vasomotor symptoms. Drugs, 71(13): 1649-1657.

Strom BL, Schinnar R, Ziegler EE, et al. 2001. Exposure to soy-based formula in infancy and endocrinological and reproductive outcomes in young adulthood. JAMA, 286: 807-814.

Sun DQ, Cheng JJ, Frazier JL, et al. 2010. Treatment of pituitary adenomas using radiosurgery and radiotherapy: a single center experience and review of literature. Neurosurg Rev, 34: 181-189.

Tabeeva GR, Azimova IuE. 2010. Preventive treatment of migraine with vasobral: a multicenter trial. Zh Nevrol Psikhiatr Im S S Korsakova, 110(11 Pt 2): 26-30.

Taghavi SM, Fatemi SS, Rokni H. 2012. Cabergoline effect on blood sugar in type 2 diabetic patients with oral agent failure. Med J Malaysia, 67(4): 390-392.

Talaei M, Pan A. 2015. Role of phytoestrogens in prevention and management of type 2 diabetes. World J Diabetes, 6(2): 271-283.

Tan T, Cabrita IZ, Hensman D, et al. 2010. Assessment of cardiac valve dysfunction in patients receiving cabergoline treatment for hyperprolactinaemia. Clin Endocrinol, 73: 369-374.

Tanaka S, Link MJ, Brown PD, et al. 2010. Gamma knife radiosurgery for patients with prolactin-secreting pituitary adenomas. World Neurosurg, 74: 147-152.

Tat SK, Pelletier JP, Mineau F, et al. 2011. Strontium ranelate inhibits key factors affecting bone remodeling in human osteoarthritic subchondral bone osteoblasts. Bone, 49(3):559-567.

Taylor DK, Leppert PC. 2012. Treatment for uterine fibroids: searching for effective drug therapies. Drug Discov Today Ther Strateg, 9(1):e41-e49.

Tehraninejad ES, Hafezi M, Arabipoor A, et al. 2012. Comparison of cabergoline and intravenous albumin in the prevention of ovarian hyperstimulation syndrome: a randomized clinical trial. J Assist Reprod Genet, 29(3): 259-264.

Thomas AJ, Ismail R, Taylor-Swanson L, et al. 2014. Effects of isoflavones and amino acid therapies for hot flashes and co-occurring symptoms during the menopausal transition and early post menopause: a systematic review. Maturitas, 78(4): 263-276.

Turpeinen M, Uusitalo J, Scheinin M, et al. 2013. Effects of ospemifene on drug metabolism mediated by cytochrome P450 enzymes in humans in vitro and in vivo. Int J Mol Sci, 14(7): 14064-14075.

Uphouse L, Hiegel C. 2013. An Antiprogestin, CDB4124, blocks progesterone's attenuation of the negative effects of a mild stress on sexual behavior. Behav Brain Res, 240:21-25.

Valassi E, Klibanski A, Biller BM. 2010. Clinical review: potential cardiac valve effects of dopamine agonists in hyperprolactinemia. J Clin Endocrinol Metab, 95(3):1025-1033.

Vallette S, Serri K, Serri O. 2010. Cabergoline therapy for prolactinomas: is valvular heart disease a real safety concern? Expert Rev Cardiovasc Ther, 8(1):49-54.

van Meeuwen JA, Korthagen N, de Jong PC, et al. 2007. Antiestrogenic effects of phytochemicals on human primary mammary fibroblasts, MCF-7 cells and their co-cultures. Toxicol Appl Pharmacol, 221(3):372-383.

Venkatesh SK, Kothari D, Manchanda S, et al. 2012. Spontaneous reduction of prolactinoma post cabergoline withdrawal. Indian J Endocrinol Metab, 16(5): 833-835.

Verhaar HJ, Lems WF. 2010. PTH analogues and osteoporotic fractures. Expert Opin Biol Ther, 10:1387-1394.

Villegas R, Gao YT, Yang G, et al. 2008. Legume and soy food intake and the incidence of type 2 diabetes in the Shanghai Women's Health Study. Am J Clin Nutr, 87:162-167.

Vilos GA, Allaire C, Laberge PY, et al. 2015. The management of uterine leiomyomas. J Obstet Gynaecol Can, 37(2):157-181.

Waalen J. 2010. Current and emerging therapies for the treatment of osteoporosis. J Exp Pharmacol, 2:121-134.

Wang AT, Mullan RJ, Lane MA, et al. 2012. Treatment of hyperprolactinemia: a systematic review and meta-analysis. Syst Rev, 1:33.

Wang W, Cui G, Jin B, et al. 2016. Estradiol Valerate and Remifemin ameliorate ovariectomy-induced decrease in a serotonin dorsal raphe-preoptic hypothalamus pathway in rats. Ann Anat, 208:31-39.

Warri A, Saarinen NM, Makela S, et al. 2008. The role of early life genistein exposures in modifying breast cancer risk. Br J Cancer, 98:1485-1493.

Watts NB, Diab DL. 2010. Long-term use of bisphosphonates in osteoporosis. J Clin Endocrinol Metab, 95:1555-1565.

Wendy N Jefferson, Elizabeth Padilla-Banks, Jazma Y Phelps, et al. 2012. Neonatal phytoestrogen exposure alters oviduct mucosal immune response to pregnancy and affects preimplantation embryo development in the mouse. Biol Reprod, 87(1):10.

Wiehle R, Lantvit D, Yamada T, et al. 2011. CDB-4124, a progesterone receptor modulator, inhibits mammary carcinogenesis by suppressing cell proliferation and inducing apoptosis. Cancer Prev Res (Phila), 4(3):414-424.

Wilkens J, Chwalisz K, Han C, et al. 2008. Effects of the selective progesterone receptor modulator asoprisnil on uterine artery blood flow, ovarian activity, and clinical symptoms in patients with uterine leiomyomata scheduled for hysterectomy. J Clin Endocrinol Metab, 93(12):4664-4671.

Wix-Ramos RJ, Paez R, Capote E, et al. 2011. Pituitary microadenoma treated with antipsychotic drug aripiprazole. Recent Pat Endocr Metab Immune Drug Discov, 5(1):58-60.

Xu L, Tsai KS, Kim GS, et al. 2011. Efficacy and safety of bazedoxifene in postmenopausal Asian women. Osteoporos Int, 22(2):559-565.

Yasui-Furukori N, Furukori H, Sugawara N, et al. 2010. Dose-dependent effects of adjunctive treatment with aripiprazole on hyperprolactinemia induced by risperidone in female patients with schizophrenia. J Clin Psychopharmacol, 30(5):596-599.

Zeke J, Kanyó K, Zeke H, et al. 2011. Pregnancy rates with recombinant versus urinary human chorionic gonadotropin in in vitro fertilization: an observational study. Scientific World Journal, 11: 1781-1787.

第 11 章　短效避孕药

20 世纪生命科学的重大进展之一是口服避孕药的问世，现代神经内分泌学和生殖医学的发展极大地推动了人工合成甾体避孕药研制、开发和应用，有效地控制了世界各国人口的增长，极大地促进了现代社会经济的发展。避孕药的成功研制和临床应用凝聚着半个世纪以来几代科学家对人类生育现象的细心观察、缜密思考和不断探索，他们对生命科学和现代计划生育事业发展的卓越贡献将永载史册。

避孕药研究可追溯到 20 世纪 20 年代，受妊娠期排卵功能抑制现象的启发，奥地利生理学家鲁德维格-哈勃兰特（Ludwing Haberlandt）和意大利妇科专家奥特弗瑞德-殴图-费尔纳（Otfried Otto Fellner）先后应用卵巢萃取物抑生育素（infecundin）控制生育和避孕。1939 年，美国化学家罗素-马科尔（Russell E. Marker）应用降解法从含有薯蓣皂苷元（Diosgenin）的薯蓣科植物百合和龙舌兰中成功地萃取出孕酮。美籍西班牙学者卡尔-第贾瑞司（Carl Djerassi）利用薯蓣皂类植物合成炔孕酮（妊娠素）和炔诺酮。化学家弗兰克·考尔顿（Frank Colton）则合成异炔诺酮。

乔治-古德文-彭克斯（Gregory Goodwin Pincus，1903～1967）是开创人类避孕药临床应用的科学先驱，早年因成功地完成兔卵细胞体外受精而享誉纽约。1941 年开始与豪格兰德和中国旅美学者常敏春（Min-Chueh Chang）合作研究避孕药。1954 年，乔治-古德文-彭克斯与哈佛大学妇产科主任约翰-卢克（John Rock）合作开始进行人类历史上首次口服避孕药临床研究并获得成功。1960 年美国国家食品药物管理局（FDA）批准口服避孕药用于临床。我国于 1964 年研制成功复方炔诺酮（Ⅰ号）和复方甲地孕酮（Ⅱ号）避孕药并广泛应用于临床。

乔治-古德文-彭克斯是将避孕药带给人类社会的杰出科学家，他在 1964 年出版的 *Birth Control* 一书中说："我所做的工作只不过是打破了人们对生殖生理功能的无知而已……我深刻地认识到在世界各国，包括欧洲、亚洲、中东和南美国家均具有开展生育控制研究的必要性和可能性。我看到在许多国家存在人口过盛带来的社会问题，也认识到实行计划生育的光明前景。这是一个充满失望和希望的世界，失望是因为贫穷和困苦还在继续，希望是因为我的同道们已经找到有效控制人口和提高生育质量的办法"。

第一节　联合型口服避孕药

过去 50 年间，口服避孕药的研制从以下几个方面不断改进和发展：①降低炔雌醇（Ethinyl Estradiol，EE）剂量，从 50μg 减少至 30～20μg，以减少雌激素不良反应；②采用天然雌激素戊酸雌二醇（Estradiol Valerate）和 17β-雌二醇（17β-Estradiol）替代人工合成炔雌醇和美雌醇(Mestranol,炔雌醇甲酯),与不同孕激素组成口服避孕药;③采用高选择性孕激素,包括环丙孕酮(Cyproterone)、去氧孕烯(Desogestrel)、孕二烯酮(Gestodene)、地屈孕酮(Dydrogesterone)、屈螺酮(Drosprenone)、地诺孕素(Dienogest)和诺美孕酮(Nomegestrol),与低剂量炔雌醇组成口服避孕药;④研发高效、高选择性孕激素缓释型避孕药,如依托孕烯埋置型避孕药和左炔诺孕酮宫内释放系统(LNG-IUS)等;⑤研发多相型(二相型、三相型和四相型)口服避孕药,包括二相型去氧孕烯/炔雌醇和环丙孕酮/炔雌醇;三相型左炔诺孕酮/炔雌醇和四相型地诺孕素/戊酸雌二醇避孕药。

【组成】

1. *雌激素* 临床用于避孕药的雌激素均为高活性合成雌激素,包括已炔雌二醇(炔雌醇)、17-β-雌二醇和炔雌醚(ethinyl estradiol-3-methyl ether,EEME,已炔雌二醇-3-甲醚)等。避孕药应用雌激素的目的是负反馈抑制下丘脑-垂体轴 GnRH-Gn(FSH)分泌和控制卵泡成熟发育;维持正常子宫内膜增生和组织结构稳定性;协调与孕激素作用,维持周期性撤退性出血和防止孕激素突破性出血。由于雌激素对血凝和纤溶功能存在不利影响,因此避孕药研制朝向降低雌激素含量和发展单一孕激素制剂发展。从 20 世纪 60 年代开始,根据避孕药中雌激素含量和孕激素的种类不同,可将避孕药发展分为 3 个阶段。

(1)第 1 代口服避孕药,炔雌醇含量≥50μg。孕激素为第 1 代合成孕激素,19-去甲基睾酮衍生物,包括炔诺酮、甲地孕酮等。

(2)第 2 代口服避孕药,炔雌醇含量为 30～35μg。孕激素为第 2 代合成孕激素,主要为环丙孕酮和左炔诺孕酮等。

(3)第 3 代口服避孕药,炔雌醇含量为 20～30μg。孕激素为高选择性孕激素,包括去氧孕烯、孕二烯酮、诺孕酯、地屈孕酮和屈螺酮等。

2. *孕激素* 临床用于避孕药的孕激素均为高活性合成孕激素。避孕药应用孕激素的目的,包括负反馈抑制下丘脑-垂体轴 GnRH-Gn(LH)分泌、遏制 LH 高峰和排卵;保护子宫内膜,对抗雌激素促进子宫内膜增生作用,预防子宫内膜发生癌变。

高组织选择性孕激素是组成避孕药的主要成分,包括反式孕酮(Retro-progesterone)、地屈孕酮(Duphaston,达芙通)、醋酸甲羟孕酮(Medroxyprogesterone acetate,MPA)、甲地孕酮(Megestrol Acetate,MA)、醋酸氯地孕酮(Chlormadinone acetate,CMA)、醋酸环丙孕酮(Cyproterone acetate,CPA);醋酸诺美孕酮(Nomegestrol acetate,NA)、奈司孕酮(Nesterone)、曲美孕酮(Trimegestone)、炔诺酮(Norethisterone,Norethindrone,NET)、左炔诺孕酮(Levo-Norgestrel,LNG)、去氧孕烯(Desogestrel)、孕二烯酮(Gestodene)、诺孕酯(Norgestimate)、地诺孕素、依托孕烯(Etonogestrel)和螺内酯衍生物屈螺酮等。

【种类】 现代避孕药制剂种类,包括雌、孕激素联合型口服避孕药(单相型、双相型、三相型和四相型)、联合型长效避孕药(针剂);单一孕激素避孕药紧急避孕药、皮下埋置剂和子宫内缓释系统等。避孕药具有良好的避孕效果,但也有部分不良反应(与雌、孕激素剂量和作用相关)。另外,避孕药也具有某些非避孕性有益作用,包括改善痤疮、多毛、脂溢、痛经、月经失调、子宫内膜异位症、子宫腺肌病、经前综合征、排卵期出血、乳痛症等。口服避孕药的组成和种类见表 11-1。

表 11-1　口服、短效、联合型避孕药

单相型雌/孕激素联合型避孕药	
复方左炔诺孕酮(Microgynon-30)	左炔诺孕酮 0.15mg＋炔雌醇 0.030mg－(21/7)
复方去氧孕烯(Marvelon,妈富隆)	去氧孕烯 0.15mg＋炔雌醇 0.030mg－(21/7)
复方去氧孕烯(Mercilon,美欣乐)	去氧孕烯 0.15mg＋炔雌醇 0.020mg－(21/7)
复方孕二烯酮(Minulet,敏定偶)	孕二烯酮 0.075mg＋炔雌醇 0.030mg－(21/7)
复方环丙孕酮(Diane-35,达英-35)	环丙孕酮 2mg＋炔雌醇 0.035mg－(21/7)
复方屈螺酮 (Yasmin,优思明)	屈螺酮 3mg＋炔雌醇 0.030mg－(21/7)
复方屈螺酮 (Beyaz/YAZ,优思悦)	屈螺酮 3mg＋炔雌醇 0.020mg－(24/4)
复方氯地孕酮(Balara)	氯地孕酮 2mg＋炔雌醇 0.030mg－(21/7)
复方地诺孕素 (Vallete)	地诺孕素 2mg＋炔雌醇 0.030mg－(21/7)
复方诺孕酯 (Cilest)	诺孕酯 0.25mg＋炔雌醇 0.035mg－(21/7)
双相型雌/孕激素联合型避孕药	
复方去氧孕烯(DSG/EE)	去氧孕烯 0.025mg＋炔雌醇 0.040mg－(7)
	去氧孕烯 0.125mg＋炔雌醇 0.030mg－(14)
三相型雌/孕激素联合型避孕药	
复方左炔诺孕酮(Triquilar)	左炔诺孕酮 0.050mg＋炔雌醇 0.030mg－(6)
	左炔诺孕酮 0.075mg＋炔雌醇 0.040mg－(5)
	左炔诺孕酮 0.125mg＋炔雌醇 0.030mg－(10)
复方孕二烯酮(Triminulet,Trifemovan)	孕二烯酮 0.050mg＋炔雌醇 0.030mg－(6)
	孕二烯酮 0.070mg＋炔雌醇 0.040mg－(5)
	孕二烯酮 0.100mg＋炔雌醇 0.030mg－(10)
复方诺孕酯(Tricilest，Ortho Tricyclen)	诺孕酯 0.180mg＋炔雌醇 0.035mg－(6)
	诺孕酯 0.215mg＋炔雌醇 0.035mg－(5)
	诺孕酯 0.250mg＋炔雌醇 0.035mg－(10)
复方诺孕酯(Ortho Tricyclen-Lo)	诺孕酯 0.180mg＋炔雌醇 0.025mg－(6)
	诺孕酯 0.215mg＋炔雌醇 0.025mg－(5)
	诺孕酯 0.250mg＋炔雌醇 0.025mg－(10)
含天然雌激素联合型避孕药	
单相型　复方诺美孕酮($NOMAC/E_2$)	
	诺美孕酮 2.5 mg＋17β-雌二醇 1.5mg－(21/7)
	2.5 mg＋17β-雌二醇 1.5mg－(24/4)
复方屈螺酮($DRSP/E_2$)	屈螺酮 2.0 mg＋17β-雌二醇 1.0mg－(21/7)
双相型　复方环丙孕酮(Femilar)	环丙孕酮 1.0 mg＋戊酸雌二醇 1.0mg－(10)
	环丙孕酮 2.0 mg＋戊酸雌二醇 2.0mg－(11)
四相型　复方地诺孕素(Qlaira/Klaira)	
	戊酸雌二醇 3.0mg－(2)
	地诺孕素 2.0 mg＋戊酸雌二醇 2.0mg－(5)
	地诺孕素 3.0 mg＋戊酸雌二醇 2.0mg－(17)
	戊酸雌二醇 1.0m－(2)
	空白片　(2)

【作用机制】

1. 抑制排卵 雌、孕激素联合型口服避孕药(COC)负反馈抑制下丘脑和垂体 GnRH-Gn 分泌、LH 高峰和排卵而实现避孕，其中孕激素主要抑制 LH 高峰和排卵，而雌激素主要抑制 FSH 分泌、卵泡发育和成熟。

2. 阻抑受精 COC 中孕激素通过干扰宫颈黏液分泌和功能、子宫和输卵管收缩活性影响精子获能、活力和授精力，阻断精子与卵子结合和受精。

3. 抑制植入 COC 中孕激素通过抑制子宫内膜、宫颈黏液、输卵管分泌和活动性，干扰受精、孕卵输送和在子宫内膜植入过程同步化，使孕卵不能着床。COC 中雌激素的作用在于增强和协调孕激素对子宫内膜作用，防止突破性出血，其机制与增高子宫内膜细胞孕激素受体浓度相关，因此少量雌激素对维持 COC 避孕作用是必要的。

【适应证】 正常健康、生育期妇女和要求控制生育者。

【禁忌证】 ①癫痫；②偏头痛；③尿卟啉症；④黄褐瘤病(xanthomatosis)；⑤过度肥胖；⑥镰形红细胞病；⑦已知或怀疑妊娠；⑧已知和怀疑乳腺癌；⑨急性和慢性肝肾疾病；⑩未明确诊断的阴道流血；⑪分娩后≤6 个月，哺乳期妇女；⑫年龄≥35 岁，长期吸烟妇女；⑬严重心血管疾病(动脉硬化、高血压病)；⑭内分泌疾病，包括糖尿病、甲状腺功能亢进、肾上腺皮质增生；⑮血液和出血性疾病，包括血栓栓塞性疾病、血小板减少和无力症；⑯妇科性激素依赖性肿瘤，包括子宫肌瘤、子宫内膜癌、绒癌和卵巢癌；⑰精神性疾病，包括抑郁症、精神分裂症和生活不能自理者。

【避孕效果】 现行的 COC 均从月经周期第 1 天开始服用，连服 21d，间隔 7d 开始下一周期治疗。按照规定服药是有效避孕的可靠保证，引起避孕失败主要原因或是漏服或是呕吐和腹泻引起的药物吸收不良，因此胃肠功能不良妇女应加服 7d 避孕药。

不同类型的避孕药的避孕效果相似而不同。与单相型雌孕激素联合型避孕药比较，双相和三相型避孕药并无明显优越性。严格按照程序服药时，即使性活跃妇女年失败率为 0.1%，而服用普通避孕药的妇女第 1 年的失败率为 3.0%。但单一孕激素避孕药避孕效果轻度降低(表 11-2)。

表 11-2 不同避孕方法的临床效果

避孕方法	妊娠率(%)	
	最低期望值	实际发生率
未避孕	85.0	85.0
复合避孕片	0.1	3.0
单纯孕激素	0.5	3.0
IUDs		
含孕酮 IUD	1.5	2.0
含左炔诺孕酮 IUD	0.6	0.8
T-铜 380A	0.1	0.1
埋植法	0.05	0.05
女性绝育	0.05	0.05
男性绝育	0.05	0.05
长效甲羟孕酮	0.3	0.3
杀精剂	6.0	26.0
安全期		25.0
日历表	9.0	/
排卵检测	3.0	/
基础体温	2.0	/
排卵后性交	1.0	/
性交中断	4.0	19.0
子宫颈帽		
经产妇	26.0	40.0
未产妇	9.0	20.0
避孕海绵		
经产妇	9.0	28.0
未产妇	6.0	18.0
隔膜和杀精剂	6.0	20.0
避孕套		
男用	3.0	14.0
女用	5.0	21.0

【不良反应】

1. 漏服 如果漏服避孕药，发现后应于 24h 内补服一片。如服药前 2 周漏服 2 片，则应在随后的2d内每天服2片。如于第3周漏服2片或在任何时候漏服2片以上时，则应采用其他避孕方法作为补救措施。

2. 突破性出血 现行COC主要引起孕激素突破性出血，是子宫内膜蜕膜化和不规则脱落的结果。突破性出血多发生于服药的最初几个月内，如第1个月发生率为10%～30%，第3个月≤10%，引起突破性出血多在3个月自然消失。吸烟妇女发生率较高。

如突破性出血发生于药物治疗周期结束之前可停药，间隔7d后开始新的服药周期。如果突破出血时间较长，或服药期间不规则出血则可通过补充外源雌激素控制出血。方法是每天加服倍美力1.25mg或雌二醇2mg，直到服药周期结束。如下一周期复又出现可同样处理，一般1～2个周期即可治愈。

需要指出，对于孕激素突破性出血加服2片或3片避孕药无助于控制出血，因现行COC中孕激素占主导地位，因此加服只能成倍增加孕激素引起的子宫内膜蜕膜化和血管的萎缩效应，而加用雌激素则是合乎逻辑和有效的治疗措施。

3. 闭经 服用避孕药期间出现闭经是卵巢功能抑制的结果，是暂时、无害和非永久性的，停药后可很快恢复。服用新型COC第1年，闭经发生率≤2%，几年后可达到5%。因此有必要服药前告诉她们出现月经减少和闭经的可能。遇到COC引起的闭经首先要排除妊娠，然后再给予调经治疗，方法是于服药伊始加服倍美力1.25mg或雌二醇2mg，连续21d，促进子宫内膜增生和恢复月经，以上治疗可坚持数个周期。

4. 偏头痛 偏头痛与卒中相关，因此真性血管性头痛和存在卒中高危因素（年长、吸烟、高血压）妇女为避孕药禁忌证。服药期间出现严重血管性头痛，包括长时间头痛、眩晕、恶心、呕吐、视物模糊、一过性失明和药物不能缓解者应及时停药，并对因治疗。

5. 影响避孕效果的药物 临床观察发现，某些药物可能影响COC避孕效果，包括利福平（Rifampin）、苯巴比妥（Phenobarbital）、苯妥因（苯妥英钠）、普里米酮（麦苏林）、卡马西平（痛痉宁，Tegretol）、乙琥胺（Ethosuximide）、灰黄霉素（Griseofulvin）、曲格列酮（Troglitazone）。

另一方面避孕药也可影响其他药物疗效，如COC增强地西泮（安定，Valium）、甲氨二氮䓬（利眠宁，Chlordiazeposide，Librium）、三环类抗抑郁药和茶碱（Theophylline）的作用，而减弱乙酰氨基酚（Acetaminophen）和阿司匹林的药效。

6. 系统性红斑狼疮 口服避孕药对系统性红斑狼疮的不利影响主要为雌激素所为，因此服用仅含有孕激素的避孕药是明智之举。病情稳定、无肾功能损害和高滴度抗磷脂抗体妇女仍可服用新型COC。

7. 运动员与避孕药 运动员服用避孕药具有控制月经周期、避免意外妊娠、防止骨质疏松、减轻疲劳和严重腰背痛发生率。

【安全性】 基于目前临床应用的雌、孕激素联合型避孕药（COC）均为第3代合成孕激素去氧孕烯（地索高诺酮，Desogestrel）或孕二烯酮（Gestodene）为主的新型COC，其避孕效果、不良反应、安全性均相对优于传统的第1代和第2代老式口服避孕药。虽然1995年10月，英国药品安全委员会曾发出一封关于含有去氧孕烯和孕二烯酮COC可能增加发生血栓栓塞性疾病风险的信件，并引发了一场世界范围内避孕药安全性学术争论（争论1997年结束），但最终明确了新型COC相对优于老式COC的结论。现将有关问题简介如下。

1. 血凝和纤溶功能 口服避孕药中主要影响血液凝固和纤溶功能的因素是雌激素剂量。传统、老式含大剂量炔雌醇（50μg）COC可引起血浆凝血因子Ⅴ、Ⅷ、Ⅹ和纤维蛋白原的增加，但单相和多相含低剂量炔雌醇（35μg）COC对凝血系统无明显影响。目前含有炔雌醇 30～35μg 的新型 COC 引起的凝血因子和血小板活性变化仍在正常范围内。含有炔雌醇 20μg 的 COC 对吸烟妇女凝血因子也无明显影响，但含有炔雌醇 20～30μg 的 COC 轻度增强纤溶功能活性(表 11-3)。

表 11-3　血液凝固和纤溶因子

凝血因子	促进凝血因子	纤维蛋白原、Ⅶ、Ⅷ、Ⅹ因子
	抑制凝血因子	抗凝血酶原Ⅲ、蛋白 C、蛋白 S
纤溶因子	促进凝血因子	纤溶酶原、纤溶酶原激活物抑制物
	抑制凝血因子	抗纤溶酶

目前学术争论的焦点是 COC 引起的心血管疾病是雌激素的急性期作用抑或与雌激素剂量相关的促进血栓栓塞形成作用，传统的合成孕激素与去氧孕烯和孕二烯酮的差异。

静脉血栓栓塞形成与 COC 中雌激素剂量相关，但停药后 3 个月危险性完全消失。吸烟增加发生动脉血栓的风险，但对静脉血栓形成无明显影响。如观察发现服用含大剂量炔雌醇(80～100μg)COC 第 1 年发生静脉栓塞风险增加 6 倍。据此，从 20 世纪 70 年代开始各国学者逐渐降低 COC 中雌激素含量，开发研制了由高选择性孕激素去氧孕烯和孕二烯酮和小剂量炔雌醇(20～30μg)组成新型 COC。

老式 COC 高血压发生率为 5%，而服用低剂量炔雌醇(30μg)COC 则很少引起血压变化，如护士健康研究结果表明，新型 COC 高血压发生率每年为 41.5/10 000。曾患妊娠高血压和肾脏疾病妇女服用新型避孕药也不一定再次发生妊娠高血压综合征。

世界卫生组织(WHO)和亚洲、非洲、拉丁美洲和欧洲 17 个国家 21 个医学中心，通过流行病学调查，反复论证和缜密的统计学分析后认为：①应树立循证医学观念，克服避孕药研究中存在的设计和统计学偏倚影响，正确评价、宣传和应用新型 COC。②COC 不增加发生静脉血栓栓塞性疾病的风险率。由于去氧孕烯和孕二烯酮雄激素活性很低，因此适用于年长和存在静脉血栓栓塞高危因素妇女。③新型 COC 中炔雌醇含量≤50μg，不增加任何年龄、健康、不吸烟妇女发生心肌梗死风险率，但年龄增长、吸烟和高血压是高危因素。

2. 代谢功能

(1)脂代谢：单相避孕药增加血浆 LDL-C 和载脂蛋白 B 浓度和降低 HDL-C 和载脂蛋白 A 浓度，而三相左炔诺孕酮片不影响 HDL-C、LDL-C、载脂蛋白 A、B 代谢。单相型诺孕酯和孕二烯酮改善脂蛋白代谢有利作用。三相型诺孕酯和孕二烯酮也呈现对 LDL/HDL 和载脂蛋白 B/A 比值呈现有益影响。概言之，低剂量孕激素对脂代谢无明显不利影响，其中单相型左炔诺孕酮避孕药不良反应高于多相型避孕药。

(2)糖代谢：老式 COC 可引起胰岛素抵抗、空腹血糖、胰岛素、皮质醇升高和糖耐量试验异常，但目前应用的低剂量单相或多相 COC 对胰岛素和糖代谢无明显影响，即糖代谢变化仍处于非糖尿病范围之内。新型 COC 并不增加糖尿病发病率。良好控制的糖尿病患者仍可服用新型 COC，因其并不增加胰岛素需求量。病例对照性研究也未发现使用新型 COC 增加胰岛素依赖型糖尿病年轻妇女视网膜病或肾病发生率。

(3)肝胆功能：雌激素通过肝胆代谢和

排泄，因此肝脏DNA和RNA合成、肝脏脂肪、肝酶、血清酶和血浆蛋白合成均受雌激素的影响，但新型COC并不增加严重肝脏疾病发生率。雌激素和大剂量孕激素偶可引起胆汁淤积、阻塞性黄疸和皮肤瘙痒，但为良性和可逆性，停药后自然消退。因此急、慢性胆道阻塞性肝脏疾病和胆囊疾病为禁忌证。

(4)其他：新型COC引起恶心、乳房不适、体重增加概率明显低于老式COC，与消化性溃疡或肠炎也无相关性，但胃肠道吸收不良妇女服用避孕药影响药物吸收而有避孕失败之虞。新型COC很少引起皮肤和面部黄褐斑。

COC可引起血沉加快、球蛋白和血浆总铁结合力增高，凝血酶原时间延长，但降低月经期突发性尿卟啉症。维生素代谢变化表现为血液维生素A轻度增高，而维生素C、维生素B_6和叶酸浓度降低，但无须补充维生素。新型COC很少引起精神抑郁症，但一经发生应立即停药。COC改善女性性功能，对听力、视力和音质也无明显影响。

3. 肿瘤

(1)子宫内膜癌：COC降低子宫内膜癌发生率，服药1年后子宫内膜癌发生率降低50%，超过3年保护作用更明显，其对子宫内膜保护作用在停药后仍持续存在20年以上，这对于存在子宫内膜癌高危因素妇女尤为重要。COC对子宫内膜癌常见的病理类型腺癌、腺角化癌和腺鳞癌同样呈现预防作用。

(2)卵巢癌：流行病学调查表明，COC降低各种病理类型卵巢癌发生率40%，服药时间越长作用越显著，即使停药后10～15年保护作用依然存在。但欲使卵巢发生率降低80%则至少需要连续服药10年以上。

COC对卵巢癌高危倾向妇女（BRCA Ⅰ、Ⅱ基因携带者和阳性家族史）呈现保护作用，连续服药10年时的上皮类卵巢癌发生率可降低至正常妇女人群患病水平。

(3)宫颈癌：美国疾病控制和预防中心（CDC）研究认为，新型COC并不增加宫颈浸润癌发生率，而原位癌增加与COC使用者频繁进行阴道细胞学检查相关。但世界卫生组织（WHO）关于肿瘤和甾体避孕药的研究仍然认为长期服用COC有增加发生宫颈原位癌的风险性，其相关因素和机制尚不明了。

美洲巴拿马、哥斯达黎加、哥伦比亚和墨西哥等国病例对照性研究和美国洛杉矶与世界卫生组织合作研究均显示，曾服用COC妇女发生宫颈腺癌相对风险率增加2.1倍，使用时间≥12年则增加4.4倍。过去20年间，年轻妇女宫颈腺癌（占所有宫颈癌10%）发病率增加可能与使用COC相关。据此，服用COC妇女应坚持定期阴道细胞学检查。

(4)肝癌：肝细胞腺瘤（hepatocellular adenoma）发生与雌激素和雄激素相关。此外，COC也可引起多种肝脏病变，包括肝脏紫癜、局灶性结节和腺瘤，但停药后肝脏病变逐渐退化。肝脏疾病发生与COC剂量和服用时间相关。现行新型COC尚未发现肝脏肿瘤发生率增高。WHO关于对肝脏肿瘤与甾体激素避孕药协作研究并未证实COC与肝癌相关。过去30多年间，尽管世界各国广泛推广和应用COC，肝癌病死率并未见升高。

(5)乳腺癌和结肠直肠癌：COC不增加乳腺癌阳性家族史和（或）良性乳腺疾病妇女乳腺癌发生率，也不增加发生黑色素瘤、肾癌、胆囊癌、垂体瘤和滋养细胞肿瘤风险，并降低结肠直肠癌发生率40%。

(6)垂体微腺瘤：虽然雌激素促进垂体催乳素分泌和引起垂体催乳素细胞（lactotroph）肥大，但新型COC并不引起垂体催乳素微腺瘤发生率增加，因此垂体微腺瘤妇女产后仍可服用COC。

4. 内分泌功能

(1)肾上腺:COC引起血浆结合型和游离型皮质醇升高,但增加幅度低于妊娠期,并仍处于健康妇女非妊娠期水平。服用COC妇女肾上腺对促肾上腺皮质激素(ACTH)反应性无明显变化。

(2)甲状腺:COC中雌激素增加肝脏甲状腺结合球蛋白生成,但对血浆总甲状腺素和游离甲状腺素浓度无明显影响。

5. 生育功能

(1)闭经与生育力:服用COC的闭经率为0.7%～0.8%,与健康妇女人群继发闭经率相似。停用COC妇女,3个月内妊娠率为50%,2年后,未经产妇女妊娠率为75%,经产妇女妊娠率为93%,与健康妇女人群不孕症发生率相似。停用COC 1年仍未妊娠者应审查不孕原因并对症治疗。

(2)未婚少女:青春期性活跃少女可选择应用新型COC以避免意外妊娠。

(3)受孕周期和早期妊娠服用避孕药:妊娠前2周(末次月经后前4周)内服用避孕药对胚胎发育无明显影响,但妊娠第3～8周(自末次月经的5～10周)服药则有致畸作用。前瞻性研究并未发现COC与胎儿VACTERL综合征(脊椎、肛门、心脏、气管、食管、肾脏和肢体综合畸形)相关。服用COC期间意外妊娠,或妊娠早期无意服用COC(包括甲羟孕酮和17-羟基己酸孕酮)并不显著增加发生先天性畸形的风险。

(4)停服COC后生育力:传统观念认为,停用COC后应适当推迟妊娠时间,因COC对未孕妇女下丘脑-垂体-卵巢轴和生育力影响可持续42个月,对经产妇影响则持续30个月。停药后4年,82%妇女自然妊娠,其与停用其他避孕措施的生育率89%相似。然而,年龄≤30岁妇女或经产妇女未观察到生育延迟现象。年龄为25～29岁未生育妇女,停药后4年,91%的妇女自然妊娠,与停用其他避孕方法妇女生育率92%相似。停用6年仍未妊娠妇女比率与正常妇女人群相同。

美国COC观察发现,停服COC≥13个月妊娠率为24.8%,高于停用其他避孕方法的妊娠率10.6%(IUD为12.4%,避孕套为8.5%,其他避孕法为11.9%)。停用COC 3个月内妊娠率较低,在4～10个月妊娠率开始增加,2年后妊娠率为90%,而IUD需14个月,避孕套需10个月。尽管COC存在生育延迟效应,但无证据表明COC增加不孕症发生率。

(5)自然流产:停服COC后妊娠自然流产率≤1%,死胎率≤0.3%,与健康妇女人群相似。

(6)妊娠转归:COC无胎儿致畸作用,服用过COC妇女生育畸形儿概率、性比率和出生后婴幼儿体重、智力和心理发育均为正常,围生期病率、病死率、早产率和低出生体重儿率也未见增加。停服COC后妊娠妇女双卵双胎发生率增加1倍,发生率随服药时间延长而增加。

(7)母乳喂养:COC不影响哺乳期妇女乳汁分泌和质量,也不影响婴儿生长发育。延长哺乳期具有避孕作用,其与母亲营养状况、吸吮强度和添加辅食幅度相关。夜间哺乳,完全母乳喂养的哺乳期闭经妇女,产后6个月自然避孕效应与服用COC相同,而月经复潮或产后6个月后,排卵率和妊娠率开始增加。

完全母乳喂养或接近完全母乳喂养妇女,产后6个月内闭经率为70%,1年内为37%,有效避孕率为92%。添加辅食增加哺乳期妇女排卵和妊娠率。虽然母乳喂养具有一定避孕作用,但其作用并不稳定,因此应定期进行随访和检查。

(8)产褥期何时开始服用避孕药:研究发现,产后不进行母乳喂养妇女月经复潮的平均时间为(45±10.1)d,产后25d内无排卵发生。据此,完全母乳喂养妇女,产后3个月后应采取避孕措施，而部分或非母乳喂养妇女，应于产后第3周开始采用避孕措施。妊娠≤12周流产后应立即采用避孕措施，而妊娠≥12周流产者应于2周后开始采用避孕措施。第2孕季流产或早产后应立即开始采用避孕措施。目前新型COC不影响母乳喂养，并可提高母乳数量和质量。小剂量单一孕激素避孕药应从产后3d开始，即启动泌乳后开始服用。鉴于单一孕激素避孕药对糖尿病的影响，妊娠期糖尿病妇女产后应采用其他避孕方法。

6. 感染性疾病

(1)性病毒感染：COC无预防免疫缺陷病毒(HIV)、人乳头瘤状病毒(HPV)、单纯疱疹病毒(HSV)和乙肝病毒(HBV)感染作用。为安全起见，服用COC和采用屏障法避孕可有效地达到避孕和预防性传播疾病的双重功效。

(2)细菌和其他感染：长期服用COC具有预防盆腔细菌感染性疾病的作用，并降低盆腔炎住院率，作用机制与COC增加宫颈黏液黏稠度、防止病原体进入子宫和输卵管相关。尽管如此，临床医师仍应注意积极诊治服用COC性传播疾病高危妇女(多性伴侣、性传播疾病感染史、慢性宫颈炎、输卵管炎和衣原体感染者)。COC不增加非淋菌性尿道炎和宫颈炎发生率。新型COC对机体免疫功能无明显影响，因此也不增加水痘、细菌性阴道病、弓形体和外阴阴道念珠菌感染率。

【治疗应用】　避孕药作为一种有效避孕方法，在有效控制生育的同时也对某些妇科相关疾病呈现治疗作用，包括降低流产率和绝育率。降低子宫内膜癌、卵巢癌、异位妊娠、月经失调、痛经、贫血、输卵管炎、子宫内膜异位症、良性乳腺疾病、风湿性关节炎、动脉粥样硬化、骨质疏松症、子宫肌瘤和卵巢囊肿发病率。

观察表明，服用新型COC妇女卵巢癌发生率降低40%，子宫内膜癌降低50%、子宫肌瘤降低31%、黄体囊肿减少78%，功能性卵巢囊肿减少49%。新型COC具有减少经量、痛经和防治子宫内膜异位症的作用。新型COC对骨密度有一定保护作用，但并不能有效降低骨折率。避孕药降低发生风湿性关节炎的风险，特别是有阳性家族史妇女。研究认为，COC虽不能预防风湿性关节炎，但可延缓病程发展，防止病情恶化。

新型COC现已开始应用于许多妇科疾病的治疗，包括异常子宫出血、痛经、排卵痛、排卵期出血、子宫内膜异位症、子宫腺肌病、多囊卵巢、痤疮、多毛症、下丘脑性闭经、月经期尿卟啉症、黄体功能不全、月经过多、功能性卵巢囊肿和经前综合征。

第二节　含天然雌激素口服避孕药

20世纪末叶，口服避孕药研究的重要进展是应用天然雌激素替代人工合成雌激素炔雌醇组成新一代联合型口服避孕药，以减少合成雌激素的不良反应。雌激素药效学研究认为，虽然炔雌醇口服后生物利用率(38%～48%)高于其他类型雌激素，但炔雌醇以剂量相关方式增加静脉栓塞性疾病风险。如炔雌醇含量为50μg，口服避孕药的静脉栓塞性疾病发生率为8/10 000～10/10 000，虽低于妊娠和产后妇女(20/10 000妇女·年)，但明显高于不服用避孕药非妊娠期妇女(4.7/10 000妇女·年)，为此，新一代口服避孕药将炔雌醇剂量减少至15～20μg(如美欣乐，Mercilon)。

20世纪末，以天然雌激素17β-雌二醇(17β-E_2)和戊酸雌二醇(Valerate Estradiol，E_2V)与高选择性孕激素组成的口服避孕药研制成功并应用于临床。药代动力学检测表明，外源性雌二醇，包括戊酸雌二醇、微粒化 17β-雌二醇（Micronized 17β-Estradiol）和酯化雌激素（Esterified Estrogens）与内源性 17β-雌二醇相似，均为高活性雌激素，具有较高生物利用率。如戊酸雌二醇（E_2V）口服后在肠道和肝脏内快速转化为雌二醇。17β-雌二醇 2mg 药理活性相当于炔雌醇 10～20μg 生物活性。然而，与炔雌醇比较，17β-雌二醇很少影响肝功能、脂代谢和凝血功能。以天然雌激素组成新型联合型口服避孕药，具有完全抑制排卵和良好避孕效果，不规则出血率相当或低于传统口服避孕药。

一、含戊酸雌二醇避孕药

（一）复方戊酸雌二醇＋地诺孕素

复方戊酸雌二醇＋地诺孕素（Estradiol Valerate/Dienogest，E_2V/DNG）为第一个四相型口服避孕药，商品名 Qlaira/Klaira（欧盟）、Natazia（美国）、Climodien/Lafamme（西欧）、Valette（澳大利亚）。

【药理学】

1. 戊酸雌二醇（Estradiol Valerate）　化学名雌-1，3，5（10）-三烯-3，17-二醇（17β）-，17-戊酸乙酯；英文名 Estra-1，3，5（10）-triene-3，17-diol（17β），17-pentanoate；分子式 $C_{23}H_{32}O_3$；分子量 356.5。戊酸雌二醇口服后分解为 17β-雌二醇和戊酸，血药浓度于 6h 达到高峰。雌二醇主要与血浆白蛋白结合（60%），次与 SHBG 结合（40%），生物利用率（bioavailability）为 3%～5%，在肝脏内经过首过作用（first-pass effect），95%剂量被细胞色素 P450（CYP4503A）代谢后进入血液循环，半衰期为 14h。戊酸雌二醇代谢产物分别为雌酮、硫酸酯和葡萄糖醛酸轭合物（glucuronide conjugates），主要通过尿液排出，10%经粪便排出。

2. 地诺孕素（Dienogest）　化学名 17α-氰甲基-17β-羟基-13β-甲基甾烷-4，9-二烯-3-酮；英文名 17α-Cyanomethyl-17-hydroxyestra-4，9-dien-3-one；分子式为 $C_{20}H_{25}NO_2$；分子量 311.418。地诺孕素为高选择性孕激素，具有天然和合成孕激素的药理学特点，口服有效剂量为 0.11mg/kg。

地诺孕素口服后快速吸收，生物利用率为 90%。地诺孕素选择性与孕激素受体结合，而无雌激素、抗雌激素、雄激素、糖皮质激素、盐皮质激素活性，但具有抗雄激素活性，约为环丙孕酮的 40%。地诺孕素抗促性腺激素活性较弱，如抑制排卵的最低有效剂量为 1mg/d。血浆中地诺孕素主要与白蛋白结合（90%），10%呈游离态存在，因此孕激素活性高于其他孕激素。地诺孕素通过芳香化和 11β-羟化代谢，半衰期为 6～12h，代谢产物经尿排出，无药物蓄积性。地诺孕素与戊酸雌二醇组成四相型口服避孕药。地诺孕素 2mg/d，用于治疗子宫内膜异位症。

【药代动力学】　服用四相型 E_2V/DNG 避孕药的 28d 内血清 E_2 浓度保持稳定；服用 E_2V（1～26d）最低血清 E_2 浓度为 33.6～64.7pg/ml，类似于月经卵泡中期水平；服用 E_2V/DNG（3～24d）的 DNG 最低浓度为 6.8～15.1ng/ml，第 24 天最高浓度为 82.9ng/ml，终末半衰期为 12.2h，血浆浓度为 33.7ng/ml，维持最高浓度时间为 1.5h，血清 SHBG 浓度增加 40%，而皮质醇结合球蛋白（CBG）浓度无明显变化。进食增加雌二醇血浆峰值 23%（C_{max}）和降低地诺孕素峰值浓度 28%，但不影响代谢曲线下面积浓度。静脉注射后的雌二醇和地诺孕素的表观分布容积分别为 1.2 L/kg 和 46 L/kg 。

【服用方法】　E_2V/DNG 为四相型口服避孕药，模拟正常月经周期生殖激素变化，采用雌激素递减和孕激素递增的动态时相模式组成四种不同雌、孕激素剂量比例的药片，即一相片含 E_2V 3mg（服用 2d），二相片含 DNG

2mg＋E_2V 2mg（服用 5d），三相片含 DNG 3mg＋E_2V 2mg（服用 17d）；四相片含 E_2V 1mg（服用 2d），最后为空白片（服用 2d），共 28 片（图 11-1）。

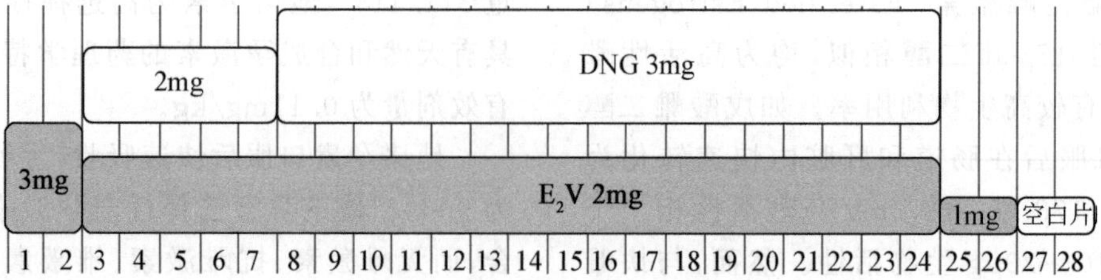

图 11-1　E_2V/DNG 服用方法

【避孕效果】　临床药理学观察发现，口服四相型 E_2V/DNG 早期，戊酸雌二醇可提供雌激素优势，促进子宫内膜增生。DNG 为高活性孕激素，口服后生物利用率＞90%，可维持月经中期和晚期孕激素优势，有效地促进子宫内膜分泌化和子宫内膜间质稳定性。四相型 E_2V/DNG 的避孕效果良好，不良反应低，优于早期的双相型或三相型 E_2V/DNG 避孕药和其他类型的口服避孕药。

临床Ⅱ期 E_2V/DNG 研究，由欧盟、美国和加拿大 2655 例，年龄 18～50 岁妇女参与，治疗 20～28 周期的比尔指数（Pearl Index）为 0.34（CI＝0.73），中途退出率为 2.5%。临床Ⅲ期 E_2V/DNG 研究发现，对于 18～50 岁妇女，E_2V/DNG 比尔指数为 0.42～0.79（CI＝0.77～1.23），而对于 18 岁和 35 岁妇女的比尔指数分别为 1.01（CI＝1.59）和 0.51（CI＝0.97）。

临床观察表明，E_2V/DNG 动态剂量管理模式具有有效避孕、调节周期、控制月经量、改善性功能和缓解痛经作用。服用 E_2V/DNG 6 个周期，月经量平均减少 88%。由于 E_2V/DNG 停药间歇期仅为 2d，明显短于传统避孕药（7d），因此可显著降低激素撤退综合征发生率。另外，E_2V/DNG 通过调节 SHBG 代谢、增加阴道上皮成熟度和增强雄激素活性而改善女性性功能障碍（FSD）。欧洲 50 个医学中心的临床研究，1377 例年龄为 18～50 岁妇女，服用 E_2V/DNG 20 个周期，治疗满意率为 79.5%。

欧盟国家 798 例妇女参与的 E_2V/DNG 和炔雌醇/左炔诺孕酮（EE 20μg/LNG 100μg）比较性研究，发现两者周期性撤退出血率分别为 77.7%～83.2%和 89.5%～93.8%。E_2V/DNG 的出血量和出血时间均低于 EE/LNG，分别为 4.1～4.7d 和 5.0～5.2d（$P<0.05$）。服药周期内点滴出血率，E_2V/DNG 和 EE/LNG 类似，分别为 10.5%～18.6% 和 9.9%～17.1%（$P>0.05$）。

【对月经功能的影响】　临床观察证实，E_2V/DNG 除具有良好的避孕作用外，还具有防治无生殖道器质性病变的子宫内膜增生、月经过多和月经期延长疾病的作用，已在欧美国家广泛应用。

Fraser 治疗观察发现，对于年龄≥18 岁无生殖道器质性病变，月经过多和经期延长的妇女（269 例），从口服 E_2V/DNG 的第 1 个周期月经量即开始减少，治疗 6 个周期后的平均月经量（MBL）减少 88%，类似于曼月乐（LNG-IUS）的作用（减少 96%）。另一项研究，以 MBL 减少 50%或月经量≤80ml 为治疗成功标准统计，E_2V/DNG 治疗 7 个周期后，E_2V/DNG 和对照组的治疗成功率分别为 63.6%和 11.9%，月经量≤80ml 者，分别为 68.2%和 15.6%；月经量减少≥50%者分别为 70.0%和 17%，证实 E_2V/DNG 治疗可有效减少月经过多和促进月经量恢复正常。

Jensen 应用血红蛋白和血清铁测定检测发现，E_2V/DNG 治疗 3 个周期的完全反应率（以 MBL 减少≥50%为标准）为 43.8%（$P<0.001$），月经量减少率为 64.2%。欧洲和澳大利亚 34 个医学中心Ⅲ期临床研究表明，特发性月经过多妇女（231 例）接受 E_2V/DNG 治疗 3 个周期后，月经量减少 69.4%，并显著增加血红蛋白、血细胞比容和血清铁浓度。比较性研究发现，E_2V/DNG 治疗的月经减少率相当于或优于氨甲环酸（妥塞敏，Tranexamic Acid，40.4%）、甲芬那酸（Mefenamic Acid，20%～39%）、萘普生（Naproxen，12%）和达那唑（Danazol，49%）。

德国对比观测发现，服用 E_2V/DNG 和 EE/LNG 的规律周期性出血率，分别为 77.7%～83.2%和 89.5%～93.8%（$P<0.0001$）；不规则点滴出血时间分别为（17.3±10.4）d（平均 16d）和（21.5±8.6）d（平均 21d）（$P<0.0001$）。因此认为，E_2V/DNG 是患有月经过多和经期延长妇女的优先选择。

【不良反应和安全性】　E_2V/DNG 的不良反应率＜2%，包括头痛（6.4%）、乳痛（4.5%）、乳房压痛（3.0）、痤疮（3.4%）、不规则点滴出血（1.7%～3.0%）、痛经（2.7%）、体重增加（0.9%～2.3%）。Fraser（2011）269 例，年龄≥18 岁妇女治疗观察，E_2V/DNG 严重不良反应率为 1.1%（1 例心肌梗死、1 例慢性胆囊炎、1 例原位乳腺癌）。

临床观察发现，E_2V/DNG 对性激素结合球蛋白（SHBG）、凝血酶原、纤维蛋白原和凝血酶的影响与传统避孕药相似。E_2V/DNG 对代谢和凝血功能影响相当于炔雌醇/左炔诺孕酮（EE/LNG），对凝血酶原和 D-二聚体活性无明显影响；对 LDL-C、HDL-C、胰岛素、糖代谢影响优于 EE/LNG。一项大型、国际间、前瞻性长期队列研究（INAS-SCORE）将对包括 E_2V/DNG 在内的含天然雌激素的多种新型口服避孕药进行为时 3～5 年比较性研究。

（二）复方戊酸雌二醇＋醋酸环丙孕酮

复方戊酸雌二醇＋醋酸环丙孕酮（estradiol valerate/cyproterone acetate，E_2V/CPA），商品名 Femilar，为双相型口服避孕药，即一相片为 E_2V 1mg/CPA 1mg（1～10d），二相片为 E_2V 2mg/CPA 2mg（11～21d），空白片 7 片（22～28d）。1993 年于芬兰上市，适用于年龄 35～40 岁和（或）不能耐受含有炔雌醇避孕药的妇女。临床观察发现（228 例，治疗 12 个周期），抑制排卵率为 99%，累计妊娠率为 0.4%。治疗前 3 个周期点滴出血率为 35.5%，12 周期内点滴出血率减少至 24.5%，但随着服用时间的延长不规则出血率和痛经发生率逐渐减少。

二、含 17β-雌二醇避孕药

（一）复方 17β-雌二醇/醋酸诺美孕酮

复方 17β-雌二醇/醋酸诺美孕酮（17β-Estradiol/Nomegestrol acetate，E_2/NOMAC）为单相型口服避孕药，包括两种服用模式：①17β-E_2 1.5mg/NOMAC 2.5mg（21/7），服用 21d，间歇 7d；②17β-E_2 1.5 mg/NOMAC 2.5 mg（24/4），服用 24d，间歇 4d。

诺美孕酮（Nomegestrol），别名去甲甲地孕酮，商品名露特尼（Lutenyl）、Theramex。化学名 17-羟基-6-甲基-19-去甲-4，6-孕-3，20-二酮；英文名 17-Hydroxy-6-methyl-19-nor-4，6-pregnadiene-3，20-dione；分子式 $C_{21}H_{28}O_3$；分子量为 328.45。诺美孕酮口服后快速吸收，2h 后血药浓度达到高峰，血浆半衰期 30h。诺美孕酮主要与血浆白蛋白结合（98%），以葡萄糖醛酸酯或硫酸酯形式通过肠道排出，少量经尿液排出。

诺美孕酮为 19-去甲孕酮衍生物，高效和高选择性孕激素，与孕酮受体亲和力高于孕酮 2.5 倍。孕激素活性分别高于甲羟孕酮和甲地孕酮 4 倍和 1.4 倍，无雄激素、雌激素活性；强烈抑制促性腺激素分泌和排卵，拮抗雌激素和减少孕激素分泌。诺美孕酮临床用于治疗异常子宫出血、经前综合征、乳痛症、痛经、子宫内膜异位症、围绝经期综合征等。

欧洲和美国研究表明，服用模式 24/4 和 21/7 的比尔指数分别为 0.38 和 1.13；对凝血功能、纤溶指标、脂代谢和糖代谢的影响优于左炔诺孕酮/炔雌醇(LNG/EE)，类似于屈螺酮/炔雌醇(DRSP/EE)；服用 1 年后闭经为 30%，适用于不能耐受其他避孕药妇女。临床研究发现，E_2/NOMAC，24/4 服用模式对排卵抑制率、最大卵泡直径、宫颈黏液、子宫内膜厚度、月经功能、出血时间和生育力的影响均优于服用模式 21/7($P<0.05$)，避孕作用相当于或优于炔雌醇/孕二烯酮(EE/GSD)、屈螺酮/炔雌醇(DRSP/EE)和雌二醇/醋酸炔诺酮(E_2/NETA)。

(二)复方 17β-雌二醇/屈螺酮

复方 17β-雌二醇/屈螺酮(17β-Estradiol/drospirenone，E_2/DRSP)避孕药包括单相型和三相型两种。屈螺酮(drospirenone，DRSP)，化学名 15β，16β-二亚甲基-3-氧代-17α-孕甾-4-烯-21，17-羧内酯；英文名 15 beta，16 beta-diethylenetriamine-3-oxo-17 alpha-pregna-4-ene-21，17-carboxylic lactone；分子式为 $C_{24}H_{30}O_3$；分子量为 366.49。

屈螺酮为醛固酮拮抗药螺内酯衍生物，为高效和高选择性孕激素。屈螺酮口服后快速吸收，1～2h 血药浓度达到高峰，95%～97%与血清白蛋白结合，而非与 SHBG 和 CBG 结合，生物利用率为 76%。屈螺酮呈现孕激素、抗促性腺激素、抗雌激素、抗雄激素和抗盐皮质激素作用。复方 17β-雌二醇/屈螺酮避孕药，正在进行Ⅱ期临床研究，观测对象为 18～35 岁健康育龄妇女。第一项研究($n=116$)目的是评估抑制排卵作用，第二项研究($n=575$)目的是评估对月经功能影响和安全性。

综上所述，采用天然雌激素组成新型口服避孕药是未来发展方向，其作用不仅限于避孕，而且具有妇科内分泌治疗学和妇女生殖健康保健作用。目前，含有天然雌激素的避孕药已进入广泛深入的临床Ⅲ期研究。如 HARMONY-Ⅰ & Ⅱ期研究，将对比观察 E_2V/DNG、炔雌醇/诺孕酯和炔雌醇/左炔诺孕酮(EE/LNG)防治激素撤退性综合征(HWAS，头痛、腹胀和盆腔痛)作用。STABLE 研究将重点观察 E_2V/DNG 和 EE/LNG 改善女性性功能障碍(FSD)作用。可以预测，含天然雌激素新一代避孕药的广泛应用，必将进一步提高避孕效果和增强妇女生殖健康水平。

第三节 紧急避孕药

一、概 述

1. 研究历史 20 世纪 30 年代，人们就开始探索采用适当的药物和方法避免无保护性交后意外妊娠的发生。20 世纪 60 年代，曾采用大剂量雌激素作为紧急避孕药，70 年代应用大剂量联合型口服避孕药作为紧急避孕药，80 年代，左炔诺孕酮、抗孕激素米非司酮和含铜 IUD 开始用作紧急避孕药，90 年代选择性孕激素受体调节药(SPRM)乌利司他开始应用于临床。

2. 定义 紧急避孕(emergency contraceptive，EC)指在无保护性交、避孕失败(节育器脱落、阴茎套破裂、阴道隔膜移位和漏服避孕药)，或遭受性攻击和强迫生育后，为预防非意愿性妊娠而采取的临时性或应急性避孕措施。

紧急避孕药(emergency contraceptive drug)或事后避孕药(post-coital pill or morning-after pill)是作用于妊娠前期的药

物(具),即通过抑制或延缓排卵、受精和胚胎植入而避免非意愿妊娠的发生,属于避孕(contraception)措施而非堕胎药物(abortifacient drugs)。按照 WHO 要求,所有紧急避孕方法和药物均应于无保护性交或避孕失败后 120h 内应用,且不应对妇女身心健康造成损害。

临床观察表明,非意愿性妊娠约占全部妊娠的 40%。在发展中国家,年龄 15~44 岁妇女中非意愿妊娠率高达 57‰,在发达国家为 42‰。在社会人口层面,虽然紧急避孕药不能降低妊娠率和流产率,但可有效地降低妇女非意愿妊娠,保护妇女的生殖健康。

3. 药物种类

(1)联合型口服避孕药(COC):①大剂量避孕药,即传统 Yuzpe Regimen,采用由炔雌醇(EE)100μg+左炔诺孕酮(LNG)0.5mg 组成的 COC;现已停止应用;②低剂量避孕药,包括妈富隆(Marvelon)、达英-35(Diane-35)、优思明(Yasmin)和优思悦(Beyaz),均为处方药物,限于年龄≤35 岁妇女应用。

(2)左炔诺孕酮(Levonorgestrel,LNG;商品名毓婷):①一次法,每次 1.5mg,一次服用;②两次法,0.75mg,每 12h 服用 1 次,共 2 次。LNG 为非处方药物,年龄≥17 岁妇女为非处方药物,≤17 岁妇女为处方药物。

(3)乌利司他(Ulipristal acetate,UPA;商品名艾拉,ella-One):每次 30mg,为处方药物,年龄≥17 岁妇女服用。

(4)米非司酮(Mifepristone,商品名息隐、含珠停、司米安)片剂:规格有 10 毫克/片,25 毫克/片。年龄≥17 岁妇女为非处方药物,≤17 岁妇女为处方药物。

(5)含铜宫内节育器(Copper IUD,ParaGard T-380):为处方药具,在医院或妇幼保健单位放置。

(6)左炔诺孕酮宫内释放系统-曼月乐(LNG-IUS,Mirena):为处方药具,在医院或妇幼保健单位放置,尚未正式推荐作为紧急避孕应用。

(7)左炔诺孕酮-美洛昔康复合片(LNG 1.5mg+Meloxicam 15mg):尚未正式推荐作为紧急避孕应用。

4. 作用机制　多数紧急避孕药作用机制是推迟或抑制排卵,次为干扰 LH 分泌、子宫内膜功能和抑制受精功能(图11-2),目的

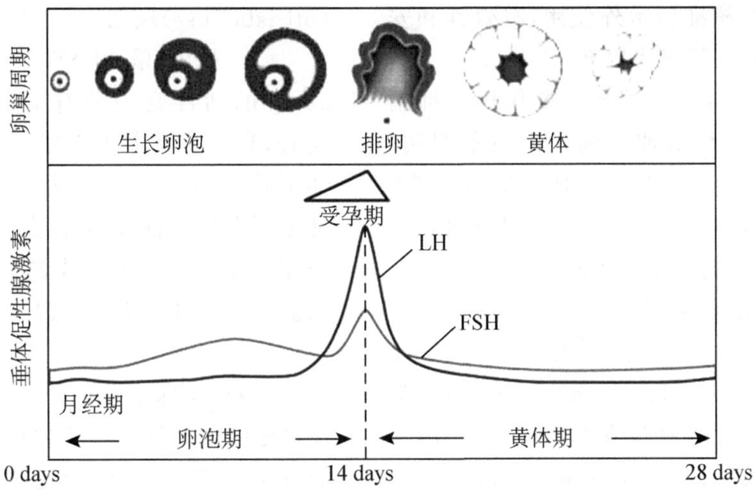

图 11-2　紧急避孕药作用机制

是避孕而非堕胎。紧急避孕药主要作用于受孕窗口期，即排卵前5d(精子存活期和可授精期)至排卵后2d(卵子存活和可受精期)。LNG和Yuzpe法仅于LH高峰前服用有效，而UPA避孕作用可持续到LH高峰期；Cu-IUD在整个月经周期中均有效。然而，月经周期时间和排卵高峰期个体差异性很大，因此紧急避孕药的选择和应用应遵循个体化原则，即根据个人需求、无保护性交后时间、体质因素(肥胖、过敏、哺乳和服用药物)和药物(具)可获得性决定。

二、联合型口服避孕药

1. 禁忌证　与COC相同。

2. 方法

(1)大剂量避孕药(Yuzpe Regimen)：于无保护性交后72h内服用(EE 150μg＋LNG 0.5mg)2片，12h后再服用2片。如服药后2～3h出现呕吐应加服2片药物。因不良反应大和有效率低，现已停用。

(2)低剂量避孕药：包括妈富隆、优思明和优思悦。根据COC的雌、孕激素剂量组成，于无保护性交后72h内服用2～5片，12h后再服用2～5片。然而，COC用作紧急避孕药属于药物核准标示外使用，有效性和安全性有待药监部门正式批准。

3. 作用机制　避孕药主要作用是抑制排卵，因此应于优势卵泡尚未形成前服用。大剂量COC也具有抑制黄体功能、改变子宫内膜内环境、减少性激素分泌、抑制宫颈黏液的作用，但不能有效预防妊娠。

4. 避孕有效率　56%～89%。

5. 不良反应　包括恶心(50%)、呕吐(20%)、乳痛(5%～10%)、异常子宫出血、头痛和眩晕。进餐时服药或服药前1h服用苯海拉明(25mg)或盐酸美克洛嗪(Bonine)可减少胃肠道不良反应。大剂量避孕药可引起月经周期紊乱(提前或延迟)和异常子宫出血。如服药后月经延迟1～3周仍未来潮，应检查是否妊娠。因大剂量COC不良反应严重和有效率低，因此不推荐作为一线紧急避孕药应用。

三、左炔诺孕酮

1. 药物学　左炔诺孕酮(Levonorgestrel，LNG)，商品名有毓婷、Norlevo、Levonelle、Lonel。LNG为第二代合成孕激素，19-去甲基睾酮衍生物，为消旋化合物炔诺孕酮左旋对映体。LNG的孕激素活性分别高于孕酮、炔诺孕酮和炔诺酮6倍、2倍和100倍。LNG主要与PR结合，也可与GR和MR结合，但与ER亲和力较弱。LNG与血液中SHBG结合率为93%～95%，游离型仅占2.5%，主要分布于肝、肾、卵巢和子宫。

2. 禁忌证　无绝对禁忌证，年龄≥17岁妇女为非处方药物，≤17岁妇女为处方药物。

3. 方法

(1)口服法：于无保护性交后0～72h服用。①一次法，LNG 1.5mg，一次性服用；②LNG 0.75mg，每12h服用1次，连服2次。LNG也可于无保护性交后120h内服用，但避孕作用减弱，且为药物核准标示外(off-label use)应用。

(2)曼月乐(LNG-IUS)：含有LNG 52mg的活性宫内节育器，每天释放LNG 20μg，有效避孕期为5年。曼月乐于无保护性交后5d内置入宫腔内。盆腔炎和子宫异常出血发生率较低，但存在阴道炎、性传播感染和盆腔炎妇女不能放置。目前，曼月乐尚未被正式批准作为紧急避孕药具应用。

4. 作用机制

(1)对排卵功能的影响：LNG卵泡期服用可延缓或抑制LH高峰和优势卵泡发育，减少雌、孕激素生成，引起卵泡闭锁或黄素化未破裂卵泡综合征(LUFS)。LNG排卵前服用抑制LH高峰，而排卵后服用不影响月经周期模式。总之，LNG于优势卵泡平均直径

12～14 mm 至受孕窗口期服用有效，但无预防孕卵植入作用。

(2)对子宫内膜的影响：妊娠相关蛋白是分泌期和蜕膜化子宫内膜腺体分泌进入子宫腔内的孕酮调节糖蛋白。在整个月经周期中，妊娠相关蛋白以剂量依赖性方式抑制精子活力和阻止精子与卵子透明带结合。LNG 于 LH 高峰前，即受孕窗口期引起妊娠相关蛋白提前 4d 分泌增加而呈现抗孕作用，而在子宫容受期通过下调妊娠相关蛋白表达，减弱胚胎植入期子宫内免疫抑制微环境而阻止胚胎植入。

然而，LNG 于 LH 高峰日服用并不影响黄体期妊娠相关蛋白分泌模式。LNG 排卵后服用可引起子宫内膜不完全分泌化和期外子宫内膜反应也不利于孕卵植入，但 LNG 一次法和两次法服用对子宫内膜容受性指标的影响无显著性差异。

5. *避孕有效率* 57%～93%。

6. *不良反应* 避孕失败率为 0.6%～3.1%。不良反应包括恶心(23%)和呕吐(5.6%)，罕见不良反应包括疲乏、眩晕、头痛、乳痛和月经紊乱。肥胖(BMI≥35)妇女，LNG 避孕作用减弱。

四、乌利司他

1. *药理学* 乌利司他(Ulipristal acetate，UPA)，商品名有 Ella One、Ella、艾拉。UPA 为新一代选择性孕激素受体调节药(SPRM)。欧洲医药评价署(EMEA)和美国 FDA 分别于 2009 年和 2010 年批准 UPA 作为紧急避孕药应用。

UPA 口服后快速吸收，1h 后血药浓度达到高峰，C_{max}=(176±89)ng/ml。UPA 在肝肾 P450(CYP) 3A4 和 CYP 1A2 作用下，降解为具有药理活性的一去甲基 UPA 和无药理活性的二去甲基 UPA。血浆半衰期为(32.4±6.3)h。活性代谢产物一去甲基 UPA 血浆浓度为(69±26)ng/ml，作用时间维持 1h。

UPA 可空腹或餐后服用。高脂肪饮食影响 UPA 在肠道吸收和血药浓度，延缓血药高峰时间 3h，降低血药浓度 40%～45%，增加药物浓度曲线下面积 20%～25%。UPA 与 GR 和 AR 结合力低于与 PR 结合力，仅为抗孕激素作用的 1/50，因此 UPA 具有微弱抗糖皮质激素作用。UPA 微粒化片剂 30mg 和 50mg 胶囊，作为紧急避孕药应用。

2. *禁忌证* 无绝对禁忌证。

3. *方法* UPA 30mg 于无保护性交后 5d(120h)之内服用。

4. *作用机制*

(1)对下丘脑-垂体-卵巢轴的作用：UPA 抑制下丘脑-垂体-卵巢轴功能，但不影响基础性 LH 和 FSH 分泌；抑制或延缓排卵和性激素分泌，但血浆雌二醇浓度仍维持于卵泡中期水平(60～150pg/ml)，因此不会引起低雌激素不良反应。

(2)对排卵功能的影响：UPA30mg 是抑制排卵的标准剂量。UPA 以剂量-时间依赖性方式抑制和延缓正常卵泡生成、发育和排卵时间至少 5d，因此 UPA 于无保护性交后 120h 服用仍具有良好避孕效果。UPA 于月经周期 LH 升高之前服用可完全抑制排卵。当优势卵泡直径≥18mm 时，服用 UPA 后 5d 和 6d 的抑制排卵率分别为 59%和 44%。UPA 即使于 LH 高峰日服用也能推迟排卵 24～48h，因此 UPA 在 LH 高峰已经开始升高，即将排卵前瞬间服用仍然具有紧急避孕作用。UPA 不增加已经妊娠，或服用 UPA 失败而妊娠妇女的流产率，而胚胎宫内 UPA 暴露也不增加胎儿畸形率。

(3)对子宫内膜的作用：UPA 以剂量依赖性方式降低子宫内膜厚度，增加子宫内膜腺体孕激素受体浓度和下调子宫内膜地址素(addressins)表达，但月经周期时间、血清雌二醇和孕酮浓度无明显变化。月经周期后半期服用 UPA 可降低子宫内膜厚度，大剂量 UPA 可引起子宫内膜功能损害并抑制孕卵植入。

地址素是 MADCAM1 基因编码的人体小静脉内皮细胞外蛋白质，黏膜血管地址素细胞黏附分子-1（MAdCAM-1），是淋巴细胞归巢受体和 L-选择素配体。在胚胎植入窗口期地址素表达增强，有助于滋养细胞的侵入和着床。乌利司他通过下调子宫内膜表面地址素表达而呈现抗胚胎植入作用，但大剂量 UPA 才能抑制胚胎植入。

(4)对妊娠的影响：UPA(30mg)在受精后至囊胚植入前受孕窗口期服药呈现堕胎作用。UPA 通过阻断早期妊娠孕激素促进的孕酮诱导封闭因子(PIBF)、早孕因子(EPF)分泌，增强子宫蜕膜型 NK 细胞功能，干扰母体和胚胎间生殖免疫功能而引起早期妊娠流产和胚胎发育停滞。

(5)与其他药物间相互作用：药动学研究认为，UPA 和 LNG 均在肝肾微粒体系统内 CYP3A4 和 CYP1A2 作用下代谢，因此影响肝酶活性的药物均可降低 UPA 避孕作用，包括巴比妥类(barbiturates)、抗高血压药皮生坦（Bosentan)、卡马西平（Carbamazepine)、神经系统镇静药非尔氨脂(Felbamate)，灰黄霉素（Griseofulvin)、奥卡西平(Oxcarbazepine)，苯妥因(Phenytoin)、利福平（Rifampin)、圣-约翰草胶囊（St. John Wort)、抗癫痫药托吡酯(Topiramate)应避免应用。

由于 UPA 吸收和代谢受胃酸浓度(pH)的影响，因此 UPA 服药期间应禁用抑制胃酸药物，包括质子泵抑制药、组胺受体-2拮抗药和抗胃酸药物。然而，抑制 CYP3A4 系统活性药物，包括抗 HIV 药物、伊曲康唑(Itraconazole）和克拉霉素（Clarithromycin)，通过抑制 UPA 体内代谢，引起血清 UPA 浓度升高和活性增强。

5. 绝对禁忌证　妊娠、肝肾功能异常对乳糖水合物过敏或半乳糖不耐受妇女。

6. 相对禁忌证　UPA 为脂溶性药物，可通过乳汁排出而影响婴幼儿健康，因此哺乳期妇女服用 UPA 后 36h 内应停止哺乳，或将乳汁吸出。另外，UPA 具有抗糖皮质激素作用，因此应用肾上腺糖皮质激素治疗的哮喘妇女为相对禁忌证。

7. 方法　无保护性交后 0～120h，UPA30mg，服用 1 次。

8. 注意事项　UPA 属于 SPRM 药物，具有抗孕激素作用，可降低含有孕激素药或左炔诺孕酮的避孕作用，因此同时服用 UPA 时应采用屏障法避孕 14d，直到月经来潮。目前，美国国家儿童和人类发展研究所正在进行应用 UPA 5mg/d 或 10mg/d 作为口服避孕药的临床研究。

9. 避孕有效率　62%～85%。

10. 不良反应　避孕失败率为 0.9%～2.1%。不良反应包括头痛（19%)、恶心(12%)、疲乏、眩晕和下腹痛。UPA 延长月经周期 2.8d，但经期和月经量无变化。

五、米非司酮

1. 药理学　米非司酮(Mifepristone, MIF)，简称 RU486(Roussel-Ulcaf 38.486)，商品名有 Mifegyne、息隐、司米安、含珠停。米非司酮为抗孕激素，19-去甲基睾酮衍生物，与 PR 结合力高于孕酮 5 倍，与糖皮质激素受体(GR)也有较高亲和力。

米非司酮口服吸收率为 70%，生物学利用率为 40%（30%～56%)。口服 50mg、200mg 和 600 mg 后 1～2h，血药高峰浓度分别为（1.9 ± 0.8）mmol/L，（3.8 ± 0.9）mmol/L 和(5.3±1.3)mmol/L，高血药浓度维持 48～72h。米非司酮以剂量依赖性方式发挥抗孕激素作用。米非司酮在体内以药物原型和具有抗孕激素活性的代谢产物一去甲基、二去甲基衍生物和羟化衍生物发挥药理作用。

2. 禁忌证　已知妊娠、哺乳期、慢性肾衰竭、甾体激素治疗、严重哮喘、出血性疾病，前列腺素和米非司酮过敏、血卟啉症。米非司酮属于处方药物，限定年龄≥17 岁妇女应用。

3. 方法　无保护性交后 0～120h，10～50mg，服用 1 次。

4. 作用机制　米非司酮以剂量和时间相关性方式抑制排卵而非抑制胚胎植入。

(1)对排卵功能的影响：米非司酮抑制排卵剂量为 2～10mg/d，最低阈值为 1～2mg/d。然而，米非司酮 1mg/d 虽不能抑制排卵，却可抑制 LH 高峰，延缓子宫内膜成熟和上调孕激素依赖性指标表达。米非司酮极低剂量(0.5mg/d，或 5mg，每周 1 次)则无有效避孕作用。

米非司酮于卵泡期服用可推迟雌激素升高和 LH 高峰，因此排卵前米非司酮 10mg 治疗的避孕作用优于排卵后应用，米非司酮抑制排卵和 FSH 作用是通过抗孕激素作用实现的，因此不影响垂体 LH 脉冲性释放节律和对 GnRH 的反应性。

米非司酮通过调节脂肪细胞瘦素分泌和功能，影响神经肽-Y 对下丘脑-垂体 GnRH-GnH 分泌和月经功能的调节。瘦素于月经中期至排卵前卵泡晚期调节 LH 释放节律，此时口服米非司酮 10mg 即可通过减少脂肪细胞瘦素生成和降低血清瘦素浓度，引起垂体促性腺激素分泌减少和排卵抑制。

(2)对子宫内膜的作用：不同剂量米非司酮（10mg，50mg，600mg）排卵后即刻服用均可显著抑制子宫内膜生长发育，抑制子宫内膜容受性标志物，包括白血病抑制因子(LIF)、整合素和环加氧酶(cyclooxygenase)表达。

口服米非司酮 10mg，即呈现对子宫内膜、子宫肌层和蜕膜抑制作用。米非司酮与子宫内膜或蜕膜孕激素受体结合后形成米非司酮-PR 复合物，通过抑制转录下调蜕膜坏死相关的孕酮依赖性基因表达，呈现对妊娠产物的去黏附作用而抑制胚胎植入。米非司酮增强子宫平滑肌细胞兴奋性、促进肌细胞间隙连接建立和促进钙离子流入，从而直接增强子宫收缩功能和蜕膜细胞前列腺素释放。

大剂量米非司酮(200mg)抑制 LH 高峰后输卵管蠕动和运输配子和孕卵功能。米非司酮通过拮抗孕激素受体抑制输卵管细胞生长因子分泌，干扰输卵管的蠕动和输送功能，引起孕卵和输卵管输送速率异常(加快或减慢)，导致囊胚发育与子宫内膜容受性失同步化而抑制胚胎植入。

米非司酮对子宫内膜作用，既具有抗雌激素作用，引起子宫内膜萎缩、月经减少和闭经，也具有类雌激素作用，引起子宫内膜增生，其与药物剂量、子宫内膜激素内环境、PR-A/PR-B 和 ERα 和 ERβ 组成相关。

值得注意的是，低剂量米非司酮(5～10mg/d)长期治疗可引起 SPRM 相关子宫内膜变化(PAEC)，但不会引起子宫内膜复杂型和不典型增生现象，因此米非司酮长期治疗应加强子宫内膜超声监测，必要时进行诊刮和组织学检查。

(3)对黄体功能的影响：米非司酮对卵巢呈现溶黄体作用、引起黄体退化、孕激素生成减少和黄体期缩短。黄体早期，LH 高峰后 2d，服用米非司酮 200mg，对月经周期无明显变化，但不规则流血率为 15%，妊娠率为 1%。黄体中期，LH 高峰后 8d，服用米非司酮 200mg，36～48h 血清孕激素浓度明显降低并出现阴道流血，其与米非司酮增强子宫内膜局部 COX-2 活性和增加前列腺素生成相关。黄体晚期，预期月经来潮前 1d，服用米非司酮 200mg，48h 后口服 0.4mg 米索前列醇可诱导月经来潮。

5. 避孕有效率　米非司酮 10mg 紧急避孕失败率(妊娠率)为 1.5%。米非司酮 10mg、50mg 和 60mg 剂量组的紧急避孕作用相同,因此临床推荐服用低剂量米非司酮10～25mg。

6. 不良反应　包括恶心、呕吐、头痛、眩晕、疲乏、乳痛、下腹痛和腹泻。

六、含铜宫内节育器

1. 药理学　含铜宫内节育器(Copper IUD,Cu-IUD)为含铜的活性宫内节育器。置入宫腔后缓慢而持续性释放铜离子,呈现机械性和药物性避孕作用。紧急避孕所用含铜宫内节育器为Cu-T-380。

2. 作用机制　Cu-IUD避孕主要作用于受精前期、囊胚进入宫腔至植入前阶段。Cu-IUD缓慢释放的铜离子对卵子和精子均具有明显细胞毒性作用;Cu-IUD作为宫腔内异物,也可引起子宫腔慢性炎症,增加细胞因子和整合素生成,呈现杀精和抑制囊胚植入作用,即使卵子受精后植入Cu-IUD仍然具有抑制胚胎生长作用。一次置入Cu-IUD有效避孕期为12年,取出后生育力恢复,为可逆性避孕药具。

3. 禁忌证　妊娠、对铜过敏、原因不明的异常子宫出血、卵巢癌、生殖道淋病、衣原体感染、HIV感染、Wilson病、盆腔肿瘤、盆腔结核、子宫畸形或宫腔粘连、化脓性宫颈炎和阴道炎。

4. 方法　无保护性交后0～120h内置入宫腔。Cu-T-380 mm^2最有效。需要在医疗机构放置。

5. 避孕有效率　99%。

6. 不良反应　置入时疼痛和异常子宫出血。妊娠率≤0.1%。置入后第1年自然排出率为5%。

七、注 意 事 项

1. 紧急避孕药的选择　应根据不同紧急避孕药的药理特点、体内代谢、生物学半衰期和作用机制选择适当的紧急避孕药(具),因多数紧急避孕药于无保护性交后72h内服用,而左炔诺孕酮(LNG)和米非司酮也可于无保护性交后120h内服用,但有效率降低。相对而言,Cu-IUD和UPA应用的时间范围较广,可于无保护性交后120h应用。紧急避孕药(具)选择和应用也受可得性和可行性影响。

2. 紧急避孕药重复应用　由于紧急避孕药(具)属于临时性或应急性避孕方法,因此不推荐重复应用或每个月经周期常规应用。对于近期无生育计划的妇女,推荐选用较为长期和有效的避孕方法,包括短效口服避孕药,放置Cu-IUD或曼月乐(LNG-IUS)。目前,尚无循证医学资料表明多次应用紧急避孕药的安全性和有效性。

3. 紧急避孕后的避孕方法　理论上讲,紧急避孕药仅在服药周期内有效,甚至仅在药物有效避孕的特定时间内有效,因此为安全起见,在服用紧急避孕药后仍应采取快速启动避孕措施(如屏障法)避免发生再次意外妊娠。如服用紧急避孕药后月经延迟1～3周后仍未月经来潮,应检查是否妊娠。另外,临床医生应告知患者,紧急避孕药无预防艾滋病或其他性传播疾病作用。

八、医 学 管 理

紧急避孕药属于一种特殊类型的药物,多数紧急避孕药为非处方药物,购买和服用也多属于个人行为,临床医生并不知情,因此无法事先提供咨询服务和医学指导,这样既不能充分发挥紧急避孕药预防非意愿妊娠的作用,也不能及时有效防治滥用紧急避孕药引起的不良反应。

由于患者对不同紧急避孕药的选择和应用很大程度上依赖于医生的推荐和指导,因此加强科普宣传和医学咨询服务十分重要。为此省市级医院妇产科、计划生育和妇幼保健单位应设立专业门诊,并对销售人员进行专业培训,以切实保证紧急避孕药的发放和应用安全性。

世界范围内，紧急避孕药的发放和应用仍然处于低水平。如美国在 2008 年取消年龄≤17 岁处方购药后，紧急避孕药实际使用率仍为 9.7%。许多国家未婚妇女紧急避孕药使用率也不超过 25%。我国紧急避孕药的发放和管理水平也有待提高。另外，为保护妇女权益和身体健康，联合国、WHO、难民总署和许多国家的医疗单位和药事部门纷纷设立对遭受性攻击(sexual assault)妇女的人道主义医学救助体系，免费提供医学咨询服务和发放药物，以减少非意愿妊娠发生率。

（李继俊）

参 考 文 献

Ahrendt HJ, Makalova D, Parke S, et al. 2009. Bleeding pattern and cycle control with an estradiol-based oral contraceptive: a seven-cycle, randomized comparative trial of estradiol valerate/dienogest and ethinyl estradiol/levonorgestrel. Contraception, 80:436-444.

Aiken ARA, Trussell J. 2014. Recent advances in contraception. F1000Prime Rep, 6:113.

Agren UM, Anttilat M, Mäenpää-Liukko K, et al. 2011. Effects of a monophasic combined oral contraceptive containing nomegestrol acetate and 17β-oestradiol compared with one containing levonorgestrel and ethinylestradiol on haemostasis, lipids and carbohydrate metabolism. Eur J Contracept Reprod Health Care, 16(6): 444-457.

Baird AS, Trussell J, Webb A. 2015. Use of ulipristal acetate and levonorgestrel for emergency contraception: a follow-up study. J Fam Plann Reprod Health Care, 41(2):116-121.

Bodensteiner KJ. 2012. Emergency contraception and RU-486 (mifepristone): do bioethical discussions improve learning and retention? Adv Physiol Educ, 36(1):34-41.

Brache V, Cochon L, Duijkers IJM, et al. 2015. A prospective, randomized, pharmacodynamic study of quick-starting a desogestrel progestin-only pill following ulipristal acetate for emergency contraception. Hum Reprod, 30 (12):2785-2793.

Carbonell JL, Garcia R, Gonzalez A, et al. 2015. Mifepristone 5 mg versus 10 mg for emergency contraception: double-blind randomized clinical trial. Int J Womens Health, 7:95-102.

Chabbert-Buffet N, Chassard D, Ochsenbein E, et al. 2011. Inhibition of ovulation by NOMAC/E_2, a novel monophasic oral contraceptive combining nomegestrol acetate and 17β-oestradiol: a double-blind, randomised, dose-finding pilot study. Eur J Contracep Reprod Health Care, 16:76-84.

Christin-Maitre S, Laroche E, Bricaire L. 2013. A new contraceptive pill ontaining 17β-estradiol and nomegestrol acetate. Womens Health (Lond Engl), 9(1):13-23.

Christin-Maitre S, Serfaty D, Chabbert-Buffet N, et al. 2011. Comparison of a 24-day and a 21-day pill regimen for the novel combined oral contraceptive, nomegestrol acetate and 17β-estradiol (NOMAC/E_2): a double-blind, randomized study. Hum Reprod, 26:1338-1347.

Cleland K, Zhu H, Goldstuck N, et al. 2012. The efficacy of intrauterine devices for emergency contraception: A systematic review of 35 years of experience. Hum Reprod, 27 (7):1994-2000.

Dinger JC, Heinemann LA, Kühl-Habich D. 2007. The safety of a drospirenone-containing oral contraceptive: final results from the European Active Surveillance Study on oral contraceptives based on 142,475 women-years of observation. Contraception, 75:344-354.

Division of Reproductive Health, National Center for Chronic Disease Prevention and Health Promotion. U. S. Selected Practice Recommendations for Contraceptive Use. 2013. Adapted from the World Health Organization Selected Practice Recommendations for Contraceptive Use, 2nd ed. Recommendations and Morbidity and Mortality Weekly Report (MMWR). Reports, 62(RR05):1-46.

Duijkers IJ, Klipping C, Grob P, et al. 2010. Effects of a monophasic combined oral contraceptive containing nomegestrol acetate and 17 beta-oestradiol on ovarian function in comparison to a monophasic combined oral contraceptive containing drospirenone and ethinylestradiol. Eur J Contracept Reprod Health Care, 15:314-325.

Fraser IS, Jensen J, Schaefers M, et al. 2011. Normalization of blood loss in women with heavy menstrual blood treated with oral contraceptive containing estradiol valerate/dinogest. Contraception, 110:11.

Fraser IS, Parke S, Mellinger U, et al. 2011. Effective treatment of heavy and/or prolonged menstrual bleeding without organic cause: pooled analysis of two multinational, randomised, double-blind, placebo-controlled trials of oestradiol valerate and dienogest. Eur J Contracept Reprod Health Care, 16: 258-269.

Fraser IS, Romer T, Parke S, et al. 2011. Effective treatment of heavy and/or prolonged menstrual bleeding with an oral contraceptive containing estradiol valerate and dienogest: a randomized, double-blind Phase Ⅲ trial. Hum Reproduct, 26 (10):2698-2708.

Fruzzetti F, Trémollieres F, Bitzer J. 2012. An overview of the development of combined oral contraceptives containing estradiol: focus on estradiol valerate/dienogest. Gynecol Endocrinol, 28 (5): 400-408.

Fruzzetti F. 2012. Beyaz®: an oral contraceptive fortified with folate. Womens Health (Lond Engl), 8(1):13-19.

Gaussem P, Alhenc-Gelas M, Thomas JL, et al. 2011. Haemostatic effects of a new combined oral contraceptive, nomegestrol acetate/17β-estradiol, compared with those of levonorgestrel/ethinyl estradiol. A double-blind, randomised study. Thromb Haemost, 105:560-567.

Guida M, Marra ML, Palatucci V, et al. 2011. Emergency Contraception: An Updated Review Transl Med UniSa, 1:271-294.

Hoseini FS, Eslami M, Abbasi M, et al. 2013. A Randomized, Controlled Trial of Levonorgestrel Vs. The Yuzpe Regimen as Emergency Contraception Method among Iranian Women. Iran J Public Health, 42(10):1158-1166.

Jensen JT, Parke S, Mellinger U, et al. 2011. Effective Treatment of Heavy Menstrual Bleeding With Estradiol Valerate and Dienogest. A Randomized Controlled Trial. Obstet Gynecol, 117: 777-787.

Junge W, Mellinger U, Parke S, et al. 2011. Metabolic and haemostatic effects of estradiol valerate/dienogest, a novel oral contraceptive: a randomized, open-label, single-centre study. Clin Drug Investig, 31:573-584.

Kahlenborn C, Peck R, Severs WB. 2015. Mechanism of action of levonorgestrel emergency contraception. Linacre Q February, 82(1):18-33.

Kaunitz AM, Bissonnette F, Monteiro I, et al. 2010. Levonorgestrel-releasing intrauterine system or medroxy-progesterone for heavy menstrual bleeding: A rando mized controlled trial. Obstet Gynecol, 116: 625-632.

Kim A, Bridgeman MB. 2011. Ulipristal acetate (ella): a selective progesterone receptor modulator for emergency contraception. P T, 36 (6): 325-326, 329-331.

Klipping C, Duijkers I, Parke S, et al. 2011. Hemostatic effects of a novel estradiol based oral contraceptive: An open-label, randomized, crossover study of estradiol valerate/dienogest versus ethinylestradiol/levonorgestrel. Drugs R D, 11: 159-170.

Koyama A, Hagopian L, Linden J. 2013. Emerging Options for Emergency Contraception. Clin Med Insights Reprod Health, 7:23-35.

Lidegaard Ø, Nielsen LH, Skjeldestad FE, et al. 2011. Risk of venous thromboembolism from use of oral contraceptives containing different progestogens and oestrogen doses: Danish cohort study, 2001-9. BMJ, 343: d6423.

Mansour D, Verhoeven C, Sommer W, et al. 2011. Efficacy and tolerability of a monophasic combined oral contraceptive containing nomegestrol acetate and 17β-oestradiol in a 24/4 regimen, in comparison to an oral contraceptive containing ethinylestradiol and drospirenone in a 21/7 regimen. Eur J Contracept Reprod Health Care, 16(6): 430-443.

Marr J, Gerlinger C, Kunz M. 2012. A historical cycle control comparison of two drospirenone-containing combined oral contraceptives: ethinylestradiol 30 μg/drospirenone 3 mg administered in a 21/7 regimen versus ethinylestradiol 20 μg/drospirenone 3 mg administered in a 24/4 regimen. Eur J Obstet Gynecol Reprod Biol, 162(1):91-95.

Mittal S. 2014. Emergency contraception-Potential for women's health. Indian J Med Res, 140(Suppl 1):S45-S52.

Ndefo UA, Mosely N. 2010. Estradiol Valerate and Estradiol Valerate/Dienogest (Natazia) Tablets. The First Four-Phasic Oral Contraceptive. P T, 35(11): 614-617.

Palacios S, Wildt L, Parke S, et al. 2010. Efficacy and safety of a novel oral contraceptive based on oestradiol (oestradiol valerate/dienogest): a Phase Ⅲ trial. Eur J Obstet Gynecol Reprod Biol, 149: 57-62.

Shohel M, Rahman MM, Zaman A, et al. 2014. A systematic review of effectiveness and safety of different regimens of levonorgestrel oral tablets for emergency contraception. BMC Womens Health. 14:54.

Turok DK, Jacobson JC, Dermish AI, et al. 2014. Emergency contraception with a Copper IUD or oral levonorgestrel: an observational study of 1-year pregnancy rates. Contraception, 89(3):222-228.

Wasiak R, Filonenko A, Vanness DJ, et al. 2012. Impact of estradiol-valerate/dienogest on work productivity and activities of daily living in European and Australian women with heavy menstrual bleeding. Int J Womens Health, 4: 271-278.

Wiegratz I, Thaler CJ. 2011. Hormonal Contraception-What Kind, When, and for Whom? Dtsch Arztebl Int, 108(28-29): 495-506.

第12章　长效避孕药

长效避孕药包括长效口服避孕药、长效注射型避孕药、长效埋置型避孕药和左炔诺孕酮宫内释放系统——曼月乐等，具有作用持久、安全、有效、可逆、依从性和耐受性良好等特点。

第一节　药 物 种 类

一、口服、长效、雌/孕激素联合型避孕药

1. *复方炔诺孕酮*

(1) 全量：炔诺孕酮 12mg + 炔雌醚 3mg。

(2) 减量：炔诺孕酮 12mg + 炔雌醚 2mg。

2. *复方左炔诺孕酮*　左炔诺孕酮 12mg＋炔雌醚 3mg。

3. *复方炔雌醚(Ⅰ号)*　氯地孕酮 15mg＋炔雌醚 3mg。

4. *三合一*　氯地孕酮 6mg＋左炔诺孕酮 6mg＋炔雌醚 2mg。

5. *复方16-次甲基氯地孕酮*

(1) 全量：复方16-次甲基氯地孕酮 12mg＋炔雌醚 3mg。

(2) 减量：复方16-次甲基氯地孕酮 12mg＋炔雌醚 2.5mg。

以上长效口服避孕药于月经周期第5天服用，20d后服用第2次，以后每月服用1次。

二、长效、肌内注射型避孕药

1. *长效醋酸甲羟孕酮注射液*　醋酸甲羟孕酮 150mg，每3个月注射1次。

2. *复方己酸孕酮注射液*　17α-己酸羟基孕酮 250mg + 戊酸雌二醇 5mg，每月1次。

3. *美尔伊避孕注射液*　甲地孕酮 25mg＋雌二醇 3.5mg，每月1次。

4. *庚酸炔诺酮注射液*　庚酸炔诺酮 200mg，每2个月1次。

5. *复方庚酸炔诺酮注射液*　庚酸炔诺酮 200mg＋戊酸雌二醇 5mg，每月1次。

6. *环式甲羟孕酮*　甲羟孕酮 25mg＋雌二醇环戊丙酸酯 5mg。

7. *复方乙酰苯基二羟孕酮注射液*

(1)大剂量：乙酰苯基二羟孕酮 150mg＋庚酸雌二醇 10mg，每月1次。

(2)低剂量：乙酰苯基二羟孕酮 90mg＋庚酸雌二醇 6mg，每月1次。

以上长效避孕针于月经周期第5天和第12天分别注射1次，以后每月第10～12天注射1次。

三、埋置型避孕药

1. *左炔诺孕酮Ⅰ型*(Norplant-Ⅰ) 36mg×6管型，皮下埋置药。

2. *左炔诺孕酮Ⅱ型*(Norplant-Ⅱ) 70mg×2管型，皮下埋置药。

3. 依托孕烯释放系统　68mg，单管型，皮下埋置药。

4. 甲地孕酮阴道避孕环　200～250mg。

5. 左炔诺孕酮阴道避孕环　5mg。

6. 复方炔诺酮微囊　炔诺酮＋炔雌醇。

四、其　他

左炔诺孕酮宫内释放系统——曼月乐、Skyla。

第二节　长效注射型避孕药

一、长效醋酸甲羟孕酮

注射用长效甲羟孕酮（Depo-provera，Depo-medroxyprogesterone Acetate）是一种混悬于水的微结晶体，150 毫克/支，深部臀肌或三角肌注射，每 3 个月注射 1 次，避孕作用至少持续 14 周。避孕效果类似绝育术，连续应用 5 年的妊娠率为 1/100 妇女·年。

【适应证】 哺乳期妇女、癫痫性疾病、镰状细胞性贫血、短期（1 年内）无计划妊娠者、不愿意接受皮下埋置药避孕者、希望应用不含雌激素的避孕药者。

【禁忌证】

1. 绝对禁忌证　妊娠、原因不明生殖道出血、严重血栓栓塞性疾病、患有性激素依赖性妇科肿瘤。

2. 相对禁忌证　肝脏疾病、严重的抑郁症、严重心血管疾病、希望快速恢复生育力者、难以接受注射型避孕药者。由于长效甲羟孕酮无雌激素不良反应，因此先天性心脏病、镰状细胞性贫血、曾患血栓栓塞性疾病现已基本痊愈的妇女也可应用。

【作用机制】 ①长效甲羟孕酮注射后增加血浆孕激素浓度，抑制 LH 高峰和排卵；增加宫颈黏液黏稠度、阻止精子上游、干扰子宫内膜组织时相、抑制受精和孕卵植入；②由于长效甲羟孕酮抑制 FSH 作用不完全，卵巢内仍有卵泡发育和低浓度雌激素生成，因此不会引起低雌激素不良反应（阴道干涩和乳腺萎缩等）；③为确保避孕效果，长效甲羟孕酮必须于月经第 5 天内（尚未出现优势卵泡）进行第 1 次注射，并于注射开始后 1 周内采用其他避孕方法，以避免意外妊娠的发生；④长效甲羟孕酮非避孕益处，包括减少月经量、改善贫血、降低异位妊娠、盆腔炎、子宫内膜异位症、子宫内膜癌和子宫肌瘤风险。

【不良反应和安全性】

1. 不良反应　包括不规则性出血、乳房压痛、体重增加和抑郁等，因不良反应的停用率，第 1 年为 25%，第 2 年为 50%，第 3 年达 80%。甲羟孕酮注射第 1 年内，不规则出血发生率较高（75%），以后逐渐降低，5 年后闭经率为 80%，高于 Norplant（10%）。如出现不规则性出血，可给予倍美力 0.625mg/d，或 17β-雌二醇 1mg/d，口服，连用 7d；或服用短效联合型口服避孕药 1～3 个周期。

2. 对生育力的影响　WHO 研究认为，长效甲羟孕酮不会引起卵巢功能永久性抑制，停用后妊娠率恢复正常，如停止注射后 18 个月，90% 妇女恢复妊娠，多数妊娠发生于停药后 9 个月，因此不适于近期计划生育妇女采用。

3. 对代谢的影响　WHO 研究发现，长效甲羟孕酮降低 HDL-C，而增加总胆固醇和 LDL-C，由此长期应用妇女应每年检测血脂变化，如出现异常应停止用药。长效甲羟孕酮不影响糖代谢，也不增加中风、心肌梗死和静脉栓塞性疾病风险。长效甲羟孕酮长期（≥3 年）应用可引起不同程度的骨丢失，但停用后骨丢失仍可恢复。

4. 对乳腺癌的影响　WHO 研究表明，长效甲羟孕酮长期治疗不增加乳腺癌风险，也不增加宫颈上皮不典型增生、宫颈腺癌、腺鳞癌和肝癌风险。

二、复方17α-羟基己酸孕酮

由17α-羟基己酸孕酮(17α-Hydroxyprogesterone Caproate)250mg和戊酸雌二醇(Estradiol Valerate)5mg组成,称为Ⅰ号避孕针,肌内注射,每月1次。

三、环式甲羟孕酮

环式甲羟孕酮(Cyclo-Provera,Cyclofem)由甲羟孕酮25mg和雌二醇环戊丙酸酯(Estradiol Cypionate)5mg组成,深部肌内注射,每月1次。避孕有效率与长效甲羟孕酮相同,但不良反应低,停药后生育力快速恢复。

四、庚炔诺酮

庚炔诺酮(Norethindrone Enanthate)避孕针剂量为200mg。肌内注射,每2个月1次,避孕作用和不良反应与长效甲羟孕酮相同。联合剂型(Mesigyna),由庚炔诺酮50mg和戊酸雌二醇5mg组成,肌内注射,每月1次,可有效地控制月经周期,很少引起不规则出血,停用1个月后生育力恢复。

五、乙酰苯基二羟孕酮和雌二醇庚酸酯

常规剂量型,由乙酰苯基二羟孕酮(醋苯阿尔孕酮,Dihydroxyprogesterone Acetophenide)150mg和雌二醇庚酸酯(Estradiol Enanthate)10mg组成;低剂量型,由乙酰苯基二羟孕酮90mg和雌二醇庚酸酯6mg组成。肌内注射,每月1次,对月经功能无明显影响。

六、复方炔诺酮微球囊避孕药

注射用微球或微胶囊避孕药,由装有炔诺酮和炔雌醇,直径为0.06～0.1mm,可生物降解的多聚消旋乳糖苷酸胶囊内组成。注射时,先将微球囊吸入21号注射器内,用2.5ml葡聚糖稀释和混匀,深部臀部肌内注射,续用期为几个月。注射后微球囊最初通过弥散方式释放药物,最后胶囊完全降解,因此微球囊一经注射后即不能被取出,停止注射生育力即可恢复。

微球囊避孕药有两种:①炔诺酮微球囊(含有65mg或100mg),每天释放量与低剂量口服避孕药相同,避孕效果和不良反应类似长效甲羟孕酮,但微球囊降解后激素水平快速降低,避孕作用也与之消失。停止注药后2～3个月排卵功能恢复。妊娠后,胎儿生长发育不会受残留释放的炔诺酮影响。②复方炔诺酮和炔雌醇微球囊,配伍小剂量雌激素后,注药后月经失调发生率降低。

第三节　长效埋置型避孕药

埋置型避孕药是一组采用医用高分子生物膜(或微球囊)包装高效和高选择性孕激素埋置于皮下组织内长期缓慢释放的避孕药。埋置型避孕药包括两类:①不能生物降解的埋置型避孕药,包括左炔诺孕酮释放系统——Norplant-Ⅰ型(6管系统)和Norplant-Ⅱ型(2管系统),依托孕烯埋置型避孕药(Implanon、Uniplant),为单管系统;②可生物降解的埋置型避孕药,包括左炔诺孕酮的皮下埋置药——卡普龙诺(Capronor)和炔诺酮微胶囊(Norethindrone Pellets)皮下缓释系统——Anuelle。

一、Norplant

Norplant是结晶型左炔诺孕酮(Levonorgestrel,LNG)皮下埋置型避孕药,置入皮下后

可缓慢释放低剂量孕激素，维持血浆相对稳定的血药浓度，呈现长期避孕作用。Norplant 置入皮下组织后起效快，取出后生育力恢复也快，临床应用依从性和顺应性较好。

Norplant 置入皮下组织后无急性期效应，也无紧急避孕药作用，实际有效避孕率接近理论有效避孕率，总妊娠率为 0.2/100 妇女·年，优于其他类型避孕方法，不良反应轻微。Norplant 不影响肝、肾、血液、代谢和免疫功能，也不影响泌乳功能和婴幼儿发育，是哺乳期妇女最好的避孕方法。

(一)Norplant-Ⅰ

Norplant-Ⅰ系统由 6 个细小硅胶囊组成。胶囊长 34mm，外径 2.4mm，囊腔内径 1.57mm，长度为 30mm。内装结晶左炔诺孕酮 36mg。整个系统含有 216mg 左炔诺孕酮。Norplant 胶囊药物性能稳定，药效维持 9 年以上。

【适应证】 ①希望长期、有效避孕的妇女；②既往有月经过多和贫血的妇女；③不能耐受其他类型避孕药的妇女；④已生育，但又不希望绝育的妇女；⑤哺乳期妇女应于产后 3d 置入以不影响泌乳。

【相对禁忌证】 吸烟、痤疮、抑郁症、高血压、偏头痛、胆囊疾病、血管性头痛、异位妊娠史、糖尿病妇女、高胆固醇血症、免疫相关性疾病、心脑血管疾病(包括心肌梗死、脑血管意外、冠心病、心绞痛、心脏瓣膜病变引起的血栓栓塞性疾病)和服用影响左炔诺孕酮代谢药物，包括苯妥因、苯巴比妥、卡马西平和利福平。

【药代动力学】 左炔诺孕酮从 Norplant 胶囊析出后被吸收入血。置入后 24h，血浆浓度达 0.4～0.5ng/ml，可有效地防止妊娠，但为安全起见，置入后 3d 内仍应注意避孕，以免发生意外妊娠。Norplant 置入后头 6～12 个月，左炔诺孕酮释放量为 85μg/d，以后降至 50～30μg/d。置入 6 个月后血药浓度为 0.35ng/ml，2.5 年后降至 0.25～0.35ng/ml，第 5 年血浆浓度维持在 0.25ng/ml。由于左炔诺孕酮与性激素结合球蛋白(SHBG)有较高亲和力，因此血药浓度也受 SHBG 浓度的影响。Norplant 置入后 1 周，血浆 SHBG 快速降低，1 年后逐渐恢复到置入前水平的 50%。

Norplant 取出后 48h，血液左炔诺孕酮浓度快速降低，取出后 1 个月内正常排卵功能恢复。取出后第 1 年内，妊娠率与未避孕妇女的妊娠率相同，对未来生育力、胎儿性比例、异位妊娠率、自然流产率、死胎率和先天畸形率无不利影响。停用 Norplant 后生育力恢复速度明显高于长效甲羟孕酮，如停用 Norplant 后头 3 个月内，50%妇女恢复排卵，而停用长效甲羟孕酮后，18 个月才有 50%妇女恢复排卵，90%妇女需要促排卵治疗。

【作用机制】 ①抑制下丘脑-垂体系统 GnRH-Gn 分泌，抑制卵泡发育和排卵；②拮抗雌激素对子宫内膜的作用，防止孕卵置入，引起子宫内膜萎缩；③抑制宫颈黏液功能、降低黏液分泌量、增加黏稠度，阻止精子穿透进入宫腔内。

【安全性】

1. *异位妊娠* Norplant-Ⅰ置入后的异位妊娠发生率为 0.28/1000 妇女·年，低于 IUD。

2. *对月经的影响* Norplant-Ⅰ置入后第 1 年内，部分妇女可出现孕激素突破性出血，表现为月经间期出血、月经稀发、经量减少和淋漓状出血等。第 2 年后月经失调发生率明显降低。长期性不规则出血妇女，可服用雌激素(倍美力 1.25mg/d，或雌二醇 2mg/d，连服 7d)，或服用 1～3 个周期的短效避孕药(妈富隆、美欣乐、优思明)。Norplant-Ⅰ置入后第 1 年内闭经发生率≤10%，以后逐年减少。

3. *对代谢的影响* Norplant-Ⅰ对机体代谢功能无不利影响，糖代谢、肝功能、血凝功能、脂蛋白、胰岛素、免疫球蛋白水平、血液生化无明显变化。Norplant 不增加青春期少女骨量，但年长妇女置入 6 个月后，置入部位的前臂骨密度增加。

4. 对体重的影响　Norplant 引起食欲增加与左炔诺孕酮雄激素活性有关，但对妇女体重无明显影响。

5. 对乳房的影响　Norplant-Ⅰ置入后双侧乳房疼痛与钠水潴留相关，但随着时间的延长，乳房痛逐渐减轻和消失。治疗乳房痛常用药物包括维生素 E、溴隐亭。另外，停用 Norplant-Ⅰ出现闭经和溢乳妇女则应测定血浆催乳素和排除其他引起溢乳的原因，并对症治疗。

6. 对皮肤黏膜的影响　Norplant-Ⅰ置入和取出切口微小、出血少、愈合快，极少留有瘢痕。痤疮和脂溢与左炔诺孕酮潜在雄激素活性相关，多较轻微。置入 Norplant-Ⅰ后，外阴单纯疱疹感染发生率增加与长期点滴出血期间使用卫生巾相关，可局部或全身应用抗病毒药物治疗。

7. 对妇科肿瘤的影响　Norplant 置入妇女卵巢单纯性囊肿发生率升高，但多于 4 周内自然消退。如卵巢囊肿继续增大或出现并发症应积极治疗。左炔诺孕酮及其硅胶赋形剂均无致癌作用。置入 Norplant 妇女子宫内膜癌、子宫内膜增生、卵巢癌发生率降低，对子宫颈癌和乳腺癌的影响尚待深入研究。

8. 对感染的影响　Norplant 无预防性传播疾病作用，如单纯疱疹、人乳突瘤病毒(HPV)、人免疫缺陷病毒(HIV)、淋病和衣原体感染发生率无明显升高。

9. 对心、脑血栓栓塞性疾病的影响　Norplant-Ⅰ不增加卒中、血栓性血小板减少性紫癜、血小板减少和假性脑瘤发生率，也不增加心血管疾病发生率。

10. 停用率　Norplant-Ⅰ每年停用率为 10%～15%，与 IUD 相似，低于屏障法和口服避孕药。月经紊乱、头痛和体重变化是停用的主要原因。希望妊娠和不能耐受不良反应的妇女，多于置入后 2 年取出，但多数妇女坚持到 4～5 年后取出。其他停用的原因包括头痛、情绪变化、焦虑、神经过敏、抑郁、卵巢囊肿和下腹部疼痛，因皮肤病变(红斑、皮疹、皮炎和痤疮)的停用率仅占 0.8%。

(二)Norplant-Ⅱ

Norplant-Ⅱ系统也称为两管系统，由 2 只装有左炔诺孕酮硅胶管组成。每根硅胶管末端用硅胶黏合剂封闭。硅胶管直径为 2.5mm，长度为 4.3cm，含有 LNG 75mg，每天释放药量与 Norplant-Ⅰ系统相同。Norplant-Ⅱ系统的有效率、妊娠率和续用率均与由 6 管组成的 Norplant-Ⅰ系统相同。临床研究证实，Norplant-Ⅱ系统的临床有效率和不良反应与 Norplant-Ⅰ系统相同，但置入和取出快捷和安全。

二、Implanon

Implanon(Uniplant)是依托孕烯(Etonogestrel，ENG)埋置型避孕药，由含有 68mg 依托孕烯的乙烯-醋酸乙烯基(EVA)共聚物核心和 0.06mm 醋酸乙烯基外膜组成，为新型、单管、埋植型避孕药械。Implanon 单管长度为 4.0cm，直径为 2.0mm。Implanon 适应证为已婚，已生育和希望避孕妇女，于月经第 5 天前埋植于前臂内侧皮下组织内。

依托孕烯(3-酮-去氧孕烯，3-keto-desogestrel)为高选择性孕激素，具有强烈抑制排卵和增加宫颈黏液黏稠度作用。Implanon 置入后 8h 依托孕烯释放量为 60μg/d，而后持续释放量为 30μg/d，完全抑制排卵作用可持续 3 年。依托孕烯半衰期为 25h，生物利用率为 94%～99%，无蓄积效应，60%由尿排出，40%经由粪便排出。Implanon 取出后 1 周血浆即难以测得依托孕烯活性。

Implanon 避孕有效率为 99.9%。续用率在 6 个月、1 年和 2 年分别为 92%、81.5%

和 71%。避孕失败率低于联合型口服避孕药和含铜 T 型 IUD。Implanon 取出后 1 个月内排卵率为 40%，1 年内妊娠率为 95.8%。具有良好可接受性、有效性、安全性和可逆性。

Implanon 不良反应，包括不规则出血(27%)、点滴出血(23%)、闭经(24%)、月经过多(22.5%)、体重增加(>5 kg，7.5%)。Implanon 置入或取出时偶尔发生前臂皮神经、尺神经损伤和置入物折断。

三、Capronor

卡普龙诺(Capronor)是一种可生物降解，持续释放左炔诺孕酮的皮下埋置药。卡普龙诺胶囊由多聚 E-聚己内酰胺(卡普隆)制成，直径 0.24cm，长度 2.5cm(短型)，或 4cm(长型)。续用期为 1 年。短型胶囊含有 16mg LNG，长型胶囊含有 26mg LNG。卡普隆胶囊中析出左炔诺孕酮速率高于硅胶囊 10 倍，因此置入后不久血浆 LNG 浓度可达 0.2～0.3ng/ml，置入的时间越长，血浆中左炔诺孕酮浓度越高。长型胶囊抑制排卵率为 50%，但短型胶囊不能完全抑制排卵。Capronor 置入后 1 年内保持稳定，此后溶解消失，避孕效果和不良反应类似于 Norplant。

四、Anuelle

Anuelle 是可生物降解，填充炔诺酮胶囊(Norethindrone Pellets)皮下缓释系统，续用期为 3 年。胶囊由 10%胆固醇和 90%炔诺酮组成，如米粒大小。现行的 2 管、3 管、4 管剂型临床应用发现，注射后头几个月内，可出现月经紊乱，而后月经恢复正常。应用 4 管、5 管剂型者，闭经和无排卵多见。

第四节　左炔诺孕酮宫内释放系统

左炔诺孕酮宫内释放系统(levonorgestrel-releasing intrauterine system，LNG-IUS)是一组含有左炔诺孕酮的活性宫内节育器(表 12-1)，属于高效、长效、安全、可逆性避孕药具，包括两种类型，即曼月乐(Mirena、Levonova)和 Skyla(LCS-12)。目前国内应用的是曼月乐，置入宫腔内每天释放左炔诺孕酮(20μg/d)，有效避孕期为 5 年。Skyla 为新一代低剂量释放左炔诺孕酮(12μg/d)小型宫内节育器，可减少高浓度释放孕激素引起的全身不良反应，也有利于未产妇放置，有效避孕期为 3 年。

表 12-1　左炔诺孕酮宫内释放系统(LNG-IUS)

参数	Skyla	LCS16	曼月乐
左炔诺孕酮含量	13.5mg	19.5mg	52mg
横臂 X 纵臂(mm)	28×30	28×30	32×32
置入管外径(mm)	3.8	3.8	4.75
储药器直径/长度(mm)	2.8/12	2.8/18	3.6/19
体外释放速率	12μg/d	16μg/d	20μg/d
置入 3～4 周释放率	14.9μg/d	10μg/d	—
置入 3 年后释放率	6.4μg/d	9.6μg/d	—
3 年末和 5 年释放率	4.8μg/d	7.4μg/d	15μg/d

摘自 Clinical Study Report，A52238:17.

一、曼　月　乐

曼月乐(Mirena、Levonova)是左炔诺孕酮宫内释放系统(LNG-IUS),为T形聚乙烯宫内节育药具,纵臂长32 mm,横臂宽32 mm。曼月乐纵臂为含有LNG 52mg聚硅酮(silicone)储存器,下端附有一条单纤维聚乙烯尾线,置入宫腔后尾端可垂入宫颈外口便于识别和取出。曼月乐含有不透X线的硫酸钡,便于透视检查。曼月乐为活性可逆性宫内节育器,置入宫腔后每天释放LNG 20μg,有效避孕期为5年,5年后释放量减少至10μg/d。

【适应证】　已婚、育龄妇女,子宫腔深度在6～9cm者均可放置曼月乐。已婚未产妇和性活跃少女也可放置曼月乐。

【相对适应证】　子宫内膜增生性疾病、子宫内膜异位症、子宫腺肌病和子宫肌瘤。艾滋病、糖尿病和易栓症妇女也可放置。

【禁忌证】　妊娠、原因不明阴道流血、子宫畸形、严重生殖道感染、免疫功能缺陷和妇科恶性肿瘤。

【放置时间】　曼月乐应在确保非妊娠状态下放置,推荐于月经第3～7天或月经刚干净时置入;或于月经前半期(第10～12天)排除妊娠后放置;或至少避孕2周后放置。由于曼月乐无紧急避孕作用,因此月经中期放置后应至少避孕7d。

曼月乐也可于分娩、剖宫产和流产后立即放置。早期妊娠流产后可即刻放置;中期妊娠流产后则应待子宫完全复旧后2～3周放置;足月妊娠分娩后应于4周后放置。

【药动学】　LNG属于第二代合成孕激素,19-去甲基睾酮衍生物,炔诺孕酮消旋体,孕激素活性分别高于孕酮、炔诺孕酮和炔诺酮6倍、2倍和100倍。LNG除与PR结合外,也可与GR、MR结合,但与ER亲和力较弱。LNG与血液中SHBG结合率为93%～95%,游离型仅占2.5%,主要分布于肝、肾、卵巢和子宫。

LNG无肝脏代谢首过效应,生物利用率为87%～99%,半衰期为8.8～11h;血浆清除率为152～176L/d。LNG在肝内代谢,主要为2位、16位羟基化,代谢产物主要为3α,5β-四氢炔诺孕酮,与葡萄糖醛酸或硫酸结合后从尿和粪便中排出。

曼月乐置入宫腔后缓慢释放的LNG吸收入血后数周后血液浓度达到150～200pg/ml(0.4～0.6 nmol/L),仅为口服LNG 150μg/d血液浓度的4%～13%,也低于COC、Norplant和紧急避孕药,因此不能完全抑制排卵。曼月乐持续释放LNG可维持恒定血浆孕激素浓度,而无明显地起伏波动。曼月乐置入后2个月血清孕激素浓度为86～760pg/ml也低于口服LNG后的血液孕激素浓度,因此对血凝功能无不利影响。

【药理作用】

1. 对下丘脑-垂体-卵巢轴作用　LNG显著抑制下丘脑-垂体-卵巢轴功能,但抑制排卵作用并不完全,因曼月乐LNG释放量仅为20μg/d,对血浆雌、孕激素浓度影响甚微,不足以完全抑制GnRH-Gn分泌和排卵功能,如置入曼月乐后第1年无排卵率仅为5%～15%。

2. 对月经功能的作用　曼月乐置入后4～6周,子宫内膜变薄、腺体萎缩和间质蜕膜化,出现少量点滴状和不规则流血,此后月经逐渐减少或出现闭经。曼月乐置入后1年,月经期缩短、出血量减少,闭经率为15%～20%,此后闭经率可达30%～40%。曼月乐置入后2年月经量减少98%,置入5年和7年后血红蛋白分别增加至16g/L和14.4g/L,因此可用于治疗子宫内膜增生、月经过多和改善贫血。

3. 对子宫内膜的作用　曼月乐置入后子宫内膜内LNG浓度可达808ng/g,高于口服LNG 150μg/d血液浓度的200～800倍,可显著抑制子宫内膜增生,引起腺体萎缩、间质蜕膜化和减少月经量，而不利于孕卵植入或着床。曼月乐置入后3个月，可引起子宫内膜无菌性炎症反应，宫腔内中性粒细胞、淋巴细胞、浆细胞和巨噬细胞数量增加。在子宫腔内，LNG下调ER功能，抑制雌激素作用而引起子宫内膜萎缩。LNG增强子宫内膜妊娠相关蛋白(glycodelin A)表达，阻抑精子与卵子透明带结合而防止受精。

4. *对下生殖道的作用* LNG抗雌激素活性高于炔诺酮10倍，显著抑制宫颈黏液分泌、增加黏稠度和阻遏精子穿透力；降低精子在宫腔和输卵管内的活力和授精力。

5. *对哺乳和婴儿的影响* 哺乳期妇女，放置曼月乐后所释放的LNG吸收入血后，从乳汁排出的数量较低(占12%)。如以每天乳汁分泌量600ml计算，乳汁所含LNG数量仅占曼月乐每天释放量(20μg/d)的0.2%，因此不会对婴幼儿发育产生不利影响。

【避孕作用】 曼月乐为活性宫内节育器，有效避孕期为5年，比尔指数为0.18/100妇女·年。曼月乐因释放LNG数量甚微，不能完全抑制排卵，主要呈现宫腔内抑制受精和胚胎植入作用，而无堕胎药(abortifacient)作用。

曼月乐避孕作用优于其他宫内节育器和口服避孕药。曼月乐置入后第1年妊娠率为0.1/100妇女·年，类似或优于输卵管结扎。曼月乐取出后很快恢复生育力，按照生命表计算，年龄<30岁妇女，曼月乐取出后1年妊娠率为89/100妇女·年，相当于健康妇女自然妊娠率。曼月乐带器妊娠罕见。

荟萃分析表明，曼月乐避孕作用类似于含铜IUD(>250mm^2)，优于T-Cu(<250mm^2)和T-380A。芬兰16 000名妇女观察，曼月乐置入后1～5年的续用率分别为93%、87%、81%、75%和65%，其中18～32岁妇女续用率最低，39～48岁妇女续用率最高。曼月乐取出率与不规则出血、月经紊乱、盆腔炎、腹痛，阴道炎和抑郁症相关。

【治疗应用】 需要指出的是，曼月乐主要用作避孕药具，在流产后避孕方面(PAC)占有重要地位，而作为妇科内分泌疾病的治疗学应用属于药物核准标示外应用(off-label use)。

1. *治疗月经过多* 曼月乐是有效防治围绝经期妇女子宫内膜增生和异常子宫出血第一线治疗方法。适用于围绝经期、不能耐受口服药物治疗、肝肾功能不良、乳腺癌术后采用雌激素受体调节药物(SERM)治疗、出血性疾病、服用抗凝药物和希望保留生育力的异常子宫出血妇女。

临床观察发现，曼月乐置入后4～6周，子宫内膜变薄、腺体萎缩和间质蜕膜化，出现少量点滴状和不规则流血，此后月经逐渐减少，甚至出现闭经。放置曼月乐后3个月和6个月后，月经量分别减少86%和97%，血红蛋白和血清铁蛋白增加，疗效优于口服避孕药、氨甲环酸和非甾体抗炎药物。

曼月乐置入后1年，月经期缩短、出血量减少，闭经率为15%～20%，并逐渐增加至30%～40%。曼月乐置入后2年月经量减少98%，置入5年和7年后血红蛋白分别增加为16g/L和14.4g/L。荟萃分析表明，曼月乐疗效优于子宫切除和宫腔镜子宫内膜切除，耐受性和依从性良好，具有较高价效比，尤其适用于年轻，希望保留生育力的妇女。

2. *治疗出血性疾病和抗凝血药物引起的异常子宫出血* LNG增强子宫内膜纤溶酶原激活物抑制物-1/2(PAI-1/2)和尿激酶型纤溶酶原激活物受体(u-PAR)的表达而促进凝血、止血和减少月经量。月经过多妇女，置入曼月乐后3个月和6个月，月经量减少率分别为89%和100%，完全闭经率为39%。

曼月乐可用于防治遗传性出血疾病，包括血管血友病、血液因子Ⅺ缺陷和赫曼斯基-普德拉克综合征引起的月经过多。出血性疾病月经过多妇女，置入曼月乐后9个月闭经率为56%，显著改善健康相关生活质量。口服抗凝药物华法林的红斑性狼疮月经过多妇女，置入曼月乐后出血减少率为58.8%，闭经率为23.5%，总有效率为82.3%，对全身血凝功能无明显影响。

3. *治疗子宫内膜增生性疾病* 曼月乐释放的LNG促进子宫内膜增生和不典型子宫内膜增生过长的退化。对于希望保留生育功能的简单型子宫内膜增生过长妇女，曼月乐疗效优于孕激素治疗。对于绝经后妇女复杂型-不典型子宫内膜增生过长和分化良好的早期子宫内膜癌，曼月乐疗效类似于孕激素治疗。

Hashim研究表明，围绝经期简单型子宫内膜增生过长妇女，曼月乐置入后子宫内膜增生消退率明显高于炔诺酮治疗(15mg/d,21d为1个周期，3～6个月)，两组治疗第3、6和12个月的子宫内膜增生过长消退率分别为67.8%和47.5%(RR=1.42)、79.7%和60.7%(RR=1.31)、88.1%和55.7%(RR=1.58)。随访1年，曼月乐组子宫切除率(22%)明显低于炔诺酮组(57.4%，$P<0.001$)。Ismail(2013)报道，曼月乐、甲羟孕酮(MPA，10mg/d)和炔诺酮(NET，15mg/d)治疗3个月后的简单型子宫内膜增生过长消退率分别为66.67%、33.3%和40%($P=0.03$)。

对于复杂型子宫内膜增生过长和不典型子宫内膜增生过长，Wheeler(2007)研究表明，曼月乐置入后11个月，复杂型-不典型增生、单纯性复杂性增生过长消退率分别为67%和11%，22%无明显变化。置入1年后，分化良好的早期子宫内膜癌完全消退率为42%，58%无明显变化；病灶完全消退后7个月，子宫内膜活检未再发现子宫内膜不典型增生过长复发现象。

包含1001名妇女的24项研究的荟萃分析表明，口服孕激素和曼月乐置入引起复杂型子宫内膜增生的消退率分别为66%和92%；引起单纯型不典型子宫内膜增生过长消退率分别为69%和90%；引起简单型子宫内膜增生过长消退率分别为89%和96%，两者无明显性差异。概言之，对于子宫内膜增生性疾病，曼月乐作用优于口服孕激素。

4. *防治早期子宫内膜癌* 回顾性分析表明，曼月乐具有预防绝经后妇女不典型子宫内膜增生过长和子宫内膜癌作用。曼月乐释放LNG抑制不典型子宫内膜增生过长进展为子宫内膜癌，早期子宫内膜癌退化率为25%～75%。曼月乐和GnRH联合治疗研究发现，对于年龄<40岁，不典型子宫内膜增生(AEH)、ⅠA期子宫内膜癌、分化良好G_1期子宫内膜癌和希望保留生育功能的子宫内膜样癌(EC)妇女，置入曼月乐1年，配合GnRHa治疗6个月，AEH和EC-G_1完全反应率分别为95%和57.1%。AEH和EC病情进展率分别为5%和28%；AEH复发率为25%，而EC-G_1为14.4%。平均随访29个月(4～102个月)，9例妇女自然妊娠。

5. *治疗子宫肌瘤* 曼月乐减少子宫肌瘤性出血作用与子宫肌瘤大小、部位、数量相关。临床观察发现，曼月乐置入后3个月子宫体积开始缩小，6个月子宫肌瘤体积开始缩小，同时月经量减少。超声检查子宫内膜厚度、子宫腔长度、子宫壁前后壁厚度均降低，1年后黏膜下子宫肌瘤体积开始缩小。

Mansukhani研究认为，曼月乐作用类似于宫腔镜热球子宫内膜治疗，可显著减少黏膜下子宫肌瘤引起的月经过多。子宫肌瘤切除后放置曼月乐具有预防子宫肌瘤复发作用。需要指出的是，对于子宫体积≥12周妊娠和肌瘤较大(直径≥6cm)妇女，在放置曼月乐前，应先给予GnRHa或米非司酮治疗3个月，促进子宫和肌瘤体积适当缩小后再予放置。曼月乐治疗子宫肌瘤的患者满意度>80%。

6. *治疗子宫内膜异位症和子宫腺肌病*

曼月乐释放 LNG 可显著降低子宫腺肌病原位和异位子宫内膜芳香酶、P450、前列腺素和环加氧酶-2(COX-2)的表达。置入曼月乐 5 年后，子宫内膜变得菲薄、微小血管扩张、腺体和间质呈现萎缩和蜕膜化反应。对于先行和未行子宫内膜切除的子宫腺肌病妇女，置入曼月乐后的闭经率和痛经完全缓解率分别为 84%和 19%；91%和 20%。

子宫内膜异位症腹腔镜手术后，放置曼月乐可降低盆腔痛复发率，巩固和提高手术疗效。曼月乐可显著缓解子宫内膜异位症和子宫腺肌病引起的深部盆腔痛和痛经，治疗Ⅲ～Ⅳ期子宫内膜异位症的疗效类似于 GnRHa。

曼月乐临床应用时，对于子宫体积较大(≥12 周妊娠)的子宫腺肌病或子宫肌瘤妇女，在放置曼月乐前，应先给予 GnRHa 或孕三烯酮治疗 3 个月，待子宫适当缩小后再予放置，以减少脱环率。放置曼月乐最初 3 个月内，症状尚未明显缓解的妇女仍可配合应用孕三烯酮或 GnRHa 治疗。

7. *绝经后激素治疗*　对于采用雌激素皮贴、皮下埋置或阴道环治疗的妇女，放置曼月乐具有预防子宫内膜增生和异常出血作用。绝经后妇女单一雌激素治疗时，放置曼月乐具有预防子宫内膜增生和异常出血作用。临床观察发现，接受单一雌激素治疗的 40 名绝经后妇女，放置曼月乐或给予左炔诺孕酮 250μg/d 治疗 10d 后，曼月乐组妇女不规则出血率逐渐减少，1 年后闭经率达 83%，两组妇女的子宫内膜活检均未发现子宫内膜增生和不典型增生现象。

8. *乳腺癌辅助性治疗*　乳腺癌术后接受选择性雌激素受体调节药他莫昔芬(Tamoxifen)治疗的妇女，子宫内膜息肉和子宫内膜癌发生率高于健康妇女 2～3 倍。宫腔内置入曼月乐可有效地预防他莫昔芬引起的子宫内膜增生、息肉、癌变和预防乳腺癌复发作用。防治曼月乐对乳腺癌复发率的影响尚无定论，有待进行大样本和长期临床研究。

【不良反应】

1. *妊娠率*　曼月乐的比尔指数为 0.1(Mikkelsen，2010)。芬兰 17 360 例使用曼月乐妇女，随访 5 年第 1 年和第 5 年的累计妊娠率分别为 0.1%和 0.5%。随机多中心研究，2244 例妇女，放置曼月乐 7 年的累计妊娠率为 1.1%，低于 T380A(1.4%)，但仍高于 5 年时妊娠率(0.5%)的 2 倍，因此，曼月乐避孕有效期为 5 年。

2. *异位妊娠率*　曼月乐异位妊娠率为 0.2/1000 妇女·年，低于 T-铜环(0.5/1000 妇女·年)和性活跃而未放置宫内节育器妇女(1.2～1.6/1000 妇女·年)。由于曼月乐避孕作用主要位于子宫腔内和受精前期，因此一旦发生妊娠多为输卵管妊娠。重要的是，长期使用曼月乐并不增加异位妊娠风险。由于 T380A 和曼月乐均有效地降低宫内和宫外妊娠，因此曼月乐是曾患异位妊娠妇女的最佳选择。

3. *不规则性点滴出血*　临床观察发现，放置曼月乐后最初 3 个月内，部分妇女可出现少量点滴性出血，此与孕激素突破性出血和局部刺激相关。研究认为，人类子宫内膜内甾体激素受体的调节作用与受体配基生物利用度相关。子宫内膜内 17β-羟基类固醇脱氢酶-2(17β-HSD-2)促进活性雌二醇转化为无活性雌酮；促进睾酮转化为雄烯二酮；促进无活性 20α-二氢孕酮转化为活性孕酮。分泌期子宫内膜腺体上皮内孕酮增强 17β-HSD-2 活性，黄体退化期或抗孕激素治疗时 17β-HSD-2 活性降低。

临床观察发现，置入曼月乐后 3 个月内出现不规则性突破性出血(unscheduled breakthrough bleeding，BTB)的发生机制是，曼月乐释放的左炔诺孕酮一过性增强 17β-HSD-2 活性，促进具有激素活性的雌二醇转化为无雌激素活性的雌酮，使子宫内膜内雌酮浓度明显高于雌二醇，引起雌二醇依赖性子宫内膜腺体细胞内功能性雌激素缺乏，子宫内膜微小血管脆性增强，导致功能层子宫内膜脱落和出血（图 12-1A）。

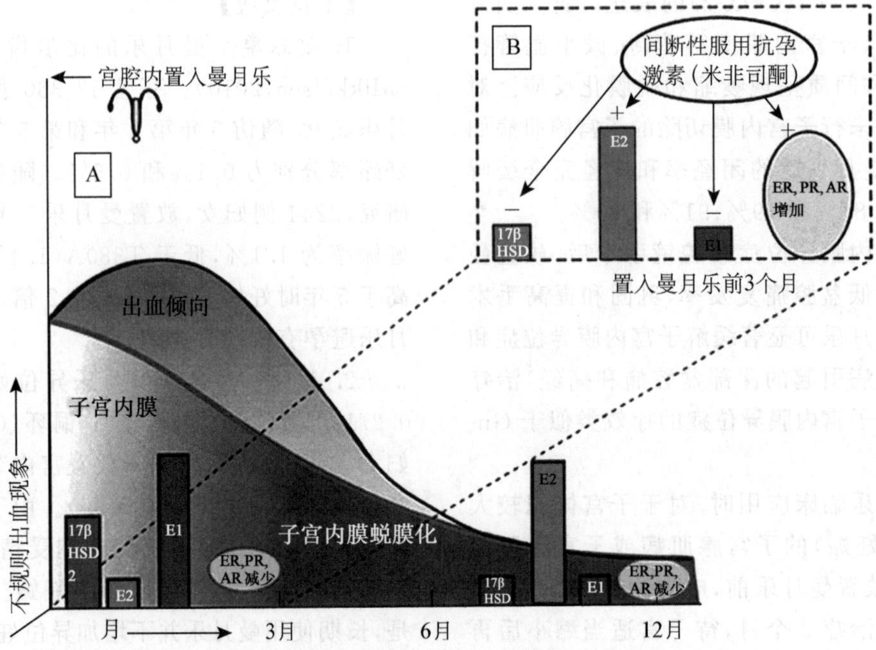

图 12-1 曼月乐引起不规则出血机制

摘自 Critchley HO，et al. 2006. Reprod Biol Endocrinol，4(Suppl 1)：S5.

然而，放置曼月乐 3 个月后，子宫内膜 17β-HSD-2 活性和 17β-HSD-2 mRNA 表达显著降低，子宫内膜雌二醇浓度高于雌酮，月经出血模式趋于正常稳定状态。置入后 6 个月，17β-HSD-2 活性显著降低，随着子宫内膜雌二醇和雌酮浓度趋向平衡，子宫内膜呈现广泛性类蜕膜化反应，异常子宫出血开始减少，月经功能恢复正常。

放置曼月乐后，给予间歇性抗孕激素米非司酮治疗，通过增强子宫内膜 PR、AR、ER 表达，抑制子宫内膜 17β-HSD-2 活性，减少雌酮生成，使雌二醇浓度高于雌酮，改善子宫内膜细胞内功能性雌激素缺乏现象，维持功能层子宫内膜组织稳定性而防止异常子宫出血。当米非司酮治疗帮助妇女渡过放置曼月乐最初 3 个月异常子宫出血时期，出现周期性月经出血时即可停止治疗（图 12-1B）。

基于以上原理，为防止放置曼月乐最初 3 个月内不规则性子宫出血，可在置入曼月乐同时给予米非司酮治疗。方法是放置曼月乐后第 1 个月，口服米非司酮 10～12.5mg/d，第 2～3 个月，口服米非司酮 5～8mg/d，流血较多时也附加氨甲环酸和止血药。3 个月后停用米非司酮治疗，并观察月经功能的变化。

4. 盆腔炎　曼月乐通过增加宫颈黏液黏稠度而呈现预防上行盆腔感染作用，3～5 年随访证实曼月乐盆腔炎发生率低于 Nova-T 和 T-380A。曼月乐置入后发生的盆腔感染与置入前生殖道内存在的多种菌群、无症状衣原体或淋球菌感染密切相关。因此，置入曼月乐前应进行阴道清洁度和微生态筛查并给予适当治疗，但预防性抗生素治疗并无裨益。性传播疾病与放置曼月乐无直接相关性。然而，WHO 对非洲、美国和欧洲国家 13 项研究资料分析发现，放置曼月乐后最初

20d 盆腔炎风险高于此后时间 6.3 倍，而后风险逐渐降低，5 年盆腔炎累计发生率仅为 1.4/1000 妇女·年，类似于未放置宫内节育器发生率。

5. 环排出率和环下移 曼月乐脱环率与年龄、孕产次、子宫大小、形态（子宫畸形、子宫肌瘤、子宫内膜息肉）、宫颈管长度、内口宽度和放置时间（流产、引产、剖宫产、哺乳期）相关。如月经周期第 3～7 天放置的排出率为 4%～5%；早期妊娠（<12 周）流产后放置的排出率为 5%～8%；中期妊娠流产后放置的排出率高于早期妊娠；剖宫产后 30min 内放置的排出率为 12%～15%。

曼月乐停用率低于其他宫内节育器。为防止环脱落和下移，应于放环后 2 周或月经后复诊，超声检查曼月乐位置，如有轻度环下移可上推复位。因尾丝过长而影响性生活者，可将尾丝剪短至子宫颈管内。

6. 子宫穿孔 发生率为 1.3‰。放置曼月乐时怀疑子宫穿孔应将环取出，必要时进行 X 线检查。微小子宫穿孔部位多在 4～6 周自然愈合，但出现大量出血和腹痛时应急症剖腹探查。

二、Skyla

新一代低剂量左炔诺孕酮宫内释放系统-Skyla（LCS12、LNG-IUS）是一种塑胶 T 形节育器，含有左炔诺孕酮 13.5mg，纵臂 28 mm，横臂 30 mm，储药管直径为 3.8 mm。应用特制置入器放置，置入宫腔后 3 年内每天释放左炔诺孕酮 12μg，3 年后释放量减少为 6.4μg/d，有效避孕期为 3 年。

临床Ⅲ期试验（A52238，在欧洲，北美和南美进行），年龄 18～35 岁妇女，置入后第 1 年（15 763 周期），发生妊娠 5 例，比尔指数为 0.41；置入 3 年（39 368 周期），发生妊娠 10 例，比尔指数为 0.33。以生命表（Kaplan-Meier 法）统计，置入后第 1 年累计妊娠率为 0.39 /100 妇女·年，3 年为 0.89/100 妇女·年，表明 Skyla 具有良好的避孕作用。

临床观察表明，置入 Skyla 3 年的异位妊娠发生率为 0.2%，类似于曼月乐（0.1%）。异位妊娠发生率，未产妇为 0.3%，置入后 1 年和 3 年的比尔指数分别为 0.20/100 妇女·年和 0.17/100 妇女·年；经产妇异位妊娠发生率为 0.2%，置入后 1 年和 3 年的比尔指数分别为 0.11/100 妇女·年和 0.08/100 妇女·年，提示 Skyla 有效率和异位妊娠率与孕产次无相关性，因此未产妇（包括性活跃少女）和经产妇均可放置 Skyla。

安全性研究（A52238 和 A46796）资料分析表明，放置 Skyla 的 1672 名年龄 18～40 岁妇女中，使用 1 年和 3 年的多项安全指标观测，包括置入和取出率、脱环率、子宫穿孔率、不良反应、实验室和生命指标、骨密度和满意度均类似或优于曼月乐。

（李继俊）

参考文献

Attia AM, Ibrahim MM, Abou-Setta AM. 2013. Role of the levonorgestrel intrauterine system in effective contraception Patient Prefer Adherence, 7: 777-785.

Bahamondes L, Ali M. 2015. Recent advances in managing and understanding menstrual disorders. F1000Prime Rep, 7: 33.

Behringer T, Reeves MF, Rossiter B, et al. 2011. Duration of use of a levonorgestrel IUS amongst nulliparous and adolescent women. Contraception, 84(5): e5-e10.

Bhatia P, Nangia S, Aggarwal S, et al. 2011. Implanon: subdermal single rod contraceptive implant. J Obstet Gynaecol India, 61(4): 422-425.

Chai M, Su S, Dong B. 2015. Morphological and ultrastructural changes in human endometrium following low-dose levonorgestrel contraceptive intrauterine systems (LNG-IUS-12) 13.5mg. J Obstet Gynaecol India, 65 (5): 323-327.

Chandra V, Kim JJ, Benbrook DM, et al. 2016. Therapeutic options for management of endometrial hyperplasia. J Gynecol Oncol, 27(1): e8.

Chen BA, Reeves MF, Creinin MD, et al. 2011. Postplacental or delayed levonorgestrel intrauterine device insertion and breastfeeding duration. Contraception, 84(5): 499-504.

Critchley HO, Kelly RW, Baird DT, et al. 2006. Regulation of human endometrial function: mechanisms relevant to uterine bleeding. Reprod Biol Endocrinol, 4(Suppl 1): S5.

Desai RM. 2012. Efficacy of levonorgestrel releasing intrauterine system for the treatment of menorrhagia due to benign uterine lesions in perimenopausal women. J Midlife Health, 3(1): 20-23.

Gallos ID, Shehmar M, Thangaratinam S, et al. 2010. Oral progestogens vs levonorgestrel-releasing intrauterine system for endometrial hyperplasia: a systematic review and meta-analysis. Am J Obstet Gynecol, 203(6): 541-547.

Gupta JK, Daniels JP, Middleton LJ, et al. 2015. A randomised controlled trial of the clinical effectiveness and cost-effectiveness of the levonorgestrel-releasing intrauterine system in primary care against standard treatment for menorrhagia: the ECLIPSE trial. Health Technol Assess, 19 (88): 1-118.

Hashim HA, Zayed A, Ghayaty E, et al. 2013. LNG-IUS treatment of non-atypical endometrial hyperplasia in perimenopausal women: a randomized controlled trial. J Gynecol Oncol, 24(2): 128-134.

Herman MC, van den Brink MJ, Geomini PM, et al. 2013. Levonorgestrel releasing intrauterine system (Mirena) versus endometrial ablation (Novasure) in women with heavy menstrual bleeding: a multicentre randomised controlled trial. BMC Womens Health, 13: 32.

Ismail MT, Fahmy DM, Elshmaa NS. 2013. Efficacy of levonorgestrel-releasing intrauterine system versus oral progestins in treatment of simple endometrial hyperplasia without atypia. Reprod Sci, 20 (1): 45-50.

Kim M L, Seong S J. 2013. Clinical applications of levonorgestrel-releasing intrauterine system to gynecologic diseases. Obstet Gynecol Sci, 56(2): 67-75.

Kumari J, Malik S, Dua M. 2013. True Mirena failure: Twin pregnancy with Mirena in situ. J Midlife Health, 4(1): 54-56.

Madden T, Proehl S, Allsworth JE, et al. 2012. Naproxen or estradiol for bleeding and spotting with the levonorgestrel intrauterine system: A randomized controlled trial. Am J Obstet Gynecol, 206(2): 129, e1-e8.

Magon N, Chauhan M, Goel P, et al. 2013. Levonorgestrel intrauterine system: Current role in management of heavy menstrual bleeding J Midlife Health, 4(1): 8-15.

Maia H, Haddad C, Casoy J, et al. 2012. Effect of a hormone-releasing intrauterine system (Mirena®) on aromatase and Cox-2 expression in patients with adenomyosis submitted or not, to endometrial resection. Int J Womens Health, 4: 175-183.

Malik S. 2013. Levonorgestrel-IUS system and endometrial manipulation. J Midlife Health, 4 (1): 6-7.

Management of Endometrial Hyperplasia. 2016. A joint guideline between the Royal College of Obstetricians and Gynaecologists (RCOG) and the British Society for Gynaecological Endoscopy (BSGE)-RCOG/BSGE Joint Guideline Green-top Guideline No. 67 February.

Mansukhani N, Unni J, Dua M, et al. 2013. Are women satisfied when using levonorgestrel-releasing intrauterine system for treatment of abnormal uterine bleeding? J Midlife Health, 4(1): 31-35.

Maybin JA, Critchley HOD. 2016. Medical management of heavy menstrual bleeding. Womens Health (Lond Engl), 12(1): 27-34.

Middleton LJ, Champaneria R, Daniels JP, et al. 2010. Hysterectomy, endometrial destruction, and levonorgestrel releasing intrauterine system (Mirena) for heavy menstrual bleeding: systematic review and meta-analysis of data from individual patients. BMJ, 341: c3929.

Mikkelsen MS, Højgaard A, Bor P. Extrauterine pregnancy with gestagen-releasing intrauterine device in situ. Ugeskr Laeger, 172: 1304-1305.

Minig L, Franchi D, Boveri S, et al. 2011. Progestin intrauterine device and GnRH analogue for uterus-sparing treatment of endometrial precancers and well-differentiated early endometrial carcinoma in young women. Annals of Oncology, 22: 643-649.

Morelli M, Di Cello A, Venturella R, et al. 2013. Efficacy of the levonorgestrel intrauterine system (LNG-IUS) in the prevention of the atypical endometrial hyperplasia and endometrial cancer: retrospective data from selected obese menopausal symptomatic women. Gynecol Endocrinol, 29(2): 156-159.

Muneyyirci-Delale O, Gupta A, Abraham C, et al. 2010. Management of dysfunctional uterine bleeding based on endometrial thickness. Int J Womens Health, 2: 297-302.

Munro MG, Critchley HO, Fraser I S. 2011. The FIGO classification of causes of abnormal uterine bleeding in the reproductive years. Fertil Steril, 95 (7): 2201-2208.

Orleans RJ. 2012. Clinical Review, NDA 203159 Skyla® (levonorgestrel-releasing intrauterine system).

Papadakis EP, El-Nashar SA, Laughlin-Tommaso SK, et al. 2015. Combined endometrial ablation and levonorgestrel intrauterine system use in women with dysmenorrhea and heavy menstrual bleeding: novel approach for challenging cases. J Minimy Invasive Gynecol, 22 (7): 1203-7.

Pashov AI, Tskhay VB, Ionouchene SV. 2012. The combined GnRH-agonist and intrauterine levonorgestrel-releasing system treatment of complicated atypical hyperplasia and endometrial cancer: a pilot study. Gynecol Endocrinol, 28(7): 559-561.

Rodriguez MI, Darney PD. 2010. Non-contraceptive applications of the levonorgestrel intrauterine system. Int J Womens Health, 2: 63-68.

Santoro N, Teal S, Gavito C, et al. 2015. Use of a levonorgestrel-containing intrauterine system with supplemental estrogen improves symptoms in perimenopausal women: a pilot study. Menopause, 22 (12): 1301-7.

Shawki O, Wahba A, Magon N, et al. 2013. Abnormal uterine bleeding in midlife: The role of levonorgestrel intrauterine system. J Midlife Health, 4(1): 36-39.

Whitaker L, Critchley HOD. 2016. Abnormal uterine bleeding. Best Pract Res Clin Obstet Gynaecol, 34: 54-65.

Yun BH, Jeon YE, Seo SK, et al. 2015. Effects of a Levonorgestrel-Releasing Intrauterine System on the Expression of Steroid Receptor Coregulators in Adenomyosis. Reprod Sci, 22 (12): 1539-1548.

下篇

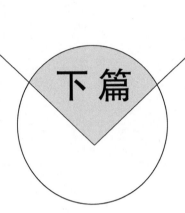

妇产科内分泌疾病

第 13 章　闭　　经

第一节　概　　述

闭经(amenorrhea),即无月经,包括生理性闭经和病理性闭经。生理性闭经是指青春前期少女、妊娠期、哺乳期和绝经后妇女的无月经,病理性闭经包括原发性闭经和继发性闭经。

原发性闭经(primary amenorrhea)指年龄≥14 岁无月经和第二性征发育,或至 16 岁虽有第二性征发育而无月经者。继发性闭经指初潮后月经停止超过自身 3 个月经周期时间,或月经停止时间超过 6 个月者。

真性闭经(truly amenorrhea)指无子宫内膜增生、分泌和月经者。假性闭经,即隐性月经(cryptomenorrhea)指实际有月经形成,但由于下生殖道(宫颈、阴道和处女膜)梗阻使经血滞留于子宫腔或阴道内而无经血外流者。

下丘脑-垂体-卵巢-子宫轴(HPOU axis)神经内分泌功能和下生殖道(宫颈、阴道和处女膜)解剖学完整性是维持正常月经的生理解剖学基础,以上任何部位的病变均可引起闭经。依引起闭经的原因可分为四个区域。

1. 第 4 区中枢神经系统-下丘脑性闭经

(1) GnRH 神经元基因和受体突变:包括 Kallmann 综合征、特发性低促性腺激素性性腺功能减退、GnRH 受体基因突变引起的低促性腺激素性性腺功能减退、下丘脑性垂体功能减退和单一性下丘脑 GnRH 缺陷(isolated hypothalamic GnRH deficiency)。

(2)肿瘤和损伤:包括颅咽管瘤、生殖细胞肿瘤、组织细胞增生症(Hand-Schuller-Christian disease)、颅脑损伤引起的下丘脑功能损害。

(3)功能性下丘脑闭经综合征:包括精神性闭经、营养不良性闭经、运动性闭经、假孕、神经性厌食和神经性多食。

(4)药物性闭经。

2. 第 3 区垂体性闭经

(1) 促性腺激素基因性疾病:①促性腺激素亚基基因突变和促性腺激素受体基因突变;②传递促性腺激素受体信号所需要的 G 蛋白亚基基因突变;③调节促性腺激素合成的转录因子基因突变。

(2)肿瘤:包括 PRL 腺瘤、GH 腺瘤、ACTH 腺瘤、TSH 腺瘤和 β-内啡肽腺瘤。

(3)垂体细胞性或解剖性异常:包括席汉综合征、空泡蝶鞍综合征、淋巴细胞性垂体腺炎和肉瘤样病。

3. 第 2 区卵巢性闭经

(1)性染色体疾病:包括性腺发育不全(Sywer syndrome,46,XX;46,XY)、特纳综合征[Turner syndrome,45,XO,和(或)XX/XO]。

(2)卵巢损伤性疾病(感染、手术、烷化剂、放射、中毒、损伤和扭转)。

(3)自身免疫性卵巢炎。

(4)多囊卵巢综合征(polycystic ovarian syndrome)。

(5)男性化肿瘤:包括门细胞瘤、黄体瘤、支持-间质细胞瘤。

(6)卵巢功能早衰(premature ovarian failure,POF)。

(7)抵抗卵巢综合征(resistant ovarian syndrome)。

(8)卵泡膜细胞增生症(hyperthecosis)。

4. 第1区子宫和下生殖道性闭经

(1)苗勒管发育不全(子宫和子宫颈畸形):包括先天性无阴道综合征、无孔处女膜、阴道横隔、阴道闭锁、无子宫颈和先天性子宫内膜缺如。

(2)睾丸女性化综合征。

(3)子宫腔粘连症:包括子宫腔手术损伤(刮宫、子宫内膜切除和电灼术后)、子宫内膜病变(血吸虫病、真菌感染等)和子宫内膜结核。

5. 全身性疾病引起的闭经

(1)肾上腺疾病:包括先天性肾上腺皮质增生(congenital adrenal hyperplasia,CAH)、库欣综合征、肾上腺肿瘤、类固醇激素和ACTH治疗。

(2)甲状腺疾病:包括甲状腺功能亢进症(甲亢)、甲状腺功能减退症(甲减)、自身免疫性甲状腺炎(hashimoto thyroiditis)。

(3)其他:包括糖尿病、风湿病和风湿性关节炎、Crohn病、溃疡性结肠炎等。

第二节　下丘脑性闭经

一、GnRH分泌异常引起的闭经

(一)Kallmann综合征

Kallmann综合征也称为单纯性促性腺激素缺乏症(isolated gonadotropin deficiency,IGD),是一种遗传性促性腺激素释放激素(GnRH)生成缺陷性疾病。临床表现为低促性腺激素性性腺功能减退、嗅觉缺乏或嗅觉减退,也称为嗅觉缺失-性幼稚综合征。

【发病机制】　人类胚胎发育早期,GnRH神经元从脑外嗅板,沿嗅球和嗅束神经纤维从鼻部迁徙至下丘脑正中隆突部弓状核(arcuate nucleus)、腹内侧核(VMN)视前区视上核(SON)和室旁核(PVN)附近,形成由1000～3000个GnRH神经元组成的性中枢。如GnRH神经元不能正常迁徙至下丘脑则引起低促性腺激素性性腺功能减退,下丘脑GnRH神经元、嗅叶和嗅神经发育不全,即引起Kallmann综合征。

遗传学研究发现,Kallmann综合征与KAL基因缺失相关。KAL基因位于X染色体短臂顶点(Xp22.3),与引起鱼鳞癣(ichthyosis)和类固醇硫酸酯酶(steroid sulfatase)缺失基因相毗邻。KLA基因产物是一种促进GnRH神经元迁徙的神经黏附分子。KLA基因缺失引起神经黏附分子生成障碍是导致GnRH神经元迁徙失败的重要机制。X-连锁(X-lineage)KAL基因与Kallmann综合征相关的病例仅占18%～36%,而多数病例为散发性。家族性Kallmann综合征常染色体显性/隐性遗传概率高于X-连锁性遗传。

【临床表现】　Kallmann综合征有家族史。临床表现为原发性闭经、性幼稚、无嗅觉或嗅觉迟钝、卵巢发育不全。该症先天性异常包括:色盲、联带运动(synkinesis)共济失调、痴呆、弱智、先天性体中线缺陷(如唇裂、腭裂)、肾发育不全、鱼鳞癣(ichthyosis)、原发性癫痫和短掌骨。卵巢组织学检查:卵巢内虽存在始基卵泡但无卵泡发育。

【诊断】　染色体核型46,XX。GnRH、FSH、LH、E_2降低。GnRH试验正常。氯米

芬试验无反应。

【治疗】 雌-孕激素序贯周期疗法。应用hMG-hCG或GnRH脉冲疗法仍可望促进排卵和妊娠。氯米芬疗法无效。

(二)特发性低促性腺激素性性腺功能减退

特发性低促性腺激素性性腺功能减退(idiopathic hypogonadotropic hypogonadism, IHH)是一种无嗅觉缺失的低促性腺激素性性腺功能减退症。

【发病机制】 IHH是GnRH基因缺失所致。由于正常人、Kallmann综合征和IHH患者GnRH的神经元在鼻腔上部黏膜上皮细胞中存留时间可持续到成人期。因此仅依靠鼻腔黏膜上皮细胞中GnRH神经元存在与否难以鉴别Kallmann综合征和IHH。

【治疗】 与"Kallmann综合征"相同。

(三)GnRH受体基因突变引起的低促性腺激素性性腺功能减退

由GnRH受体基因突变引起的低促性腺激素性性腺功能减退。

【发病机制】 该病呈现常染色体隐性遗传特征。GnRH受体基因编码是一种G-蛋白偶联受体。GnRH受体第1个细胞外环突变可引起GnRH受体与GnRH的结合力降低。GnRH受体第3个细胞内环突变虽不影响受体结合力,但降低磷酸酯酶C活性。

【临床表现】 促性腺激素降低、性腺功能减退、无配子(精子和卵子)和性激素生成、无第二性征发育和性幼稚表型。女性患者表现为性幼稚型和原发性闭经,乳腺发育不良、卵巢内有始基卵泡而无发育卵泡。

【诊断】 女性性幼稚型、无第二性征发育和原发性闭经。血浆FSH和LH极度降低。GnRH兴奋试验可出现不同反应,但垂体完全性无反应少见。

【治疗】 促性腺激素或GnRH脉冲疗法可促进卵巢内卵泡发育、排卵甚至妊娠。

(四)下丘脑性垂体功能减退

下丘脑性垂体功能减退是由于下丘脑GnRH分泌异常所致,GnRH脉冲性治疗可促进垂体恢复正常垂体促激素的分泌。GnRH兴奋试验有助于鉴别原发性和继发性垂体功能减退。原发性垂体功能减退对GnRH刺激缺乏反应性。全面测定垂体促激素有助于确定垂体促激素分泌缺陷的类型。

二、下丘脑肿瘤引起的闭经

(一)颅咽管瘤

【发病机制】 颅咽管瘤(craniopharyngioma)为垂体蝶鞍上部肿瘤,多位于垂体柄漏斗前面,占颅内肿瘤3%。颅咽管瘤来源于神经颊囊残迹,主要由上皮细胞巢组成,为垂体和颅咽管未完全关闭所致。颅咽管瘤中,54%为囊性,14%为实质性,2%为囊实性,男性和女性发生率相同。女性中20岁左右少女占70%,成人占30%。

【临床表现】 症状和体征取决于肿瘤位置、大小和是否压迫周围组织器官。巨大颅咽管瘤向上顶压第三脑室底部,向前挤压视神经交叉,向下压迫下丘脑和垂体,而引起颅内高压、梗阻性脑积水、双颞侧偏盲、视力损害、视神经萎缩、视盘水肿、失明(70%)和下丘脑-垂体轴神经内分泌功能失调。

颅咽管瘤引起不同程度的下丘脑和垂体功能损害。其中促性腺激素降低者40%,生长激素降低者75%,垂体性肾上腺功能减退者50%,甲状腺功能减退者25%,多数患者催乳素正常或轻度升高。促性腺激素对GnRH反应异常。10%患者出现糖尿病,20%患者呈嗜睡状态。

临床症状也与患病年龄相关。婴幼儿期,肿瘤压迫视神经和第三脑室可引起失明和梗阻性脑积水。青春期表现为青春期发育停滞和性幼稚。性成熟期表现为性幼稚、闭经、内外生殖器萎缩、向心性肥胖、营养不良、尿崩症、无渴感、慢性高钠血症、鞍上肿瘤钙化，称为肥胖性营养不良生殖无能症（Frolich 综合征）。极个别患者表现为性早熟和溢乳症。

【诊断】 依靠病史、症状和体征，结合颅部 CT 和 MRI 检查可确定肿瘤部位、大小和性质。颅咽管瘤少女中 70%、成年妇女中 50%垂体窝增大。儿童则表现为鞍上区扩大和钙化。垂体促激素测定有助于确定垂体激素功能损害类型并指导治疗。

【治疗】 手术治疗为主，特别是肿瘤压迫下丘脑、视神经交叉和垂体柄，引起视力损害和神经系统症状时。完全性切除肿瘤较为困难，且极易引起下丘脑-垂体功能损害。姑息性手术可缓解症状，10 年生存率为 70%～80%。

（二）下丘脑-垂体生殖细胞肿瘤

下丘脑-垂体的生殖细胞肿瘤可为异位松果体瘤和不典型畸胎瘤，病理组织图像类似精原细胞瘤和卵巢无性细胞瘤，确诊后手术切除。下面以 Hand-Schuller-Christian 病为例介绍。

【发病机制】 Hand-Schuller-Christian 病也称组织细胞增生症 X（histiocytosis X），即脑区多发性嗜酸性组织细胞增生性肉芽肿（multifocal eosinophilic granulomas）。研究认为，骨骼嗜酸性细胞肉芽肿和 Letterer-Siwe 病也属于组织细胞增生症 X 范畴，现统称郎格汉斯细胞组织细胞增生症（Langerhans cell histiocytosis），是一种罕见的儿童期下丘脑破坏性病变，临床表现为下丘脑-垂体组织和功能减退，青春期延迟，生长发育迟滞和糖尿病（40%）。

儿童期组织细胞增生症多为单核巨噬细胞（组织细胞）增生症，并与其他细胞增生性疾病或细胞浸润性疾病相关。朗格汉斯细胞增生症与 Lichtenstein histiocytosis X 相关。下丘脑-垂体细胞浸润性疾病还包括类肉瘤病（Sarcoidosis）、韦格纳肉芽肿（Wegener's granulomatosis）和血色素沉着症（hemochromatosis）。

【临床表现】 不同的下丘脑组织细胞浸润性疾病可引起相似的临床征象。儿童期生长发育迟滞、糖尿病、高催乳素血症、视力损害、肥胖、精神异常、嗜睡和垂体激素分泌降低。

【诊断】 病史、症状和体征，结合医学影像学（CT 或 MRI）和组织活检可确立诊断。

【治疗】 放射治疗。垂体激素补充治疗，重点是基因重组生长激素治疗。

三、颅脑损伤引起的闭经

颅脑部外伤和放射损伤均可引起闭经。颅脑外伤可引起垂体功能减退、高催乳素血症和继发性甲状腺功能减退。高催乳素血症是下丘脑损伤的重要指标，也是与全垂体性功能减退的鉴别要点。垂体柄横断性损伤可引起永久性糖尿病。下丘脑缺血和垂体门脉血管栓塞可引起垂体功能减退、低血压、低循环血量、意识丧失和昏迷。

颅脑部外照射可引起下丘脑-垂体功能减退，如颅部接受 1200～1600cGy 照射后 1 年可相继出现生长激素（GH）、促性腺激素（FSH/LH）、促甲状腺激素（TSH）和促肾上腺皮质激素（ACTH）功能缺陷。

第三节　下丘脑功能性闭经综合征

中枢神经系统下丘脑精神神经内分泌代谢系统（CNS-hypothalamic-psychoneuroendocrine-metabolic system）通过下丘脑 GnRH 神经元活性调节女性生殖生理和生殖内分泌功能，其功能紊乱将引发许多妇科内分泌疾病和功能缺陷。

功能性下丘脑闭经综合征（functional hypothalamic amenorrhea syndrome，FHAS）是由

下丘脑激素分泌失调，而非垂体卵巢轴和其他内分泌腺器质性病变引起的可逆性闭经，主要包括应激-精神性闭经（stress-psychogenic amenorrhea）、运动性闭经（athletic amenorrhea）、神经性厌食（anorexia nervosa）、神经性多食（bulimia nervosa）、营养不良性闭经（malnutritive amenorrhea）、经前期焦虑症（premenstrual dysphoria）等。

【发病机制】

1. GnRH 脉冲发生器功能失调　FHAS 存在不同程度的下丘脑 GnRH 神经元脉冲发生器功能失调、GnRH-Gn 脉冲释放频率和振幅降低、卵巢排卵和性激素分泌停滞，整个下丘脑-垂体-卵巢轴功能退步到青春前期状态。

2. 营养不良对下丘脑功能的影响　FHAS 妇女闭经前先出现精神心理障碍、饮食习惯和营养不良变化。FHAS 闭经妇女脂肪摄入量减少 50%，而糖类和纤维素摄入量较多。运动性闭经妇女同样如此。营养物质质量和热卡摄入直接影响月经功能，因热卡不足或饮食结构不合理可降低下丘脑垂体系统 GnRH-Gn 功能，引起内源性下丘脑性避孕效应，导致闭经、无排卵、黄体功能不全，甚至不孕。

“青春期退缩学说”（miniature puberty concept）认为，妇女体重降低，特别是脂肪含量减少是引起生育功能降低的重要因素。禁食、偏食、营养不良、大运动量训练和能量消耗如不能及时补偿，可降低下丘脑-垂体 GnRH-Gn 功能，引起青春期和月经初潮延迟，甚至闭经。FHAS 患者出现 DHEA 降低、高皮质醇血症和皮质醇/DHEA 比值增高，呈现青春前期少女的内分泌变化。

营养因素对女性生殖内分泌功能的影响由神经肽 Y(NPY)介导，因下丘脑正中隆突弓状核内神经肽 Y-促生长激素神经肽阿肽系统，调节神经内分泌功能和进食行为。脂肪细胞分泌的瘦素通过影响 NPY 基因表达间接参与生殖内分泌功能调节。除神经肽 Y 外，其他神经肽类，如 CRF 和尿皮质素（urocortin，CRF 相关肽），细胞因子和瘦素系统共同组成另外一个调节机体营养、代谢和生育功能的系统。

3. 低血糖和低胰岛素血症　FHAS 患者血糖和胰岛素水平降低，脂肪摄入不足和代谢物质利用率降低。葡萄糖利用率降低，特别是脑内葡萄糖利用率降低直接影响下丘脑 GnRH 神经元内分泌功能。其他代谢紊乱因素也可以单一或复合方式影响 GnRH 神经元功能。

4. 甲状腺功能减退症　FHAS 患者血浆 FT_4 和 FT_3 明显降低，而 TSH 水平无明显变化，使患者能量代谢处于负平衡状态。研究发现，机体能量利用率存在一种“阈值效应”（threshold effect）。如 TT_3 和 FT_3 分别降低 16%和 9%，即热量摄入为 79.5～104.7kJ/kg，每天 1 磅时，机体能量匮乏将引起 T_3 分泌降低并损害生育功能。

营养不良时甲状腺素分泌降低可被下丘脑室旁核内 TRH 原 mRNA 表达阻断，而禁食时 TRH 原基因（pro-TRH gene）表达降低可被瘦素阻断。因此，空腹或营养不良时血浆瘦素降低，通过甲状腺素促进下丘脑合成 TRH 原，以适应禁食和慢性营养不良状态。临床观察发现，甲状腺功能减退患者血浆瘦素降低，而给予 T_4 治疗后血浆瘦素恢复正常。因此血浆瘦素可作为评价营养状态和甲状腺功能的生化指标。

5. 高皮质醇血症　FHAS 患者呈现高皮质醇血症，其中精神性和营养不良性闭经患者日间皮质醇脉冲振幅增高，运动性闭经患者夜间皮质醇脉冲振幅升高，ACTH 和皮质醇对 CRF 刺激的反应性减弱。CRF-肾上腺系统功能增强和对 GnRH-Gn 系统功能的抑制作用是机体对应激和营养不良刺激的代偿性反应。

6. 低催乳素血症　FHAS 患者呈现低

催乳素血症，血浆PRL浓度降低39%，但夜间睡眠时催乳素分泌增高，其变化可能与下丘脑催乳素释放激素（PRL-RH）分泌降低、多巴胺能系统活性增强和雌激素水平降低相关。

7. *GH-IGF-1轴功能失调*　FHAS与生长激素轴功能失调相关，表现为脉冲性释放振幅降低而脉冲频率加速，睡醒周期之间GH脉冲幅度增高。FHAS患者低胰岛素血症（去抑制作用）和高皮质醇血症（促进作用）共同引起血浆中IGFBP-1升高，而IGF/IGFBP-1比值降低。另外，FHAS患者血浆生长激素结合蛋白质（GHBP）降低40%，呈现GH抵抗现象。因此，精神性和运动性闭经与GH-IGF-1轴功能失调相关。

8. *褪黑素分泌异常*　FHAS患者夜间褪黑素分泌增加，释放幅度升高和持续时间延长，而日间血浆褪黑素浓度仍正常。FHAS褪黑素升高与患者体重和季节无关，而与雌激素降低相关，因雌激素替代治疗降低夜间褪黑素分泌。夜间褪黑素升高可能与CRF促进脑干儿茶酚胺神经元活化和β-内啡肽促进松果体褪黑素分泌相关。FHAS患者高褪黑素血症可引起性腺功能减退。

9. *瘦素分泌异常*　精神性闭经妇女血浆瘦素昼夜变化与正常妇女相似。正常妇女和FHAS妇女之瘦素水平昼夜波动幅度分别为54%±7%和42%±19%，两者无显著的差异。FHAS妇女24h血浆瘦素水平略低于月经正常妇女，分别为（7.0±1.5）ng/ml和（10.1±1.3）ng/ml，其浓度与机体脂肪含量的高度相关。

对于运动性闭经妇女，机体脂肪含量减少的同时，血浆瘦素水平也明显降低，并失去昼夜节律变化。FHAS妇女瘦素水平与低胰岛素血症和高皮质醇血症正相关，提示瘦素水平受非脂肪含量依赖性机体能量平衡的快速调节。因此，除脂肪含量以外所有影响机体能量代谢和平衡的因素均影响瘦素的水平。如与增加能量消耗和体重减轻相关的肿瘤坏死因子-α（TNF-α）可引起瘦素降低。

10. *骨质疏松症*　FHAS妇女出现骨丢失、骨密度降低和骨质疏松症。运动性闭经妇女多部位骨密度和骨强度降低，骨折率增高。值得注意的是，FHAS引起的骨丢失和骨质疏松症进展较快，给予性激素替代治疗仅能增加骨密度2%～8%，骨质疏松症也不因月经恢复或性激素替代治疗而完全恢复。青春后期闭经和长期闭经妇女骨质疏松症最为严重，应注意防治。

一、精神性闭经

精神性闭经（psychogenic amenorrhea），即精神性功能性下丘脑闭经综合征，是指应激、精神心理因素通过激活交感神经系统、促进应激性激素（催乳素、生长激素和ACTH）和神经介质分泌而引起闭经。

【发病机制】　精神刺激促进视前区室旁核（PVN）CRF分泌，增加ACTH-肾上腺轴糖皮质激素和儿茶酚胺生成，引起神经内分泌-代谢系统应激性反应。CRF经以下四个途径引起应激反应：①室旁核-正中隆突途径；②室旁核-自主神经（脑干-脊髓）投射纤维；③室旁核-弓状核途径；④大脑皮质-边缘系统。

中枢神经系统内，CRF、升压素和缩宫素共同调节情绪、行为、认知和学习功能。CRF通过室旁核-脑干途径增强中枢神经系统和外周组织去甲肾上腺素能活性，调节肾上腺髓质肾上腺素的分泌。儿茶酚胺通过β_2-肾上腺能受体机制促进脂肪分解、降低瘦素分泌。下丘脑正中隆突弓状核内，CRF促进阿黑皮素原（POMC）及其衍生物ACTH、β-内啡肽和α-黑色素细胞刺激素（α-MSH）的生成，并与神经肽Y（NPY）共同调节饮食行为。在垂体内，CRF促进ACTH和β-内啡肽生成。ACTH促进肾上腺分泌皮质醇，而皮质醇调节外周组织的物质氧化代谢、抑制免疫功能、抑制下丘脑CRF基因表达和修饰行为功能。

人类升压素增强，而缩宫素减弱CRF促进ACTH释放作用。在垂体水平，去甲肾上腺素和肾上腺素呈现类似CRF作用。因此，在应激状态下，CRF促进垂体ACTH释放作用受多种因素调节。精神刺激快速抑制GnRH神经元脉冲发生器电生理活性、降低GnRH-Gn脉冲释放活性和血浆LH浓度，引起HPOU轴功能损害和闭经，其抑制作用由CRF-ACTH和β-内啡肽机制介导，而精神神经性高皮质醇血症也是引起闭经的重要原因。

【治疗】 由应激或精神刺激引起的闭经，祛除病因后6～8个月月经自然恢复，不能自然恢复者可予性激素周期替代治疗，希望妊娠者给予促排卵治疗。阿肽拮抗药纳洛酮治疗也有效。

二、营养不良性闭经

营养不良性闭经是由于饥饿、禁食、饮食结构不合理、胃肠道吸收不良、营养匮乏或慢性消耗性疾病引起闭经。

【发病机制】 经典标准体重学说认为，当体内脂肪含量达到一定比例(体重指数，BMI)时才出现月经。体重指数既反映机体营养状态又反映能量代谢功能，并与生育功能密切相关。按照Frisch(1992)体重指数图表推算，13岁少女当体内脂肪含量≥17%才能促进月经初潮。16岁少女体内脂肪含量≥22%，才能维持正常月经功能。按照年龄大小，减轻标准体重的10%～15%，即体内脂肪丢失1/3，脂肪含量≤22%即引起闭经。

适当营养和饮食结构对维持妇女正常神经内分泌-代谢功能具有重要意义，如轻度节食妇女GnRH-LH脉冲性释放频率和振幅降低，月经功能紊乱。中度节食妇女可出现无排卵。完全禁食2周LH脉冲释放模式则恢复到青春前期模式。

【治疗】 祛除病因、治疗营养不良疾病、改善营养和提高健康素质。按照个体化原则，制定营养补充方案，同时给予性激素周期治疗或促排卵治疗。

三、运动性闭经

运动性闭经(exercise amenorrhea or athletic amenorrhea)也称运动相关功能性下丘脑闭经综合征，是指由激烈竞赛、超负荷训练和重体力劳动引起的闭经，属于可逆性功能性下丘脑性闭经。

【发病机制】 运动和竞赛对月经功能的影响与运动类型、强度、时间、对代谢和体重的影响相关。中等运动量妇女(包括中-长跑、游泳、芭蕾舞、田径和艺术体操)月经失调发生率增高，闭经多发生于每个赛季之末，闭经率与每周训练(8～48km)间正相关。

随着现代竞技运动强度的提高，女运动员的月经失调发生率显著增加，如1964年东京奥运会期间，90%女运动员月经正常，而1976年加拿大蒙特利尔奥运会期间，女运动员月经失调发生率高达59%。月经失调也与开始参加训练年龄相关。如月经初潮前开始训练者，初潮时间延迟3～5年(游泳和长跑运动员)，其成年后闭经和无排卵发生率也较高。

运动性闭经发生率也与特殊类型训练相关，如中、长跑运动员和芭蕾舞演员闭经率为40%～50%，游泳运动员闭经率为12%。闭经发生率也与运动对体重和脂肪含量的影响相关。如游泳、长跑和芭蕾舞运动员闭经率分别为20%、15%和15%。

运动性闭经的真正原因不是运动本身，而是运动引起的营养不良。月经功能与体重，特别是肌肉/脂肪比值相关，即与“标准体重”或“机体组成机制”(body composition mechanism)相关，当机体脂肪含量≤22%，或体重减少10%～15%，或脂肪减少30%时即出现闭经。运动和激烈竞赛可引起卵巢功能损害，包括黄体功能不全，无排卵、闭经和初潮延迟。如长跑运动员LH脉冲频率降低而振幅升高，呈现黄体功能不全。当长跑距离在4周内从6.4km增加至16km时，黄体功能不全发生率达63%，无排卵率达81%。

剧烈运动和应激引起下丘脑-垂体-肾上腺轴和阿黑皮素原(POMC)等肽激素分泌增加，血浆β-内啡肽、皮质醇、雄激素、儿茶酚胺、褪黑素、GH、PRL、LH增高，而GnRH-FSH、E_2降低，HPOU轴功能抑制。大运动量训练引起脂肪/肌肉比值降低，血浆儿茶酚雌激素增加，降低垂体对GnRH敏感性。运动性高雄激素血症、高催乳素血症和高前列腺素分泌直接抑制HPO轴功能和引起闭经。

【临床表现】 闭经和初潮延迟多见于初潮前即开始参加体育训练的少女、既往月经不调、竞争性强、超负荷训练、体重减轻明显和低脂肪/肌肉比值少女。平均闭经年龄为(24.3±0.3)岁，闭经发生率25%(10%～66%)，无排卵率81%，黄体功能不全发生率为63%。当短期体重减少>15%，脂肪减少>30%，极易发生闭经。

【治疗】 遵照个体化原则，制定科学合理的训练计划和运动负荷。多数运动性闭经妇女在调整运动量和改善营养后月经自然恢复。必要时给予性激素周期和促排卵治疗。

四、假孕性闭经

假孕(pseudocyesis, persistent corpus luteum syndrome, PCL)属于精神-神经性闭经，是人类精神和意念调控生殖内分泌功能的典型例证。患者多为盼子心切或幻想妊娠的妇女。

【发病机制】 精神神经内分泌学(psychoneuroendocrinology)的研究认为：精神抑郁症与假孕密切相关。迫切希望妊娠引起的假孕实际上是机体保护性反应和意念的转移。假孕时，中枢神经系统和下丘脑中修饰精神、意念、行为和神经内分泌功能的活性氨基酸和神经肽，如β-内啡肽、γ-氨基丁酸(GABA)分泌失调，儿茶酚胺活性降低。下丘脑多巴胺能神经介质活性降低，而GnRH、PRL和LH分泌增加。GnRH以旁分泌方式促进Gn和PRL释放，引起高催乳素血症、高LH血症，促使黄体持续分泌雌二醇和孕酮引起假孕和溢乳症。

【临床表现】 假孕多见于婚变、期盼妊娠，近期流产、婴儿死亡后妇女。临床表现类似早期妊娠，包括闭经(50%患者闭经>9个月，11.71%妇女月经失调)、腹胀、自觉胎动(肠蠕动)、乳胀、溢乳、胃肠道反应(恶心、呕吐、便秘、腹痛)等，常伴有焦虑和抑郁症。

【诊断】 病史、症状和体征与妊娠不符。血浆催乳素和LH浓度升高，FSH降低；雌激素和孕激素水平高于正常黄体期水平；卵巢增大或存在黄体囊肿；血浆皮质醇正常；睡眠时生长激素降低。当告知患者并非真正妊娠时，血浆催乳素和LH很快降低。

【治疗】 精神心理学分析和疏导疗法。耐心做好解释和安抚工作，避免症状复发和防止自杀意外。性激素周期治疗可改善反馈功能，希望妊娠者给予促排卵治疗。

五、药物性闭经

药物性闭经是由神经、精神、性激素和其他影响HPOU轴神经内分泌功能药物引起的闭经。也称医源性闭经或避孕药引起的闭经。

【发病机制】 神经、精神和性激素等药物直接或间接通过神经介质和受体机制干扰正常HPOU轴神经内分泌功能，引起GnRH-Gn分泌失调和PRL升高而引起闭经。包括以下药物。

1. 性激素　雌激素、避孕药和雄激素。

2. 麻醉药　吗啡、美沙酮、蛋氨酸-脑啡肽。

3. 多巴胺受体阻断药　包括：①吩噻嗪

类(phenothiazones);②氟哌啶醇(Haloperidol)、甲氧氯普胺、多潘立酮(吗丁啉,Domperidone)、匹莫齐特(哌迷清,Pimozide)、舒必利(Sulpiride);③多巴胺重吸收阻断药;④多巴胺降解药(利血平、α-甲基多巴);⑤单胺氧化酶抑制药;⑥多巴胺转化抑制药(阿肽类似物)。

4. *苯二氮䓬类衍生物* 包括二苯噁唑氮䓬、氨甲酰氮䓬、因忽顿、丙米嗪(Imipramine)、阿米替林(Amitriptyline)、苯妥因(Phenytoin)、氯硝西泮(Clonazepam)。

5. *组胺和组胺 H_1、H_2 受体拮抗药* 包括5-羟色胺、苯丙胺(非那明,Amphetamine)、致幻药;H_1 受体拮抗药,如美克洛嗪(Meclizine)、吡苄明(Pribenxamine);H_2 受体拮抗药,如西咪替丁(Cimetidine)。

【临床表现】 继发性月经不调、月经稀发、月经过少和闭经、溢乳和不孕。口服避孕药性闭经发生率为1%~2%,占继发性闭经的42%。闭经-溢乳综合征发生率为15%~22%,多见于初婚、未孕、既往月经不调的妇女。

【诊断】 闭经、溢乳、药物治疗史。血清促性腺激素、雌激素和孕激素降低,PRL升高、甲状腺和肾上腺功能正常。

【治疗】 停用可能引起闭经的药物。性激素周期疗法和促排卵治疗促进月经功能恢复。高PRL血症应用溴隐亭或卡麦角林治疗。

第四节 垂体性闭经

一、原发性垂体功能减退症

原发性垂体功能减退症(primary hypopituitarism or pituitary hypopituitarism)是由垂体肿瘤、浸润性疾病和肉芽肿病变引起垂体梗死所致,其中GH、PRL、TSH分泌缺陷与Pit-1基因POU特异性区段突变相关。PROP-1基因突变引起FSH、LH分泌降低和性幼稚型。同时发生POU-1和PROP-1基因突变者呈现多种垂体促激素分泌缺陷。

二、继发性垂体功能减退——席汉综合征

席汉综合征(Sheehan syndrome)是继发于产后出血的腺垂体坏死和全垂体功能减退症,发生率为1/10 000。

【发病机制】

1. *产后出血* 由于垂体血供80%来源于垂体上动脉和门静脉血管丛,10%~20%来源于颈内动脉分支。因此产后出血和休克时,垂体上动脉和门静脉血管缺血可引起腺垂体坏死,缺血时间越长越严重,垂体坏死和功能损害也越严重。

2. *妊娠期腺垂体对缺血缺氧极度敏感* 妊娠期腺垂体受胎盘激素影响呈现生理肥大,重量从500mg增至1000mg,需要大量的血氧供应,对缺血和缺氧极为敏感。因此产科出血、休克和弥散性血管内凝血极易引起腺垂体缺血、坏死和功能减退。如轻度产科出血,该症发生率为8%,严重出血性休克时,发生率高达53%~65%。

3. *腺垂体功能代偿能力* 人类垂体前叶具有较强的功能代偿能力,组织损伤程度与临床表现相关。根据垂体组织坏死程度和症状,临床分为:①重度:垂体组织丧失≥95%,临床症状严重;②中度:垂体组织丧失≥75%,临床症状明显;③轻度:垂体组织丧失≥60%,临床症状轻微;④垂体组织丧失≤50%者,一般不出现临床症状。

【临床表现】 腺垂体功能减退可为部分性或完全性,一种促激素(主要为促性腺激素或催乳素)或多种促激素功能缺陷。临床症

状多出现于产后流血后3～5周，包括体力衰竭、无乳、贫血和感染。晚期可出现脱发、闭经、内外生殖器官和乳房萎缩等。

腺垂体功能减退时，促激素功能缺陷的出现有一定的时间顺序和频率，最早出现的促激素缺陷是生长激素（100%），此后依次为促性腺激素（FSH、LH），促肾上腺皮质激素（ACTH），催乳素（PRL）和促甲状腺激素（TSH）。PRL与促性腺激素缺陷常同时出现。

不同促激素缺陷引起不同的临床表现，如生长激素缺乏引起低血糖；TSH缺乏引起甲状腺功能减退和黏液性水肿；ACTH缺乏引起类艾迪生病征象，包括低血压、低体温、心动过缓、易感染和并发休克，但储钠功能正常。β-MSH缺乏引起乳晕、腋部和会阴部色素脱失；垂体对GnRH反应性正常、降低或无反应引起FSH和LH缺乏而致闭经。

【诊断】　产后流血、休克和感染病史。垂体促激素（HPO轴、肾上腺轴、甲状腺轴）缺陷症状和体征的严重程度，有助于评估垂体功能损害程度和性质。

【治疗】　对症治疗、补充缺乏的垂体促激素。低促性腺激素血症，给予促性腺激素或性激素替代治疗。甲状腺和肾上腺功能减退补充甲状腺激素和肾上腺皮质激素，并加强全身支持疗法。

三、空泡蝶鞍综合征

【发病机制】　空泡蝶鞍综合征（empty sella syndrome）是先天性蝶鞍鞍膈发育不全、垂体腺瘤梗死、手术、放疗损伤和垂体柄病变，引起第三脑室底部蛛网膜向垂体窝内嵌入，压迫垂体组织，引起蝶鞍扩大、鞍底和前后床突骨质疏松和空泡样变性的疾病。空泡蝶鞍综合征可为原发性、继发性和特发性，原发性多见于年长肥胖妇女，尸体解剖检出率为5%。

【临床表现】　多数空泡蝶鞍综合征无特异性临床表现，可呈现一种或多种垂体促激素功能缺陷，其中ACTH和促性腺激素降低，催乳素和生长激素升高较为常见。临床表现为闭经、溢乳、不孕和代谢紊乱，部分患者有头痛、视力障碍、颅内高压和鼻腔溢液。儿童期发病者，48%存在生长激素或多种垂体促激素缺陷，儿童和年轻妇女则常发生原发性甲状腺功能减退。

【诊断】　症状、体征结合颅部CT、MRI和气脑造影可明确诊断。垂体促激素和靶腺激素测定有助于确诊垂体病变性质和程度。

【治疗】　对症治疗。补充缺乏的垂体促激素和靶腺激素。闭经妇女给予性激素周期治疗或促排卵治疗。高催乳素血症、溢乳者给予溴隐亭、卡麦角林或喹高利特治疗。

四、淋巴细胞性垂体腺炎

淋巴细胞垂体腺炎是以广泛性淋巴细胞组织浸润为病理特征的疾病。其中37%～39%与妊娠相关，其他与自身免疫性甲状腺炎、恶性贫血和器官特异性抗线粒体抗体和抗核抗体相关。淋巴细胞垂体腺炎表现为垂体功能减退、闭经和溢乳等症状。影像学检查垂体增大。确诊后除积极治疗原发性疾病外，还应给予免疫抑制治疗。

五、垂体肿瘤

垂体细胞肿瘤约占全部颅内肿瘤的10%，尸体解剖检出率为9%～22%。垂体肿瘤可分为：①PRL腺瘤，占36.7%，尸体解剖检出率为22.5%；②GH腺瘤，占25.3%；③ACTH腺瘤和Nelson综合征，占14.7%；④糖蛋白激素腺瘤，包括TSH腺瘤、FSH腺瘤、LH腺瘤；⑤β-内啡肽腺瘤（β-endorphin adenoma）；⑥嫌染细胞和多激素分泌腺瘤。

垂体腺瘤的发生与下丘脑激素作用无关。如异位GHRH和下丘脑GHRH腺瘤（错构瘤和神经节细胞瘤）虽引起生长激素细胞增生和GH分泌增加,但不能引发GH肿瘤。鞍上神经节细胞瘤和前列腺癌异位CRF分泌,仅引起垂体ACTH细胞增生和库欣综合征,也不能引起ACTH腺瘤。

肿瘤细胞单克隆性是垂体肿瘤发生的机制之一,即垂体细胞遗传学缺陷引起单克隆性扩增,而非下丘脑激素促进垂体细胞多克隆性增生所致。微腺瘤向巨腺瘤转化则与癌基因gsp和Iiq13缺失,下丘脑激素和局部生长因子作用相关。垂体腺瘤边界清楚,周围垂体组织无明显的增生。垂体腺瘤细胞的激素分泌为自主性,不受下丘脑激素和靶腺激素的反馈调节。

(一)促性腺激素腺瘤

【发病机制】 促性腺激素腺瘤是异质性细胞肿瘤,分泌FSH、LH、游离α-和β-亚基,并存在GnRH受体、TRH受体和多巴胺受体表达,以自分泌和旁分泌方式促进肿瘤生长。促性腺激素腺瘤存在抑制素和激活素亚基和卵泡抑素表达,可作为肿瘤标志物。

促性腺激素腺瘤存在激素配基和受体异质性,因此多巴胺激动药、奥曲肽(Octreotide)、GnRH激动药和拮抗药治疗可使肿瘤缩小10%~20%。GnRH拮抗药(Nal-Glu)抑制FSH腺瘤FSH分泌,表明FSH腺瘤FSH分泌与内源性GnRH刺激相关。

【临床表现】 促性腺激素腺瘤为非功能性垂体腺瘤,微小腺瘤(直径≤1cm)无临床症状,巨大肿瘤(直径≥10mm),可引起视力、视野损害、头痛和垂体功能减退、糖尿病和动眼神经麻痹。实验室检查,血浆FSH和FSHα-亚基升高,而LH和雌激素降低。TSH和ACTH也可降低。TRH兴奋试验,FSH、LH、LHβ-亚基升高。

【治疗】 手术切除,术后补充放疗和药物治疗(多巴胺激动药和GnRH拮抗药)。

(二)催乳素腺瘤

催乳素腺瘤(prolactin adenoma or prolactinoma)是分泌催乳素(prolactin,PRL)的垂体肿瘤,约占全部垂体肿瘤的70%,占女性高催乳素血症的46%~75%,其中微腺瘤为66%、巨腺瘤为34%。平均发病年龄为(30.34±5.26)岁(国内54家医院1014例分析,1989)。

【发病机制】 人类垂体催乳素细胞(lactotroph)和生长激素细胞来源同一祖代生长激素干细胞。催乳素腺瘤位于垂体外侧,较早引起蝶鞍侧壁非对称性破坏、催乳素升高、闭经和溢乳。催乳素腺瘤患者,睡眠时催乳素释放高峰消失,氯丙嗪、甲氧氨普胺和精氨酸试验催乳素不升高。

催乳素腺瘤分泌的催乳素,通过催乳素-多巴胺短反馈途径,促进结节漏斗神经元分泌多巴胺,后者与GnRH神经元D_1受体结合,促进β-内啡肽神经元分泌内啡肽,抑制GnRH-促性腺激素脉冲性释放。

催乳素腺瘤的催乳素并非完全为自主性分泌,D_2多巴胺受体功能仍正常,因此多巴胺激动药仍可抑制催乳素分泌。另外,TRH、多巴胺功能降低和基因组变异细胞也是引起腺瘤生长和催乳素分泌增加的原因。

【临床表现】 催乳素腺瘤引起高催乳素血症,临床表现为闭经-溢乳(83.5%~97.7%)、不孕(62.3%~95.2%)、无排卵(77%)、黄体功能障碍(22%)。患者多为中等肥胖,1/3虽有溢乳而月经仍正常。催乳素升高促进骨吸收,引起骨密度降低和骨质疏松症,部分患者肾上腺雄激素生成增加,并出现多毛症。

催乳素微腺瘤一般不引起颅内高压和视神经压迫症状。巨腺瘤向上扩展至鞍上区,压迫视神经交叉和海绵窦时,可引起双颞侧偏盲(bitemporal hemianopia)、第Ⅲ、Ⅳ、Ⅵ对脑神经损害、动眼神经麻痹、复视和失明,但垂体危象罕见。

实验室检查,血浆睾酮、二氢睾酮、雌二醇和性激素结合蛋白(SHBG)降低;肾上腺来源的雄激素DHEA和DHEAS升高。地塞米松和多巴胺激动药治疗后催乳素、肾上腺雄激素和 SHBG 分泌恢复正常。

【诊断】 鉴于催乳素微腺瘤具有生长缓慢、相对良性、症状和体征不明显、对多巴胺激动药敏感等特点。因此多数学者不主张为诊断催乳素微腺瘤进行精细、烦琐和价格昂贵的实验室和影像学检查，但仍应给予积极治疗。

血浆 PRL≥25ng/ml(≥500μU/ml)即诊断为高催乳素血症。催乳素腺瘤时，催乳素升高范围为 50～1900ng/ml，其中 100～500ng/ml 居多。当血浆 PRL≤100ng/ml 时，多为功能性高催乳素血症，而 PRL≥100ng/ml 时，多为肿瘤性高催乳素血症。肿瘤越大，血浆催乳素浓度越高。如肿瘤直径≤5mm，催乳素水平为(171±38)ng/ml；肿瘤直径 5～10mm，催乳素水平为(206±29)ng/ml；肿瘤直径≥10mm，催乳素水平为(485±158)ng/ml。当巨大腺瘤出血坏死时，催乳素可不升高。患者催乳素功能试验检查，TRH 试验和氯丙嗪试验反应迟钝；L-Dopa 试验反应迟钝。GnRH 试验正常或增强，ACTH 试验正常。

催乳素测定结合 CT 或 MRI 联合诊断准确率为 91%。医学影像学检查目的是早期确诊垂体微腺瘤。正常妇女，蝶鞍前后径≤17mm、深度≤13mm、面积≤$130mm^2$、容积≤$1100mm^3$。出现如下影像者，应进行 CT 或 MRI 检查排除催乳素腺瘤：①风船状扩大；②双鞍底或重缘；③鞍内高/低密度区或不均质；④平皿变形；⑤鞍上骨肥厚；⑥前后床突骨质疏松或鞍内空泡样变；⑦骨质破坏。海绵窦造影、气脑造影和脑血管造影较少进行。有视力损害者应进行眼科检查：包括视力、视野、眼压、眼底检查。

【治疗】 药物治疗为主。首选 D_2 受体激动药溴隐亭、卡麦角林和喹高利特。口服不能耐受者，可阴道内给药。高催乳素血症引起的骨质疏松症，低雌激素血症、无排卵应同时治疗。药物治疗无效，出现颅内压迫症状的巨腺瘤应手术治疗，巨大腺瘤蝶窦显微手术后 3 年复发率为 80%。

(三)生长激素腺瘤

【发病机制】 生长激素(growth hormone，GH)腺瘤来源于祖代生长激素干细胞。GH 腺瘤可为单一生长激素腺瘤，或为生长激素-催乳素混合腺瘤。由于胰腺异位 GHRH 分泌也可引起高生长激素血症和肢端肥大症，因此患者应进行腹部超声检查确定有无胰腺病变，以免错误地对正常垂体施以手术或放疗。

【临床表现】 儿童期 GH 腺瘤引起巨人症。成人期引起肢端肥大症、糖尿病、多毛症、性功能减退、月经失调和肿瘤压迫症状(头痛、视力、视野和脑神经损害)。GH 腺瘤促进肾上腺分泌 DHEA 和 DHEAS 引起多毛，促进肝脏 IGF-1 生成引起内脏肥大。PRL-GH 混合瘤多引起高催乳素血症、闭经、溢乳和不孕。

实验室检查，血浆生长激素浓度升高，范围为 20～1000ng/ml；睡眠期生长激素分泌高峰消失和释放节律异常；糖耐量试验异常和血浆胰岛素升高；进食后(或高血糖)生长激素分泌降低，低血糖时生长激素不升高；GnRH 试验和 TRH 试验反应异常。

【治疗】 手术治疗为主，微腺瘤手术治愈率为 70%，巨腺瘤治愈率较低。围术期奥曲肽(Octreotide)治疗可明显改善手术预后。不能手术或手术失败者予奥曲肽和放射治疗。GH-PRL 混合瘤给予多巴胺激动药溴隐亭、卡麦角林和喹高利特治疗。

(四)ACTH 腺瘤

垂体 ACTH 腺瘤引起的高皮质醇血症，称为库欣病(Cushing disease)，而肾上腺皮质增生或腺瘤引起的高皮质醇血症，称为库欣综合征。

【发病机制】 人类 ACTH 腺瘤发生与下丘脑 CRF 相关。ACTH 腺瘤中阿黑皮素原(POMC)和 ACTH mRNA 含量和转录活性无明显变化,其自主性 ACTH 分泌不能被地塞米松所抑制。ACTH 腺瘤引起肾上腺皮质增生、慢性高皮质醇血症、血浆 DHEA 和 DHEAS 升高。由于肾上腺皮质内,皮质醇失活性 P45011β 皮质酮甲基氧化酶活性增高,因此醛固酮分泌仍为正常。

【临床表现】 ACTH 腺瘤性库欣病多见于 30～40 岁中年妇女。临床表现为肥胖、闭经、性欲减退、无排卵、不孕、骨质疏松症、高血压、肌肉无力、多毛、皮肤粗糙、痤疮、面如满月、背若水牛、腹壁紫纹和下肢水肿等。神经精神症状,包括欣快、易激惹、失眠、焦虑和抑郁症。

【诊断】 垂体 ACTH 腺瘤的诊断要点包括:①除垂体 ACTH 腺瘤外,无外周组织器官的 ACTH 细胞增生;②垂体 ACTH 腺瘤周围组织中,存在与 ACTH 腺瘤或正常垂体 ACTH 细胞相关的阿黑皮素原生成;③CRF/ACTH 对胰岛素引起的低血糖刺激无反应;④切除垂体 ACTH 腺瘤后,血浆 ACTH 明显降低。

实验室检查,血浆皮质醇、瘦素、胰岛素、雄激素升高、糖耐量试验异常、血液黏滞度升高、肌张力减低和低钾血症。40%～80%患者存在骨质疏松症。毛细血管脆性增加。同时测定双侧海绵窦和血浆 ACTH 浓度,有助于鉴别中枢性抑或外周性病变。当颅内和外周静脉 ACTH 比值≥2,即诊断为 ACTH 腺瘤。CT,MRI 可确定肿瘤部位(左侧或右侧)。

【治疗】 手术治疗为主。ACTH 微腺瘤垂体半侧切除的治愈率为 80%,巨腺瘤预后较差。不能手术或术后复发者给予放疗和药物治疗。治疗药物包括溴隐亭、生长抑素类似物、米非司酮和赛庚啶。肾上腺抑制药米托坦(二氯苯二氯乙烷,*o*,*p*′-DDD,mitotane)选择性作用于肾上腺束状带和网状带,抑制皮质醇生成,不良反应包括恶心、呕吐、眩晕和食欲缺乏。以上治疗失败者可行双侧肾上腺切除,术后给予肾上腺皮质激素替代治疗。

(五)Nelson 综合征

垂体依赖性库欣病,双侧肾上腺切除后出现垂体肿瘤增大、血浆 ACTH 升高和皮肤色素沉着症,称为 Nelson 综合征,发生率为 8%～30%。尽管双侧肾上腺切除后,血浆皮质醇水平可恢复正常,但垂体肿瘤却呈浸润性生长,难以治疗,病死率较高。皮肤色素沉着是由于 POMC 产物黑色素细胞刺激素(MSH)分泌增加所致。

(六)促甲状腺激素腺瘤

垂体促甲状腺激素(TSH)腺瘤罕见,引起 TSH 分泌增加和甲状腺功能亢进。实验室检查,甲状腺相关激素 T_3、T_4、TSH、TSH-α、TSH-α/TSH 升高;CT 和 MRI 可早期诊断。垂体 TSH 腺瘤手术治疗为主,术后放疗和生长抑素(somatostatin)类似物治疗,促进甲状腺功能恢复和缩小残留肿瘤。

另外,罕见的垂体细胞增生(hyperplasia of pitutary)可引起甲状腺功能减退,临床表现为闭经、溢乳和产后甲状腺炎。儿童表现为性早熟,甲状腺素替代治疗可促进垂体病变消退。治疗期间应加强监测,因部分患者可进展为假性脑瘤和偶发性非促甲状腺激素性垂体腺瘤。如甲状腺素治疗不能治愈闭经-溢乳和高催乳素血症,则提示催乳素腺瘤,应给予溴隐亭和卡麦角林治疗。

(七)β-内啡肽腺瘤

β-内啡肽腺瘤罕见,是分泌 β-内啡肽 DNA 片段和阿黑皮素原(POMC)-ACTH 腺瘤,引起低促性腺激素血症、闭经-溢乳综合征和血浆 β-内啡肽升高。确诊后手术治疗,术后给予阿肽拮抗药纳洛酮和那曲酮治疗。

六、多内分泌肿瘤性腺瘤

多内分泌肿瘤性腺瘤-Ⅰ型(adenomas

of the multiple endocrine neoplasia type Ⅰ, MEN-Ⅰ)是常染色体传递的家族性疾病,其候选基因-MEN-Ⅰ基因位于染色体11q13。临床特征为同时发生垂体、甲旁状腺和胰腺肿瘤。患者中15%～50%存在垂体腺瘤、高催乳素血症、高GH血症和非功能性垂体肿瘤,也可出现垂体依赖性库欣病。MEN-Ⅰ型库欣病与库欣综合征的鉴别要点是,后者是由胰腺癌异位ACTH分泌引起Zollinger-Ellison综合征。由于该病具有家族遗传倾向,因此患者所有家族成员均应进行随访。确诊后手术治疗。

七、促性腺激素受体基因突变

(一)LH受体基因错义突变和无意义突变

黄体生成素受体(LHR)基因错义突变和无意义突变引起LHR功能失活,引起原发性闭经,但青春期乳房发育仍正常。患者卵巢内存在始基卵泡、窦前期卵泡和窦卵泡。实验室检查,LH升高,FSH高于正常,雌、孕激素降低,但雄激素、睾酮和雄烯二酮极度降低。确诊后性激素补充治疗。

(二)FSH受体基因突变

FSH受体(FSH-R)基因突变引起卵泡发育和性激素生成障碍。人类FSH-R基因位于染色体2p21,与LH受体(LHR)基因位点相同。人类FSHR基因长度54kb,含有10个外显子和9个内含子。FSH受体的细胞外区段由外显子9编码,长度为69～251kb。受体的细胞外C末端部分,即跨膜区段和细胞内区段由1251bp的外显子编码。发育成熟的FSHR,含有678氨基酸,分子量为75kDa。

1. FSH受体失活性突变罕见。Aittomaki报道75例卵巢早衰妇女中,6例存在FSH受体基因外显子7中C→T的点突变,即在FSHR蛋白189氨基酸序列中,由丙氨酸替代缬氨酸。FSH-R失活性突变引起卵巢早衰。

另一种FSH-R突变为FSH抵抗卵巢性突变(FSH-resistant ovary mutation, FSHROM),引起青春期发育迟缓,患者卵巢内存在FSH-R表达,有少量卵泡发育,肾上腺功能初现和DHEAS分泌正常。大剂量促性腺激素治疗可促进卵泡发育和排卵。FSHβ-亚基突变引起的失活性FSHR基因突变引起高促性腺激素性闭经。

2. FSH受体激活性突变罕见。FSH受体激活性突变男性多于女性。G-蛋白偶联受体内激活性突变相关的FSHR体质性激活,引起原因不明性不孕。杂合子FSHR基因突变,发生于FSHR第3个细胞内环的567位氨基酸,即丙氨酸被甘氨酸替换引起的FSHR非配基依赖性体质性激活,恰好位于所有糖蛋白类激素受体和FSHR的重要跨膜区段,其对女性卵泡发育和生育力的影响尚不十分明了。

第五节　卵巢性闭经

一、卵巢早衰

卵巢早衰(premature ovarian failure, POF)指40岁以前出现绝经。发病率为1%～3%(Christin-Maites 1999),占原发性闭经的20%～25%,继发性闭经的10%～20%。早绝经(early menopause, EM)指年龄≤45岁妇女的绝经,发生率为5%。

卵巢早衰是X-连锁性遗传性疾病,具有较高的家族遗传倾向,是一种由常染色体传递或X-连锁显性限性遗传疾病。

POF病理变化包括:①基因和X染色体数量和结构异常;②原始卵泡储备过少;③卵泡闭锁或耗竭过快;④高促性腺激素血症和

卵泡FSH受体缺陷；⑤存在卵巢自身免疫抗体，抗卵巢抗体(anti-ovarian antibody，AoAb)，抗颗粒细胞抗体，抗透明带抗体，抗核抗体；⑥存在酶学障碍，如半乳糖-1-磷酸尿嘧啶转移酶(galactose-1-phosphate uridyltransferase，GALT)缺陷、甾体激素17α-羟化酶缺陷和17β-羟化酶缺陷；⑦感染，结核、腮腺炎和其他感染；⑧医源性(手术、化疗、放疗)；⑨血管性(扭转和出血)；⑩特发性，有卵泡型、无卵泡型和抵抗卵巢综合征。

【病因】

1. 细胞-分子遗传学因素

(1)生育相关基因突变：POF是由PRAXA/POF1B基因引起的X-连锁性疾病。人类位于3p24的无精症基因DAZL1也是调节女性生育力和性细胞发育的候选基因。DAZL1基因突变引起原发性闭经和卵巢早衰。另外发现，由Atm/c-bit基因突变引起始基卵泡凋亡和数目减少。

(2)染色体异常：POF常伴有染色体重组、易位或单体性、X染色体和常染色体间的易位。X性染色体和常染色体数量和结构异常，包括X染色体多体性、单体性、缺失、嵌合和平衡易位可引起先天性卵巢发育不全和卵巢早衰。研究发现，X染色体负载维持正常卵巢功能的区段或位点，如X-性连锁锌指基因DIAPH2是维持卵巢功能的基因，而Xp、Xq则是维持正常卵巢功能的重要区段，Xp末端缺失可引起原发性闭经或早绝经，Xq末端缺失则引起卵巢早衰。

POF的染色体核型异常率高达49.3%，其中X-连锁和特纳综合征(Turner syndrome and variants)的染色体核型包括：①45，XO占51.89%；②45，XO/46，XX占20.25%；③45，XO/46，Xi(Xq)和45，XO/46，Xr(X)占5.06%；④46，Xi(Xq)占3.79%；45，XO/47，XXX占2.53%；⑤家族性X染色体长臂缺失(familial long arm X deletion)；⑥X-三体性综合征(triple X syndrome)；⑦常染色体性，包括染色体13三体性(trisomy 13)、染色体18三体性(trisomy 18)。

Marozzi发现，6例POF(5例为散发性，1例为家族性)，均存在不同类型的Xq染色体的重组和缺失，其中3例为Xq或9p三体，2例Xq缺失发生于Xq26.2，Xq21.2，1例缺失发生于Xq23Xq28。3例染色体微小遗失者均发生于Xp，Xq特定的染色体端粒区段。2例携带(X;X)和(X;9)平衡易位，1例携带psu dicX，并伴有Xq22.2和Xq22.3。以上所有末端缺失均发生于Xq22DIAPH2基因位点内。因此认为，所有引起POF的X染色体微小遗失，均位于Xq特定的区段内，即位于Xq26.2(DXS8074-HIGMI)和Xq28(DXS1113-ALD)之间，涵盖DNA22Mb，其对于维持正常卵巢发育和卵泡生成有重要意义。

另外，有人发现嵌合型POF，染色体核型为46，XX/47，XXX/45，XO，其通过促性腺激素治疗而妊娠。Casio报道1例染色体核型为46，XXt(X;16)的POF。Lorda-Sanchez应用荧光原位杂交(FISH)技术发现1例X-常染色体间平衡易位(X-autosomal translocation，XAT)POF患者，染色体核型为46，X，t(X;4)(q21.2;p16.3)，isht(X;4)(D4S9b，D4F26+；WCPX+)，其中X染色体碎裂点位于DFN3.POU3F4。Causio报道1例核型为46，XXt(X;16)POF患者。Ito报道1例染色体核型为46，XX，13ph+，低促性腺激素血症和高催乳素血症的卵巢早衰患者。

(3)脆性X染色体综合征：脆性X染色体指于Xq27.3存在脆性位点的X染色体，女性发生率为1/2000。脆性X染色体与遗传性智力低下基因FMR_1突变相关。女性脆性X突变基因携带者中，53%表现有不同程度的智力低下，但也有人持不同观点。

脆性X染色体前突变是引起POF的高危因素。突变染色体携带者表现为高促性腺激素血症和卵巢早衰。因此该类患者应于婚后尽早生育。脆性X染色体前突变携带者的POF发生率高于正常妇女3倍，可经父母双亲传递。脆性X染色体前突变携带者如发生POF，则前突变是通过父亲传递的。

2. 家族遗传性 家族性POF的发病率为4%～31%。POF是常染色体显性限性遗传或不完全外显性X-连锁遗传疾病，患者家族的亲属中，发病率高达100%，而非家族性散发者发病率仅为1%。因此，POF患者，应认真鉴别是家族性或非家族性(散发性)卵巢早衰。Falsetti分析了50例生育后期的卵巢早衰，发现52.5%为特发性，45%为免疫原性，2.5%为染色体性。

3. 促性腺激素基因、分子和受体异常

(1)FSH受体(FSH-R)基因突变：POF是人类促性腺激素受体(FSHR)的纯合子突变或杂合子突变的结果。纯合子突变可引起部分性FSH抵抗综合征。杂合子突变包括2种类型：①细胞外区段的Asp224Val突变；②FSHR第3个细胞外环Leu601Val突变。FSHR基因突变可引起靶细胞膜的损伤，引起富含甘露糖前体物质增加。Leu601Val突变的FSHR，所激活的腺核苷环化酶仅显示12%±3%的残基活性，而Asp224Val突变的FSHR则显示24%±4%活性。另外，FSHRAsp224Val和Leu601Val突变的患者，呈现POF的临床生物学组织表型，血清雌二醇和抑制素B升高，应用基因重组FSH治疗不能促进卵泡生长发育。

(2)LH受体(LH-R)基因突变：LH的分子结构异常与女性生育力密切相关。应用PCR-片段长度多型性(fragment length polymorphism，RFLP)研究发现，人类LHβ-亚基可发生2种变异：①LHβ-亚基中Trp8被Arg8替换，或Ile15被Thr15替换；②Ser102被Gly102替换。第1种突变，在正常和月经失调妇女中的发生率，分别为10%和11.9%，其与月经失调无明显相关性。第2种突变在正常和月经失调妇女中的发生率，分别为0和4%，表明第2种LHβ-亚基突变与月经失调和生育力相关。

Conway应用DNA分析，未发现卵巢早衰、卵巢抵抗综合征(ROS)和多囊卵巢综合征三者与FSH受体基因突变相关，因以上三者的Thr307/Ser680等位变异发生概率相同。因此认为，FSH受体的多型性与卵巢病理变化间无相关性。

4. 高半乳糖血症 卵巢早衰常伴有高半乳糖血症，原因是调节半乳糖代谢的基因(Q188R)突变，可引起红细胞内半乳糖-1-磷酸尿嘧啶转移酶(galactose-1-phosphate uridyltransferase，GALT)功能缺陷，使红细胞内半乳糖浓度≥3.5mg/dl，其基因组型多为Q188R/Q188R。血清半乳糖和(或)半乳糖-1-磷酸盐升高可引起卵巢实质性损害，其在胚胎期可抑制原始性细胞向生殖嵴迁徙，引起卵巢内始基卵泡数目减少。另外发现，POF也存在17α-羟化酶和17β-羟化酶缺陷。

5. 自身免疫功能缺陷 卵巢早衰患者存在多种自身免疫性抗体或伴有自身免疫性疾病。Falsetti观察发现，生育后期POF妇女中存在1种以上自身免疫抗体者占45%，其中抗甲状腺微粒体抗体检出率为27.5%，抗核抗体为20%，抗甲状腺球蛋白抗体为12.5%。自身免疫抗体阳性的妇女，卵巢体积明显缩小，卵泡数目减少。另外发现，青春期后发病的POF均表现为继发性闭经，高胆固醇血症，其HDL降低，而LDL脂蛋白升高。

Ishizuka 32例染色体核型正常的POF的抗核抗体(ANA)测定发现，<30岁和>30岁的POF患者中抗核抗体阳性率为77%(10/13)。染色体核型正常，仅ANA(+)者中，50%有卵泡发育。染色体核型正常者中77%无ANA，而染色体核型异常者中仅有38%无ANA。另外发现，所有患者均存在X染色体末端的微小缺失，故认为ANA是POF发生的免疫学机制之一。

自身免疫性卵巢衰竭(autoimmune ovarian failure)即患者血中存在抗卵巢抗体、抗核抗体、抗多器官特异性体液抗体。卵巢内可见间质淋巴细胞、浆细胞浸润、卵细胞减少或消失、颗粒-卵泡膜细胞减少和黄体溶解。血浆中抗受体抗体可阻抑FSH作用,或引起受体后功能缺陷。该类患者也常合并多种自身免疫性疾病,包括甲亢、甲减、重症肌无力、甲旁低、恶性贫血、抗胰岛素性糖尿病和Schmidt综合征(疑核和副神经核损害综合征)。免疫缺陷性疾病:毛细血管性共济失调和Di-George综合征(第3、4咽囊综合征)。

某些自身免疫性卵巢炎引起的原发性或继发性低雌激素血症和低促性腺激素血症,闭经,而卵巢活检仍存在卵泡的患者血浆中存在抗卵巢抗体(包括抗促性腺激素受体抗体),其占POF患者的15%~40%。卵泡周围淋巴细胞浸润在POF发病的早期较为明显。

自身免疫性卵巢炎与全身性自身免疫性疾病相关。桥本甲状腺炎(Hashimoto thyroiditis),混合性异质性抗体(器官损伤性抗酶抗体),受体激动药和受体阻滞药可引起暂时性或永久性甲状腺功能损害。自身免疫性卵巢炎与人类白细胞抗原DR3位点(HLA-DR3)相关。自身免疫性卵巢炎合并Addison病的概率为25%,即存在抗类固醇合成酶抗体,其同时引起肾上腺和卵巢功能损害。如POF患者血浆中不存在自身抗体和存在引起特发POF的原因,而卵巢活检证实仍存在卵泡者,称为特发性卵巢早衰或抵抗卵巢综合征。

6. *抑制素异常* 抑制素基因突变所致的抑制素结构和功能异常是POF的病因之一。抑制素是由发育卵泡中颗粒细胞分泌的小分子多肽,其选择性抑制垂体FSH的分泌。Shelling 43例POF患者的单链构象多型性分析(SSCP)和DNA测序观测发现3例因INHα基因突变引起的POF,发生概率为7%,其突变发生于INHα基因769G-A之间移位。POF时INHSSA基因突变也可为1032C-T间移位。

7. *卵泡生成障碍* 卵泡生成障碍占POF总数50.7%,包括:①无性腺症占13.58%;②无卵泡症占80.25%;③仅有始基卵泡者占3.7%;④有小卵泡和淋巴细胞浸润者占1.2%;⑤有次级卵泡和血铁质沉着者占1.2%。

8. *卵细胞储备过少或耗竭过多* 如胚胎期从卵黄囊迁入卵巢内生殖细胞过少,或卵泡膜-颗粒细胞不能生成足量的卵母细胞成熟分裂抑制因子(oocyte meiosis inhibiting factor or oocyte maturationinhibitor,OMI),可使仅有的少数卵母细胞,在提前完成第1次成熟分裂后过早凋亡和耗竭殆尽。X染色体数目和结构异常,物理、化学、放射、腺病毒感染也加速卵母细胞丢失和过早退化。

【病理类型】

1. *无卵泡型* 染色体核型异常、卵巢内无卵泡,仅含有纤维组织和少量间质。

2. *有卵泡型* 染色体核型正常,卵巢内有少量始基卵泡但无卵泡发育系列。应用大剂量促性腺激素仍不能促进卵泡发育和引起排卵者,称为卵巢不敏感(抵抗)综合征。

【临床表现】 原发性闭经者多为无卵泡型性腺发育不全、性幼稚及染色体核型异常。继发性闭经者多为有卵泡型,即40岁以前过早绝经,即在月经初潮后渐进出现月经稀发、月经过少、闭经和不孕及卵巢脱落症状。包括潮热(20%~70%)、自汗、心悸、阴道干涩、性器官和乳房萎缩、骨质疏松症,或合并某种自身免疫性疾病。个别患者可有正常生育力和妊娠,而后突然发生过早绝经。

【诊断】 40岁以前绝经、促性腺激素升高(FSH和LH $\geqslant$40mU/ml,FSH/LH$\leqslant$1,性激素降低($E_2 \leqslant$15pg/ml),PRL正常、甲状腺和肾上腺功能正常。染色体核型分析,性腺活检和免疫学检查可确诊病因和相关疾病。

【治疗】

1. 无卵泡型卵巢早衰妇女给予雌-孕激素周期治疗，促进月经恢复，改善卵巢脱落症状和防治骨质疏松症外，希望生育者可通过接受赠卵辅助生育。

2. 有卵泡型卵巢早衰妇女则可给予促排卵治疗（hMG-hCG 或 GnRHa 脉冲疗法）。

3. 自身免疫性疾病引起的卵巢早衰应积极治疗原发性疾病。

二、卵泡膜细胞增生症

【发病机制】 卵泡膜细胞增生症（hyperthecosis）是一种非肿瘤性疾病，其病理特点是在远离卵泡的间质内存在巢性黄素化卵泡膜细胞增生，过多雄激素生成引起闭经、去女性化和男性化表现。

【临床表现】 继发性闭经，不孕、明显去女性化和男性化表现。卵巢正常或增大。

【诊断】 FSH、LH 正常或降低，睾酮、二氢睾酮、雄烯二酮、雌酮明显升高。与PCO 鉴别要点是：雄激素、雌酮分泌更高，男性化症候更严重，不并存 PCO，对氯米芬治疗无反应，确诊依靠卵巢组织学检查。

【治疗】 剖腹探查、卵巢楔切、抗雄激素和促排卵治疗。

三、卵巢内分泌肿瘤

临床引起闭经、去女性化和男性化症候的卵巢肿瘤包括含睾丸细胞瘤、成性腺细胞瘤（gonadoblastoma）、类脂细胞瘤（lipoid cell tumour）、门细胞瘤（hilar cell tumour）、男性化母细胞瘤（masculinovoblastoma）、类肾上腺瘤（adrenal-liked tumour）和 Leydig 细胞瘤。该组患者卵巢增大多为实质性肿瘤，GnH 和 E_2 降低、T_0 和 17KS 增高。超声和 CT 可确诊部位和肿瘤性质，一经确诊应立即手术切除。

四、多囊卵巢综合征

见“第 16 章多囊卵巢综合征”。

第六节　子宫性和下生殖道性闭经

一、宫颈-宫腔粘连症

宫颈-宫腔粘连症（Asherman syndrome, Moricard syndrome, intrauterne adhesion, IUA）是子宫颈管和子宫内膜腔损伤、感染、粘连和完整性破坏引起的闭经。

【病因】 主要为子宫内膜损伤和感染，包括妇产科手术、刮宫、宫腔镜、宫颈电熨、子宫内膜切除术和宫腔内感染（如结核、血吸虫病、阿米巴病和放线菌病）破坏子宫内膜，引起子宫壁组织粘连、瘢痕愈合和宫颈管或子宫腔粘连闭锁。

IUA 约占继发性闭经 1.7%，占不孕症 40%。世界 11 个国家，2981 例 IUA 中妊娠子宫刮宫术后并发 IUA 占 91%（人工流产 66.7%，足月产后刮宫 21.5%，剖宫产 2%，葡萄胎刮宫 0.6%），宫颈子宫手术损伤 4.2%，内膜结核 4%。

【病理】 IUA 时子宫内膜活检呈分泌相者为 80%、增生相为 12%、萎缩相为 5%、增殖症为 3%。刮出物为子宫内膜者 65%、纤维组织为 25%、子宫颈管内膜为 7.5%、子宫内膜基底层为 6%、平滑肌组织 4%。

【临床表现】 依粘连部位和范围而异。如单纯宫颈闭锁可致宫腔积血，而宫腔完全粘连闭锁可致闭经。据 2151 例 IUA 症状分析：不孕 43%，习惯性流产 14%，闭经 37%，月经稀少 33%，痛经 2.5%，月经过多 1%，胎盘早剥 1%，早产 0.5%，前置胎盘 0.1%，月经仍正常者 6%。

【诊断】 妇科手术史(流产、诊刮、宫颈电熨)、继发性闭经、不孕、HPO轴内分泌功能正常、雌-孕激素试验(一)、宫腔镜和子宫输卵管造影可明确诊断。目前子宫性闭经的诊断主要依靠宫腔镜检查,为此世界各国制定了不同的诊断标准。

1. 美国生育协会诊断标准(AFS,1988) 见表13-1。

表13-1 美国生育协会诊断标准

宫腔粘连评分	0	1	2	4
粘连范围		1/3	1/3～2/3	≥2/3
粘连类型		膜 状	细小膜状	粗大膜状
月经变化		正 常	稀 少	闭 经

注:粗大粘连包括肌性和结缔组织粘连;

粘连分级:1～4分为轻度;5～8分为中度;9～12分为重度。

2. Valle & Sciarra分级(宫腔镜分级1988)

(1)轻度:子宫内膜基底层膜状粘连,可为局部或广泛的粘连。

(2)中度:纤维肌层较厚的粘连,表面覆盖子宫内膜。分离粘连易于出血和宫腔部分闭锁。

(3)重度:结缔组织粘连,宫腔无正常子宫内膜组织。较难分离粘连,宫腔完全闭锁。

【治疗】 宫腔镜分离宫颈-宫腔粘连后放置IUD,术后酌情给予性激素周期治疗,促进子宫内膜修复和月经重建。术后月经恢复者84%,月经稀少者11%,仍闭经者5%,妊娠率5%～16%。

二、下生殖道畸形

女性下生殖道(子宫、阴道和处女膜)发育异常是副中肾管(苗勒管)、泌尿生殖窦分化异常所致。在女性分化过程中,副中肾管头端至尾端依次分化为输卵管、子宫和阴道上段,而泌尿生殖窦分化为阴道下段。因此,子宫、宫颈、阴道和处女膜发育异常引起闭经。临床常见的下生殖道畸形引起的闭经包括如下几种。

(一)无孔处女膜

【应用解剖】 处女膜位于窦阴道球和尿生殖窦之间,为肌性膜状结构。胚胎发育过程中,在阴道和外阴部分化同时,闭锁的处女膜穿通后将阴道与阴道前庭连接起来。处女膜为外阴和阴道的分界线,其形态各异。青春期月经来潮后,经血即通过处女膜流出体外。如胚胎期处女膜不穿通即形成无孔处女膜(imperforate hymen)。

【诊断】 青春前期,无孔处女膜无任何症状,无孔处女膜多于青春期,或月经初潮后,因原发性闭经,周期性腹痛,或子宫阴道内积血,急性腹痛而就诊。依月经血潴留多少,可形成阴道积血(hematocolpos)、宫腔积血(hematometra)、输卵管积血(hematosalpinx)和腹腔积血(hematoperitoneum)。

子宫阴道积血可引起耻骨上剧痛。阴道子宫积血则引起下腹部疼痛,盆腔包块,排尿困难,尿频和尿失禁。盆腔积血则可出现腹膜刺激症状。查体发现,处女膜高度膨隆,呈紫蓝色,有波动感。穿刺可抽出黏稠的经血。极个别患者,处女膜可有一小如针尖的细孔,月经期有少量经血流出。无孔处女膜可伴有泌尿道畸形。

【治疗】 无孔处女膜切开成形术,详见《妇产科手术学》相关论述。

(二)先天性无阴道

【应用解剖】 阴道由子宫阴道管与尿生殖窦顶端融合并腔化而成。实质性阴道索由融合的副中肾管尾端细胞增生而成,并与来自尿生殖窦下后方的窦阴道球,即双侧内胚层阴道原基相连接。窦阴道球逐渐向头端延伸并与阴道索的尾端相融合而形成阴道板。此后,阴道板腔化而形成阴道。因此,阴道上1/3来源于副中肾管,而阴道下2/3则来源于尿生殖窦。阴道中下段上皮主要来源于尿生殖窦的内胚层细胞，仅阴道上1/3区段上皮来源于副中肾管。胚胎发育的早期阴道管即已开放并与子宫和输卵管相连接，但阴道完全腔化直到尿生殖窦鳞状上皮索侵入后才最终完成。

【诊断】 先天性无阴道也称为Mayer-Rokitansky-Kuster-Hauser综合征。临床主要表现为原发性闭经和婚后性交困难或性交疼痛。体格和乳腺发育正常。妇科检查外阴发育不良、阴毛稀疏、无阴道开口，可见处女膜残迹、尿道口下移、会阴体发育不良。有时内陷的处女膜痕可内推入2～3cm。肛诊检查触及不到子宫。

超声检查，无阴道、双侧附件区可见到发育不良的实质性而未腔化的幼稚子宫。双侧卵巢发育正常，甚至可见发育卵泡。1/3患者存在肾和泌尿道畸形，包括多囊肾、盆腔肾、单肾和单输尿管畸形。

【治疗】 阴道成形术，术后仅能进行性生活而无月经和生育力。

(三)阴道横隔

【应用解剖】 阴道横隔(transverse vaginal septum)发生率为1/84 000～1/30 000。妊娠第5周，副中肾管体腔上皮开始发育，第8周时与尿生殖窦上皮相连接，形成上下贯通的阴道管腔。如其间发育停滞，或上下贯通障碍即形成阴道横隔。阴道横隔多位于阴道的中上段，即尿生殖窦阴道板和副中肾管窦阴道球融合处，其次为中段和下1/3段。

阴道横隔可发生于阴道不同部位。依阴道横隔发生部位可分为高位和低位阴道横隔。依横隔结构分为完全性和部分性阴道横隔。阴道横隔厚度不一，薄者几毫米，厚者几厘米甚至阴道全长。阴道横隔可为单一性或双重性完全横隔。据报道，阴道上段横隔占46%，中段横隔占35%～40%，下段横隔占14%～19%。

较厚的阴道横隔可遮蔽宫颈阻塞经血引流引起子宫腔-腹腔内积血、阴道-子宫腔积血。阴道横隔较少伴有尿道和其他畸形，但有报道阴道横隔合并先天性无肛、双角子宫者。阴道横隔的上表面被覆腺体上皮，而下表面则被覆鳞状上皮。一旦阴道成形后，其上表面腺体上皮即可转化为鳞状上皮。

【诊断】 阴道横隔少女表现为原发性闭经、周期性腹痛、盆腔包块和压迫症状。婚后妇女则诉有性交困难、性交疼痛和不孕。经血逆流入腹腔可引起盆腔子宫内膜异位症和广泛盆腔器官粘连。不完全性阴道横隔常有一针眼大小的裂隙，可部分地引流经血。但引流不畅仍可继发感染形成阴道积脓。不完全性阴道横隔偶可妊娠。如阴道上段与膀胱间形成瘘管则引起周期性血尿。阴道横隔合并的先天性畸形包括尿道畸形、主动脉狭窄、房间隔缺损、脊柱畸形。患者中不孕、子宫内膜异位症和自然性流产发生率升高。

【治疗】 阴道横隔切开阴道成形术。详见《妇产科手术学》相关论述。

(四)阴道斜隔

【应用解剖】 阴道斜隔(oblique vaginal septum)是双侧副中肾管远端融合障碍引起的少见畸形。该类畸形中，阴道纵隔呈部分性，即一侧阴道纵隔于阴道中上段与对侧阴道侧壁完全融合，或部分融合，或于双侧宫颈中间形成宫颈瘘管。该类畸形分为三种临床类型。

Ⅰ型：完全性阴道斜隔，即阴道纵隔于阴道中段与对侧阴道侧壁融合而将阴道分成两个腔隙，一个与同侧子宫宫颈相通，而另一侧子宫宫颈与一阴道无效腔(隔后腔)相通。

Ⅱ型：不完全性阴道斜隔，亦称为有孔阴道斜隔，即阴道纵隔与对侧阴道侧壁呈不完全性融合，而留有一狭窄的通道与阴道相通。

Ⅲ型：完全性阴道斜隔合并宫颈瘘管，即完全性阴道斜隔同时有双侧宫颈间瘘管形成。

【诊断】 妇科检查为双子宫，单子宫颈，单阴道。完全性阴道斜隔一侧子宫经血引流通畅，而另一侧经血潴留而引起周期性腹痛和盆腔包块。不完全性阴道斜隔和有宫颈瘘管者常因经血引流不畅而引起经血潴留和感染，患者常诉有慢性腹痛，恶臭阴道排液。子宫输卵管造影，腹腔镜和静脉肾盂造影有助于明确诊断。该症常合并尿道畸形（单侧肾脏、马蹄肾和输尿管畸形）。

【治疗】 阴道斜隔切除成形术，详见《妇产科手术学》相关论述。

（李继俊）

参考文献

Bione S，Toniolo D. 2000. X-chromosome genes and premature ovarian failure. Semin Reprod Med，18(1)：51.

Blair JC，Savage MO. 2002. Normal and abnormal puberty//Besser GM，Thorner MO. Comprehensive Clinical endocrinology. 3rd ed. Spain：Mosby：319-336.

Burton KA，van Ee CC，Purcell K，et al. 2000. Autosomal translocation associated with premature ovarian failure. J Med Genet，37(5)：E2.

Causio F，Fischetto R，Leonetti T，et al. 2000. Ovarian stimulation in a woman with POF and Xoautosome translocation. A case report. J Reprod Med，45(3)：235.

Conway GS. 2000. Premature ovarian failure. Br Med Bull，56(3)：643.

David W Kaplan，Kathryn A Love. 2001. Adolescence. //Hay WW，Hayward AR，Levin MJ，et al. Current Pediatric Diagnosis and Treatment. 15th ed. New York：Lange Medical Books/Mcgraw-Hill Medical Publishing Division：90-130.

Driscoll G，Clark J，Elakis G，et al. 2000. Early menopause in a family carrying a fragile X premutation. Aust N Z J Med，30(1)：86.

Gilling-Smith C，Franke S. 2002. Ovary. //Besser GM，Thorner MO. Comprehensive Clinical endocrinology. 3rd edition. Spain：Mosby：375-394.

Guerrero NV，Singh RH，Manatung A，et al. 2000. Risk factors for premature ovarian failure in female with galactoseia. J Pediatr，137(6)：833.

Ho KKY，Gibney J. 2002. hypopituitarism-Pituitary Diseases and intrinsic hypothalamic disease. //Besser GM，Thorner MO. Comprehensive Clinical endocrinology. 3rd edition. Spain：Mosby：35-46.

Hundscheid RD，Braad DD，Liemeney LA，et al. 2001. Increased serum FSH in female fragile X-premutation carriers with either regular menstrual cycles or on oral contraceptives. Hum Reprod，56(3)：457.

Hundscheid RD，Sistermans EA，Thomas CM，et al. 2000. Imprinting effect in POF confined to paternally inherited fragile X premutation. Am J Hum Genet，66(2)：413.

Lorda-Sanchez IJ，Ibanez AJ，Sanz RJ，et al. 2000. Choriodermia，Sensorineural deafness，and primary ovarian failure in a woman with a balanced X-4 translocation. Ophthalmic Genet，21(3)：185.

Marozzi A，Manfredini E，Tibiletti MG，et al. 2000. Molecular definition of Xq common-deleted region in patients affected by POF. Hum Genet，107(4)：304.

Marozzi A，Vegetti W，Manfredini E. 2000. Associated between idiopathic POF and fragile X premutation. Hum Reprod，15(1)：197.

Menta AE. 2000. Androgenic and reproductive disorders. //Stoller JK，Ahmad M，Longworth DL. Intensive Review of Internal Medicine. Philadelphia：Lippincott Williams & Wilkins (A Wolters Kluwer Company)：498-510.

Mishell DRJr. 2001. Primary and secondary amenorrhea. // Stenchever MA，Droegemueller W，Herbst A，et al. Comprehansive gynecology. 4th ed. St Louis. Mosby：1098-1942.

Murray A，Ennis S，Morton N. 2000. No evidance for parent of origin influencing premature ovarian failure in fragile X premutation carriers. Am J Hum Genet，67(1)：153.

Nars L，Al-Inany HG，Thabet SM，et al. 2000. A

clinicohysteroscopic scroring system of intrauterine adhesion. Gynecol Obs Investet, 50(3): 1781.

Nawroth F, Schmudt T, Foth D, et al. 2000. A woman with climacteric praecox and X-chromosomal anomaly. Maturitas, 37(2): 129.

Shelling AM, Burton KA, Chand AL, et al. 2000. Inhibin: a candidate gene for premature ovarian failure. Hum Reprod, 15(12): 2644.

Sherman SL. 2000. Premature ovarian failure among fragile X premutation carriers: Parent-of-origin effect? Am J Hum Genet, 67(1): 11.

Takebayashi K, Takakura K, Wang H, et al. 2000. Mutation analysis of the growth diffrentiation factor 9 and-9B gene in patient with premature ovarian failure and PCOS. Fertil & Steril, 74(5): 976.

Testa G, Chiaffarino F, Vegetti W, et al. 2001. Case-control study on risk factors for premature ovarian failure: Genetic inheritance plays a more important role. Gynecol Obstet Invest, 51(1): 40.

Thorner MO. 2002. Hyperprolactinemia. // Besser GM, Thorner MO. Comprehensive Clinical endocrinology. 3rd ed. Spain: Mosby: 73-84.

Vegetti W, Marozzi A, Manfredini E, et al. 2000. Premature ovarian failure. Mol Cell Endocrinol, 161(1-2): 53.

Vianna-Morgant AM, Costa SS. 2000. Premature ovarian failure is associated with maternally and paternally premutation in Brazilian family with fragile X. Am J Human Genet, 67(1): 254.

Yen SSC, Laughlin G. 2001. Chronic anovulation due to CNS-hypothalamic-pituitary dysfunction. In Samuel SC, Jaffe RB, Barbieri RL. Reproductive endocrinology. 4th edition. Philadelphia: WB Saunders Company: 510-560.

第14章 性早熟和性发育延迟

第一节 性 早 熟

【定义】 女性性早熟(premature puberty, precocious puberty)指在8岁以前出现女性青春期发育者，表现为过早乳房发育、生长加速、阴毛初现和月经来潮等现象。性早熟症状和体征可分为全身性或局部性，其中多数患儿为全身性过早发育，少数表现为单纯性乳房过早发育或阴毛过早发育现象。

【病因】 人类青春期过早发育或性早熟是下丘脑-垂体-性腺轴(hypothalamic-pituitary-gonadal axis, HPGA)和肾上腺轴(hypothalamic-pituitary-adrenal axis, HPAA)功能过早发育的结果。另外，遗传、环境、代谢等多种因素也可引起性早熟。

1. 遗传学因素 包括①Kiss-1基因多态性和Kiss-1R基因激活性突变通过促进GnRH、LH、FSH过早和过多分泌而引起中枢性性早熟；②FSH-R基因激活性突变引起女性性早熟和多囊卵巢；③细胞色素CYP-21和CYP-11B-1基因突变分别引起21-羟化酶和11β-羟化酶缺陷，导致女性异性性早熟，即男性化型和失盐型先天性肾上腺皮质增生症；④3β-羟基类固醇脱氢酶-Ⅱ(3βHSD-2)基因突变引起3βHSD-2功能缺陷和内源性雄激素增多而导致先天性肾上腺皮质增生症-Ⅱ型，表现为女性异性早熟征象；⑤ER-α基因激活性突变可引起女性性早熟和异常性征发育；⑥性激素结合球蛋白(SHBG)基因突变引起SHBG生成减少，血浆游离型雄激素浓度增加，导致多囊卵巢和异性性早熟。

2. 中枢性因素

(1)下丘脑-垂体轴功能过早发育：即真性性早熟、原发性早熟或特发性早熟(idiopathic precocioud puberty, IPP)，约占全部性早熟的90%，是由下丘脑-垂体-卵巢轴GnRH-Gn脉冲性释放节律过早建立和分泌，引起卵巢卵泡发育、性激素分泌、月经初潮和第二性征过早发育。患者青春期发育按照正常程序和顺序进行，几乎全部为同性早熟。

(2)下丘脑-垂体系统疾病：包括脑炎、结核、脑膜炎、损伤、血管畸形、大脑发育不全、脑积水、肿瘤(间脑错构瘤、神经胶质细胞瘤、颅咽管瘤、畸胎瘤)、松果体肿瘤、多发性骨纤维发育不良(polyostotic fibrious dysplasia, McCune-Albright syndrome)。以上疾病破坏下丘脑性中枢、阻断下丘脑对垂体的抑制性调节功能，引起垂体促性腺激素分泌和性早熟。

3. 外周性因素 约占10%，多由卵巢和肾上腺肿瘤引起。卵巢颗粒细胞瘤、畸胎瘤、卵泡膜细胞瘤和原发性绒癌可引起同性性早熟，而支持-间质细胞瘤、门细胞瘤和黄体瘤则引起异性性早熟。先天性肾上腺皮质增生和腺瘤分泌过多雄激素引起异性性早熟，表现为多毛、喉结发育、阴蒂肥大等男性化征象。

4. 其他因素 包括人文环境、社会因素、内分泌药物和催熟激素污染的食物和蔬菜等。

【分类】

1. 真性性早熟(true precocious pubarty) 为GnRH依赖性性早熟,即中枢性或体质性性早熟,是下丘脑-垂体-卵巢轴功能过早发育引起的同性性早熟。

2. 假性性早熟(pseudoprecocious puberty) 为非GnRH依赖性性早熟,即外周性性早熟或假性性早熟,为非下丘脑-垂体-卵巢轴(HPO)功能过早发育引起的同性性早熟,而是由外源性性激素引起的同性性早熟或异性性早熟。

3. 同性性早熟(isosexual precocious puberty) 指第二性征发育与遗传学和解剖学性别表型相一致者,多为真性性早熟。

4. 异性性早熟(heterosexual precocious puberty) 指第二性征发育与遗传学和解剖学性别表型不一致者,多为外周性性早熟。

【临床表现】

1. 初潮提前 性早熟幼女多于7-8岁出现月经初潮(menarche)。性发育越早,初潮越早。初潮一般出现于第二性征发育前,同时出现生长加速,体重增加和骨龄发育高于同龄儿。

2. 乳房过早初现(precocious thelarche) 即单纯性乳房过早发育,多发生在1~3岁。乳房过早初现后部分患儿乳房可停止发育,而多数患儿乳房继续增大,甚至形成巨大乳房(macromastia)。

3. 阴毛过早初现(precocious pubarche) 即阴毛过早发育,多于4~8岁出现阴毛和腋毛,其与肾上腺脱氢表雄酮(DHEA)和硫酸脱氢表雄酮(DHEAS)分泌增加相关。

4. 生长加速 性早熟幼女青春期前生长加速,身高和体重明显高于同龄儿。青春期后,由于性激素促进骨骺中心关闭、长骨发育过早停止,则成年后身高反而低于同龄儿。

5. 内外生殖器官过早发育 性早熟内外生殖器也提前发育,患儿精神性心理和性行为也出现早熟性变化,包括性敏感、早恋行为、过早性行为,甚至妊娠。

比较而言,真性早熟(中枢性)或同性早熟最多见,躯体发育按照正常青春期发育程序和顺序进行。真性早熟也可表现为单纯性乳房过早发育、阴毛过早发育或过早生长加速。假性早熟或异性早熟多为外周器质性病变所引起,青春期过早发育并不按照正常青春期发育程序或顺序进行,病程进展和严重程度与原发性疾病相关。

【诊断】

1. 病史 包括家族史、分娩史、哺乳、喂养史和婴幼儿期发育情况。

2. 查体 包括全身和妇科检查。注意乳房、阴毛、体态、精神和智力检查。根据性征发育和Tanner分期确定发育分期和骨龄。腹部和妇科检查注意内生殖器结构和发育情况,并注意排查腹部和盆腔内肿瘤。神经系统检查应包括眼底、视野、视力和颅脑检查。

3. 实验室检查

(1)下丘脑-垂体-卵巢功能检查:包括FSH、LH、E_2、P、T_0、PRL和排卵功能测定。如LH< 0.1U/L提示尚未进入青春期发育,而LH>5.0U/L多提示已开始青春期发育。

(2)促性腺激素释放激素(GnRH)兴奋试验:目的是检测下丘脑-垂体系统发育和成熟度。方法是GnRH 2.5~3.0μg/kg(50~100μg)皮下或静脉注射,于注射0、30min、60min和90min分别测定血清LH和FSH浓度。如注药后30~60min,LH>5.0U/L和LH/FSH>0.6为中枢性性早熟界断值。如仅FSH升高,而LH/FSH比值降低,则为外周性性早熟,包括单纯性乳房早发育或阴毛发育,或为早期中枢性性早熟,必要时予以随访或定期复查。

(3)甲状腺轴功能检查:包括 TT_3、TT_4、FT_3、FT_4、TSH 测定。

(4)肾上腺轴功能检查:包括皮质醇、ACTH、DHEA、DHEAS 测定。

(5)骨龄检查:腕骨正位 X 线摄片判断骨龄。

(6)医学影像学检查:妇科超声检查,如子宫体>4cm、单侧卵巢容积≥3ml 或出现多个直径≥4mm 的卵泡,多提示卵巢开始发育。拟诊颅内肿瘤者进行颅脑磁共振检查。

(7)内镜检查:拟诊盆腹腔肿瘤者可进行腹腔镜检查。

(8)阴道细胞学涂片检查:包括排卵、性激素反应和癌细胞检查。

(9)细胞遗传学检查:包括染色体核型和带型分析。

(10)肿瘤标志物测定:拟诊盆腹腔肿瘤者,测定血浆肿瘤标志物 AFP、β-hCG、CEA 和 CA125。

【治疗】 治疗原则包括祛除病因,控制第一、第二性征发育和躯体生长,以达与同龄儿同步发育的目的。中枢性性早熟以抑制 HPOU 轴功能和激素分泌为主,外周性性早熟则应对因治疗(包括停用性激素和切除内分泌性肿瘤)。

1. 适应证

(1)适应证:①患儿骨龄≥同龄儿 2 岁,但女孩骨龄≤11.5 岁,男孩骨龄≤12.5 岁者;②预测成年后身高:女孩<150cm,男孩<160cm 者;③以骨龄判断的身高 SD<−2SD(按正常人群参照值预测身高);④发育进程迅速,骨龄增长/年龄增长>1。

(2)暂缓治疗的指征:①性成熟发育进展速度缓慢(骨龄不超越年龄进展),估计对成年期身高影响不大者;②骨龄提前,但身高生长速度也加快,预测成年期身高不受影响者。

2. 中枢性性早熟的治疗

(1)促性腺激素释放激素激动药(GnRHa):通过下调 GnRH 受体功能和垂体脱敏作用而抑制内源性 GnRH-Gn 分泌、第一及第二性征发育和体格生长,以达与同龄儿同步性生长发育的目的。按照我国国家卫生部制订的性早熟诊疗指南(2010,试行),治疗性早熟的 GnRHa 药物和剂量如下。

①亮丙瑞林($D-leu^6-Pro^9-NEt$)-GnRH,20～50μg/(kg・d),皮下注射,或 140～300μg/kg,肌内注射,每月 1 次。

②布舍瑞林[$D-Ser(tBu)^6Pro^9NEt$]-GnRH,20～40μg/(kg・d),或 1200～1800μg/d,鼻腔喷雾。

③曲普瑞林(triptorelin,$D-Trp^6$-GnRH),20～40μg/(kg・d)或 60μg/kg,每月 1 次,皮下注射。

④组氨瑞林[$D-His(Bzt)^6NEt$]-GnRH,8～10μg/(kg・d),肌内注射。

⑤GnRHa-重组人生长激素(rhGH):联合治疗可改善生长速率或成年身高,但尚缺乏大样本、随机对照研究资料证实,因此不推荐常规联合应用,特别是女孩骨龄>12 岁,男孩骨龄>14 岁者。

(2)GnRH 拮抗药:如西曲瑞克(Cetrorelix)已试用于治疗中枢性性早熟。

GnRHa 治疗期间应加强临床监测,包括:①每 3～6 个月观测身高、性征、骨龄和生殖激素变化;②首次注射 GnRHa 后 3～6 个月复查 GnRH 兴奋试验,以控制 LH 峰值处于青春前期水平为宜;③阴道细胞学检查,以维持雌激素影响处于轻度和中度低落水平为宜;④GnRHa 治疗应于 11 岁,或骨龄 12 岁时停药,以期达到最大成年人身高和躯体发育。

需要指出的是,大剂量长效 GnRHa 治疗应该慎重。对于已有月经来潮,体重≥30kg 者,首次曲普瑞林剂量为 80～100μg/kg,最大剂量 3.75mg,肌内注射,每 4 周注射 1 次。GnRHa 维持剂量应根据性腺轴功能抑制情况(包括第二性征、性激素水平和骨龄进展)而定,以上治疗应维持至正常青春期发育年龄。停止 GnRHa 治疗后 6～12 个月月经恢复，身高增长速度在治疗 1 年内增加，而后逐渐降低，骨骼生长于治疗 18 个月内加速，以后稳定至正常年龄身高。

(3)孕激素：通过负反馈作用，抑制 GnRH-Gn 分泌。①醋酸甲羟孕酮，口服剂量为 10～20mg/d，以维持阴道上皮雌激素影响为轻至中度低落为度调整剂量。临床观察发现，甲羟孕酮除通过负反馈作用抑制下丘脑-垂体 GnRH-Gn 分泌外，也抑制 3β-羟基类固醇脱氢酶-Ⅱ(3β-HSD-Ⅱ)活性，减少卵巢性激素生成和延缓第二性征发育。②长效甲羟孕酮 100～150mg，1～2 周肌内注射 1 次。

(4)芳香酶抑制药：①睾内酯(Testolactone)，用于治疗女性假性性早熟。睾内酯阻断雄激素向雌激素转化和生成，引起卵巢缩小和闭经，减缓生长和骨骼发育速度，但不影响乳房和阴毛发育。剂量为 20mg/(kg·d)，3 周后增加到 40mg/(kg·d)。部分患者用药后 1～3 年可出现耐药现象、卵巢囊肿和频发月经。②来曲唑(Letrozole)减少内源性雌激素生成，抑制雌激素促进骨骼生长作用，改善日后的骨骼生长和身高，但其安全性和有效性有待临床观察。常用剂量为 1.25～2.5mg/d，口服。

(5)低剂量雌、孕激素联合型口服避孕药(COC)：适用于围青春期多囊卵巢和月经失调患者。COC 具有抑制促性腺激素分泌、调节月经周期和避免意外妊娠作用。药物包括妈富隆(Marvelon)、美欣乐(Mercilon)、达英-35(Diane-35)、优思明(Yasmin)等，周期或连续服用。

(6)抗雄激素(anti-androgens)：适用于治疗女性男性化征象。包括醋酸环丙孕酮(Cyproterone Acetate)、螺内酯(Spironolactone，安体舒通)、非那雄胺(Finasteride)和氟他胺(Flutamide)等。

(7)抗催乳素(anti-prolactins)：适用于治疗高催乳素血症引起的乳房过早发育和良性乳腺疾病。包括溴隐亭(Bromocriptine)、卡麦角林(Cabergoline)和喹高利特(Quinagolide)等。

(8)甲状腺激素：适用于甲状腺功能减退者。

(9)肾上腺皮质激素：适用于治疗先天性肾上腺皮质增生伴有女性男性化征象者。

3. 外周性性早熟的治疗　切除引起性早熟的卵巢、肾上腺和垂体肿瘤。停用引起性早熟的药物。

第二节　性发育延迟

【定义】　性发育延迟(delayed sexual maturation)或青春期延缓(delayed puberty)指 13 岁乳房仍未发育，16 岁仍未月经来潮，青春期发育年龄低于正常青春期年龄 2.5 标准差者。

【病因】

1. 中枢神经系统-下丘脑疾病

(1)Kallmann 综合征、特发性低促性腺激素性性腺功能减退。

(2)肿瘤和损伤，包括颅咽管瘤、生殖细胞肿瘤、组织细胞增生症和颅脑损伤。

(3)神经性厌食(anorexia nervosa，NA)。

(4)精神和神经性药物治疗。

2. 垂体性疾病

(1)促性腺激素基因性疾病。

(2)肿瘤，包括 PRL 腺瘤、GH 腺瘤、ACTH 腺瘤、TSH 腺瘤和 β-内啡肽腺瘤。

(3)垂体细胞性或解剖性异常：包括席汉病(Sheehan disease)、空泡蝶鞍综合征。

(4)淋巴细胞性垂体腺炎和肉瘤样病(sarcoidosis)。

3. 卵巢性疾病

(1)性腺发育不全(46,XX;46,XY)。

(2)特纳综合征[45,XO,和(或)XX/XO]。

(3)自身免疫性卵巢炎。

(4)多囊卵巢综合征。

(5)男性化肿瘤,包括门细胞瘤、黄体瘤、支持-间质细胞瘤。

(6)卵巢功能早衰。

(7)抵抗卵巢综合征。

(8)卵泡膜细胞增生症。

4. 子宫和下生殖道性疾病

(1)子宫畸形、无宫颈和先天性无子宫内膜。

(2)宫颈闭锁、阴道横隔、先天性无阴道和无孔处女膜。

(3)睾丸女性化综合征。

(4)子宫腔粘连、血吸虫病、念珠菌感染和子宫内膜结核。

5. 全身性疾病

(1)先天性肾上腺皮质增生(congenital adrenal hyperplasia, CAH)。

(2)库欣综合征、肾上腺肿瘤、肾上腺皮质激素和 ACTH 治疗。

(3)甲状腺功能亢进症、甲状腺功能减退症、自身免疫性甲状腺炎(hashimoto thyroiditis)。

(4)糖尿病、风湿病和克罗恩病。

【临床分类】

1. 高促性腺激素性性腺功能减退型 ①卵巢功能衰退-染色体核型异常型;②卵巢功能衰退,染色体核型正常(女性 46,XX;男性 46,XY)型。

2. 低促性腺激素性性腺功能减退型 ①可逆性,包括体质性性发育延迟、神经性厌食症和催乳素腺瘤;②不可逆性,包括中枢神经系统发育不良、GnRH 功能缺陷、HPO 轴反馈功能失调、垂体功能减退、下生殖道发育不良、雄激素不敏感综合征(睾丸女性化)和性分化异常。

3. 肾上腺疾病 包括先天性肾上腺皮质增生、肾上腺肿瘤和库欣综合征。

4. 甲状腺疾病 包括甲状腺功能亢进、甲状腺功能减退和自身免疫性甲状腺炎。

5. 全身性疾病 包括结核、贫血和糖尿病等。

【临床表现】 正常青春期(≥16 岁)仍无月经初潮、乳房发育不良、无阴毛和生长发育迟缓。如为高促性腺激素血症性青春期发育迟缓多为性腺发育不全或卵巢早衰。如为低促性腺激素血症性青春期发育迟缓多为下丘脑-垂体病变。

【诊断】

1. 病史 包括家族史、分娩史、哺乳、喂养史和婴幼儿期发育情况。

2. 查体 包括全身和妇科检查。注意乳房、阴毛、体态、精神和智力检查。根据性征发育和 Tanner 分期确定发育分期和骨龄。腹部和妇科检查注意内生殖器结构和发育情况。神经系统检查应包括眼底、视野和脑电图检查。

3. 实验室检查

(1)下丘脑-垂体-卵巢轴检查:包括 FSH、LH、E_2、P、T_0、PRL 和排卵功能测定。

(2)甲状腺轴功能检查:包括 TT_3、TT_4、FT_3、FT_4 和 TSH 测定。

(3)肾上腺轴功能检查:包括皮质醇、ACTH、DHEA 和 DHEAS 测定。

(4)骨龄检查:腕骨正位 X 线摄片判断骨龄。

(5)医学影像学检查:包括颅部摄片、气脑/脑室造影,超声和 MRI 等。

(6)内镜检查:包括腹腔镜和宫腔镜检查。

(7)阴道细胞学检查:包括排卵、性激素反应和癌细胞检查。

(8)细胞遗传学检查:包括染色体核型和带型分析。

【治疗】

1. 高促性腺激素性性发育延迟治疗

(1)单一雌激素治疗：适用于特纳综合征(45,XO)和单纯性性腺发育不全(46,XX)。治疗方法是，结合型雌激素(倍美力)0.625mg/d，或17β-雌二醇0.5mg/d，或戊酸雌二醇(Estradiol Valerate)1mg/d，连续治疗3～6个月，而后改为雌、孕激素序贯周期治疗，促进女性性征发育。

(2)雌、孕激素序贯周期治疗：①克龄蒙(Climen)序贯周期治疗；②芬吗通(Femoston)连续序贯周期治疗；③雌-孕激素序贯周期治疗，如戊酸雌二醇1mg/d(或倍美力0.625mg/d或17β-雌二醇1mg/d)连用21d，后10d加服甲羟孕酮4～6mg/d(或地屈孕酮20mg/d，或微粒化孕酮200mg/d)，序贯周期治疗。

2. 低促性腺激素性性发育延迟治疗

(1)促排卵治疗，适用于下丘脑-垂体疾病引起的低促性腺激素性性腺功能减退、卵巢存在卵泡者。治疗方法包括GnRHa脉冲治疗和促性腺激素疗法。

(2)雌、孕激素序贯周期治疗。

3. 生长激素治疗　适用于生长发育迟缓和身材矮小者。

4. 甲状腺和肾上腺疾病　对因和对症治疗。

(田永杰)

参考文献

Colledge WH. 2004. GPR54 and puberty. Trends Endocrinol Metab, 15(9): 448-453.

Dolzan V, Sólyom J, Fekete G, et al. 2005. Mutational spectrum of steroid 21-hydroxylase and the genotype-phenotype association in Middle European patients with congenital adrenal hyperplasia. Eur J Endocrinol, 153(1): 99-106.

Dungan HM, Clifton DK, Steiner RA. 2006. Kisspeptin neurons as central processors in the regulation of gonadotropinreleasing hormone secretion. Endocrinology, 147(3): 1154-1158.

Dungan HM, Gottsch ML, Zeng H, et al. 2007. The role of kisspeptin-GPR54 signaling in the tonic regulation and surge release of gonadotropin-releasing hormone/luteinizing hormone. J Neurosci, 27(44): 12088-12095.

Kaiser UB, Kuohung W. 2005. KiSS-1 and GPR54 as new players in gonadotropin regulation and puberty. Endocrine, 26(3): 277-284.

Krone N, Grischuk Y, Müller M, et al. 2006. Analyzing the functional and structural consequences of two point mutations (P94L and A368D) in the CYP11B1 gene causing congenital adrenal hyperplasia resulting from 11-hydroxylase deficiency. J Clin Endocrinol Metab, 91(7): 2682-2688.

Krone N, Riepe FG, Grotzinger J, et al. 2005. Functional characterization of two novel point mutations in the CYP21 gene causing simple virilizing forms of congenital adrenal hyperplasia due to 21-hydroxylase deficiency. J Clin Endocrinol Metab, 90(1): 445-454.

Kuohung W, Kaiser UB. 2006. GPR54 and KiSS-1: role in the regulation of puberty and reproduction. Rev Endocr Metab Disord, 7(4): 257-263.

Kuribayashi I, Massa G, van den Tooren-de Groot HK, et al. 2003. A novel nonsense mutation in the CYP11B1 gene from a subject with the steroid 11 beta-hydroxylase form of congenital adrenal hyperplasia. Endocr Res, 29(4): 377-381.

Luan X, Yu H, Wei X, et al. 2007. GPR54 polymorphisms in Chinese girls with central precocious puberty. Neuroendocrinology, 86(2): 77-83.

Luan X, Zhou Y, Wang W, et al. 2007. Association study of the polymorphisms in the KISS1 gene with central precocious puberty in Chinese girls. Eur J Endocrinol, 157(1): 113-118.

Mermejo LM, Elias LL, Marui S, et al. 2005. Refining hormonal diagnosis of type Ⅱ 3beta-hydroxysteroid dehydrogenase deficiency in patients with premature pubarche and hirsutism based on HSD3B2 genotyping. J Clin Endocrinol Metab, 90(3): 1287-1293.

Messager S, Chatzidaki EE, Ma D, et al. 2005. Kisspeptin directly stimulates gonadotropin-releasing hormone release via G protein-coupled receptor 54. Proc Natl Acad Sci, 102(5): 1761-1766.

Robins T, Bellanne-Chantelot C, Barbaro M, et al. 2007. Characterization of novel missense mutations in CYP21 causing congenital adrenal hyperplasia. J Mol Med, 85(3): 247-255.

Smith JT, Clifton DK, Steiner RA. 2006. Regulation of the neuroendocrine reproductive axis by kisspeptin-GPR54 signaling. Reproduction, 131(4): 623-630.

Speroff L, Fritz MA. 2005. Clinical gynecologic endocrinology and infertility. 7th ed. Philadephia: Lippincott Williams & Wilkins: 145-186, 319-360, 361-400.

Teles MG, Bianco SD, Brito VN, et al. 2008. A GPR54-activating mutation in a patient with central precocious puberty. N Engl J Med, 358(7): 709-715.

Tena-Sempere M. 2006. GPR54 and kisspeptin in reproduction. Hum Reprod Update, 12(5): 631-639.

Tena-Sempere M. 2006. The roles of kisspeptins and G proteincoupled receptor-54 in pubertal development. Curr Opin Pediatr, 18(4): 442-447.

Xita N, Tsatsoulis A, Stavrou I, et al. 2005. Association of SHBG gene polymorphism with menarche. Mol Hum Reprod, 11(6): 459-462.

第15章 高催乳素血症

高催乳素血症(hyperprolactinemia,HPRL)指血浆催乳素(prolactin,PRL)浓度≥25ng/ml(500μU/ml)、闭经、溢乳、无排卵和不孕为临床特征的综合征。随着多巴胺受体激动药,包括溴隐亭(Bromocriptine)、卡麦角林(Cabergoline)、喹高利特(CV205-502,Norprolac,诺果宁)、特麦角脲(Terguride)、甲麦角林(Metergoline)和麦角乙脲(Lysuride)的问世,蝶窦微创手术和立体聚焦放疗技术的广泛应用,高催乳素血症和垂体腺瘤的诊治取得巨大进展。

高催乳素血症在育龄妇女中发生率为0.4%~1%,平均发病年龄29岁。高催乳素血症占所有妇科疾病的2.29%,占妇科内分泌疾病的29.8%。高催乳素血症的发生率,在垂体肿瘤中为75%、闭经溢乳综合征中为69.4%、溢乳症中为63%、闭经中为26.4%、无排卵性不孕中为22.9%、黄体功能不全中为12.5%。垂体催乳素腺瘤发生率女性高于男性。非肿瘤性高催乳素血症发生率女性和男性比为10∶1。

第一节 病因病理

一、生理性高催乳素血症

健康妇女血浆催乳素于夜间和睡眠期(2:00—6:00)、卵泡晚期和黄体期升高。妊娠期血浆催乳素升高5~10倍。妊娠中期后羊水中催乳素浓度高于血浆。哺乳期妇女血浆催乳素浓度高于非妊娠期1倍。胎儿和新生儿(≥28孕周~产后2~3周)血浆催乳素相当于母体水平。按摩乳房和吸吮乳头可反射性促进催乳素分泌。产褥期(4周内)血浆催乳素仍维持高水平。非哺乳妇女催乳素在3个月内降至非妊娠期水平。空腹、胰岛素性低血糖、运动、应激和性交时催乳素明显升高(图15-1)。

二、病理性高催乳素血症

1. 下丘脑病变　包括颅咽管瘤(craniopharyngioma)、肉瘤样病(sarcoidosis)、组织细胞增生症(histiocytosis)、神经胶质细胞瘤(glial cell tumors)、蜘蛛膜囊肿(arachnoid cyst)、囊性胶质瘤(cystic glioma)、皮样囊肿(dermoid cyst)、表皮样囊肿(epidermoid cyst)、神经结核(nerve tuberculosis)、松果体瘤(pinealoma)、假性脑瘤(pseudotumor cerebri)、囊虫病(cysticerciasis)和蝶鞍上囊肿(suprasellar cysts)。

2. 垂体病变

(1)垂体肿瘤:垂体肿瘤中80%分泌催乳素,包括催乳素腺瘤(micro-, macro-prolactinoma)、GH腺瘤(25%伴有HPRL)、ACTH腺瘤(引起库欣综合征,10%伴有HPRL)、催乳素细胞增生症(Lactotrophs hyperplasia,80%伴有HPRL)和TSH-RH腺瘤、脑垂体转移瘤(来源于肺癌和乳腺癌)、

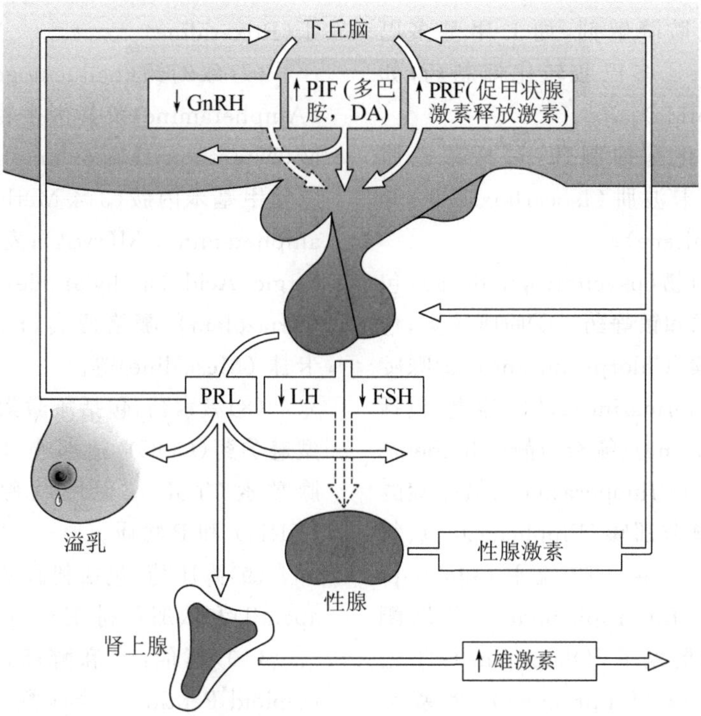

图 15-1 高催乳素血症性腺功能减退的作用机制

多发性内分泌肿瘤(multiple endocrine tumors)、Nelson 综合征和垂体肉瘤样病(pituitary sarcoidosis)、异位催乳素分泌综合征(未分化型支气管肺癌、肾上腺癌和胚胎癌)。

(2)原发性和继发性空泡蝶鞍综合征(empty sella syndrome)中 HPRL 发生率分别为 5%和 10%。

(3)艾迪生病和帕金森病(Parkinson disease)。

(4)炎症和破坏性病变:包括脑炎、脑膜炎、淋巴细胞性垂体炎(lymphocytic hypophysitis)、神经结核(nerve tuberculosis)、梅毒、放线菌病(actinomysis)、损伤、手术、动静脉畸形、肉芽肿病(Hand-Schuller-Christian syndrome);垂体柄病变、损伤和(或)肿瘤压迫。

3. 甲状腺和肾上腺疾病　包括原发性和继发性甲状腺功能减退,假性甲状旁腺病(pseudo-parathyroidism)、桥本甲状腺炎(Hashimoto thyroiditis)。肾上腺疾病,包括慢性肾病、肾上腺皮质功能不全(Addison disease)和慢性肾衰竭引起的高催乳素血症。

4. 卵巢病变　多囊卵巢综合征。

5. 手术和局部刺激　包括人工流产、过期流产、葡萄胎术后、子宫切除和卵巢切除术。胸部和乳房局部刺激,包括乳头炎、皲裂、胸壁外伤、带状疱疹、结核和胸壁手术也可引起的高催乳素血症。

6. 促进催乳素分泌的药物

(1)影响多巴胺活性药物:①多巴胺受体拮抗药,包括酚噻嗪(Phenothiazines)、舒必利(Sulpiride)、匹莫齐特(Pimozide)、洛沙平(Oxilapine)、二氢吲哚酮(Dihydroindolone)、硫杂蒽类(Thioxanthenes)、苯丁酮类(Butyrophenones)、二苯丁哌啶(Diphenybutyl Piperidine)、普鲁卡因胺(Procainamide)和二苯并氧氮草(Dibenzoxazepine);②多巴

胺重吸收阻断药，如诺米芬辛（Nomifensine）；③多巴胺降解剂，如L-甲基多巴（L-Methyldopa）；④多巴胺转化抑制药，如阿肽（Opioid peptide）。

（2）单胺氧化酶抑制药：包括苯乙肼（Phenelzine）、异卡波肼（Isocarboxazide）和反苯环丙胺（Pamitene）。

（3）精神病药物（psychotropic drug），包括抗抑郁、抗焦虑和镇静药。①吩噻嗪类，包括脂肪类，氯丙嗪（Chlorpromazine）；②哌啶类，硫利达嗪（Thioridazine）；③哌嗪类，包括奋乃静（Perphenazine）、氟奋乃静（Fluphenazine）、三氟拉嗪（Trifluoperazine）、氟哌啶醇（Haloperidol）、氟非那嗪（Fluphenazine）、氯丙嗪（Chlorpromazine）、喹疏平（Quetiapine）、丁酸酚酮（Butyrophenone）、利培酮（Risperidone）和奥氮平（Olanzapine）；④三环类，包括丙米嗪（Imipramine）、多塞平（Doxepin）、阿米替林（Amitriptyline）、氯米帕明（Chlorimipramine）和阿莫沙平（Amoxapine）；⑤苯二氮草类，包括地西泮（Diazepam）、氟西泮（Flurazepam）、夸西泮（Quazepam）、替马西泮（Temazepam）、艾司唑仑（Estazolam）、苯妥英钠（Phenytoin）、硝西泮（Nitrodiazepam）、卡马西平（Carbamazepine）和氯硝西泮（Clonazepam）。

（4）选择性5-羟色胺再吸收抑制药（SSRIs）：包括氟西汀（Fluoxetine）、帕罗西汀（Paroxetine）、氟伏沙明（Fluvoxamine）、舍曲林（Sertraline）和西酞普兰（Citalopram）。

（5）选择性5-羟色胺-去甲肾上腺素再吸收抑制药（SNRIs）：包括文拉法辛（Venlafaxine）和米氮平（Mirtazapine）。

（6）组胺及其受体拮抗药（histamine receptor antagonists，HRAS）：① H_1RAS，包括美克洛嗪（Meclizine）、吡苄明（Pyribenzamine）和赛庚啶（Cyproheptadine）；② H_2RAS，包括西咪替丁（Cimetidine）、雷尼替丁（Ranitidine）、法莫替丁（Famotidine）、尼扎替丁（Nizatidine）和罗沙替丁（Roxatidine）。

（7）致幻药（hallucinogen）：包括苯丙胺（Amphetamine）及其衍生物，二甲氧甲苯丙胺（Dimethoxy-Methylamphetamine）和亚甲二氧甲基苯丙胺（3，4-Methylenedioxymethamphetamine，MDMA）；麦角酸二乙胺（Lysergic Acid Diethylamide，LSD）；三唑仑（Triazolam）；赛洛西宾（Psilocybin）和麦司卡林（Mescaline）等。

（8）激素药：包括雌激素、雌-孕激素联合型避孕药（COC）、达那唑（Danazol）、促甲状腺激素（TSH）、促甲状腺激素释放激素（TRH）和P物质。

（9）降压药：包括利血平、维拉帕米（Verapamil）和依那普利（Enalapril）。

（10）其他：①麻醉药，包括吗啡、阿肽（Opioid Peptide）、美沙酮（Methadone）、蛋脑啡肽（Met-Enkaphalin）和β-内啡肽（β-Endorphin）；②胃肠道药物，包括甲氧氯普胺（Metoclopramide，灭吐灵）和多潘立酮（Motilium）；③抗结核药，如异烟肼。

三、HPRL对女性生殖生理功能的影响

1. HPRL抑制下丘脑-垂体功能

（1）HPRL引起GnRH-Gn脉冲性释放频率和振幅异常，抑制雌二醇（E_2）对下丘脑-垂体正反馈作用，直接抑制LH高峰及其促进卵巢雌、孕激素分泌作用。

（2）HPRL通过短反馈途径，增强中枢神经系统、下丘脑-垂体系统阿肽活性，抑制GnRH-Gn生成和降低下丘脑对氯米芬（CC）的敏感性。

2. HPRL抑制卵巢功能

（1）HPRL抑制排卵功能：降低发育卵泡对促性腺激素的敏感性、抑制卵泡发育和加速卵泡闭锁。

（2）HPRL抑制卵巢甾体激素代谢：降低颗粒细胞芳香酶活性和减少雌激素生成；

抑制 LH 促进间质-卵泡膜细胞雄激素和孕酮生成和引起黄体功能不全。当血浆 PRL≥100ng/ml 时,孕酮生成完全停止。

3. HPRL 对内分泌和代谢的影响

(1) HPRL 抑制肾上腺功能:表现为脱氢表雄酮(DHEA)、硫酸脱氢表雄酮(DHEAS)、雄烯二酮(Δ^4-dione)生成增加;而睾酮、二氢睾酮(DHT)、雄烯二醇(Δ^4-diol)和雌二醇生成减少;另一方面,由于 HPRL 抑制 5α-还原酶活性和肝脏 SHBG 生成而引起高雄激素血症,因此约 50%高催乳素血症患者出现多毛和男性化征象。

(2) HPRL 引起骨质疏松症:表现为降钙素(Calcitonin,CT)生成减少,引起骨密度降低和骨质疏松症,但血钙、磷、1,25-二羟维生素 D 代谢和功能仍正常。

(3) HPRL 引起高胰岛素血症和胰岛素抵抗综合征:表现为胰岛 B 细胞胰岛素生成引起高胰岛素血症,而外周组织胰岛素抵抗作用增强。

4. HPRL 对乳腺的影响　促进乳腺小叶增生、溢乳和巨乳房(macromastia)。溢乳可为自主性(显性)或隐匿性(挤压乳房时)出现,可为浆液性、脂性或乳汁。高催乳素血症与乳腺癌间无直接相关性。

四、HPRL 临床类型

1. 肿瘤型高催乳素血症(Forbes-Albright syndrome)　占 HPRL 总数的 71.6%,其中催乳素腺瘤、微腺瘤和巨腺瘤中 HPRL 发生率分别为 46%、66%和 34%,多数垂体腺瘤催乳素浓度≥200ng/ml,催乳素-生长激素腺瘤和嫌染细胞瘤也引起高催乳素血症。

2. 产后型高催乳素血症(Chiaritan-Frommel syndrome)　占 HPRL 总数的 30%,多发生于流产、引产和分娩后 3 年内。患者血浆催乳素轻度升高、月经稀发、月经失调、溢乳,治疗预后较好。

3. 特发型高催乳素血症(Ahumada-Argonz syndrome,del Castillo syndrome)　少见,多与精神创伤、应激因素相关,部分为微小腺瘤(microadenoma)。

4. 医源型高催乳素血症(Iatrogenic hyperprolactinemia)　由神经、精神科药物、妇科和胸部手术所引起,也见于甲状腺功能减退和异位催乳素分泌综合征,祛除病因后可自然恢复。

5. 潜在型高催乳素血症(occult hyperprolactinemia, OHP),或大/大大分子 HPRL(big/big-big molecular hyperprolactinemia, macroprolactinemia)　该型患者血浆小分子型催乳素浓度正常,而血浆中大/大大分子(macroprolactin/ giant prolatin, 分子量 50kDa～100kDa)催乳素浓度升高。临床特点包括:①占所有高催乳素血症的 10%左右;②具有 HPRL 症状和体征(闭经和溢乳);③血浆(小分子)催乳素浓度正常或轻度升高;④催乳素浓度保持相对稳定;⑤多巴胺激动药治疗有效;⑥应注意避免不必要手术和放疗。

第二节　临床表现与诊断

一、临床表现

1. 月经失调　表现为原发性闭经(4%)、继发性闭经(89%)、月经稀发/月经过少(7%)、无排卵型异常子宫出血和黄体功能不全(23%～77%)。

2. 溢乳　肿瘤型和非肿瘤型高催乳素血症中溢乳发生率分别为 70.6%和 20.8%,高催乳素血症仅表现为单纯溢乳者为 63%～83.5%。溢乳为显性或挤压乳房时出现，分泌物可为水样、浆液或乳汁。乳房形态多正常，也可伴有乳腺小叶增生或巨乳症。

3. 不孕 发生率为70.7%，可为原发性或继发性不孕，与无排卵、黄体功能不全或黄素化未破裂卵泡综合征(LUFS)相关。

4. 低雌激素血症和高雄激素血症 雌激素生成减少可引起潮红、心悸、自汗、阴道干涩、性交困难、性欲减退等症状。高雄激素血症表现为中度肥胖、脂溢、痤疮和多毛。

5. 视力和视野变化 垂体肿瘤压迫视神经交叉时，可引起视力减退、头痛、眩晕、双颞侧偏盲和失明、眼底水肿和渗出，以及第Ⅱ、第Ⅲ、第Ⅳ脑神经功能损害。

6. 肢端肥大症 PRL-GH腺瘤可引起肢端肥大症；合并甲状腺功能减退时可出现黏液性水肿；部分病人存在2型糖尿病和骨质疏松症。

二、诊 断

1. 病史 包括询问月经史、婚育史、全身疾病和神经/精神科药物治疗史。

2. 查体 全身检查注意有无肢端肥大、黏液性水肿。乳房检查应注意大小、形态、有无肿块、炎症和溢乳(双手轻挤压乳房)。溢出物的性状和数量。妇科检查内外生殖器有无异常。

3. 下丘脑-垂体-卵巢轴功能检查 FSH和LH降低，LH/FSH比值升高。如催乳素浓度≤100ng/ml多为功能性疾病，催乳素浓度≥100ng/ml多为肿瘤性疾病。肿瘤越大，催乳素越高，如肿瘤直径≤5mm，催乳素浓度为(171±38)ng/ml；肿瘤直径5～10mm，催乳素浓度为(206±29)ng/ml；肿瘤直径≥10mm，催乳素浓度为(485±158)ng/ml。巨大腺瘤出血坏死时血浆催乳素可不升高。

4. 甲状腺、肾上腺和胰腺功能检查 高催乳素血症合并甲减时TSH升高、T_3、T_4、PBI降低。高催乳素血症合并库欣病和男性化症候时，睾酮(T)、雄烯二酮(Δ^4-dione)、二氢睾酮(DHT)、脱氢表雄酮(DHEA)和血浆皮质醇升高。高催乳素血症合并糖尿病和肢端肥大症时，应测定血浆生长激素、胰岛素、血糖、胰高血糖素和进行糖耐量试验。

5. 催乳素兴奋试验

(1)促甲状腺激素释放激素(TRH)试验：健康妇女1次静脉注射TRH 100～400pg后，15～30min血浆催乳素浓度较注药前升高5～10倍、TSH升高2倍，但垂体肿瘤时不升高。

(2)氯丙嗪试验(Chlorpromazine test)：氯丙嗪通过抑制去甲肾上腺素重吸收和多巴胺功能，促进催乳素分泌。健康妇女肌内注射氯丙嗪25～50mg后，60～90min血浆催乳素浓度较注药前升高1～2倍，持续3h，但垂体肿瘤时不升高。

(3)甲氧氯普胺试验(Metoclopramide test)：甲氧氯普胺促进催乳素生成和释放。健康妇女静脉注射10mg后30～60min，血浆催乳素浓度较注药前升高3倍以上，但垂体肿瘤时不升高。

6. 催乳素抑制试验

(1)左旋多巴试验(L-Dopa test)：左旋多巴为多巴胺前体物质，进入体内后在脱羧酶作用下转化为多巴胺，抑制催乳素生成和分泌。健康妇女口服500mg后2～3h，血浆催乳素浓度明显降低，但垂体肿瘤时不降低。

(2)溴隐亭试验(Bromocriptine test)：溴隐亭为多巴胺受体激动药，抑制催乳素生成和释放。健康妇女口服2.5～5mg后2～4h，血浆催乳素浓度降低50%以上，持续20～30h。功能性高催乳素血症和催乳素腺瘤时服药后催乳素明显降低，而GH、ACTH降低不明显。

7. 医学影像学检查

(1)垂体X线片检查：健康妇女蝶鞍前后径＜17mm，深度＜13mm，面积＜$130mm^2$，容积＜$1100mm^3$。若垂体X线片出现以下异常影像应进行磁共振扫描：①风船状扩大；②双鞍底或重缘；③鞍内高/低密度区或不均质；④平皿样变形；⑤鞍上钙化灶；⑥前后床突骨质疏松；⑦空泡蝶鞍综合征；⑧骨质破坏。

(2)磁共振(MRI)：可确定肿瘤部位和大小，并有助于与其他颅内病变鉴别。

8. 眼科检查　包括视力、视野、眼压、眼底检查，以确定有无颅内肿瘤压迫征象(双颞侧视野偏盲、视力减退、失明、恶心、呕吐和头痛等。

第三节　治　疗

一、对因治疗

祛除病因和不良精神刺激、停用升高催乳素药物、治疗原发性疾病(垂体肿瘤、甲状腺功能减退和库欣综合征)。

二、抗催乳素药物治疗

抗催乳素药物(anti-protactins)，均为多巴胺受体激动药(dopamine receptor agonists)，包括麦角碱衍生物(ergot alkaloids derivatives)和非麦角碱衍生物(non-ergot alkaloids derivatives)两类。常用药物包括溴隐亭、卡麦角林、喹高利特、特麦角脲、甲麦角林、麦角乙脲和部分性多巴胺受体激动药(partial dopamine receptor agonist)阿立哌唑。本节主要介绍溴隐亭、卡麦角林、喹高利特、阿立哌唑和二氢麦角隐亭的临床应用。

1. 溴隐亭(Bromocriptine, 2-br-alpha-ergocriptine mesylate)　为半合成麦角碱衍生物，多巴胺受体激动药。溴隐亭通过增强多巴胺受体功能，促进下丘脑 PRL-IH 生成和分泌，抑制垂体催乳素生成。溴隐亭也直接抑制垂体肿瘤生长，抑制垂体 PRL、GH、TSH 和 ACTH 分泌。

溴隐亭适用于治疗各种类型高催乳素血症，目的是抑制溢乳、恢复月经功能、促进排卵和妊娠。口服剂量为 2.5～5.0mg/d。溴隐亭口服后 1～3 h，血药浓度达到高峰，抑制催乳素分泌作用维持 14 h。溴隐亭治疗剂量范围为 1.25～7.5mg，不能耐受口服者可阴道用药。非肿瘤型和肿瘤型高催乳素血症，溴隐亭平均治疗时间分别为 12 个月和 47 个月，治疗效果与疾病原因、类型、年龄、剂量、治疗时间、肿瘤大小和其他因素相关。欧洲多中心临床研究(1991)显示，产后抑制泌乳治疗的溴隐亭剂量为 2.5mg，每日 2 次，共 14d，停药后反跃性溢乳发生率较低。

临床观察发现，部分高催乳素血症病人虽给予长期治疗，甚至大剂量溴隐亭(15～30mg/d)治疗，血清催乳素仍不降低，临床症状和体征也不好转，称为溴隐亭抵抗现象。对此类患者应改用卡麦角林或喹高利特治疗。

荟萃分析(3000 例病人，治疗随访 10 年)表明，溴隐亭治疗的催乳素正常化率 68%、肿瘤缩小率 62%、溢乳停止率 86%、月经重建率 78%、性功能改善率 67%、视力改善率 67%、妊娠率 53%。长效型溴隐亭和短效型溴隐亭作用相似。溴隐亭治疗帕金森病疗效与喹高利特、利舒脲(Lacerate)和 Roxindol 相似。溴隐亭治疗不良反应中恶心、头晕、直立性低血压和头痛的发生率分别为 44%、21%、27%和 20%。溴隐亭在确定妊娠后应停止治疗。

2. 卡麦角林(Cabergoline)　为高效、长效、新一代多巴胺受体激动药。卡麦角林与多巴胺受体 D_2 有高度亲和力，直接抑制垂体催乳素细胞分泌催乳素，是治疗肿瘤性和非肿瘤性高催乳素血症的一线药物，疗效优于溴隐亭。治疗剂量范围为 0.25～1.0 毫克/周。先从小剂量 0.25mg 开始，每周 2 次，4 周后改为 1mg，每周 2 次。服药后 2～3h，血药浓度到达高峰，血浆半衰期65h。卡麦角林鼻腔喷雾剂(intranasal microemulsion formulations，CMME11/ CMME21)也开始试用于临床。

荟萃分析表明，卡麦角林治疗持久性高催乳素血症、闭经、月经稀发和溢乳的疗效优于溴隐亭。卡麦角林治疗的不良反应中恶心、头晕、直立性低血压和头痛发生率分别为18%、18%、9%和3%。临床观察发现，卡麦角林治疗垂体肿瘤的疗效优于溴隐亭，特别是垂体巨大腺瘤。虽然卡麦角林对妊娠无不良影响，但治疗过程中恢复排卵后，应于计划妊娠前一个月停止治疗。欧洲多中心临床研究(1991)显示，卡麦角林1mg产后抑制泌乳作用相当于溴隐亭2.5mg，每日2次，14d，停药后反跃性溢乳发生率较低。

关于卡麦角林治疗与心脏瓣膜纤维化、闭锁不全和血液反流的关系，加拿大7项病例对照性研究分析了463例HPRL患者接受小剂量卡麦角林(累计剂量为204～443mg)，平均治疗45～79个月。7项研究中6项未发现卡麦角林治疗与心脏瓣膜纤维化、闭锁不全和血液反流现象相关，仅有1项研究发现卡麦角林治疗引起中度三尖瓣反流。

病例对照性研究发现，卡麦角林治疗1年(累计剂量16～1286.8mg)，二尖瓣和三尖瓣反流率分别为49%和45.1%，均高于对照组(27.1%和20.3%；$P<0.05$)，二尖瓣幕状隆起区(Mitral tenting area)也高于对照组，但无重要临床意义。即使如此，为安全起见，多巴胺激动药治疗前，应仔细询问有无心脏瓣膜疾病，必要时应进行心脏超声检查，治疗期间应加强心脏功能评估和监测。

3. 喹高利特(CV205-502，Norprolac，诺果宁) 属于非麦角碱衍生物，选择性D_2型多巴胺受体激动药(selective dopamine D_2 receptor agonist)，化学结构类似于阿扑吗啡，选择性与腺垂体催乳素细胞表面多巴胺D_2受体结合，抑制腺苷酸环化酶(adenylate cyclase)活性，减少细胞内环磷腺苷(cAMP)生成和抑制催乳素分泌。超药理剂量喹高利特也可与D_1型多巴胺受体结合。喹高利特也抑制垂体TSH分泌，但不影响FSH、LH、T_0和肾上腺轴功能。喹高利特增加下丘脑GH-RH释放，抑制GH-IH释放，可引起血浆GH暂时性升高，但夜间GH分泌仍正常。

喹高利特治疗剂量为0.025～0.075mg/d。短效型喹高利特血浆半衰期为22h，作用持续24h，可每天服用1次。长效型喹高利特血浆半衰期65h，作用持续65h，可每周服用2次。临床治疗应从小剂量开始0.025mg/d，而后逐渐增加剂量至0.075mg/d。如病情治疗需要，喹高利特剂量可逐步增加直到获得最佳治疗反应，但最大剂量为0.3～0.6mg/d。

临床观察发现，喹高利特每天1次口服可有效地降低血清催乳素浓度，缓解相关症状和体征，促进卵巢功能和生育力恢复，如喹高利特≤0.1mg/d，约71%病人血清催乳素降至正常。如每天剂量为0.5mg/d，95%病人血清催乳素恢复正常；喹高利特治疗垂体腺瘤2～72个月，微腺瘤和巨大腺瘤血浆催乳素浓度分别降低73%和67%。

喹高利特可有效地治疗溴隐亭抵抗病例。如28例溴隐亭抵抗妇女，喹高利特治疗1年，12例催乳素浓度和卵巢功能恢复正常，随访3年，7例不孕妇女发生9次妊娠。另外20例溴隐亭抵抗妇女，喹高利特治疗第3个月血浆催乳素浓度降低85%，7例不孕妇女中4例妊娠并分娩。

辅助生育领域，于控制性促超排卵治疗(COH)注射hCG期间，给予喹高利特低剂量治疗(50μg/d、100μg/d和200μg/d)，可有效地预防发生中度/重度卵巢过度刺激综合征的风险，而不影响妊娠率和妊娠转归。虽然喹高利特无胎儿致畸作用，但确立妊娠后也应停药。

由于喹高利特为非麦角碱衍生物，因此很少发生麦角碱衍生物（溴隐亭和卡麦角林）引起的外周血管痉挛、红斑性肢体痛、胸膜肺纤维化和后腹膜纤维化等不良反应。喹高利特也可引起轻微恶心和头痛，但对血液生化、血凝功能、血压和心率无不利影响。因此认为喹高利特是一种高效、长效、安全、耐受性和顺应性良好的特异性多巴胺 D_2 超级激动药。

4. 阿立哌唑（Aripiprazole）　属于第三代非典型抗精神病药物，部分性多巴胺受体激动药，部分性 $5HT_{1A}$ 受体激动药和 $5HT_{2A}$ 拮抗药，是治疗精神性疾病相关的医源性（精神科药物）和肿瘤性（垂体腺瘤）高催乳素血症的一线药物，口服剂型于清晨空腹或进餐时服用，初始剂量为 5mg/d，逐渐增加剂量至 15mg/d，最大剂量 30mg/d，安全性、有效性和耐受性良好。

阿立哌唑与人类多巴胺 D_2 受体有高度亲和力，在显著改善精神神经症状的同时可有效地降低血清催乳素浓度，减少精神性药物利培酮（Risperidone）引起的锥体外神经系统不良反应。另外，阿立哌唑也具有减轻体重、改善脂代谢和性功能作用，并降低发生糖尿病和心肌梗死风险。

5. 二氢麦角隐亭　商品名克瑞帕（Cripar）为麦角碱氢化衍生物，为中枢性神经系统（大脑皮质、黑质和纹状体）D_2 受体激动药。二氢麦角隐亭促进多巴胺-胆碱能神经功能恢复平衡；特异性阻断 α 肾上腺素能受体功能；扩张血管，增加微循环血流量和改善脑组织缺血，对中枢神经系统呈保护作用。二氢麦角隐亭是治疗帕金森病的特效药物。妇科领域用于治疗高催乳素血症、垂体微腺瘤、闭经-溢乳综合征、经期偏头痛和回乳。二氢麦角隐亭耐受性良好，不良反应与溴隐亭类似。

三、促排卵治疗

适用于肿瘤性和非肿瘤性高催乳素血症，及其相关的无排卵性不孕、溢乳和月经失调。治疗方法包括：①单一溴隐亭治疗；②溴隐亭-CC-hCG 疗法；③溴隐亭-hMG-hCG；④溴隐亭-GnRH 脉冲疗法；⑤溴隐亭-吻肽等。综合疗法可节省抗催乳素药物，缩短治疗周期，提高排卵率和妊娠率。

四、手术治疗

适用于巨腺瘤出现颅内压迫症状，溴隐亭治疗无效、巨大腺瘤、嫌染细胞瘤多种垂体激素分泌者。现行的经蝶微创手术（transsphenoidal microsurgery），安全、方便、易行，疗效类似于溴隐亭疗法。手术前后配伍用溴隐亭可提高疗效。然而，由于垂体肿瘤无明显包膜，边界不清楚，手术不易彻底，偶可引起脑脊液鼻腔瘘和术后垂体功能减退。值得注意的是，术前应用溴隐亭治疗虽可缩小肿瘤，但可引起肿瘤纤维化、硬化和周围组织粘连，不利于手术分离和切除，因此确定手术前可暂停用药，术后再补充药物或放射治疗。

显微外科手术切除垂体催乳素腺瘤死亡率低于 0.5%，术后暂时性糖尿病发生率为 10%～40%，永久性糖尿病和医源性甲状腺功能减退低于 2%。微腺瘤和巨腺瘤术后催乳素和排卵恢复正常者分别为 65%～85%和 20%～40%，巨腺瘤视野恢复正常者为 85%。

五、放射治疗

适用于下丘脑-垂体非功能性肿瘤，药物和手术治疗无效者。治疗方法包括立体聚焦放射治疗、深部 X 线、γ 刀、^{60}Co、α 粒子和质子射线。放射性核素^{90}镱、^{198}金垂体植入等。

第四节 预 后

一、药物治疗的预后

1. 排卵率和妊娠率 国内54间医院1579例高催乳素血症溴隐亭(2.5～10mg/d,1～12个月)治疗观察表明:月经重建率为95%(范围72%～100%),排卵率为73%(范围60%～100%),妊娠率为70%(范围32%～100%),多发生于治疗后6个月内。

临床观察发现,1410例垂体微腺瘤妊娠后,流产率为11%,异位妊娠率为0.7%,双胎率为1.8%,微小畸形率为2.5%,巨大畸形率为1%,与正常妊娠妇女相似。200例溴隐亭新生儿的随访未发现溴隐亭对婴幼儿发育有不良影响。

2. 对妊娠和胎儿的影响 因溴隐亭可透过胎盘进入胎儿体内抑制胎儿垂体催乳素分泌,因此垂体腺瘤治疗妊娠后应停用溴隐亭,分娩后如出现肿瘤压迫症状(视野变化和头痛)可恢复溴隐亭治疗。2000例高催乳素血症患者观察发现,溴隐亭治疗后妊娠足月分娩率为85%,流产率为11%,早产率为2%,多胎率为1.2%。妊娠后,85%患者催乳素恢复正常。产后血浆催乳素高于分娩前者为3%,催乳素恢复正常者为13%。产后肿瘤无变化者为84%,改善者为9%,恶化者7%。产后开始哺乳对肿瘤无不利影响。

3. 妊娠转归 国内外82间医院2648例溴隐亭患儿随访,流产率为10.9%、异位妊娠率为0.3%、葡萄胎率为0.3%、早产率为1.9%、足月产率84.6%、先天畸形率为0.9%、多胎妊娠率为1.2%。

4. 产褥期变化 恢复至妊娠前水平者为83.3%(72%～91.4%),恢复正常者为13.3%(8.6%～20.0%),较产前明显升高者为3.3%(0～8%),产后症状改善者为68%,无变化者为32%,产后蝶鞍无变化者为84.1%(44.4%～94.3%),症状改善者为9.1%(2.8%～33.3%),症状恶化者为6.8%(2.8%～22.2%)。

二、手术治疗的预后

垂体腺瘤手术预后与肿瘤大小,病理类型和手术彻底性相关。据3172例垂体肿瘤蝶窦微创手术观察,微腺瘤和巨腺瘤手术治愈率分别为80%和30%,晚期复发率为20%;术后垂体功能减退率为1.94%,尿崩症为17.8%,脑脊液瘘为3.9%,视神经损害率为1%,死亡率为0.9%,糖尿病发生率为10%～40%,全垂体功能减退发生率≤2%,微腺瘤和巨腺瘤月经恢复和排卵率分别为65%～85%和20%～40%。85%患者视野恢复正常,但仍有15%存在视野缺损。

垂体肿瘤显微手术后,催乳素浓度降低89.2%～96.4%,微腺瘤和巨腺瘤分别降低86%和64%,女性和男性分别为70%和69%。性功能改善率,女性和男性分别为82%和57%。女性和男性巨大腺瘤缩小率分别为45%±25%和52%±24%,微腺瘤缩小率分别为44%±31%和38%±29%。视野视力恢复率分别为61%和71%。

(李继俊)

参考文献

Ali S, Miller KK, Freudenreich O. 2010. Management of psychosis associated with a prolactinoma: case report and review of the literature. Psychosomatics,,51(5):370-376.

Babey M, Sahli R, Vajtai I, et al. 2011. Pituitary surgery for small prolactinomas as an alternative to treatment with dopamine agonists. Pituitary, 14:222-230.

Bajwa SK, Bajwa SJS, Singh A. 2011. Management of prolactinoma with cabergoline treatment in a pregnant woman during her entire pregnancy. Indian J Endocrinol Metab,15(Suppl3): S267-S270.

Bernabeu I, Casanueva FF. 2013. Metabolic syndrome associated with hyperprolactinemia: a new indication for dopamine agonist treatment? Endocrine,44(2):273-274.

Boguszewski CL, dos Santos CM, Sakamoto KS, et al. 2012. A comparison of cabergoline and bromocriptine on the risk of valvular heart disease in patients with prolactinomas. Pituitary, 15(1): 44-49.

Bozkirli E, Bakiner O, Bozkirli EDE, et al. 2013. successful management of a giant pituitary lactosomatotroph adenoma only with cabergoline case. Rep Endocrinol,2013: 134241.

Broekhof R, Gosselink MJ, Pijl H, et al. 2012. The effect of aripiprazole and quinagolide, a dopamine agonist, in a patient with symptomatic pituitary prolactinoma and chronic psychosis. en Hosp Psychiatry,34(2):209,e1-3.

Busso C, Fernández-Sánchez M, García-Velasco JA, et al. 2010. The non-ergot derived dopamine agonist quinagolide in prevention of early ovarian hyperstimulation syndrome in IVF patients: a randomized, double-blind, placebo-controlled trial. Hum Reprod,25(4): 995-1004.

Buyukbayrak EE, Karageyim Karsidag AY, Kars B, et al. 2010. Effectiveness of short-term maintenance treatment with cabergoline in microadenoma-related and idiopathic hyperprolactinemia. Arch Gynecol Obstet,282:561-566.

de Mey C, Stamenova P, Daskalov M, et al. 2006. Bioequivalence of a novel high-dose oral formulation of alpha-dihydroergocryptine. Arzneimittelforschung,56(3):205-211.

De Vecchis R, Esposito C, Ariano C. 2013. Cabergoline use and risk of fibrosis and insufficiency of cardiac valves : Meta-analysis of observational studies. Herz.

Dekkers O, Lagro J, Burman P, et al. 2010. Recurrence of hyperprolactinemia after withdrawal of dopamine agonists: systematic review and meta-analysis. J Clin Endocrinol Metab,95:43-51.

dos Santos Nunes V, El Dib R, Boguszewski CL, et al. 2011. Cabergoline versus bromocriptine in the treatment of hyperprolactinemia: a systematic review of randomized controlled trials and meta-analysis. Pituitary,14(3):259-265.

Eren E, Yapıcı Ş, Çakır ED, et al. 2011. Clinical course of hyperprolactinemia in children and adolescents: a review of 21 cases. J Clin Res Pediatr Endocrinol,3(2):65-69.

Gallego JA, Nielsen J, De Hert M, et al. 2012. Safety and tolerability of antipsychotic polypharmacy. Expert Opin Drug Saf,11(4):527-542.

Jamaluddin FA, Sthaneshwar P, Hussein Z, et al. 2013. Importance of screening for macroprolactin in all hyperprolactinaemic sera. Malays J Pathol, 35(1):59-63.

Juan G, Córdoba-Soriano, Lamas-Oliveira C, et al. 2013. Valvular Heart Disease in Hyperprolactinemic Patients Treated With Low Doses of Cabergoline. Rev Esp Cardiol,66:410-412.

Kane JM, Sanchez R, Perry PP, et al. 2012. Aripiprazole intramuscular depot as maintenance treatment in patients with schizophrenia: a 52-week, multicenter, randomized, double-blind, placebo-controlled study. J Clin Psychiatry,73:617-624.

Kelly DL, Wehring HJ, Earl AK, et al. 2013. Treating symptomatic hyperprolactinemia in women with schizophrenia: presentation of the ongoing DAAMSEL clinical trial (Dopamine partial Agonist, Aripiprazole, for the Management of Symptomatic Elevated prolactin). BMC Psychiatry, 13: 214.

Kirino E. 2012. Efficacy and safety of aripiprazole in child and adolescent patients. Eur Child Adolesc Psychiatry, 21(7): 361-368.

Lafeber M, Stades AM, Valk GD, et al. 2010. Absenc of major fibrotic adverse events in hyperprolactinemic patients treated with cabergoline. Eur J Endocrinol, 162(4): 667-675.

Lee BJ, Lee SJ, Kim YH. 2013. Effect of Aripiprazole on Cognitive Function and Hyperprolactinemia in Patients with Schizophrenia Treated with Risperidone. Clin Psychopharmacol Neurosci, 11(2): 60-66.

Li XB, Tang YL, Wang CY. 2013. Adjunctive aripiprazole versus placebo for antipsychotic-induced hyperprolactinemia: meta-analysis of randomized controlled trials. PLoS One, 8(8): e70179.

Mailland E, Magnani P, Ottillinger B. 2004. Alpha-dihydroergocryptine in the long-term therapy of Parkinson's disease. Arzneimittelforschung, 54(10): 647-654.

McCudden CR, Sharpless JL, Grenache DG. 2010. Comparison of multiple methods for identification of hyperprolactinemia in the presence of macroprolactin. Clin Chim Acta, 411(3-4): 155-160.

Melmed S, Casanue FF, Hoffman AR, et al. 2011. Diagnosis and Treatment of Hyperprolactinemia: An Endocrine Society Clinical Practice Guideline. J Clin Endocrinol Metab, 96(2): 273-288.

Mirkou A, Suchovsky D, Gouraud A, et al. 2012. Prescription of ergot derivatives for lactation inhibition in France: Current practices. J Gynecol Obstet Biol Reprod (Paris), 41(2): 167-173.

Rastogi A, Walia R, Bhansali A. 2012. Efficacy and safety of rapid escalation of cabergoline in comparison to conventional regimen for macroprolactinoma: A prospective, randomized trial. Indian J Endocrinol Metab, 16(Suppl 2): S294-S296.

Rummel-Kluge C, Komossa K, Schwarz S, et al. 2010. Head-to-head comparisons of metabolic side effects of second generation antipsychotics in the treatment of schizophrenia: a systematic review and meta-analysis. Schizophr Res, 123: 225-233.

Shimatsu A, Hattori N. 2012. Macroprolactinemia: diagnostic, clinical, and pathogenic significance. Clin Dev Immunol, 2012: 167132.

Sonigo C, Bouilly J, Carré N, et al. 2012. Hyperprolactinemia-induced ovarian acyclicity is reversed by kisspeptin administration. J Clin Invest, 122 (10): 3791-3795.

Sowiński J, Sawicka N, Ruchała M. 2013. Pharmacoeconomic aspects of the treatment of pituitary gland tumours. Contemp Oncol (Pozn), 17(2): 137-143.

Sun DQ, Cheng JJ, Frazier JL, et al. 2010. Treatment of pituitary adenomas using radiosurgery and radiotherapy: a single center experience and review of literature. Neurosurg Rev, 34: 181-189.

Tabeeva GR, Azimova IuE. 2010. Preventive treatment of migraine with vasobral: a multicenter trial. Zh Nevrol Psikhiatr Im S S Korsakova, 110(11 Pt 2): 26-30.

Tan T, Cabrita IZ, Hensman D, et al. 2010. Assessment of cardiac valve dysfunction in patients receiving cabergoline treatment for hyperprolactinaemia. Clin Endocrinol, 73: 369-374.

Tanaka S, Link MJ, Brown PD, et al. 2010. Gamma knife radiosurgery for patients with prolactin-secreting pituitary adenomas. World Neurosurg, 74: 147-152.

Valassi E, Klibanski A, Biller BM. 2010. Clinical Review: Potential cardiac valve effects of dopamine agonists in hyperprolactinemia. J Clin Endocrinol Metab, 95(3): 1025-1033.

Vallette S, Serri K, Serri O. 2010. Cabergoline therapy for prolactinomas: is valvular heart disease a real safety concern? Expert Rev Cardiovasc Ther, 8(1): 49-54.

Wang AT, Mullan RJ, Lane MA, et al. 2012. Treatment of hyperprolactinemia: a systematic review and meta-analysis. Syst Rev,1:33.

Wix-Ramos RJ, Paez R, Capote E, et al. 2011. Pituitary microadenoma treated with antipsychotic drug aripiprazole. Recent Pat Endocr Metab Immune Drug Discov,5(1):58-60.

Yasui-Furukori N, Furukori H, Sugawara N, et al. 2010. Dose-dependent effects of adjunctive treatment with aripiprazole on hyperprolactinemia induced by risperidone in female patients with schizophrenia. J Clin Psychopharmacol, 30(5): 596-599.

第16章　多囊卵巢综合征

第一节　概　　述

多囊卵巢综合征(polycystic ovary syndrome，PCOS；Stein-Leventhal syndrome；sclerocystic ovary disease，以下简称多囊卵巢)是由多遗传因素、多基因和多环境因素引起的下丘脑-垂体-卵巢轴功能紊乱、月经失调(月经稀发或闭经)、持续无排卵、不孕(infertility)、胰岛素抵抗(insulin resistance，IR)、高胰岛素血症(hyperinsulinemia，HI)、高雄激素血症(hyperandrogenemia，HA)和卵巢多囊性变为特征的异质性疾病(heterogeneous disorders)。多囊卵巢近期引起月经失调、持续无排卵、不孕、肥胖、多毛和卵巢增大，远期则引起胰岛素抵抗代谢综合征、2型糖尿病、心血管疾病、乳腺癌和子宫内膜癌。生育期妇女多囊卵巢发生率为4%～10%，其中20～30岁年轻妇女占总数85.3%。多囊卵巢占妇科内分泌疾病的8%，占不孕症的0.6%～4.3%，占无排卵不孕的30%～40%，妇科手术时的检出率为1.4%，尸体解剖时检出率为3.5%。

【病因】　多囊卵巢是由遗传、内分泌、代谢和环境因素引起，从胎儿期至青春期下丘脑-垂体-卵巢轴和肾上腺轴功能紊乱引起的临床和生物化学表型(biochemical phenotype)异质性疾病。多囊卵巢的发生与遗传学因素，下丘脑-垂体轴GnRH-Gn脉冲式释放节律异常，IR、HI和HA，卵巢和肾上腺类固醇激素酶系统功能失调，瘦素功能异常等有关。

【发病机制】

1. 遗传学因素

(1)染色体异常：多囊卵巢综合征为常染色体显性遗传、X-伴性(连锁)遗传或基因突变引起的疾病，患者染色体核型多数为46，XX，或存在染色体嵌合或畸变，包括46，XX/45，XO；46，XX/46，XXq和46，XXq等。

(2)家族遗传易感性(family genetic susceptibility)：多囊卵巢患者的母亲和同胞姊妹患病率分别为24%和32%，明显高于正常妇女人群(4%～10%)；2型糖尿病患病率为39.1%，明显高于正常妇女人群(7.6%)；双亲2型糖尿病发生率高于正常妇女人群1.89倍；高雄激素血症发生率为50%。

2. 易感位点(susceptibility loci)　中国汉族多囊卵巢妇女全基因组关联研究(genome-wide association study，GWAS-1)，在染色体上发现了3个多囊卵巢易感位点：2p16.3、2p21和9q33.3；后续研究(GWAS-2)又发现了8个新的多囊卵巢易感位点：9q22.32、11q22.1、12q13.2、12q14.3、16q12.1、19p13.3、20q13.2和FSHR基因-2p16.3。上述多囊卵巢易感位点的发现开拓了研究和筛查多囊卵巢疾病的视野，有助于阐明多囊卵巢发生机制及其与胰岛素、性激素和2型糖尿病的关系，也为进行多囊卵巢疾病遗传学筛查、早期防治和治疗药物的筛选提供新的理论依据。

3. 基因异常　多囊卵巢无特定的致病基因，但多种基因异常与类固醇激素生成、IR、HI、HA 和代谢综合征的发生相关。

(1) GnRH/GnRH-R 基因、FSH/FSH-R 基因和 LH-β 基因。

(2)甾体激素合成酶基因，包括芳香酶(CYP19，aromatase)基因、17α-羟化酶/17，20-裂解酶(CYP17/CYP17-20)基因、21-羟化酶(CYP21)基因、胆固醇侧链裂解酶(CYP11alpha，P450scc)基因、11β-羟基类固醇脱氢酶(11β-HSD)基因，其中 CYP11α(tttta)(n)等位基因多态性与多囊卵巢和 HA 相关。

(3)胰岛素和胰岛素受体基因，其中编码胰岛素受体底物蛋白 IRS-1[Gly(972)Arg]和 IRS-2[Gly(1057)Asp]基因多态性增加多囊卵巢妇女 2 型糖尿病的易感性。

(4)卵泡抑素基因。

(5)短型雄激素受体等位基因相关的 C-A-G 3 个核苷酸的重复现象。

(6)常染色体 11q22PR 基因缺失。

(7)瘦素基因密码子 133 单一鸟嘧啶核苷缺失相关的纯合子框架偏移性突变引起先天性肥胖和不孕，而人类前激素转化酶Ⅰ基因(PCI gene)突变引起糖耐量异常、肾上腺功能障碍和下丘脑性性腺功能减退。

(8)过氧化物酶体增殖物激活型受体 γ(peroxisome-proliferation-activated receptors-γ，PPAR-γ)基因外显子 6 内 C→T 替换频率增加。

(9)性激素结合球蛋白(SHBG)基因是多囊卵巢易感基因，其基因启动子内功能性长序列$(TAAAA)_n$重复多态性与多囊卵巢妇女 HA 和 SHBG 降低相关。

(10)蛋白磷酸酶-1 调节亚基(PP-1RS)基因。

(11)钙蛋白酶 10(calpain10)基因。

(12)己糖-6 磷酸脱氢酶(H6PD)基因突变等。

4. GnRH-Gn 脉冲释放节律异常

(1)下丘脑 GnRH 脉冲发生器(GnRH pulse generator)功能异常：高频率 GnRH 脉冲释放增强 LH-mRNA 表达，引起 LH、垂体激活素结合蛋白和卵泡抑素(follistatin)分泌增加、LH-卵泡膜-间质细胞轴功能亢进、FSH-颗粒细胞轴功能减退、HA、慢性无排卵和不孕。

(2)中枢神经系统、下丘脑和外周血中神经介质功能异常：表现为阿黑皮素原(POMC)及其衍生物 β-促脂素(β-LPT)、β-内啡肽(β-endorphin)和 rMSH 活性增强，负反馈抑制促性腺激素生成和分泌。

5. 胰岛素抵抗和高胰岛素血症

(1)胰岛素基因和胰岛素受体突变：多囊卵巢 IR 和 HI 由胰岛素基因和胰岛素受体基因突变引起。胰岛素基因突变引起胰岛素生成减少、胰岛素-IGF-1 功能和糖原生成障碍；胰岛素受体基因突变引起胰岛素受体生成减少、受体结合力降低和受体后机制缺陷；胰岛素受体丝氨酸过度磷酸化，通过阻断与丝-苏氨酸激酶活性相关的胰岛素受体信号通路引起 IR；受体酪氨酸激酶活性降低引起 HI 和 HA；血浆松弛素-胰岛素家族成员胰岛素样因子-3 分泌增加引起血清总睾丸酮(TT_0)、游离睾酮(FT_0)、17 羟基孕酮(17OHP)、LH、卵巢内小窦状卵泡数量增加和多囊性变。

(2)胰岛素抵抗和高胰岛素血症引起高雄激素血症：多囊卵巢妇女糖耐量试验异常率高于健康妇女 5～10 倍。IR 和 HI 促进垂体 LH 分泌增加，引起卵巢卵泡膜细胞和间质细胞通过 Δ^4 途径生成大量雄激素，血浆总睾酮、雄烯二酮(Δ^4-dione)、雄烯二醇(Δ^5diol)和 17OHP 升高引起卵巢性 HA。同时，肾上腺网状带脱氢表雄酮(DHEA)和硫酸脱氢表雄酮(DHEAS)分泌增加引起肾上腺性 HA。IR、HI 和 HA 抑制肝脏 IGFBP-1 和 SHBG

生成，引起血浆 IFG-1 升高，后者增强 LH 促进卵泡膜-间质细胞雄激素生成作用，引起血浆游离睾酮（FT_0）和二氢睾酮（DHT）升高，进一步加重 HA。IR、HI 和 HA 与多囊卵巢的关系见图 16-1。

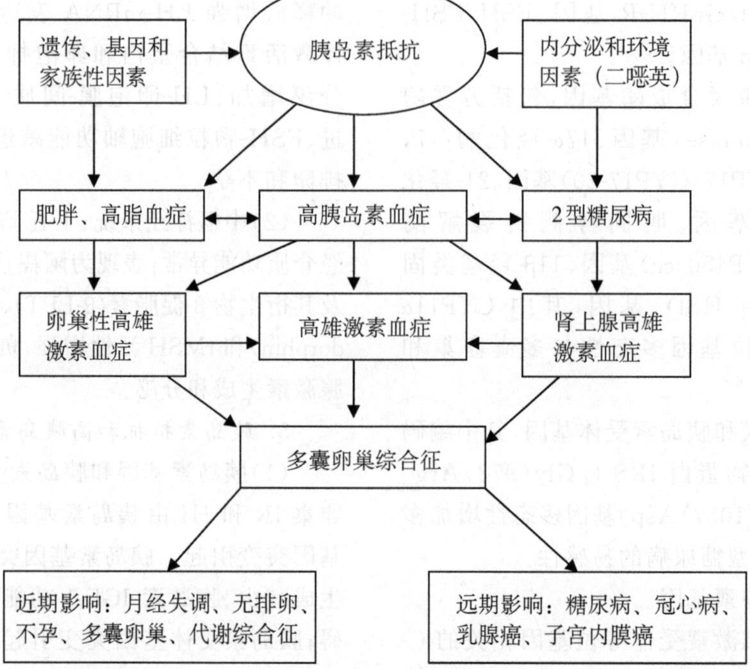

图 16-1 胰岛素抵抗与多囊卵巢的关系

6. 下丘脑-垂体-卵巢轴功能失调

（1）青春前期卵巢性高雄激素分泌：是胎儿卵巢对 HA 遗传易感性增强和早期卵泡发育障碍的结果。胎儿期 HA 可程序性引起高 LH 血症、中心性肥胖、IR、HI 和 PCOS 表型变化。原发性 HA 由 IR、HI 和内脏脂肪组织代谢活性物质所引起。初潮后月经失调少女，血浆 TT_0、FT_0、LH、LH/FSH、Δ^4-dione 升高和 SHBG 降低是多囊卵巢的早期征象。

（2）LH-卵泡膜细胞轴功能亢进引起高雄激素血症：①高 LH 血症增强 17α-羟化酶（P450CYP17）活性，引起卵巢卵泡膜细胞 17OHP 和 Δ^4-dione 生成率分别增加 8 倍和 20 倍；②17α-羟化酶丝氨酸过度磷酸化，通过增强 C17，20-侧链裂解酶活性，增加雄激素生成；③丝氨酸基因突变促进 P450c17 和胰岛素受体-β 链过度磷酸化，抑制胰岛素受体 β 酪氨酸磷酸化引起 IR、HI 和 HA；④高 LH 血症促进卵泡膜细胞 LH 受体、类固醇激素合成快速调节蛋白、胆固醇侧链裂解酶 17α-羟化酶/17，20-裂解酶活性增加，引起颗粒-卵泡膜细胞黄素化和 HA。

（3）FSH-颗粒细胞轴功能减退引起卵巢多囊性变：①FSH 浓度降低不能促进卵泡成熟发育，引起卵巢大量小型窦卵泡积聚和多囊性变；②FSH 降低引起卵泡颗粒细胞芳香酶活性降低，使雌激素生成处于卵泡早期水平（70～80pg/ml），该浓度可反馈性抑制垂体 FSH 分泌，但不能形成排卵前雌激素高峰诱发 LH 高峰和排卵；③FSH 和颗粒细胞芳香酶活性降低不能促进 C19 类固醇（T_0 和

Δ^4-dione)转化为雌激素，引起卵巢内雄激素浓度增加、卵泡凋亡和闭锁。

(4)卵巢内细胞因子功能异常：卵巢自身生成多种细胞因子和肽类，包括胰岛素、IGFs、TGF-β、TGF-α、TNF-α、ILs、FGF-α、VEGF、抑制素、卵泡抑素和瘦素等，通过自分泌和旁分泌机制引起 PCOS。

7. 下丘脑-垂体-肾上腺轴功能失调

(1)青春前期肾上腺功能早现(prematural adrenarche)和迟发型(成人型)先天性肾上腺皮质增生(Late，adult congenital adrenal hyperplasia)：是引起肾上腺性和卵巢性 HA、青春期 IR、HI 和 PCOS 的重要原因。多囊卵巢妇女血清中 57%DHEA 和 DHEAS 来源于肾上腺。GnRHa 治疗仅能抑制卵巢性 HA，但不能抑制肾上腺性 HA。

(2)HI 和 IGF-1 共同增强 ACTH 促进 P450c17 活性和肾上腺雄激素生成：其作用类似于 LH、IGFs 和胰岛素增强卵泡膜细胞 P450c17 作用，呈现促性腺激素辅助因子作用。

(3)肾上腺网状带雄激素生成限速酶 17α-羟化酶和 17，20-侧链裂解酶活性增强：通过 Δ^5 代谢途径生成过多的 17-酮类固醇(17-ketosteroids，17-KS)，包括 DHEA、DHEAS、Δ^4-dione 和 17OHP，其中肾上腺静脉中 DHEA 浓度高于外周血 100 倍。地塞米松治疗抑制肾上腺 17KS 分泌，但不影响 17-羟类固醇(17-hydroxysteroids，17-OHCS)分泌。

8. 脂肪-瘦素-神经肽 Y 轴功能异常

(1)下丘脑神经肽 Y-瘦素-促生长激素神经肽-胰岛素轴(neuropeptide Y-leptin-galanin-insulin axis)功能异常：瘦素是脂肪细胞分泌的肽类激素，为 ob 基因产物，也是中枢神经系统-下丘脑与外周组织器官(肝脏、胰腺、卵巢、脂肪)对话的介质。瘦素受 NPY、胰岛素、糖皮质激素和儿茶酚胺调节。瘦素基因密码子 133 单一鸟嘧啶核苷缺失相关的纯合子框架移码性突变引起先天性肥胖和不孕。

(2)瘦素从下丘脑-垂体和卵巢两个层面调节卵泡发育和成熟：血浆瘦素 mRNA 表达和瘦素水平与脂肪组织储备和分布密切相关，与睾酮和 LH/FSH 比值无关。存在瘦素抵抗、高瘦素血症、闭经和肥胖的妇女，通过增加 CRF 和肾上腺能活性引起高皮质醇血症。

(3)多囊卵巢妇女存在瘦素抵抗(leptin resistance，LR)和高瘦素血症(hyperleptinemia，HL)：肥胖通过增加卵泡液中瘦素浓度，降低卵巢对促性腺激素的敏感性和抑制排卵。卵泡液/血浆瘦素浓度比与 FSH 累积剂量和胰岛素抵抗指数(insulin resistance index，IRI)相关。因此血浆和卵泡液瘦素检测可作为评价辅助生育预后的指标。

9. 肥胖和脂代谢异常

(1)肥胖与 PPARγ 受体功能失调：过氧化物酶体增殖物激活型受体(peroxisome proliferator activated receptor，PPAR)是将营养信号翻译成基因表达的核内受体，参与细胞内外脂代谢基因表达、脂肪和能量代谢。多囊卵巢 IR 和 HI 通过增强 PPAR-γ 磷酸化和转录活性引起肥胖。腹部脂肪细胞 β_2 肾上腺素能受体浓度、蛋白激酶、脂酶和儿茶酚胺促脂解活性降低引起上腹部肥胖；HA 通过促进 α_2 肾上腺素能受体抗脂肪分解作用引起中心性肥胖；上腹部肥胖与游离睾酮增高相关；下腹部肥胖与过多的 Δ^4-dione 向雌酮(E_1)转化相关。脂肪细胞芳香酶转录活性随年龄增长而增强，引起臀部、股部和下腹部脂肪沉积和肥胖。

(2)脂代谢异常：表现为血浆三酰甘油(triglyceride，TG)、低密度脂蛋白-胆固醇(LDL-C)、极低密度脂蛋白-胆固醇(VLDL-C)、载脂蛋白 A-1，-B 和游离脂肪酸(FFA)升高，而 HDL-C 降低。血浆纤溶酶原激活物抑制物-1(PAI-1)升高引起高血压、冠心病和易栓症。HI 和 HA 引起载脂蛋白 A-1 和

HDL2α降低，而HDL3c、HDL2b、TG、动脉硬化性脂蛋白B增高(54%)，继而引起血管内皮功能损害、慢性血管炎症、C反应蛋白升高、增加发生冠心病的危险性。

(3)血清 Mg^{2+} 降低，Ca^{2+}/Mg^{2+} 比值升高、IR、中心性肥胖和高脂血症共同增强机体氧化应激反应：引起血清同型半胱氨酸(homocysteic acid)和尿酸升高，降低二尖瓣舒张早期最大血流量和早期/晚期血流量比值，引起高血压和心、肾功能损害。

10. 生长激素-IGF-1系统功能异常

(1)生长激素(GH)释放振幅降低50%，引起低生长激素血症：非肥胖型多囊卵巢妇女GH释放振幅增加30%，引起高生长激素血症。胰岛素和GH作为促性腺激素辅助因子促进卵泡膜细胞雄激素生成增加。GH促进下丘脑卵泡抑素生成，降低激活素和FSH分泌。

(2)HI促进肝脏GHBP生成，抑制IGFBP-1生成：血清GHBP浓度升高2倍，游离型GH生物利用率，IGF-1/IGFBP-1比值升高10倍，引起卵泡膜细胞IGF-1生物利用率升高和雄激素生成增加。

【临床表现】

1. 月经失调、无排卵和不孕　多囊卵巢妇女初潮年龄正常或延迟，初潮后出现月经稀发、月经过少或闭经。多囊卵巢妇女原发性和继发性闭经发生率分别为5%和51%～77%；12%月经周期仍正常；30%～40%合并高催乳素血症(hyperprolactinemia，HPRL)；不孕发生率为74%(35%～94%)；黄体功能不全发生率为22%～29%。

2. 高雄激素血症、肥胖和多毛症　多囊卵巢妇女，高雄激素血症引起男性型(中心型)肥胖、多毛、脂溢、痤疮和脱发。多毛发生率为69%(17%～83%)，多毛主要出现于上唇、下颌颊侧、乳晕、胸、腹部、耻骨上、股内侧和小腿外侧。严重和快速发展的多毛症(hirsutism)和男性化(virilization)应注意排查肾上腺和卵巢男性化肿瘤。

女性肥胖定义为 $BMI \geqslant 25kg/m^2$。女性肥胖型(梨形)，脂肪集中分布于臀部与股部。多囊卵巢妇女的肥胖为男性型(苹果形)肥胖，即中心型肥胖，脂肪集中分布于腹部、内脏、大网膜和肠系膜，腰围/臀围比率增加，是易于发生心血管疾病的高危性肥胖。

3. 胰岛素抵抗代谢综合征　胰岛素抵抗代谢综合征(insulin resistance metabolic syndrome，IRMS)，简称代谢综合征(metabolic syndrome，MS)，是由IR和HI引起，以高血糖、高血脂、高血压、易栓症、中心性肥胖、2型糖尿病和心血管疾病为特征的综合征，也称为多高危因素综合征(multiple risk factor syndrome)或X综合征(Syndrome X)。正常健康妇女人群IRMS发生率为6%，肥胖型多囊卵巢妇女IRMS发生率为41%(16%～49%)。

(1)国际2型糖尿病联合会(IDF，柏林2005)代谢综合征的诊断标准共5项，其中①中心性肥胖为诊断的必备条件，即女性腰/臀围比(waist/hip ratio，WHR)≥0.8；或腰围≥80cm。另外4项(2～5项)为备选标准，其中有2项者即可诊断代谢综合征。②三酰甘油(TG)≥1.7mmol/L并进行治疗者。③空腹血糖(FBS)≥5.6mmol/L或以前诊断为2型糖尿病者。④高密度脂蛋白-胆固醇(HDL-C)≤1.29mmol/L，并进行治疗者。⑤高血压，即血压≥130mmHg/85mmHg；或以前诊断为高血压并进行治疗者。

(2)中华医学会2型糖尿病学分会(CDS，2004年)代谢综合征的诊断标准为4项，具备其中3项或全部者即可确立诊断。具体标准(女性)为：①超重或肥胖，体重指数(BMI)≥25kg/m^2；②高血糖症，即FBS≥6.1mmol/L或餐后2h血糖≥7.8mmol/L，或已确诊为2型糖尿病者；③高血压症，即血压≥140mmHg/90mmHg，或已确诊为高血压并治疗者；④高脂血症，TG≥1.7mmol/L，

HDL-C≤1.0mmol/L者。

4. 黑棘皮病　多囊卵巢妇女中30%～50%存在黑棘皮病(scanthosis migricans, SM)。黑棘皮病是颈后部、腋部皮肤棕黑色沉着、表皮角化过度、乳头瘤样病变，与胰岛素受体基因突变引起的外周组织胰岛素受体减少、IR和HA相关。

5. 卵巢多囊性变　典型的多囊卵巢为双侧对称性多囊性增大，被膜光滑、增厚、坚韧、无血管、呈牡蛎色或灰银白色，反光增强。多囊型卵巢(PCO-Ⅰ型)体积大于正常卵巢2～4倍，占50%～75%。硬化型卵巢(PCO-Ⅱ型)，占20%～30%，卵巢体积正常或轻度增大。

6. 并发症

(1)子宫内膜癌：年龄≤40岁的子宫内膜癌病人中，19%～25%存在多囊卵巢疾病。多囊卵巢妇女，外周组织(脂肪、肠道和肝脏)芳香酶和17β-羟基类固醇脱氢酶(17β-HSD)活性增强，而雌激素羟化和17β-氧化活性降低，促进T_0和Δ^4-dione转化为雌酮(E_1)引起高雌激素血症(hyperestrogenemia, HE)，进而引起子宫内膜增生过长(单纯性增生-复杂性增生-不典型增生)和子宫内膜癌。

(2)乳腺癌：乳腺癌为雌激素依赖性肿瘤。多囊卵巢妇女，长期无排卵和单一雌激素刺激可引起乳腺小叶增生、腺瘤和乳腺癌，因此多囊卵巢妇女应注意检测乳腺变化。

(3)2型糖尿病(非胰岛素依赖性糖尿病, NIDDM)：肥胖型多囊卵巢妇女中50%存在IR和HI，30%～40%合并2型糖尿病。多囊卵巢妇女2型糖尿病发生率随年龄增长而升高。糖耐量异常多囊卵巢妇女，妊娠后易发生妊娠糖尿病，围绝经期妇女2型糖尿病发生率为13%，明显高于正常健康妇女(2%)。

(4)心血管疾病：多囊卵巢是引起冠状动脉硬化、高血压的独立高危因素。HI和HA降低SHBG和HDL，增加TC、LDL、VLDL和TG，引起高脂血症、易栓症和高血压，易于发生动脉硬化和栓塞性疾病。

【辅助检查】

1. 促性腺激素测定　75%多囊卵巢妇女LH升高，FSH正常或降低，LH/FSH≥3。由于LH分泌受BMI负反馈调节，当BMI≤30kg/m^{2}时，LH明显升高；当BMI≥30kg/m^{2}时，LH水平难以与正常妇女鉴别；当BMI和体重增加达到临界值时，间隔30min，连续测定2次LH，计算LH平均值和LH/FSH比值具有临床诊断价值。多元回归分析发现，综合测定血清LH、FSH和雄烯二酮浓度诊断多囊卵巢的敏感性、特异性和准确性分别为98%、93%和96%。

2. 性激素测定

(1)雌、孕激素测定：多囊卵巢妇女，血清E_2相当于早期卵泡期水平(≤140pmol/L)，而E_1(正常值，卵泡期为110～400pmol/L，黄体期为310～660pmol/L)升高，E_1/E_2≥1。多囊卵巢妇女因无排卵，因此黄体期血浆孕酮浓度＜15ng/ml。

(2)雄激素测定：多囊卵巢妇女，血清TT_0(正常值≤1ng/ml)、FT_0(正常值100～200pg/ml)、DHT(正常值0.05～0.3ng/ml)、Δ^4-dione(正常值1～2ng/ml)升高，提示卵巢性HA。血浆DHEA(正常值2.0～15μg/dl)和DHEAS(正常值＜200μg/dl)升高，提示肾上腺性HA。

3. 催乳素测定　正常PRL＜25ng/ml(500μU/ml)。PRL≥25ng/ml即为高催乳素血症(HPRL)，多囊卵巢妇女HPRL发生率为25%～40%。

4. 肾上腺皮质激素测定　多囊卵巢妇女血浆DHEA(正常值2.0～15μg/dl)和DHEAS(正常值＜200μg/dl)升高。血浆17OHP(正常值，卵泡期为0.2～1μg/dl；黄体期为0.5～3.5μg/dl)升高。17OHP≥800μg/dl，提示先天性肾上腺皮质增生症、21

羟化酶或11β-羟化酶缺陷。17OHP介于200～800μg/dl，应进行ACTH应激试验(Cotrosyn 0.25mg，IV)，注药后60min，如17OHP升高，提示为先天性肾上腺增生症。

5. 甲状腺激素测定 多囊卵巢妇女，甲状腺功能多为正常，测定指标包括TSH(正常值0.27～4.2μU/ml)、T_3(正常值0.8～2.0ng/ml，1.3～3.1nmol/L)、T_4(正常值5.1～14.1μg/ml，66～181nmol/L)、FT_3(正常值2.0～4.4pg/ml，3.1～6.8pmol/L)、FT_4(正常0.93～1.7ng/ml，12～22pmol/L)。

6. 阿黑皮素原(POMC)衍生物测定 多囊卵巢妇女，血清促脂素、β-内啡肽和β-MSH升高，ACTH正常或升高。TSH和GH分泌正常。

7. 胰岛素抵抗的检测

(1)直接法：包括胰岛素耐量试验、胰岛素抑制试验和正常血糖胰岛素钳夹试验。

(2)间接法：包括口服葡萄糖耐量试验(OGTT)、持续滴注葡萄糖模型法、葡萄糖钳夹试验(高血糖钳夹试验)、微小模型法、稳态模型法、胰岛素敏感指数(IAI＝1/FPG×FINS)、空腹血糖/胰岛素比值(HomaIR＝FINS×FPG/22.5)等。

8. 糖尿病常用检查方法

(1)空腹血糖(FPG/FBS)：正常FBS≤6.1mmol/L；≤6.9mmol/L为血糖升高；≥6.9mmol/L为2型糖尿病。

(2)空腹胰岛素(FINS)：正常空腹血浆胰岛素浓度为35～145pmol/L，升高即为HI。正常血浆IGF-1浓度为123～463μg/L，正常血浆IGF-1结合蛋白质浓度≤30ng/ml。

(3)空腹血糖/胰岛素比值(FPG/FINS ratio)：正常FPG/FINS≥4.5，比值≤4.5为IR。FPG/FINS比值诊断IR的敏感性为95%，特异性为84%，阳性预测值为87%，阴性预测值为94%，是筛查IR和评估治疗预后的良好指标。

(4)胰岛素敏感指数(HomaIR＝FINS×FPG/22.5)测定：与FPG/FINS比值相关。

(5)口服糖耐量试验(OGTT)，试验前测定空腹血糖，然后口服葡萄糖75g。服糖后2h血糖≤7.8mmol/L为正常，7.8～11.1mmol/L为糖耐量异常，≥11.1mmol/L为2型糖尿病。

(6)胰高血糖素(glucagon)：空腹血浆胰高血糖素正常值为50～100ng/L；夜间禁食时为4.2～6.4mmol/L；≥7.8mmol/L为2型糖尿病。女性禁食72h，正常值≥2.2mmol/L。

(7)C肽(C peptide)：正常血浆浓度为0.25～0.6nmol/L。C肽由胰岛B细胞分泌，因半衰期较长，可准确地反映胰腺B细胞功能。

9. 瘦素 正常血浆瘦素浓度为(17.6±4.9)ng/ml。胰岛素抵抗PCOS妇女，血浆瘦素浓度明显升高[(32.8±4.3)ng/ml]，LEP/BMI比值升高。

10. 脂代谢测定 多囊卵巢妇女脂代谢异常表现为：①血浆TC(正常值≤5.20mmol/L)和TG(正常值≤1.80mmol/L)升高；②FFA(正常值≤0.7mmol/L)升高；③LDL-C(正常值≤3.36mmol/L)升高；④HDL-C(正常值≥1.29mmol/L)降低。

11. 血浆肾素和血管紧张素测定 目的是评价肾素-血管紧张素-醛固酮系统(renin-angiotensin-aldosterone system)功能和高血压状态。正常血浆肾素(renin)浓度为(3.2±1.0)μg/(L·h)(仰卧位)；(9.3±4.2)μg/(L·h)(坐位)。血管紧张素Ⅱ，血浆正常值为10～30ng/L。血浆肾素测定诊断血压正常的多囊卵巢敏感性和特异性分别为80%和71.4%。

12. 二十四肽促皮质素试验 二十四肽促皮质素试验目的是观察试验前后多囊卵巢妇女血清特异性肾上腺性雄激素指标11β-羟基雄烯二酮和11-羟基雄激素浓度变化。二十四肽促皮质素通过抑制 ACTH 分泌，减少肾上腺雄激素、11-羟基雄激素和皮质醇分泌，但不影响卵巢雄激素生成，因此有助于鉴别肾上腺性或卵巢性 HA。

13. GnRHa-17 羟孕酮试验　多囊卵巢妇女 17α 羟化酶活性增强，而 17,20 侧链裂解酶活性降低，通过 Δ^4 途径引起血清 17OHP 升高。GnRHa 兴奋试验引起 17OHP 明显升高，升高幅度与卵巢体积大小相关。先用地塞米松抑制肾上腺功能，再进行 GnRHa 兴奋试验则不能引起 17OHP 升高。

14. 血清 11β-羟基雄烯二酮测定　正常和多囊卵巢妇女血清 11β 羟基雄烯二酮（11-beta-hydroxyandrostenedione，11β-OHA）浓度无明显差异。由于多囊卵巢妇女血清 Δ^4-dione 升高，因此 Δ^4-dione /11β-OHA 比值高于正常妇女 2 倍，血清 11β-OHA 昼夜节律与 Δ^4-dione 和皮质醇（cortisol）相似。

15. GnRHa 和 ACTH 联合试验　目的是鉴别卵巢和肾上腺性 HA。试验前 1d 抽血测定 LH、FSH、PRL、皮质醇（cortisol）、T_0、DHEAS、17OHP 和 E_2 基础值。试验日开始口服地塞米松（dexamethasone，DEX）0.5 mg，每 6h 1 次，共 4d。服完最后 1 次 DEX 后 8h 抽血测定 17OHP 和 T_0，然后皮下注射曲普瑞林 100 mg，并在 24h 内，每 4h 抽血 1 次测定血清 17OHP 和 T_0 浓度。地塞米松治疗后，血清 T_0 浓度从（1.65 ± 0.52）ng/ml 降至（0.73 ± 0.25）ng/ml 者为肾上腺性 HA，血清 T_0 浓度无变化者为卵巢性 HA。注射 GnRHa（曲普瑞林）后，17OHP 升高者为卵巢性 HA；17OHP 明显升高者为特发性 HA；17OHP 无明显变化者为肾上腺性 HA（Morris 综合征）。

16. 医学影像学检查　包括超声、CT 和 MRI 检查。多囊卵巢超声检查表现为双侧卵巢多囊性增大，被膜增厚回声增强。皮质内可见数目较多，直径为 2～9mm，10～15 个小囊状卵泡。卵巢间质回声不均质；子宫内膜增厚，回声增强。检查时应注意与卵巢和肾上腺肿瘤鉴别。

多囊卵巢的诊断阈值，卵巢体积为 13.21ml，卵巢面积为 7.00 cm^2，间质面积为 1.95 cm^2，S/A 比值为 0.34。以上 4 种指标诊断多囊卵巢的敏感性分别为 21%、40%、62%和 100%，其中 S/A 比值与雄激素水平相关。S/A 比值反映卵巢相关内分泌和形态学变化，用于鉴别正常和多囊卵巢的敏感性和特异性均为 100%。超声测定卵巢体积、面积、间质和间质/总面积比值的同时，测定卵泡早期（MC 2～5d）促性腺激素、雌激素和雄激素水平有助于多囊卵巢的诊断。

17. 子宫内膜和乳腺检查　多囊卵巢妇女，年龄≥35 岁，应常规进行盆腔和乳腺超声检查。子宫内膜厚度≥5mm 者，应进行诊刮和子宫内膜病理检查，乳腺肿块应进行细针穿刺活检。

18. 后腹膜充气造影和子宫输卵管造影　观察卵巢和肾上腺形态、大小，排除增生性和肿瘤性疾病。

19. 内镜和剖腹探查　包括宫腔镜、陷窝镜和腹腔镜，观察卵巢形态变化，必要时进行卵巢组织活检、打孔或楔切治疗。卵巢或肾上腺肿瘤时应进行剖腹探查。

【诊断标准】

（一）鹿特丹诊断标准

2003 年欧洲人类生殖与胚胎学会（ES-HRE）和美国生育学会（ASRM）鹿特丹会议制订的诊断标准为：①稀发排卵或无排卵；②临床性高雄激素血症（C-HA）或生化性高雄激素血症（B-HA）；③多囊卵巢形态学（PCOM）：任一侧卵巢内存在≥12 个，d＝2～9mm 卵泡，卵巢体积＞10ml；④上述 3 条中存在 2 条；排除其他 HA 和无排卵疾病后即可确诊。我国 2006 年采用鹿特丹诊断标准。2011 年和 2018 年两次修订 PCOS 指南。2018 年 7 月国际循证医学 PCOS 指南制订了新的诊断标准。

(二)中国指南(2018-1)

1. 青春期PCOS 必须同时符合以下3个指标,①初潮后月经稀发持续至少2年或闭经;②C-HA或B-HA;③PCOM(鹿特丹标准);排除其他HA疾病后即可确诊。

2. 育龄期/围绝经期PCOS

(1)疑似PCOS:月经稀发或闭经或不规则子宫出血是必备条件;②另须附加下列2项中的1项:1)C-HA或B-HA;2)PCOM。

(2)确诊PCOS:具备疑似PCOS条件,在排除其他HA和无排卵疾病后才能确诊。

3. 排除诊断 排除其他类似PCOS疾病是确诊PCOS的条件。

(三)国际指南(2018-7)

1. 青春期PCOS ①初潮后<8年,月经不规律和C-HA少女,排除其他HA和无排卵疾病即可确诊;不推荐超声PCOM检查;②具有PCOS临床表现,但不符合PCOS诊断标准者视为有PCOS风险少女,应于性发育成熟前后或初潮后>8年再进行临床评估。

2. 成年期绝经期PCOS

(1)成年期PCOS ①按照鹿特丹标准诊断;②国际PCOM标准:任一卵巢存在≥20个,d=2~9mm卵泡;卵巢体积>10ml;无黄体,囊肿和优势卵泡;③明显月经不规律和HA者,不推荐PCOM检查。

(2)绝经期PCOS ①为生育期PCOS或HA的延续;②出现严重HA(多毛症)者应排查雄激素肿瘤和卵泡膜细胞增生症

关于PCOS治疗,国际指南推荐含EE 20~30μg的COC作为调经和HA治疗第一线药物;明确规定停用EE 3μg+CPA组成COC治疗PCOS,因有引发VTE风险;推荐来曲唑作为促排卵治疗第一线药物。

【鉴别诊断】

1. 卵巢男性化肿瘤 包括支持-间质细胞瘤、门细胞瘤、类脂细胞瘤、成性腺细胞瘤、肾上腺残迹瘤、黄体瘤、畸胎瘤和转移癌。以上肿瘤(成性腺细胞瘤除外)多为单侧生长的实质性肿瘤,自主性分泌雄激素,引起去女性化、男性化、腹水和盆腹腔转移癌灶。

2. 肾上腺疾病和肿瘤 包括迟发性先天性肾上腺皮质增生、肾上腺瘤(癌)和库欣综合征。先天性肾上腺皮质增生表现为泌尿生殖窦畸形、男性化和性发育不良。肾上腺腺瘤自主性分泌 Δ^4-dione 和 DHEA 不受ACTH促进和地塞米松的抑制。

3. 甲状腺疾病 包括甲亢和甲减。甲亢时 T_3、T_4、SHBG增高,雄激素代谢清除率降低,引起血浆睾酮升高、女性男性化和月经失调。甲减时,雄激素向雌激素转化增加,引起无排卵和不孕。

4. 特发性和遗传性多毛症 特发性多毛(idiopathic hirsutism)指妇女月经功能和血清雄激素正常的多毛现象,而无典型的多囊卵巢症状和体征。特发性多毛与雄激素受体增多和5α还原酶活性增强相关。遗传性多毛与种族和家族史相关,血清雄激素、月经和生育力正常,无多囊卵巢临床征象。

5. 卵巢卵泡膜细胞增生症 卵巢卵泡膜细胞增生症(ovarian hyperthecosis)有明显的家族史,多见于年长和绝经后妇女。临床表现为严重的男性化、多毛、促性腺激素分泌正常或降低、IR和HI。血浆雄激素(T_0、Δ^4-dione、DHT和DHEA)明显升高,常伴有2型糖尿病、高脂血症和心血管疾病。超声检查卵巢正常大小。卵巢组织学检查,卵泡膜细胞和间质细胞呈巢(岛)性增生和黄素化。该症对氯米芬治疗不敏感,但GnRHa和腹腔镜卵巢打孔或楔切治疗有效。

6. 黑棘皮病综合征 黑棘皮病综合征(scanthosis migricans syndrome)是先天性胰岛素受体基因突变引起的外周组织完全性IR综合征(extreme insulin resistance syndrome),包括以下几种临床类型。

(1)A型综合征(type A syndrome):多

见于 10～20 岁青春期少女，临床表现为严重的 IR、糖耐量异常、HA、黑棘皮瘤和卵巢多囊性变。

(2)B 型综合征(type B syndrome)：多见于 30 岁以上年长妇女，表现为多毛、HA、黑棘皮瘤、男性化和阴蒂肥大；血清抗胰岛素受体抗体和抗核抗体阳性。

(3)C 型综合征(type C syndrome)：为胰岛素受体后功能异常所致，表现为 IR、黑棘皮瘤和男性化。

(4)妖精综合征(leprochaunism)：胰岛素受体基因突变引起的特殊疾病，因患儿面貌类似于爱尔兰神话中妖精而得名，临床表现为严重 IR、HI、HA、PCOS 和黑棘皮瘤，伴有智力低下、先天性脂肪营养不良、肝脾大、多发性囊性血管瘤，多于出生后夭折。

7. 高催乳素血症　多囊卵巢妇女中约 1/3 存在 HPRL，因此应注意排查其他原因引起的 HPRL，包括垂体腺瘤、甲状腺功能减退和医源性 HPRL。

第二节　治疗措施

【治疗方法】　多囊卵巢综合征治疗，包括改善生活方式、调整饮食结构、减轻体重；促进排卵、恢复正常月经和生育力；治疗高雄激素血症、多毛症和胰岛素抵抗代谢综合征；腹腔镜手术和辅助生育；防治并发症等。

一、一般治疗

(一)改善生活方式和饮食结构

目的是限制热卡摄入和减轻体重。减肥饮食(Atkins diet)标准为 500kcal/d，可在 6 个月内减轻体重 12% 和改善生育力。饮食结构应根据热卡摄入、饮食生糖负荷(glycemic load，GL)和生糖指数(glycemic index，GI)设计食谱，调整糖类、蛋白质和脂肪比例和戒烟戒酒。美国 2003 年健康和营养学调查(National Health and Nutrition Examination Survey，NHANES)发现，多囊卵巢妇女代谢综合征发生率为 46%，明显高于健康妇女(23%)。二甲双胍(Metformin)1.5g/d 治疗和加强饮食管理(每天 1500kcal，蛋白占 26%，糖类占 44%，脂肪占 30%)6 个月，多数病人体重、TG、血压和血清胰岛素降低，而 HDL-C 升高，动脉栓塞和 2 型糖尿病发生率降低。

(二)减轻体重

包括体育锻炼、减肥手术和减肥药物综合治疗。肥胖型多囊卵巢妇女，减轻原来体重的 5% 即可改善月经和排卵功能，减轻原有体重 10%～15% 即可明显降低 HI 和 HA，改善 IR 和心血管功能，有利于提高排卵率和妊娠率。

1. 减肥药物　奥利司特(Orlistat)，为脂肪酶抑制药，抑制胃脂酶、胰脂酶、羧基酯酶和磷脂酶 A_2 活性，减慢脂肪水解为氨基酸和单酰基甘油进程，减少肠道脂肪吸收率 30%，降低血清 TC、LDL-C 和脂肪储存而减轻体重。西布曲明(Sibutramine)为吲哚衍生物，调节儿茶酚胺和 5-羟色胺分泌、抑制去甲肾上腺素和儿茶酚胺再吸收、增加神经突触间隙 5-羟色胺含量、抑制进食中枢、增强 β 肾上腺能受体功能、促进葡萄糖利用、降低血清 TC 和 TG、减轻体重、抑制 IR 和改善 HA。利莫那班(Rimonabant)为大麻酯受体抑制药，抑制胰酶功能、降低食欲和减轻体重，已被美国和欧洲国家批准用于治疗肥胖型多囊卵巢疾病。

2. 减肥手术　包括胃成形术(gastroplasty)、胃旁路术(Roux Y 胃旁路手术)、胰旁路术、小肠旁路术和腹腔镜手术。局部去脂术，包括湿性吸脂术、肿胀法抽脂术、超声脂肪抽吸术（ultrasound-assisted liposuction，UAL）和皮肤脂肪切除术。

二、促排卵治疗

（一）治疗流程

按照欧洲人类生育和胚胎学会（ESHRE）和美国生育学会（ASRM）提出的多囊卵巢性不孕治疗的共识意见（2007），第一线促排卵药物是氯米芬（Clomiphene Citrate，CC）；CC抵抗者采用芳香酶抑制药治疗。第二线治疗是促性腺激素（pFSH/rFSH）和腹腔镜卵巢打孔（laparoscopy ovary drilling，LOD）手术。第三线治疗是辅助生育（IVF/ET，IUI）。存在IR、HI和代谢综合征者采用二甲双胍（Metformin，MET）和噻唑啉二酮（Thiazolidinediones，TZD）衍生物等胰岛素增敏药治疗。促排卵治疗应尽量减少多胎妊娠率和卵巢高刺激综合征发生率，并注意防治多囊卵巢并发症，以保障妇女和胎儿的生殖健康。多囊卵巢促排卵治疗流程，见图16-2。

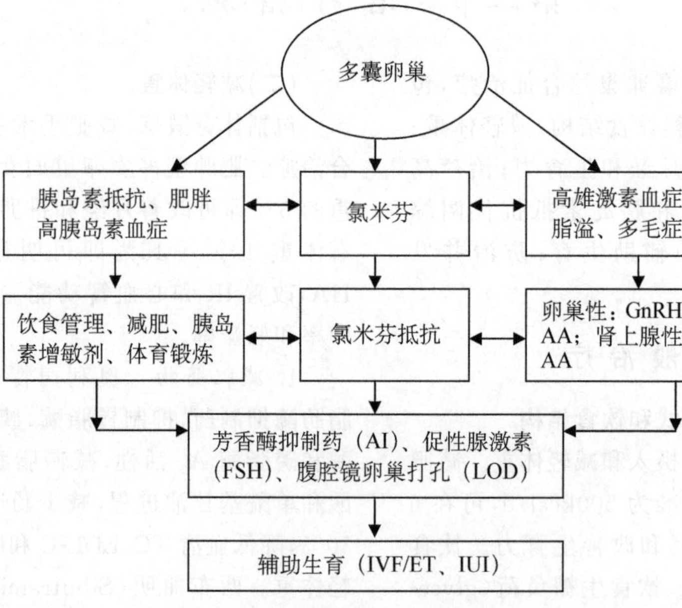

图16-2　多囊卵巢促排卵治疗流程

（二）氯米芬疗法

氯米芬（CC），为第1代非甾体类选择性雌激素受体调节药（SERM），三苯乙烯衍生物，多囊卵巢促排卵治疗的首选药物。药物价格低廉，方法简单、安全、有效，不良反应轻微。CC在下丘脑-垂体-卵巢三个层面，竞争性地与靶细胞雌激素受体结合，抑制内源性雌激素对性腺轴的负反馈作用，促进GnRH-Gn释放，促进排卵和卵巢甾体激素生成。详见第10章第七节组织选择性雌激素活性调节药。CC促排卵治疗方法，包括单一CC疗法、CC-雌激素疗法、CC-hCG疗法、CC-他莫昔芬疗法、CC-地塞米松疗法、CC-MET疗法、CC-噻唑啉二酮疗法等。

1. *单一CC疗法*　从月经周期或孕酮撤退出血的第5天开始治疗，CC 50mg/d，连服5d。排卵多发生于停药后7d左右，围排卵期性生活易于妊娠。未出现排卵者，第2个周期CC剂量增大至100mg/d。仍未出现排卵者，第3个周期剂量增大至150mg/d。仍未出现排卵者则为CC抵抗(clomiphene resistance,CR),应审查原因,并采用芳香酶抑制药或促性腺激素治疗。

鉴于多囊卵巢对CC十分敏感,有些学者推荐采用CC小剂量短程治疗,即CC 25～50mg/d,连服5d;或于月经周期第1～3天,服用3d,妊娠率高于传统的5d疗法。CC最大剂量为150mg/d,即治疗周期总剂量为750mg,以避免引起卵巢过度刺激综合征(ovarian hyperstimulation syndrome,OHSS)。CC治疗一般不应超过6个周期。临床观察发现,单一CC治疗排卵率为70%～80%,6个治疗周期的累计妊娠率为75%,排卵周期妊娠率为22%(25%～30%),双胎率为8%(6%～17%),流产率为30%～40%。影响CC疗效的因素,包括FAI、BMI、年龄、卵巢体积和治疗前月经变化(闭经或月经稀发)。近40年的临床应用表明,CC存在血浆半衰期长(2周),外周抗雌激素作用对宫颈黏液功能、子宫内膜生长和雌激素受体的不利影响;胚胎植入率和妊娠率低、早期妊娠流产率、多胎妊娠和OHSS率高等缺点。

2. *CC-雌激素疗法* 配伍雌激素的目的在于消除CC对宫颈黏液、子宫内膜、雌激素受体、胚胎植入和早期胚胎发育的不利影响。配伍应用的雌激素,包括倍美力(0.3～0.625mg/d)、戊酸雌二醇(补佳乐)1mg/d或微粒化17β-雌二醇(1mg/d),于月经周期第5～15天服用。

3. *CC-hCG疗法* 适用于CC抵抗、黄体功能不全者。CC 50～150mg/d,于月经周期第5～9天服用。超声监测卵泡发育,待优势卵泡直径≥18mm,血清E_2≥300pg/ml时,一次肌内注射hCG 10 000U。排卵多发生于注药后24h内,此时性生活易于妊娠。注射hCG后未发生排卵,而卵泡继续增大(≥2.5cm)者提示为黄素化不破裂卵泡(LUF),应审查原因和适应证。观察发现,附加hCG并不增加排卵率和妊娠率,因此不作为常规应用。

4. *CC-他莫昔芬(Tamoxifen,TAM)疗法* 适用于CC抵抗者。TAM属于选择性雌激素受体调节药(SERM),小剂量短程治疗具有良好的促排卵作用。方法是于月经周期(或孕酮撤退出血)的第3～5天开始,20～40mg/d,连服5d。可单独应用或与CC联合应用,治疗效果类似于CC。TAM不作为常规促排卵药物。

5. *CC-地塞米松(dexamethasone,DEX)疗法* 适用于多囊卵巢合并肾上腺性HA(DHEAS>200μg/dl)者。方法是在服用CC的同时,服用DEX 0.25～0.5mg/d,即于月经周期第3～12天服用。详见本章肾上腺性高雄激素血症部分。

6. *CC-胰岛素增敏药* 适用于多囊卵巢合并IR、HI和代谢综合征。胰岛素增敏药:①二甲双胍;②噻唑啉二酮衍生物,包括罗格列酮(Rosiglitazone,文迪雅)、匹格列酮(Pioglitazone)、环格列酮(Ciglitazone)、恩格列酮(Englilazone);③α-葡萄糖苷酶抑制药阿卡波糖(Acarbose);④二糖酶抑制药等。详见本章代谢综合征治疗部分。

(三)芳香酶抑制药

芳香酶(aromatatse)是雌激素合成酶(estrogen synthetase),促进C19-类固醇(T_0和Δ^4-dione)转化为雌激素。芳香酶抑制药(aromatase inhibitor,AI)通过与芳香酶底物结合,阻遏内源性芳香酶活性而抑制雌激素生成。第3代高活性非甾体类AI,来曲唑(Letrozole)和阿那曲唑现已用于多囊卵巢促排卵治疗。

【适应证】 CC抵抗多囊卵巢妇女和辅助生育促超排卵治疗。

【作用机制】

1. *对下丘脑-垂体轴的作用* AI通过抑制脑部、卵巢和外周组织(脂肪、肝脏和肠道等)中雄激素向雌激素转化,阻断雌激素对下丘脑-垂体性中枢的负反馈作用,引起激活素和促性腺激素分泌增加，促进卵巢卵泡发育和排卵。

2. *对卵巢的作用*　AI通过阻断卵巢内芳香酶促进雄激素向雌激素转化，引起卵巢内雄激素浓度暂时性升高，后者促进发育卵泡IGF-1和FSH受体生成、提高优势卵泡对FSH的敏感性和反应性，引起卵泡成熟和排卵，但不影响卵巢其他甾体激素相关酶系统活性和功能。非甾体AI治疗仅引起单一优势卵泡成熟和排卵，因为AI半衰期较短(30～60h)，不影响雌激素受体(estrogen receptor,ER)功能和正常下丘脑-垂体-卵巢轴反馈机制，因此当优势卵泡发育、雌激素和抑制素分泌增加时可反馈抑制FSH分泌，引起卵巢内其他未成熟卵泡闭锁，以保证单一优势卵泡成熟和排卵，从而降低多卵泡发育、多胎妊娠和OHSS发生率。

3. *对子宫的作用*　非甾体类AI无外周抗雌激素作用，不影响子宫内膜、宫颈黏液和其他外周雌激素靶组织和细胞功能，因此对精子上游走、获能、受精卵在子宫内膜的黏附和植入无不利影响。另外，AI显著抑制异位内膜组织芳香酶活性、减少雌激素生成和改善病情，因此也适用于子宫内膜异位症性不孕妇女促排卵治疗。

【治疗方法】

1. *单一AI疗法*　从月经周期(或孕酮撤退出血)第3～5天开始服用来曲唑2.5mg/d(1.25～5.0mg/d)，或阿那曲唑1mg/d(0.5～1.0mg/d)，连服5d。超声检测卵泡发育、子宫内膜厚度和血清雌二醇浓度，待优势卵泡直径≥18mm时，一次注射hCG 10 000U，促进卵泡最后成熟和排卵，并指导排卵期性生活。

2. *AI-FSH联合疗法*　从月经周期(或孕酮撤退出血)第3～5天开始服用来曲唑或阿那曲唑，连服5d，于第7～11天注射FSH 75U/d。超声检测卵泡发育、子宫内膜厚度和血清雌二醇浓度，待优势卵泡直径≥18mm时，一次注射hCG 10 000U，促进卵泡最后成熟和排卵，并指导排卵期性生活。辅助生育控制性促超排卵治疗(controlled ovary hyperstimulation,COH)时，AI可与促性腺激素药物(GnRHa、hMG、FSH)联合应用，既可提高排卵率，又可减少促性腺激素用量、降低多卵泡发育、多胎妊娠和OHSS发生率。

3. *AI-MET疗法*　先服用二甲双胍500mg，每天3次，连服6～8周。然后，于月经周期(或孕激素撤退出血)的第3～7天服用来曲唑2.5mg/d(1.25～7.5mg/d)，或阿那曲唑1mg/d(0.5～1.0mg/d)。超声检测卵泡发育、子宫内膜厚度和血清雌二醇浓度，待优势卵泡直径≥18mm时，1次注射hCG 10 000U，促进卵泡最后成熟和排卵，并指导排卵期性生活。

【疗效评价】

1. *来曲唑和阿那曲唑比较*　前瞻随机性研究，对比了220例，AI促排卵治疗574个周期(阿那曲唑109例，279周期；来曲唑111例，295周期)的临床效果，发现阿那曲唑组和来曲唑组总卵泡数目、优势卵泡(直径≥18mm)数目、hCG注射日子宫内膜厚度、血清E_2和孕酮浓度、周期妊娠率、流产率无明显差异。

2. *芳香酶抑制药与氯米芬比较*　荟萃分析发现，来曲唑和阿那曲唑治疗的妊娠率、足月分娩率和活婴率均明显优于CC。然而，另外2项来曲唑和CC的随机对照性研究未发现来曲唑和CC的妊娠率和流产率有明显差异。Badawy观察发现CC治疗组发生3例双胎妊娠，而AI组未发生多胎妊娠。Atay报道AI治疗引起1例双胎妊娠。值得指出的是，AI促排卵治疗无外周抗雌激素作用，不影响宫颈黏液功能和子宫内膜生长。观察发现AI治疗组，hCG注射日子宫内膜厚度明显高于CC组，其与AI较高的胚胎植入率、妊娠率相关，因当子宫内膜厚度低于5～6mm时则受精卵难以植入和妊娠。

3. AI＋MET 与 CC＋MET 比较　随机对照性研究发现两组治疗的成熟卵泡（直径＞18mm）数量相似；hCG 注射日血清雌激素和成熟卵泡雌激素浓度 CC 组高于 AI 组；平均子宫内膜厚度，CC 组明显低于 AI 组；两组总妊娠率、周期妊娠率和妊娠周数相似，均未发生早产；足月妊娠率，AI 组高于 CC 组，分别为 34.5％和 10％；均未发生新生儿畸形。

4. AI 与其他促排卵方法比较　Mitwally 总结分析了美国近 3 年来，3 个三级医疗单位，3748 个治疗周期，509 例妊娠的结局，其中来曲唑和来曲唑＋促性腺激素组为 227 例妊娠；CC 和 CC＋促性腺激素组为 113 例妊娠；促性腺激素组为 131 例妊娠，自然妊娠 38 例。分析发现，AI 组与其他治疗组的自然流产率和异位妊娠率相似，但来曲唑组多胎妊娠率（4.3％）明显低于 CC 组（22％）。

【不良反应】

1. 致畸作用　观察发现，阿那曲唑无胎儿致畸和诱裂作用，但来曲唑可能存在潜在的致畸作用。然而，药代动力学研究认为，由于来曲唑半衰期短（48h），于卵泡早期服药后，经过 3～4 个半衰期血药浓度已明显低于治疗水平，经过 5 个半衰期（服完最后 1 片后 10～12d），于胚胎植入子宫内膜前药物已完全排出体外，因此不会对早期胚胎发育产生不利影响。尽管如此，从预防角度出发，应用阿那曲唑和来曲唑促排卵前应首先检测血浆 β-hCG 排除妊娠。

2. 先天性畸形　美国生育学会对比分析了 AI 治疗后妊娠分娩的 170 例新生儿（20 例失访）和自然妊娠分娩的 36 000 例新生儿出生缺陷率，发现两组的先天畸形率无明显差异，来曲唑组心脏和骨骼异常率高于对照组。然而，由于来曲唑组病例数量较少，为不孕妇女，而对照组均为正常或低危妊娠，胎儿畸形在初级医院已被筛查排除，因此两组可比性较差而难以做出结论。加拿大多中心研究，对比分析了 911 例 AI 和 CC 促排卵治疗的新生儿畸形率，其中来曲唑组 514 例和 CC 组 397 例。先心病发生率，CC 组明显高于 AI 组，分别为 7 例（1.8％）和 1 例（0.2％），其中室间隔缺损最多见（5/8），发生率类似于自然妊娠组，因此认为，AI 不会引起新生儿巨大和微小畸形，其与 ASRM 结论相悖。

综合分析，AI 促排卵治疗具有三个优点，一是 AI 半衰期短，不影响雌激素受体功能和雌激素或抑制素对下丘脑-垂体性中枢的反馈作用，因此促进单一优势卵泡发育、降低多卵泡发育、多胎妊娠和 OHSS 发生率；二是无外周抗雌激素作用，对宫颈黏液和子宫内膜无不利影响，具有较高妊娠率和足月分娩率；三是辅助生育（IVF/ET，IUI）时，AI＋FSH 促超排卵治疗可节省 FSH 用量、促进卵泡成熟发育、提高采卵率和妊娠率。

近十几年来，AI 已发展成为替代 CC 促排卵治疗的第一线药物，是一种安全、有效和不良反应低的药物。然而，AI 临床应用时间较短，尚缺乏符合循证医学标准的前瞻性、随机、双盲、对照性大样本临床研究资料。有关 AI 促排卵作用机制、疗效、安全性、不良反应和对卵母细胞、受精、胚胎发育和新生儿发育的长期影响仍需要细致深入的临床研究。

（四）促性腺激素疗法

【适应证】　CC 抵抗多囊卵巢和辅助生育者。

【目的】　改善内源性 LH/FSH 比值、避免高 LH 血症和 HA 对卵泡早期发育的不利影响，提高卵母细胞质量、避免未成熟卵泡过早黄素化和闭锁。

【治疗方法】　药物、剂型、剂量和方法的选择应遵循个体化原则，根据病人生殖激素基础水平确定。首选药物为纯化 FSH（pFSH）或基因重组 FSH（rFSH）。临床常用的促排卵方案如下。

1. 低剂量递增法　根据 FSH 阈值，rF-

SH起始剂量为37.5～75U/d，每3～5天增加原剂量的1/2。如治疗1周后出现卵泡发育可维持原剂量治疗；如无明显卵泡发育，可梯度性增加治疗剂量，但递增剂量应减少50%，直到出现优势卵泡为止，治疗可持续10～14d，即持续性低剂量方案，可有效地提高周期妊娠率，降低OHSS和多胎妊娠率。

2. 低剂量递减法 从FSH负荷剂量75～150U/d开始治疗，根据卵泡发育情况，每2～3天适当减少原剂量1/3，直到出现优势卵泡发育。正确掌握适应证，递增法抑或递减法均可达到促进单一优势卵泡发育的目的。低剂量促性腺激素治疗的排卵率为90%(53%～97%)，妊娠率为70%，排卵周期妊娠率为25%～30%，多胎率为10%，流产率为25%～30%。

【疗效评价】 低剂量促性腺激素治疗的单一卵泡发育和排卵率为70%，妊娠率为20%，多胎妊娠率为5.7%，OHSS发生率<1%。随访观察发现(240例)，累计单胎足月分娩率为72%。

荟萃分析发现，递增法的排卵率、单一卵泡周期率、排卵周期妊娠率、累计妊娠率、多胎率、单胎足月分娩率和OHSS发生率分别为68%～72%、73%、15%～20%、55%～73%、4%～18%、7%～10%和1%。递减法分别为91%、62%、17%、47%、8%、12%和2%。

(五)GnRHa(GnRHant)-促性腺激素疗法

应用GnRHa(或GnRHant)的目的是通过下调GnRH受体功能和垂体脱敏作用，抑制内源性过高的LH分泌、HA和预防未成熟卵泡过早黄素化(premature luteinization)。GnRHa治疗1～2周即出现脱敏效应(血浆雌激素<30pg/ml，卵泡直径<10mm)，这时可开始控制性促超排卵治疗(COH)，即FSH-hCG治疗(低剂量递增法或递减法)。多囊卵巢对单一性GnRHa脉冲疗法反应较差，排卵率为38%，妊娠率为8%。

临床观察发现，GnRHa-COH治疗3个周期的妊娠率为77%，高于单纯hMG(FSH)-hCG疗法。必须强调，多囊卵巢妇女对所有促排卵治疗均十分敏感，极易发生OHSS和多胎妊娠。OHSS发生率>6%，其中轻症发生率为8%～23%，中症为0.5%～7%，重症为0.8%～10%，极严重OHSS为>2%。多胎妊娠率高达28.7%。因此正确掌握适应证、选择药物、方法、剂量和加强监测十分重要。

三、胰岛素抵抗代谢综合征的治疗

改善生活方式和饮食结构同一般治疗。

(一)胰岛素增敏药

胰岛素增敏药通过改善胰岛素抵抗代谢综合征，提高排卵率和妊娠率。

1. 二甲双胍(Metformin，MET) 常用剂量为500mg，每天3次，口服。推荐服用肠溶型MET。MET提高靶细胞对胰岛素敏感性，改善IR、HI、HA、BMI和腰/臀比值；减少肝脏葡萄糖生成，降低空腹血糖，促进葡萄糖代谢恢复平衡；促进卵巢颗粒细胞生成IGF-1，减少肝脏IGFBP-1生成，改善脂代谢；促进月经功能恢复，提高排卵率和妊娠率。需要指出的是，MET属于妊娠期B类药物，确定生化妊娠后即应停药。MET长期服用可引起乳酸性酸中毒，多发生于存在潜隐性感染、肾功能不全和充血性心力衰竭者。另外，MET应避免与利尿药物呋塞米(Furosemide)同时服用。

荟萃分析表明，MET治疗组排卵率高于对照组4倍；MET+CC组排卵率高于单一CC治疗组4倍。肥胖型多囊卵巢妇女，CC+MET治疗的排卵率、妊娠率、足月分娩率和多胎妊娠率分别为28.7%、18.1%、12.9%和1.4%，明显优于单纯CC治疗(14%、11%、11.4%和2.8%)。然而，另两项研究表明，MET不能提高肥胖型和正常体重多囊卵巢妇女足月分娩率;CC+MET 治疗不能降低流产率,甚至增加流产率。

辅助生育(IVF/ET)研究发现,FSH+MET 治疗的受精率和临床妊娠率(64%和70%)明显高于单一促性腺激素治疗(43%和 30%);FSH+MET 治疗的妊娠率(28%)高于单一 FSH 治疗(10%),并明显降低 OHSS 发生率。

2. *噻唑啉二酮*(Thiazolidinediones,TZD)　衍生物为胰岛素增敏药,其与过氧化物酶体增殖活化受体(PPAR)转录因子 γ 亚型(PPARγ)结合后,增强靶组织对胰岛素敏感性、改善 IR 和 HI、保护心血管功能、预防大血管和微小血管并发症。TZD 药物明显降低高 LH 血症、LH/FSH、FT_0 和 IGF1/IGBP-3 比值,增加卵巢 IGF-1 生物利用率和血清 IGFBP-3 浓度。TZD 药物起效作用较 MET、磺酰脲类(sulfaonylureas)和葡萄糖苷酶抑制药缓慢,服药后 2～4 周血糖开始降低,最大药效出现于治疗的第 12 周,糖化血红蛋白(HbA1c)降低 1%～1.5%。TZD 可与其他治疗 2 型糖尿病药物联合应用。TZD 药物治疗的月经恢复率为 72%,优于 CC 单一治疗。需要指出的是,TZD 药物属于妊娠期 C 类药物,长期服用可引起心脏和肝脏功能损害,因此确定妊娠后应立即停药。

(1)罗格列酮(Rosiglitazone):常用剂量为 4mg,每日 1～2 次,从月经周期第 1 天开始服用。临床观察发现,罗格列酮治疗 3 个月后,空腹血清胰岛素、IGF-1、LH 和腰/臀围比值降低。QUICKI 指数和 IGFBP-1 升高。血清 TC、LDL-C、HDL-C、TG、T_0、DHEAS、瘦素、IGFBP-3 和 BMI 无明显变化。罗格列酮单一治疗排卵率为 33%,CC+罗格列酮联合治疗规律月经恢复率为 72%,排卵率为 77%。

(2)匹格列酮(Pioglitazone):常用剂量为 45mg/d。匹格列酮治疗降低血清胰岛素、葡萄糖、IR、HI 和 DHEAS,而 HDL-C 和 SHBG 升高。匹格列酮治疗 2～6 个月后,多毛和痤疮明显减轻,LH/FSH、Δ^4-dione 和 17OHP 降低,脂代谢好转。

(3)阿卡波糖(Acarbose):常用剂量为 150～300 mg/d。阿卡波糖为生物合成的假性四糖,α-葡萄糖苷酶抑制药,显著抑制小肠 α-葡萄糖苷酶活性,延缓肠道内单糖、双糖和寡糖的降解和吸收,降低空腹和餐后血糖;改善多囊卵巢 HA、HI、IR;降低痤疮/脂溢指数和促进月经恢复。

(4)β-内啡肽受体阻滞药:包括纳洛酮(Naloxone)和纳曲酮(Naltrexone),具有改善 IR 和促排卵作用。

(二)其他

1. *治疗高脂血症*　推荐应用苯氧芳酸类(力平脂和诺衡)、HMG-CoA 还原酶抑制药(辛伐他汀和普伐他汀)和烟酸类药物治疗。

2. *治疗高血压法*　推荐应用血管紧张素转换酶抑制药(ACEI)、血管紧张素Ⅱ受体拮抗药(ARB)和钙通道阻滞药(CCB)。不推荐应用 β 受体阻滞药和利尿药,因可加重 IR。

四、高雄激素血症和多毛症的治疗

多囊卵巢妇女 HA 和多毛症治疗药物包括:①抑制雄激素生成药物,包括 GnRH 激动药(GnRHa)、GnRH 拮抗药(GnRH ant)、联合型口服避孕药(COCs)、肾上腺糖皮质激素(地塞米松);②雄激素受体拮抗药,包括甾体类抗雄激素醋酸环丙孕酮(Cyproterone Acetate,CPA)和合成孕激素;非甾体类抗雄激素,包括氟他胺(Flutamide)、非那雄胺(Finasteride)、螺内酯(Spironolactone)、比卡鲁胺(Bicalutamide);③调节雄激素活性药物,包括胰岛素增敏药 MET、匹格列酮、竞争型 α 受体阻滞药咪唑啉(Imidazole)、组胺 H_2 受体抑制药西咪替丁(Cimetidine)、血管紧张素转化酶抑制药(ACEI)赖诺普利(Lisinopril)等。

(一)卵巢性高雄激素血症

1. GnRH激动药(GnRHa)　通过下调GnRH受体和垂体脱敏作用,抑制卵巢雄激素生成。GnRHa长期治疗应配伍性激素反向添加治疗,以防治骨丢失和低雌激素不良反应。观察发现,第一次注射GnRHa后LH和E_2明显降低,第二次注射后T_0明显降低。治疗3个月后,5α-还原酶活性明显降低,但治疗6个月后降低不再明显,因此应坚持长期治疗。

GnRHa治疗多毛疗效优于抗雄激素非那雄胺。治疗6个月,GnRHa和非那雄胺分别降低多毛症评分36%±14%和14%±11%。GnRHa引起血清TT_0、FT_0、Δ^4-dione和DHEAS明显降低,而非那雄胺仅降低TT_0和FT_0浓度。GnRHa+抗雄激素、GnRHa+联合型口服避孕药(COC)、GnRHa+氟他胺联合治疗多囊卵巢和多毛症均明显地降低Ferriman-Gallwey多毛评分,停止治疗后,作用可持续6个月以上。

2. GnRH拮抗药(GnRHant)　通过竞争性抑制GnRH及其受体,遏制高LH高脉冲释放频率、快速降低生物学活性和免疫活性LH水平,改善LH/FSH比值,提高卵巢对促排卵药物敏感性和反应性。GnRH拮抗药可在数小时内抑制LH分泌而无首过效应,作用可维持10～100h,不良反应轻微。GnRH拮抗药和激动药联合治疗通过竞争结合GnRH受体,抑制内源性GnRH作用,促进LH脉冲节律恢复正常。

临床应用的GnRH拮抗药包括:①Nal-Glu,剂量为50～300μg/kg;②西曲瑞克(Cetrorelix),剂量为10mg/d,连用5d,然后改为维持剂量1～2 mg/d,直到出现显著疗效;③加尼瑞克(Ganirelix),剂量为3mg/d,连用21d,可减少睾酮分泌90%以上;④地泰瑞克(地肽利司,Detirelix),剂量为5～15 mg/周治疗,促性腺激素降低50%,睾酮降低85%;⑤口服型,非肽类GnRH拮抗药,Elagolix和5-磺胺苯并咪唑已试用于临床。GnRH拮抗药和激动药脉冲式联合治疗,通过竞争抑制GnRH受体,可有效地抑制内源性GnRH分泌,恢复正常的LH脉冲频率。方法是拮抗药Nal-Glu,10mg,皮下注射,每3天1次。1周后开始GnRH激动药脉冲治疗,10μg/90min,共15d,可成功地促进LH释放频率和雄激素分泌恢复正常。

3. 联合型口服避孕药(COC)　第3代COC由高选择性孕激素孕二烯酮(Gestodene)、诺孕酯(Norgestimate)、去氧孕烯(Desogestrel)、环丙孕酮(Cyproterone)和氯地孕酮(Chlormadinone)分别与炔雌醇(20～35μg)组成,制剂包括达英-35(Diane-35)、妈富隆(Marvelon)、美欣乐(Mercilon)、敏定偶(Minulet)、优思明(Yasmin)和优思悦(YAZ)等。

联合型口服避孕药通过负反馈抑制GnRH-Gn释放、抑制排卵、减少卵巢雄激素生成,增加SHBG生成、降低血清游离睾酮浓度、抑制子宫内膜增生过长,调节月经周期,可用于治疗轻、中型多毛症。COC短期治疗(6个周期)作用不明显,因此需要较长期治疗。

(二)肾上腺性高雄激素血症

肾上腺糖皮质激素用于治疗肾上腺性HA的CC抵抗妇女。肾上腺性HA由肾上腺皮质网状带DHEA和DHEAS分泌增加所引起。地塞米松(DEX)治疗应从小剂量0.25～0.5mg/d开始,以血清DHEAS浓度检测为指导调整治疗剂量。随机、双盲和安慰剂对照性研究采用CC(100mg/d,MC 3～7d)+大剂量DEX(2mg/d,MC 3～12d)短程治疗,待优势卵泡直径≥18mm时,1次肌内注射hCG 10 000U促进排卵。结果发现,CC+DEX组和对照组排卵率分别为75%和15%,妊娠率分别为40%和0。然而,非肾上腺性HA妇女采用DEX治疗必要性仍值得研究。

(三)抗雄激素

抗雄激素(antiandrogen)是一组抑制雄激素生成、下调雄激素受体活性、抑制 5α-还原酶、促进性激素结合蛋白生成和降低血清中游离雄激素浓度的药物,适用于治疗卵巢性和肾上腺性高雄激素血症。

1. 醋酸环丙孕酮(Cyproterone Acetate,CPA)　为 17α-羟孕酮衍生物,雄激素受体拮抗药,抑制垂体促性腺激素分泌和卵巢雄激素生成、增加 T_0 代谢清除率、降低血清 FT_0 浓度。方法包括:① 达英-35(Dianette/Diane-35)周期疗法;② 逆序贯疗法(reverse sequential regimen),月经周期第 5～14 天服用 CPA 12.5～50mg/d,第 5～24 天服用炔雌醇 35～50μg/d,或戊酸雌二醇 1mg/d,或倍美力 0.625mg/d;③ 长效注射剂型 CPA 300 毫克/月。

2. 氟他胺(Flutamide)　雄激素受体拮抗药,阻断雄激素受体功能和抑制毛囊生长,不影响血清 TT_0、FT_0、Δ^4-dione、DHEAS、E_2 和 SHBG 浓度。氟他胺剂量为 250～500 mg/d,连服 6～12 个月。不良反应为皮肤干燥和肝功能损害。症状改善后改用小剂量 12.5mg/d 维持治疗 12 个月。治疗期间每 2 个月 1 次检测 Ferriman-Gallwey 评分,毛发直径和生长率。

3. 螺内酯(Spironolactone)　为醛固酮拮抗药,除利尿作用外,还具有明显的抗雄激素活性、抑制 T_0 生成、促进 T_0 向 E_1 转化、拮抗 5α-还原酶活性和雄激素受体功能。剂量范围为 75～200mg/d,有效率为 72%。大剂量长程治疗可引起高钾血症、月经过多(发生率为 56%)和月经间期出血(发生率为 33%)。

4. 非那雄胺(Finasteride)　5α-还原酶Ⅱ型抑制药,阻断 T_0 向 DHT 转化。常用剂量为 5 mg/d,可有效地抑制多毛,不良反应轻微。由于非那雄胺抑制胎儿泌尿生殖窦和生殖结节分化,因此治疗期间应注意避孕。

5. 西咪替丁(甲氰脒胍,Cimitidine)　组胺-H_2 受体拮抗药,抑制 5α-还原酶活性、减少 T_0 生成;在靶细胞雄激素受体水平与 DHT 竞争受体,降低细胞核内 DHT-受体复合物浓度和功能。常用剂量为 300mg,每日 3～5 次,3 个月为 1 个疗程。西咪替丁治疗的多毛和痤疮消退率为 64%,但血浆 TC、DHT、LH、17KS 无明显变化。西咪替丁不良反应轻微,但大剂量可引起心律不齐、乳房增大、压痛和高催乳素血症。偶可引起哮喘等变态反应,因此有过敏史者慎用。

6. 赖诺普利(Lisinopril,苯丁酸赖脯酸)　血管紧张素转化酶抑制药(angiotensin-converting enzyme inhibitor,ACEI),10mg/d,连用 4 周,明显地降低血清 FT_0 浓度,而不影响 SHBG 浓度,药物作用与调节卵巢内肾素-血管紧张素系统功能相关。

7. 联合治疗　低剂量氟他胺和 MET 联合治疗 3 个月,多毛症指数和血清雄激素浓度明显降低,机体对胰岛素的敏感性明显增加,脂代谢和脂蛋白构成改善,治疗 9 个月,脂肪减少 10%、腹壁脂肪减少 20%,但停止治疗后 3 个月所有症状均有反跳现象。

非肥胖型多囊卵巢妇女推荐应用低剂量氟他胺(125mg/d)、MET(1275mg/d)和 COC 治疗。氟他胺和氟他胺＋COC 治疗多毛疗效相似。月经稀发和需要避孕者推荐应用 COC 治疗。饮食管理＋MET、氟他胺或 MET＋氟他胺联合治疗明显地减少脂肪、降低雄激素、改善脂代谢、多毛和月经功能。

(四)多毛症局部治疗

局部治疗药物包括孕激素霜、环丙孕酮霜和螺内酯霜。局部治疗包括刮除、化学除毛、脱毛、剔除、电灼、激光除毛等。艾佛鸟氨酸冷霜(13.9% eflornithine HCl,Vaniqa)局部应用治疗多毛症,每天 2 次,局部吸收率低,不影响全身功能,因此安全而有效。

五、腹腔镜手术

【适应证】 CC抵抗、促性腺激素治疗无效和(或)可疑卵巢肿瘤的不孕妇女。

【作用机制】 LOD通过减少多囊卵巢内卵泡膜细胞数量和雄激素分泌、降低抑制素生成、促进卵巢IGF-1生成，增强卵巢对FSH敏感性，引起卵泡成熟和排卵。观察发现，LOD术后数日内，血清生殖激素分泌模式即出现明显的改善，包括FSH、LH、LH/FSH比值、T_0、Ferriman-Gallwey评分，出现单一优势卵泡发育和排卵，而很少发生多胎妊娠和OHSS。

【手术方法】 传统的卵巢楔切术（ovarian wedge resection，OWR），因手术创伤大、妊娠率低和术后卵巢周围粘连严重现已很少采用，而推荐采用微创性腹腔镜手术（laparoscopic ovarian surgery，LOS）。腹腔镜手术，包括经腹腔或经阴道水相腹腔镜手术，其中腹腔镜卵巢打孔（laparoscopic ovarian drilling，LOD）是最常用的方法。LOD在全身麻醉下，应用腹腔镜单极电凝或激光刀，以30W功率，于每个卵巢纵轴游离缘两侧卵泡密集部位，打4～5个孔，两侧卵巢打孔不应超过10个。打孔直径为3～5mm，深度为3～5mm，时间2～3s。手术时应避免打孔数量过多、时间过长、功率过高，也应注意避免伤及卵巢门、卵巢血管和输卵管，以免引起局部粘连和卵巢功能早衰。

有些学者采用在阴道超声指导下，应用17号，35cm长穿刺针进行卵巢卵泡穿刺吸引或经阴道卵巢打孔治疗多囊卵巢性无排卵性不孕，并用于辅助生育治疗。

【疗效评价】 Gjonnaess 219例观察，LOD后妊娠率为66%；Naether(1994) 206例观察，妊娠率为70%。腹腔镜单极电灼和激光打孔的排卵率分别为83%和77.5%，1年后累计妊娠率分别为65%和54.5%。

荟萃分析发现，LOD和促性腺激素治疗的妊娠率和足月分娩率无明显差异（Odd＝1.04，CI＝0.74～1.99），但LOD多胎妊娠率(1%)明显低于促性腺激素治疗(16%)，也很少发生OHSS，两者的流产率无明显差异。腹腔镜电灼和激光打孔的排卵率相似，分别为83%和77.5%，但手术后1年的累计妊娠率电灼高于激光打孔，分别为65%和54.5%。另外发现，约50%的LOD手术后妇女仍需要给予促排卵治疗。因此LOD术后4周未恢复排卵者应给予CC促排卵治疗，手术后6个月仍未恢复排卵者应给予CC+FSH促排卵治疗。

【不良反应】 腹腔镜LOD相对安全，但也可引起术后盆、腹腔粘连和卵巢功能衰竭。Cohen 778例LOD手术中仅发生2例出血和1例肠道损伤。Gurgan 17例LOD中2例出现卵巢局部粘连。盆腔粘连和卵巢功能早衰多见于打孔较大和较多的病例。随机性研究发现，LOD后妊娠率与术后3～4周是否需要二次手术和有无盆腔粘连无相关性(Odd＝1.0)。如发生盆腔粘连可行二次手术。手术时采用粘连屏蔽药物和方法有一定预防粘连作用。LOD的缺点是难以获得卵巢组织标本进行病理学检查。腹腔镜LOD不影响术后卵巢对控制性促超排卵治疗(COH)的反应性，有利于降低OHSS发生率和提高临床妊娠率。

六、辅助生育

【适应证】 辅助生育（assisted reproductive techniques，ART）技术是多囊卵巢第三线治疗措施，适用于促排卵药物和腹腔镜手术治疗无效者；存在输卵管疾病、严重子宫内膜异位症、需要进行产前遗传学诊断和男性不育症（无精、少精、弱精和畸精症）多囊卵巢妇女。单纯性无排卵并非辅助生育适应证。

【目的】 目的是获得较多高质量的卵母细胞、提高受精率、卵裂率、妊娠率、足月分娩率和降低 OHSS 发生率。

【治疗方法】　体外受精和胚胎移植(IVF/ET)、宫腔内人工授精(IUI)和未成熟卵体外培养辅助生育(in vitro maturation，IVM-IVF)等。

1. 体外受精/胚胎移植(IVF/ET，ICSI/ET)

(1)促排卵方案：①CC＋hMG 疗法；②单纯 hMG 疗法；③单纯 rFSH；④GnRHa-hMG；GnRHa-rFSH 疗法；⑤GnRHant-hMG；GnRHant-rFSH 疗法，其中 GnRHa 长程脱敏-FSH 疗法使用率较高。

(2)临床疗效：根据 Heijnen 荟萃分析，多囊卵巢妇女 IVF/ET 的周期去消率明显高于非多囊卵巢妇女，分别为 12.8%和 4.1%；rFSH 治疗的卵丘-卵母细胞获取率较高，但两者受精率和临床妊娠率相似(35%)。rFSH＋MET 治疗可提高妊娠率。

2. 宫腔内人工授精(IUI)　多囊卵巢妇女，存在男性不育因素时，采用 IUI 的临床妊娠率为 11%～20%，多胎妊娠率为 11%～36%。IUI 的妊娠率明显高于排卵期性交妊娠率。

(李继俊)

参考文献

Atay V，Cam C，Muhcu M，et al. 2006. Comparison of letrozole and clomiphene citrate in women with polycystic ovaries undergoing ovarian stimulation. J Int Med Ros，34(1)：73-76.

Badawy A，Mosbah A，Shady M. 2008. Anastrozole or letrozole for ovulation induction in clomiphene-resistant women with polycystic ovarian syndrome：a prospective randomized trial. Fertil Steril，89(5)：1209-1212.

Bayar UI，Basaran M，Kiran S，et al. 2006. Use of an aromatase inhibitor in patients with polycystic ovary syndrome：a prospective randomized trial. Fertil Steril，86：1447-1451.

Casper RF. 2007. Aromatase inhibitors in ovarian stimulation. J Steroid Biochem Mol Biol，106：71-75.

Chen ZJ，Zhao H，He L，et al. 2011. Genome-wide association study identifies susceptibility loci for polycystic ovary syndrome on chromosome 2p16.3，2p21 and 9q33.3. Nat Genet，43(1)：55-59.

Costello MR，Chapman M，Conway U. 2006. A systematic review and meta-analysis of randomized controlled trials on metformin co-administration during gonadotrophin ovulation induction or IVF in women with polycystic ovary syndrome. Hum Reprod，21：1387-1413.

Diamonti-Kandarakis E，Papailion J，Palimeri S，et al. 2006. Hyperandrogenemia：pathophysiology and its role in ovulatory dysfunction in polycystic ovary syndrome. Ped Endocrin Rev，1(suppl 3)：198-204.

Du J，Zhang WJ，Guo LL，et al. 2010. Two FSHR variants，haplotypes and meta-analysis in Chinese women with premature ovarian failure and polycystic ovary syndrome. Mol Genet Metab，100：292-295.

Elnashar A，Abdelmageed E，Fayed M，et al. 2006. Clomiphene citrate and dexamethasone in treatment of clomiphene-resistent polycystic ovary syndrome：A propective-controlled study. Hum Reprod，21：1805-1808.

Engel JB，Schally AV. 2007. Drug Insight：clinical use of agonists and antagonists of luteinizing-hormone-releasing hormone. Nat Clin Pract Endocrinol Metab，3(2)：157-167.

Franks S. 2008. Polycystic ovary syndrome in adolescents. Int J Obes (Lond)，32(7)；1035-1041.

Guzick DS. 2007. Ovulation induction managemeng of polycystic ovary syndrome. Clin Obstet Gunecol，50(1)：255-267.

Homburg R. 2008. Polycystic ovary syndrome. Best Pract Res Clin Obstet gynecol，22(2)：261-

274.

Kandaraki E, Christakou C, Diamanti-Kandarakis E. 2009. Metabolic syndrome and polycystic ovary syndrome and vice versa. Arq Bras Endocrinol Metabol, 53:227-237.

Legro RS, Barnhart HX, Schlaff WD, et al. 2007. Clomiphene, metformin, or both for infertility in the polycystic ovary syndrome. N Engl J Med, 356:551-566.

Legro RS, Zaino RJ, Demers LM, et al. 2007. The effects of metformin and rosiglitazone, alone and in combination, on the ovary and endometrium in polycystic ovary syndrome. Am J Obstet Gynecol, 196:402-410.

Martinez-Bermejo E, Luque-Ramirez M, Escobar-Morreale HF. 2007. Obesity and the polycystic ovary syndrome. Minerva Endocrinol, 32(3):129-141.

Moll E, Bossuyt PM, Korevaar JC, et al. 2006. Effect of clomifene citrate plus metformin and clomifene citrate plus placebo on induction of ovulation in women with newly diagnosed polycystic ovary syndrome: randomised double blind clinical trial. BMJ, 332:1485.

Nissen SE, Wolski K. 2007. Effect rosiglitazone on the risk of myocardial infarction and death from cardiovascular cause. N Eng Med, 356: 2457-2471.

Polyzos NP, Tsappi M, Mauri D, et al. 2008. Aromatase inhibitors fro infertility in polycystic ovary syndrome. The beginning or the end of a new era? Fertil Steril, 89:(2):278-281.

Practice Committee of the American Society for Reproductive Medicine. 2006. Ovarian hyperstimulation syndrome. Fertil Steril, 86 (Suppl): S178-183.

Shi Y, Guo M, Yan J, et al. 2007. Analysis of clinical characteristics in large-scale Chinese women with polycystic ovary syndrome. Neuroendocrinol Lett, 28:807-810.

Shi YY, Gao X, Sun X, et al. 2008. Clinical and metabolic characteristics of polycystic ovary syndrome without polycystic ovary: a pilot study on Chinese women. Fertil Steril, 90:1139-1143.

Shi YY, Zhao H, Shi YH, et al. 2012. Genome-wide association study identifies eight new risk loci for polycystic ovary syndrome. Nat Genet, 44(9): 1020-1027.

Struthers RS, Nicholls AJ, Grundy J, et al. 2009. Suppression of gonadotropins and estradiol in premenopausal women by oral administration of the nonpeptide gonadotropin-releasing hormone antagonist elagolix. J Clin Endocrinol Metab, 94(2): 545-551.

Thessaloniki ESHRE/ASRM-sponsored POCS consensus workshop group. 2008 Consensus in infertility treatment related to polycysctic ovary syndrome. Fertil Steril, 89:505-522.

Valkenburg O, Uitterlinden AG, Piersma D, et al. 2009. Genetic polymorphisms of GnRH and gonadotrophic hormone receptors affect the phenotype of polycystic ovary syndrome. Hum Reprod, 24:2014-2022.

Wang K, Wang LG, Zhao YR, et al. 2009. No association of the Arg51Gln and Leu72Met polymorphisms of the ghrelin gene and polycystic ovary syndrome. Hum Reprod, 24(2):485-490.

第17章　排卵功能异常性子宫出血

第一节　概　　述

国际妇产科联盟(FIGO)2008年关于“异常子宫出血相关术语和定义”、2011年FIGO关于“育龄期非妊娠妇女异常子宫出血病因PALM-COEIN分类系统”规定，异常子宫出血(abnormal uterine bleeding，AUB)指生育期非妊娠妇女，由结构性、非结构性因素引起，以月经规律性、月经频度、经期时间和月经量异常为特征的异常子宫出血，属于妇科异常出血症候群(overarching symptom)。据此，应用80多年的功能失调性子宫出血(dysfunctional uterine bleeding，DUB)一词不再应用。

按照以上定义，异常子宫出血(AUB)不包括病理妊娠(流产、异位妊娠和滋养细胞肿瘤)、青春期异常子宫出血和绝经后出血，也不包括下生殖道(宫颈、阴道和外阴)和消化道(直肠和肛门)病变引起的异常出血。

在生育期，非妊娠妇女中排卵功能异常性出血(ovulation dysfunctional bleeding，ODB)，包括无排卵型和排卵型异常子宫出血，约占妇科门诊病人总数的10%，占月经疾病的20%～30%。不同年龄妇女的发生率：≤20岁为3.9%，21～30岁为22.5%，31～40岁为34.3%，41～50岁为37.3%，≥50岁为1.6%。

一、PALM-COEIN分类系统

由国际妇产科联盟-月经疾病学组(FIOG-MDG，2011)制订的AUB分类，按照病因和疾病性质划分为两类，即PALM和COEIN两个系统。

1. PALM系统　属于具有明显结构和形态异常的器质性病变，即通过妇科检查、医学影像学和组织病理学检查确诊的疾病，包括4类疾病，即子宫内膜息肉、子宫腺肌病、子宫平滑肌瘤、子宫内膜癌和不典型子宫内膜增生过长。

2. COEIN系统　属于无明显形态结构异常的非器质性病变，但可通过实验室检查确诊的疾病，包括5类疾病：①出血/凝血性疾病，如血小板减少性紫癜，Minot-Von Willebrand病，Hermansky-Pudlak综合征，凝血因子Ⅰ、Ⅱ、Ⅴ、Ⅶ、Ⅷ、Ⅹ、Ⅺ缺陷和再生障碍性贫血等；②排卵功能障碍包括排卵型和无排卵型异常子宫出血，常见原因包括多囊卵巢、高催乳素血症、高雄激素血症、甲状腺疾病(甲亢和甲减)、影响多巴胺代谢药物(吩噻嗪类和三环类抗抑郁药)治疗；③子宫内膜病变(endometrial)包括子宫内膜微循环和凝血功能异常、炎症、前列腺素和内皮素功能异常；④医源性因素包括性激素、口服避孕药、曼月乐(LNG-IUS)、乳腺癌SERM和抗凝血药物(华法林和肝素)治疗；⑤未分类因素，包括子宫动静脉畸形、子宫剖宫产瘢痕、子宫肌层肥厚、子宫内膜细胞生物学和代谢异常。

二、临床类型

1. 急性异常子宫出血(acute AUB)　指突发性严重的大量出血,需要紧急救治的病例。

2. 慢性异常子宫出血(chronic AUB)　指6个月内出现≥3次的异常子宫出血病例。

3. 月经间期出血　指发生于规律月经周期或预期月经周期之间的出血,包括月经前点滴出血(premenstrual spotting,黄体期点滴出血)、月经后点滴出血(postmenstrual spotting,卵泡期点滴出血)、围排卵期点滴出血(periovulation spotting)。

FIGO(2008－2011)关于AUB的定义涵盖了所有引起异常子宫出血的妇科疾病,其中仅有排卵功能异常性出血(ODB)与妇科内分泌功能失调相关。据此,本章主要讨论无排卵型和排卵型异常子宫出血的诊断和治疗,其他疾病引起的异常子宫出血,请参阅妇科相关资料。

第二节　无排卵型异常子宫出血

无排卵型异常子宫出血(anovulation type of abnormal uterine bleeding)多发生于围青春期少女(≤20岁)和围绝经期(≥40岁)妇女。异常子宫出血病理机制包括促性腺激素FSH分泌失调、卵巢卵泡发育不良、慢性无排卵、单一雌激素长期刺激引起子宫内膜增生、雌激素突破性或撤退性出血。临床表现为短期停经后,突然大量出血或长期淋漓状不规则性出血,常伴有贫血和出血性疾病,属于AUB-$C_1O_0E_1I_1N_0$。

【病因】

1. GnRH-Gn分泌失调

(1)GnRH-Gn脉冲节律异常:表现为GnRH脉冲释放频率增高、LH分泌增加、FSH分泌降低、LH/FSH比值升高;垂体激活素结合蛋白和卵泡抑素分泌增加,引起LH-卵巢卵泡膜-间质细胞轴功能亢进和雄激素生成增加,而FSH-卵巢颗粒细胞轴功能减退和雌激素生成减少。

(2)神经肽Y-瘦素-加兰肽-胰岛素轴(neuropeptide Y-leptin-galanin-insulin axis)功能异常:表现为血清神经肽Y、瘦素和加兰肽增加、瘦素和胰岛素抵抗、卵巢对促性腺激素敏感性降低和无排卵。

2. 卵巢功能异常

(1)FSH-卵巢颗粒细胞轴功能减退:表现为卵巢募集卵泡和发育卵泡数量减少、颗粒细胞芳香酶活性降低、雌激素生成减少、不能形成雌二醇高峰促进LH高峰和引起排卵。

(2)LH-卵巢卵泡膜细胞轴功能亢进:表现为卵巢卵泡膜细胞17α-羟化酶活性增强、17α-羟基孕酮和雄烯二酮生成分别增加8倍和20倍,引起高雄激素血症、肥胖和胰岛素抵抗。

(3)性激素代谢异常:表现为性腺外组织(脂肪、肠道、皮肤和肝脏)雄激素向雌激素(主要为雌酮,其次为雌二醇)转化率增加,引起血浆雌激素浓度增加、子宫内膜异常增生和不规则子宫出血。

3. 前列腺素分泌失调　无排卵异常子宫出血妇女子宫内膜血栓素(thromboxane, TXA_2)和前列环素(prostacyclin, PGI_2)分泌失调。雌激素/孕酮比例增高破坏子宫内膜溶酶体膜稳定性,促进溶酶体释放磷脂酶,引起胞质体细胞内花生四烯酸活化、环氧化酶活性增强、前列腺素生成增加;孕激素缺乏引起$PGF_{2\alpha}$生成减少,$PGF_{2\alpha}/PGE_2$比值降低;溶酶体膜破裂释放破坏性水解酶,引起子宫内膜崩塌、坏死和出血。

4. 子宫内膜微循环功能异常　表现为螺旋小动脉异常(80.3%)、血管周围纤维化(perivascularfibrosis,48%)、血管内膜下玻璃样变(subendothelial hyaline degeneration,33%)、平滑肌细胞增生和肥大(23%)和血管弹力组织变性(elastosis,4%)。螺旋小动脉结构和功能异常,影响子宫内膜功能层脱落、剥离创面血管和上皮修复、血管舒缩和血凝及纤溶功能,引起异常子宫出血。

5. *凝血和纤溶系统功能失调*　月经后子宫内膜基底层残留的腺体表层上皮和子宫角部子宫内膜增生形成连续的结合膜覆盖创面而止血。子宫内膜修复是对子宫内膜脱落后组织反应而非性激素效应,其中子宫内膜凝血和微小血管收缩是月经止血的重要机制。

然而,AUB 时,子宫内膜纤溶酶原激活物增多,促进纤溶酶原转化为纤溶酶,引起纤溶亢进、低纤维蛋白血症(hypofibrinogenaemia)、子宫内膜螺旋小动脉顶端破裂和血管湖形成而引起大量出血。另外,无排卵异常出血妇女多存在血液性疾病,包括血小板减少性紫癜及凝血因子Ⅰ、Ⅱ、Ⅴ、Ⅶ、Ⅷ、Ⅹ、Ⅺ缺陷,还有再生障碍性贫血,还有 Minot-Von Willebrand 综合征和赫曼斯基-普德拉克综合征。

【出血机制】

1. *雌激素突破性出血*(estrogen breakthrough bleeding)　无排卵状态下,长期无孕激素对抗的单一雌激素刺激可引起子宫内膜增生和子宫内膜增生过长。子宫内膜呈简单型增生和复杂型增生,引起子宫内膜致密层和海绵层缺血和坏死,而易于发生随机性、非同步性、突破性和多血管通道开放性出血,临床表现为短期停经后的子宫突发性大量出血。

2. *雌激素撤退性出血*(estrogen withdrawal bleeding)　无排卵状态下,窦状卵泡不能成熟发育而闭锁,血浆雌激素浓度突然降低或剧烈波动可引起子宫内膜螺旋动脉舒缩节律失调,不规则性脱落和应激性出血。雌激素分泌减少或突然撤退时,内膜脱落后创面修复和止血,仅能依赖于新生卵泡分泌的雌激素"修复"作用。然而,这种修复和止血作用缓慢而不稳定,而引起不同部位子宫内膜轮番性、非凝血性、纤溶亢进性、多血管通路性淋漓不断的子宫出血。

【子宫内膜病理】

1. *传统子宫内膜增生分类*

(1)增生期子宫内膜(endometrium of proliferative phase):类似于正常月经周期增生期子宫内膜。

(2)简单型子宫内膜增生过长(simple hyperplasia of endometrium):相当于腺囊型子宫内膜增生过长(adenocystic hyperplasia of endometrium)。

(3)复杂型子宫内膜增生过长(complex hyperplasia of endometrium):相当于腺瘤型子宫内膜增生过长(adenomatous hyperplasia of endometrium)。

(4)不典型子宫内膜增生过长(atypical hyperplasia of endometrium):在子宫内膜腺囊型或腺瘤型增生过长的基础上,出现腺上皮细胞异型性改变,或子宫内膜上皮内瘤变(intraepithelial neoplasia of endometrium, INE),或子宫内膜原位腺癌(adenocarcinoma in situ,AIS)。

2. *WHO(1994)分类*　以子宫内膜腺体结构和细胞核异型性,将子宫内膜增生划分为以下四类。

(1)简单型子宫内膜增生过长(simple hyperplasia of endometrium)。

(2)复杂型子宫内膜增生过长(complex hyperplasia of endometrium)。

(3)简单型子宫内膜增生过长伴有细胞异型性。

(4)复杂型子宫内膜增生过长伴有细胞异型性(complex hyperplasia with atypia)。

3. *WHO(2014)分类*　按照子宫内膜细胞学不典型改变,将子宫内膜增生划分为两类。

(1)子宫内膜增生过长,不伴有细胞异型

性（endometrial hyperplasia without atypia），属于非不典型子宫内膜增生过长范畴。

（2）子宫内膜增生过长，伴有细胞异型性（endometrial hyperplasia with atypia），属于不典型子宫内膜增生过长范畴。

【临床表现】 无排卵型异常子宫出血多发生于围青春期少女和围绝经期妇女，其临床表现、子宫内膜病理、诊断和鉴别诊断、治疗程序、药物和方法、预后和管理均不尽相同。

1. 围青春期异常子宫出血　多见于15～20岁少女。临床观察表明，少女初潮后2～3年，无排卵月经率为30%～50%，3年后规律排卵月经率为60%，仍有30%呈月经不规则现象。围青春期无排卵型异常子宫出血，表现为短期停经后，突然出现大量、持续性流血，伴有中、重度贫血，或为长期淋漓不断少量出血，周期性加重。值得注意的是，围青春期少女异常子宫出血中，10%～15%存在血液性疾病，包括缺铁性贫血，再生障碍性贫血，血小板减少性紫癜，血小板无力症，von Willebrand综合征，凝血因子Ⅰ、Ⅱ、Ⅴ、Ⅶ、Ⅹ、Ⅺ、Ⅷ缺陷和赫曼斯基-普德拉克综合征。

2. 围绝经期异常子宫出血　见于年龄40～50岁围绝经期妇女。临床表现为月经频发、周期缩短或不规则、经量过多、经期延长和重度贫血，部分患者存在子宫肌瘤、子宫内膜异位症、子宫腺肌病、卵巢功能性肿瘤和子宫内膜癌，因此，临床治疗前应首先排除生殖道器质性病变。

【诊断】

1. 病史　仔细询问个人发育史、月经史（初潮年龄、周期、经期、经量、伴随症状和体征）、出血病因和诱因、发病情况、诊疗过程，特别注意询问在外院治疗所用激素名称、剂量、疗效、激素测定和内膜诊刮的病理结果。

2. 查体

（1）一般查体：注意全身营养状况，有无贫血、血液病和出血性疾病表现（出血点、瘀斑、紫癜和黄疸）。注意检查淋巴结、甲状腺、乳房、肝脾有无异常。

（2）妇科检查：未婚妇女仅做肛腹诊检查。已婚妇女应做妇科检查，观察出血量、来源、性质；阴道、子宫颈、子宫、卵巢有无肿瘤；妇科炎症和子宫内膜异位症等病变。

3. 实验室检查

（1）排卵功能检查：①基础体温（BBT）；②排卵试纸检测；③阴道细胞学检查；④超声检查，动态观察子宫内膜厚度、卵泡发育和排卵情况。

（2）内分泌激素测定：包括性腺轴（FSH、LH、PRL、hCG、E_2、P、SHBG、FT-index、抑制素和AMH等）、甲状腺轴（FT_3、FT_4、TSH）、肾上腺轴（DHEA-S和cortisol）和胰岛素测定。

需要强调指出的是，妇科医生应按照正常月经周期生殖激素的消长规律和反馈调节机制，正确地检测生殖激素变化，而绝不要动辄随意测定女性激素6项。特别是避免于异常子宫出血期间、性激素治疗期间和孕激素撤退月经后测定性激素6项，因此时所测定的激素变化不能准确反映基础内分泌变化，既容易引起误诊和误治，也会增加患者的经济和心理负担。

规范的女性生殖激素测定，包括：①应于自然月经周期的第3天（≤第5天），或月经延期≥40天，排除妊娠后，空腹抽血检查；②检查前1个月应停用任何激素和可能影响生殖激素分泌的药物；③测定指标应根据月经周期激素分泌规律和临床实际需要选择，如自然月经来潮第3天仅测定5项指标（FSH、LH、E_2、PRL和T_0）即可，而不需要常规测定6项指标；④孕酮测定是检测排卵和黄体功能，测定时间应于月经周期的第21天（预期排卵后7天）进行；⑤拟诊卵巢女性化肿瘤（颗粒细胞瘤和胚胎性肿瘤）时可测定血清雌激素（E_2）；拟诊卵巢雄细胞肿瘤可测定睾酮(T_0);⑥观测卵巢储备力,可测定抗苗勒激素(AMH);⑦ hCG 测定目的是排除病理妊娠;⑧生殖激素测定的同时应进行妇科盆腔超声检查,以便评估内生殖器形态变化和生殖激素功能间的关系;⑨甲状腺功能和肾上腺功能测定根据临床需要选择;⑩妇科医生应认真分析生殖激素和妇科超声检查结果,结合临床症状和体征进行诊断和治疗。

(3)阴道细胞学检查(TCT)和阴道微生态检查。

(4)血液学检查:包括全血细胞计数、血清铁测定、血液病和出血性疾病的检查。

(5)凝血机制检查:包括凝血酶原时间、部分凝血活酶时间、血小板计数、出凝血时间测定。

(6)肝肾功能检查:包括总蛋白、A/G、转氨酶、胆红素、BUN、血糖和血脂测定。

4. *阴道超声检查* 可准确地观测子宫、卵巢形态和子宫内膜厚度。临床观察表明,绝经后妇女,以子宫内膜厚度 3~4mm 作为截断值,可提高子宫内膜癌检出率。接受性激素和他莫昔芬治疗乳腺癌妇女,诊断子宫内膜增生的内膜厚度截断值为≥5mm;而多囊卵巢妇女子宫内膜厚度≤7mm 时,则很少存在子宫内膜增生现象。

5. *诊断性宫腔镜* 已婚妇女,推荐诊断性宫腔镜直视下诊刮替代传统的不准确盲刮(blind sample)来诊治子宫内膜增生和异常子宫出血,但未婚少女不应进行诊刮或宫腔镜检查。

6. *CT、磁共振和肿瘤标志物检查* 不作为诊断子宫内膜增生常规检查项目。子宫内膜增生的生化指标也不作为常规检查项目,包括磷酸酶、张力蛋白同系物(tensin homolog,PTEN)、Bcl-2 和 BAX。

【鉴别诊断】

1. *病理妊娠* 包括先兆流产、不全流产、异位妊娠、过期流产和滋养细胞疾病(葡萄胎、侵蚀性葡萄胎和绒癌),血液 hCG 浓度升高,盆腔超声和子宫诊刮可明确诊断。

2. *性激素治疗* 不规范的雌、孕激素治疗可引起异常子宫出血,特别是长期大剂量单一雌激素治疗可引起子宫内膜增生和异常子宫出血。因此应仔细询问妇科内分泌治疗史(药物、剂量和方法),超声检查和诊刮可明确诊断。

3. *子宫肌瘤* 来源于子宫平滑肌和纤维肌良性肿瘤,可引起子宫增大、月经过多、经期延长和贫血。超声和妇科检查易于确诊。

4. *子宫腺肌病(瘤)* 表现为进行性加重的痛经、月经失调、异常出血、不孕和重复性流产。超声检查子宫均匀性增大、子宫肌层明显增厚和不均质,可见大小不等的异位内膜囊肿;子宫内膜-肌层间结合带(JZ)增厚≥12mm;子宫内膜增厚;常并存子宫腺肌瘤、卵巢巧克力囊和盆腔子宫内膜异位症。

5. *子宫内膜息肉和黏膜下肌瘤* 表现为不规则子宫出血、月经过多和白带异常,蒂性黏膜下肌瘤可脱垂入阴道内。超声和宫腔镜检查可明确诊断。

6. *宫颈炎* 包括宫颈糜烂、宫颈和宫颈管息肉均可引起不规则阴道出血和接触性出血,但很少引起月经周期紊乱和月经过多。妇科检查和阴道细胞学筛查可明确诊断。

7. *血液和出血性疾病* 多种血液病(严重贫血和白血病)和出血性疾病可引起异常子宫出血,并伴有皮肤紫癜、瘀斑、鼻出血和经期血尿等。异常子宫出血妇女中,20%伴有出血性疾病,其中血管性血友病(凝血因子Ⅷ缺乏)占 13%,凝血因子Ⅺ缺乏占 4%。

8. *乳腺癌雌激素受体调节药(SERM)治疗* 乳腺癌术后长期服用 SERM 药物他莫昔芬(Tamoxifen)可引起子宫内膜增生、息肉和子宫内膜癌,因此服药期间出现异常子宫出血应立即停药并进行妇科超声检查、诊断和治疗。

9. *子宫颈癌* 人类乳突瘤病毒(HPV)

感染引起的恶性肿瘤。临床表现为接触性出血、阴道排液、不规则性或持续性流血。妇科检查,子宫颈增大,呈菜花状、结节状或空洞溃疡状触血性病变。宫旁组织,包括主、骶韧带癌性浸润、增厚和盆腔淋巴结增大。实验室检查 HPV(+),宫颈活检可明确诊断。

10. 子宫内膜癌　多见于肥胖、糖尿病、高血压、晚绝经、不孕、性激素治疗和卵巢分泌性激素肿瘤(颗粒细胞瘤和卵泡膜细胞瘤)的妇女。临床表现为绝经后流血和阴道排液。妇科检查子宫增大,超声检查和分段诊刮可明确诊断。

11. 子宫内膜炎和盆腔炎　可引起炎性子宫不规则性出血。患者有明显的妇产科感染和手术(流产、引产、刮宫和放置 IUD)病史,妇科检查有明显盆腔感染症状和体征,抗感染治疗有效。

12. 卵巢癌　卵巢颗粒细胞瘤、卵泡膜细胞瘤、绒癌和胚原性肿瘤可引起妇女不规则性流血。妇科检查可触及附件区肿瘤、超声检查和剖腹探查可明确诊断。

13. 生殖道异物和损伤　阴道损伤和宫腔内异物可引起异常子宫异常出血,临床表现为不规则出血,伴有阴道排液和白带增多。妇科和超声检查可明确诊断。

【治疗】

1. 非不典型子宫内膜增生过长

(1)围青春期少女:治疗原则,包括尽快止血、调经治疗、促进排卵和防治并发症。

①止血治疗:推荐采用联合型口服避孕药(COC)和抗纤溶药物氨甲环酸(Tranexamic Acid,妥塞敏)治疗;不推荐采用大剂量雌激素、大剂量孕激素和孕激素药物性刮宫治疗,因可操作性、依从性、耐受性和疗效均较差。诊断性刮宫(或诊断性宫腔镜)仅适用于已婚妇女,而不适用于未婚少女。

a. COC 止血治疗:采用低剂量 COC 短期多重剂量治疗,促进增生型子宫内膜转化为分泌型或类蜕膜型子宫内膜而止血。药物包括达英-35(Diane-35)、妈富隆(Marvelon)或优思明(Yasmin),方法是:COC 每日 3 片,口服 3～7d;每日 2 片,口服 3～7d;每日 1 片,口服 3～7d;共 21d。停药后 3～5d 出现撤退性出血,而后进行调经治疗。

b. 氨甲环酸(妥塞敏):为抗纤溶药物,赖氨酸类似物,特异性与血浆纤维蛋白溶酶原结合形成纤维蛋白,阻抑纤溶酶原激活,抑制纤溶酶活性,减少纤溶酶激活补体 C_1 的作用,增强纤维蛋白凝块聚合性,保护纤维蛋白不被纤溶酶降解和溶解,是治疗月经过多的有效药物。

氨甲环酸,包括静脉注射型或口服型,后者包括改良快速释放型(modified-immediate-release,MIR)和延缓释放型 (delayed-release,DR)。药动学研究发现,口服 1.3gMIR 或 DR 氨甲环酸后,血浆浓度分别于 1.5h 和 3h 内达到最低有效浓度(≥5μg/ml)。氨甲环酸连续治疗 5d,血药浓度为 5～15μg/ml,可有效地减少出血量。进食不影响 MIR 血药浓度,但高脂肪饮食显著降低 DR 最高血浆浓度。

氨甲环酸于月经过多(≥80ml)或经期延长(＞7d)时服用,1～1.5g,每日 2 次,或每 8h 1 次,口服,连服 5d。静脉注射每次 250～500mg,加入 0.9%氯化钠溶液中静脉缓慢注射,每日 1～2 次。临床观察显示,氨甲环酸治疗 6 个周期后月经量减少 40.4%。氨甲环酸耐受性和顺应性良好,不良反应包括经期不适 (46.2%)、头痛(43.9%)、背痛(23.1%)和视力变化(3.8%),无致栓塞性疾病作用。

c. 非甾体抗炎药物(NSAIDs):为环加氧酶-1/2(COX-1/2)抑制药,通过抑制环加氧酶活性,阻止花生四烯酸转化和生成前列腺素和血栓素而治疗 AUB。NSAIDs 治疗减少月经量和缓解痛经,但作用有限。如曼月乐(LNG-IUS)和甲芬那酸(Mefenamic Aicd)治疗 6 个周期比较,两者平均出血量分别为 5ml 和 100ml（$P<0.001$）。平均失血评估图（PBAC）评分，甲芬那酸为 159，LNG-IUS 为 25。英国 NICE 资料显示，甲芬那酸治疗减少月经量 20％～40％。临床观察显示，甲芬那酸、萘普生（Naproxen）和布洛芬（Ibuprofen）治疗分别减少月经量 29％、26％和 16％。

d. 诊断性刮宫（或宫腔镜）：适用于已婚妇女，未婚妇女为禁忌证。诊刮兼有诊断和治疗双重作用，用于急性、大量出血、内膜厚度≥1.2cm、药物治疗无效或可疑宫腔内病变者。刮出物全部送病理检查。

e. 止血药物：包括维生素 K_1、巴曲酶和酚磺乙胺。

f. 去氨升压素（Desmopressin，minirin，弥凝）：为精氨酸升压素类似物，用于一般性止血治疗无效、严重大量的出血和遗传性出血性疾病患者。静脉用药 0.3～5μg/kg，加入 50～100ml 氯化钠溶液中，缓慢滴注 15～30min，作用持续 6h。鼻腔喷雾疗法 1μg/kg。去氨升压素止血效果快，显著增加凝血因子Ⅷ和冯・维勒布兰德因子（$Ⅷ_{VWF}$）。治疗期间应注意观察血压和尿量变化。

②调经治疗：目的是改善下丘脑-垂体-卵巢轴反馈功能，子宫内膜顺应性和反应性，维持正常月经周期功能。调经治疗方法和药物如下。

a. 雌-孕激素序贯周期治疗：i 克龄蒙（Climen）序贯周期治疗 3 个周期；ii 芬吗通（Femoston，1/10；2/10）连续序贯治疗 3 个周期；iii 雌-孕激素序贯周期治疗，即补佳乐 1mg/d（或倍美力 0.625mg/d），连服 21d，后 10d 加服分泌化剂量孕激素（甲羟孕酮 10mg/d，地屈孕酮 10mg/d 或微粒化孕酮 100mg/d）周期治疗，停药后出现撤退性出血，治疗 3 个周期。

b. COC 治疗：适用于多囊卵巢综合征少女，药物包括妈富隆（Marvelon）、达英-35（Daine-35）、美欣乐（Mercilon）、优思明（Yasmin）和优思悦（Beyaz/YAZ），治疗 3 个周期。

c. 四相型口服避孕药-戊酸雌二醇和地诺孕素（Estradiol Valerate/Dienogest，E_2V/DNG，商品名 Qlaira、Klaira、Natazia）：适用于年龄≥18 岁，无生殖道器质性病变、月经过多、经期延长和贫血的妇女，具有良好调节周期、减少月经量和改善贫血作用，已在欧美国家广泛应用。

四相型口服避孕药模拟正常月经周期生殖激素变化，采用雌激素递减和孕激素递增的动态时相模式组成四种不同雌、孕激素剂量比例的药片，即一相片含 E_2V 3mg（服用 2d）；二相片含 DNG 2mg＋E_2V 2mg（服用 5d）；三相片含 DNG 3mg＋E_2V 2mg（服用 17d）；四相片含 E_2V 1mg（服用 2d）；最后为空白片（服用 2d），共 28 片。

临床观察发现，月经过多和经期延长妇女，服用 E_2V/DNG 第 1 个周期，月经量即开始减少，治疗 6 个周期后平均月经量（MBL）减少 88％，类似于曼月乐（LNG-IUS）的作用。如以 MBL 减少 50％或月经量≤80ml 为治疗成功标准统计，E_2V/DNG 治疗 7 个周期后，E_2V/DNG 和对照组的治疗成功率分别为 63.6％和 11.9％，月经量≤80ml 者，分别为 68.2％和 15.6％；月经量减少≥50％者分别为 70.0％和 17％，证实 E_2V/DNG 治疗可有效减少月经过多和促进月经量恢复正常。

③促排卵治疗：a. 氯米芬疗法；b. 芳香酶抑制药来曲唑（Letrozole）；c. hMG（pFSH）-hCG 疗法；d. GnRHa 脉冲疗法。

④治疗并发症：包括治疗贫血、血液和出血性疾病、肝肾疾病和其他内分泌疾病。

（2）围绝经期妇女：治疗原则包括明确病因、抑制子宫内膜增生、诱导绝经和防止癌变。治疗以孕激素为主，其次为手术治疗。需要强调指出的是，对于围绝经期妇女异常子宫出血，在尚未明确疾病原因和子宫内膜病理变化之前，决不应当盲目采用大剂量雌激素、孕激素、药物性刮宫和盲目的内分泌治疗。

① 诊断性宫腔镜：宫腔镜检查兼有诊断和治疗双重作用，适用于急性大量出血、持续性大量出血≥7d、子宫内膜厚度≥1.2cm、存在子宫内膜病变(息肉和赘生物)的异常出血妇女。

2016 年英国 RCOG 和 BSGE 关于子宫内膜增生的诊疗指南推荐采用诊断性宫腔镜，包括微视性宫腔镜、宫腔镜直视下进行子宫内膜定位活检，或生理盐水宫腔灌注超声造影检查进行子宫内膜增生性疾病和子宫内膜癌的诊断。临床观察表明，以子宫内膜盲刮标本(＋)和(－)性诊断子宫内膜增生的汇总似然率(pooled likelihood ratio，LA)分别为 12(CI＝7.8～18.6)和 0.2(CI＝0.1～0.3)。即使诊刮为(－)，仍然有 2%妇女实际存在子宫内膜增生。

宫腔镜直视下刮宫可显著提高诊断子宫内膜病变(增生、息肉和内膜癌)阳性率和准确率。Clark 研究 26 346 例 AUB 宫腔镜检查显示，宫腔镜阳性(LA60.9)可将子宫内膜癌预测概率从 3.9%提高至 71.3%，而宫腔镜阴性(LA0.15)则降低子宫内膜癌预测概率 0.6%。宫腔镜检查(＋)可将子宫内膜癌和不同类型子宫内膜增生确诊率从 10.6%提高至 55.2%(LA10.4)，而宫腔镜(－)则将子宫内膜增生性疾病确诊率从 10.6%降低至 2.8%(LA0.24)。

②左炔孕酮宫内释放节育系统(曼月乐，mirena，LNG-IUS)：是有效防治围绝经期妇女子宫内膜增生和异常子宫出血第一线治疗方法。曼月乐属于含有左炔诺孕酮(LNG 52mg)活性宫内节育器，药物释放量为 20μg/d，使用有效期 5 年。适用于围绝经期、不能耐受口服药物治疗、肝肾功能不良、乳腺癌术后采用雌激素受体调节药物(SERM)治疗、出血性疾病、服用抗凝药物和希望保留生育力的异常子宫出血妇女。曼月乐兼有避孕和妇科内分泌治疗作用。

左炔诺孕酮为炔诺孕酮消旋体，孕激素活性分别高于孕酮、炔诺孕酮和炔诺酮 6 倍、2 倍和 100 倍。置入曼月乐后子宫内膜内左炔诺孕酮浓度可达 808 ng/g，高于口服左炔诺孕酮血液浓度 200～800 倍，可显著抑制子宫内膜增生，引起内膜腺体萎缩、间质蜕膜化和减少月经量，不利于孕卵植入或着床。曼月乐置入后 3 个月，可引起子宫内膜无菌性炎症反应，宫腔内炎性细胞(中性粒细胞、淋巴细胞、浆细胞和巨噬细胞)数量增加。

临床观察发现，曼月乐置入后 4～6 周，子宫内膜变薄、腺体萎缩和间质蜕膜化，出现少量点滴状和不规则流血，此后月经逐渐减少，甚至出现闭经。放置曼月乐 3 个月和 6 个月后，月经量分别减少 86%和 97%，血红蛋白和血清铁蛋白增加，疗效优于 COC、氨甲环酸和非甾体抗炎药物。

曼月乐置入后 1 年，月经期缩短、出血量减少，闭经率为 15%～20%，并逐渐增加至 30%～40%。曼月乐置入后 2 年后月经量减少 98%，置入 5 年和 7 年后血红蛋白分别增加为 16g/L 和 14.4g/L。荟萃分析表明，曼月乐疗效优于子宫切除和宫腔镜子宫内膜切除，耐受性和依从性良好，具有较高的价效比。

③孕激素治疗：高选择性孕激素是防治围绝经期妇女子宫内膜增生和异常出血的第二线治疗方法。孕激素通过增强 17α-羟类固醇脱氢酶和磺基转移酶活性，促进雌二醇转化为无活性的硫酸雌酮并从细胞内迅速排出；通过抑制 ER 活性，遏制雌激素促进子宫内膜增生作用；通过抑制雌激素介导癌基因转录，遏制细胞有丝分裂，防止子宫内膜细胞癌变。孕激素治疗方法，包括月经后半期辅助黄体治疗、单一孕激素周期治疗和孕激素连续治疗。

a. 孕激素后半周期疗法：适用于简单型

子宫内膜增生妇女。孕激素后半周期疗法，即辅助黄体功能治疗，方法是于月经周期后半期补充分泌化剂量孕激素，促进增生型子宫内膜转化为分泌型子宫内膜，计划有序地撤退月经。药物包括甲羟孕酮（MPA）10mg/d 或甲地孕酮（Megestrol Acetate，Megace）80mg/d；或地屈孕酮（Dydrogesterone）10～20mg/d 或林奈孕酮（Lynestrenol）10～20mg/d，或微粒化孕酮（Micronized Progesterone）200mg/d，从月经周期第 15 天开始，连服 10～14d，停药后撤退月经，连续治疗 3～6 个周期。孕激素后半周期治疗可持续到停药后无撤退性出血，即内源性雌激素降低到绝经期水平为止。

b. 雌-孕激素后半周期疗法：适用于简单型子宫内膜增生妇女。雌-孕激素后半周期疗法是于月经周期后半期同时补充雌-孕激素促进子宫内膜分泌化，计划有序地撤退月经。药物包括芬吗通（1/10）-灰色片（17β-雌二醇 1mg＋地屈孕酮 10 毫克/片），或克龄蒙-粉色片（戊酸雌二醇 2mg＋环丙孕酮 1mg），于月经周期第 15 天开始服用，连服 10～14d，连续治疗 3 个周期。

c. 孕激素全周期疗法：适用于简单型子宫内膜增生妇女。治疗目的是抑制子宫内膜增生，促进子宫内膜退化和预防恶性变。孕激素周期治疗应坚持 3～6 个周期，其间每 3 个月复查一次子宫内膜病理变化，直到连续两次子宫内膜增生完全消退后停药。

孕激素全周期疗法：方案一，甲羟孕酮（Medroxyprogesterone）10～20mg/d，连用 21d，停药撤退月经；7d 后开始新一周期治疗；方案二，炔诺酮（Norethisterone）10～15mg/d，连用 21d，停药撤退月经，7d 后开始新一周期治疗；方案三，地屈孕酮（dydrogesterone）10～20mg/d，连用 21d，停药撤退月经，7d 后开始新一周期治疗；方案四，林奈孕酮（Lynestrenol）15mg/d，连用 21d，停药撤退月经，7d 后开始新一周期治疗。由于孕激素周期治疗不能有效地抑制子宫内膜增生和预防恶性变，因此英国 RCOG 和 BSGE 子宫内膜增生诊疗指南不推荐单一孕激素周期治疗，而推荐孕激素连续性治疗。

d. 孕激素连续疗法：适用于复杂型子宫内膜增生妇女。孕激素治疗目的是有效促进子宫内膜增生消退和预防恶性变。需要指出的是，长期大剂量孕激素治疗禁忌证包括老年妇女、吸烟、自身免疫性疾病、栓塞型疾病、糖尿病、高血压、缺血性心脏病、乳腺癌和乳腺癌家族史、肝肾功能异常和精神抑郁症妇女。孕激素连续治疗期间应每 3 个月复查一次子宫内膜病理变化，直到连续两次子宫内膜增生完全退化后停药。

i. 甲地孕酮（Megestrol Acetate，Megace）100mg/d，连用 90d；或 1000mg，每周肌内注射 1 次。

ii. 炔诺酮（Norethisterone）10～15mg/d，连用 90d。

iii. 地屈孕酮（Dydrogesterone）10～20mg/d，连用 90d。

iv. 醋酸甲羟孕酮 30mg/d，口服，6 个月后改为 100 毫克/2 周，肌内注射，2 个月后改为 200 毫克/月，肌内注射，4 个月。

v. 醋酸甲羟孕酮 125～250mg/d，口服，连服 90d；或甲羟孕酮分散片 160mg/d，口服，连服 90d。

vi. 长效甲羟孕酮（Depo-Provera）150mg，肌内注射，每 3 个月注射 1 次。

vii. 长效甲羟孕酮（Depo-SubQ Provera 104）104mg/0.65ml，肌内注射，每 3 个月注射 1 次。

viii. 地诺孕素（dienogest）2mg，每日 1 次，口服，连服 90d。

e. 雌-孕激素连续联合疗法：具有调经、预防子宫内膜增生和防止癌变作用。雌-孕激素连续联合治疗引起子宫内膜萎缩，而无周期性出血现象。药物包括芬吗通（Femoston-Conti，1/5-10）、安今益（Angeliq）和倍美罗(Premelle-Lite,复方雌孕片-Ⅲ)。

f. GnRHa 疗法:适用于复杂型子宫内膜增生过长、肝肾功能不良、出血性疾病和器官移植(如肝、肾移植)后子宫内膜增生和月经过多的围绝经期妇女。GnRHa 通过下调 GnRH 受体功能和垂体脱敏作用抑制卵巢功能,快速引起低雌激素血症,遏制子宫内膜增生和癌变。治疗药物包括:i. 亮丙瑞林(Leuprorelin)3.75 毫克/4 周,皮下注射;ii. 戈舍瑞林(Goserelin)3.60 毫克/4 周,皮下注射;iii. 曲普瑞林(Triptorelin)3.75 毫克/4 周,肌内注射;治疗 3 个周期,诊刮复查内膜病理。

临床观察表明,短效 GnRHa 治疗 30d,长效 GnRHa 注射后 7d,血浆雌激素浓度降低至绝经期水平(30～40pg/ml),并引起子宫内膜增生退化和萎缩。然而,当血浆雌激素浓度≤40pg/ml 时可出现潮热、自汗和心悸等血管舒缩综合征症状,当血浆雌激素浓度≤30pg/ml 时可引起骨丢失,为此长期 GnRHa 治疗时或患者出现卵巢脱落症状时,应适时给予性激素反向添加治疗,药物包括单一雌激素和孕激素、雌-孕激素序贯周期和连续联合治疗、选择性雌激素活性调节药替勃龙(Tibolone)、非激素性植物药莉芙敏(Remifemin)和选择性雌激素受体调节药等,详见第 10 章第一节 GnRHa 激动药。

g. 选择性孕激素受体调节药(selective progesterone receptor modulator,SPRM):属于组织特异性抗孕激素,选择性作用于子宫内膜和子宫内膜下子宫肌层孕激素受体(PR),减少子宫出血量和缩短出血时间,主要用于治疗并存子宫肌瘤、子宫腺肌病的月经过多和异常子宫出血妇女。

乌利司他(Ulipristal Acetate,UPA)是唯一批准用于治疗异常子宫出血的抗孕激素药物。临床研究(PEARL-Ⅰ/Ⅱ)显示,乌利司他 5mg/d、10mg/d 治疗 3 个月,月经量减少 90%以上,闭经率超过 70%,子宫肌瘤和子宫体积明显缩小,疗效显著,相当或优于 GnRHa。不良反应轻微,包括头痛(4%)和乳房压痛(4%)。需要指出的是,SPRM 长期治疗可引起 SPRM 相关的子宫内膜变化(PAEC),因此治疗期间应加强监测。详见第 10 章第九节抗催乳素。

h. 金雀异黄酮(Genistein Aglycone)54mg/d,口服,连服 90d。金雀异黄酮为大豆提取物,蛋白酪氨酸激酶和拓扑异构酶-Ⅱ抑制药,通过细胞因子和 ER-介导信号通路,下调 ER-α 和 PR 表达,增强 ER-β_1 表达,抑制雌激素诱导基因 c-fos、c-jun、IL-1α 和 TNF-α 表达,减少异常子宫出血。绝经前期妇女简单型子宫内膜增生,对金雀异黄酮 54mg/d,治疗 6 个月的阳性反应率为 42%,症状改善,出血量明显减少。然而,金雀异黄酮长期治疗的疗效仍有待研究。

i. 二甲双胍(Metformin):具有抗肿瘤细胞增生、抗肿瘤浸润和抗肿瘤作用,增强子宫内膜癌细胞 PR 表达,抑制孕激素长期治疗下调 PR 不良反应和提高孕激素疗效,用于治疗存在 2 型糖尿病、胰岛素抵抗妇女的子宫内膜增生疾病。二甲双胍 0.5g,每日 2 次,口服,连服 90d。

j. 手术治疗:子宫内膜简单型增生手术治疗的指征,包括病理证实为不典型子宫内膜增生者;孕激素治疗 1 年,子宫内膜增生未消退者;孕激素治疗 1 年,子宫内膜恶性变者;孕激素治疗期间持续不断出血者;不能完成为时 1 年孕激素治疗者,或不能保证定期接受子宫内膜活检随访者。

手术治疗推荐腹腔镜子宫切除。绝经前妇女子宫切除时是否切除双侧附件应遵循个体化原则,结合患者的具体情况而定。绝经后妇女子宫切除则应同时切除双侧附件以避免日后发生卵巢癌风险。子宫切除时无须进行常规的子宫内膜快速冰冻病理检查,也无须进行双侧盆腔淋巴结切除。

k. 宫腔镜子宫内膜切除:不予推荐,因

子宫内膜切除不易完全彻底，且存在引起宫腔粘连和残留内膜癌变风险。

2. *不典型子宫内膜增生过长*　多见于40～50 岁围绝经期妇女。由于不典型子宫内膜增生过长具有转化为子宫内膜癌的高危性，因此英国 RCOG 和 BSGE 子宫内膜增生诊疗指南推荐采用腹腔镜子宫切除治疗，而不推荐采用孕激素治疗和宫腔镜子宫内膜切除治疗，以保证患者安全性。

(1)子宫切除术：适用于年龄≥45 岁、不典型子宫内膜增生过长、不再希望生育、合并子宫肌瘤、子宫腺肌病和卵巢肿瘤、非手术治疗无效或复发性异常子宫出血妇女。绝经前妇女，施行全子宫切除时，是否保留双侧附件应结合患者具体情况决定。绝经后妇女则应施行全子宫加双侧附件切除术，无须进行双侧盆腔淋巴结切除。术中无须进行子宫内膜快速病理切片检查，因 61％术中快速病理与术后蜡块病理不一致，且不典型子宫内膜增生和早期内膜癌较少出现淋巴结转移。

(2)宫腔镜子宫内膜切除：不予推荐。英国 RCOG 和 BSGE 诊疗指南认为，宫腔镜子宫内膜切除不易完全彻底，且易引起宫腔粘连，而残留的子宫内膜也易于发生癌变。

(3)并发症治疗：包括加强支持疗法、治疗贫血、低蛋白血症、营养不良和全身性疾病(血液病、出血性疾病、肝硬化、糖尿病、甲状腺和肾上腺疾病)。

3. *希望保留生育功能妇女的治疗*

(1)非不典型子宫内膜增生过长，希望保留生育功能妇女的治疗：推荐采用合成孕激素或 GnRHa 治疗，争取在较短时间内促进子宫内膜增生完全退化。近期无生育计划的妇女可放置曼月乐(LNG-IUS)。决定生育前应将曼月乐取出，并进行子宫内膜诊刮检查以确保子宫内膜增生已经完全退化。鉴于简单型子宫内膜增生均为无排卵月经，因此应选择恰当的促排卵或辅助生育治疗。

(2)不典型子宫内膜增生过长，希望保留生育功能妇女的治疗：不典型子宫内膜增生妇女期待性或治疗后生育是可能的，足月分娩率和胎儿成活率≥25％。然而，由于不典型子宫内膜增生恶性变较高，自然进展为子宫内膜癌的概率为 2％，并存卵巢癌概率为 4％，发生转移癌概率为 0.5％。因此，在非手术治疗前，应认真评估高危因素、权衡利弊、制定安全可行的治疗和随访方案。

不典型子宫内膜增生非手术治疗，包括孕激素、LNG-IUS、芳香酶抑制药(AI)和 GnRHa 治疗，尽量采用切实有效，在较短时间内促进不典型子宫内膜增生完全消退的方法。孕激素治疗期间，应至少进行一次子宫内膜活检，在子宫内膜恢复正常后再妊娠，特别是体重指数≥35kg/m^2 肥胖妇女。

子宫内膜恢复正常后可采取自然妊娠，但辅助生育妊娠率较高。临床研究荟萃分析表明，不典型子宫内膜增生，孕激素治疗的子宫内膜退化率为 85.6％，恶变率为 26％，出生婴儿成活率为 26.3％。需要指出的是，不典型子宫内膜增生妇女产后仍应加强子宫内膜检测，因复发率和恶变率较高。对于不再生育妇女，建议分娩后择机实行子宫切除。

【预后与随访】

1. *非不典型子宫内膜增生过长*

(1)自然消退率和恶变率：临床非治疗性观察发现，简单型子宫内膜增生过长，6 个月内自然消退率为 74％、持续存在率为 17％、进展为子宫内膜癌为 9％。复杂型子宫内膜增生过长，6 个月内自然消退率为 75％。随访 12 年，简单型子宫内膜增生过长自然消退率为 81％，持续存在率 18％，进展为子宫内膜癌为 1％。复杂型子宫内膜增生过长，自然消退率为 79％，持续存在率为 21％。随访 20 年，未经治疗的子宫内膜增生过长，进展为子宫内膜癌的概率≤5％；简单型和复杂型增生过长进展为子宫内膜癌的概率分别为 1％和 3％。复杂型增生进展为子宫内膜癌概率高于简单型增生，分别为 RR＝

2.8(CI=1.0～7.9)和 RR=2.0(CI=0.9～4.5)。肥胖妇女子宫内膜增生发生率≥10%,而节食、减轻体重或减肥手术可显著提高消退率、降低癌变率和改善预后。

(2)曼月乐(LNG-IUS)疗效:曼月乐显著提高子宫内膜增生消退率、降低恶变率,有效减少出血量、降低子宫切除率和改善生活质量。为有效地防治子宫内膜增生,置入曼月乐应至少保留6个月。如无禁忌证和近期无生育计划,建议宫内留存曼月乐5年。

荟萃分析表明,置入曼月乐后3、6、12和24个月子宫内膜增生消退率逐渐增加,分别为 OR = 2.3、OR = 3.16、OR = 5.73 和 OR=7.46;子宫切除率 OR=0.26,不规则出血率为 OR=1.12,临床疗效与孕激素治疗无显著性差异。曼月乐引起简单型子宫内膜增生消退率高于自然消退率,分别为88%和15%。曼月乐和孕激素治疗后,辅助生育时胚胎植入成功率分别为29%和17%,临床妊娠率分别为46%和28%。

(3)孕激素治疗效果:推荐采用孕激素连续疗法,而不推荐孕激素周期疗法,因后者不能有效抑制子宫内膜增生、减少出血量和降低恶变率。孕激素包括甲羟孕酮、炔诺酮、甲地孕酮、地诺孕素(Dienogest)和林奈孕酮(Lynestrenol)等。

子宫内膜增生过长妇女,孕激素治疗至少坚持3～6个月,治疗6个月疗效优于3个月。治疗期间应每3～6个月诊刮一次观察子宫内膜变化,连续2次诊刮子宫内膜正常可以停药。随机对照性研究显示,采用甲羟孕酮、林奈孕酮和炔诺酮后半周期治疗3个周期,简单型子宫内膜增生消退率分别为60%、44%和59%。LNG-IUS 和甲羟孕酮连续治疗3个月和6个月,子宫内膜增生消退率分别为84%～100%和50%～64%。临床研究荟萃分析,孕激素治疗3～6个月,曼月乐随访5年,两者恶变率均为33%,无显著性差异。

前瞻性研究发现,子宫内膜增生恶变率与体重指数相关,复杂型增生恶变率高于简单型增生。在体重指数相同情况下,曼月乐和孕激素治疗的子宫内膜增生消退率分别为12.7%和28.3%。临床观察认为,体重指数 BMI≥35kg/m^2,子宫内膜增生妇女孕激素治疗至少应坚持6个月,并应每6个月诊刮一次观察子宫内膜变化,连续观察2年。因此,如治疗后12个月时,诊刮仍然存在子宫内膜增生现象,提示存在恶性变可能性,适时应实行子宫切除。

随机性临床研究表明,曼月乐提高多囊卵巢妇女简单型子宫内膜增生消退率和辅助生育成功率,如曼月乐组和非治疗组,子宫内膜增生消退率分别为88%和15%;胚胎植入成功率分别为29%和17%;临床妊娠率分别为46%和28%,曼月乐治疗妇女未出现子宫内膜恶变现象。

2. 不典型子宫内膜增生过长

(1)自然消退率和恶变率:临床观察发现,不典型子宫内膜增生过长的恶变率较高,随访4年、9年和19年的子宫内膜癌发生率分别为8%(CI=1.31～14.6);12.4%(CI=3.0～20.8)和27.5%(CI=8.6～42.5)。子宫切除术时,不典型子宫内膜增生过长并存其他肿瘤的概率为43%;并存卵巢癌概率为4%,进展为子宫内膜癌的概率为2%,转移癌的发生率为0.5%。希望生育妇女观察性研究表明,不典型子宫内膜增生过长的自然消退率为85.6%;恶变率为26%,足月儿成活率为26.3%。由于不典型子宫内膜增生过长具有较高恶变率,因此不主张进行长期非治疗性观察。

(2)孕激素治疗效果:孕激素治疗显著改善不典型子宫内膜增生过长的预后。临床回顾性分析(242例)显示,孕激素治疗降低不典型子宫内膜增生过长的子宫内膜癌发生率5倍,即从101.4‰妇女·年降至20.5‰妇女·年,所发生的多为早期癌(Ⅰ期),极少数为Ⅱ期癌。然而，孕激素治疗期间必须每 3 个月进行一次子宫内膜活检，直到连续两次活检恢复正常为止，并连续随访 2 年，直到决定手术治疗。

值得指出的是，不典型子宫内膜增生过长诊断后 2 年内恶变率特别高，因此孕激素连续治疗 12 个月，不典型子宫内膜增生过长仍未完全消退或不能定期进行子宫内膜活检或不能满意地获得子宫内膜标本或消退后又重新出现不典型子宫内膜增生或恶性变或出现异常子宫出血妇女，均应重新开始或继续坚持孕激素治疗或实行子宫切除。另外，孕激素治疗期间，以阴道超声、CT 或 MRI 检测子宫内膜厚度均不能准确确定子宫内膜增生组织学变化，因此定期子宫内膜活检是最可靠和准确的监测方法。

3. 性激素治疗与子宫内膜增生过长　为预防子宫内膜增生性疾病，仍存在完整子宫的绝经前和绝经后妇女，禁忌采用单一雌激素治疗；无论接受单一雌激素治疗抑或雌-孕激素序贯或连续联合治疗妇女，如出现异常子宫出血均应及时排查有无子宫内膜增生性疾病；雌-孕激素序贯周期治疗妇女，如出现异常子宫出血或诊刮证实为子宫内膜增生妇女应改为孕激素连续性治疗；孕激素连续性治疗出现异常子宫内膜增生妇女则应改为曼月乐治疗。

随机队列性临床研究证实，非孕激素对抗性单一雌激素治疗 2～3 年，以剂量和时间依赖性方式显著增加子宫内膜增生性疾病发生率。然而，当雌激素＋孕激素（炔诺酮 1mg/d，甲羟孕酮 1.5mg/d）联合治疗，包括序贯周期疗法抑或连续联合疗法均显著降低子宫内膜增生发生率，两者之间并无显著统计学差异。临床观察发现，绝经后子宫内膜增生妇女，采用雌-孕激素序贯或连续联合治疗后的子宫内膜增生消退率达 94％。简单型子宫内膜增生妇女，由雌-孕激素序贯周期治疗改为连续联合治疗，或曼月乐治疗后 6 个月，多数子宫内膜增生现象恢复正常。

4. 乳腺癌术后 SERM 治疗引起的子宫内膜增生过长　乳腺癌术后长期他莫昔芬治疗，虽可降低乳腺癌复发率和对侧乳腺癌发生率，但同时以剂量和时间依赖性方式引起子宫内膜增生、息肉和子宫内膜癌，因此他莫昔芬治疗期间，出现异常子宫出血应及时停药并进行诊刮排除子宫内膜增生病变。

临床观察显示，乳腺癌术后他莫昔芬治疗引起绝经前妇女（≤49 岁）和绝经后妇女（≥49 岁）子宫内膜癌的风险率无显著性差异（RR＝1.42，CI＝0.55～3.81），但他莫昔芬显著增加年老妇女（≥50 岁）子宫内膜癌风险（RR＝5.33，CI＝2.47～13.17）。比较而言，芳香酶抑制药包括来曲唑、阿那曲唑和依西美坦治疗，通过抑制外周靶组织雌激素生成，呈现抗乳腺癌作用，则不增加异常子宫出血和子宫内膜癌风险。

对于他莫昔芬治疗引起的简单型子宫内膜息肉，可给予宫腔镜切除，但在切除子宫内膜息肉时，必须同时刮取子宫内膜息肉基底部及其周围的子宫内膜，检查有无子宫内膜增生和癌变。观察性研究发现，部分子宫内膜息肉并存子宫内膜增生的概率高达 52％，偶可伴有不典型子宫内膜增生和子宫内膜癌，因此应注意防范。

乳腺癌术后他莫昔芬治疗的同时放置曼月乐，虽具有预防子宫内膜增生作用，但也存在增加乳腺癌复发的风险性。临床观察发现，虽然放置曼月乐降低子宫内膜息肉发生率，但并不降低子宫内膜癌和子宫内膜增生发生率。随机对照性临床研究表明，曼月乐无统计学意义地增加乳腺癌复发率，曼月乐和对照组复发率分别为 17.2％和 12％；小样本观察性研究也未发现曼月乐增加乳腺癌复发率，曼月乐和对照组肿瘤死亡率分别为 10.3％ 和 8.3％。

为预防乳腺癌妇女他莫昔芬治疗引起的子宫内膜增生和子宫内膜癌风险，也可改用较少引起子宫内膜增生的其他 SERM 类药物，包括雷洛昔芬(Raloxifene)、巴多昔芬(Basedoxifene)、芳香酶抑制药(如来曲唑、阿那曲唑和依西美坦)等。对于已经发生的子宫内膜增生和子宫内膜癌则应按照组织病理类型和临床分期进行对症治疗。

第三节　排卵型异常子宫出血

排卵型异常子宫出血(ovulation type of abnormal uterine bleeding)属于黄体功能失调性出血，临床表现为黄体期缩短(luteal phase defects，LPD)或黄体功能缺陷，多发生于 20～40 岁的生育期妇女，属于 AUB-$C_0O_1E_0I_0N_0$。

【发病率】 排卵型异常子宫出血在育龄妇女中发生率为 3%～10%，不孕症妇女为 3.5%～10%，早期妊娠流产为 35%，习惯性流产为 20%～60%。促性腺激素(hMG-hCG)治疗为 50%，氯米芬疗法为 50%。

【病因】

1. *GnRH-Gn 分泌异常*　GnRH-Gn 释放节律异常引起 FSH 分泌不足、排卵期 LH 高峰降低、抑制素升高；黄体期 LH 分泌不足引起子宫内膜组织时相和性激素分泌时相失同步化。

2. *前列腺素分泌异常*　子宫内膜前列腺素分泌增加可引起黄体溶解、过早萎缩和孕激素生成降低。子宫内膜中前列环素(PGI_2)生成减少，而血栓素(TXA_2)生成增加，PGI_2/TXA_2 比值降低，可引起子宫内膜螺旋血管舒缩障碍和异常子宫出血。

3. *高催乳素血症*　排卵型异常子宫出血妇女中高催乳素血症(HPRL)发生率为 70%。HPRL 通过旁分泌方式抑制 GnRH-Gn 分泌，干扰卵巢性激素合成酶功能，引起黄体功能失调和异常子宫出血。

4. *高雄激素血症*　患多囊卵巢综合征和多毛症时，高雄激素血症通过抑制 GnRH-Gn 分泌干扰卵巢排卵和性激素分泌，引起黄体功能失调，黄素化未破裂卵泡综合征(LUFS)和异常子宫出血。

5. *医源性因素*　促排卵药物氯米芬、促性腺激素、前列腺素、COX-2 特异性抑制药治疗均可引起黄体功能失调和异常子宫出血。

6. *氯米芬与黄体功能失调*　氯米芬促排卵中引起黄体功能失调的机制包括：①以剂量依赖性方式抑制卵巢颗粒细胞雌激素生成，但不影响 3β-羟基类固醇脱氢酶活性和孕烯醇酮生物利用率。②抑制子宫内膜对孕酮的反应性，引起性激素分泌与子宫内膜组织反应失同步化和期外子宫内膜反应，不利于孕卵植入和胚胎发育，发生率为 24%～85%。③引起子宫内膜组织 ER、PR 含量和功能异常，抑制 ER 生成，下调 PR 功能，引起子宫内膜分泌化不足和异常子宫出血。

【出血机制】

1. *孕酮撤退性出血(progesterone withdrawal bleeding)*　黄体期孕酮分泌停止或过早撤退可引起子宫内膜间质细胞组织因子和 PAI-表达降低，MMP 和炎性细胞因子活性增强，引起子宫内膜脱落和不规则出血。妇科内分泌治疗时，突然停止孕激素治疗(如药物性刮宫)也引起子宫内膜撤退性出血。雌、孕激素周期治疗时，突然中断孕激素治疗也可引起孕激素撤退性出血。

2. *孕酮突破性出血(progesterone breakthrough bleeding)*　多见于大剂量孕激素治疗、服用单一孕激素避孕药(毓婷)、使用左炔诺酮埋植剂(Norplant Ⅰ、Ⅱ)、左炔孕酮宫内释放节系统(曼月乐，LNG-IUS)、依托孕烯埋置剂(Implanon，Uniplant)和注射长效甲羟孕酮避孕针时。孕激素突破性出血机制并非为凝血功能异常所致，而是孕激素通过抑制子宫内膜微循环功能引起组织缺氧，促进子宫内膜活性氧原子、VEGF、血管生成素（Angiopoietin-2，Ang-2）生成增加，减少凝血因子生成，最终引起子宫内膜血管脆性增加和异常子宫出血。

【病理】

1. 不规则分泌型子宫内膜（irregular secretion of endometrium）　发生率为21%，临床表现为黄体期缩短和月经频发。子宫内膜组织学检查，血管周围内膜分泌化正常，而远离血管内膜分泌化不完全。子宫内膜腺体发育不良、腺腔不规则、腺体分泌少、细胞核呈长椭圆形，间质无蜕膜反应。

2. 不规则剥脱型子宫内膜（irregular shedding of endometrium）　发生率为11%，临床表现为月经前期（黄体期）、月经后期（卵泡期）点滴出血和经期延长。子宫内膜检查呈现退化分泌相内膜和新增生相内膜并存和不规则片状出血现象；分泌化内膜腺体呈梅花状或星状，腺上皮细胞胞质丰富、透明、核固缩，间质致密和螺旋小动脉退化。

3. 期外子宫内膜（out-phase endometrium）　正常月经周期中，孕激素促进子宫内膜分泌化反应有一定的潜伏期，即从增生型子宫内膜接受孕激素刺激到出现相应的分泌化组织学变化需要 2d 左右。换言之，子宫内膜预期组织学时相和子宫内膜实际组织时相，两者时间差 2d 左右。如激素测定和子宫内膜组织时相一致，即预期组织相和实际组织相一致（±2d 范围内）称为期内子宫内膜，两者不一致者为期外子宫内膜，多见于黄体功能失调患者。

黄体功能失调时，期外子宫内膜类型包括：①延缓型子宫内膜，即子宫内膜间质组织时相晚于预期组织相 2d 以上；②超前型子宫内膜，即子宫内膜间质组织时相较预期组织相提前 2d 以上；③分离型子宫内膜，即子宫内膜腺体和间质组织相不一致，表现为腺体分泌化不良；④特异型子宫内膜，即 A-S 反应（arias-stell reaction）和子宫内膜不规则性剥脱型。临床观察表明，血清孕酮测定和子宫内膜联合检查诊断黄体功能失调准确率为75%。以排卵检测指导子宫内膜活检诊断黄体功能失调准确率可达 89%。

【临床表现】

1. 黄体期缩短　育龄妇女正常黄体寿命为（14±2）d，如黄体过早退化、黄体期≤10d 则引起月经频发、周期缩短、经前出血、经期延长、月经过多、不孕、重复性和习惯性流产。子宫内膜病理呈现不规则性成熟和分泌化不全变化。

2. 黄体萎缩不全　正常黄体完全退化时间为 3～5d，如退化时间≥7d，可引起子宫内膜不规则性剥脱。临床表现为经前期出血、经期延长、月经过多、经后淋漓状出血和贫血。黄体期缩短和萎缩不全，可单独发生或同时出现。子宫内膜病理呈现不规则剥脱型变化。

3. 排卵期出血　即月经中期出血（intermenstrual bleeding），由雌二醇高峰突然降低引起的子宫内膜短期撤退性出血。排卵期出血量较少，可持续 1～2d，伴有轻度下腹痛。个别患者出血较多，呈淋漓状持续性出血直到月经来潮，而形成假性频发月经（pseudo-polymenorrhea）。排卵期出血时排卵痛发生率为 20%，多见于年龄≥35 岁年长妇女、子宫后屈、慢性盆腔炎、盆腔瘀血症、盆腔子宫内膜异位症和放置宫内节育器的妇女。

【诊断】

1. 临床表现　育龄妇女出现月经周期缩短、经前期出血、经期延长、经后淋漓状出血、不孕、重复流产、过期流产等症状多提示为黄体功能失调性出血。不孕妇女，接受促排卵治疗时也易发生黄体功能失调，特别是氯米芬治疗者。

2. 内分泌激素测定

（1）生殖激素测定：包括 FSH、LH、E_2、

孕酮和睾酮测定。正常黄体中期，血浆孕酮浓度≥15ng/ml(6～30ng/ml)；≤10ng/ml为黄体功能失调；≤5ng/ml提示无排卵。为准确地判断黄体功能，应于排卵后第4、6、8天动态观察血清孕酮浓度。

(2)催乳素测定：正常血浆催乳素浓度≤5ng/ml。高催乳素血症(≥25ng/ml)时黄体功能失调的发生率为15%～25%。

(3)甲状腺功能测定：包括FT_3、FT_4和TSH测定。

(4)肾上腺功能测定：包括皮质醇、DHEA和DHEAS测定。

3. 排卵检测

(1)基础体温监测：黄体功能失调表现为高温相升高迟缓≥2d，高温相缩短≤8d，高温相基线不稳定，波动幅度≥0.3℃，或高温相延长≥14d。

(2)排卵试纸检测和血清孕酮测定。

(3)超声检查：观察卵泡发育，排卵和黄体形成情况，排除黄素化未破裂卵泡综合征。

4. 子宫内膜活检　仅在确实必要时实施。诊刮时间依检查目的而定。如为确定排卵，应于月经前1～2d或出现月经来潮前6h内刮宫。为判断黄体功能失调，应于月经来潮后第5天后施行。刮宫应以子宫体部子宫内膜为重点，刮出物应全部送病理检查。病理报告为分泌化不良型，提示孕酮分泌不足；病理报告为不规则脱落型子宫内膜，即退化分泌期子宫内膜和新增生性子宫内膜同时存在者，提示黄体萎缩不全。

5. 实验室检查

(1)血液检查：包括全血细胞计数、出血、凝血、纤溶功能检查、必要时进行骨髓检查。

(2)肝肾功能检查：包括总蛋白、转氨酶、胆红素、尿素氮、血糖和血脂测定。

【鉴别诊断】

1. 病理妊娠　包括先兆流产、不全流产、过期流产、异位妊娠、葡萄胎、侵蚀性葡萄胎和绒癌。

2. 妇科疾病　包括盆腔炎、子宫内膜炎、盆腔瘀血症、持续黄体综合征、子宫黏膜下肌瘤、子宫内膜息肉、子宫内膜异位症、子宫腺肌病、子宫内膜癌、宫颈癌和功能性卵巢肿瘤等。

3. 计划生育药械　包括服用避孕药、注射长效避孕针、放置曼月乐(LNG-IUS)、埋置型避孕药Norplant(Ⅰ、Ⅱ)和依托孕烯埋置药等引起的异常子宫出血。

【治疗】

1. 止血治疗　育龄妇女异常子宫出血应首先排除妊娠合并症(先兆流产、不全流产、异位妊娠、葡萄胎和滋养细胞肿瘤等)。在超声检查指导下进行子宫诊刮或诊断性宫腔镜，兼有诊断和治疗(止血)双重作用，根据子宫内膜病理进行治疗。在尚未明确出血原因和病理类型之前不应给予激素类药物止血。

2. 辅助黄体功能

(1)孕激素后半周期疗法：于月经周期后半期(第15～24天)给予分泌化剂量孕激素(100毫克/周期)促进子宫内膜分泌化，停药撤退月经。药物包括甲羟孕酮10mg/d，或地屈孕酮20mg/d，或微粒化孕酮200mg/d口服，连用14d。连续3～6个周期。

(2)雌-孕激素后半周期疗法：从月经周期第15天开始，同时服用克龄蒙(Climen)-粉色片(戊酸雌二醇＋环丙孕酮)连服10d；或服用芬吗通(Femoston1/10)-灰色片(17β-雌二醇＋地屈孕酮)停药撤退月经。连续治疗3个周期。

(3)hCG疗法：当超声检测优势卵泡臻于成熟(直径≥18mm)后，一次注射hCG 10 000U，5d后再注射hCG 5000U；或于排卵后4d、6d、8d和10d，分别注射hCG 2000U，辅助黄体功能。hCG在血浆中的第1个半衰期约6h，第2个半衰期较缓慢为24h，因此一次注射hCG 10 000U足以维持正常黄体功能。

3. 调经治疗

(1)雌-孕激素序贯周期治疗:包括克龄蒙(Climen)序贯周期治疗,或补佳乐1mg/d,连服21d,后10d加服分泌化剂量孕激素,撤退月经,连续治疗3个周期。

(2)雌-孕激素连续序贯周期治疗:芬吗通(Femoston 1/10)疗法,连续治疗3个周期。

(3)联合型口服避孕药治疗:适用于多囊卵巢,已生育子女和需要避孕的妇女。药物包括优思悦(YAZ)、优思明(Yasmin)、达英-35(Diane-35)和四相型口服避孕药(E_2V/DNG)治疗,兼有调节月经周期、减少月经量和避孕作用。

4. 促排卵治疗 适用于年轻妇女、无子女和要求生育者。遵照个体化原则,制定促排卵方案,包括氯米芬(CC)、芳香酶抑制药来曲唑(Letrozole)和促性腺激素疗法。

5. 高催乳素血症 包括溴隐亭(Bromocriptine)、卡麦角林(Cabergoline)和克瑞帕(Cripar)治疗。

【预后】

1. 不同治疗方法妊娠率 不同治疗方法的妊娠率分别为:①孕酮疗法为46%~56%;②CC-hCG和CC-孕酮疗法为91%;③CC疗法为46%~50%;④溴隐亭疗法为62.5%;⑤CC-溴隐亭疗法为50%。

2. 子宫内膜病理与妊娠关系 ①正常型子宫内膜,总妊娠率为25.4%,周期妊娠率为7%。②迟缓型子宫内膜,总妊娠率为34%,周期妊娠率为8.6%。③超前型子宫内膜,总妊娠率为16.7%,周期妊娠率为2.1%。④分离型子宫内膜,总妊娠率为25%,周期妊娠率为8.2%。⑤子宫内膜分泌化不良难以妊娠或妊娠后易于流产。

(李继俊)

参考文献

Anastasiadis P G,Koutlaki N G,Skaphida P G,et al. 2000. Endometrial polyps: prevalence, detection, and malignant potential in women with abnormal uterine bleeding. Eur J Gynaecol Oncol,21(2):180-183.

Bahamondes L, Ali M. 2015. Recent advances in managing and understanding menstrual disorders. Prime Rep,7:33.

Chandra V,Kim JJ,Benbrook DM,et al. 2016. Therapeutic options for management of endometrial hyperplasia. J Gynecol Oncol,27(1):e8.

Critchley HO,Kelly RW,Baird DT,et al. 2006. Regulation of human endometrial function: mechanisms relevant to uterine bleeding. Reprod Biol Endocrinol,4(Suppl 1):S5.

Fraser I S,Critchley H O,Broder M,et al. 2011. The FIGO recommendations on terminologies and definitions for normal and abnormal uterine bleeding. Semin Reprod Med,29(5):383-390.

Fraser IS,Critchley HO,Munro M G,et al. 2007. A process designed to lead to international agreement on terminologies and definitions used to describe abnormalities of menstrual bleeding. Fertil Steril,87(3):466-476.

Fraser IS,Critchley HO,Munro M G,et al. 2007. Can we achieve international agreement on terminologies and definitions used to describe abnormalities of menstrual bleeding? Hum Reprod,22(3):635-643.

Gallos ID, Shehmar M, Thangaratinam S, et al. 2010. Oral progestogens vs levonorgestrel-releasing intrauterine system for endometrial hyperplasia:a systematic review and meta-analysis. Am J Obstet Gynecol,203(6):541-547.

Gunderson CC,Fader AN,Carson KA,et al. 2012. Oncologic and reproductive outcomes with progestin therapy in women with endometrial hyperplasia and grade 1 adenocarcinoma:a systematic review. Gynecol Oncol,125(2):477-482.

Hrometz SL. 2012. Oral modified-release tranexamic

acid for heavy menstrual bleeding. Ann Pharmacother, 46(7-8): 1047-1053.

Kim M L, Seong S J. 2013. Clinical applications of levonorgestrel-releasing intrauterine system to gynecologic diseases. Obstet Gynecol Sci, 56(2): 67-75.

Lockwood CJ. 2011. Mechanisms of normal and abnormal endometrial bleeding. Menopause, 18(4): 408-411.

Lukes AS, Freeman EW, Van Drie D, et al. 2011. Safety of tranexamic acid in women with heavy menstrual bleeding: an open-label extension study. Womens Health (Lond Engl), 7(5): 591-598.

Lukes AS, Moore KA, Muse KN, et al. 2010. Tranexamic acid treatment for heavy menstrual bleeding: a randomized controlled trial. Obstet Gynecol, 116(4): 865-875.

Management of Endometrial Hyperplasia. 2016. A joint guideline between the Royal College of Obstetricians and Gynaecologists (RCOG) and the British Society for Gynaecological Endoscopy (BSGE)-RCOG/BSGE. Joint Guideline Green-top Guideline, 67.

Maybin JA, Critchley HOD. 2016. Medical management of heavy menstrual bleeding. Womens Health (Lond Engl), 12(1): 27-34.

Moore KA, Morin I, Marenco T, et al. 2012. Pharmacokinetic studies in women of 2 novel oral formulations of tranexamic acid therapy for heavy menstrual bleeding. Am J Ther, 19(3): 190-198.

Morelli M, Rocca M L, Venturella R, et al. 2013. Improvement in chronic pelvic pain after gonadotropin releasing hormone analogue (GnRH-a) administration in premenopausal women suffering from adenomyosis or endometriosis: a retrospective study. Gynecol Endocrinol, 29(4): 305-308.

Muneyyirci-Delale O, Gupta A, Abraham C, et al. 2010. Management of dysfunctional uterine bleeding based on endometrial thickness. Int J Womens Health, 2: 297-302.

Munro MG, Critchley HO, Fraser IS. 2011. The FIGO classification of causes of a bnormal uterine bleeding in the reproductive years. Fertil Steril, 95(7): 2204-2208, 2201-2208.

Nappi RE, Serrani M, Jensen JT. 2014. Noncontraceptive benefits of the estradiol valerate/dienogest combined oral contraceptive: a review of the literature. Int J Womens Health, 6: 711-718.

Pashov AI, Tskhay VB, Ionouchene SV. 2012. The combined GnRH-agonist and intrauterine levonorgestrel-releasing system treatment of complicated atypical hyperplasia and endometrial cancer: a pilot study. Gynecol Endocrinol, 28(7): 559-561.

Rafie S, Borgelt L, Koepf ER, et al. 2013. Novel oral contraceptive for heavy menstrual bleeding: estradiol valerate and dienogest. Int J Womens Health, 5: 313-321.

Sharma JB, Yadav M. 2013. New ground breaking International Federation of Gynecology and Obstetrics's classification of abnormal uterine bleeding: Optimizing management of patients. J Midlife Health, 4(1): 42-45.

Shen Q, Hua Y, Jiang W, et al. 2013. Effects of mifepristone on uterine leiomyoma in premenopausal women: a meta-analysis. Fertil Steril, 100(6): 1722-1726.

Singh N, Tripathi R, Mala Y M, et al. 2014. Varied presentation of uterine arteriovenous malformations and their management by uterine artery embolisation. J Obstet Gynaecol, 34(1): 104-106.

Speroff L, Fritz MA. 2011. Clinical gynecologic endocrinology and infertility. 8th ed. Philadelphia: Lppincott Williams & Wlkins.

Whitaker L, Critchley HOD. 2016. Abnormal uterine bleeding. Best Pract Res Clin Obstet Gynaecol, 34: 54-65.

Woolcock J G, Critchley H O, Munro M G, et al. 2008. Review of the confusion in current and historical terminology and definitions for disturbances of menstrual bleeding. Fertil Steril. 90(6): 2269-2280.

第 18 章　女性高雄激素血症与多毛症

高雄激素血症是雄激素生成过多，引起终毛（或性毛）过度生长、异常分布、去女性化和男性化（阴蒂肥大、声音低哑、脱发、喉结发育）疾病，临床表现为多毛、无排卵、月经失调、不孕、胰岛素抵抗、高胰岛素血症、肥胖、卵巢和肾上腺疾病。

第一节　女性毛发生长和雄激素分泌

一、女性毛发的生长

妊娠第 8～10 周，胎儿皮肤毛囊开始出现，第 20～22 周，出现非激素依赖性生长的胎毛（毳毛）。青春期，对雄激素敏感的性毛（终毛）开始出现，即肾上腺功能初现或阴毛初现。人类每单位皮肤面积内的毛囊数量无明显的性别差异，但有明显的遗传和种族性差异，如高加索和地中海血统人，皮肤毛囊数目明显多于东方和北欧人。

人类毛的生长、类型和分布受遗传、性激素及其受体和 5α-还原酶等多种因素的调节，以生长期、退化期和静止期交替出现的方式生长，毛的长度取决于生长期的长短，而持续性生长时间则取决于不同毛囊间的非同步性生长。

女性毛分为两类：①毳毛（vellus hair），为纤细、柔软和无色素沉着的毛；②终毛（terminal hair），为粗大、坚硬和有色素沉着的毛。毛发过多（hypertrichosis）是指毳毛过多，与药物和肿瘤相关。多毛症（hirsutism）指终毛过多或毳毛向终毛转化过多。性毛（sexual hair）指对性激素，特别是对雄激素敏感的终毛，多生长于颜面部、下腹部、前胸部、乳房乳晕、股前部、下肢外侧、下腹部、耻骨上部和腋窝等部位，呈现明显的男性型分布特征。

女性毛生长受性激素（雌、孕、雄激素）、肾上腺皮质激素、生长激素、催乳素、胰岛素、甲状腺激素的影响，也受环境（光照和季节）、局部因素（皮肤温度、血流量和刺激）、疾病和代谢因素的影响。

二、女性雄激素的分泌

正常妇女存在四种雄激素形式，即睾酮、雄烯二酮和脱氢表雄酮（DHEA）、硫酸脱氢表雄酮（DHEAS），前两者主要由卵巢分泌，后两者由肾上腺网状带分泌。女性雄激素中 25％来源于卵巢（受 LH 调节），25％来源于肾上腺（受 ACTH 调节），50％来源于外周组织（表 18-1 至表 18-5）。

表 18-1　雄激素 MCR[L/(m^2·24h)]与 SHBG 结合率

激　素	男性	女性	与 SHBG 结合率(％)
5α-双氢睾酮	340	150	290
睾酮	635	370	100
雌二醇	1000	800	30
雄烯二酮	1300	1100	4

表 18-2 不同雄激素的生物学活性

激 素	雄激素活性
二氢睾酮	300
睾酮	100
雄烯二酮	10
DHEA/DHEAS	5

表 18-3 女性睾酮的生成率

卵 巢	0.1mg/d
外周组织转化	
雄烯二酮→睾酮	0.2mg/d
脱氢表雄酮→睾酮	0.05mg/d
总睾酮生成量	0.35mg/d

表 18-4 月经周期血浆雄激素浓度

激素名称	月经周期变化	平均值	范 围
雄烯二酮(ng/ml)	无周期变化	1.4	0.7～3.1
睾酮(ng/ml)	无周期变化	0.35	0.15～0.55
DHEA(ng/ml)	无周期变化	4.2	2.7～7.8
DHEAS(μg/ml)	无周期变化	1.6	0.8～3.4

表 18-5 雄激素标志物

来 源	雄激素标志物
卵 巢	睾酮
肾上腺	DHEA-S
外周组织	3α-diol-G(3α-17β-diol-glucuronide)

(一)睾酮和 5α-二氢睾酮

正常妇女 15%睾酮来源于肾上腺,25%来源于双侧卵巢,另外 50% ～60%由外周组织(脂肪、肝脏、皮肤)雄烯二酮转化而来。

睾酮是活性最强的雄激素,直接促进肌细胞生长和同化代谢作用。在性激素依赖性靶组织(毛囊、前列腺和外生殖器官)中,睾酮须先在 5α-还原酶的作用下转化为活性更强的二氢睾酮(DHT),然后发挥生物调节作用。

健康育龄妇女,睾酮每天生成率为 250～350μg/d,男性为 7mg。血浆中睾酮和雄烯二酮是 DHT 的前体物质。男性血浆中 70% DHT 由睾酮转化而来,而女性仅为 20%。成年妇女血浆中雄烯二酮是 DHT 的主要前体物质,因血浆中 2/3 的 DHT 由外周组织转化而来。女性外周组织中,DHT 主要由睾酮和雄烯二酮转化而来,因此血浆 DHT 浓度反映外周组织中雄激素活性。由于 DHT 与 SHBG 亲和力较高,因此代谢清除率较低,平均为 150L/d。正常妇女平均 DHT 生成率为 56μg/d,男性为其 6 倍,约为 300μg/d。

(二)雄烯二酮

血浆中主要雄激素形式,活性仅为睾酮的 10%。绝经前妇女血浆雄烯二酮浓度高于男性,仅有微量(≤4%)雄烯二酮与 SHBG 结合,而多数转化为睾酮和雌酮,后者再转化为雌二醇。外周组织中雄烯二酮 40%来源于卵巢,60%来源于肾上腺,每天转化为雌酮数量为 20～40μg。

月经周期不同时期,卵巢和肾上腺雄烯二酮生成有周期性变化。肾上腺雄烯二酮生成为 ACTH 依赖性呈现昼夜节律,分泌模式与皮质醇相似,清晨达到分泌高峰,占每天总生成率的 80%以上,傍晚降至最低点。肾上腺雄烯二酮分泌减少时(肾上腺切除、地塞米松治疗和艾迪生病),卵巢雄烯二酮分泌的周期性变化更趋明显。

卵泡早期,肾上腺雄烯二酮生成量为 1.2mg/d,双侧卵巢生成量为 0.8mg/d。成熟卵泡雄烯二酮生成量增加,排卵日血浆浓度增加 2 倍。黄体期雄烯二酮生成继续增加。排卵妇女雄烯二酮生成量为 3.4mg/d,绝经后妇女降至 1.6mg/d。

(三)雄烯二醇

雄烯二醇(Δ^5-androstenediol)也是血液中主要雄激素形式,为脱氢表雄酮(DHEA)和睾酮向二氢睾酮转化的中间代谢产物。男性血浆中雄烯二醇平均浓度为睾酮的 20%,女性为睾酮浓度的 2 倍。与其他 C19 类固醇激素相似,雄烯二醇分泌也呈现昼夜节律。雄烯二醇与白蛋白亲和力较强,而与 SHBG

的亲和力较弱。男性和女性，雄烯二酮的MCR分别为1300L/d和850L/d。依此推算，男性血液生成率为1300μg/d，女性为1000μg/d。雌激素治疗促使男性MCR降低至女性水平。

雄烯二醇生成率，多毛妇女高于正常妇女2倍，MCR也同时增加。正常妇女，外周组织的DHEA向雄烯二醇转化率为1/3，多毛妇女增加至1/2，其余的雄烯二醇由卵巢和肾上腺分泌。因此，血浆雄烯二醇浓度反映DHEA和DHEAS代谢状况。

(四)脱氢表雄酮和硫酸脱氢表雄酮

脱氢表雄酮(DHEA)和硫酸脱氢表雄酮(DHEAS)是肾上腺分泌的雄激素前体物质，卵巢分泌得甚少。年轻妇女DHEA生成率为16mg/d，其中仅有10%来源于卵巢。DHEAS几乎全部由肾上腺分泌，生成率为19mg/d。DHEA循环半衰期甚短，为25min，由于DHEA半衰期短，并在肝脏和外周组织中，通过磺基转移酶作用形成DHEAS，因此难以测得。然而，DHEAS的循环半衰期较长，为10h。

DHEA的代谢清除率(MCR)为1600L/d，DHEAS仅为15L/d。DHEAS呈持续性水解状态，约有15%游离态DHEA由DHEAS水解而来，也是DHEA半衰期短，血浆中浓度较高的原因。同样，游离态DHEA也不断地通过硫酸酯化而形成DHEAS(约31%)。正常成年妇女循环中DHEA浓度为1.5～6ng/ml，而DHEAS为0.75～2.5μg/ml。

DHEA和DHEAS主要在外周组织中代谢、相互转化和生成雄烯二醇、睾酮、DHT和雌激素，它们之间的转化率取决于底物浓度：血浆中DHEA浓度增高，转化率也相应增高数倍，这表明外周组织中酶系统活性较强。当外周组织中DHEA和DHEAS浓度达到生理浓度时，其作为雄激素的重要前体物质被动员，转化为雄激素和雌激素。

胎儿出生时，血浆DHEA和DHEAS浓度高于成人期正常值上限，但很快降至肾上腺功能初现期水平。肾上腺功能初现时，男性和女性DHEA和DHEAS分泌再度增加，并于30岁达到高峰，此时血浆中浓度至少为青春前期的15倍。此后，血浆浓度复又逐渐降低，直到老年期(senescence)。

老年期，肾上腺雄激素分泌明显减少，而仍有少量皮质醇以脉冲式分泌。观察发现，老年期肾上腺网状带内，17α-羟化酶系统的C 17,20裂解酶(17,20 lyase)活性，是从肾上腺初到老年期整个过程中，DHEA和DHEAS生成的“开关”(“switch on”,“switch off”)酶。随着妇女年龄的增长，肾上腺网状带DHEA和DHEAS生成率减少30%，因此血浆中DHEA和DHEAS浓度也随年龄增长而降低。

研究发现，DHEA具有预防糖尿病、肿瘤、衰老、自身免疫性疾病的作用，并已应用于临床治疗。治疗目的是补充外源性DHEA和DHEAS，使血浆中浓度恢复到年轻妇女的水平，改善早衰妇女的认知功能和衰老性症状。

血浆中DHEA和DHEAS浓度与IL-6(年龄相关的致病因子)呈负相关。DHEA和雄烯二酮抑制男性和女性外周血液中单核细胞IL-6的生成，这表明DHEA具有免疫学修饰功能，明显改善免疫性衰老症状，但其临床作用仍需进一步观察。

(五)雄烷二醇

雄激素对靶细胞作用，需要先将睾酮、Δ^4-雄烯二酮、Δ^5-雄烯二醇和DHEA转化为DHT和雄烷二醇(androstanediol，3α-diol)，其过程由5α-还原酶介导，睾酮和DHT增强其活性。在肝脏和肠道内，雄烷二醇不与葡萄糖醛酸结合，在雄激素靶组织(如皮肤，皮脂腺内)中，与葡萄糖醛酸结合，因后者存在β-葡萄糖醛酸酶活性。这些结合型代谢产物敏感地反映靶组织利用的雄激素活性。

(六)雄激素和芳香酶

人类芳香酶(P450arom)基因 CYP19 位于染色体 15q21,含有 10 外显子,在胎盘、卵巢、睾丸,脑、肌肉、皮肤、脂肪细胞、乳腺上皮和间质细胞内存在表达。肌肉和脂肪细胞中的芳香酶活性具有重要意义,因肌肉中25%～30%的睾酮,脂肪组织中 10%～15%睾酮通过芳香酶作用转化为雌激素,其次为肝脏、皮肤、脑和骨髓。芳香酶增多综合征与男性女性化相关,芳香酶缺陷则引起雌激素生成减少(表 18-6,表 18-7)。

表 18-6　月经周期性激素血浆浓度、代谢清除率和生成率

激　素	时　间	平均值	范　围	MCR	生成率(mg/d)
雄烯二酮(ng/ml)	*	1.4	0.7～3.1	2000	2.8 (1.4～6.2)
睾酮(ng/ml)	*	0.35	0.15～0.55	700	0.25 (0.1～0.4)
DHEA(ng/ml)	*	4.3	2.5～4.8	1600	6.7 (4.8～12.5)
DHEAS(μg/ml)	*	1.6	0.8～3.4	7	11.2 (5.6～23.8)
雌二醇(pg/ml)	卵泡期	44	20～120	1350	0.059 (0.027～0.162)
	排卵前	250	150～600	1350	0.338 (0.203～0.810)
	黄体期	110	40～300	1350	0.149 (0.054～0.405)
雌酮(pg/ml)	卵泡期	40		2200	0.088
	排卵前	170		2200	0.374
	黄体期	92		2200	0.202
硫酸雌酮(pg/ml)	卵泡期	470		146	0.069
	黄体期	890		146	0.130
孕酮(ng/ml)	卵泡期	0.2	0.06～0.37	2300	0.46 (0.14～0.85)
	黄体期	8.9	4.3～19.4	2300	20.5 (9.9～45.0)

* 无周期性变化

表 18-7　排卵月经周期生殖激素浓度变化

激素	出现明显升高		峰　值	
	平　均	范　围	平　均	范　围
17β-E_2(pg/ml)	82.5	18～168	24.0	0～48
LH(U/L)	32.0	24～56	16.5	8～40
FSH(U/L)	21.1	8～24	15.3	8～40
P(ng/ml)	7.8	0～32	—	—

摘自 WHO. 1980. Am J Obs & Gyn,138:383.

第二节　高雄激素血症与多毛症

【病因】

1. 遗传-种族和返祖现象:如中东和地中海地区妇女。

2. 下丘脑-垂体疾病:包括肢端肥大症、库欣病(Cushing disease)、催乳素腺瘤、生长激素腺瘤、脑炎、外伤和多发性硬化症。

3. 肾上腺疾病包括:①先天性肾上腺增生症(congenital adrenal hyperplasia);②21-

羟化酶缺陷；③成人迟发型肾上腺增生症(adult-onset congenital adrenal hyperplasia)；④3β-羟基类固醇脱氢酶缺陷；⑤11-羟化酶缺陷；⑥肾上腺男性化肿瘤；⑦库欣综合征。

4. 卵巢疾病包括：①特发性多毛症；②多囊卵巢综合征(polycystic ovary syndrome，PCOS)；③卵巢类固醇生成阻断；④慢性无排卵；⑤男性化卵巢肿瘤(virilizing ovarian tumor)；⑥多毛-黑棘皮综合征(hair-acanthosis nigricans syndrome)；⑦卵泡膜细胞增生症(hyperthecosis)。

5. 两性畸形(hermaphroditism)。

6. 妊娠期绒毛膜促性腺激素(hCG)相关性多毛症。

7. 外周组织雄激素生成增多。

8. 医源性因素包括：①口服避孕药；②同化类固醇(anabolic steroids)；③去苯海因(Dephenylhydantoin)；④六氯苯(Hexachlorobenzene)；⑤二氮嗪(Diazoxide)；⑥环孢素(Cyclosporine)；⑦米诺地尔(Minoxidil)；⑧达那唑(Danazol)；⑨内美通(Gestrinone)。

【发病机制】

1. 雄激素-5α-还原酶-二氢睾酮系统　毛囊皮脂腺单位(pilosebaceous unit)是雄激素敏感性靶组织，存在雄激素受体和 5α-还原酶活性，可将睾酮转化为活性较强的双氢睾酮(DHT)，后者与雄激素受体结合促进毛发生长、增粗和色素沉着，毛囊基质细胞有丝分裂形成终毛。因此毛对雄激素反应性取决于 5α-还原酶和 DHT 的活性。雄激素生成减少，或雄激素分泌正常而 5α-还原酶和雄激素不敏感综合征(睾丸女性化)则无毛发生长。雌激素对毛发作用与雄激素相反，促进毛囊处于休止期，孕激素对毛发的作用微弱(图 18-1)。

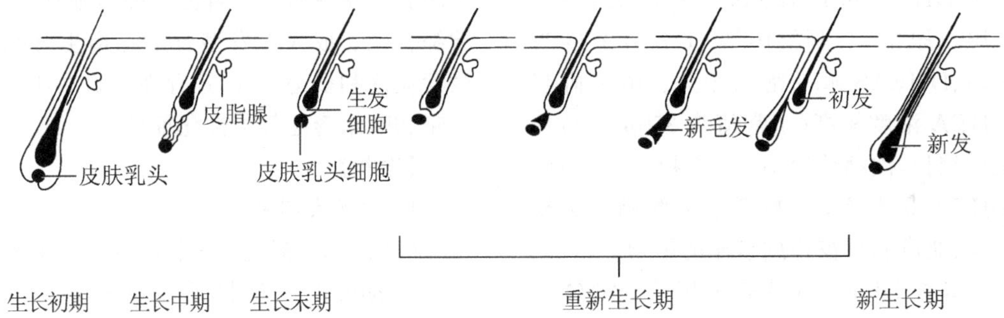

图 18-1　人类毛发生长周期

2. 高雄激素血症与性激素结合球蛋白　性激素结合球蛋白(SHBG)由肝脏生成。雄激素和胰岛素抑制，甲状腺激素和雌激素促进 SHBG 生成。血液循环中 80%睾酮与 SHBG 结合，19%与白蛋白疏松的结合，仅有 1%游离态睾酮是发挥生物学活性睾酮形式。因此血浆中 SHBG 浓度与睾酮生物学活性负相关。多毛症，雄激素升高(单独存在，或存在胰岛素抵抗和高胰岛素血)时 SHBG 降低，游离睾酮升高。部分多毛症妇女，血浆总睾酮浓度虽正常，但游离睾酮比例明显增加。女性多毛症、睾酮和雄烯二酮主要来源于卵巢并伴有慢性无排卵，而肾上腺病变引起的女性多毛症较为少见。

3. 高雄激素血症、高胰岛素血症和胰岛素抵抗　胰岛素抵抗、高胰岛素血症和高雄激素血症密切相关。胰岛素抵抗和高胰岛素血症促进卵巢卵泡膜细胞雄激素生成增加、抑制肝脏 SHBG 生成、增加胰岛素生长因子结合蛋白-1(IGFBP-1)生成、降低血浆 SH-

BG浓度、增加血浆游离睾酮浓度、增强IGF-1促进卵泡膜细胞雄激素生成，而诱发高雄激素血症。

超重、肥胖妇女常同时存在胰岛素血症、胰岛素抵抗、慢性无排卵和不孕。老年妇女胰岛素抵抗和高胰岛素血症引起卵巢卵泡膜细胞增生和多毛症相关，此为高胰岛素血症所致，而非高促性腺激素血症的作用。反之，减轻体重、抗糖尿病和胰岛素增敏剂，包括曲格列酮（Troglitazone）和二甲双胍（Metformin）可降低高雄激素血症和改善多毛症。因此，所有高雄激素血症、多毛症和慢性无排卵妇女均应进行胰岛素和糖耐量试验，以确定是否存在高胰岛素血症和胰岛素抵抗。肥胖、高胰岛素血症、高雄激素血症和无排卵妇女则应注意防范未来发生糖尿病和心血管疾病的高危性。

4. 肾上腺雄激素与多毛症　多毛症妇女血浆DHEA和DHEAS几乎全部来源于肾上腺。尿中17酮类固醇（17KS）浓度与DHEA、DHEAS水平密切相关。由于血浆中DHEA浓度较高（正常值为350μg/dl）且半衰期较长，波动性较小，稳定性较高。因此以DHEA观测肾上腺雄激素分泌则不必校正体重、肌酐和昼夜释放节律的影响。

毛囊内DHEA作为合成睾酮的前体物质存在。引起肾上腺DHEA升高的疾病包括先天性肾上腺增生症（或成人型迟发肾上腺增生症）、21-羟化酶（P450c21）缺陷、11β-羟化酶（P450c11）缺陷、3β-羟基类固醇脱氢酶缺陷和分泌雄激素的肿瘤。

5. 高雄激素血症和高催乳素血症　血浆DHEA和尿液17KS升高与高催乳素血症相关，SHBG降低和游离睾酮升高也与高催乳素血症相关。高催乳素血症通过直接促进肾上腺和卵巢雄激素生成和（或）抑制肝脏SHBG生成而引起高雄激素血症，继而引起持续性无排卵和不孕。

【临床表现】　多毛症时，毛发增多出现于毛囊皮脂腺单位（pilosebaceous unit）丰富的部位，特别是位于机体中线部位，包括上唇部、下颌部、背部、上胸部和两侧乳房之间。毛发生长的部位和速度对诊断和鉴别诊断有重要意义。快速、进行性加重的多毛症提示存在分泌雄激素的卵巢和肾上腺肿瘤。

黑棘皮病（acanthosis nigricans）有黑色素沉着和隆起皮面的皮肤病损，多出现于颈后部和腋窝部，其与高胰岛素血症和胰岛素抵抗相关，多提示存在胰岛素受体缺陷。

女性男性化症状，如声音低哑、痤疮、脂溢、脱发、多毛症、阴蒂肥大和肌力增强与高雄激素血症的严重程度有相关性，但多毛症时严重的男性化征象并不多见。

多毛症妇女存在月经失调，如月经稀发、月经过少、闭经、黄体功能不全、慢性无排卵和不孕。部分多毛症妇女伴有高催乳素血症和甲状腺功能减退。卵巢男性化肿瘤可引起盆腹腔包块或腹水。肾上腺肿瘤则常引起库欣综合征。成人迟发型肾上腺增生，除高雄激素血症和多毛症外，还存在身材矮小、声音低哑和喉结隆起等男性化征象。

【诊断】

1. 雄激素测定

（1）17-KS测定：正常值为4～15mg/d（14～52μmol/L，转换系数为3.467），检测肾上腺雄激素生成状态。尿中17KS是DHEA、DHEAS、雄烯二酮和睾酮的代谢产物，包括DHEA、雄酮和原胆烷雄酮（etiocholanolone），先天性肾上腺皮质增生和多毛症时升高。

（2）17-OHCS测定：正常值为2～10mg/d（5.5～28μmol/L，转换系数为2.759），检测肾上腺皮质醇类固醇分泌状态。尿液17OHCS升高见于肾上腺皮质增生和库欣综合征。

（3）DHEA和DHEAS测定：DHEA正常值为2.0～15μg/L（7.0～52nmol/L，转换系数为3.467）。血浆DHEA几乎全部来自

肾上腺，血浆浓度明显高于其他类固醇激素，因此随机测定即可了解肾上腺雄激素生成状况。血浆 DHEA、尿液 17KS 和血浆催乳素水平间也存在良好的相关性。DHEA 随年龄增长而降低，下降幅度高于皮质醇 4 倍。血浆 DHEA 浓度正常可排除肾上腺疾病，升高则提示肾上腺增生或肿瘤。

DHEAS 是肾上腺雄激素生成的标志产物，正常值，绝经前妇女 820～3380ng/ml(2.2～9.2μmol/L)，绝经后妇女为 110～610ng/ml (0.3～1.7μmol/L，转换系数 0.002)。DHEAS 升高见于肾上腺增生和肿瘤。

(4) 17-羟基孕酮(17-OHP)测定：17-OHP 是肾上腺 21-羟化酶缺陷的生化指标。临床观察发现，10%～15%多毛症存在肾上腺 21-羟化酶缺陷，即成人迟发型肾上腺增生症。17-OHP 测定应于清晨进行，以避免 ACTH 昼夜波动的影响。17-OHP 正常值在卵泡期为 0.2～1.0μg/L(0.6～3.0nmol/L)，黄体期为 0.5～3.5μg/L(1.5～10.6nmol/L，转换系数 3.026)。迟发型肾上腺增生症 17-OHP 增高，而 DHEA 仍正常，ACTH 兴奋试验 17-OHP 升高可与多囊卵巢鉴别。

(5)睾酮测定：正常成年女性血浆总睾丸酮(包括结合型和游离性睾酮)浓度<1ng/ml(<3.5nmol/L)，青春前期少女为 0.05～0.2ng/ml (0.2～0.7nmol/L，转换系数 3.467)。女性睾酮测定可同时评价卵巢和肾上腺雄激素的生成率。睾酮升高提示高雄激素血症，分泌雄激素卵巢和肾上腺肿瘤，这时应进行卵巢和肾上腺影像检查。大多数多毛症妇女血浆总睾酮浓度仍在正常范围，但游离型睾酮(正常值 100～200pg/ml)增高 2 倍以上。

(6) DHEAS/游离雄激素指数测定：目的是监测血浆具有生物学活性睾酮水平，并依此推算 SHBG 的活性。公式是：总睾酮浓度(ng/ml)×1000/SHBG(nmol/L)。

(7)性激素结合球蛋白(SHBG)：由于 SHBG 分泌和功能直接影响睾酮的生物学活性。因此测定血浆 SHBG 浓度可间接了解雄激素活性和功能。

(8)雄烷二醇葡萄糖醛酸：为睾酮向二氢睾酮(DHT)转化的中间产物，其测定可作为评价外周组织雄激素代谢的指标。

2. 肾上腺功能试验

(1) ACTH 兴奋试验：目的是筛查 21-羟化酶的基因核型和病理类型。于月经周期的任何时间进行。上午 8 时静脉注射 ACTH (cortrosyn 250μg)，注射前后 1h 分别采血测定 17-PHP。21-羟化酶纯合子携带者、迟发型或先天性肾上腺增生症患者，ACTH 试验后 17-OHP 明显升高。21-羟化酶杂合子携带者 ACTH 试验后 17-OHP 升高不明显。3β-羟基类固醇脱氢酶缺陷时，ACTH 试验后 17-羟基孕烯醇酮/17-OHP 比值≥6。11β-羟化酶缺陷时，ACTH 试验后 11-脱氧皮质醇升高，而 21 羟化酶缺陷时 11-脱氧皮质醇仍为正常。

(2)地塞米松抑制试验：目的是筛查和鉴别肾上腺增生和肿瘤。地塞米松 0.5mg 或泼尼松 5.0～7.5mg 睡前服用，次日清晨测定 17KS 或血浆雄激素。地塞米松试验后，雄激素降低者为良性肾上腺增生，不降低则提示肾上腺肿瘤。

(3)地塞米松-曲普瑞林(Triptoreline)联合试验：目的是鉴别卵巢性和肾上腺性高雄激素血症。试验前 1 天上午 8 时抽血测定 LH、FSH、PRL、皮质醇、T、DHEAS、17-OHP、E_2。口服地塞米松 0.5mg，每 6h 1 次，共 4d。服用最后 1 次地塞米松后 8h，抽血测定 17-OHP 和 T。然后皮下注射曲普瑞林 100mg，在 24h 内，每 4h 抽血 1 次，测定 17OHP 和 T。

正常反应为服用地塞米松后，肾上腺高雄激素血症睾酮浓度降低，而卵巢高雄激素血症无变化。注射曲普瑞林后，卵巢性和特发性高雄激素血症 17-OHP 升高，而肾上腺性高雄激素血症无明显变化。高雄激素血症中,17-OHP对ACTH刺激呈现活跃反应。Morris综合征注射曲普瑞林后,血清17-OHP水平无明显变化。

3. 生长激素和催乳素测定　目的是诊断垂体生长激素腺瘤和催乳素腺瘤。因肢端肥大症和高催乳素血症妇女中10%～15%出现多毛症。

4. 胰岛功能检查

(1)空腹血糖/胰岛素比值:正常比值≥4.5,比值≤4.5提示为胰岛素抵抗。

(2)糖耐量试验:观察服用75g葡萄糖后2h的葡萄糖水平,正常值≤7.77mmol/L,异常值为7.77～11.04mmol/L,非胰岛素糖尿病≥11.1mmol/L。

5. 超声和医学影像学检查　卵巢和肾上腺包块和肿瘤应进行超声和医学影像学检查,如多囊卵巢、高反应性卵巢黄素化囊肿、黄体囊肿、肾上腺肿瘤等。

6. 细胞遗传学检查　对于有明显性分化异常的多毛症妇女应进行细胞遗传学检查,确定染色体核型以排除与两性畸形相关的疾病,如女性假两性畸形(先天性肾上腺增生症)和真两性畸形。

7. 前列腺特异性抗原　前列腺特异性抗原(prostagland specific antigens,PSA)是由前列腺分泌的丝氨酸蛋白酶,也是诊断前列腺癌的肿瘤标志物。女性血浆存在SPA表达,雄激素增强PSA基因表达,间接反映内源性雄激素水平。多毛症血浆PSA与3α雄烷二醇葡萄糖醛酸浓度相关。

【鉴别诊断】

1. 卵巢间质卵泡膜细胞增生症(stromal hyperthecosis)　是以卵巢间质黄素化卵泡膜细胞巢性增生和卵巢增大的疾病,临床表现为进行性加重的男性化和多毛症。

2. 多囊卵巢综合征　是以胰岛素抵抗、高胰岛素血症、高雄激素血症、慢性无排卵、肥胖、闭经、不孕、多毛和卵巢多囊性变为特征的疾病。详见多囊卵巢综合征。

3. 支持-间质细胞肿瘤(sertoli-Leydig cell tumor,arrhenoblastoma)　是分泌睾酮的卵巢肿瘤,单侧性、生长缓慢、中等大小、多见于20～40岁妇女,可引起多毛症和男性化。

4. 先天性肾上腺增生症　迟发型先天性肾上腺增生(late-onset congenital adrenal hyperplasia,LOCAH)和非典型肾上腺增生症(nonclassic congenital adrenal hyperplasia)或获得性肾上腺增生症(acquired adrenal hyperplasia)。患者于青春后期发病,由于轻度21-羟化酶缺陷,皮质醇生成减少,雄激素生成增加而引起外生殖器畸形、多毛症和闭经。遗传性肾上腺增生症纯合子个体多毛症状较严重,而杂合子个体多毛症状多较轻微。

5. 特发性多毛症(idiopathic hirsutism)或体质性或家族性多毛症(constitutional or familial hirsutism)　特发性多毛症是由于外周组织雄激素代谢增强所致,血浆睾酮和DHEAS浓度正常,但3α-diol-G升高,有明显的遗传和家族性发病倾向。

6. 门细胞肿瘤　门细胞瘤(hilus cell tumors)和分泌睾酮的卵巢肿瘤,多见于绝经后妇女。

7. 隐匿性高雄激素血症(cryptic hyperandrogenism)　指血浆雄激素水平升高,但无多毛症者,多伴有慢性无排卵、月经失调和不孕。

8. 高雄激素性持续无排卵(hyperandrogenic chronic anovulation)　多见于多囊卵巢,但无明显卵巢形态和超声影像学改变的妇女。

9. 高催乳素血症和肢端肥大症　10%～15%存在多毛。

10. 中枢神经病变　包括脑炎、颅外伤和多发性硬化症,也出现多毛。

【治疗】　多毛症和高雄激素血症的治疗原则是祛除病因、治疗原发性疾病、根据雄激素浓度和来源给予恰当的抗雄激素药物治疗。治疗高雄激素血症和多毛症的药物和方法包括：①GnRHa；②联合型口服避孕药（COC），包括优思悦（YAZ）、美欣乐（Mercilon）和达英-35（Diane-35）；③甾体类抗雄激素，醋酸环丙孕酮（Cyproterone acetate，CPA）和螺内酯（Spironolactone）；④非甾体类抗雄激素氟他胺（Flutamide）和非那雄胺（Finasteride）；⑤α-葡萄糖苷酶抑制药阿卡波糖（Acarbose）；⑥组胺 H_2 受体阻断药西咪替丁（Cimetidine）；⑦比卡鲁胺（Bicalutamide）；⑧局部治疗。

1. 对因治疗

（1）卵巢性高雄激素血症推荐应用：①COC；②GnRHa；③醋酸环丙孕酮或达英-35；④螺内酯；⑤其他抗雄激素。

（2）肾上腺性高雄激素血症推荐应用：①肾上腺皮质激素；②醋酸环丙孕酮或达英-35；③螺内酯；④其他抗雄激素。

2. 药物治疗

（1）GnRHa：通过垂体脱敏和下调作用，抑制卵巢性雄激素生成，用于治疗中、重症多毛症。GnRHa 长期治疗时应配伍性激素反向添加治疗，以防治骨丢失和低雌激素不良反应。第 1 次注射 GnRHa 后 LH 和雌二醇明显降低，第 2 次注射后睾酮明显降低。第 3 次注射后尿中反映 5α 还原酶活性的 3 个比值（雄酮/原胆烷醇酮比值、5α 四氢皮质醇/四氢皮质醇比值和雄激素/皮质醇比值）明显降低，但治疗 6 个月后降低不再明显。因此 GnRHa 应坚持长期治疗。

GnRHa 单独应用，或与联合型避孕药，或与抗雄激素氟他胺联合应用治疗多囊卵巢和多毛症疗效相似，停止治疗后 6 个月多毛、多毛指数和内分泌指标仍继续降低。GnRHa 治疗多毛症疗效优于非那雄胺。两者治疗 6 个月，多毛症评分分别降低 36%±14%和 14%±11%。GnRHa 引起血清总睾酮、游离睾酮、雄烯二酮和 DHEA-S 明显降低，而非那雄胺仅降低总睾酮和游离睾酮浓度。

（2）联合型口服避孕药：包括优思悦（YAZ）、美欣乐、优思明和达英-35 通过抑制 GnRH-Gn 分泌，减少卵巢雄激素生成、促进 SHBG 合成、降低血清游离睾酮、调节月经周期、避孕和治疗多毛症作用。COC 短期治疗（6 个周期）作用不明显，因此轻度和中度多毛症需要治疗 12 个月以上。

（3）地塞米松疗法：用于治疗肾上腺性高雄激素血症和多毛症。肾上腺皮质对地塞米松十分敏感，因此治疗应从小剂量 0.25mg/d 开始，通过血清皮质醇检测调整剂量，最大剂量为 0.5mg/d。地塞米松和氯米芬联合应用可获得较高的排卵率和妊娠率。

（4）抗雄激素：抗雄激素是一组抑制雄激素生成、下调雄激素受体活性、抑制 5α-还原酶、促进性激素结合蛋白生成和降低血清中游离雄激素的药物和制剂，用于治疗女性多囊卵巢、多毛症和高雄激素血症。

①醋酸环丙孕酮：17α-羟孕酮衍生物，雄激素受体拮抗药，抑制垂体促性腺激素分泌和卵巢雄激素生成、增加睾酮代谢清除率、降低血清游离睾酮浓度。治疗方法有两种：a. 逆序贯疗法。月经周期第 5～24 天，服用雌激素（已炔雌二醇 35～50μg/d，或 17β-雌二醇 100μg/d，或戊酸雌二醇 1mg/d，或倍美力 0.625mg/d），同时于月经周期第 5～14 天服用 CPA 12.5～50mg/d。达英-35（CPA 2mg＋EE 35μg）疗法。b. 长效注射剂型 CPA 300 毫克/月。

②氟他胺：雄激素受体拮抗药、抑制毛囊生长，不影响血清雄激素浓度（总睾酮、游离睾酮、雄烯二酮、DHEAS、雌二醇和 SHBG），剂量为 250～500mg/d，连服 6～12 个月。多毛改善后改用低剂量 12.5mg/d，维持治疗另外 12 个月。不良反应为皮肤干燥和肝功损害。

低剂量氟他胺和二甲双胍联合治疗明显

地改善卵巢性高雄激素血症。治疗 3 个月，多毛症指数和血清雄激素浓度明显降低。胰岛素抵抗和脂代谢改善，治疗 9 个月，全身脂肪减少 10%，腹壁脂肪减少 20%，但停止治疗后 3 个月有症状反跳现象。

③螺内酯：醛固酮拮抗药，具有抗雄激素活性、抑制睾酮生成、促进睾酮向雌酮转化、拮抗 5α-还原酶活性和雄激素受体。剂量范围为 75～200mg/d，治疗有效率为 72%，不良反应为月经过多（发生率为 56%）和月经间期出血（发生率为 33%）。

④非那雄胺：5α-还原酶Ⅱ型抑制药，遏制睾酮向二氢睾酮转化。常用剂量为 5mg/d，治疗 3 个月明显减少多毛，而无明显不良反应。非那雄胺抑制男性性分化，治疗期间注意避孕，妊娠期禁用。

⑤阿卡波糖：α-葡萄糖苷酶抑制药，生物合成的假性四糖，改善多囊卵巢高雄激素血症、高胰岛素血症、胰岛素抵抗；降低痤疮/脂溢指数和促进月经恢复。阿卡波糖 150～300mg/d，连用 3 个月，LH、睾酮和雄烯二酮降低，SHBG 升高。血浆 FSH、DHEAS、催乳素和 17OHP 无明显变化。

⑥西咪替丁：组胺 H_2 受体阻断药，抑制 5α-还原酶活性、减少睾酮生成，在靶细胞雄素受体水平与 DHT 竞争受体，抑制核内 DHT-受体复合物浓度和功能，常用剂量为 300mg，每日 3 次，3 个月为 1 个疗程。多毛消退率 64%，痤疮减少。用药期间血浆中总胆固醇、DHT、LH、17KS 无明显变化。西咪替丁的不良反应轻微，大剂量可引起心律不齐、乳房压痛、溢乳和高催乳素血症。

⑦比卡鲁胺：剂量（25mg/d），治疗多毛症 3～6 个月，多毛症评分从 22.0±5.1 降至 8.6±3.5。治疗 3 个月时多毛症指数为 41.2%±11.4%，6 个月时为 61.6%±11.1%。

⑧GnRHa 和抗雄激素联合疗法：用于治疗卵巢性和肾上腺性高雄激素血症和多毛症。

3. *局部治疗*　局部治疗药物包括孕激素霜、塞普龙霜和螺内酯霜。局部治疗包括刮除、化学除毛、脱毛、剔除、电灼、激光除毛等，可同时配伍药物治疗。13.9% 艾佛鸟氨酸冷霜（eflornithine HCl，vaniqa）局部应用治疗面部多毛症，每日 2 次，冷霜局部吸收率低，不影响全身功能，因此安全而有效。

（李继俊）

参考文献

Bayhan G，Bahceci M，Demirkol T，et al. 2000. A comparative study of a gonadotropin-releasing hormone agonist and finasteride on idiopathic hirsutism. Clin Exp Obstet Gynecol，27(3-4)：203.

Bidzinska B，T worowska U，Demissie M，et al. 2000. Modified dexamethasone and gonadotropin-releasing hormone agonist（Dx-GnRHa）test in the evaluation of androgen source(s) in hirsute women. Przegl Lek，57(7-8)：393.

Carmina E，Lobo RA. 2001. Polycystic ovaries in Hirsute women with normal menses. Am J Med，111(8)：602.

Ciotta L，Calogero AE，Farina M，et al. 2001. Clinical，endocrine and metabolic effects of acarbose，an alpha-glucosidase inhibitor，in PCOS patients with increased insulin response and normal glucose tolerance. Hum Reprod，16(10)：2066.

De Leo V，Fulghesu AM，la Marca A，et al. 2000. Hormonal and clinical effects of GnRH agonist alone，or in combination with a combined oral contraceptive or flutamide in women with severe hirsutism. Gynecol Endocrinol，14(6)：411.

Falsetti L，Gambera A，Platto C，et al. 2000. Management of hirsutism. Am J Clin Dermatol，1(2)：89.

Groveman SA. 2002. Congenital adrenal hyperplasia

and androgen insensitivity syndrome//Besser GM, Thorner MO. Comprehensive Clinical Endocrinology. 3rd ed. St Louis: Mosby: 702-704.

Hodder SL, Taylor AL. 2001. Hormonal influences on women's health//Andreoli TE. Cecil essential of medicine. 5th ed, Philadelphia: WB Saunders Company: 610-619.

Malhotra B, Noveck R, Behr D, et al. 2001. Percutaneous absorption and pharmacokinetics of eflornithine HCl 13.9% cream in women with unwanted facial hair. J Clin Pharmacol, 41(9): 972.

Menta AE. 2000. Androgenic and reproductive disorders// Stoller JK, Ahmad M, Longworth DL. Intensive Review of Internal Medicine. Philadelphia: Lippincott Williams & Wilkins (A Wolters Kluwer Company): 498-510.

Morton A Stenchever, William Droegemueller, et al. 2001. Comprehensive gynecology. 4th ed. St Louis: Mosby: 1143-1168.

Muderris Ⅱ, Bayram F, Ozcelik B, et al. 2002. New alternative treatment in hirsutism: bicalutamide 25mg/day. Gynecol Endocrinol, 16(1): 63.

Pearce J. 2002. Congenital adrenal hyperplasia. // Besser GM, Thorner MO. Comprehensive Clinical Endocrinology. 3rd ed. St Louis: Mosby: 708-709.

Rossi R, Tauchmanova L, Luciano A, et al. 2001. Functional hyperandrogenism detected by corticotropin and GnRH-analogue stimulation tests in women affected by apparently idiopathic hirsutism. J Endocrinol Invest, 24(7): 491.

San Millan JL, Sancho J, Calvo RM, et al. 2001. Role of the pentanucleotide (tttta)(n) polymorphism in the promoter of the CYP11a gene in the pathogenesis of hirsutism. Fertil Steril, 75(4): 797.

Venturoli S, Paradisi R, Bagnoli A, et al. 2001. Low-dose flutamide (125mg/day) as maintenance therapy in the treatment of hirsutism. Horm Res, 56(1-2): 25.

第19章　绝经后激素治疗

第一节　概　　述

2000年我国已进入老龄化社会(≥65岁老年人占总人口数7%)，2025年我国将进入老龄社会(≥65岁老年人占总人口数14%)，为此我国政府制定了《中国老龄事业发展"十二五"规划》，描绘了我国老年事业未来管理和发展蓝图。目前我国人口总数为13.7亿，2011年年龄为45～64岁妇女人数达1.57亿，2020年将增加至1.97亿。我国每年绝经期妇女人数约增加1000万，其中需要给予激素治疗的绝经期妇女约占妇女总数的20%，即超过1.2亿，因此我们将面临繁重而艰巨的绝经后妇女激素治疗任务。

绝经后激素治疗(postmenopausal hormone therapy, PHT)是绝经过渡期和绝经后妇女医学治疗和生殖健康保健的重要组成部分，目的是最大限度地改善精神心理状态和体能、防治衰老性疾病，提高生活质量和社会活性，使她们健康、安全和顺利地度过人生的金色黄昏。

【指导原则】 近10年来，绝经后激素治疗研究取得巨大进展。2002年美国妇女健康行动(women health initiation, WHI)关于绝经后激素治疗的研究报告是引发和促进世界范围内绝经后激素治疗研究的重要转折点。2009年，中华医学会妇产科学会绝经学组制定了《绝经过渡期和绝经后期激素补充治疗临床应用指南》。2010年，国际内分泌学会(International Endocrine Society, IES)发表了关于《绝经后激素治疗科学声明》(executive summary: postmenopausal hormone therapy: An endocrine society scientific statement)。2011年，国际绝经学会(International Menopause Society, IMS)提出了关于《绝经后激素治疗和中年妇女预防策略的最新建议》(2011-Updated IMS recommendations on postmenopausal hormone therapy and preventive strategies for midlife health)。2012年，北美绝经学会发表了关于《绝经后激素治疗的立场声明》(position statement: The 2012 hormone therapy position statement of north american menopause society)。以上文件对近20年来世界范围内绝经后激素治疗临床研究成果进行了全面系统地总结和论证，提出了正确开展绝经后激素治疗的方针和策略，是关于绝经后激素治疗的纲领性文件，也是指导今后世界各国开展绝经后激素治疗工作指南。

国际绝经学会认为，绝经后激素治疗与健康生活方式、加强体育锻炼、改善饮食结构、戒烟和戒酒一样，是绝经过渡期和绝经后妇女医学管理和生殖健康保健的重要组成部分。绝经后激素治疗的主要目的是防治雌激素缺乏相关的血管舒缩症状(潮热)、泌尿生殖道萎缩和骨质疏松症，同时也对绝经后妇女的认知功能、糖尿病、冠心病、卒中、静脉栓塞疾病、肿瘤(乳腺癌、子宫内膜癌、卵巢癌和直肠结肠癌)、胆囊疾病和生活质量产生一定影响。

2010 年国际内分泌学会以每 1000 名妇女激素治疗 5 年的受益和风险比作为评估绝经后激素治疗利弊的标准,对现有的绝经后激素治疗资料进行了全面和系统的科学解读。科研证据采用内分泌学专业常用的 GRADE 系统(grading of recommendations, assessment, development, and evaluation system)进行证据分级(A、B、C、D 四级),为今后开展绝经后激素治疗提供了循证医学依据。然而,现有的绝经后激素治疗资料库和证据均以西方国家(北美和欧洲)妇女为主体,研究结果和结论是以西方标准化激素、剂量和方法为依据,并不完全适合我国国情和妇女,因此临床应用时仅作为学术资料参考而非治疗常规。

临床医生应认真学习绝经后激素治疗的科学解读、受益和风险证据分级,以循证医学为依据,遵循个体化原则,按照临床症状、体格检查和防治疾病需要,选择合理的激素治疗方法。绝经后妇女激素治疗包括多种不同的激素和药物,其生物活性、使用方法、临床疗效、收益和风险比也不尽相同,因此不存在药物的“等级效应”(class effect),也不能以其为标准选择治疗药物和评价临床效果,以免引起治疗混乱。

【基本方法】 绝经后性激素治疗是针对绝经过渡期和绝经(包括自然绝经、手术绝经、过早绝经和卵巢早衰)妇女的医学治疗措施。性激素治疗有严格的适应证、绝对和相对禁忌证。绝经后激素治疗的主要目的是防治绝经相关雌激素缺乏引起的血管舒缩综合征(潮热)、泌尿生殖道萎缩和骨质疏松症。

性激素治疗不是绝经过渡期和绝经后妇女唯一的治疗方法,其与健康生活方式、改善饮食习惯、加强体育锻炼、减轻体重等措施共同组成中年和老年妇女医学治疗体系。性激素治疗应严格遵循个体化原则,在知情同意的情况下,结合绝经后妇女具体情况,综合考虑治疗的利弊,采用最佳药物、制剂、方法、最低有效剂量和最短疗程治疗。性激素治疗期间,必须加强治疗学监测和疗效评估,根据临床效果和不良反应随时调整治疗方案和决定继续治疗时间,以最大限度地提高临床效益,而尽量减少治疗风险,获得最高的受益风险比(benefit and risk ratio)。

绝经过渡期和绝经后妇女如并存全身性疾病(冠心病、糖尿病、骨关节疾病、高血压、血栓栓塞疾病及肝、胆、肾疾病等)时,应首先治疗和控制全身性疾病,在排除禁忌证和相对禁忌证后,以个体化风险/受益比评估为依据,在患者知情同意的情况下进行性激素替代治疗。

性激素治疗应从绝经过渡期(≥40 岁)妇女出现月经失调和卵巢脱落症状(潮热)开始实施,而 50～59 岁或绝经<10 年是激素治疗窗口期,其间接受激素治疗的利大于弊,受益高于风险。

性激素治疗的基本方案包括:①对于仅出现月经失调而无明显卵巢脱落症状(潮热)的绝经过渡期妇女,可给予孕激素辅助黄体治疗。②对于无月经失调而出现卵巢脱落症状的绝经过渡期妇女,可给予非激素治疗,包括选择性 5-羟色胺再吸收抑制药(SSRI)、5-羟色胺-去甲肾上腺素再吸收抑制药(SNRI)、植物性非雌激素药物(莉芙敏,Remifemin)和圣-约翰草(St. John wort)胶囊治疗。③对于有完整子宫的绝经后妇女,必须采用雌-孕激素联合治疗(包括序贯周期、连续序贯或连续联合疗法)或替勃龙治疗,以预防子宫内膜过度增生和子宫内膜癌。④对于已切除子宫的绝经后妇女应用单一雌激素治疗即可,而无须加用孕激素。⑤泌尿生殖道萎缩和盆膈松弛症可采用局部和(或)全身雌激素,以及盆膈康复治疗。

性激素治疗方法包括:①单一雌激素疗法(estrogen therapy, ET,);②单一孕激素疗法(progestin therapy, PT);③雌-孕激素联合疗法(combined estrogen progestin therapy, EPT),包括雌-孕激素序贯疗法(sequence estrogen progestin therapy, S-EPT,模拟正常月经周期性激素分泌模式,序贯服用雌激素和雌/孕激素)、雌-孕激素连续序贯疗法(continue sequence estrogen progestin therapy,CS-EPT,连续序贯服用雌激素和雌/孕激素)、雌-孕激素连续联合疗法(continue combined estrogen progestin therapy, CC-EPT,连续性同时服用雌、孕激素);④组织选择性雌激素活性调节药-替勃龙(Tibolone)疗法;⑤选择性雌激素受体调节药(SERM)包括雷洛昔芬(Raloxifene)、拉索昔芬(Lasofoxifene)和巴多昔芬(Bazedoxifene)疗法;⑥雄激素(十一烯酸睾酮和脱氢表雄酮)疗法;⑦植物雌激素(phytoestrogens)疗法和生物同质激素疗法(bioidential hormone therapy)。治疗方法包括口服法、局部治疗(皮肤贴剂、凝胶、栓剂、埋置剂和喷雾剂)、阴道环和子宫内缓释系统(曼月乐)等。

【适应证】 绝经综合征、泌尿生殖道萎缩、绝经后骨质疏松症。

【禁忌证】

1. 相对禁忌证 癫痫、哮喘、偏头痛、子宫肌瘤、子宫腺肌病、子宫内膜异位症、高催乳素血症、未控制的糖尿病和高血压、血栓栓塞病史和易栓症、乳腺疾病和乳腺癌家族史、胆囊疾病(胆石症和慢性胆囊炎)。

2. 雌激素禁忌证 妊娠、乳腺癌、耳硬化、尿卟啉症、子宫内膜癌、系统性红斑性狼疮、严重肝肾功能障碍、原因不明的阴道流血、家族性高三酰甘油血症、近6个月患有血栓栓塞性疾病。

3. 孕激素禁忌证 脑膜瘤。

【治疗前评估】

1. 评估目的 目的是审查治疗对象的激素治疗适应证、相对禁忌证和禁忌证。如预测激素治疗利大于弊可给予治疗,反之不给予治疗。

2. 评估内容 包括病史、全身和妇科检查、阴道细胞学、子宫内膜厚度和乳腺检查为常规检查项目,生殖内分泌激素测定不作为常规检查项目。

3. 权衡利弊 结合治疗对象年龄(绝经过渡期、绝经早期和晚期)、治疗需求、全身状况、卵巢功能、子宫内膜和乳腺状况预测进行激素治疗的利弊。

【治疗决策】

1. 有适应证、无禁忌证、无全身疾病者,可进行激素治疗。

2. 无适应证、有禁忌证者,不宜进行激素治疗。

3. 有适应证但有全身疾病者,先治疗全身疾病,然后再进行激素治疗。

【治疗原则】

1. 个体化治疗原则 在知情同意原则下,根据治疗前医学评估结果,结合激素治疗的利弊、治疗对象的具体情况制定个体化治疗方案,包括单一雌激素、序贯周期、连续序贯和连续联合治疗等。

2. 加强治疗监测和随访 所有接受激素治疗的绝经后妇女均应按照预定的治疗监测要求定时进行检查和随访,以便医生评估治疗效果、不良反应和风险/受益比,以此决定是否继续治疗或调整治疗方案、确定进一步监测指标和频度。

【疗效评估】

1. 评估内容 ①评价预期的治疗目的是否达到,即血管舒缩症状、泌尿生殖道萎缩和骨质疏松症症状是否改善和缓解;②评价治疗利弊、疗效、不良反应和受益/风险比;③评价药物、剂量、方法是否恰当;是否需要调整或修改;治疗是否停止或继续;④根据治疗反应,决定随访和检测的频度、内容和指标。

2. 实验室评估 包括:①子宫内膜厚度和活检(必要时);②乳腺组织密度超声检查;

③骨密度和骨代谢指标监测；④心血管功能检测；⑤血凝和纤溶功能检测；⑥血液生化检测，包括血糖和血脂测定；⑦内分泌功能检测(必要时)。

3. 评估频率 根据治疗反应和随访条件决定。一般于治疗后1个月、3个月、6个月、12个月分别评估1次，以后每年评估1次。

第二节 激素治疗药物和方法

一、药物种类

(一)雌激素

1. 口服雌激素

(1)结合型雌激素(Conjugated Estrogens)：商品名倍美力(Premarin)，0.3毫克/片、0.625毫克/片。

(2)戊酸雌二醇(Estradiol Valerate)：商品名补佳乐(Progynon)，1毫克/片。

(3)雌二醇-17β(Estradiol-17β)：1毫克/片。

(4)微粒化雌二醇(Micronized Estradiol, Estrace)：0.5毫克/片、1毫克/片、2毫克/片。

2. 外用雌激素

(1)雌二醇凝胶(Oestrogel)：每贴含有雌二醇0.75～15mg。

(2)雌二醇贴剂(Climara，Estraderm)：每天释放量分别为35μg、50μg、75μg和100μg。

(3)低剂量雌激素皮贴(transdermal)：17β-雌二醇0.014～0.0375mg。

(4)埋置型雌二醇(implant E_2)：含雌二醇50mg。

(5)雌二醇阴道环(estring)：含雌激素2mg，每天释放量7.5μg。

(6)雌二醇阴道栓剂：25μg/粒。

(7)雌激素冷霜：包括倍美力霜(雌酮制剂)、欧维婷(Ovestin，雌三醇制剂)。

(8)其他：雌激素凝胶、喷雾剂和阴道及宫内释放系统(vaginal intrauterine system)。

3. 植物雌激素(phytoestrogen) 具有雌激素活性的植物药，如大豆异黄酮类(Isoflavones)和紫草素(Shikonin，SK)。

(二)孕激素

1. 17α-羟基孕酮衍生物 ①醋酸甲羟孕酮(Medroxyprogesterone Acetate，MPA，安宫黄体酮)，2毫克/片、250毫克/片；②甲地孕酮(Megestrel，妇宁)，1毫克/片；③环丙孕酮(Cyproterone acetate)，1毫克/片；④氯地孕酮(Chlormadinone)，1毫克/片、2毫克/片；⑤微粒化孕酮(Micronized Progesterone)，100毫克/粒；⑥反式孕酮-地屈孕酮(Dydrogesterone，Duphaston，达芙通)，10毫克/片。

2. 19-去甲基孕酮衍生物 屈螺酮(Drospirenone)，0.5 mg/片，1.0 mg/片，为抗醛固酮药物螺内酯衍生物，具有较强的孕激素活性、抗雄激素、抗盐皮质激素作用，无雌激素和雄激素活性。

3. 19-去甲基睾酮衍生物 左炔诺孕酮宫内释放系统——曼月乐(Mirena，LNG-IUS)，含有52mg左炔诺孕酮，置入宫腔内每天释放20μg。使用期5年。

(三)雌-孕激素制剂

1. 雌-孕激素序贯周期治疗药物 克龄蒙(Climen)，由戊酸雌二醇1mg/戊酸雌二醇1mg+环丙孕酮2mg序贯组成，21片，序贯周期治疗。

2. 雌-孕激素连续序贯周期治疗药物 芬吗通(Femoston $^{1\sim2}/_{10}$)，每片由17β-雌二醇1/2mg和地屈孕酮10mg组成，28片，连续序贯周期治疗。

3. 雌-孕激素连续联合治疗药物　①芬吗通(Femoston-Conti),每片由17β-雌二醇1mg和地屈孕酮5mg组成,28片,连续联合治疗;②安今益(Angeliq),每片由屈螺酮2mg和17β-雌二醇1mg组成,28片,连续联合治疗;③倍美罗(Premelle-lite),每片由倍美力0.3mg+甲羟孕酮1.5mg组成,28片,连续联合治疗。

(四)雄激素

1. 甲睾酮(Methyltestosterone, MT) 5毫克/片。

2. 十一酸睾酮(Andriol,安雄,安特尔) 125毫克/胶囊。

3. 脱氢表雄酮(Dehydroepiandrosterone, DHEA) 50毫克/片。

(五)组织选择性雌激素活性调节药

组织选择性雌激素活性调节药(selective tissue estrogen activity regulator, STEAR),如替勃龙(Tibolone,7-甲基异炔诺酮),商品名利维爱(Livial)。替勃龙在体内不同组织中转化为具有雌激素、孕激素和雄激素活性的代谢产物,与不同组织中的性激素受体结合,呈现不同的性激素作用,对骨骼和心血管系统呈现雌激素活性,对子宫和乳腺呈现雄、孕激素活性,可用于绝经综合征治疗,常用剂量为1.25～2.5毫克/d,不需要附加孕激素。

(六)选择性雌激素受体调节药

选择性雌激素受体调节药(selective estrogen receptor modulator, SERM)包括:①他莫昔芬(Tamoxifen),10毫克/片;②雷洛昔芬(Raloxifene),60毫克/片;③托瑞米芬(Toremifene),60毫克/片;④拉索昔芬(Lasofoxifene),0.25毫克/片、0.5毫克/片;⑤巴多昔芬(Bazedoxifene),20毫克/片。主要用于防治绝经后骨质疏松症和ER(+)乳腺癌。

(七)生物同质激素

生物同质激素(bioidential hormone)是由雌二醇、雌酮、雌三醇、孕酮、脱氢表雄酮、睾酮、肾上腺和其他腺外组织提取物组成的天然激素,制剂也含有非激素成分(色素和防腐剂)。生物激素为商品化制剂而非标准的激素治疗药物。每批制剂的生化组成、激素活性、药物纯度、临床作用、安全性和不良反应均不一致,质量标准难以监控,因此尚未被批准作为绝经后激素治疗药物。

(八)非激素性植物药

植物性非激素类药物具有缓解潮热等症状的植物药,包括黑升麻制剂(Black Cohosh),如莉芙敏(Remifemin)和圣-约翰草(St. John wort)制剂。

二、不同年龄妇女的治疗方法

(一)绝经过渡期妇女

1. 出现月经失调,无卵巢脱落症状(潮热)的妇女　推荐采用孕激素辅助黄体治疗,即于月经周期后半期补充分泌化剂量孕激素,辅助黄体功能,促进子宫内膜分泌化和撤退月经。常用孕激素包括:①醋酸甲羟孕酮为10mg/d;②微粒化孕酮200mg/d;③地屈孕酮(达芙通)20mg/d。于月经周期后半期连续服用10～12d。停药后撤退月经。

2. 无月经失调,但有卵巢脱落症状(潮热)的妇女　推荐采用非激素疗法缓解潮热、夜汗、心悸和焦虑等症状,包括选择性5-羟色胺再吸收抑制药(SSRI)和5-羟色胺-去甲肾上腺素再吸收抑制药(SNRI)防治潮热,包括加巴喷丁(Gabapentin)、文拉法辛(Venlafaxine)、氟西汀(Fluoxetine)、帕罗西汀(Paroxetine)、西肽普兰(Citalopram)和可乐定(Clonidine)。植物性雌激素大豆异黄酮类(Isoflavones)。非雌激素植物药物,包括莉芙敏(Remifemin)和圣-约翰草(St. John wort)胶囊。

(二)绝经后妇女

1. 绝经后妇女,希望月经来潮者　推荐采用雌、孕激素序贯周期或连续序贯周期疗法。

(1)雌、孕激素序贯周期治疗:月经前半周期服用单一雌激素,后半周期同时服用雌、孕激素,停药后出现撤退性出血。雌、孕激素序贯周期治疗药物为克龄蒙(Climen)。

(2)雌、孕激素连续序贯周期治疗:推荐采用芬吗通(Femoston)治疗。

2. *绝经后妇女,不希望月经来潮者* 推荐采用雌、孕激素连续联合疗法或组织选择性雌激素活性调节药替勃龙(Tibolone)。

(1)雌、孕激素连续联合治疗:①安今益(Angeliq);②芬吗通(Femoston-Conti);③倍美罗(Premelle Lite)。

(2)替勃龙(Tibolone)疗法:1.25～2.5mg/d,口服,不需要附加孕激素。

3. *子宫切除妇女,出现卵巢脱落症状者* 推荐采用单一雌激素疗法或替勃龙疗法。

(1)单一雌激素疗法:①结合型雌激素,如倍美力0.3～0.625mg/d;②补佳乐0.5～1mg/d;③皮贴雌激素;④雌激素阴道环或埋置剂。单一雌激素治疗不需要附加孕激素,但长期治疗(≥1年)可能引起乳腺增生,因此应加强乳腺密度监测。

(2)替勃龙(Tibolone)疗法:1.25～2.5mg/d,口服,不需要附加孕激素。

4. *绝经后妇女,出现盆膈松弛症、萎缩型阴道炎、压力性尿失禁和尿道综合征者* 推荐采用局部雌激素冷霜或阴道环治疗,包括倍美力霜(雌酮制剂)和欧维婷(Ovestin,雌三醇制剂),酌情附加全身性激素、替勃龙或盆底康复治疗。

5. *绝经后妇女,ER(+)乳腺癌手术后激素治疗* 推荐采用选择性雌激素受体调节药(SERM)治疗,包括他莫昔芬(Tamoxifen)、雷洛昔芬(Raloxifene)、托瑞米芬(Toremifene)、巴多昔芬(Basedoxifene)和拉索昔芬(Lasofoxifene)治疗,详见第10章第七节。

6. *绝经后妇女骨质疏松症* 详见第20章。

7. *绝经后妇女阿尔茨海默病* 详见第28章。

第三节 绝经后激素治疗的利弊

一、绝经后激素治疗的益处

绝经后激素治疗是防治雌激素缺乏引起的血管舒缩症状(潮热)、尿生殖道萎缩和骨质疏松症的有效方法,同时还可以改善情绪、心境、睡眠、性功能和提高生活质量。

(一)血管舒缩综合征

雌激素和雌+孕激素治疗均明显改善绝经后妇女血管舒缩症状,包括潮热、夜汗、睡眠障碍、易激惹、注意力不集中等。孕激素治疗效果不及雌激素明显。激素治疗通过缓解绝经症状而改善健康相关的生活质量(health-related quality of life, HQOL),但不能改善无症状妇女的生活质量。

对于不宜或不能耐受激素治疗的绝经后妇女,可采用非激素类药物、选择性5-羟色胺再吸收抑制药(SSRI)和5-羟色胺-去甲肾上腺素再吸收抑制药(SNRI)防治潮热,包括加巴喷丁(Gabapentin)、文拉法辛(Venlafaxine)、氟西汀(Fluoxetine)、帕罗西汀(Paroxetine)、西肽普兰(Citalopram)和可乐定(Clonidine),降低潮热发作频率50%～60%。加巴喷丁300mg/d相当于倍美力2.5mg/d或雌二醇25μg皮肤贴剂作用。文拉法辛37.5～75mg/d(控释片)相当或优于加巴喷丁作用,但不良反应较高。轻度和中度潮热妇女可选择可乐定治疗。中度和重度潮热或可乐定治疗无效者可选择文拉法辛和加巴喷丁治疗,后两者治疗仍无效者应采用帕罗西汀,而非他莫昔芬治疗。选择性雌激素受体调节药(SERM)和雌激素联合治疗防治绝经后症状正在进行Ⅲ期临床试验。

植物雌激素药物大豆异黄酮(Isoflavones)、非雌激素植物药黑升麻(Black Cohosh)制剂如莉芙敏(Remifemin)、圣-约翰草(St. John wort)制剂也可缓解潮热。生物同质激素是由雌二醇、雌酮、雌三醇、孕酮、脱氢表雄酮和睾酮,肾上腺和其他腺外组织提取物组成的自然激素。生物同质激素不同于传统的激素治疗药物,其生化组成、激素活性、药物纯度、临床作用、安全性和不良反应均难以检测和评估,因此生物激素制剂尚未被卫生部门批准作为绝经后激素治疗药物。

(二)泌尿生殖道萎缩

绝经后雌激素减少引起泌尿生殖道萎缩、活动过度性膀胱(Overactive bladder,OAB)、压力性尿失禁(stress urinary incontinence,SUI)和重复性尿路感染(recurrent urinary tract infection,RUTI),多出现于绝经后4～5年,发生率为25%～50%。泌尿生殖道萎缩症状包括阴道干涩、瘙痒、性交困难、尿频、夜尿、尿急和尿失禁。尿失禁随年龄增加而升高,发生率为25%。压力性尿失禁发生率为50%。尿急尿失禁为11%,混合性尿失禁为36%。

泌尿生殖道萎缩以局部雌激素治疗为主,酌情配合全身性雌激素治疗,而雌+孕激素序贯或连续联合治疗作用较差。外阴阴道局部雌激素治疗,包括雌激素冷霜(倍美力霜和欧维婷)、雌激素片剂、释放雌激素阴道环均可有效地促进阴道上皮生长、成熟和角化;辅助乳酸杆菌再生和改善阴道pH;增加阴道血供、厚度、弹性和改善性功能。

局部雌激素治疗开始时应采用较大剂量,改善症状后改用最低有效剂量。局部雌激素制剂,包括雌二醇乳膏为10μg/d、阴道片剂为10～25μg/d、阴道环释放17β-雌二醇7.5μg/d、润滑剂(K-Y凝胶)和增湿药,治疗3周后症状开始改善。局部雌激素治疗无效时,可附加口服低剂量雌激素。

局部低剂量雌激素治疗很少或不引起子宫内膜增生和子宫内膜癌,因此不需要附加孕激素治疗和进行子宫内膜厚度检测。然而,将雌二醇片剂置入阴道穹窿部,药物很快吸收并扩散至子宫和尿道旁组织,3h后血浆雌激素浓度开始升高,因此长期(>1年)局部大剂量雌激素(50～100μg/d)治疗也可引起明显的子宫内膜增生和异常子宫出血,应进行子宫诊刮检查,排除癌变。

奥培米芬为选择性雌激素受体调节药,于2013年被美国FDA批准用于防治绝经后妇女中度和严重生殖道萎缩(VVA)和严重性交困难的药物,临床疗效优于雌激素、润滑剂和保湿剂。临床Ⅲ期研究表明,奥培米芬30mg/d和60mg/d,治疗3个月,显著增加阴道表层上皮数量,降低外底层细胞比率,增加阴道细胞成熟指数和降低pH,阴道干涩和性交困难明显改善。压力性尿失禁应首先加强盆膈肌肉锻炼,度洛西汀(Duloxetine)治疗也有效。手术治疗包括耻骨后或经闭孔纤维带尿道悬吊术。长期激素治疗增加肾结石风险。

雌激素依赖性疾病和肿瘤(乳腺癌、子宫内膜癌、子宫肌瘤和子宫内膜异位症)妇女禁忌采用全身性激素治疗,而是否可采用局部雌激素治疗仍存在争议。乳腺癌妇女在应用他莫昔芬和芳香酶抑制药治疗时,是否可采用局部雌激素治疗也应咨询医生。

(三)绝经后骨质疏松症

性激素治疗有效地预防绝经后妇女骨丢失,降低骨质疏松症相关的脊柱和髋骨骨折。除非存在禁忌证,自然绝经、医源性绝经(绝经前双侧卵巢切除、放疗、化疗和药物)、早绝经(<45岁)和卵巢早衰(<40岁绝经)妇女均应首先采用激素治疗直到自然绝经年龄(51岁),而不是首先采用防治骨质疏松症的非激素类药物治疗。

雌+孕激素(倍美力+甲羟孕酮,CEE+

MPA)治疗降低总骨折率 24%，降低髋骨骨折率 33%。单一雌激素(倍美力，CEE)治疗降低总骨折率 29%，降低髋骨骨折率 29%。对于年龄 50～59 岁妇女，雌+孕激素治疗降低骨折风险作用优于单一雌激素治疗，对于老年妇女(≥60 岁)，单一雌激素治疗优于雌+孕激素治疗。激素治疗预防骨折作用与剂量相关，如 17β-雌二醇 0.25mg/d 即呈现对骨量的保护作用。然而，停止持续 5 年的雌激素治疗后，骨丢失快速增加，髋骨骨折风险增加 70%。

老年妇女(≥60 岁)采用激素治疗防治骨质疏松症时，应认真考虑长期治疗的利弊，并与其他非激素药物治疗骨质疏松症效果相比较。由于停止激素治疗后，激素对骨密度的保护和预防骨折作用随即降低或消失，因此仍存在骨折风险的妇女，在停止激素治疗后应采用其他防治骨质疏松症药物治疗。

绝经后妇女进行性骨软骨、椎间盘退化和骨关节炎引起关节强直、疼痛和行走困难，多发生于绝经后 5 年内。人类关节软骨细胞存在雌激素受体表达，雌激素治疗通过基因组或非基因组机制调节软骨代谢，预防或延缓椎间盘退化，维护骨软骨动态平衡，预防多发性骨关节炎和显著降低关节成形手术率。

替勃龙(Tibolone，利维爱)是一种组织选择性激素活性调节药(STEAR)，在体内不同器官组织内形成具有雌、孕和雄激素活性的代谢产物，也具有预防脊柱和非脊柱性骨折作用。选择性雌激素受体调节药(SERM)，包括雷洛昔芬(Raloxifene)、托瑞米芬(Toremifene)、拉索昔芬(Lasofoxifene)、巴多昔芬(Bazedoxifene)，具有降低绝经后妇女脊柱性骨折风险的作用。雷洛昔芬对骨骼呈现雌激素作用，降低骨质疏松症妇女侵袭性乳腺癌风险。雷洛昔芬 60mg/d 治疗 4 年，腰椎和股骨颈密度分别增加 2.6%和 2.1%，降低脊柱性而非髋骨性骨折率(RR=0.63)。然而，雷洛昔芬明显增加 VTE 风险(RR=2.76)，但不增加冠心病风险 (RR=0.95)和中风风险 (RR=0.91)。巴多昔芬与倍美力联合治疗也有效增加骨密度。

绝经后妇女食物钙摄取量(DRI)每天应为 1000～1200mg。饮食维生素 D 每天应为 800～1000U，是降低老年妇女骨折和摔倒的重要因素。双膦酸盐显著抑制骨吸收、降低骨转化率，有效地预防脊柱和髋骨骨折，也具有预防乳腺癌转移作用。标准剂量双膦酸盐治疗引起下颌骨坏死十分罕见，但长期治疗(3～5 年)也可引起不典型股骨干骨折和骨转化过度抑制现象。

甲状旁腺激素(PTH)特立帕肽(Teriparatide)通过促进骨形成而明显降低脊柱性和非脊柱性骨折风险。雷尼酸锶(Strontium Ranelate)促进骨形成和抑制骨吸收，有效地降低骨质疏松症和骨量减少妇女脊柱和非脊柱性骨折。Denosumb 为细胞核因子 kappa B 配基(RANKL)的单克隆抗体，60mg，皮下注射 6 个月可显著降低脊柱和非脊柱性和髋骨骨折率，但也抑制机体免疫功能。

(四)性功能

绝经后妇女性功能减退与雌、雄激素减少相关，但与血清睾酮浓度无相关性。绝经后卵巢仍分泌一定数量雄激素，因此无须常规补充雄激素治疗。局部低剂量雌激素治疗增加阴道血液循环、组织柔韧性和敏感性，改善性功能、性幻想、性唤起和性高潮，但单一雌激素治疗不是防治绝经后妇女性功能减退的唯一方法。

二、绝经后激素治疗的风险

(一)冠心病

绝经后妇女冠心病发生率随年龄增长而升高。由于内源性雌激素具有保护心血管功能、预防和延缓冠状动脉硬化性心脏病作用，因此，绝经后激素治疗具有保护血管内膜、改善血脂谱、糖代谢和降低血压等作用，特别是改善治疗窗口期(50～59 岁,＜60 岁)、近期绝经和无冠心病高危因素妇女的心血管功能,降低冠心病发生率和死亡率。然而,老年妇女(年龄＞60 岁)采用激素治疗前应认真进行治疗受益和风险评估,因激素治疗的最初 2 年内可能增加冠心病风险,因此激素治疗不应作为预防老年妇女冠心病的措施,也不是冠心病常规治疗方法。

激素治疗对冠心病风险影响与绝经后开始激素治疗时间相关,即时间假说(timing hypothesis)。时间假说认为,激素治疗预防冠心病作用主要出现于绝经过渡期和绝经＜10 年妇女,而非绝经晚期和老年妇女。WHI 替代终点(surrogate endpoint)研究和两项随机性(KEEP & ELITE)研究,以冠状动脉钙化和颈动脉内膜中层厚度(carotid intima media thickness,CIMT)为观察指标,发现雌激素治疗明显降低＜50 岁妇女冠状动脉钙化指数,也降低年龄＜60 岁妇女冠心病终点指标,包括血管重塑(侧支循环)、心肌梗死和冠心病死亡率。换言之,在尚未形成动脉血管粥样硬化斑块(45～55 岁)之前开始激素治疗受益较高,而绝经后妇女开始激素治疗越早受益也越多,但不推荐给予老年妇女(＞60 岁)常规性激素和雷洛昔芬治疗。

(二)静脉血栓栓塞疾病

静脉血栓栓塞性疾病(VTE)是评价绝经后激素治疗风险的重要指标。激素治疗对 VTE 风险的影响与年龄、肥胖和易栓症高度相关。年龄＜60 岁妇女为低风险人群,而年龄＞60 岁老年妇女为高风险人群。WHI 研究表明,雌激素(CEE)和雌＋孕激素治疗(CEE＋MPA)5 年,VTE 发生率分别为 4‰和 9‰。年龄 50～59 岁妇女,CEE 和 CEE＋MPA 治疗 5 年,两组 VTE 发生率分别为 2‰和 5‰,多发生于激素治疗的第一年内。年龄为 70～79 岁肥胖妇女,雌＋孕激素治疗 5 年,VTE 发生率为 45‰,明显高于正常体重 50～59 岁妇女(9‰)。对于手术、骨折和活动较少妇女,激素治疗增加 VTE 风险 2 倍,因此围手术期和长期卧床妇女应暂停激素治疗。

病例对照性研究发现,口服雌激素治疗增加 VTE 风险(RR＝4.2),而皮贴雌激素(17β-雌二醇)治疗降低 VTE 风险(RR＝0.9),此与皮贴雌激素经皮肤直接吸收而无经肝脏代谢的首过效应相关。孕激素对 VTE 的影响与药物种类相关。微粒化孕酮和孕烷衍生物甲羟孕酮不增加 VTE 风险,而非孕烷衍生物,包括诺美孕酮(Nomegestrol)和普美孕酮(Promegestone)明显增加 VTE 风险(RR＝3.9)。

激素治疗对 VTE 的影响与促凝因子Ⅴ莱顿突变(factor Ⅴ Leiden mutation,FVLM)相关。雌激素治疗通过增强促凝因子Ⅴ莱顿突变激活蛋白 C 抵抗作用而增加 VTE 风险。雌＋孕激素治疗增加 FVLM 杂合子(heterozygotes)妇女 VTE 风险 7 倍。与之相反,皮贴雌激素治疗不增加存在促凝因子Ⅴ莱顿突变妇女 VTE 风险,因此有 VTE 风险和易栓症家族史妇女,激素治疗前应进行凝血功能筛查和风险评估。

(三)卒中

雌激素治疗后卒中风险随年龄增长而增加。雌激素通过调节机体中枢神经系统、大脑、血管内皮、平滑肌、血凝功能、脂代谢和炎症反应而影响中风风险和转归。WHI 研究发现,雌激素和雌＋孕激素治疗均增加年龄 50～79 岁妇女卒中风险 30%,如激素治疗 5 年,50～59 岁和 63 岁妇女,卒中发生率分别为 1‰和 4.5‰,但低剂量雌激素(倍美力 0.3mg/d)治疗不增加卒中风险。

激素治疗主要增加缺血性卒中风险,激素治疗 5 年,缺血性卒中发生率为 4.5‰。皮贴雌激素(雌二醇≤50μg/d)治疗不增加卒中风险。不同绝经年龄和绝经早期,发生卒中的相对风险率也有很大差异。雌激素治疗对于缺血性卒中和暂时性缺血性卒中发作的绝经后妇女无二级预防作用。

(四)动脉疾病

激素治疗对动脉血管疾病的炎症修饰作用与原有血管壁病变程度、年龄和绝经时间相关。口服激素治疗可引起炎症前肝脏生化指标和抗炎症血管生化指标的变化。动脉炎是否可采用激素治疗应咨询专科医生。

(五)糖尿病

2 型糖尿病发生率与年龄、体重、中心性肥胖等因素相关。绝经后激素治疗对糖尿病影响与以下因素相关:①激素治疗对胰腺和骨骼肌的直接作用,对全身或内脏脂肪储备的间接作用,或对多种组织器官的影响;②外源性与内源性激素作用不同;③激素治疗对糖尿病影响与参与研究的妇女人群组成和研究方法相关。

WHI-随机研究资料表明,激素治疗组和对照组妇女中,自己报告需要治疗的糖尿病发生率,分别为 0.61%和 0.76%。激素治疗 5 年,糖尿病相对风险降低 21%,发生率为 7.5‰。心脏和雌+孕激素替代研究(HERS)和护士健康研究(NHS)发现,雌+孕激素治疗轻度降低糖尿病风险,可能与改善胰岛素敏感性相关。然而,也有些研究显示,雌+孕激素治疗(CEE+MPA)降低正常体重绝经后妇女胰岛素敏感性。激素治疗对糖尿病高危因素(胰岛素分泌、清除率和糖耐量)的影响也无定论。总之,现有的研究资料表明,雌激素或雌+孕激素治疗均不增加正常绝经妇女体重和引起肥胖,反而具有减少脂肪储积、改善中心性肥胖、减少内脏和腹内脂肪,轻度降低绝经后妇女糖尿病风险作用。

(六)认知功能衰退和抑郁症

绝经后妇女雌激素减少引起轻度认知功能衰退,但不影响执业能力和社会活力。围绝经期妇女可出现记忆力减退,但无重要目的性记忆和认知功能减退。WHI-记忆研究(WHI-Memory Study)发现,具有完整子宫的 65~79 岁老年妇女,雌+孕激素(CEE+MPA)连续联合治疗 4~5 年,全认知功能指数轻度降低,言语记忆功能轻度损害,而非言语(文字)记忆功能改善。老年健康妇女,雌二醇治疗 20 周或极低剂量皮贴雌二醇治疗 2 年,认知功能均无明显改善。手术绝经虽不引起明显认知功能损害,但卵巢切除后激素治疗可增强语言记忆功能。

绝经过渡期和绝经早期妇女的抑郁症发生率升高。单一雌激素治疗无预防绝经后妇女抑郁症作用,而雌激素和雌+孕激素序贯治疗均无明显抗抑郁症作用,也不能改善绝经后妇女心境和情绪。短期雌激素治疗改善绝经过渡期抑郁症妇女病情,对绝经晚期抑郁症则无明显影响。

(七)阿尔茨海默病

绝经后妇女阿尔茨海默病,即老年痴呆症发生率随年龄增长而升高,女性多于男性,与女性寿命长于男性相关。激素治疗不能改善阿尔茨海默症妇女病程进展和认知功能。绝经晚期(65~79 岁)妇女,雌激素和雌+孕激素治疗的痴呆症发生率分别为 1.2‰和 2.3‰。存在认知功能减退的老年妇女,激素治疗的风险更大。

激素治疗降低围绝经期年轻妇女阿尔茨海默病风险。对于 50~59 岁妇女,早期激素治疗效果优于晚期治疗,即从中年期开始治疗直到老年期有助于降低痴呆症发生风险。WHI-MS 随机性研究表明,激素治疗增加有子宫妇女痴呆症风险(RR=2.05)高于无子宫妇女痴呆症风险(RR=1.49)。然而,观察性研究荟萃分析显示,激素治疗降低阿尔茨海默病风险 30%,但可能存在混杂性因素,包括年龄、回忆(召回)偏倚和健康使用者偏倚影响。雷洛昔芬治疗 3 年对绝经后妇女记忆和认知功能无明显影响。

(八)帕金森病和癫痫

激素治疗对帕金森病作用尚未定论。雌+孕激素治疗增加癫痫发作频率。激素治疗增加头痛发作频率。激素治疗对多发性硬化症状和进程的影响尚未定论。

(九)乳腺癌

乳腺癌发生率存在明显的地域、种族和遗传性差异,因此绝经后激素治疗对乳腺癌的影响一直存在争议。首先需要指出的是,激素治疗增加乳腺癌风险很小(<1‰),风险性明显低于肥胖和酗酒等不健康因素对乳腺癌的影响。

WHI和NHS资料表明,对于年龄50~59岁、60~69岁和70~79岁妇女,单一雌激素治疗5~7和7~15年均不增加乳腺癌风险(HR=0.77)。雌激素治疗降低乳腺导管癌风险(HR=0.71)。然而,NHS研究发现,长期雌激素治疗(>15年)增加乳腺癌风险。观察性研究(67 370名妇女)荟萃分析也表明,雌激素治疗<5年不增加乳腺癌风险,>5年则增加乳腺癌风险,如激素治疗5~9.9年,RR=1.31±0.079;治疗10~14.9年,RR=1.24±0.18;治疗>15年,RR=1.56±0.145。雌激素治疗对ER(+)乳腺癌和ER(-)乳腺癌作用相似,两者相对风险分别为RR=1.14和RR=0.92。雌激素治疗引起小叶型乳腺癌风险(RR=1.42)高于导管型乳腺癌(RR=1.10)。

然而,WHI研究表明,雌+孕激素治疗的乳腺癌风险高于单一雌激素治疗。雌+孕激素治疗3~5年乳腺癌风险增加,>5年乳腺癌绝对风险为8/10 000妇女·年。雌+孕激素连续联合治疗增加乳腺癌风险与孕激素促细胞有丝分裂原(mitogens)作用,促进乳腺末端导管小叶单位(乳腺癌起始部位)、乳腺间质和上皮细胞增生作用,增加乳腺摄影密度比率(Percentage mammographic density,PMD)作用相关。另外,孕激素可激活乳腺肿瘤干细胞,促进已存在的隐匿性临床前癌活化并转化为临床型癌。睾酮皮贴、替勃龙和他莫昔芬降低PMD,呈现预防乳腺癌作用。WHI研究认为,雌+孕激素治疗增加乳腺癌确诊率可能与孕激素增强肿瘤干细胞程序重排和增生相关。

激素治疗前已经存在的隐匿乳腺癌储存库直接影响激素治疗安全性和风险性,但其中2/3隐匿性乳腺癌始终处于休眠(静止)状态。乳腺癌细胞平均倍增时间为50~100d,因此隐匿性乳腺癌需要10年左右才进展为临床癌。雌+孕激素治疗促进隐匿性乳腺癌生长而非诱发肿瘤发生。观察发现,某些微小乳腺癌即使不给予激素治疗也可自然生长,但也有某些微小乳腺癌在停止激素治疗后3年会自然消失。WHI研究报告发表后乳腺癌发生率降低显然与激素治疗率减少相关。诚然,以上假说仍需要进一步研究证实。

乳腺癌风险也与从绝经到开始激素治疗时间(间歇期)相关,即"间歇期假说"(gap time hypothesis),其中,<5年为间歇期过短,>5年为间歇期过长。WHI观察性研究表明,绝经后不久即开始雌+孕激素治疗>5年的妇女乳腺癌风险增加(HR=2.75)。法国队列研究和英国MWS资料证实以上结论。与之相反,绝经>5年开始激素治疗,乳腺癌风险降低(RR=0.58)。雌激素治疗2年,长:短间歇期乳腺癌风险比为0.07:1.28;雌激素治疗2~5年,风险比为0.68:1.53;雌激素治疗5年,风险比为0.79:0.97。WHI研究认为,单一雌激素治疗降低长间歇期妇女乳腺癌风险可能与雌激素预凋亡作用相关。

乳腺组织内雌二醇浓度直接影响乳腺癌发生和发展。放射性核素激素测定表明,乳腺癌组织雌二醇平均浓度为46~480pg/g,明显高于血浆浓度(2~10pg/ml)。乳腺雌激素中50%~70%由乳腺本身生成,其余部分则来源于外周血液。乳腺组织内雌激素受体(ER)浓度调节乳腺雌二醇摄取率。绝经后激素治疗时,外周血液雌激素浓度增加引起乳腺组织雌二醇浓度升高。按照外源性雌激素增加乳腺癌风险假说,肥胖型绝经后妇女芳香酶活性增强，乳腺雌二醇生成量多于外周摄取量，因此乳腺癌风险较低。瘦弱型绝经后妇女，乳腺雌二醇主要来源于外周血液，因此激素治疗引起乳腺癌风险增加。如 BMI<25kg/m^2，乳腺癌 RR=1.52±0.83；如 BMI>25kg/m^2，乳腺癌 RR=1.02±0.107，停止治疗 5 年后，风险逐渐消失。

(十)乳腺癌患者的激素治疗

乳腺癌妇女是否可接受绝经后激素治疗一直存在争议。对于 ER(+)乳腺癌，性激素治疗可能促进隐匿性或残留乳腺癌恶化，并削弱芳香酶抑制药的治疗作用。性激素和抗雌激素他莫昔芬联合治疗可抵消雌激素某些不良反应。性激素治疗对于 ER(−)乳腺癌是相对安全的。HABITS 研究发现，性激素治疗不增加乳腺癌风险性，而曼月乐(左炔诺孕酮宫内释放系统，LNG-IUS)可能增加乳腺癌复发率。替勃龙治疗增加骨量减少绝经后妇女乳腺癌复发率，也应慎用。因此，无论 ER(+)或(−)乳腺癌妇女均是绝经后性激素和替勃龙治疗禁忌证。

乳腺癌妇女应采用非激素药物防治潮热。乳腺癌妇女服用他莫昔芬时，抑制 CY_2D_6 酶活性药物降低他莫昔芬预防乳腺癌复发作用。抑制细胞色素 P450 药物，包括帕罗西汀(Paroxetine)、氟西汀(Prozic)和安非他酮(Buproprion)也不能与他莫昔芬同时应用。然而，他莫昔芬与文拉法辛(venlafaxine)、西肽普兰(Citalopram)、依他普仑(Escitalopram)联合应用是安全的。突然中断选择性 5-羟色胺/去甲肾上腺素再吸收抑制药(SNRI)和选择性 5-羟色胺再吸收抑制药(SSRI)可引起临床戒断症状，因此必须在 2 周内逐渐减量而停药。松弛疗法和瑜伽可暂时缓解潮热，但针灸治疗无效。

(十一)子宫内膜癌

子宫内膜癌包括两种类型，Ⅰ型占 80%，为性激素依赖型、性激素受体(+)肿瘤、分化和预后较好、多发生于绝经前妇女；Ⅱ型占 20%，为非性激素依赖型、性激素受体(−)，多为乳头状浆液性囊腺癌和透明细胞癌，分化和预后较差，多发生于绝经后和老年妇女。

对于绝经后妇女，雌激素以剂量和时间相关方式引起绝经后子宫内膜增生和子宫内膜癌。如雌激素(倍美力 0.625mg/d)治疗 3 年，子宫内膜简单型、复杂型和不典型增生发生率分别为 27.7%、22.7%和 11.8%。雌激素治疗>10 年子宫内膜癌风险增加 9.5 倍。雌激素治疗引起的风险，在停止治疗后 12 年仍高于健康妇女 1.9 倍。荟萃分析表明，雌激素治疗增加Ⅰ型子宫内膜癌风险 2 倍(RR=2.3)，增加Ⅰ型子宫内膜癌死亡率 4.8 倍，增加全因死亡率 2.4 倍。

孕激素遏制雌激素促进子宫内膜增生作用，但需要特定剂量和治疗时间(12～14d)。低剂量地屈孕酮(Dydrogesterone)和屈螺酮(Drospirenone)较少引起子宫内膜增生和出血。左炔诺孕酮宫内释放系统(曼月乐，Mirena，LNG-IUS)具有子宫内膜保护作用，但绝经后妇女放置有一定困难。替勃龙对子宫内膜保护作用与雌+孕激素连续联合治疗相似。

为降低子宫内膜增生和子宫内膜癌风险，存在完整子宫的绝经后妇女必须采用雌+孕激素连续联合治疗，因其降低子宫内膜癌风险。然而，长期雌+孕激素连续序贯治疗和每月孕激素治疗<12d 时，仍增加子宫内膜增生和子宫内膜癌风险。长期雌+孕激素序贯周期治疗子宫内膜癌风险升高 2 倍(RR=2.0)。子宫内膜癌风险与孕激素治疗时间呈负相关，如每月孕激素治疗时间 12～14d，风险降低(RR=0.75)。低剂量和超低剂量雌+孕激素治疗很少引起子宫内膜增生、出血和癌变。

虽然肥胖是引起子宫内膜癌高危因素，但雌+孕激素序贯治疗增加瘦弱妇女子宫内膜癌风险。瘦弱妇女(BMI<25 kg/m^2)，

雌＋孕激素序贯治疗和连续联合治疗的子宫内膜癌风险分别为RR＝1.54和RR＝1.07。肥胖妇女（BMI＞30kg/m^2），雌＋孕激素序贯治疗和连续联合治疗的子宫内膜癌风险分别为RR＝0.67和RR＝0.28。不同孕激素和治疗方法风险也不同。孕激素活性较强的19-去甲基睾酮衍生物具有较强的子宫内膜保护作用，而天然激素仍可引起子宫内膜癌。

选择性雌激素受体调节药他莫昔芬（Tamoxifen）对子宫内膜呈现雌激素作用，可引起子宫内膜增生、息肉和子宫内膜癌，而其他雌激素受体调节药物，包括雷洛昔芬（Raloxifene）、拉索昔芬（Lasofoxifene）和巴多昔芬（Bazedoxifene）均不增加子宫内膜增生和子宫异常出血率。

（十二）卵巢癌

观察性研究发现，单一雌激素治疗增加卵巢癌风险（RR＝1.6），发生率每年增加7%。雌激素治疗10～19年的妇女，RR＝1.8；雌激素治疗＞20年的妇女，RR＝3.2。雌＋孕激素治疗增加卵巢癌风险（RR＝1.1），停止激素治疗后2年风险快速降低至治疗前水平。丹麦流调资料显示，激素治疗增加卵巢癌风险（RR＝1.38）和上皮性卵巢癌风险（RR＝1.44），停止激素治疗后2～4年风险降低（RR＝0.98）。联合型口服避孕药降低绝经前妇女卵巢癌风险。然而，WHI随机性研究，经5.6年随访，未发现雌＋孕激素连续联合治疗增加卵巢癌风险。

（十三）结肠直肠癌

观察性研究发现，激素治疗降低结肠直肠癌风险。雌＋孕激素治疗降低结肠癌风险（RR＝0.78），雌＋孕激素治疗＞5年明显降低结肠癌风险（RR＝0.55）。雌＋孕激素序贯治疗和连续联合治疗结肠癌风险分别降低36%和25%。曾接受单一雌激素治疗妇女结肠癌风险也降低（RR＝0.83），正在治疗和长期单一雌激素治疗妇女结肠癌风险均降低，相对风险分别为RR＝0.75和RR＝0.74。

荟萃分析资料表明，激素治疗降低结肠癌风险作用可持续存在4年以上。曾接受激素治疗妇女，结肠癌风险降低20%（RR＝0.80），正在接受激素治疗妇女结肠癌风险降低34%。随机对照性研究（HERS-Ⅰ期和Ⅱ期研究）均未发现激素治疗降低结肠直肠癌风险。然而，WHI研究中，雌＋孕激素治疗妇女结肠癌风险降低（RR＝0.54），直肠癌风险也降低（RR＝0.66）。区域淋巴结转移率，雌＋孕激素治疗组高于对照组，分别为76.2%和48.5%。换言之，虽然雌＋孕激素治疗降低局灶性结肠直肠癌发生率（RR＝0.26），但淋巴结转移率较高（RR＝0.87）。皮贴雌激素治疗对结肠直肠癌的影响尚未定论。

激素治疗降低直肠结肠癌机制尚不十分明了。研究发现，单一雌激素治疗通过降低肠道内胆酸浓度而抑制肿瘤发生。孕激素则通过抗结肠细胞周期蛋白作用而发挥抗细胞增生作用。另外，ER-β在调节结肠癌细胞组成和结构方面发挥重要作用，而结肠癌细胞内ER-β浓度明显降低，因此认为ER-β受体缺失引起结肠癌细胞过度增生，抑制结肠上皮细胞凋亡而最终导致结肠癌发生，因此ER-β受体激动药可望发展成为预防结肠癌的新途径。

（十四）肺癌

人类非小细胞性肺癌（human non-small-cell lung cancer）存在芳香酶和雌激素受体（ER）表达。单一雌激素治疗促进ER（＋）非小细胞性肺癌细胞基因转录活性和生长，增加肺癌风险（RR＝1.23）。激素治疗不增加50～59岁妇女肺癌风险（RR＝1.02），而增加60～69岁妇女肺癌风险（RR＝2.00），激素治疗5年，肺癌绝对发生率为1.8‰妇女·年。雌＋孕激素治疗吸烟妇女肺癌死亡率高于非吸烟妇女。肺癌发生率与吸烟时间长短相关。联合型口服避孕药和激素治疗均具有预防肺癌作用。

(十五)宫颈癌、胃癌和食管癌

WHI 和队列研究均表明，激素治疗不增加宫颈癌风险。激素治疗降低胃癌发生率(RR＝0.48)，而对食管癌发生率无明显影响。

(十六)胆囊疾病

口服雌激素和雌＋孕激素治疗均增加胆囊炎、胆石症和胆囊手术率(RR＝3.2)。WHI 随机性研究表明，雌＋孕激素治疗组胆囊疾病发生率(5.5‰妇女・年)高于对照组(3.5‰妇女・年)，激素治疗时间越长风险越高。单一雌激素治疗 5 年，胆囊疾病发生率为 15.5‰，口服激素治疗风险高于皮贴雌激素治疗。英国 MWS 研究，50～69 岁妇女，皮贴单一雌激素治疗 5 年，胆囊炎和胆囊切除率均增加 2‰。口服激素治疗＞5 年，胆囊炎和胆囊切除率分别增加为 10‰和 9‰。

激素治疗增加胆囊疾病风险与雌激素种类和剂量相关。结合型雌激素孕马雌酮(Equine)治疗风险高于雌二醇治疗，大剂量治疗风险高于低剂量治疗。停止激素治疗后 10 年风险逐渐消失，但微小风险长期存在。目前尚未发现激素治疗增加胆囊癌风险。

(十七)皮肤衰老

绝经后雌激素降低引起皮肤粗糙、皱纹增多、色泽灰暗和纹理变化。雌激素和雌＋孕激素治疗改善绝经后皮肤衰老变化，增加皮肤厚度和胶原含量，改善皮肤粗糙和减少细小皱纹。局部雌激素搽剂可增加非阳光暴露区皮肤而非阳光暴露区皮肤胶原的含量。

(十八)黄斑变性

绝经后妇女黄斑变性(macular degeneration)发生率高于男性与卵巢激素作用相关。黄斑变性包括玻璃疣(drusen，脉络膜基底层透明小疣)、早期年龄相关黄斑退化(early age-related macular degeneration，AMD)、新生血管早期黄斑退化(neovascular AMD)。NHS 研究认为，单一雌激素治疗和雌＋孕激素治疗均加重早期黄斑退化，而 WHI 研究结果与其相悖。

(十九)免疫性疾病

绝经后激素治疗对自身免疫性疾病的作用与剂量、治疗时间(炎症前期或症状期)、内源性 ER 表达和是否附加孕激素等因素相关。激素治疗可引起机体细胞免疫和体液免疫功能的变化，包括减少自然杀伤细胞(NK cells)、$CD4^+$、$CD8^+$、$CD11b^+$ 和 T 记忆细胞，而增加 $CD19^+$ B 细胞数量。

护士健康研究(NHS)表明，雌＋孕激素治疗加重系统性红斑狼疮(SLE)病情和增加复发率。单一雌激素治疗和雌＋孕激素治疗均降低风湿性关节炎风险，增加混合型结缔组织疾病、皮肤硬化症、雷诺综合征(Raynaud syndrome)和哮喘风险，对多发性硬化症也无改善作用。激素治疗对舍格伦综合征(Sjögren syndrome)和自身免疫性多腺体综合征(autoimmune polyglandular syndrome)作用研究甚少。

(二十)过早绝经

包括原发性卵巢功能不全(primary ovarian insufficiency，POI)、卵巢早衰(premature ovary failure，POF，＜40 岁绝经)、过早绝经(＜45 岁绝经)和医源性绝经(自然绝经年龄前双侧卵巢切除、放疗和化疗引起的过早绝经)。

过早绝经增加心血管疾病、认知功能损害、骨质疏松症、痴呆、精神心理障碍、性功能减退风险和全因死亡率。双侧卵巢切除虽降低乳腺癌风险(RR＝0.75)和卵巢癌风险(RR＝0.04)，但增加总病死率(RR＝1.12)、致死性和非致死性冠心病(RR＝1.17)、卒中(RR＝1.14)和肺癌(RR＝1.26)风险。因此，过早绝经和手术绝经妇女应及时补充性激素治疗直到自然绝经年龄(51 岁)。

临床观察发现，POI 和 POF 与冠心病和帕金森病(Parkinson disease)相关，编码线粒体 DNA 多聚酶-γ 基因突变可同时引起早绝经和帕金森病。POI可采用雌+孕激素序贯周期治疗。卵巢早衰妇女，如无禁忌证，可采用雌+孕激素序贯周期治疗直到自然绝经年龄，并加强治疗检测和风险评估。

绝经前妇女，双侧卵巢切除对妇女健康呈现多方面不利影响，包括心血管系统、骨骼系统、认知功能、心境和性功能等方面，而合理的激素治疗可逆转以上不利影响。双侧卵巢切除后6.2年后，骨折率增加52%。低剂量雌激素或雌+孕激素治疗可预防骨丢失和轻度增加骨密度，但停止激素治疗后第一年，骨丢失率快速增加至3%～6%，而后骨折率增加。双侧卵巢切除引起性功能障碍(RR=2.1)，包括性欲减退、性交频率减少、性高潮消失和性交困难均与术后血浆睾酮(降低>50%)和雌二醇(降低>90%)降低相关，因此全身和局部雌、雄激素治疗均可改善性功能。

荟萃分析表明，<50岁妇女双侧卵巢切除后冠心病风险增加(RR=4.55)高于自然绝经(RR=1.27)。丹麦护士队列研究显示，年龄<40岁妇女切除双侧卵巢后冠心病风险增加RR=8.7。尸体解剖发现过早双侧卵巢切除妇女存在冠状动脉硬化现象。性激素治疗具有保护心血管功能作用，接受和未接受激素治疗妇女冠心病风险比为5.5∶16.2。梅奥诊所队列研究发现，年龄<45岁切除双侧卵巢妇女，接受和不接受激素治疗妇女，心血管疾病病死率比为0.65∶1.84。

(二十一)全因死亡率

WHI研究发现，雌激素和雌+孕激素治疗均不增加绝经后妇女全因病死率。接受激素治疗的50～59岁妇女病死率轻度降低(RR=0.70)。年龄<60岁妇女全因病死率也降低(RR=0.73)，60～69岁妇女病死率轻度增加(RR=1.05)，70～79岁妇女病死率无明显变化(RR=1.14)。荟萃分析表明，年龄≤60岁妇女，绝经<10年开始激素治疗，全因病死率降低40%。

(二十二)生活质量

绝经后激素治疗理想目的是提高绝经过渡期和绝经后妇女的生活质量，包括健康相关生活质量(health-related quality of life，HQOL)和总体健康生活质量(global quality of life，GQOL)。然而，现有的研究资料显示，激素治疗虽可通过缓解绝经后症状而改善健康相关的生活质量，但却不能改善无症状妇女的总体生活质量。

第四节 其他药物治疗的利弊

一、植物雌激素

植物雌激素(phytoestrogens，PE)是含有雌激素前体物质的天然植物药，可不同程度地改善绝经后症状、提高生活质量和防治某些衰老相关疾病。固相层析检测发现，含有丰富雌激素活性的植物性药物包括：①异黄酮类(isoflavones)，如金雀异黄酮(Genistein)、大豆黄素(Daidzein)、鹰嘴豆素A(Biochanin A)、芒柄花黄素(Formononetin)；②植物木酚素类(plant lignans)，包括罗汉松脂素(Matairesinol)和闭联异松树脂醇二酯(Secoisolariciresinol diester)；谷芽、干果、含有3,4,7-三羟基黄烷酮的埃及豆类、芦笋、大蒜和甘草等112种植物和食物。含有丰富植物雌激素的食物包括豆腐和豆汁、豆制品(豆粉、浓缩豆蛋白)、咖啡和橘子汁。

大豆蛋白对血浆HDL-C浓度、骨代谢和脂代谢无明显影响，但明显降低LDL-C和三酰甘油，对尿中吡啶诺林(Pyridinoline)和脱氧吡啶诺林(Deoxypyridinoline)浓度无明显影响。美国加州大学应用从红三叶草萃取的异黄酮57～82mg/d，连续治疗12周，发现绝经后妇女潮热缓解率为34%～41%。研究发现，植物雌激素异黄酮具有抑制强力致癌物质16α-(OH)雌酮、4-(OH)雌酮和4-(OH)雌二醇生成作用，并促进基因毒性代谢产物转化为无活性的代谢产物，而呈现抗乳腺癌作用。大豆异黄酮80mg/d，连续治疗8周，对绝经后妇女血压、脂蛋白、三酰甘油和血管内皮依赖性扩张(FMD)均无明显影响。详见第10章第十三节。

二、组织选择性雌激素活性调节药

组织选择性雌激素活性调节药(selective, tissue estrogen activity regulators, STEAR)，如替勃龙(Tibolone)，商品名为利维爱(Livail)，化学名为7-甲基异炔诺酮(7-methyl-norethynodrel)。替勃龙口服吸收后在体内不同组织器官酶系统作用下生成具有雌激素活性代谢产物3α-羟基替勃龙和3β-羟基替勃龙和具有孕激素和雄激素活性代谢产物Δ^4-替勃龙异构物，模拟性激素生理作用防治绝经后妇女血管舒缩综合征(潮热)、骨质疏松症、泌尿生殖道萎缩和改善认知功能。详见第10章第八节。

三、选择性雌激素受体调节药

(一)雷洛昔芬

雷洛昔芬对骨骼、凝血因子、脂代谢呈现雌激素作用，对乳腺、子宫、尿生殖道和脑组织呈现抗雌激素作用。雷洛昔芬60 mg/d治疗4年，腰椎和股骨颈密度分别增加2.6%和2.1%，并降低脊柱性而非髋骨性骨折率(RR=0.63)。雷洛昔芬明显增加VTE风险(RR=2.76)，但不增加冠心病风险(RR=0.95)和中风风险(RR=0.91)。

雷洛昔芬的抗雌激素作用，降低绝经后骨质疏松症妇女乳腺癌发生率(RR=0.28)，包括高危妇女(RR=0.67)和低危妇女(RR=0.33)。STAR研究表明，雷洛昔芬降低浸润性乳腺癌作用类似于他莫昔芬，但后者降低原位导管癌(ductal carcinoma in situ, DCI)作用更明显。雷洛昔芬降低子宫内膜癌发生率(RR=0.50)，但增加潮热发生率。

(二)巴多昔芬

巴多昔芬为第三代选择性雌激素受体调节药，具有雌激素激动药和拮抗药双重活性，既可单独应用，也可与雌激素联合应用防治绝经后骨质疏松症，缓解潮热和泌尿生殖道萎缩症状。巴多昔芬以剂量相关方式预防绝经后妇女骨丢失、增加骨密度和降低脊柱性和非脊柱性骨折风险。巴多昔芬与倍美力联合应用组成组织选择雌激素复合物(BZA/CE)，可显著增加骨折高危倾向绝经后骨质疏松症妇女骨量、降低脊柱性骨折风险和预防泌尿生殖道萎缩和潮热。BZA/CE治疗12周，即明显降低潮热发作频率、严重性和泌尿生殖道萎缩症状，同时可避免单一雌激素治疗引起的子宫内膜和乳腺增生不良反应。

巴多昔芬对子宫内膜呈现抗ER-α作用，显著降低子宫内膜厚度，无促进子宫内膜增生作用。巴多昔芬治疗3年对子宫内膜和乳腺仍呈现良好保护作用和安全性。巴多昔芬治疗出血性和缺血性卒中发生率低于或类似于雷洛昔芬，VTE绝对发生率为1‰妇女·年，而不增加心脑血管疾病风险。

四、雄 激 素

自然绝经妇女卵巢仍分泌一定数量的雄激素，虽然卵巢雄烯二酮(Δ^4-Adione)生成率减少50%，而睾酮生成率却高于绝经前妇女2倍。基于此，自然绝经妇女一般不需要常规补充雄激素治疗。然而，绝经前(50岁)过早切除卵巢的妇女，出现明显性功能和认知功能障碍时，可酌情给予雄激素补充治疗。

绝经后妇女性功能和精神性功能变化与血清睾酮浓度无直接相关性，而与精神心理和应激等多种因素相关。然而，绝经前卵巢切除妇女，甲睾酮、十一烯酸睾酮和皮贴睾酮加或不加用雌激素治疗均可改善性功能，每天释放睾酮 300μg 皮贴治疗也可显著地改善性生活满意度、性唤起、性反应和性高潮。

绝经后妇女，肾上腺脱氢表雄酮(DHEA)生成率减少 60%～65%，硫酸脱氢表雄酮(DHEA-S)生成率减少 60%。然而，口服 DHEA 并不能显著改善性功能，除非存在肾上腺功能减退，而阴道内 DHEA 治疗是否改善绝经后妇女性功能也存在争议。另外，DHEA 治疗虽有利于改善绝经后妇女免疫和认知功能，但口服 DHEA 50mg/d 即可显著增加血清睾酮和二氢睾酮浓度，即使小剂量 DHEA(25mg/d)也可引起血脂的变化，因此 DHEA 长期治疗的利弊和远期疗效有待进一步观察，但尚无资料显示 DHEA 治疗对乳腺和子宫内膜有不利影响。

临床观察发现，小剂量雌激素和雄激素联合治疗虽可改善绝经后精神心理和性功能，但不能有效缓解潮热和显著增加骨密度，且长期大剂量雄激素治疗可引起男性化(痤疮、脱发、脂溢和多毛)和脂代谢异常(LDL-C、TG 升高，HDL-C 降低)。另外，绝经后雄激素治疗对子宫内膜无保护作用，也不能降低雌-孕激素连续联合治疗引起的突破性出血发生率。至于口服雄激素后有多少经芳香化转化为雌激素，而由此引起的雌酮增加是否有增加子宫内膜癌和乳腺癌的危险性尚有待研究。

五、5-羟色胺再摄取抑制药和 5-羟色胺/去甲肾上腺素再摄取抑制药

5-羟色胺再摄取抑制药(serotonin sorption reuptake inhibitors, SSRI)和 5-羟色胺/去甲肾上腺素再摄取抑制药(serotonin norepinephrine reuptake inhibitors, SNRI)具有防治绝经后血管舒缩综合征(潮热、自汗和心悸)作用，但无改善其他低雌激素症状(生殖道萎缩、骨质疏松症和性功能减退等)作用，因此仅适用于治疗具有潮热症状，不愿接受或不能耐受性激素治疗的绝经后妇女。对于轻度和中度潮热绝经后妇女，可采用可乐定(Clonidine)治疗；而中度和重度潮热，应采用文拉法辛(Venlafaxine/Devenlafaxine)、加巴喷丁(Gabapentin)或帕罗西汀(Paroxetine)治疗。以上药物作用机制不同，可相互替代应用。

临床观察显示，SSRI 和 SNRI 缓解潮热有效率为 50%～60%，症状改善多出现于服药 2 周以后，而突然中断治疗可引起临床戒断症状，因此必须在 2 周内逐渐减量而停药。另外，不同药物的临床疗效也不尽相同，如加巴喷丁 300mg 治疗作用相当于倍美力 2.5mg 或 25μg 雌二醇皮贴活性。对于乳腺癌妇女、文拉法辛 37.5～75mg/d(控释片)相当于或优于加巴喷丁 300～900mg/d 的作用，不良反应率文拉法辛高于加巴喷丁。

需要指出的是，乳腺癌妇女服用他莫昔芬出现潮热症状时，服用抑制 CY2D6 酶活性的药物可降低他莫昔芬预防乳腺癌新发和复发作用。同样，抑制细胞色素 P450 的药物，包括帕罗西汀、氟西汀和安非他酮(Buproprion)也不能与他莫昔芬合用。然而，他莫昔芬与文拉法辛、西肽普兰(Citalopram)、依他普仑(Escitalopram)联合应用是安全的。

六、生物同质激素

生物同质激素(bioidentical hormone)是卵巢、肾上腺和其他腺外组织的提取物，含有雌二醇、雌酮、雌三醇、孕酮、脱氢表雄酮和睾酮的天然激素，制剂中也含有非激素性添加剂(色素和防腐剂)。生物同质激素为商品化制剂而非标准的激素治疗药物。每批制剂的生化组成、激素活性、药物纯度、临床作用、安全性和不良反应均不一致，质量标准难以监控，因此尚未被批准作为标准的绝经后激素治疗药物。另外，应用唾液法测定激素浓度

既不科学也不准确，因血清、唾液和组织中雌、孕激素浓度存在很大差异，以此为指导临床治疗存在极大隐患和风险。

（李继俊）

参 考 文 献

Archer DF. 2010. Efficacy and tolerability of local estrogen therapy for urogenital atrophy. Menopause, 17: 194-203.

Baer HJ, Glynn RJ, Hu FB, et al. 2011. Risk factors for mortality in the Nurses' Health Study: a competing risks analysis. Am J Epidemiol, 173: 319-329.

Bromberger JT, Schott LL, Kravitz HM, et al. 2010. Longitudinal change in reproductive hormones and depressive symptoms across the menopausal transition: results from the Study of Women's Health Across the Nation (SWAN). Arch Gen Psychiatry, 67: 598-607.

Chlebowski RT, Anderson GL, Gass M, et al. 2010. Estrogen plus progestin and breast cancer incidence and mortality in postmenopausal women. JAMA, 304: 1684-1692.

Chlebowski RT, Anderson GL, Manson J, et al. 2010. Lung cancer among postmenopausal women treated with estrogen alone in the Women's Health Initiative randomized trial. J Natl Cancer Inst, 102: 1413-1421.

De Villiers TJ. 2010. Bazedoxifene: a novel selective estrogen receptor modulator for postmenopausal osteoporosis. Climacteric, 13: 210-218.

Delellis Henderson K, Duan L, Sullivan-Halley J, et al. 2010. Menopausal hormone therapy use and risk of invasive colon cancer: the California Teachers Study. Am J Epidemiol, 171: 415-425.

Eliassen AH, Hankinson SE, Rosner B, et al. 2010. Physical activity and risk of breast cancer among postmenopausal women. Arch Intern Med, 170: 1758-1764.

El-Etr M, Ghoumari A, Sitruk-Ware R, et al. 2011. Hormonal influences in multiple sclerosis: new therapeutic benefits for steroids. Maturitas, 68: 47-51.

Freedman ND, Lacey JV Jr, Hollenbeck AR, et al. 2010. The association of menstrual and reproductive factors with upper gastrointestinal tract cancers in the NIH-AARP cohort. Cancer, 116: 1572-1581.

Friedenreich CM, Neilson HK, Lynch BM. 2010. State of the epidemiological evidence on physical activity and cancer prevention. Eur J Cancer, 46: 2593-2604.

Gallagher JC, Levine JP. 2011. Preventing osteoporosis in symptomatic postmenopausal women. Menopause, 18: 109-118.

Gompel A, Plu-Bureau G. 2010. Is the decrease in breast cancer incidence related to a decrease in postmenopausal hormone therapy? Ann NY Acad Sci, 1205: 268-276.

Harlow SD, Gass M, Hall JE, et al. 2010. Executive summary of the stages of reproductive aging workshop＋10: Addressing the unfinished agenda of staging reproductive aging. J Clin Endocrinol Metab, 97: 1159-1168.

Henderson VW. 2010. Action of estrogens in the aging brain: dementia and cognitive aging. Biochim Biophys Acta, 1800: 1077-1083.

Kerlikowske K, Cook AJ, Buist DS, et al. 2010. Breast cancer risk by breast density, menopause, and postmenopausal hormone therapy use. J Clin Oncol, 28: 3830-3837.

Labrie F, Archer DF, Bouchard C, et al. 2011. Intravaginal dehydroepiandrosterone (prasterone), a highly efficient treatment of dyspareunia. Climacteric, 14: 282-288.

Lobo RA, Clarkson TB. 2011. Different mechanisms for benefit and risk of coronary heart disease and stroke in early postmenopausal women: a hypothetical explanation. Menopause, 18: 237-240.

Maki PM, Freeman EW, Greendale GA, et al.

2010. Summary of the National Institute on Aging-sponsored conference on depressive symptoms and cognitive complaints in the menopausal transition. Menopause, 17: 815-822.

Mosca L, Benjamin EJ, Berra K, et al. 2011. Effectiveness-based guidelines for the prevention of cardiovascular disease in women-2011 update: a guideline from the american heart association. Circulation, 123: 1243-1262.

Nachtigall L, Casson P, Lucas J, et al. 2011. Safety and tolerability of testosterone patch therapy up to 4 years in surgically menopausal women receiving oral or transdermal estrogen. Gynecol Endocrinol, 27: 39-48.

North American Menopause Society. 2010. Estrogen and progestogen use in postmenopausal women: 2010 position statement of The North American Menopause Society. Menopause, 17: 242-255.

Panay N, Al-Azzawi F, Bouchard C, et al. 2010. Testosterone treatment of HSDD in naturally menopausal women: the ADORE study. Climacteric, 13: 121-131.

Panjari N, Davis SR. 2010. DHEA for postmenopausal women: a review of the evidence. Maturitas, 66: 172-179.

Renoux C, Dell'aniello S, Garbe E, et al. 2010. Transdermal and oral hormone replacement therapy and the risk of stroke: a nested casecontrol study. BMJ, 340: 2519.

Renoux C, Dell'Aniello S, Suissa S. 2010. Hormone replacement therapy and the risk of venous thromboembolism: a population-based study. J Thromb Haemost, 8: 979-986.

Santen RJ, Allred DC, Ardoin SP, et al. 2010. Executive summary: Postmenopausal hormone therapy: an Endocrine Society scientific statement. J Clin Endocrinol Metab, 95(Suppl 1): s1-66.

Sassarini J, Lumsden MA. 2010. Hot flushes: are there effective alternatives to estrogen? Menopause Int, 16: 81-88.

Sniekers YH, Weinans H, van Osch GJ, van Leeuwen JP. 2010. Oestrogen is important for maintenance of cartilage and subchondral bone in a murine model of knee osteoarthritis. Arthritis Res Ther, 12: R182.

Speroff L. 2010. Transdermal hormone therapy and the risk of stroke and venous thrombosis. Climacteric, 13: 429-432.

Sturdee DW, Panay N, on behalf of the IMS Writing Group. 2010. Recommendations for the management of postmenopausal vaginal atrophy. Climacteric, 13: 509-522.

Toh S, Hernández-Días S, Logan R, et al. 2010. Coronary heart disease in postmenopausal recipients of estrogen plus progestin therapy: does the increased risk ever disappear? a randomized trial. Ann Intern Med, 152: 211-217.

Ulrich LS, Naessen T, Elia D, et al. 2010. VAG-1748 trial investigators. Endometrial safety of ultra-lowdose Vagifem 10 mg in postmenopausal women with vaginal atrophy. Climacteric, 13: 228-237.

Updated IMS recommendations on postmenopausal hormone therapy IMS Writing Group 316 Climacteric Management of osteoporosis in postmenopausal women. 2010. 2010 position statement of The North American Menopause Society. Menopause, 17: 25-54.

Whitmer RA, Quesenberry CP, Zhou J, et al. 2011. Timing of hormone therapy and dementia: The critical window theory revisited. Ann Neurol, 69: 163-169.

第 20 章　绝经后骨质疏松症

绝经后骨质疏松症(postmenopausal osteoporosis，PMOP)，是由绝经后雌激素缺乏引起进行性骨吸收、骨量减少、骨小梁退行性变、骨质疏松、骨强度降低、脆性增加和易发生骨折为临床特征的全身骨骼性疾病，为原发性、Ⅰ型、高转换型骨质疏松症，发病高峰年龄为 50～70 岁。

第一节　概　　述

一、发　病　率

WHO(2000)估计，全世界现有 2 亿骨质疏松症患者，2050 年将达到 2.1 亿，其中 33%为绝经后妇女。我国卫生部 2003～2006 年调查表明，在年龄＞50 岁人群中 6940 万患有骨质疏松症(男性 1530 万人，女性 5410 万人)，2.139 亿人患有骨量减少(男性 1.004 亿人，女性 1.135 亿人)，每年用于治疗骨质疏松症髋部骨折费用为 103.8 亿元人民币。

国际骨质疏松症基金会(International Osteoporosis Foundation)估计，世界范围内，女性中 1/3，男性中 1/8 患有骨质疏松症。白人、北欧和亚洲人骨质疏松症发病率较高。Ⅰ和Ⅱ型(老年型)骨质疏松症发生率女性高于男性，两者Ⅰ和Ⅱ型发病比分别为 6∶2和 2∶1，Ⅲ型(继发型)骨质疏松症发病率男女两性相等。亚洲绝经后妇女骨质疏松症发生率为 13%～18%，其中≥40 岁妇女为 5%～10%、≥50 岁妇女为 15%、≥60 岁妇女为 30%、≥70 岁妇女为 65%、≥80 岁妇女为 85%，女性和男性的发病率比值为 6∶1。

绝经后妇女骨量和骨丢失率急剧增加，骨质疏松主要发生于脊柱(50%)，其次为四肢骨(45%)。骨质疏松症引起的脊柱压缩性骨折发生率，年龄≥50 岁妇女为 10%～15%、≥60 岁妇女为 25%、≥75 岁为 50%、80～90 岁为 80%。60～90 岁妇女脊柱骨折率增高约 20 倍。股骨颈骨折率增加 50 倍，需要长期护理者占 25%。股骨颈骨折后 1 年，40%妇女仍不能行走，60%不能独立生活，80%活动受限，死亡率为 10%～25%，高于健康妇女 2.4 倍。绝经后妇女放射学检查确诊的无症状脊柱压缩性骨折率为 50%，因此骨质疏松症多在骨折后才得以诊断。

二、病　　因

1. 遗传学因素　绝经后骨质疏松症发生率具有明显的地域、种族和家族性特征，白种人、北欧和亚洲妇女发生率较高。女性青春期骨量受父母亲遗传因素影响度为 50%～70%。骨质疏松症妇女所生子女骨密度明显低于正常妇女子女。单卵双胎骨密度明显高于双卵双胎。同一家系中青春期少女、绝经前母亲和绝经后祖母骨密度、钙摄取率和骨功能极为相似。

2. 骨质疏松症相关基因

(1)常染色体基因:染色体 1q 区与绝经前妇女脊柱骨密度和骨量相关。染色体 5q31.1 细胞因子基因簇中,编码 PDZ 和 LIM 区带蛋白的 RIL 基因 5′翼区-3333 T→C 突变可引起骨质疏松症。11 号染色体的 Alox15 基因是骨质疏松症易感基因,该基因产物 12/15-脂氧化酶促进骨髓干细胞向脂肪细胞分化,抑制成骨细胞分化,引起骨密度降低,因此 12/15-脂氧化酶抑制药可用于防治雌激素降低引起的骨质疏松症。载脂蛋白 E(Apolipoprotein E,Apo-E)-4 等位基因决定绝经后妇女脊柱骨量和骨密度。

(2)降钙素基因:降钙素(calicitonin,CT)抑制和延缓绝经后妇女骨密度降低和骨质疏松症发生,而 ALUI 降钙素基因多态性与 BMD 降低和骨质疏松症相关,其中基因型 TT 发生腰椎和股骨骨质疏松症概率升高。

(3)雌激素受体基因:正常妇女维生素 D 受体(VDR)基因和雌激素受体(ER)基因型变异性(1%～18.7%)和表达强度是影响绝经后妇女骨量的重要因素。ER 和 VDR 基因多态性 XbaⅠ 和 BsmⅠ与绝经后妇女牙齿脱落和颌面骨骨密度相关。雌激素受体 α 基因(ESR1)多态性与骨代谢和成人身高相关。ER-α 基因型和骨质疏松症相关。

(4)维生素 D 基因:VDR 基因 Taq 1 多态性和胶原 1α1(COL1A1)基因 MSc1 多态性与骨质疏松症相关。VDRT 等位基因增加糖皮质激素引起的骨质疏松症骨折率。维生素 D 受体(VDR)多态性与 BsmⅠ和 FokⅠ 限制酶活性相关。基因型为 FokⅠ-CC 和 BsmⅠ-GG 的绝经后妇女腰椎和股骨 BMD 较高。

维生素 D 受体基因 BsmⅠ/FokⅠ、ER 基因 XbaⅠ /PvuⅡ和 TGF-β_1 基因 Tau29→C 多态性与绝经后妇女骨密度相关,其中 ERα 基因 XbaⅠ多态性与 SI (T-score) 和骨量超声(QUS)指标宽带超声衰减(BUA)高度相关。VDR 基因和骨钙素(osteocalcin)基因,单一和联合突变均引起 BMD 降低和绝经后妇女骨质疏松症,其中 VDR 基因是引起男性骨质疏松的易感基因,也是预测绝经后妇女骨质疏松症的指标。

(5)CYP17 和 CYP19 基因:CYP17 和 CYP19 基因是绝经后骨质疏松症候选基因,分别编码性激素合成相关的 17α-羟化酶/17,20-碳链酶和芳香酶。CYP 17 启动子区(T→C)和 CYP 19,外显子 3 (G→A)与骨密度和血清雄激素、雌二醇浓度相关,其中 CYP 19 基因型 AA 血清雌激素浓度高于 GG 型。CYP 19 基因型 GA 和 GG,骨质疏松症和骨折发生率较高。CYP 17 基因型 CC,股骨颈 BMD 明显降低。

(6)胶原基因:Ⅰ型胶原 α_1(COLIA1) Sp1 基因多态性引起绝经后妇女脊柱退行性变。

(7)甲状旁腺激素基因:PTH 基因是骨质疏松症的候选基因,但国内关于 PTH 基因内含子 2 位点 BstBⅠ多态性(+3244 位点 G 替代 A)与 BMD 和 BMC 的调查并未证实其与骨质疏松症相关。

(8)钙敏感受体基因:钙敏感受体(Calcium-sensing receptor,CASR)基因是骨质疏松症候选基因。绝经后妇女 CASR 基因多态性中,A986S、R990G 和 Q1011E 发生率分别为 27.9%、8.8%和 5.5%。加拿大研究发现,CASR 中 A986S 基因型与 BMD 和血清钙、骨代谢、青春期少女和绝经后妇女对钙补充治疗的反应性相关。

(9)雄激素受体基因:雄激素受体(AR)基因外显子 1CAG 重复性多态性是绝经后骨质疏松症遗传学指标。绝经后妇女骨量指标 BMD、SOS、BUA、髋骨和前臂骨骨折与 APOE 基因型多态性相关。

(10)亚甲基四氢叶酸还原酶基因:亚甲基四氢叶酸还原酶(methylene tetrahydrofolate reductase,MTHFR)基因多态性与绝经后妇女骨密度降低相关,其中基因型 TT 骨折率增加 2 倍。

(11)脑钠素基因:染色体 1p36.2—p36.3 区段内脑尿钠肽(brain natriuretic peptide,BNP/NPPB)基因与骨质疏松症相关。BNP 过度表达引起转基因小鼠骨骼过度生长,BNP 基因突变加速骨丢失,引起骨质疏松症。BNP 基因-381T/C 突变与 BMD 相关,-381 T 等位基因携带者骨丢失加速。

(12)IL-6 基因:IL-6 基因突变引起肥胖和骨质疏松症。IL-6 基因-634C→G,298C→T 和 2C→T 多态性、VDR 基因和骨钙素基因,单一和联合突变均引起骨密度降低和绝经后妇女骨质疏松症,是预测骨质疏松症的指标。成骨蛋白(Osteogenic protein-1,OP-1,BMP-7)促进骨骼形成和软骨生长,其活性受 IL-1β 调节,低剂量促进,而大剂量抑制关节软骨间质 OP-1 蛋白生成。

(13)转化生长因子-β_1 基因:成骨细胞生成的 TGF-β_1 抑制破骨细胞增生,促进前成骨细胞增生和分化,TGF-β_1 基因多态性,包括 G(-1639)-A、C(-1348)-T、C(-765)insC、T(29)-C、G(74)-C、713-8delC、C(788)-T、T(816-20)-C 与骨质疏松症性骨折相关,其中基因型 TT[T(816-20)-C]腰椎骨密度高于基因型 TC 或 CC;基因型 TT[C(-1348)-T]髋骨和股骨颈骨密度高于 TC 或 CC;基因型 CC[T(29)-C]股骨颈骨量高于 TC 或 TT;基因型[C(-1348)-T]和 9T(29)-C 在正常和骨质疏松症患者中频率相似。

3. 内分泌因素

(1)雌激素:雌激素缺乏是引起绝经后妇女骨质疏松症的重要原因。人类骨骼存在雌激素受体(ER)和甲状旁腺激素受体(PTH-R)表达。雌激素降低骨骼对 PTH 敏感性、增加对降钙素敏感性、调节羟基脯氨酸代谢、促进骨胶原生成、抑制骨吸收和促进骨形成。绝经后妇女骨量和骨密度快速降低与绝经年龄无关。绝经前妇女股骨颈和股骨三角骨密度(Ward's BMD)明显低于年轻妇女。绝经后妇女受高骨转换率影响,髋骨骨密度明显低于绝经前妇女。

绝经后妇女血清雌酮、雌二醇、雄激素和雄激素/皮质醇比值降低,骨丢失率明显增加。血清雌二醇浓度≤5pg/ml 时,股骨颈和脊柱压缩性骨折发生率增加 2.5 倍。血清 SHBG 浓度≥1μg/ml 时,股骨颈和脊柱压缩性骨折发生率分别增加 6.9 倍和 7.9 倍。

(2)甲状旁腺激素:甲状旁腺激素(PTH)调节维生素 D、钙、磷和骨代谢。甲状腺和甲状旁腺功能亢进时,骨吸收和溶骨作用增强引起骨质疏松症。绝经后妇女雌激素缺乏,骨骼对甲状旁腺激素(PTH)敏感性增强是引起骨质疏松症的重要机制之一。

(3)降钙素:促进骨钙沉积、抑制骨吸收和骨钙析出,防止骨吸收和骨质疏松症。绝经后妇女降钙素分泌减少和骨骼对降钙素敏感性降低是引起骨质疏松症的重要原因。

(4)肾上腺皮质激素:肾上腺皮质激素抑制骨形成、减少成骨细胞数量,因此库欣综合征妇女易发生骨质疏松症和骨折。绝经后妇女血清游离皮质醇升高,通过增强骨吸收和破骨活性,增加骨质疏松症的发生率。长期糖皮质激素治疗也引起骨质疏松症。

(5)催乳素:高催乳素血症,包括妊娠期、哺乳期和垂体催乳素腺瘤时,骨丢失增加,骨密度降低,易于发生骨质疏松症。

(6)钙结合蛋白-D(Calbindin-D,9k,CaBP-9k):调节肠道内钙吸收和代谢的重要因素,十二指肠内 CaBP-9k 表达随年龄增长而增强。

4. 维生素 D 调节钙、磷和骨代谢的重要因素。绝经后妇女,PTH、催乳素和肾内维生素 D 活性化酶-1α-羟化酶(1α-hydroxy-lase)活性降低,活化型维生素 D(1,25 di-hydroxyl vitamin D)和 1,25-二羟骨化醇(1,25-dihydroxy calciferol)生成减少,引起肠道和肾小管钙吸收障碍，血钙浓度从 9～10mg/100ml 降至 6～7mg/100ml，引起骨质疏松症。

5. 细胞因子　多种细胞因子与骨代谢和骨质疏松症发生相关，其中促进骨质疏松症发生的细胞因子包括白介素(IL-1，IL-6)、肿瘤坏死因子(TNF-α)、前列腺素和一氧化氮(NO)。

6. 饮食和钙、磷代谢　青春期少女总骨量达到峰值后，即使血清雌二醇浓度和钙摄入量正常，脊柱骨每年骨丢失率仍为 1%，因此绝经后和双侧卵巢切除的妇女应同时给予性激素和钙剂补充治疗。

人类甲状旁腺和肾脏存在的细胞外钙敏感受体(CaR)是一种 G-蛋白偶联受体超家族成员。甲状旁腺内，CaR 介导高血钙对 PTH 分泌的抑制作用，介导钙离子促进甲状腺 C 细胞降钙素分泌作用，与 PTH 基因表达和甲状旁腺细胞增生相关。肾脏内，CaR 直接抑制肾小管对钙和镁的重吸收，通过引起高钙血症抑制尿浓缩功能。钙和维生素 D 治疗可通过 CaR 机制降低绝经后妇女脊柱、髋骨和其他部位的骨折率。

正常妇女钙库存总量为 1～2kg，其中骨钙占 98%，外周组织占 2%。按照中国人饮食习惯推算，育龄妇女每天缺钙量为 1000mg，绝经后妇女每天缺钙量为 1500mg，因此成年妇女每天需补钙 1g。饮食钙、肠道和肾吸收率、血液/骨骼间钙转换率与骨质疏松症密切相关。人体磷库存总量为 1kg，其中骨磷占 85%，外围组织占 15%，钙、磷代谢处于动态平衡。

营养不良，肠道疾病，蛋白质、钙、磷和维生素缺乏是引起骨质疏松症的重要原因。绝经或双侧卵巢切除的妇女，尿中钙、磷、碱性磷酸酶、羟基脯氨酸浓度升高，钙磷代谢呈现负平衡。长期食用低钙和高磷饮食易发生骨质疏松症。新英格兰医学保健组织(HMO)的饮食习惯调查发现，男性和女性补钙率分别为 66.8%和 24.9%，男性补钙少于女性。

7. 生活方式和体育锻炼　健康生活方式和体育锻炼有助于防止骨量减少、骨丢失和骨质疏松症。吸烟、酗酒、吸毒等不良习惯、超负荷体育训练或户外活动过少易于发生骨质疏松症。

三、骨代谢特点

妇女一生的总骨量和骨密度(BMD)于青春期达到高峰，峰值为儿童期 2 倍。正常妇女松质骨量 20 岁达到高峰，管状骨量 30 岁达到高峰，总骨量和骨密度于 35 岁时达到高峰。年龄≥35 岁妇女骨量和骨密度开始减少，绝经后急剧减少，骨吸收率以每年 1%～3%速率递增。

女性总骨量从 11～14 岁快速增加，青春期达到高峰，从 16 岁开始，腰椎和股骨颈骨量即开始减少，初潮后 2～4 年快速降低。骨矿密度(BMD)、骨矿含量(BMC)于 30 岁达到高峰。年龄≤30 岁妇女，每年骨丢失率为 0.1%，≥30 岁为 1%～5%，≥40 岁妇女骨丢失以每年递增 1%～3%的速率增加。绝经后妇女每年骨丢失率为 10%～15%，绝经后 5～7 年急剧增加，骨松质量以每年 5%的速率减少，全身骨量以 1.5%的速率减少。严重的骨质疏松症妇女，骨量减少高于正常妇女 4～5 倍，股骨颈骨折率高达 36%。

妇女 30 岁时的骨密度峰值与绝经后骨质疏松症发生率相关，BMD 峰值每增加 10 个百分数可推迟骨质疏松症发生 13 年，因此提高青春期少女骨量、改善饮食结构和适当增加体重有利于降低绝经后妇女骨质疏松症发生率和骨折率。妇女年龄、生育、性激素与 BMD 密切相关。多子女(≥5 个)和老年妇女脊柱和股骨大转子骨密度明显低于低生育(1～2 个)和无生育妇女；脊柱和股骨骨密度与经产次数呈负相关；围绝经期妇女骨密度明显低于未生育、低生育和多生育者。

四、组织病理变化

1998 年西班牙国际骨质疏松症会议认为，骨质量指骨结构、骨矿化、有机质含量和抗损伤力。骨小梁强度的 80%由骨密度决定，20%由骨结构决定。骨质疏松症的骨组织病理变化，包括骨量和骨密度降低，即骨矿质和骨基质减少；骨结构退化，包括骨小梁数量减少、变细、变薄、断裂，引起骨强度、耐压力、支撑力降低和病理性骨折。

女性骨量于青春期达到峰值后，每年骨丢失率高于男性 2～3 倍，即妇女每 10 年将丢失骨量 10%，而男性仅丢失骨量 5%。女性骨质疏松症骨骼组织学变化以骨小梁断裂为主，男性以骨小梁变细为主。绝经后妇女骨吸收增强、骨小梁减少、体积缩小、骨小梁相互分离或断裂、骨脆性增加而骨形成减少。妇女绝经后 5～10 年期间松质骨(髓质骨，如脊柱骨)丢失速率高于管状骨(如四肢骨)。

第二节　临床表现与诊断

一、临 床 表 现

1. *骨、关节症状*　表现为骨、关节、韧带、肌肉酸痛，活动不便和功能障碍。多见于脊柱和四肢关节(髋、膝和肘关节)。出现脊柱压缩性骨折时，身材矮缩(0.5 厘米/年)、脊柱变形、后突和侧弯。

2. *骨折*　骨质疏松症脊柱压缩性骨折(胸、腰椎)、股骨颈骨折和四肢骨远端骨折(尺桡骨和胫腓骨)发生率升高。股骨颈骨折发生率，年龄≥60 岁妇女，为 0.15%～0.38%(新加坡、中国香港)，0.43%～0.61%(意、美)；≥80 岁妇女为 1.2%；≥90 岁妇女为 33%。骨折发生率的性比例，男：女＝2:1。脊柱压缩性骨折发生率，年龄≥50 岁妇女为 26%，≥60 岁妇女为 32%，≥70 岁妇女 29%，≥80 岁妇女为 11%，≥90 岁妇女为 2%，发生率性比例，F:M＝8:1。尺桡骨骨折发生率高于胫腓骨，骨折高峰年龄为 50～60 岁。

3. *并发症*　绝经后骨质疏松症常合并存在低雌激素血症、甲状腺功能亢进症、甲状旁腺功能亢进症、库欣综合征、糖尿病、风湿病、肝肾功能不全和营养不良，如发生骨折可引起机体功能障碍、致残和死亡。

二、诊　　断

1. *病史*　病史采集有助于绝经后骨质疏松症的早期诊断、鉴别诊断和有效防治并发症。由于骨质疏松症多于发生骨折或出现明显躯体症状时才引起注意，因此对于生育晚期的年长妇女应注意询问和筛查早期骨质疏松症，即使其就诊目的并非为防治骨质疏松症的妇女。

(1)一般病史：绝经后妇女应注意询问年龄、种族、家族史、月经初潮年龄、月经史、婚育史、绝经年龄和时间、生活水平、饮食习惯、营养状况和有无不良嗜好(吸烟、酗酒、吸毒和咖啡)、工作环境(室内或室外)和户外运动情况等。

(2)药物治疗史：包括肝素、抗惊厥药物(苯妥因、巴比妥和卡马西平)、糖皮质激素、化疗药物环孢素(Cyclosporine A)和含铝制酸药物。

(3)全身疾病：内分泌疾病(库欣综合征、甲状腺功能亢进症和甲状腺功能减退症)；肿瘤(多发性骨髓瘤、白血病和淋巴瘤)、缺钙、胃肠道疾病、神经性厌食和地中海贫血。

2. *诊断标准*　按照美国国家骨质疏松症基金会的诊疗指南(guidelines from the National Osteoporosis Foundation)下列病

人必须测定 BMD：①绝经后妇女和老年妇女（≥65 岁）；②存在 1 个以上高危因素的绝经后妇女和老年妇女（≥65 岁）；③曾发生骨折的绝经后妇女；④存在降低骨密度因素的妇女；⑤接受长期甾体激素治疗妇女；⑥X 线检查呈现成骨不良的妇女。

（1）标准差法（T-score）：世界卫生组织（1994）规定，诊断骨质疏松症应将患者骨密度（BMD）测定值与正常同性别成人 BMD 比较：①测定值为均值±1 标准差（M±1SD）为骨量正常；②测定值为 M－1SD～M－2.5SD，为骨量减少；③测定值≤M－2.5SD 为骨质疏松症，其中可分为骨折性或非骨折性严重的骨质疏松症。

参考 WHO 标准，国内（刘忠厚）提出，①同性别骨密度峰值－测定值≤1SD，为正常；②介于 1～2SD，为骨量减少；③≥2SD 为骨质疏松症；④≥2SD 并伴有骨折者为严重的骨质疏松症；⑤≥3SD，虽无骨折也为严重的骨质疏松症。

（2）百分率法：百分率法将骨密度测定值与同性别同年龄健康人骨峰值密度比较，①测定值低于正常值 12%为正常；②测定值低于正常值 13%为骨量减少；③测定值低于正常值 25%为骨质疏松症；④伴有骨折者为严重的骨质疏松症。

3. 骨形成指标检查

（1）总碱性磷酸酶（total alkaline phosphatase，TALP）。

（2）骨特异性碱性磷酸酶（bone-specific alkaline phosphatase，BSALP）。

（3）Ⅰ型前胶原 C-前肽（procollagen type Ⅰ C-terminal propeptide，PICP）。

（4）Ⅰ型前胶原 N-前肽（procollagen type Ⅰ N-terminal propeptide，PINP）。

（5）骨钙素（osteocalcin，bone gla-protein，BGP）。

（6）骨特异性涎蛋白（bone specific sialoproteins，BSP）。

（7）骨连蛋白（ostconnectin，ON）。

（8）骨蛋白聚糖（bone proteoglycans，BPG）。

（9）基质 γ-羧基谷氨酸蛋白（matrix GLA protein，MGP）。

（10）α_2-HS 糖蛋白（α_2-HS glycoprotein）。

（11）骨特异性膦蛋白（bone specific phosphoprotein）。

4. 骨吸收指标检查

（1）游离型羟脯氨酸（hydroxyproline，HOP）。

（2）羟赖氨酸糖苷（hydroxylysine glycoside，HOLG）。

（3）吡啶诺林（pyridinoline，Pyr）。

（4）脱氧吡啶诺林（deoxypyridinoline，D-Pyr）。

（5）抗酒石酸酸性磷酸酶（tartratercsistant acid phosphatase，TRAP）。

（6）Ⅰ型胶原扩展肽（type Ⅰ collagen extension peptides，CET）。

（7）Ⅰ型胶原交联 N-肽（type Ⅰ collagen cross-linked N-telopeptide，NTX）。

（8）Ⅰ型胶原交联 C-肽（type Ⅰ collagen cross-linked C-telopeptide，CTX）。

5. 放射影像学指标检查

（1）放射吸收骨密度测量（radiogrammetry and radiographic absorptiometry，RA）：检查髓质骨密度。

（2）单光子吸收测量（single photon absorptiometry）：检查皮质骨（腕骨）骨密度。

（3）双光子吸收测量（dual photon absorptiometry）：检查和鉴别皮质骨和髓质骨（脊柱）骨密度。

（4）单能 X 线吸收法（single-energy X-ray absorptiometry，SXA）和双能 X 线吸收法（dual energy X-ray absortiometry，DEXA）：测定髋骨和脊柱骨密度。

（5）定量计算机断层扫描（quantitative

computed tomography，QCT）：可准确地测定髓质骨和皮质骨骨密度，但价格昂贵和高放射性暴露。

（6）计算机轴向断层扫描（computered axial tomography，CAT）：检查髓质骨和皮质骨密度。

（7）体内中子活性分析（in vivo neutron activition analysis）：检查髓质骨和皮质骨密度。

（8）Compton 散射测定（comnton scattering）：检查髓质骨和皮质骨密度。

（9）定量超声密度测量：可用于测定皮质骨和髓质骨密度。

（10）骨骼放射学检查：观察骨骼组织结构和骨密度，其诊断骨质疏松症准确率为 65%。

6. 内分泌功能检查

（1）HPO 轴功能检查：包括 FSH、LH、E_2、PRL、T_0 测定。

（2）甲状腺、甲状旁腺和肾上腺功能检查：包括 FT_3、FT_4、TSH、PTH、CT 和皮质醇测定。

（3）血液和尿液中骨代谢生化指标：①总血钙，正常值 2.2～2.6mmol/L（EDTA 法），2.2～2.7mmol/L（邻甲酚酞络合剂直接比色法）；离子钙，1.12～1.23mmol/L（离子电极法）；②血清磷，正常值 0.96～1.62mmol/L（硫酸亚铁磷钼蓝比色法），1.0～1.6mmol/L（孔雀绿直接显色法）；③血清镁，正常值 0.67～1.04mmol/L（甲基麝香草酚蓝法）；④尿钙，正常值 7.0mmol/24h（2.5～7.5mmol/L）；⑤尿磷，正常值 16～42mmol/24h，肾磷阈值为 0.65mmol/L；⑥羟脯氨酸/肌酐和钙/肌酐比值。

（4）肝肾功能检查：包括 T、A/G、GPT、GOT、γGT、血糖、血脂、胆红素和碱性磷酸酶活性。

第三节　治　　疗

骨质疏松症的治疗包括加强体育运动、健康生活方式和改善饮食结构，需补充钙剂和维生素 D、性激素和抗骨质疏松症药物治疗、预防跌倒和防治并发症。

一、性　激　素

1. 性激素对骨骼的作用　①直接抑制骨吸收、骨丢失和破骨细胞活性；增强骨骼对降钙素的敏感性，促进骨钙沉积；②增强肝 25-羟化酶和肾 1α-羟化酶活性，增加血浆 1，25-羟基 D_3 和 1，25-二羟基 D_3 浓度；③增加肠道和肾脏钙吸收；④促进羟脯氨酸代谢和胶原生成，促进骨形成和骨矿化；⑤抑制甲状旁腺激素分泌，降低骨骼对 PTH 敏感性；⑥减少 IL-1、IL-6、TNF-α 和 PGE_2 生成和抑制对骨骼的不良作用；⑦修饰维生素 D 受体和雌激素受体基因表达，显著降低腕骨和非脊柱骨折率；⑧孕激素保护子宫内膜，防止内膜增生过长和癌变。

2. 性激素治疗方法　根据绝经后妇女的具体情况可酌情选择以下激素治疗方法。

（1）已切除子宫妇女，可采用单一雌激素治疗，药物包括倍美力（Premarin）0.3～0.625mg/d；戊酸雌二醇（补佳乐，Progynova）1mg/d；微粒化雌二醇（Micronized Estradiol）0.5mg/d；皮贴雌二醇（Transdermal Estradiol）0.05～0.1mg/d，每周 2 次。

（2）有子宫，仍希望月经来潮妇女，可采用：①雌-孕激素序贯周期治疗，如克龄蒙（Climen）；②雌-孕激素连续序贯周期治疗，如芬吗通（Femoston $^{1\sim2}/_{10}$）。

（3）有子宫，不希望有月经来潮妇女，可采用：①雌-孕激素连续联合治疗，包括倍美罗（Premelle Lite，复方雌孕片-Ⅲ）、芬吗通

(Femoston-conti)、安今益(Angeliq)疗法；②替勃龙(Tibolone)疗法。

(4)无论有无子宫，均不愿有月经来潮妇女，可采用替勃龙疗法。

3. 临床疗效　WHI研究表明，绝经后妇女雌激素治疗5.2年，髋骨和脊柱性骨折风险降低34%，骨质疏松性骨折发生率降低24%。雌-孕激素连续联合治疗增加骨密度5%。皮贴雌激素和单一孕激素疗效较差。然而，长期雌激素治疗对心血管疾病和乳腺癌的安全性限制其临床应用。

二、组织选择性雌激素活性调节药

替勃龙(Tibolone)，商品名利维爱(Livial)，是一种组织选择性雌激素活性调节药，在肝脏内转化为具有雌激素活性的3α-羟基和3β-羟基替勃龙，对骨骼呈现雌激素作用，显著增加绝经后骨质疏松症妇女皮质骨和髓质骨量、预防前臂骨丢失、降低骨转换指标和骨折风险。替勃龙治疗2年后，脊柱骨密度增加8%，治疗10年后腰椎和股骨颈骨密度增加12%。替勃龙反向添加治疗可预防GnRHa治疗引起的骨丢失。常用剂量为1.25～2.5mg/d，不需要附加孕激素。

三、骨营养素

1. 钙剂　钙是维持骨量、骨强度和预防骨折的重要因素。与世界粮农组织(FAO)和世界卫生组织(WHO)推荐标准比较，我国农村和城市人口钙摄入量分别为国际标准的60.7%和64.2%；缺钙率分别为47.1%和53.3%。美国FDA和国立卫生研究院(NIH)推荐补钙标准，≥50岁女性，每天补钙量为1200mg。中国营养学会推荐的补钙标准为，青春期至24岁为1200～1500mg/d；绝经前妇女为1000mg/d；绝经后妇女为1000～1500mg/d；老年妇女为1000～1500mg/d。绝经后妇女接受性激素治疗者，补钙量为1000mg/d；未接受性激素治疗者补钙量应增加至1500mg/d。

钙剂与维生素D联合治疗可显著降低钙和维生素D缺乏妇女的骨折风险，其中每天补钙1000～1200mg和维生素D 800U效果最好，也具有降低直肠结肠癌、乳腺癌和心血管高危因素作用。然而，过多补钙也有增加心血管疾病和肾结石风险之虞。

2. 维生素D　维生素D调节机体钙磷代谢、增加骨密度、改善骨骼质量、增强肌肉强度，具有预防跌倒和意外骨折作用。维生素D缺乏可引起肠道钙吸收减少、骨骼矿化不良、骨软化症和骨质疏松症。维生素D缺乏以血清25(OH)维生素D浓度为指标，正常值≥75 nmol/L。

绝经后妇女，每天应补充维生素D 400～800U，或肌内注射维生素D 50 000U，每个月2次。维生素D在牛奶(1L含400U)、谷类(每餐含50U)、蛋黄和肝中含量较高。日光浴可增加内源性维生素D生成。维生素D制剂，包括①1α-羟基D_3(阿尔法骨化醇)0.75～1μg/d；②钙三醇(Calcitriol，罗钙全)，为1,25-二羟维生素D。剂量为0.25μg，每日2次，口服。维生素D治疗1年后骨关节疼痛缓解率80%，2年后症状体征明显改善，3年后脊柱压缩性骨折率减少30%。

3. 葡萄糖胺和软骨素　葡萄糖胺(Glucosamine)1.5g/d和软骨素(Chondroitin)1.2g/d可有效地保护绝经后妇女骨关节软骨退化，防治骨关节炎和骨痛症。

四、抗骨质疏松症药

骨质疏松症治疗应遵循个体化原则，以基础骨密度和骨转化指标变化为依据，选择恰当的药物和方法治疗。对于高骨转换率绝经后妇女，应选择抗分解代谢药物，如双膦酸盐治疗。对于低骨转换率绝经后妇女则应选择同化作用和去偶联药物，如甲状旁腺激素和雷尼酸锶。

1. 双膦酸盐

(1)种类:双膦酸盐主要用于治疗绝经后骨质疏松症、多发性骨髓瘤、骨骼佩吉特病、恶性肿瘤性高钙血症等。按照药物分子结构和作用模式,双膦酸盐药物可分为两类。①不含氮双膦酸盐,包括依替膦酸盐(Etidronate)和氯屈膦酸盐(Clodronate),在体内代谢生成非水解性三磷腺苷类似物,参与 ATP 依赖性细胞内代谢。②含氮双膦酸盐,包括阿屈膦酸盐(Alendronate)、帕米膦酸盐(Pamidronate)、利塞膦酸钠(Risedronate)、伊班膦酸盐(Ibandronate)和唑来膦酸盐(Zoledronic acid)。双膦酸盐药物种类繁多,代谢半衰期长,可口服或静脉注射,第三代双膦酸盐唑来膦酸盐可静脉注射,每年 1 次。

(2)剂量和方法:①阿屈膦酸盐(固邦)片剂,10mg,每日 1 次;阿屈膦酸盐(福善美)片剂,70mg,每周 1 次,口服;②依替膦酸盐(帮得林)片剂,200mg,每日 2 次,两餐间服用;③利塞膦酸钠片剂,5mg,每日 1 次;150mg,每月 1 次,口服;④帕米膦酸钠(博宁,乐安欣)针剂,5 毫克/支、30 毫克/支、60 毫克/支;⑤伊班膦酸盐针剂,1 毫克/支、2 毫克/支;⑥氯膦酸(固令)针剂,300mg/5ml;片剂,400 毫克/粒,每日 400mg,3 个月 1 个疗程;⑦唑来膦酸针剂,5mg/支,静脉注射,每年 1 次。

(3)作用机制:双膦酸盐是无机焦磷酸盐类似物,具有显著地抑制骨吸收、增加骨密度和骨量和降低骨折风险作用。双膦酸盐在骨骼矿物质表面被选择性吸收,而后被骨骼再吸收破骨细胞(bone-resorbing osteoclasts)内化,发挥抑制骨吸收、增加骨密度、降低骨转换率和降低骨折风险作用。双膦酸盐药物在骨骼存留时间较长,骨骼药物库可缓释放入血,少量药物在体液中存留时间可长达 8 年之久,为此,绝经前和生育期妇女应为慎用。长期双膦酸盐治疗的顺应性、安全性和耐受性良好。

(4)临床疗效:双膦酸盐改善脊柱松质骨骨小梁结构,但对皮质骨作用较弱。双膦酸盐增加脊柱骨密度 1%～6% ,降低脊柱性骨折风险 35%～50%,疗效出现于治疗后第 2～3 年,显著降低骨质疏松症绝经后妇女的脊柱性、非脊柱、髋骨和腕骨骨折风险。阿屈膦酸盐仅降低脊柱性骨折风险,而不能降低非脊柱性骨折风险。帕米膦酸或氯膦酸降低脊柱、腕骨和股骨骨折率 30%～50%,降低肿瘤性骨骼疾病发生率 25%～50%。利塞膦酸钠有效缓解骨骼佩吉特病症状,增加脊柱和髋骨骨密度。唑来膦酸治疗 6～12 个月脊柱性和非脊柱性骨折率开始降低,抗骨折作用可持续 5～8 年。双膦酸盐治疗时间和间歇期应根据药代动力学和病情决定。对于轻危病人一般治疗 5 年,高危病人可连续治疗 10 年,间歇期不应超过 1～2 年,其间应采用非双膦酸盐治疗。另外,帕米膦酸盐和唑来膦酸盐也可用于治疗 SAPHO 综合征、多中心网状组织细胞增多症(multicentric reticulohistiocytosis)和肥大性骨关节病(hypertrophic osteoarthropathy)。

(5)不良反应

①胃肠道反应:包括食管、胃部糜烂和溃疡,为药物局部刺激作用。为此,推荐清晨空腹服药,至少饮用一大杯水(≥250ml),至少站立 30min,而后进食。然而,尚无数据表明双膦酸盐增加食管癌风险。

②肌肉骨骼疼痛:发生率为 20%～25%,停止治疗后自行缓解。静脉注射帕米膦酸盐偶可引起低骨转化性骨无力症(low-bone turnover adynamic bone)。

③肾功能损害:由于双膦酸盐药物通过肾脏排出,因此肌酐排出量<30ml/min 肾功能不良患者禁用。

④视力损害:包括虹膜炎(iritis)、巩膜外层炎(episcleritis)和巩膜炎(scleritis)和结膜炎(conjunctivitis),发生率<1%。

⑤心房纤颤:发生率<1.3%,多见于静

脉注射型双膦酸盐药物,如唑来膦酸。

⑥颌骨坏死(jaw osteonecrosis):罕见,见于原有口腔、牙齿炎症疾病和静脉注射唑来膦酸治疗者。为此,患有口腔和牙齿疾病者应慎用。

⑦不典型非脊柱性骨折,即骨转化抑制性股骨干应激性骨折(metadiaphysial femoral stress fractures),见于长期双膦酸盐者,因此出现股骨中段或腹股沟疼痛时应停药,并请骨外科医生诊治。

⑧类流感反应:静脉注射双膦酸盐急性期反应发生率7.8%,表现为发热(18.1%)、肌肉疼痛(9.4%)、关节痛(6.8%)和头痛(6.5%),多出现于注射后3d内,可自然消退或对症治疗(乙酰氨基酚和布洛芬)。注射部位红肿和疼痛发生率为0.7%。

⑨皮肤不良反应,包括皮疹、斑丘疹、光敏性皮炎和荨麻疹。严重皮肤损害包括致死性过敏反应、血管性水肿(angioedema)、全身性嗜酸性细胞增多症(DRESS)、多形性红斑(Stevens Johnson syndrome,SJS)和中毒性皮肤坏死松解症(toxic epidermal necrolysis,TEN)。双膦酸盐药物易于引起SJS和TEN。

2. 甲状旁腺激素(parathyroid hormones, PTH) 调节钙、磷和维生素D代谢的同化激素,靶向作用于成骨细胞,显著增强骨形成、增加骨量、降低脊柱性和非脊柱性骨折风险。基因重组PTH片段特立帕肽(Teriparotide/Forteo,PTH1~34)治疗作用类似于全长PTH(1~84),应与钙剂、维生素D配伍应用。特立帕肽20μg/d,皮下注射,1个疗程为18个月,不超过2年。禁忌证包括甲状旁腺功能亢进、高碱性磷酸酯酶血症、骨骼佩吉特病。

特立帕肽与双膦酸盐联合治疗可呈现珠联璧合的作用。特立帕肽增加骨量,而不能促进新骨矿化,而双膦酸盐可预防破骨细胞加速新骨吸收作用,增加新骨矿化和进一步增加骨密度。甲状旁腺激素多用于治疗严重的骨质疏松症、新发和多发性脊柱或髋骨骨折妇女。停止甲状旁腺激素治疗后,治疗作用仍可维持较长时间。

3. 雷尼酸锶(Strontium Ranelate) 为二价微量元素锶(strontium)与有机酸雷尼酸(ranelic acid)的络合物,具有蛋白同化作用。雷尼酸锶口服混悬颗粒,2克/袋,每日1袋,进食后2h服用。雷尼酸锶适应证包括绝经后骨质疏松症,骨关节炎,因胃肠道疾病不能耐受双膦酸盐药物治疗者,乳腺癌骨转移,以及药物、化疗、雄激素治疗引起的骨质疏松症。雷尼酸锶具有良好疗效、安全性和耐受性。

锶是骨骼重要组成部分,具有促进类骨和骨形成,调节钙代谢作用。雷尼酸锶具有促进骨形成和抑制骨吸收双重作用。雷尼酸锶抑制前破骨细胞的分化和破骨细胞介导的骨吸收;增强前成骨细胞增殖和成骨细胞分化;增加胶原蛋白与非胶原蛋白合成和促进成骨细胞介导的骨形成;增加骨密度和降低脊椎骨和髋骨骨折风险。

临床Ⅲ期,TROPOS和SOTI研究均证实,雷尼酸锶明显降低脊椎性、非脊柱性和髋骨骨折风险,治疗作用可持续5年以上。雷尼酸锶治疗10年,腰椎骨密度增加34.5%±20.2%,股骨颈和髋骨密度分别增加10.7%±12.1%和11.7%±13.6%,以上两部位骨密度于治疗第7年达到高峰,而后维持相对稳定。

雷尼酸锶治疗10年,静脉栓塞疾病年发生率为0.4%。记忆减退年发生率为1.1%。意识障碍年发生率为0.8%。雷尼酸锶皮肤过敏反应,包括皮疹、斑丘疹、光敏性皮炎和荨麻疹。严重不良反应包括血管性水肿、全身性嗜酸性细胞增多症、多形性红斑和中毒性皮肤坏死松解症,但发生率很低(<1/10 000)。

4. RANKL抑制药——Denosumab

是一种独特的生物免疫制剂，与核内因子κB配基受体激活因子（RANKL）有高度亲和力，选择性抑制破骨细胞生成和骨吸收、增加骨密度和降低绝经后骨质疏松症脊柱性和非脊柱性骨折风险。Denosumab 60mg，每 6 个月皮下注射 1 次，用于防治绝经后骨质疏松症、风湿性关节炎、多发性骨髓瘤和乳腺癌骨转移瘤。

临床Ⅱ期研究发现，Denosumab 治疗 1 年，腰椎骨密度增加 3.0%～6.7%，髋骨和桡骨骨密度也增加。Ⅲ期临床研究（FREEDOM）表明，Denosumab 治疗 6 个月，新发脊柱骨折率降低 68%，髋骨骨折率降低 40%，非脊柱性骨折率降低 20%。未发现明显不良反应。Ⅲ期临床研究（DECIDE ）显示，Denosumab 骨密度增加率，髋骨为 3.5%、股骨颈为 0.6%、大转子为 1.0%、腰椎为 1.1%、桡骨为 0.6%。

Denosumab 不良反应，包括轻微咽喉痛和皮疹，罕见为蜂窝织炎和感染性疾病。尚未发现 Denosumab 抑制骨转化作用对机体呈现不利影响，包括增加骨折风险和延缓骨折愈合过程。也未发生颌骨坏死病例。

5. 降钙素（CT）　甲状旁腺 C 细胞分泌的单链肽类激素，由 32 个氨基酸残基组成。正常血清降钙素浓度为 10～20ng/L，血浆半衰期 1h。降钙素是维持血钙和调节骨吸收的重要激素，主要作用于破骨细胞和成骨细胞。降钙素进入体内后快速与破骨细胞降钙素受体（CTR）结合抑制破骨细胞活性和骨吸收呈现 Q 作用，而后引起破骨细胞凋亡呈现 R 作用。破骨细胞内 cAMP 和钙离子（Ca^{2+}）作为细胞内第二信使促进 G-蛋白介导的 Q 作用和 R 作用。

降钙素急性期作用抑制破骨细胞活性，慢性期作用抑制破骨细胞增生和抑制骨吸收，而促进成骨细胞增生和骨形成。降钙素显著改善骨小梁结构，增加骨密度、骨强度、骨骼肌肉活动性和预防病理性骨折，缓解脊柱压缩性骨折引起的脊髓神经压迫症状。降钙素拮抗甲状旁腺激素作用、降低血清磷浓度和缓解骨痛症。降钙素和阿仑膦酸钠联合治疗呈现药效叠加作用，显著增加腰椎和髋骨骨密度，但增强抑制骨吸收作用不及增强骨形成作用明显。

降钙素剂量和方法：①鲑鱼降钙素，密钙息（Miacalcin），针剂 50U/ 支、100U/支。肌内注射，每次 50～100U，每周 2～6 次；鼻腔喷雾剂，600U/支，100～200U/d，分别喷入 2 个鼻孔。②鳗鱼降钙素，益钙宁（Elcatonin），针剂，10U/支，肌内注射，每次 10U，每周 2 次，或每次 20U，每周 1 次，4～6 周 1 个疗程。

降钙素不良反应：①过敏反应，颜面潮红、皮疹、荨麻疹和晕厥；②胃肠道症状，包括恶心、呕吐、食欲缺乏等；③神经系统症状，包括眩晕、头痛、耳鸣、手足搐搦（低钙血症）。

6. 氟化钠　增强成骨细胞活性，增加皮质骨和髓质骨体积、骨量和骨密度；增强成骨细胞活性；协调降钙素、钙和维生素 D 成骨作用、增强骨骼结构稳定性和抗压力。大剂量氟化物促进骨质矿化、引起骨骼畸形和骨软化、降低骨弹性和张力、增加骨脆性，可引起继发性骨质疏松和病理性股骨颈骨折。氟化钠剂量为 50～75mg/d，以维持血氟浓度 5～10mg/100ml 为宜。氟化钠不良反应包括胃肠道症状 5%～25%，关节痛 20%～35%，大剂量可引起胃肠道出血和应激性骨折。

7. 选择性雌激素受体调节药（selected estrogen receptor modulator，SERM）　选择性与雌激素受体（ER-α、ER-β）结合，呈现雌激素激动药、拮抗药，或激动药和拮抗药混合性作用。治疗绝经后骨质疏松症的 SERM，包括雷洛昔芬（Raloxifene）、拉索昔芬（Lasofoxifene）和巴多昔芬（Basedoxifene，BZA）。

（1）雷洛昔芬（Raloxifene）：为苯骈噻吩衍生物，第二代 SERM，对骨骼和脂蛋白代谢呈现雌激素激动剂作用，治疗剂量为60 mg/d。雷洛昔芬保持骨密度、抑制骨吸收、增加骨密度、降低LDL和总胆固醇、改善脂蛋白代谢。雷洛昔芬长期治疗（5年）明显改善腰椎和股骨颈骨密度，但停药后骨保护作用消失。国内研究称，绝经后妇女雷洛昔芬治疗1年，腰椎和髋骨密度增加2.3%。血清骨钙素和C-末端肽分别降低27.65%和24.02%。总胆固醇和LDL-C分别降低6.44%和34.58%。未发生静脉栓塞疾病。

(2)巴多昔芬（Bazedoxifene，BZA）：为苯骈吲哚化合物，第三代SERM，具有雌激素激动药和拮抗药双重活性。治疗剂量为20 mg/d。巴多昔芬预防绝经后妇女骨丢失、增加骨密度和降低脊柱性和非脊柱性骨折风险。巴多昔芬治疗第3个月开始，血浆骨钙素和C-肽浓度明显降低；胫骨骨密度和脊柱抗压强度增加；所有临床型和形态型（影像学）脊柱性骨折和高危骨折风险的非脊柱性骨折风险降低。国内研究发现，巴多昔芬治疗6个月，腰椎密度、股骨颈、大转子、髋骨密度增加。血浆C-肽、骨钙素、总胆固醇和LDL-C降低。

巴多昔芬与雌激素联合应用防治泌尿生殖道萎缩和潮热症状。巴多昔芬对子宫内膜和乳腺无促长作用。乳腺癌、乳腺囊肿和纤维囊性乳腺疾病发生率均低于雷洛昔芬。巴多昔芬治疗期间心血管疾病发生率≤0.1%。心肌梗死发生率为0.4%。心肌缺血发生率为0.4%～0.5%。巴多昔芬引起的VTE风险低于雷洛昔芬，绝对发生率为1/1000妇女·年。

(3)拉索昔芬（Lasofoxifene）：为四氢萘酚化合物，第三代SERM。拉索昔芬适用于治疗曾发生脊柱性和非脊柱骨折、骨量减少和高危骨折风险性绝经后妇女。由于拉索昔芬增加静脉栓塞性疾病风险，因此有栓塞疾病家族史或病史妇女为禁忌证。拉索昔芬剂量为0.25mg/d和0.5mg/d，治疗3～5年。服用药物不受饮食和时间限制。

OPAL研究表明，拉索昔芬0.025mg/d、0.25mg/d和0.5mg/d治疗均明显增加骨密度和降低骨转化指标，特别是治疗开始头6个月内，并随治疗时间延长而增加。治疗2年，腰椎骨密度，3个剂量组分别增加1.5%、2.3%和2.3%，骨转化指标（骨钙素、CTX和PINP）降低。骨骼活检为正常骨骼组织图像。

PEARL研究观测拉索昔芬治疗3年对绝经后妇女骨质疏松症脊柱性骨折（包括影像学和临床型骨折）的影响。结果显示，拉索昔芬0.25mg/d和0.5mg/d均显著增加骨密度，其中脊柱骨密度均增加3.3%，股骨颈分别增加2.7%和3.3%。脊柱性骨折风险分别降低31%和42%。临床疗效最早出现于治疗1年，疗效持续5年。拉索昔芬0.5mg/d治疗3年，非脊柱性骨折风险降低22%，并持续5年。非脊柱性骨折风险降低最早出现于治疗第1年。与之相反，拉索昔芬0.25mg/d治疗则未能有效降低非脊柱性骨折风险。

拉索昔芬明显降低血浆总胆固醇（TC）、LDL-C、HLD-C、TC/HDL-C比值，但增加三酰甘油浓度。治疗2年，明显地降低纤维蛋白原和C-反应蛋白浓度，增加静脉血栓栓塞风险2倍，其中深部静脉栓塞疾病和肺栓塞发生率分别为0.8%和0.2%，对暂时性缺血性卒中发作无明显影响。

8. 他汀（Statin）类药物　是胆固醇合成通路的限速酶-3-羟基-3甲戊二酰辅酶A还原酶特异性抑制药，通过抑制胆固醇生成治疗高胆固醇血症、家族性三酰甘油血症和冠状动脉硬化性心脏病。近来研究发现，他汀类药物通过多种途径增强骨骼同化作用，促进骨形成和抑制骨吸收而用于治疗骨质疏松症。

他汀类药物包括亲脂性和亲水性两类，亲脂类他汀包括洛伐他汀（Lovastatin）和辛伐他汀(Simvastatin);亲水性他汀包括阿托伐他汀(Atorvastatin)、普伐他汀(Pravastatin)、西立伐他汀(Cerivastatin)、氟伐他汀(Fluvastatin)、匹伐他汀(Pitavastatin)和瑞舒伐他汀(Rosuvastatin)。

他汀类药物对骨骼呈现同化作用,即通过抑制甲羟戊酸生成、GTP 酶异戊烯化和增强 BMP-2 表达而促进成骨细胞分化和骨形成。丹麦病例对照性研究表明,他汀治疗明显降低骨折风险,长期治疗则显著降低老年妇女症状性和无症状骨折风险。

他汀治疗增加脊柱、髋骨和股骨颈骨密度,如亲脂性辛伐他汀治疗 4 周后血清骨钙素浓度明显增加。他汀抗氧化剂作用通过抑制破骨细胞分化基因标志物-抗酒石酸磷酸酶(tartrate-resistant acid phosphatase, TRAP)的表达和破骨细胞生成过程中 H_2O_2-氧自由基(ROS)诱导的信号通路,清除细胞内 ROS 和抑制破骨细胞生成。虽然他汀类药物具有改善脂代谢、促进骨骼同化作用和防治绝经后骨质疏松症作用,但尚未被药监部门正式批准作为治疗骨质疏松症药物。今后仍需要进行大样本、随机对照性临床研究观测他汀类药物治疗骨质疏松症的作用和安全性。

(李继俊)

参 考 文 献

Betts AM, Clark TH, Yang J, et al. 2010. The application of target information and preclinical pharmacokinetic/pharmacodynamic modeling in predicting clinical doses of a dickkopf-1 antibody for osteoporosis. J Pharmacol Exp Ther, 333: 2-13.

Cavalli L, Brandi ML. 2012. Targeted approaches in the treatment of osteoporosis: differential mechanism of action of denosumab and clinical utility. Ther Clin Risk Manag, 8: 253-266.

Cooper C, Reginster JY, Chapurlat R, et al. 2012. Efficacy and safety of oral strontium ranelate for the treatment of knee osteoarthritis: rationale and design of randomised, double-blind, placebo-controlled trial. Curr Med Res Opin, 28(2): 231-239.

Cooper C, Reginster JY, Cortet B, et al. 2012. Long-term treatment of osteoporosis in postmenopausal women: a review from the European Society for Clinical and Economic Aspects of Osteoporosis and Osteoarthritis (ESCEO) and the International Osteoporosis Foundation (IOF). Curr Med Res Opin, 28(3): 475-491.

Cummings SR, San Martin J, McClung MR, et al. 2009. Denosumab for prevention of fractures in postmenopausal women with osteoporosis. N Engl J Med, 361(8): 756-765.

Deeks ED, Dhillon S. 2010. Strontium ranelate: a review of its use in the treatment of postmenopausal osteoporosis. Drugs, 70(6): 733-759.

Eginster JY, Kaufman JM, Goemaere S, et al. 2012. Maintenance of antifracture efficacy over 10 years with strontium ranelate in postmenopausal osteoporosis. Osteoporosis, 23: 1115-1122.

Fromiguè O, Hay E, Barbara A, et al. 2009. Calcium sensing receptor-dependent and receptor-independent activation of osteoblast replication and survival by strontium ranelate. J Cell Mol Med, 13(8B): 2189-2199.

Hannon RA, Clack G, Rimmer M, et al. 2010. Effects of the Src kinase inhibitor saracatinib (AZD0530) on bone turnover in healthy men: a randomized, doubleblind, placebo-controlled, multiple ascending dose phase I trial. J Bone Miner Res, 25(3): 463-471.

Kendler DL, Roux C, Benhamou CL, et al. 2010. Effects of denosumab on bone mineral density and bone turnover in postmenopausal women transitioning from alendronate therapy. J Bone Miner Res, 25(1): 72-81.

Kostenuik PJ, Nguyen HQ, McCabe J, et al. 2009.

Denosumab, a fully human monoclonal antibody to RANKL, inhibits bone resorption and increases BMD in knock-in mice that express chimeric (murine/human) RANKL. J Bone Miner Res, 24: 182-195.

Kyrgidis A, Toulis KA. 2011. Denosumab-related osteonecrosis of the jaws. Osteoporos Int, 22(1): 369-370.

Kyrgidis A, Vahtsevanos K. 2010. Osteonecrosis of the jaw in patients receiving oral bisphosphonates. Osteoporos Int, 21(3): 535-536.

Lewiecki EM. 2010. Treatment of osteoporosis with denosumab. Maturitas, 66(2): 182-186.

Li X, Ominsky MS, Warmington KS, et al. 2009. Sclerostin antibody treatment increases bone formation, bone mass, and bone strength in a rat model of postmenopausal osteoporosis. J Bone Miner Res, 24: 578-588.

Lirani-Galvão AP, Lazaretti-Castro M. 2010. Physical approach for prevention and treatment of osteoporosis. Arq Bras Endocrinol Metabol, 54(2): 171-178.

Ominsky MS, Vlasseros F, Jolette J, et al. 2010. Two doses of sclerostin antibody in cynomolgus monkeys increases bone formation, bone mineral density, and bone strength. J Bone Miner Res, 25(5): 948-959.

Reginster JY, Kaufman JM, Goemaere S, et al. 2012. Maintenance of antifracture efficacy over 10 years with strontium ranelate in postmenopausal osteoporosis. Osteoporosis Int, 23: 1115-1122.

Reid IR, Benhamou CL, Bolognese M, et al. 2009. Effects of denosumab on bone histology and histomorphometry: the FREEDOM and STAND studies. J Bone Miner Res, 24(Suppl 1): S9.

Stopeck A, Body JJ, Fujiwara Y, et al. 2009. Denosumab versus zoledronic acid for the treatment of breast cancer patients with bone metastases: results of a randomized phase 3 study. Eur J Cancer Suppl, 7(3): 2-3.

Tat SK, Pelletier JP, Mineau F, et al. 2011. Strontium ranelate inhibits key factors affecting bone remodeling in human osteoarthritic subchondral bone osteoblasts. Bone, 49(3): 559-567.

Waalen J. 2010. Current and emerging therapies for the treatment of osteoporosis. J Exp Pharmacol, 2: 121-134.

Watts NB, Diab DL. 2010. Long-term use of bisphosphonates in osteoporosis. J Clin Endocrinol Metab, 95: 1555-1565.

第21章 痛 经

痛经一词源于希腊文，dys 意指疼痛，meno 意指月，rrhea 意指流血，痛经（dysmenorrhea）指月经期出现的下腹部痉挛性疼痛，伴随头痛、恶心、呕吐、腹泻、腹胀、腰酸、腿痛等症状。正常月经期妇女也有不同程度的下腹部疼痛，且当疼痛严重到足以影响正常工作和生活时临床才诊断为痛经。

【发病率】 由于疼痛阈值难以客观评估，因此文献报道的痛经发病率差别较大。我国1980年全国女性月经生理常数协作组抽样调查显示，痛经发病率为33.19%，其中原发性痛经为36.06%，轻度痛经为45.73%，中度痛经为38.81%，重度痛经为13.55%。

国外资料，原发性痛经发病高峰期是20岁以前，最高达92%，此后随年龄增长而逐渐降低。Andersch等（1982）报道称，瑞典19岁少女中痛经发生率为72%，其中15%影响日常生活，8%因痛经误学误工，38.2%需要药物治疗。服用避孕药和经产妇女痛经发病率较低。

美国爱荷华护理学院404例原发性痛经少女中，轻度占51%～53%，中度占20%～22%，重度占2%～4%，其中5%因痛经而误学。Klein Litt(1981)一项12～17岁少女的调查，痛经发生率为59.7%，其中重度为12%、中度为37%、轻度为49%。误学率为14%。痛经不仅是一个社会医学问题，职业女性中有10%因痛经而影响工作，美国每年因痛经造成的经济损失为6000万工作小时和20亿美元。

【分类】

1. *原发性痛经*(primary dysmenorrhea) 也称为痉挛性痛经（spasmodic dysmenorrhea），或功能性痛经（functional dysmenorrhea），指非盆腔器质性病变引起的痛经，为内分泌功能失调所致，多见于初潮后青春期少女，是本章讨论的重点。

2. *继发性痛经*（secondary dysmenorrhea） 也称为充血性痛经（congestive dysmenorrhea）或症状性痛经（symptomic dysmenorrhea），指由盆腔解剖学和（或）器质性病变引起的痛经，多见于年龄30～45岁年长妇女。引起继发性痛经的疾病包括子宫内膜异位症、子宫腺肌病、慢性盆腔炎、子宫肌瘤、盆腔淤血症、卵巢肿瘤、子宫内膜息肉、子宫腔粘连、子宫畸形、阴道横隔和放置宫内节育器等。

【病因病理】

1. *精神和体质因素* 原发性痛经多见于初潮后青春期少女，与对正常月经现象缺乏认识，对周期性阴道出血过度焦虑、紧张，甚至恐惧相关。痛经与个人主观感觉、痛阈和敏感性相关，精神类型不稳定、神经过敏和体质衰弱妇女发生率较高。痛经有家族史，肥胖和酗酒妇女发生率较高，体育锻炼并不增加痛经发生率。

2. *前列腺素分泌异常* 前列腺素(PG)分泌异常是原发性痛经的重要因素。人类子宫内膜存在活跃的前列腺素生成和代谢，从卵泡期到分泌期，前列腺素浓度增加3倍，黄体晚期在孕酮影响下，前列腺素增加幅度降低。$PGF_{2\alpha}$ 分泌增加引起子宫平滑肌和血管的强烈收缩、缺血而致痛经，痛经妇女月经期子宫内膜、月经血、外周血和腹腔冲洗液中前列腺素浓度明显高于非痛经妇女，月经前48h子宫内膜内PG生成达到高峰，恰与痛经出现相同步。

花生四烯酸代谢产物白三烯明显增加子宫疼痛纤维的敏感性，是引起痛经的另一重要原因。原发性痛经少女子宫内膜中白三烯浓度明显增加，由其引起的痛经前列腺素拮抗药治疗无效。

前列腺素中，$PGF_{2\alpha}$ 和血栓素(TAX_2)促进子宫和胃肠道平滑肌和微小血管收缩、引起下腹部痉挛性疼痛、恶心、呕吐、腹泻，酷似痛经。相反，PGE_2 和前列环素(PGI_2)则引起子宫和胃肠道平滑肌和关节松弛，具有缓解痛经的作用。前列腺素引起痛经的机制也与调节子宫平滑肌缝隙连接收缩信号传递相关。

前列腺素生成受性激素的调节。黄体中期雌激素高峰促进月经前期子宫内膜 $PGF_{2\alpha}$ 生成增加，痛经妇女黄体晚期雌激素水平明显高于健康妇女。孕激素促进雌二醇转化为无活性的雌酮，减少前列腺素生成和降低子宫平滑肌舒缩活性而缓解痛经。

3. *升压素和缩宫素*　正常月经周期，子宫腔基础张力<10mmHg，活动时压力不超过200mmHg，收缩频率为3～4次/分。痛经妇女子宫腔基础张力升高达120～150mmHg，收缩频率和强度明显增强，呈现不协调或无节律性收缩引起痛经。观察发现，凡是引起子宫平滑肌痉挛性收缩的药物和制剂均可引起痛经，包括前列腺素、升压素和缩宫素等。

升压素促进前列腺素生成，增加子宫平滑肌对宫缩药物的敏感性，减少子宫血供和引起原发性痛经。女性血清升压素浓度受雌、孕激素调节。正常情况下，排卵期升压素水平最高，黄体期下降，直至月经期。原发性痛经妇女黄体期雌激素水平异常升高，乃至月经期血清升压素浓度高于正常人2～5倍，引起子宫平滑肌痉挛性收缩、缺血和痛经。

人类非妊娠子宫存在缩宫素受体，痛经妇女血中缩宫素浓度升高。升压素和缩宫素通过子宫内特异性 V_1 升压素和缩宫素受体发挥作用，并受性激素调节。降压药物和缩宫素拮抗药通过抑制缩宫素和升压素受体可有效缓解痛经。

4. *疼痛神经元假说*　该假说认为，子宫内膜缺血、缺氧和无氧代谢产物刺激中枢神经系统C型疼痛神经元(type C pain neurons)引起痛经，凡能引起子宫平滑肌和子宫血管收缩的神经介质，包括胆碱能、肾上腺素能和肽能神经介质均可引起痛经。

除子宫肌纤维痉挛性收缩直接压迫子宫肌层感觉神经纤维之外，大片脱落的子宫内膜，尤其是子宫内膜管型、退化坏死组织裂解物直接刺激子宫峡部和子宫内口敏感神经丛也引起痛经，称为膜样痛经。当排出子宫内膜管型后，痛经可顿然消失。

5. *内分泌因素*　痛经多出现于有排卵月经周期，排卵抑制后痛经则消失，这提示痛经与性激素变化相关。一般认为，痛经与黄体期雌激素分泌增高，而孕激素相对不足相关。据此，口服避孕药和合成孕激素可用于治疗痛经。

【临床表现】　痛经多于月经期第1～2天，或经前1～3d出现，月经期加重，月经血增多后疼痛开始缓解。疼痛多为下腹绞痛、胀痛或坠痛，可放射至腰骶部、髋部、股内侧、阴道和肛门周围。膜样痛经妇女当排出内膜管型后疼痛顿然消失。

严重痛经妇女，面色苍白、四肢厥冷，甚至虚脱。除腹痛外，还可伴有其他症状，包括头痛(45%)、虚弱和乏力(85%)、恶心和呕吐(89%)、腹泻(60%)、腰背痛(60%)、膀胱直肠刺激症状，如尿频、尿急、肛门坠胀感等。根据疼痛程度，可分为以下几种情况。

1. 轻度 痛经不影响日常生活、学习和工作，无全身症状，不需要药物治疗。

2. 中度 痛经影响日常生活、学习和工作，需用止痛药治疗。

3. 重度 痛经明显影响日常生活、学习和工作，全身症状明显，需要应用镇痛药。

【诊断】

1. 病史

(1)月经史：应详细询问初潮年龄、痛经出现年龄、月经周期、经期长短、经量多少，有无月经间期出血。痛经发作的诱因、疼痛性质、严重程度、持续时间、与月经的关系和缓解情况、在院外诊治和药物治疗情况等。

(2)婚育史：结婚年龄、妊娠、分娩、流产、引产、剖宫产史。

(3)计划生育史：避孕、节育、服用避孕药、刮宫、放置节育器和绝育情况。

2. 查体

(1)全身查体：包括生命指标、精神、神态、心、肺、肝、脾、腹部体征。

(2)妇科检查：未婚少女肛腹诊检查，特别注意排除生殖道异常。

3. 辅助检查 必要时进行实验室、超声、内镜(腹腔镜、宫腔镜)和医学影像学检查。

【鉴别诊断】 原发性痛经应注意与继发性痛经和妇科急腹症鉴别。

1. 子宫内膜异位症和子宫腺肌病 是继发性痛经最常见原因。子宫内膜异位症和子宫腺肌病多见于已婚、年长、多次流产、引产和妇科手术后妇女。痛经是异位子宫内膜病灶侵蚀性生长和出血刺激局部腹膜所致。痛经特点为深部盆腔痛、排便痛、性交困难，月经前和月经期明显加重，月经后逐渐缓解。妇科检查子宫增大，于子宫直肠陷凹及子宫骶韧带处可扪及单个或多个触痛性结节或包块，月经期其结节稍增大。组织活检病理或腹腔镜检查能确诊。

2. 慢性盆腔炎 盆腔慢性炎症、瘢痕粘连和充血引起的下腹坠胀、疼痛及腰骶部酸痛，于月经期和性交时加重。妇科检查，子宫增大，活动受限，双侧附件区增厚、压痛或与炎性包块形成。血液检查，中性粒细胞升高、血沉增快。

3. 子宫肌瘤 为妇科良性肿瘤，多发生于年长妇女。临床表现为月经周期缩短、经量增多、经期延长、有时伴有痛经。妇科检查子宫增大、不规则、可触及大小不等的肌瘤。黏膜下肌瘤痛经较重。超声检查可明确诊断。

4. 子宫内膜结核 患者有结核感染史，临床表现为低热、盗汗、乏力、食欲缺乏等症状。生殖器官结核性炎症可引起不孕、月经稀少、闭经和痛经。实验室检查血沉加快。子宫输卵管造影和子宫内膜病理检查发现结核结节可明确诊断。

5. 宫腔粘连及宫颈管狭窄 为妇产科手术损伤和盆腔感染所致。由于宫颈狭窄、闭锁和宫腔粘连，经血引流不畅，引起经血逆流或宫腔积血而致痛经。妇科检查、内镜和子宫输卵管造影可明确诊断。

6. 宫内节育器 并发宫腔和盆腔感染，或宫内节育器移位或嵌入宫壁时可引起痛经。

7. 盆腔淤血综合征 盆腔静脉淤血症，纡曲和扩张的静脉压迫周围神经，或组织缺氧刺激神经末梢可引起慢性盆腔痛，月经期加重。盆腔静脉造影可明确诊断。

8. 生殖道畸形 痛经多出现于初潮后1～2个周期，多为梗阻性生殖道畸形，包括无孔处女膜、阴道闭锁、完全性阴道横膈、阴道斜隔和非交通性残角子宫积血均可引起周期性盆腔痛等。妇科检查和超声检查可明确诊断。手术矫形和切开引流后疼痛可缓解。

9. 异位妊娠 急性腹痛和阴道流血酷似痛经。异位妊娠有停经史、较长时间不规则阴道流血和腹痛。血液和尿液hCG升高。

妇科检查附件区可触及压痛包块，后穹窿穿刺可抽出不凝固的血性液体可明确诊断。

【治疗】

1. *一般治疗*

(1)加强青春期少女教育、讲解月经生理知识、加强月经期保健可有效地减低痛经发生率。

(2)原发性痛经，缓解疼痛、调整月经、避免复发和改善体质。

(3)继发性痛经，明确病因、对症治疗。

2. *药物治疗* 原发性痛经应用非甾体抗炎药物(NSAIDs)和联合型口服避孕药(COC)治疗。对NSAIDs和COC治疗无效的病例多为继发性痛经。其他治疗痛经的方法，包括维生素B_1、不饱和脂肪酸、镁制剂、针灸、中药、皮贴硝酸甘油、钙离子阻断药、β肾上腺能激动药、抗白三烯药物和皮肤电刺激疗法。

(1)口服避孕药：20世纪60年代以来，低剂量联合型口服避孕药，包括妈富隆、美欣乐、敏定偶和达英-35用于治疗原发性痛经，有效率达90%，50%痛经完全消失。大剂量口服避孕药治疗痛经疗效显著，但推荐应用新一代低剂量避孕药短期治疗。

(2)非甾体抗炎药物(nonsteroidal anti-inflammatory drug，NSAID)：是治疗痛经最常用的药物，其降低子宫内压和月经血中$PGF_{2\alpha}$浓度，适用于短期治疗健康年轻妇女痛经。患者耐受性良好，主要不良反应为胃肠道出血、血小板和肾功能损害。禁忌证包括肾功能不全、消化道溃疡、胃炎、出血倾向和阿司匹林过敏者。NSAID从月经第1天开始服用。

某些NSAID选择性治疗痛经，特别是灭酸酯类。近来，美国FDA批准应用Diclofenac、Ibuprofen、Ketoprofen、Meclofenamate、Mefenamic Acid、Naproxen和Rofecoxib治疗痛经。而阿司匹林不再被用于治疗痛经，而乙酰氨基酚仍可应用。

NSAID口服后30～60 min，血药浓度达到高峰，其中布洛芬(Ibuprofen)、萘普生(Naproxen)、甲氯芬那酸(Meclofenamate)起效较快，而吲哚美辛(Indomethacin)不良反应较大而尽量避免应用。

①萘普生(Naproxen，Naprosyn，Aleve，Anaprox)：用于治疗轻中度痛经。首次剂量500mg，口服，之后250mg，每6～8h 1次，总剂量不超过1.25g/d。

②布洛芬(Ibuprofen，Advil，Motrin，Nuprin)：用于治疗轻、中度痛经。400mg，口服，每4～6h 1次，总剂量不超过3.2g/d。

③双氯芬酸(Diclofenac，Cataflam，Voltaren)：降低环氧化酶活性、减少前列腺素前体物质生成。50mg，口服，每日3次，总剂量不超过150mg/d。

④酮洛芬(Ketoprofen，Orudis，Oruvail，Actron)：用于治疗轻中度痛经。从小剂量开始，以免损害肝肾功能，尤以年长妇女为是。25～50mg，口服，每6～8h 1次，必要时服用。总剂量不超过300mg/d。

⑤甲氟芬那酸钠(Meclofenamate Sodium)：100mg，口服，每日3次，连服6d，总剂量不超过300mg/d。

⑥甲芬那酸(Mefenamic Acid，Ponstel)：500mg，口服，而后改为250mg，每6h 1次，连服2～3d，总剂量不超过1g/d。

(3)COX-2抑制药：新一代环加氧酶-2特异性抑制药(cyclooxygenase-2 specific inhibitor)也可用于治疗痛经，但临床效果并不比NSAID优越，适用于不能耐受NSAID妇女。另外，前列腺素合酶-1抑制药，抑制环内过氧化物生成，包括灭酸酯类、选择性COX-2抑制药、丙酸衍生物和吲哚醋酸衍生物均可通过降低子宫内膜和月经血中前列腺素浓度而缓解痛经。

①罗非考昔(Rofecoxib，Vioxx)：25～50mg/d，口服，总剂量不超过50mg/d。空腹或进食时服用均可。痛经消失率为85.45%，无

明显不良反应。

②伐地考昔(Valdecoxib):20～40mg/d,作用类似于萘普生。

③艾托考昔(Etoricoxib):120mg/d,口服。

④鲁米考昔(Lumiracoxib):400mg/d,口服。

⑤塞来考昔(Celecoxib):200～400mg/d,口服。

(4)镇痛药

①盐酸哌替啶(Pethidine Hydrochloride):镇痛强度为吗啡的 1/10,用于治疗重度痛经。每次 50～100mg,肌内注射。两次用药间隔时间不少于 6h。不良反应包括类阿托品样作用、眩晕、出汗、口干、恶心、呕吐、心动过速、直立性低血压等。

②盐酸双氢埃托啡(Dihydroetorphine Hydrchloride,DHE):即 M99。高效镇痛药,效价强于吗啡,但作用时间短,舌下给药产生与注射用药相似的镇痛作用。含化 10～15min 起作用,维持 50～200min。方法:20～40μg,舌下含化,或 10～20μg,肌内注射。不良反应为恶心,呕吐少见,呼吸抑制轻,偶有头晕、无力、出汗以至虚脱等现象(表 21-1)。

表 21-1　常用的前列腺素合成酶抑制药

药　物	剂　量(mg)	用　法
吲哚美辛	栓剂 25	每日 3 或 4 次
氯芬那酸	100～200	每日 3 次
甲芬那酸	首剂 500,250	每日 3 或 4 次
甲氯芬那酸	250	每日 3 或 4 次
双氯芬酸	25～50	每日 3 或 4 次
凯扶兰	25～50	每日 3 或 4 次
布洛芬	400	每日 3 或 4 次
萘普生	首剂 500,以后 250 500 栓剂	每日 2 次
吡罗昔康	20	每日 1 或 2 次
阿司匹林	300～600	每日 2 或 3 次
酮洛芬	50	每日 3 或 4 次

(5)钙通道阻滞药:硝苯地平(Nifedipine)明显抑制缩宫素引起的子宫收缩,月经前预先服用 10mg,每天 3 次,连服 3～7d 或痛经时舌下含服 10～20mg,均可取得较好效果。硝苯地平安全有效,不良反应为头痛、心悸等。

(6)肾上腺素受体激动药:间羟舒喘宁(Terbutaline)治疗原发性痛经有一定疗效,但不良反应高于 NSAIDs。

(7)中医药学治疗:中医学认为,痛经为气血淤滞、运行不畅所致,治则以通调气血、理气止痛为主,包括中草药、方剂、贴剂、针灸和推拿等。如元胡止痛丸,具有抗炎、免疫调节和镇痛作用;茜草科药物海巴戟,具有抗平滑肌痉挛作用的茴香脑和小茴香滴丸,生姜汁,含有铁屑和布洛芬(Ibuprofen)的皮贴,体针(Sanyinjiao acupoint)和耳针(auricular acupressure)穴位按压均可有效缓解痛经。

3. *脊柱推拿术*　该术治疗痛经安全有效。推拿手法是患者侧卧,下面的腿伸直,上面的腿屈曲,在胸$_{10}$ 和腰$_5$ 骶$_1$ 之间及骶髂关节处反复快速地按摩。

4. *经皮电神经刺激疗法*(transcutaneous electrical nerve stimulation,TENS)　该疗法是一种物理疗法。操作方法:一台 TENS 仪和三个电极,两个阴极分别放在脐旁 4cm 处。此区相当于胸$_{10\sim11}$ 皮区,阳极放置在耻骨弓上方正中区域(胸$_{12}$ 皮区水平)。这三个电极刺激胸$_{10\sim12}$ 皮区的感觉神经,它们与子宫的感觉神经是相同的神经根,电刺激 100 次/秒,刺激强度 40～50mA,脉冲频率为 100μs,病人可自己调节强度,以达到缓解腹痛为度。

经皮电神经刺激可迅速缓解疼痛,但不改变子宫活动及宫腔压力。其作用机制有可能与阻断疼痛传导信息和诱导神经细胞释放内啡肽缓解疼痛有关。可用于药物治疗无效或不愿接受药物治疗的病人。有报道此方法可使42%的病人获得满意的止痛效果，方法简单、有效。如果加用少量布洛芬，缓解疼痛的比例可提高到71%。

5. 骶前神经切断术　用于治疗非手术治疗无效的顽固性痛经，可选择骶前神经切断术，效果良好，但手术有一定的并发症。近年来应用腹腔镜下子宫神经切除术治疗耐药的病人，痛经可减轻33%，术后仍有60%的患者需要应用前列腺素合成酶抑制药。该手术虽不能完全治愈痛经，但安全、可靠，可作为二线治疗。为达微创目的，亦可采用腹腔镜下骶前神经切断术。

【附】 继发性痛经

继发性痛经为盆腔器质性疾病所致，包括子宫内膜异位症、子宫腺肌病、盆腔炎、子宫内膜息肉、黏膜下子宫肌瘤、宫腔粘连、宫颈狭窄、卵巢囊肿、盆腔淤血综合征、先天性子宫畸形（包括双角子宫、纵隔子宫、残角子宫、阴道横膈等）、处女膜闭锁，由宫内节育器所导致的占带器妇女的5%左右。首次痛经多发生于初潮后数年，生育年龄多见。根据发病原因不同，常有不同的临床表现、诊断方法及相应的治疗措施，将在各相关章节中详述。

（李　强）

参考文献

Bokaie M，Farajkhoda T，Enjezab B，et al. 2013. Oral fennel（Foeniculum vulgare）drop effect on primary dysmenorrhea：Effectiveness of herbal drug. Iran J Nurs Midwifery Res，18(2)：128-132.

Chen MN，Chien LW，Liu CF. 2013. Acupuncture or acupressure at the sanyinjiao（SP6）acupoint for the treatment of primary dysmenorrhea：a meta-analysis. Evid Based Complement Alternat Med，2013：4930-4938.

Dmitrovic R，Kunselman AR，Legro RS，et al. 2012. Continuous compared with cyclic oral Contraceptives for the treatment of primary dysmenorrhea：a randomized controlled trial. Obstet Gynecol，119(6)：1143-1150.

Fletcher HM，Dawkins J，Rattray C，et al. 2013. Morinda citrifolia（Noni）as an Anti-Inflammatory treatment in women with primary dysmenorrhoea：a randomised double-blind placebo-controlled trial. Obstet Gynecol Int，2013：1945-1954.

Gharloghi S，Torkzahrani S，Akbarzadeh AR，et al. 2012. The effects of acupressure on severity of primary dysmenorrhea Patient Prefer Adherence，6：137-142.

Grandi G，Ferrari S，Xholli A，et al. 2012. Prevalence of menstrual pain in young women：what is dysmenorrhea? J Pain Res，5：169-174.

Jiang HR，Ni S，Li JL，et al. 2013. Systematic review of randomized clinical trials of acupressure therapy for primary dysmenorrhea. Evid Based Complement Alternat Med，2013：169692.

Rahnama P，Montazeri A，Huseini HF，et al. 2012. Effect of Zingiber officinale R. rhizomes（ginger）on pain relief in primary dysmenorrhea：a placebo randomized trial. BMC Complement Altern Med，12：92.

Rigi SN，kermansaravi F，Navidian A，et al. 2012. Comparing the analgesic effect of heat patch containing iron chip and ibuprofen for primary dysmenorrhea：a randomized controlled trial. BMC Womens Health，12：25.

Xu HY，Tao Y，Lu P，et al. 2013. A Computational Drug-Target Network for Yuanhu Zhitong Prescription. Evid Based Complement Alternat Med，2013：658531.

第22章 经前期综合征

经前期综合征(premenstrual syndrome，PMS)指月经来潮前(黄体晚期)周期性出现的精神紧张、神经过敏、焦虑、抑郁、食欲下降、腹胀、水肿、乳房触痛、偏头痛、失眠、生活和工作能力下降等一系列症候群。轻型称为经前期综合征，重型称为经前期焦虑症(premenstrual dysphoric disorders，PMDD)。

【病理】

1. *卵巢激素假说* 认为雌激素/孕激素比例失调和孕激素分泌降低是引起PMDD的主要原因。然而，目前研究认为，PMS/PMDD与正常(而非异常)性激素分泌引起的中枢神经系统某些异常生化反应增强发病易感性相关。

2. *5-羟色胺假说* 认为5-羟色胺(Serotonin，5-HT)生成减少和功能降低是引起患者焦虑、抑郁、心境和情绪波动等症状的主要原因。临床观察发现，患者外周血浆5-羟色胺浓度和活性、血小板对5-HT再摄取率均降低；5-HT激动药*m*-氯苯哌嗪(*m*-chlorophenylpiperazine，其在体内转化为5-HT)治疗可显著改善患者心境和情绪，而5-HT抑制药则加重经前期症状。

3. *社会心理假说* 认为PMS/PMDD是女性和母性双重心理的冲突表现，即经前期症状为女性社会-心理学的异常反应。

4. *认知和社会学习学说* 认为女性对生理性月经产生的不适当认知和反应，试图通过焦虑、烦躁、抑郁、逃学和暴食暴饮等宣泄反应缓解精神紧张和窘迫状态，如此形成经前期症状群。

5. *社会文化学说* 认为女性具有社会性(工作、学习和社会活动)和母性(家庭和抚育子女)的双重人格特征，而PMS/PMDD可能为社会文化观念和母性传统意识之间冲突的表现。目前研究认为，在所有可能引起经前期综合征的因素中，内源性神经递质(包括5-羟色胺、阿片肽、儿茶酚胺和γ-氨基丁酸)对女性精神、神经、生殖内分泌系统功能的调节占有重要地位，而家族和个人精神病史、精神心理创伤、性虐待(sexual abuse)和家庭暴力(domestic violence)是引起经前期综合征的高危因素。

【病史和查体】

1. *病史* 包括月经史、婚育史、家族史、精神病史、神经病史和药物治疗史。

2. *全身检查* 经前期综合征无特异性体征，偶可出现下肢轻度水肿和乳房触痛。存在痛经者应排除其他急腹症，包括盆腔炎、阑尾炎、异位妊娠、流产和卵巢囊肿扭转等。

3. *精神和神经系统检查* 具有诊断和鉴别诊断价值，经前期综合征患者虽可呈现焦虑、抑郁、注意力不集中状态，但逻辑思维、感觉力、定向力和记忆力正常。值得注意的是，亢奋性症状严重者具有攻击性和破坏性，而严重抑郁症患者具有自杀意念和自残倾向。

4. *内分泌功能检查* 包括，性腺功能检查(FSH、LH、E_2、PRL、T_0和β-hCG)；甲状腺功能检查(FT_3、FT_4、TSH)和胰腺功能(空腹血糖、胰岛素)等。

5. 血液学检查 包括血细胞计数、出血和凝血功能检查。

6. 超声检查 包括盆腔和(或)腹部超声检查。

【诊断标准】 1987年,美国精神病诊断与统计手册第4版(Diagnostic and Statistical Manual of Mental Disorders, Fourth Edition,DSM-Ⅳ)将第3版修订版(DSM-Ⅲ-R)中的黄体晚期焦虑性疾病(late luteal phase dysphoric disorder,LLPDD)修改为经前期焦虑性疾病(PMDD),但两者诊断标准基本相同。

1998年10月,精神病学专家组就PMDD诊断标准达成共识,将PMS/PMDD确立为一种独立性疾病。1999年11月美国FDA神经药理学咨询委员会认同以上观点,并就此开展相关临床药理学和治疗学研究。2000年美国精神疾病诊断和统计手册第4版修订版(The Diagnostic and Statistical Manual of Mental Disorders, Fourth Edition, Text Revision,DSM-Ⅳ-TR)就PMS/PMDD的诊断提出A、B、C、D四项标准。

标准A 过去1年月经周期中,以下11项症状中至少出现5项,其中1项必须为前4项(精神和心理症状)之一。

(1)抑郁、绝望和自卑。

(2)精神紧张、焦虑或沮丧。

(3)情感脆弱、悲伤、哭泣和自闭。

(4)烦躁不安、易怒、易激惹和与人冲突。

(5)生活兴趣降低(对工作、学习、朋友和爱好)。

(6)注意力不集中和记忆减退。

(7)嗜睡、易疲劳和活力降低。

(8)厌食、暴饮、暴食或异食。

(9)嗜睡或失眠。

(10)精神压抑或情绪失控。

(11)躯体症状,包括乳痛、乳胀、头痛、关节肌肉疼痛和体重增加。

标准B 经前期症状严重影响正常社会活动、工作、学习和人际关系。

标准C 临床症状与月经周期密切相关,而非真正的精神病,包括抑郁症、恐惧症、心境恶劣和人格障碍疾病的症状恶化现象。

标准D 标准A、B和C症状必须连续出现2个月经周期以上。

DSM-Ⅳ-TR列出的11项症状中,其中10项为情感和行为症状,仅有1项为躯体症状。因此,PMS/PMDD的诊断侧重于存在严重经前期情绪和功能损害者,而非于月经前期症状恶化的真正精神性疾病。

按照美国国家精神健康学会(National Institute of Mental Health,NIMH)的诊断标准,经前期综合征症状,月经前5天应较月经后5天症状严重30%。按照美国精神病学协会(American Psychiatric Association,APA)的诊断标准,经前期综合征属于经前期焦虑性疾病(prementrual dysphoric disorders,PMDD)。按照临床表现诊断,症状轻微者为经前期综合征(premenstrual syndrome, PMS);临床症状严重,特别是精神症状明显,严重影响正常社会活动、工作、学习和人际关系者为经前期焦虑性疾病(PMDD)。

【鉴别诊断】

1. 进食障碍性疾病(eating disorder) 以饮食节律和习惯异常为特征的疾病,包括暴食(gluttony)和神经性厌食(anorexia nervosa, NA)两种类型,与月经周期无明显关系。

2. 月经性偏头痛(migraine) 为月经期特异性发作的偏头痛,月经后自然消失,无其他精神心理和躯体症状。

3. 月经性癫痫(catamenial epilepsy) 以月经期癫痫发作为特征,无明显精神和神经症状。

4. 焦虑性神经症(anxiety neurosis) 包括广泛性焦虑症和发作性惊恐焦虑性疾病两种类型,临床以惊恐程度与实际情况不符,突发性和反复性发作为特征，与月经周期无明显相关性。

5. *双相情感性障碍*(bipolar affective disorder) 即躁狂-抑郁性精神病(manic-depressive psychosis)，属于情感或心境障碍性疾病，有明显家族史，包括躁狂型、抑郁型、混合型和快速循环型4种临床类型。抑郁症表现为长期忧愁、情绪低落、心境空虚、负罪或无助感、失眠或嗜睡，严重者具有自残和自杀倾向。躁狂症表现为自我自大、失眠、焦躁、情绪亢奋、感情激越，具有攻击性和破坏性行为。

6. *慢性疲劳综合征*(chronic fatigue syndrome) 属于一种亚健康状态，也称为雅痞病，以长期(病程≥6个月)和反复出现的严重疲乏无力、焦虑、忧郁、体质衰弱、食欲减退、慢性发热、头痛、咽喉痛、关节痛和睡眠障碍为临床特征。慢性疲劳综合征与慢性病毒感染，包括伯基特淋巴瘤病毒(Burkitt lymphoma virus)、非洲淋巴瘤病毒(Epstein-Barr virus)和白色念珠菌感染；慢性类单核白细胞增多症、慢性汞中毒、贫血、低血糖、甲状腺功能减退和长期失眠(夜间或超负荷工作)相关。

7. *抑郁症*(depression) 临床表现为忧愁、焦虑、心境恶劣、感情淡漠、注意力不集中、自责、绝望、睡眠障碍和自杀倾向等。DSM-Ⅳ将慢性抑郁症(病程≥2年)分为4型：慢性重型抑郁症、心境恶劣(轻型抑郁症)、双重抑郁症(两次重型抑郁症发作间歇期呈现心境恶劣状态)和重型抑郁症缓解不全(重型抑郁症发作持续2周后呈现持续性心境恶劣状态)。

8. *心境恶劣障碍*(dysthymic disorder) 为情感障碍性疾病，以长期情绪低落、心境恶劣、抑郁、自闭、焦虑、疲乏无力、体质衰弱、睡眠障碍和自杀倾向为特征。

9. *人格障碍*(personality disorder) 包括严重人格缺陷和病态人格，是一种严重偏离正常人格范畴的心理障碍性疾病。广义人格障碍包括反社会型、偏执型、分裂型、情感型、暴发型、强迫型、癔症型、衰弱型、幼稚型及纵火癖、偷窃癖、说谎癖等类型。

10. *惊恐障碍*(panic disorder) 为急性焦虑性疾病，以反复惊恐发作、精神紧张、震颤、心悸、出汗、烦躁不安等自主神经症状，伴有强烈恐惧、窒息、绝望和濒死感。

11. *心身性疾病*(psychosomatic disorder) 临床表现为躯体症状与体征不对称现象，即体格检查所见难以解释其症状严重程度和病程变化，包括未分化型、转换型、疑病型、疼痛型和变异型躯体障碍。

【治疗】 经前期综合征治疗包括改善生活方式和饮食习惯、激素、药物和非药物治疗。

1. *改善生活方式和饮食习惯* 包括保持健康和稳定心理心态，规律生活节律，注意劳逸结合和充足睡眠。适度有氧体育锻炼通过增加内源性β-内啡肽生成而改善经前期抑郁症。改善饮食习惯，包括规律进餐、少量多餐、低脂肪、低盐、低糖、素食、高纤维素和全谷物饮食可减轻和缓解经前期症状。

2. *激素疗法*

(1)雌激素(口服、雌二醇皮贴和皮下植入剂)：通过抑制卵巢功能而改善经前期症状，不良反应包括体重增加、乳房不适、恶心、头痛、皮肤色素沉着等。然而，长期单一雌激素治疗可引起子宫内膜增生和子宫内膜癌，因此应于月经后半期补充分泌化剂量孕激素以防止子宫内膜增生和癌变。

(2)孕激素：包括甲羟孕酮和二氢孕酮的治疗效果存在争议。孕激素治疗不良反应包括腹痛、恶心、呕吐、头痛、外阴瘙痒、头晕、嗜睡、阴道分泌物增多。曼月乐(Mirena)为含有左炔诺孕酮的宫内节育系统(LNG-IUS)，尚未被临床研究证实具有防治经前期综合征作用。

(3)联合型口服避孕药：包括优思明

(Yasmin)、敏定偶(Minulet)、美欣乐(Mercilon)和多相型口服避孕药(Triquilar、Tricilest、Femilar、Qlaira/Klaira)均可缓解和改善经前期症状。

(4)GnRHa:通过抑制下丘脑-垂体-卵巢轴功能而治疗经前期综合征,但长期治疗有诱发低雌激素血症和骨质疏松症之虞,因此应附加性激素反向添加治疗。

(5)抗催乳素:高催乳素血症妇女溴隐亭(Bromocriptine)和卡麦角林(Cabergoline)可改善经前期乳痛症。

3. 药物疗法

(1)抗焦虑、抗抑郁和抗惊厥药:选择性5-羟色胺再吸收抑制药(SSRIs)是治疗PMDD最有效的药物,包括氟西汀(Fluoxetine)、舍曲林(Sertraline)和控释性帕罗西汀(Paroxetine)已被美国FDA批准临床应用,全周期和黄体期治疗效果相似,作用显著而不良反应轻微。循证医学资料显示,所有的SSRIs,包括氟西汀、帕罗西汀、舍曲林、氟伏沙明(Fluvoxamine)、西酞普兰(Citalopram)和氯米帕明(Clomipramine)均可有效地改善经前期症状,但停药后戒断症状发生率较高。

临床观察表明,氟西汀降低经前期紧张、易激惹和烦躁不安方面作用显著,20～60 mg/d,连续治疗6个月明显改善心境和情绪症状53%,不良反应与剂量相关。氟西汀改善躯体症状作用微弱,常见不良反应包括恶心、头痛、体重增加、皮疹、疲乏无力、失眠、焦虑、神经过敏和嗜睡。长期治疗可引起性功能障碍,包括性欲降低、无性高潮,发生率为17%。

舍曲林有效改善经前期心境恶劣和烦躁不安,黄体期服用可有效改善行为异常和躯体症状。黄体期控释性帕罗西汀(controlled-release Paroxetine)治疗PMDD的剂量为12.5～25 mg/d,耐受性良好。加拿大4个医学中心的临床观察显示,黄体期给予帕罗西汀20 mg/d明显降低PMDD易激惹和情绪不稳症状。

双相抗抑郁药物奈法唑酮(Nefazodone)全周期治疗可改善经前期症状,而文拉法辛(Venlafaxine)从治疗第一个周期即呈现良好作用。依他普仑(Escitalopram)无论黄体期或出现症状时服用均呈现良好作用。然而,荟萃分析表明,SSRIs药物连续性治疗优于间断性治疗,不同药物的作用也无显著性差异。

抗焦虑药丁螺环酮(Buspirone)全周期或黄体期服用可有效改善PMS和PMDD症状,不良反应包括恶心、头痛、神经过敏和头晕眼花。阿普唑仑(Alprazolam)作用不稳定,疗效与剂量和不良反应相关。非5-羟色胺类抗抑郁药物马普替林(Maprotiline)、安非他酮(Bupropion)和锂盐治疗PMDD无效。

需要强调指出的是,SSRIs治疗PMDD的适应证不包括服用联合型口服避孕药(COC)和年龄≤18岁少女。然而,许多成年妇女和青春期少女服用SSRIs、COC或同时服用以上两种药物,但未发现明显不良反应,但少女服用SSRIs治疗PMDD的安全性有待深入研究。为此,2004年美国FDA通知,应加强应用SSRIs治疗PMDD安全性检测,因长期治疗有诱发自杀倾向风险。脑电图观测发现,PMDD患者存在神经电生理学异常放电和损伤,而新型抗癫痫药物左乙拉西坦(Levetiracetam)具有强大抗放电作用可有效治疗PMDD。

(2)非甾体抗炎药(NSAIDs):甲芬那酸(Mefenamic acid)和萘普生(Naproxen)均可改善经前期头痛和乳痛症,不良反应包括恶心、呕吐、上腹疼痛、胃肠道出血和皮疹。

(3)利尿药:螺内酯显著改善经前期水肿和乳痛症,但长期治疗可引起高血钾症。美托拉宗(Metolazone,甲苯喹唑磺胺)也有良好作用,不良反应包括恶心、头晕、心悸和过度利尿等。

(4)β 受体拮抗药：阿替洛尔(Atenolol)和普萘洛尔(Propranolol)显著改善经前期腹痛症状。

4．食品添加剂和植物药

(1)维生素：维生素 B_6 50～100mg/d，可改善经前期神经症状，但大剂量(≥500mg/d)长期应用可引起手足疼痛和麻木等神经损伤症状。核黄素、烟酸、叶酸、L-酪氨酸、维生素 C 和生物黄酮也有助于改善经前期症状。

(2)钙和镁：钙剂(600～1000mg/d)可改善经前期腹胀、疼痛、情绪和食欲。黄体期补充镁制剂 200mg/d 可改善钠水潴留症状，但大剂量可引起镁中毒。月见草油(Evening primrose oil)含有丰富人体必需脂肪酸 γ-亚麻酸，但治疗作用微弱。

(3)植物药：某些中草药制剂可不同程度地缓解 PMS/PMDD 症状，包括当归、西伯利亚人参、白头翁、红莓叶、圣-约翰草、贯叶连翘、海螵蛸、苦蓟、美国缬草、野生山药、圣洁莓萃取物(牡荆属羊荆子)和姜茶。

5．非药物疗法

(1)针灸疗法：针灸可不同程度地改善经前期症状，但受方法学限制难以推广。

(2)松弛疗法：包括瑜伽和顺势疗法，通过降低患者精神紧张和应激反应而缓解经前期症状，但松弛疗法效果不稳定并存在个体差异性。

(3)光线疗法：全光谱荧光灯照射，通过改善内源性 5-羟色胺功能而缓解经前期症状，如明亮光线照射显著降低抑郁症状和经前期紧张指数，而暗光照射无效。

(4)睡眠剥夺疗法：通过调整睡眠节律改善患者的经前期抑郁性失眠和恐惧。睡眠剥夺疗法(sleep deprivation therapy)包括完全睡眠剥夺(整夜不睡眠)、部分睡眠剥夺(特异性减少某些睡眠时相，减少总睡眠时间)和选择性睡眠剥夺(减少一个或多个睡眠时相，尽可能不影响总睡眠时间)。临床研究发现，早夜间睡眠剥夺和晚夜间睡眠剥夺均显著降低抑郁症状。然而，临床实践中睡眠剥夺治疗难以操作，特别是要取得患者的理解和配合。

(5)认知行为疗法：认知功能障碍是受事物负面或极端思维影响而引起的错误认识和行为。认知行为治疗(cognitive-behavioral therapy，CBT)目的是通过分析病人思维活动和行为特征，制定矫正错误认知和行为的方法和策略。

(李 强)

参考文献

Busse JW，Montori VM，Krasnik C，et al. 2009. Psychological intervention for premenstrual syndrome：a meta-analysis of randomized controlled trials. Psychother Psychosom，78(1)：6-15.

Freeman EW，Rickels K，Sondheimer SJ，et al. 2004. Continuous or intermittent dosing with sertraline for patients with severe premenstrual syndrome or premenstrual dysphoric disorder. Am J Psychiatry，161(2)：343-351.

Freeman EW，Sondheimer SJ，Sammel MD，et al. 2005. A preliminary study of luteal phase versus symptom-onset dosing with escitalopram for premenstrual dysphoric disorder. J Clin Psychiatry，66：769-773.

Issa BA，Yussuf AD，Olatinwo AW，et al. 2010. Premenstrual dysphoric disorder among medical students of a Nigerian university. Ann Afr Med，9(3)：118-122.

Kayatekin ZE，Sabo AN，Halbreich U. 2008. Levetiracetam for treatment of premenstrual dysphoric disorder：a pilot，open-label study. Arch Womens Ment Health，11(3)：207-211.

Kim SY，Park HJ，Lee H，et al. 2011. Acupuncture for premenstrual syndrome：a systematic review and meta-analysis of randomised controlled trials. BJOG,118(8):899-915.

Krasnik C, Montori VM, Guyatt GH, et al. 2005. The effect of bright light therapy on depression associated with premenstrual dysphoric disorder. Am J Obstet Gynecol,193(3 Pt 1):658-661.

Lustyk MK, Gerrish WG, Shaver S, et al. 2009. Cognitive-behavioral therapy for premenstrual syndrome and premenstrual dysphoric disorder: a systematic review. Arch Womens Ment Health,12(2):85-96.

Nagata C, Hirokawa K, Shimizu N, et al. 2004. Soy, fat and other dietary factors in relation to premenstrual symptoms in Japanse women. BJOG, 111(6):594-599.

Shah NR, Jones JB, Aperi J, et al. 2008. Selective serotonin reuptake inhibitors for premenstrual syndrome and premenstrual dysphoric disorder: a meta-analysis. Obstet Gynecol, 111(5): 1175-1182.

Speroff L, Fritz MA. 2005. Clinical gynecologicendocrinology and infertility. 7th ed. Philadelphia: Lppincott Williams & Wlkins:187-232,531-546.

Steiner M, Hirschberg AL, Bergeron R, et al. 2005. Luteal phase dosing with paroxetine controlled release (CR) in the treatment of premenstrual dysphoric disorder. Am J Obstet Gynecol, 193:352-360.

Steiner M, Ravindran AV, LeMelledo JM, et al. 2008. Luteal phase administration of paroxetine for the treatment of premenstrual dysphoric disorder: a randomized, double-blind, placebo-controlled trial in Canadian women. J Clin Psychiatry,69(6):991-998.

Tschudin S, Bertea PC, Zemp E. 2010. Prevalence and predictors of premenstrual syndrome and premenstrual dysphoric disorder in a population-based sample. Arch Womens Ment Health,13(6):485-494.

Wyatt KM, Dimmock PW, Ismail KM, et al. 2004. The effectiveness of GnRHa with and without "add-back" therapy in treating premenstrual syndrome: a meta analysis. BJOG,111(6):585-593.

第23章　子宫内膜异位症

第一节　概　　述

子宫内膜异位症(endometriosis)是子宫内膜腺体和间质组织在子宫腔以外组织器官(盆、腹腔和全身各部位)内慢性侵袭性生长的异质性疾病。近几年来,有关子宫内膜干/祖细胞(endometrial stem/ progenitor cell)和骨髓干细胞(bone marrow stem cell, BMSC)实验和临床研究,加深了人们对子宫内膜异位症发生的认识,提出了干细胞起源学说,认为子宫内膜干/祖细胞和骨髓干细胞异常增生是引起子宫内膜增生性疾病、子宫内膜异位症、子宫腺肌病和子宫内膜癌的重要机制。

子宫内膜异位症虽为良性疾病,但具有良性肿瘤生物学特性和向恶性肿瘤转化的恶性变倾向,因无论卵巢内抑或卵巢外子宫内膜异位症,特别是卵巢不典型子宫内膜异位症(ovarian atypical endometriosis, OAEM)为癌前病变,易转化为子宫内膜异位症相关卵巢癌(endometriosis-associated ovarian carcinoma, EAOC),包括卵巢透明细胞癌、子宫内膜样腺癌、子宫间质肉瘤、腺肉瘤、腺棘癌、浆液性腺癌、黏液性腺癌、苗勒管瘤和非霍奇金淋巴瘤等,因此加强子宫内膜异位症临床防治研究具有重要意义。

【发病特点】　近10年来,子宫内膜异位症发病率逐年升高。育龄妇女发病率为7%~10%,发病高峰年龄组为30~45岁,城市妇女多于农村妇女;知识妇女多于劳动妇女。腹腔镜手术子宫内膜异位症发现率为15%~53%。妇科手术时发现率为2.2%~52.9%。不孕妇女中发病率为25%~40%。原因不明性不孕妇女中发病率为70%~80%。慢性腹痛妇女中发病率为33%~52%。15~44岁和45~64岁妇女急腹症中,子宫内膜异位症分别占7.3%~9.3%和3.1%~6.9%。子宫内膜异位症占妇科住院病人的13.5%。

【发病机制】

1. *子宫内膜干细胞学说*　子宫内膜异位症是一种由多基因、多因素(遗传、免疫、炎症、内分泌、代谢、损伤和环境毒素等)引起的全身性疾病。近半个世纪以来,许多学者从不同的层面和角度进行了子宫内膜异位症基础和临床研究,发表了数以万计的研究论文,提出了众多的子宫内膜异位症发生学说。然而,目前所有的学说均不能科学、全面和准确地揭示和阐明子宫内膜异位症病因和发病机制,因此仍需要进行深入细致的研究。

近几年来,基于人类干细胞(human stem cell)和子宫内膜干/祖细胞的实验和临床研究进展,学者们提出关于子宫内膜异位症的子宫内膜干细胞学说,认为子宫内膜干/祖细胞和骨髓干细胞异常增生是引起子宫内膜增生性疾病、子宫内膜异位症、子宫腺肌病和子宫内膜癌的重要机制,也是子宫内膜异位症学术研究的最新和最重要进展,并为通过调控子宫内膜干细胞功能治疗子宫内膜异位症提供实验和理论依据。

人类子宫内膜干/祖细胞，包括上皮干细胞（epithelial stem cell）和间充质干细胞（mesenchymal stem cell，MSC），是存在于子宫内膜基底层内原始未分化、无特异性形态和标志物的祖细胞。上皮干细胞存在于功能层子宫内膜腺体基底部与子宫肌层交界处，而间质干细胞分布于子宫内膜基底层微小血管周围。子宫内膜干细胞具有高度自我更新、增生和组织重塑功能，是维持子宫内膜组织静态平衡和周期性再生的细胞生物学基础。

子宫内膜干细胞有两个来源：①残留胎儿干细胞（remnant fetal stem cell），即胚胎干细胞（embryonic stem cell），其在胚胎发育过程中残留于成人子宫内膜内，是具有分化为子宫内膜潜能的细胞；②血液骨髓干细胞（bone marrow stem cells，BMSC），属于成体干细胞，为胚后细胞谱系，包括造血干细胞（haemopoietic stem cell，HSC）、间充质干细胞和内皮祖细胞（endothelial progenitor），均属于血液中骨髓衍生细胞（bone marrow-derived cell），也具有分化为多种细胞系的潜能。

人类子宫内膜干细胞属于成体干细胞，存在于不同组织和胚胎胚层组织界面干细胞龛或干细胞池内，通过非对称性分裂生成相同子代干细胞（daughter cell）或祖细胞（progenitor cell），或通过对称性分裂生成过渡型扩增细胞［transient amplifying（TA）cell］，后者属于干细胞和终末期分化细胞之间的细胞群，增生活性有限，不能进行自我更新，但可通过多次细胞分裂和扩增而生成大量具有特异性标志物的终末分化细胞。子宫内膜干细胞的分化、增生和迁徙功能受基因、基因组、龛细胞、性激素、细胞生长因子和环境因素的调控。研究证实，存在于人类子宫内膜中的上皮细胞、间质细胞和间充质干细胞构成支持子宫内膜腺体和表面上皮的主要间质组织。

人类骨髓干细胞通过血流进入子宫或损伤组织后可转化为子宫内膜细胞和平滑肌细胞。临床观察发现，接受单抗原 HLA 错配骨髓移植妇女的子宫内膜腺体和间质中出现细胞嵌合现象，现象发生率为 0.2%～52%，而接受性别错配骨髓移植妇女的子宫内膜中出现男性基因型细胞，均表明骨髓干细胞具有转化为子宫内膜的潜能。

细胞基因芯片分析表明，子宫内膜异位症妇女异位内膜组织基因和性激素受体（ER 和 PR）表达模式不同于健康妇女（非子宫内膜异位症）的原位内膜组织；异位内膜组织的存在可以改变原位内膜组织基因表达模式，甚至改变原位子宫内膜功能。换言之，异位内膜细胞类似于原位子宫内膜祖细胞，其细胞生物学和生物化学特性不同于健康妇女原位子宫内膜，包括细胞结构、增生活性、免疫学、黏附分子、蛋白酶及其抑制因子、类固醇激素及其受体、细胞因子、基因、基因组和蛋白生成活性等方面。

人类子宫内膜腺体为单克隆性，即起源于单一干/祖细胞。异位子宫内膜也为单克隆性，起源于子宫内膜干/祖细胞或分化较为成熟的过渡型扩增细胞。研究发现，异位内膜组织中上皮钙黏素阴性（E-cadherin^{-}）、神经钙黏素阳性（N-cadherin^{+}）和肿瘤抑制基因 PTEN 基因缺失或突变的腺体上皮细胞异常增生既可引起子宫内膜异位症，也易于恶性变转化为透明细胞癌和子宫内膜癌。

根据以上原理，子宫内膜异位症干细胞和骨髓干细胞起源学说可从不同的层面诠释现有的许多子宫内膜异位症学说。如经血逆流学说的实质是月经期随子宫内膜功能层脱落的基底层内子宫内膜干细胞沿输卵管逆流进入腹腔、黏附、种植和侵袭性生长引起子宫内膜异位症，因 6%～10%存在经血逆流现象妇女发生子宫内膜异位症。以上假说也已被异位子宫内膜长期培养具有集落形成活性所证实。

子宫外组织中成体干细胞和骨髓干细胞靶向性作用于子宫和子宫外组织，可在子宫内和子宫外组织中转化为功能性子宫内膜，引起子宫外、盆、腹腔和远处组织器官的子宫内膜异位症，可以解释体腔上皮化生学说。胚胎干细胞，如女性生殖道残留的副中肾管上皮异常增生可引起阴道直肠隔型和深部浸润型子宫内膜异位症。骨髓干细胞沿血液和淋巴循环扩散可引起全身各部位（脑、肺、膀胱、肠道、淋巴结和腹壁）子宫内膜异位症，可以解释淋巴和血液转移学说。

子宫内膜异位症干细胞学说尚不完善，仍有许多问题需要进行深入探讨，包括子宫干细胞向子宫内膜腺体上皮、间质和平滑肌细胞分化的机制；子宫内膜干细胞龛、龛细胞（niche cell）对干细胞再生和分化功能的调控机制；干细胞龛内细胞信号系统对子宫内膜干细胞增生和分化的调控机制；子宫内膜异位症基因、基因组、性激素及其受体、环境因素（如二噁英）对子宫内膜干细胞功能的调控机制；子宫内膜干细胞和骨髓干细胞形成子宫内膜异位症的细胞-分子生物学机制；不同部位和类型子宫内膜异位症的干细胞来源和发生机制；子宫内膜干细胞与子宫内膜增生性疾病和肿瘤（功能失调性子宫出血、子宫内膜异位症、子宫腺肌病、子宫内膜癌和透明细胞癌）的关系。可以预测，随着生命科学、基因组学（genomics）、蛋白组学（proteomics）、细胞-分子生物学和组织病理学的研究进展，子宫内膜异位症干细胞起源学说将会更加系统、完善和缜密，将为通过调控子宫内膜干细胞功能治疗子宫内膜异位症提供实验和理论依据。

2. *其他学说* 包括遗传学说、经血逆流学说、体腔上皮化生学说、血管生成学说、免疫学说、血液和淋巴扩散学说、芳香酶-雌激素-环加氧酶-2-前列腺素学说、瘦素学说和环境毒素（二噁英）暴露等已为大家所熟知，在此不再赘述。

【临床类型】 子宫内膜异位症可发生于各个年龄组妇女和各个组织器官。依异位内膜病灶发生部位、病理类型和严重程度而呈现不同的临床症状和体征。子宫内膜异位症最常见是盆腔内子宫内膜异位症，其次为盆腔外子宫内膜异位症。

一、盆腔子宫内膜异位症

占所有子宫内膜异位症的 5%～65%，其中阴道直肠隔发生率为 65.11%，子宫骶骨韧带为 36.05%，盆腔腹膜为 32.94%，左侧卵巢为 31.77%，右侧卵巢为 31.38%，子宫腺肌病为 42%，膀胱浆膜为 14%，子宫浆膜为 8.69%，右侧输卵管为 5.57%，左侧输卵管为 5.31%，结肠浆膜为 5.18%，阑尾为 4.92%，阴道为 1.16%，宫颈为 0.25%。

【病理类型】

1. *腹膜型子宫内膜异位症*（peritoneal endometriosis，PEM） 位于子宫直肠陷窝、主韧带、骶韧带和子宫后壁腹膜，其次为盆腔脏器的脏腹膜，包括阔韧带、乙状结肠、侧腹壁、膀胱浆膜、输卵管和输尿管浆膜等部位。腹膜异位内膜病灶，依其发生、发展和转归过程，可分为 3 种临床病理类型：①红色病灶为新鲜、出血和活动性异位内膜病灶；②黑-蓝色病灶为发育成熟的异位内膜病灶；③白色-黄棕色病灶为静止和纤维化异位内膜病灶。腹膜型异位内膜病灶可引起盆腔内组织器官（腹膜、膀胱、直肠、腹壁和输卵管）广泛粘连、炎症、渗出和功能异常。

2. *卵巢型子宫内膜异位症*（ovarian endometriosis，OEM） 即卵巢异位内膜瘤（ovarian endometrioma），俗称巧克力样囊肿。原发性或继发性卵巢异位内膜瘤可单侧或双侧生长，依其大小和异位内膜浸润程度分为两型：Ⅰ型和Ⅱ型，见表 23-1。

表 23-1 卵巢型子宫内膜异位症的分型

分 型	主要特点
Ⅰ型	异位内膜囊肿直径≤2cm，囊壁有粘连、层次不清，手术不易剥离
Ⅱ型	
Ⅱa 型	异位内膜累及表浅卵巢皮质，但未累及囊肿壁，常合并功能性囊肿，手术易于剥离
Ⅱb 型	异位内膜累及囊肿壁，与卵巢皮质有清楚界限，手术较易于剥离
Ⅱc 型	异位内膜侵蚀囊肿壁和周围卵巢组织。异位内膜囊肿壁与周围卵巢皮质紧密粘连、纤维化，形成体积较大的多房性囊肿，并与周围盆腔组织和盆侧壁粘连，手术难以剥离

原发性卵巢异位内膜囊肿早期位于卵巢表面，为点状、棕红色出血性小型囊肿，而后逐渐增大并嵌入卵巢被膜上皮和皮质交界处，可为单发、多发或相互融合形成多房、中型或大型囊肿。继发性卵巢异位内膜囊肿多由盆腔子宫内膜异位症转移扩散而来。不典型卵巢异位内膜囊肿属于癌前病变，易于恶性变而转化为卵巢透明细胞癌和子宫内膜样腺癌。

3. 深部浸润型子宫内膜异位症（deep-infiltrating endometriosis，DIEM） 指异位内膜病灶间质浸润深度≥5mm 者，多发生于子宫骶骨韧带、子宫直肠窝、输尿管周围、阴道穹窿和阴道直肠隔等部位，引起深部盆腔痛、痛经、排便痛和性交困难。

阴道直肠隔型子宫内膜异位症（vagino-rectum diaphragm endometriosis）包括两种类型：①假性阴道直肠隔型，即阴道直肠隔无解剖学异常，而阴道直肠陷窝完全被异位内膜病灶所封闭者；②真性阴道直肠隔型，即异位内膜病灶位于腹膜外阴道直肠隔内，而子宫直肠窝无明显解剖异常者。同时存在以上 2 种或所有 3 种类型子宫内膜异位症者，称为混合型子宫内膜异位症（mixed endometriosis）。

【临床表现】

1. 盆腔痛 表现为深部盆腔痛（deep inside pain）、痛经（dysmenorrhea）、性交困难（dyspareunia）和排便痛（dyschezia or defecation pain），即所谓 4-D 征。深部盆腔痛位于腰骶部和肛门周围，呈里急后重感，月经期和性交后加重。痛经发生率为 46.9%。性交困难多见于阴道直肠隔型和子宫粘连性后屈（后倾）妇女。深部浸润型，特别是异位内膜浸润至直肠和乙状结肠浆膜肌层可引起排便痛、围月经期便血，甚至肠道狭窄和梗阻。

2. 月经失调 表现为月经频发、周期缩短、经期延长、月经过多、月经间期出血和月经前后不规则性出血，且出血与排卵和黄体功能异常相关。

3. 不孕和自然流产 盆腔子宫内膜异位症妇女不孕症发生率为 6%～15%。不孕妇女子宫内膜异位症发生率为 30%～45%，高于健康育龄妇女 7～10 倍。原因不明性不孕妇女子宫内膜异位症发生率为 70%～80%。子宫内膜异位症引起女性不孕和流产的机制与无排卵、黄体功能不全、黄素化未破裂卵泡综合征（LUFS）、高催乳素血症盆腔粘连、输卵管梗阻、盆腹腔生殖免疫功能失调、胚胎发育异常和早期流产等因素相关。

4. 盆腔包块和泌尿生殖道畸形 卵巢型和直肠阴道隔型子宫内膜异位症，妇科检查可触及附件区和子宫直肠窝内大小不等的触痛性结节和盆、腹腔包块。腹膜型子宫内膜异位症可引起输卵管伞端周围粘连和积水。青春期少女子宫内膜异位症存在泌尿生殖道畸形的概率为 11%～40%，包括无孔处女膜、先天性无阴道、阴道膈肌、双子宫等。

【诊断】【鉴别诊断】　同"二、盆腔外子宫内膜异位症。"

二、盆腔外子宫内膜异位症

盆腔外子宫内膜异位症占所有子宫内膜异位症 5%～38%，其中小肠发生率为 0.2%，大网膜为 0.6%，乙状结肠为 0.8%，腹股沟为 0.8%，脐部为 0.8%，肺和胸膜为 5.1%，下泌尿道为 1.0%，腹部和会阴切口为 0.25%。盆腔外子宫内膜异位症的临床表现与发生部位和严重程度相关。

(一)肺部子宫内膜异位症

肺部子宫内膜异位症(pulmonary endometriosis)表现为经期血胸、气胸和咯血，多合并存在严重盆腔子宫内膜异位症。肺部子宫内膜异位症包括胸膜型和肺实质型两种。胸膜型子宫内膜异位症多为年轻妇女，表现为月经期胸痛、咯血、呼吸困难和胸腔积液，其中右侧胸腔积液发生率高达 93%。肺实质型子宫内膜异位症多见于年长妇女，有盆腔手术史，临床表现与胸膜型相似，但较少出现胸腔积液。

肺部子宫内膜异位症妇女中，部分患者存在先天性膈肌缺陷或穿孔，即子宫内膜异位症由膈肌缺陷直接扩散而来。有胸腔手术病史妇女，术后易于发生胸部子宫内膜异位症。肺部子宫内膜异位症中，右肺占 93%～95%，其与肺部解剖结构和体液引流相关。肺部子宫内膜异位症以药物治疗为主，出现血胸或气胸应手术治疗。复发性肺部子宫内膜异位症或不能排除肺癌者应行肺叶切除术。

(二)肠道子宫内膜异位症

小肠、结肠、阑尾、肛门和大网膜子宫内膜异位症约占全部子宫内膜异位症的 12%，其中 72.4%发生于结肠和肛门周围。肠道子宫内膜异位症可引起月经期血便、腹痛、腹腔包块和肠梗阻。胃肠道纤维内镜检查和组织病理学有助于诊断。根据病灶部位、范围和症状，采用药物或手术治疗。

(三)泌尿道型子宫内膜异位症

肾脏、膀胱、输尿管和尿道子宫内膜异位症约占全部子宫内膜异位症的 16%，侵犯输尿管者占 1.5%。膀胱子宫内膜异位症可为浆膜、肌层和膀胱黏膜浸润，引起血尿、尿频和尿痛。输尿管子宫内膜异位症多由卵巢和盆腔子宫内膜异位症侵蚀而来，临床表现为月经周期相关的腹痛、尿痛、血尿、输尿管狭窄、梗阻和肾盂积水。肾脏子宫内膜异位症罕见，临床表现为周期性腰背痛和血尿。膀胱浸润多见于膀胱顶部，而较少侵犯膀胱三角区。盆腔和输尿管周围子宫内膜异位症可引起输尿管狭窄、痉挛性腹痛、梗阻处输尿管上段和肾盂积水，月经前期发热、间歇性脓尿和血尿症。泌尿道子宫内膜异位症可采用药物或手术治疗。盆腔子宫内膜异位症累及膀胱和引起输尿管梗阻者应手术治疗，包括膀胱部分切除、输尿管膀胱内移植、端-端吻合和尿路改道手术等。

其他部位的子宫内膜异位症(other endometriosis, OTEM)罕见，包括脑部、脑膜、腹部和会阴部手术瘢痕、前庭大腺、尿道、脐部、胰腺和四肢等部位的子宫内膜异位症，均较为罕见。

【诊断】

1. *病史*　详细询问家族史、个人发育史、月经史(初潮年龄、月经周期和伴随症状)、婚育史、计划生育和妇产科手术史、院外诊断和治疗情况。计划生育史应详细了解流产、引产、放置宫内节育器和服用口服避孕药的情况。

2. *妇科检查*　盆、腹腔子宫内膜异位症，妇科检查的阳性体征如下。

(1)阴道壁、宫颈和后穹窿紫蓝色异位内膜结节。

(2)阴道后穹窿、子宫直肠陷窝和子宫后

壁触痛性异位内膜结节和包块。

(3)子宫粘连愈合性后屈(后倾)、子宫后壁粗糙与直肠粘连固定。

(4)三合诊检查,直肠阴道隔增厚,子宫直肠陷窝异位内膜结节和增厚缩短的双侧骶、主韧带紧密粘连。

(5)附件区或子宫直肠陷窝内包块,表面粗糙、被膜较厚、中等张力、压痛或触痛、与周围组织紧密粘连。

(6)盆腔异位结节和包块有触痛而无腹水者多为子宫内膜异位症,无触痛而合并腹水者多为盆腔肿瘤。

(7)有妇产科手术史者应注意检查阴道顶端、腹壁和会阴切口有无紫蓝色异位内膜结节。有子宫、卵巢肿瘤手术史,出现周期性腹痛和保留卵巢增大者应注意排除巧克力样囊肿和肿瘤。

3. 实验室检查

(1)CA125:正常值(血液)≤35U/ml。CA125是一种细胞膜糖蛋白,血清浓度与疾病严重程度和恶性变相关。子宫内膜异位症妇女CA125浓度多为100～200U/ml,如≥200U/ml应注意排除肿瘤。子宫内膜异位症腹水CA125浓度明显高于血液,以CA125≥2500U/ml为临界值(cut-off value)诊断子宫内膜异位症的敏感性为83%,特异性为64%。

(2)抗子宫内膜抗体(EMAb):存在于子宫内膜异位症妇女血液、宫颈黏液和阴道分泌物中,诊断子宫内膜异位症的敏感性和特异性分别为56%～75%和90%～100%,可作为诊断和评价治疗预后的参考指标。

(3)芳香酶检测:异位内膜组织芳香酶检测诊断子宫内膜异位症的敏感性为82%,特异性为59%,阳性预测值为76%,阴性预测值为67%。结合病理检查敏感性为84%,特异性为72%,阳性预测值为87%,阴性预测值仍为67%(Dheenadayalu,2002)。

4. 影像学检查

(1)阴道超声诊断盆腔子宫内膜异位症的准确性和敏感性高于腹部超声。彩色多普勒超声检查有助于鉴别盆腔和卵巢子宫内膜异位症和肿瘤。

(2)子宫输卵管造影、盆腔血管造影、静脉肾盂造影有助于诊断卵巢和盆腔子宫内膜异位症和不孕症。

(3)CT、MRI、PET-CT有助于鉴别子宫内膜异位症与盆腔肿瘤。

5. 组织病理学检查 异位病灶组织内子宫内膜腺体和间质细胞浸润为诊断子宫内膜异位症的病理标准,发现含铁血黄素(hemosiderin-laden)巨噬细胞为月经周期反应性指标。卵巢异位内膜组织结构包括:①子宫内膜上皮;②腺体和类腺体结构;③间质;④出血现象;⑤镜下可见大量含铁血黄素的巨噬细胞和炎性细胞浸润。异位内膜组织可分为高分化型、未分化型、混合型和不典型,其中未分化型和不典型子宫内膜异位症具有深部浸润和恶性变倾向,分化良好型内分泌治疗反应较好。

6. 腹腔镜临床分期 以1985年修订的美国生育协会腹腔镜评分法(R-AFS)进行子宫内膜异位症诊断和临床分期。腹腔镜检查以所见异位内膜病灶部位、大小(直径)数量、浸润深度和粘连程度,计算得分和进行临床分期,见表23-2。

腹腔镜检查将子宫内膜异位症分为Ⅰ～Ⅳ期。诊断标准如下。Ⅰ期(微型):1～5分;Ⅱ期(轻度):6～15分;Ⅲ期(中度):16～40分;Ⅳ期(重度):≥41分;输卵管完全阻塞:16分。

表 23-2　子宫内膜异位症腹腔镜评分标准(R-AFS,1985)

病灶大小			<1cm	1～3cm	>3cm	得分
腹膜	表浅		1	2	4	
	深在		2	4	6	
卵巢	右侧	表浅	1	2	4	
		深在	4	16	20	
	左侧	表浅	1	2	4	
		深在	4	16	20	
粘连程度			<1/3	1/3～2/3	>2/3	得分
卵巢	右侧	膜状	1	2	4	
		致密	4	8	16	
	左侧	膜状	1	2	4	
		致密	4	8	16	
输卵管	右侧	膜状	1	2	4	
		致密	4*	8*	16	
	左侧	膜状	1	2	4	
		致密	4*	8*	16	
子宫陷窝封闭		部分		4		
		完全		40		
总评分						

* 输卵管完全阻塞计 16 分；Ⅰ期：微型 1～5 分；Ⅱ期：轻度 6～15 分；Ⅲ期：中度 16～40 分；Ⅳ期：重度≥41 分。

【鉴别诊断】

1. *卵巢肿瘤*　原发性卵巢癌多见于年长妇女、一侧或双侧生长、肿瘤快速增大、合并胸腹水和恶病质、子宫直肠陷窝非触痛性转移癌结节、CA125 浓度明显升高(血清≥400U/ml,腹水≥2500U/ml),腹水中查到癌细胞。

2. *子宫腺肌病*　是子宫内膜腺体和间质侵入子宫内膜基底层≥ 2.5mm,在子宫肌层内侵蚀性生长的疾病,临床表现为进行性加重的痛经、月经过多、流产、不孕,多见于年长妇女,发病高峰年龄为 35～50 岁。妇科检查时,子宫呈均匀一致性增大,韧、压痛。血清 CA125 正常。

3. *子宫肌瘤*　来源于子宫平滑肌或纤维肌的良性肿瘤,临床症状与肿瘤生长部位相关,表现为月经失调、月经过多、痛经、不孕和局部压迫症状。妇科检查子宫明显增大,可触及多个大小不等的肌核。超声检查可见肌层内多个大小不等的肌核,回声增强。血清 CA125 正常。

4. *盆腔结核*　有明显的结核感染史、低热、消瘦、体重减轻、结核菌素试验阳性、血沉增快、胸部摄片有结核病灶。临床表现为月经稀少、闭经、不孕。腹膜结核表现为腹腔包裹性积液和弥散性粟粒状结节。子宫输卵管造影子宫腔变形、输卵管梗阻或输卵管腹膜瘘,病变组织查到结核结节可明确诊断。

5. *盆腔炎*　盆腔炎有明显全身和局部感染史(流产、引产、诊刮、剖宫产和放取宫内节育器)。妇科检查,子宫粘连后屈、活动受限,一侧或双侧炎症性包块、粘连、压痛。血液检查白细胞明显升高。慢性盆腔炎,特别是输卵管卵巢囊肿应与卵巢巧克力样囊肿鉴别。

6. *直肠癌*　直肠癌浸润至子宫和卵巢酷似子宫内膜异位症,可引起脓血便、体重减轻和恶病质,但无月经变化,也无明显痛经。

直肠和乙状结肠镜可见明显肠壁癌灶，组织病理学检查可明确诊断。

7. 膀胱肿瘤　膀胱肿瘤可引起无痛性血尿、耻骨上疼痛等膀胱刺激症状，其与月经周期无关，也无痛经、月经失调、盆腔、子宫直肠陷窝异位内膜病灶和触痛结节。膀胱镜检查和活检可明确诊断。

8. 陈旧性宫外孕　有原发或继发性不孕和短期停经史，腹痛和不规则性阴道出血，妊娠试验阳性，血和尿液中 hCG 升高，盆腔存在回声不均质的囊实性包块，后穹穿刺检查可抽出血性或血性浆液性液体。

第二节　治疗措施

子宫内膜异位症的治疗战略是卵巢抑制，目的是去除和缩小病灶；控制症状和减少复发；治疗不孕和防治恶性变。治疗方法包括激素和药物治疗、腹腔镜手术、手术和辅助生育。

一、激素和药物治疗

(一)GnRHa

1. 药理学　GnRHa 为 9 肽、具有生物活性高、半衰期长、抗内肽酶和多途径给药等优点。制剂包括布舍瑞林(Buserelin)、亮丙瑞林(Leuprolide，Enantone，抑那通)、那法瑞林(Nafarelin)、戈舍瑞林(Goserelin，Zoladex，诺雷德)等。可静脉、皮下、肌内或鼻腔内喷雾给药，是治疗子宫内膜异位症第一线药物。

2. 作用机制　①下调 GnRH 受体功能，抑制 GnRH-GnH 脉冲性释放。②垂体脱敏(desensitization)作用，降低垂体对 GnRH 敏感性；抑制 Gn 糖基化、促进失活；快速引起低雌激素血症，呈现药物性卵巢切除作用。③直接抑制异位内膜生长、核分裂活性；促进血管萎缩和退化；降低局部炎症反应和缩小病灶体积。④降低血清 NO_2/NO_3 比值，稳定 NO 代谢。

3. 剂量和方法

(1)常规剂量治疗：即按照 GnRHa 标准治疗剂量，于月经周期第 1 天(卵泡早期)或 21～23d(黄体期)开始治疗。短效 GnRHa 治疗 2～3 个月后，高效和长效 GnRHa(布舍瑞林或亮丙瑞林)注药后 7d，血浆雌二醇降至≤30pg/ml 绝经后妇女水平。长期治疗需附加性激素反向添加治疗。

临床治疗子宫内膜异位症的 GnRHa 包括：①戈舍瑞林(Goserelin)3.6mg 皮下注射，每 4 周 1 次；或 10.8 mg，肌内注射，每 3 个月 1 次；②长效亮丙瑞林(Leuprolide depot)3.75mg，肌内注射，每 4 周 1 次，或 11.25mg，肌内注射，每 3 个月 1 次；③那法瑞林(Nafarelin)200mg，鼻腔喷雾，每日 2 次。

(2)减量治疗(draw-back therapy)：即采用 1/2 标准剂量治疗，维持血清雌激素浓度≥30pg/ml，以避免低雌激素不良反应和骨丢失。长期治疗不需要附加性激素反向添加治疗。

4. 临床疗效　戈舍瑞林治愈率为 46.3%～58.2%。亮丙瑞林治疗有效率为 82.6%，主、客观缓解率分别为 84.7%～92.1%和 77.5%～82.4%，停药后妊娠率为 27%。布舍瑞林(Buserelin)治疗有效率为 66.6%。那法瑞林治疗有效率为 100%，病灶完全消退率为 71.4%，卵巢巧克力样囊肿缩小率为 28.5%。

(二)GnRH 拮抗药

西曲瑞克(Cetrorelix)3mg，皮下注射，每周 1 次。短效和长效阿巴瑞克(Abarelix-depot-M，Abarelix-depot-F)已开始进行Ⅲ期临床试验。口服型，非肽类 GnRH 拮抗药，包括 Elagolix 和 5-磺胺苯并咪唑(Benzimidazole-5-sulfonamides）也已试用于治疗子宫内膜异位症。

（三）性激素反向添加治疗

性激素反向添加治疗是在 GnRHa 或 GnRHant 治疗子宫内膜异位症和子宫腺肌病时，依据“雌激素窗口剂量理论”，补充适当剂量的外源性雌激素，维持血浆雌激素浓度在 110～146pmol/L，该浓度既不引起异位子宫内膜和乳腺增生，又能预防低雌激素不良反应（潮热、夜汗、阴道干涩、骨丢失和性功能减退），也不影响 GnRHa 的疗效。性激素反向添加治疗可根据病人对 GnRHa 的反应性和低雌激素症状的严重程度，按照个体化原则，于 GnRHa 治疗伊始或第 2～3 个月开始，治疗期间应观测症状变化和检测血浆雌激素浓度，以适当调整性激素治疗剂量。

美国 FDA（2011）批准的 GnRHa-反向添加治疗药物，包括醋酸炔诺酮 5mg/d、维生素 D 800U/d 和钙剂 1.25gm/d。国内子宫内膜异位症诊断和治疗规范（2007）提出的 GnRHa 反向添加治疗药物包括：①雌、孕激素连续联合治疗，如芬吗通（Femoston Conti）、安今益（Angeliq）和倍美罗（Premelle Lite）；②组织选择性雌激素活性调节药-替勃龙（Tibolone）1.25～2.5mg/d，口服。

其他 GnRHa-反向添加治疗药物包括：①小剂量雌激素，包括戊酸雌二醇（补佳乐）0.5～1mg/d；结合型雌激素倍美力（Premarin）0.3～0.45mg/d；17β-雌二醇（17β-estradiol）0.5～1mg/d；微粒化雌二醇（Micronized Estradiol，Estrace）0.5～1mg/ d。②植物性雌激素，包括异黄酮（Isoflavone）和紫草素（Shikonin）。③非雌激素性植物药，如黑升麻制剂（莉芙敏，Remifemin）和圣-约翰草（St. John Wort）胶囊。④生物同质激素（bioidential hormone）。

（四）联合型口服避孕药

含低雌激素剂量的联合型口服避孕药（COC）包括：①妈富隆（Marvelon）；②敏定偶（Minulet）；③优思明（Yasmin）；④美欣乐（Mercilon）。COC 治疗 6～12 个周期后的妊娠率为 25%～50%。停药后第 1 年后复发率为 17%～18%，痛经缓解率为 60%～95%，异位病灶吸收率为 63%。

（五）合成孕激素

1. 醋酸炔诺酮（Norethindrone acetate） 5 mg，每天 1 次。

2. 醋酸甲羟孕酮（MPA） 30mg/d，口服，6 个月；而后 100mg，肌内注射，每 2 周 1 次，2 个月；而后 200mg，肌内注射，每个月 1 次，4 个月。

3. 长效甲羟孕酮（Depo-subQ Provera 104） 104 mg/0.65ml，皮下注射，每 3 个月 1 次。

4. 地诺孕素（Dienogest） 2mg，每天 1 次，连续治疗 6～12 个月。

5. 去氧孕烯（Desogestrel） 75μg/d，连续治疗 6～12 个月。

6. 地屈孕酮（Dydrogesterone，Duphastone，达芙通） 20～30mg/d，连续治疗 6～12 个月。

（六）依托孕烯皮下埋置剂

依托孕烯皮下埋置剂（Etonogestrel-releasing implant；Implanon，Uniplant）是含有 68mg 依托孕烯单管、埋置型避孕药械。于月经第 5 天前埋置于前臂内侧皮下组织内。依托孕烯（3-酮-去氧孕烯，3-keto-desogestrel）为高选择性孕激素，具有强烈抑制排卵作用。Implanon 置入后 8h 依托孕烯释放量为 60μg/d，而后持续释放量为 30μg/d，完全抑制排卵作用可持续 3 年，具有良好顺应性、有效性和安全性。

（七）左炔诺孕酮宫内缓释系统

曼月乐（Mirena，LNG-IUS，Levonova）是左炔诺孕酮宫内释放系统（levonorgestrel-releasing intrauterine system），兼有避孕和治疗妇科内分泌疾病作用。曼月乐置入宫腔后每天释放左炔诺孕酮 20μg（5 年后释放量减少至 10μg/d)，1 周后血浆浓度达到 150～200pg/ml(0.4～0.6nmol/L)，高于口服联合型避孕药、单一孕激素和左炔诺孕酮埋置剂(Norplant)引起的血浆孕激素浓度。一次放置有效期为 5 年。

左炔诺孕酮为炔诺孕酮的消旋体，药理活性分别高于炔诺孕酮和炔诺酮 1 倍和 100 倍。左炔诺孕酮对子宫内膜呈现孕激素作用，长期治疗可引起子宫内膜腺体萎缩、分泌功能不良和间质蜕膜化。左炔诺孕酮也具有微弱雄激素活性和蛋白同化作用。放置曼月乐后，子宫内膜和邻近组织内左炔诺孕酮浓度明显高于血浆浓度，如曼月乐(30μg/d)引起的子宫内膜浓度可达 808 ng/g，可显著抑制子宫内膜增生和减少月经量。

临床观察表明，曼月乐置入后 4～6 个月，子宫内膜变薄、腺体萎缩和间质蜕膜化。曼月乐置入后 1 年，月经期缩短、出血量减少，闭经率为 15%～20%，而后闭经率可达 30%～40%。曼月乐置入后 2 年月经量减少 98%，置入 5 年和 7 年后血红蛋白分别增加为 16g/L 和 14.4g/L 而改善贫血。曼月乐治疗Ⅲ～Ⅳ期子宫内膜异位症的作用类似于 GnRHa，可缓解子宫内膜异位症引起的月经过多、痛经和盆腔痛。

二、手术治疗

1. 腹腔镜手术

(1)诊断性腹腔镜：用于子宫内膜异位症的诊断、鉴别诊断和确定临床分期。

(2)治疗性腹腔镜：腹腔镜手术包括盆腔粘连分离术、病灶清除、巧克力样囊肿切除、腹膜修复、骶前神经切除，输卵管复通和助孕技术等。腹腔镜手术后客观缓解率为 72%，妊娠率为 38%，相当于药物和姑息性手术疗效。腹腔镜手术治愈率Ⅰ、Ⅱ、Ⅲ、Ⅳ期分别为 75%、63%、50%和 42%。腹腔镜卵巢巧克力样囊肿切除后优势卵泡减少 53%。

2. 姑息性手术　适用于治疗轻型、年轻、欲保留生育功能的妇女。姑息性手术包括异位病灶清除、盆腔粘连分离、骶前神经切除、巧克力样囊肿切除和辅助生育技术等。

3. 半根治性手术　适用于治疗已生育、卵巢早衰、年长(≥40 岁)、药物治疗无效和复发病例、合并子宫腺肌病、子宫肌瘤和卵巢巧克力样囊肿者。手术范围包括全子宫切除和盆腔病灶清除术，保留卵巢组织。半根治性手术复发率高于根治性手术 6 倍。

4. 根治性手术　适用于治疗年长、重症、药物治疗无效或复发者、合并子宫腺肌病、子宫肌瘤和卵巢肿瘤、不要求生育者。手术范围包括全子宫加双侧附件切除、盆腔异位内膜病灶清除术和解除输尿管和肠梗阻。根治手术后复发率为 15%，手术后可给予性激素治疗。

三、辅助生育

辅助生育技术(assisted reproductive techniques，ART)是治疗子宫内膜异位症性不孕的重要方法，第一线治疗是体外受精＋胚胎移植(in vitro fertilization and embryos tansfer，IVF/ET)，其次为控制性卵巢高刺激和宫腔内人工授精(COH-IUI)和单精子卵泡浆内注射(ICSI)等。

采用 IVF/ET 治疗，子宫内膜异位症性不孕 2731 例治疗周期与输卵管性不孕 104 118 例治疗周期观察发现，两组的体外受精率、胚胎移植数量和周期妊娠率两组无明显差异，妊娠率分别为 54.8%和 55.1%，胚胎植入率分别为 28%和 29.8%。治疗 3 个周期的 IVF-ET 累计妊娠率为 73%，第 1～3 个周期的妊娠率分别为 47%、27%和 33%，周期妊娠率明显高于 COH-IUI。以前 COH-IUI 失败者并不影响以后 IVF-ET 疗效。

子宫内膜异位症性不孕 COH-IUI 治疗的周期妊娠率为 11%、IVF/ET 为 47%、COH-IUI/IVF-ET 为 44%。治疗 6 个周期累计妊娠率 COH-IUI 为 41%，第 1～6 个周期的妊娠率分别为 15%、12%、8%、7%、7% 和 0。因此认为，重症和年长妇女应首选 IVF-ET 辅助生育，如采用 COH-IUI 治疗则不宜超过 3 个治疗周期。

第三节　不典型子宫内膜异位症恶性变

【发病特点】　不典型子宫内膜异位症(atypical endometriosis，AEM)指异位子宫内膜腺体上皮不典型和异型性变，表现为腺体上皮细胞多形性、细胞核增大和核分层、核深染或淡染、核浆比例增高、中/重度异型性、核异常分裂和腺上皮细胞异常增生，形成假复层、簇状或乳突瘤状增生和砂粒体等病理变化。不典型子宫内膜异位症是子宫内膜异位症恶性变的早期细胞病理变化，可以发生于卵巢内或卵巢外子宫内膜异位症，其中卵巢不典型子宫内膜异位症是多种妇科恶性肿瘤，特别是卵巢子宫内膜样腺癌和透明细胞癌的癌前病变。

卵巢不典型子宫内膜异位症(OAEM)发生率为 12%～35%，恶变率为 3.2%～10.8%。国内报道，AEM 总发生率为 4.38%，其中 84%位于卵巢内，极少数位于输卵管、宫颈和子宫浆膜。卵巢异位内膜囊肿 AEM 发生率为 6.81%，恶变率为 93%。Bedaiwy 报道，卵巢异位内膜囊肿 AEM 发生率为 0.3%。Sainz 报道，OAEM 发生率为 1.2%。Yoshikawa 荟萃分析(15 篇文献)发现，不同类型卵巢癌合并 AEM 概率为透明细胞癌（39.2%）＞子宫内膜样癌(21.2%)＞浆液性癌(3.3%)＞黏液性癌(3.0%)。日本报道，透明细胞癌合并 AEM 概率为 15%～20%，高于西方国家 7%～8%，而子宫内膜样腺癌合并 AEM 概率为 7%～16%，低于西方国家 18%～26%。

子宫内膜异位症总恶变率为 10.8%，其中卵巢子宫内膜异位症恶变率为 5%，明显高于卵巢无子宫内膜异位症者(1%)。卵巢内外同时存在子宫内膜异位症发生恶性变者多为透明细胞腺癌和腺肉瘤，少数为卵巢浆液性囊腺癌或黏液性囊腺癌。

【生物特性】　子宫内膜异位症是由多基因、环境、免疫、血管生成、内分泌和代谢因素引起的异质性疾病，是一种奇特的疾病。子宫内膜异位症虽为良性疾病，但其细胞生物学、组织病理和临床表现却类似于肿瘤，因为无论卵巢内抑或卵巢外子宫内膜异位症，特别是卵巢不典型子宫内膜异位症(囊肿)均具有潜在恶性变倾向，易于转化为妇科恶性肿瘤(透明细胞癌和子宫内膜样腺癌)。因此，加强不典型子宫内膜异位症细胞分子生物学、组织病理和临床防治研究具有重要意义。

1. 子宫内膜异位症与恶性肿瘤生物学相似性　早在 1925 年，Sampson 就指出子宫内膜异位症具有恶性肿瘤生物学特性。对照 Hanahan & Weinberg 提出的肿瘤特征(Hallmarks of cancer)，子宫内膜异位症同样具有明显的肿瘤细胞生物学和生物化学特征，表现在以下几个方面。

(1)细胞受自身生长信号系统的调节：子宫内膜异位症为雌激素依赖性疾病，其发生发展直接受雌激素及其相关信号系统的调节。

①异位内膜芳香酶(aromatase cytochrome P450)活性明显增强，引起病灶局部雌激素生成增加。由于异位内膜缺乏 17β-羟基类固醇脱氢酶-Ⅱ型活性，不能将高活性雌二醇转化为低活性雌酮，因此引起异位内膜病灶局部高雌激素内环境。异位内膜组织对雌激素刺激呈现高敏反应，活跃型红色病灶中 ER-α 表达明显高于无活性黑色和白色病灶，雌激素通过受体机制促进异位内膜细胞

增生和病灶的形成。雌激素受体(ER)和孕激素受体(PR)遗传多态性增加发生子宫内膜异位症的易感性。

②药物代谢酶活性异常,包括CYP1A1、CYP19和GSTM1的遗传多态性增加子宫内膜异位症、卵巢子宫内膜样癌和透明细胞癌发生率,其与二噁英诱发的雌激素生长信号系统活性增强相关。血清中二噁英浓度增加的妇女子宫内膜异位症发生率高于健康妇女2倍。异位内膜组织中ER或通过间接地增强CYP1A1活性,或直接通过二噁英芳香烃受体增强芳香酶活性,进一步引起雌激素生成增加。

③细胞生长因子TGF-α和IGF-1促进子宫内膜异位症和卵巢癌的发生。IGF-1信号系统是促进细胞周期性增生、恶性变和肿瘤种植的重要因素。严重子宫内膜异位症妇女血浆IGF-1明显升高,而异位内膜局部病灶内IGF-1浓度降低。

(2)异位内膜对细胞增殖抑制性信号不敏感性:细胞分裂活性依赖于细胞周期蛋白(cyclin D1)的调节,后者与周期蛋白依赖性激酶(cyclin-dependent kinases,CDK)结合后促进细胞进入DNA合成期(S phase)和开始细胞分裂活动。CDK活性增强是引起肿瘤的重要机制。在细胞水平,活跃型和静止型异位内膜病灶内呈现不同的CDK抑制性蛋白p27Kip1蛋白的表达。卵巢异位内膜囊肿p21表达类似于卵巢良性和恶性肿瘤。在组织水平,异位内膜组织通过增强抑制性PR-A表达和抑制增强性PR-B表达而呈现对孕激素抗细胞增生作用的抵抗现象。

(3)抗细胞凋亡作用增强:子宫内膜异位症抗细胞凋亡活性增强,表现为:①Bcl-2表达增强而BAX表达降低;②成活素(survivin)和基质金属蛋白酶活性增强;③腹水中可溶性Fas配基(FasL)和IL-8增加,后者通过增强FasL表达而引起T淋巴细胞凋亡,使异位内膜组织逃逸免疫介导的细胞死亡;④种系性和获得性p53基因失活性突变降低细胞凋亡活性。

(4)细胞复制活性增强:细胞复制(增殖)周期中,端粒(染色体顶端重复性DNA序列)进行性缩短,最后引起细胞衰老或死亡。端粒酶具有预防端粒缩短和细胞衰老作用。雌激素和孕激素促进,而他莫昔芬(Tamoxifen)和野生型(正常)p53抑制乳腺癌和子宫内膜癌细胞端粒酶活性,即雌激素依赖性肿瘤对端粒酶控制机制存在易感性,但目前尚无有关子宫内膜异位症端粒酶活性的研究。

(5)持续性血管生成:异位内膜病灶的形成和生长依赖于病理性异常血管生成、细胞免疫功能抑制的内环境。遗传传递性和环境因素诱导性(二噁英暴露)引起的血管生成活性增强和免疫功能异常促进逆流进入腹腔内子宫内膜异位黏附、种植和病灶的形成。炎性血管生成模型也证实,子宫内膜异位症形成过程存在血管生成活性增强现象,而细胞黏附分子CAM-1、IL-6和IL-10基因启动子多态性促进子宫内膜异位症生成。

2. 子宫内膜异位症与恶性肿瘤病理学相似性

(1)组织病理学(histopathology):子宫内膜异位症类似于恶性肿瘤,具有细胞不典型性、黏附性、侵袭性和转移性特征,即具有从非不典型→不典型→恶性肿瘤转化的倾向。

(2)形态计量术(morphometry):轻度AEM腺体上皮细胞核DNA仍为二倍体,而重度AEM细胞DAN为非整倍体核型。

(3)卵巢恶性肿瘤直接起源于卵巢子宫内膜异位症:约60%的EAOC附近存在子宫内膜异位症病灶或直接起源于卵巢子宫内膜异位症,40%起源于卵巢外和远处子宫内膜异位症。EAOC中,卵巢内以透明细胞癌和子宫内膜样癌最常见,卵巢外以透明细胞腺癌和腺肉瘤(adenosarcoma)为常见。卵巢子宫内膜异位症恶性变率为0.7%～1.6%,平均时间为8年。

(4)卵巢内外的子宫内膜异位症均增加发生卵巢癌风险性：子宫内膜异位症妇女卵巢癌发生率高于健康妇女 4.2 倍。EAOC 中 40%～55%为透明细胞癌，20%～40%为子宫内膜样腺癌，10%为浆液性或黏液性腺癌，其组成比不同于 FIGO(1998)统计资料，后者以上皮性卵巢癌为主，其中 55%为浆液性癌、13%为黏液性癌，而透明细胞癌和子宫内膜样腺癌仅占 14%和 6%。

(5)子宫内膜异位症同时增加子宫内膜癌和卵巢癌危险性：子宫内膜癌和卵巢癌同时发生与子宫内膜异位症相关，其中 30%以上病人存在卵巢子宫内膜异位症。

(6)子宫内膜异位症相关卵巢癌(EAOC)临床病理和预后不同于非子宫内膜异位症相关卵巢癌(NEAOC)：EAOC 多为早期、分化和预后较好的子宫内膜样腺癌和透明细胞癌。

(7)子宫内膜异位症增加发生卵巢外肿瘤的风险性：临床观察发现，80%盆、腹腔内恶性肿瘤与 EAOC 相关，20%与卵巢外子宫内膜异位症相关。子宫内膜异位症也增加发生乳腺癌和非霍奇金淋巴瘤的风险。

(8)组织侵袭和转移性：子宫内膜异位症局部侵蚀性生长与基质金属蛋白酶(MMP)，特别是 MMP-2 和 MMP-9 活性增强相关。MMP 降解基底膜和周围间质，是引起异位内膜周围组织破坏和侵袭性生长的重要机制。细胞黏附信号相关的整合素、β-连环蛋白、上皮钙黏素和胎盘钙黏素(P-cadherin)去调节功能降低与子宫内膜异位症发生相关。研究发现，细胞角蛋白阳性和上皮钙黏素阴性异位内膜细胞具有转移性癌细胞侵袭性生长特征。

3. 子宫内膜异位症与肿瘤分子生物学相似性

(1)基因组不稳定性(genomic instability)：子宫内膜异位症如同肿瘤一样，遗传学异常变化可发生于不同的层面，包括单核苷酸、DNA 特异性片段(微卫星，microsatellites)、整个基因、染色体元件或整个染色体。遗传学变化也可发生于基因内或表遗传学水平，后者表现为启动子过度甲基化引起的基因沉默现象。肿瘤基因组不稳定性表现为 6 个方面，即癌基因活性增强、抑癌基因失活性突变、DNA 错配修复酶功能异常(微卫星不稳定性)、有丝分裂纺锤体装配关卡基因失活、细胞端粒功能异常和超甲基化，但子宫内膜异位症基因组不稳定性仅表现在以下三个方面：①癌基因活性增强(gain in oncogenic activity)；②肿瘤抑制基因(TGS)完全性(等位基因两个拷贝)或单一性(一个拷贝)失活；③DNA 错配修复酶功能异常，即微卫星不稳定性，表现为染色体 8q 增大和 8q24 癌基因 c-myc 位点基因组不稳定性。

(2)子宫内膜异位症体细胞获得性基因突变类似于肿瘤，引起突变细胞克隆性扩增现象：以下遗传学异常变化提示子宫内膜异位症属于癌前病变。

①单克隆性(monoclonality)：多数肿瘤为单克隆性来源，子宫内膜异位症也为单克隆起源。

②比较性基因组杂交(Comparative genomic hybridisation，CGH)研究：发现异位内膜细胞系(FbEM-1)染色体 1、2、3、5、6p、7、16、17q、20、21q 和 22q 呈现过度表达，拷贝数量增加，而染色体 5p、6q、9q、11p、12、13q、18 和 X 呈现低密度表达，拷贝数量减少。异位内膜组织存在 1p、22q 和染色体 X-DNA 拷贝减少，而染色体 6p 和 17q 拷贝数目增加现象。CGH 观察发现，染色体 8 基因组不平衡现象与启动子宫内膜异位症向卵巢子宫内膜样癌转化相关。1q、8q 和 13q 和 10p 的丢失和 p53 突变与子宫内膜异位症恶性变相关。

③荧光原位杂交(FISH)研究：发现晚期和重度异位内膜病灶存在染色体 17 单体性(monosomy)和 TP53 (17p13.1)位点丢失现象，即体细胞获得性突变现象，而其增大的

17q 存在原癌基因 HER-2/neu 扩增现象。

④杂合性丢失(Loss of heterozygosity, LOH)研究:发现 LOH 多发生于异位内膜病灶及其衍生细胞系染色体 5q、6q、9p、10q、11q、22q、p16 (Ink4)、半乳糖-1-磷酸尿苷酸转移酶(galactose-1-phosphate uridyltransferase)、p53 和载脂蛋白(apolipoprotein All)基因。重要的是,卵巢癌附近存在子宫内膜异位症或起源于子宫内膜异位症的卵巢癌均存在遗传性杂合性丢失现象,其为子宫内膜异位症向恶性肿瘤转化的遗传变异现象。

子宫内膜异位症 LOD 发生率为 28%,包括 9p (18%)、11q (18%)和 22q (15%),伴有肿瘤抑制基因 PTEN /MMAC 突变。卵巢异位内膜囊肿为单克隆性,细胞多为 DNA 非整倍体性。卵巢 AEM 的 LOH 多发生于 6q (60.0%)和 10q (40.0%),但未发现体细胞 PTEN 突变,提示 AEM 与卵巢子宫内膜样腺癌和透明细胞癌相关。卵巢子宫内膜样腺癌 LOH 发生率为 43%,PTEN 基因突变率为 21%。

⑤过度甲基化(Hypermethylation, MSI)研究:发现异位内膜组织同时存在 hMLH1 (其基因产物属于 DAN 错配修复通路元件)过度甲基化和 hMLH1 蛋白丢失现象,发生率为 8.6%。子宫内膜异位症恶性变时,hMLH1 和 p16(ink4a) (p16)基因启动子区过度甲基化、hMLH1 和 PTEN 表达降低,而 c-erbB-2 表达增强。

⑥体细胞肿瘤抑制基因突变(Somatic mutations in TSG)研究:PTEN 为肿瘤抑制基因,体细胞 PTEN 突变发生率,卵巢子宫内膜样癌(EAOC 和散发性)和卵巢异位内膜囊肿均为 20%,提示 PTEN 失活性突变是子宫内膜异位症恶性变的早期征象,子宫内膜异位症 PTEN 蛋白表达降低率为 15%。

⑦种系性肿瘤抑制基因突变(Germline mutations in TSGs)研究:子宫内膜异位症恶性变与种系性和体细胞获得性 p53 基因失活性突变相关。

⑧子宫内膜异位症相关卵巢癌起源于子宫内膜异位症:起源于子宫内膜异位症 EAOC 子宫内膜样腺癌 p53 和 c-erB-2 肿瘤蛋白表达率高于无子宫内膜异位症的卵巢子宫内膜样腺癌,表明两组肿瘤具有不同分子通路,属于不同肿瘤亚型,具有不同的预后。以 p53 过度表达诊断不典型子宫内膜异位症和卵巢癌的敏感性和特异性分别为 87%和 92%。

【发病机制】　子宫内膜异位症恶性变是一个复杂的细胞-分子生物学过程,与遗传性种系多基因低外显率等位基因多态性、体细胞获得性基因突变、环境因素(二噁英暴露)、内分泌因素(性激素)和早期肿瘤组织病理变化密切相关。子宫内膜异位症恶性变机制,见图 23-1。

概言之,子宫内膜异位症恶变机制存在两种假说:①异位内膜种植直接转化或间接通过不典型子宫内膜异位症过程而转化为恶性肿瘤;②子宫内膜异位症和卵巢癌存在相同的癌前机制和(或)易感因子,即在细胞-分子生物学水平存在癌变倾向,而遗传易感性、内分泌、免疫学、异常血管生成、环境毒素(二噁英)等因素共同促进子宫内膜异位症从非不典型→不典型→恶性肿瘤转化。

【肿瘤类型】　不典型子宫内膜异位症可发生于卵巢内或卵巢外,由其引起的恶性肿瘤主要发生于卵巢内,占 70%～85%,卵巢外占 15%～20%。起源于 AEM 的肿瘤可为良性、交界性或恶性肿瘤。恶性肿瘤中最常见的为卵巢子宫内膜样癌和透明细胞癌,少见的为腺棘癌、腺肉瘤、浆液性囊腺癌、黏液性囊腺癌和恶性苗勒管瘤。临床观察发现,60%～80%子宫内膜异位症相关卵巢癌与卵巢 AEM 相关,其中 25%由卵巢 AEM 直接转化而来。

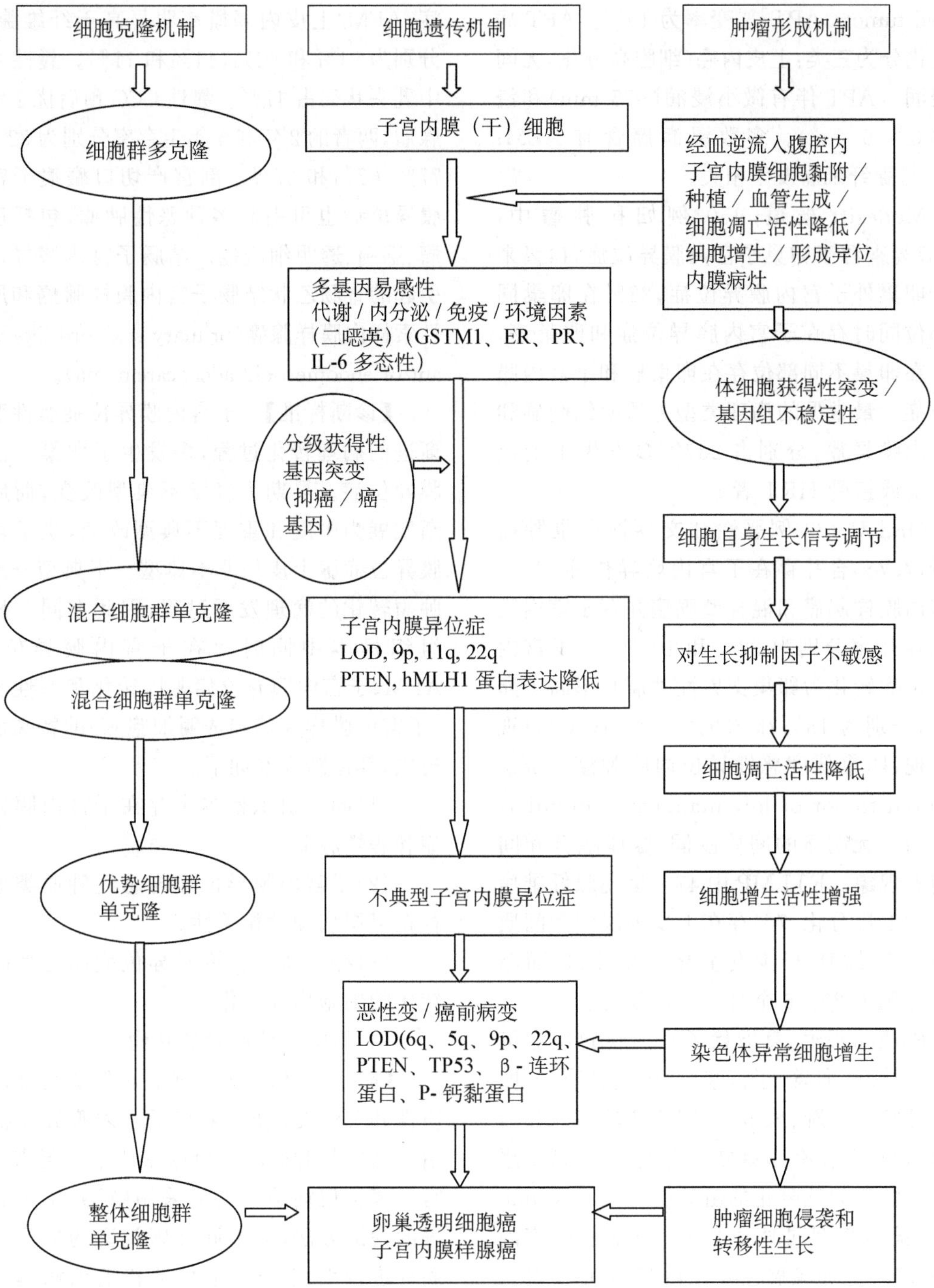

图 23-1　子宫内膜异位症恶性变机制

卵巢不典型增生(交界性)异位内膜样肿瘤[atypical proliferative (borderline) endometrioid tumors,APT]恶变率为19%。APT病理变化分为三类:上皮内癌(细胞高分化,无间质浸润),APT伴有微小浸润(<5 mm)和浸润癌(> 5 mm)。多数浸润癌含有AEM;APT与腺纤维瘤发生相关。

Modesitt报道,150例妇科肿瘤中,16.67%来源于卵巢子宫内膜异位症,14%来源于卵巢外子宫内膜异位症,22%在卵巢同一部位同时存在子宫内膜异位症和卵巢癌,24%在卵巢不同部位存在卵巢癌和子宫内膜异位症。最常见的病理类型为透明细胞癌和子宫内膜样癌,分别占23%,多发生于绝经后妇女或接受HRT者。

Oral对183例恶性和交界性卵巢肿瘤分析,7.7%合并存在子宫内膜异位症,其中子宫内膜样腺癌和混合型腺癌并存子宫内膜异位症几率分别为22%和10.8%。子宫内膜异位症转化为卵巢交界性肿瘤几率高于卵巢癌,分别为13%和6.9%。Roth(2003)观察发现,卵巢低度恶性异位内膜肿瘤(endometrioid tumor of low malignant potential,ETLMP)无明显的间质浸润、腺体融合和间质消失现象。ETLMP中47%呈现腺纤维瘤和鳞状上皮分化,7%存在上皮内浸润和间质浸润。ETLMP很少发生复发和转移,而高分化腺癌中20%6个月后出现复发。

Parker报道,息肉状子宫内膜异位症可发生于结肠、卵巢、子宫浆膜、阴道黏液、输卵管、大网膜、膀胱、尿道旁、阴道旁软组织和后腹膜组织,多伴有卵巢异位内膜囊肿,易于恶性变并转化为低分化的苗勒管肿瘤。Kondi-Pafiti报道7例同时发生的卵巢癌和子宫内膜癌,均存在卵巢癌性异位内膜病灶,其中4例为AEM。Lee报道4例AEM引起的苗勒黏液交界性肿瘤[mullerian (endocervical-like) mucinous borderline tumor,MMBT]。

Veras报道,122例透明细胞癌(clear cell carcinoma,CCC)中,囊性和纤维腺瘤型CCC均与AEM相关,囊性CCC并存子宫内膜异位症、AEM/上皮内癌概率明显高于纤维腺瘤,分别为91%和62%、44%和11%。囊性CCC中乳头状瘤占47%。囊性CCC预后优于纤维腺瘤,两者的2年和5年生存率分别为82%和77%、62%和37%。剖宫产切口瘢痕子宫内膜异位症也可引起多种恶性肿瘤,包括癌肉瘤、腺癌、透明细胞癌。结肠子宫内膜异位症引起的直肠乙状结肠子宫内膜样腺癌和原始性索样内膜样腺癌(primary sex cord-like variant of endometrioid adenocarcinoma)。

【诊断标准】 子宫内膜异位症恶性变是渐进的病理转化过程,多发生于卵巢子宫内膜异位症。早期为轻度不典型改变,而后逐渐发展为中度和重度不典型改变,是子宫内膜异位症腺上皮从非不典型→不典型→恶性肿瘤转化的病理发展过程,因此在同一病理组织标本中同时存在子宫内膜异位症、AEM、子宫内膜异位症恶性转化和恶性肿瘤(子宫内膜样腺癌和透明细胞癌)的特殊病理现象,其诊断标准如下。

(1)同一组织标本中存在子宫内膜异位症和恶性肿瘤。

(2)子宫内膜异位症与恶性肿瘤类型间存在组织病理学相关性。

(3)存在从子宫内膜异位症向恶性肿瘤转化的细胞病理变化。

(4)排除其他原发性肿瘤。

【防治策略】 鉴于子宫内膜异位症的异质性和恶性变倾向,未来子宫内膜异位症防治策略应与肿瘤防治措施密切结合起来。子宫内膜异位症治疗前应采用敏感、实用和准确的检测方法,对不同临床类型的异位内膜病灶进行细胞-分子生物学和组织病理学检查(血清学、子宫内膜和异位内膜组织活检)为制订治疗方案提供实验依据。

子宫内膜异位症治疗必须遵循个体化原则,根据异位内膜病灶特异性信号表达选择不同的治疗方法和药物，即参照肿瘤阶梯性发展特性制定防治策略，充分考虑到子宫内膜异位症异质性、疾病发展不同阶段与临床表现的关系。治疗方法和药物的选择应有针对性和靶向性，避免可能引起的全身性和生殖功能的损伤，有效地保护女性生殖健康和生育功能。子宫内膜异位症恶性变防治策略，见表 23-3。

表 23-3　子宫内膜异位症恶性变防治策略

细胞分子生物学特性	靶向治疗	细胞生物学治疗
细胞自身促生长信号系统	芳香酶抑制药(AI)；SERM(阿唑昔芬，Arzoxifene)、SPRM(曼月乐，Mirena Coil)、GnRH 拮抗药(cetrorelix)	(1)细胞有丝分裂激活蛋白激酶抑制因子 (2)HER-2 受体抑制因子(trastuzumab) (3)IGF-1 受体抑制因子 (4)EGFR 抑制因子(erbitux) (5)GFR 酪氨酸激酶抑制因子(gefitinib) (6)吉法酯转移酶(farneysl transferase)/Bcr-AbI 酪氨酸激酶抑制因子(imatinib mesylate)
细胞对抗增生信号不敏感		蛋白酶体抑制因子(bortezomib)、CDK 抑制因子(flavopiridol)
细胞抗凋亡作用增强	血管他汀基因转染、促凋亡基因(BAX)转染、COX-2 抑制药	(1)COX-2 抑制药(celecoxib)；沙利度胺(Thalidomide)、凋亡诱导因子(依希舒林，Exisulind) (2)免疫治疗：肿瘤疫苗(HER-2 多肽疫苗)、体液因子(胸腺喷丁，Immunokines)、肿瘤坏死因子拮抗药、CA125 单克隆抗体(ovarex)、重组间皮素免疫毒素(recombinant immunotoxin to mesothelin)
细胞复制活性增强		端粒酶修饰剂(telomerase modifiers)
持续性血管生成	抗 VEGF 单克隆抗体(bevacizumab)和 VEGF-R 酪氨酸激酶抑制药	(1)VEGF-R 抑制药(angiozyme) (2)蛋白激酶 C-β 抑制药(LY317615) (3)COX-2 抑制药：沙利度胺(Thalidomide) (4)溶血磷脂酸抑制药
组织侵蚀和转移		(1)抑制和修饰连环蛋白和钙黏蛋白信号系统 (2)选择性 MMP 抑制药
基因组不稳定性		基因治疗：通过腺病毒基因转染或非转(脂质体载体)矫正癌基因/抑癌基因平衡，如用腺病毒 E1A (oppose HE-2/neu oncogene)、腺病毒转染野生型 p53 (restore TSG)、转染自杀基因(HSV thymidine kinase)、反义寡核苷酸(针对原癌/癌基因)和 Tribozymes(阻断癌基因转录)

【研究方向】

1. 异位症基因组谱研究(genomic profiling of endometriosis)　采用高流通量基质阵列比较性基因组杂交实验、单核苷酸多态性微阵列(芯片)分析进行 LOH 检测。

2. 基因转录谱研究(transcriptomic

profiling of endometriosis） 包括正常子宫内膜、子宫内膜异位症妇女原位子宫内膜、异位内膜、子宫内膜癌 CGH、基因微阵列联合检测和 SNP 微阵列分析，均优于单纯性抑癌基因和原癌基因检测。

3. **蛋白组谱研究**（Proteomic profiling of endometriosis） 目的是阐明子宫内膜异位症的异质性，揭示细胞分子信号通路与临床类型（卵巢型、腹膜型和直肠阴道隔型）、非不典型、不典型、恶性变和肿瘤的关系。检测方法包括质谱分析、基质辅助性激光解吸和电离飞行时间测定、表面增强激光解吸和飞行时间测定、蛋白微阵列分析等。

4. **分子生物学重新分类**（molecular reclassification of endometriosis） 以现代基因组学和蛋白组学研究为依据，对子宫内膜异位症细胞-分子生物学、组织病理和恶性变进行重新分类，为科学和正确地进行子宫内膜异位症诊断和治疗提供实验和理论依据。

（李继俊）

参考文献

Akahane T，Sekizawa A，Purwosunu Y，et al. 2007. The role of p53 mutation in the carcinomas arising from endometriosis. Int J Gynecol Pathol，26(3)：345-451.

Akira S，Mine K，Kuwabara Y，et al. 2009. Efficacy of long-term，low-dose gonadotropin-releasing hormone agonist therapy (draw-back therapy) for adenomyosis. Med Sci Monit，15(1)：CR1-4.

Becker CM，D'Amato RJ. 2007. Angiogenesis and antiangiogenic therapy in endometriosis. Microvasc Res，74(2-3)：121-130.

Bedaiwy MA，Hussein MR，Biscotti C，et al. 2009. Pelvic Endometriosis is rarely associated with ovarian borderline tumours，cytologic and architectural atypia：a clinicopathologic study. Pathol Oncol Res，15(1)：81-88.

Castiblanco GA，Pires NY，Wistuba OI，et al. 2006. Pathogenic role of PTEN tumor suppressor gene in ovarian cancer associated to endometriosis. Rev Med Chil，134(3)：271-278.

Cirpan T，Aygul S，Terek MC，et al. 2007. MMAC tumor supressor gene expression in ovarian endometriosis and ovarian adenocarcinoma. Eur J Gynaecol Oncol，28(4)：278-281.

Engel JB，Schally AV. 2007. Drug Insight：clinical use of agonists and antagonists of luteinizing-hormone-releasing hormone. Nat Clin Pract Endocrinol Metab，3(2)：157-167.

Falcone T，Lebovic DI. 2011. Clinical Management of Endometriosis. Obstet Gynecol，118：691-705.

Gargett CE，Chan RW. 2006. Endometrial stem/progenitor cells and proliferative disorders of the endometrium. Minerva Ginecol，58(6)：511-526.

Gargett CE，Chan RWS，Schwab KE. 2008. Hormone and growth factor signaling in endometrial renewal：Role of stem/progenitor cells. Molecular & Cellular Endocrin，288：22-29.

Gargett CE. 2007. Uterine stem cells：What is the evidence? Human Reproduction Update，13(1)：87-101.

Hashimoto K，Kataoka M，Tatsuta M，et al. 2005. Benzimidazole-5-sulfonamides as novel nonpeptide luteinizing hormone releasing hormone (LHRH) antagonists：minimization of mechanism-based CYP3A4 inhibition. Chem Pharm Bull (Tokyo)，53(10)：1314-1317.

Honda H，Barrueto FF，Gogusev J，et al. 2008. Serial analysis of gene expression reveals differential expression between endometriosis and normal endometrium. Possible roles for AXL and SHC1 in the pathogenesis of endometriosis. Reprod Biol Endocrinol，6：59.

Hongling DU，Taylor HS. 2007. Contribution of bone marrow-derived stem cells to endometrium and endometriosis. Stem cells，25：2082-2086.

Kauppila S，Altinörs M，Väre P，et al. 2008. Primary sex cord-like variant of endometrioid adenocarcinoma arising from endometriosis. APMIS, 116 (9): 842-845.

Kondi-Pafiti A, Grapsa D, Liapis A, et al. 2008. Synchronous ovarian and endometrial carcinoma: a strong link to endometriosis? Eur J Gynaecol Oncol, 29(3): 256-259.

Kontoravdis A, Augoulea A, Lambrinoudaki I, et al. 2007. Ovarian endometriosis associated with ovarian cancer and endometrial-endocervical polyps. J Obstet Gynaecol Res, 33(3): 294-298.

Laufer MR. 2008. Current approaches to optimizing the treatment of endometriosis in adolescents. Gynecol Obstet Invest, 66 (Suppl 1): 19-27.

Leng J, Lang J, Guo L, et al. 2006. Carcinosarcoma arising from atypical endometriosis in a cesarean section scar. Int J Gynecol Cancer, 16(1): 432-435.

Li Y, Kataoka M, Tatsuta M, et al. 2005. Benzimidazole derivatives as novel nonpeptide luteinizing hormone-releasing hormone (LHRH) antagonists. Part 2: Benzimidazole-5-sulfonamides. Bioorg Med Chem Lett, 15(3): 805-807.

Matsuzaki S, Canis M, Pouly JL, et al. 2006. Differential expression of genes in eutopic and ectopic endometrium from patients with ovarian endometriosis. Fertil Steril, 86(3): 548-553.

May K, Becker CM. 2008. Endometriosis and angiogenesis. Minerva Ginecol, 60(3): 245-254.

Murk W, Atabekoglu CS, Cakmak H, et al. 2008. Extracellularly signal-regulated kinase activity in the human endometrium: possible roles in the pathogenesis of endometriosis. J Clin Endocrinol Metab, 93(9): 3532-3540.

Nothnick WB, Zhang X. 2009. Future targets in endometriosis treatment: targeting the endometriotic implant. Mini Rev Med Chem, 9(3): 324-328.

Pan XY, Weng ZP, Wang B. 2008. Expression of claudin-4 in eutopic and ectopic endometrium of women with endometriosis. Zhonghua Fu Chan Ke Za Zhi, 43(6): 418-421.

Prowse AH, Manek S, Varma R, et al. 2006. Molecular genetic evidence that endometriosis is a precursor of ovarian cancer. Int J Cancer, 119(3): 556-562.

Sasson IE, Taylor HS. 2008. Stem cells and the pathogenesis of endometriosis. Ann NY Acad Sci, 1127: 106-115.

Schwab KE, Chan RW, Gargett CE. 2005. Putative stem cell activity of human endometrial epithelial & stromal cells during the menstrual cycle. Fertil Steril, 84: 1124-1130.

Speroff L, Fritz MA. 2005. Clinical gynecology endocrinology and infertility. 7th edition. Baltimore: Lippincott Williams & Wilkins: 1103-1134.

Stewart CJ, Leung YC, Mathew R, et al. 2009. Extrauterine adenomyoma with atypical (symplastic) smooth muscle cells: a report of 2 cases. Int J Gynecol Pathol, 28(1): 23-28.

Struthers RS, Nicholls AJ, Grundy J, et al. 2009. Suppression of gonadotropins and estradiol in premenopausal women by oral administration of the nonpeptide gonadotropin-releasing hormone antagonist elagolix. J Clin Endocrinol Metab, 94 (2): 545-551.

Taylor RN, Yu J, Torres PB, et al. 2009. Mechanistic and therapeutic implications of angiogenesis in endometriosis. Reprod Sci, 16(2): 140-146.

Trukhacheva E, Lin Z, Reierstad S, et al. 2009. Estrogen receptor (ER) beta regulates ERalpha expression in stromal cells derived from ovarian endometriosis. J Clin Endocrinol Metab, 94(2): 615-622.

Varma R, Rollason T, Gupta JK, et al. 2004. Endometriosis and the neoplastic process. Reproduction, 127: 293-304.

Viganó P, Somigliana E, Chiodo I, et al. 2006. Molecular mechanisms and biological plausibility underlying the malignant transformation of endometriosis: a critical analysis. Hum Reprod Update, 12 (1): 77-89.

Wu Y, Strawn E, Basir Z, et al. 2006. Genomic alterations in ectopic and eutopic endometria of women with endometriosis. Gynecol. Obstet Invest, 62: 148-159.

第24章　子宫腺肌病

子宫腺肌病(adenomyosis)是具有干细胞特征和胚胎样生长活性的子宫内膜-肌层间结合带原始子宫内膜的原发性疾病。子宫腺肌病表现为异位子宫内膜腺体和间质在子宫肌层内慢性侵蚀性生长和扩散，引起进行性加重的痛经、异常子宫出血、不孕、重复性或习惯性流产等症状，呈现类似肿瘤的良性疾病，是严重危害广大妇女身心健康的疾病。

子宫腺肌病可发生于妇女一生任何时期，从青春期直到绝经期，发病高峰年龄为35～45岁。山东省立医院妇科住院手术病人中子宫腺肌病占10.5%(2001～2003)，北京协和医院为7.8%(1961～1974)。近10年来，子宫腺肌病发病率逐年升高并趋向年轻化。

第一节　病因病理

一、发病机制

1. 遗传学说　子宫腺肌病具有家族性遗传倾向，其中2,3,7,8-四氯二苯二氧芑-p-二噁英(2,3,7,8-Tetrachlorodibenzo-p-dioxin,TCDD)基因是家族性子宫腺肌病(familial adenomyosis)候选基因。子宫腺肌病存在与子宫内膜癌和卵巢癌发病相关的hMLH1和p16(ink4a)(p16)基因启动子区和PTEN基因过度甲基化现象。

2. 子宫内膜干细胞学说　基于人类干细胞和子宫内膜干细胞的研究进展，学者们提出了子宫腺肌病发生的子宫内膜干细胞学说，认为子宫腺肌病是子宫内膜基底层内子宫内膜干/祖细胞和骨髓干细胞(BMC)异常分化和广泛侵入子宫肌层引起的平滑肌异常增生性疾病。

子宫腺肌病中异位内膜腺体和间质细胞可能起源于三组细胞：①胚胎期副中肾管细胞，即残留于子宫内膜中的胎儿上皮、胚胎干细胞和间质干细胞(MSC)；②子宫内膜干细胞，即具有向多细胞系分化潜能的成体干细胞；③血液中骨髓干细胞(BMC)。换言之，子宫腺肌病是由子宫内膜内残留的胚胎干细胞、基底层内子宫内膜干细胞、过渡型扩增细胞和血液中骨髓干细胞异常分化，在子宫肌层内侵蚀性生长的疾病，而非由功能性子宫内膜侵入子宫肌层所引起。值得指出的是，子宫腺肌病的组织病理和临床表现类似于子宫内膜异位症，同样具有某些肿瘤的生物学特征和恶性变倾向，因此子宫腺肌病的发生机制仍有待进一步深入研究。

3. 子宫自我损伤-修复学说　人类子宫体底部正中线子宫底-宫角缝际是胚胎期双侧副中肾管原始肌纤维组织相互融合形成的特殊环状结构，称为子宫蠕动泵。子宫蠕动泵在整个月经周期中始终处于活动状态，是启动子宫慢性蠕动，促进精子进入输卵管，分娩时启动子宫规律收缩的起始部位。

子宫组织损伤和修复学说认为，子宫慢性蠕动和时相性过强蠕动可引起子宫底-宫角缝际处子宫内膜-子宫内膜下单位原始子宫肌层的微小损伤，通过激活子宫组织损伤和修复机制，引起局部雌激素生成增加，进一步引起高强度持续性子宫蠕动和组织损伤，促进疾病的自我发展。

子宫组织损伤和修复反应可引起子宫肌层分子生物学和生物化学特异性变化，表现为子宫肌层局部芳香酶活性增强和雌激素生成增加；局部促炎症细胞因子白介素-1/-8（interleukin-1/-8）激活环加氧酶-2（COX-2）生成过多前列腺素 PGE_2，激活类固醇快速调节蛋白（steroidogenic acute regulatory protein，STAR），后者进一步增强芳香酶活性，生成更多的雌激素，通过 ERα 促进细胞增生和组织修复，如此形成恶性循环（图 24-1）。

随着子宫蠕动活动逐渐增强，子宫肌层损伤部位和范围不断扩大，损伤组织 P450 芳香酶活性增强，生成越来越多的雌激素，以旁分泌方式，通过子宫内膜生成的缩宫素及其受体作用于原始子宫肌层，促进子宫内膜基底层碎片脱落和去鳞状化，形成子宫内膜基底层脱落综合征（syndrome of dislocated basal endometrium，SDBE）。脱落的子宫内膜基底层组织碎片，通过激活的子宫卵巢逆流系统，在子宫蠕动的推动下，通过输卵管进入到腹膜腔种植和生长，形成盆腔子宫内膜异位症（pelvic endometriosis）。

与之同时，子宫蠕动和过强蠕动增加子宫内压和子宫肌肉纤维机械应变力，从子宫正中线向两侧子宫肌层深部延伸，引起肌肉纤维断裂（myometrial dehiscences）和组织间隙形成。被新生子宫内膜挤压的子宫内膜基底层原始子宫内膜组织碎片沿肌肉间隙侵入子宫肌层深部，围绕肌肉纤维和间质分布和增生形成新生子宫内膜异位病灶。如为弥漫性分布，形成子宫腺肌病，如为局灶性病灶则形成子宫腺肌瘤（adenomyoma），如两者同时存在，形成子宫腺肌瘤病（adenomyomatous disease）。

由子宫慢性蠕动引起子宫原始肌层微小损伤诱导的组织损伤和修复现象，最早出现于青春期和生育早期，而在漫长的生育期内，由多种医源性损伤因素（流产、分娩、刮宫、手术、感染和放置节育药械）引起的慢性正常的子宫蠕动或过强收缩，更易于引起子宫肌层损伤，通过激活组织损伤和修复机制而引起子宫内膜异位症和子宫腺肌病。临床观察发现，子宫腺肌病并存子宫内膜异位症的概率为 80.6%，而子宫内膜异位症并存子宫腺肌病概率为 91.1%。

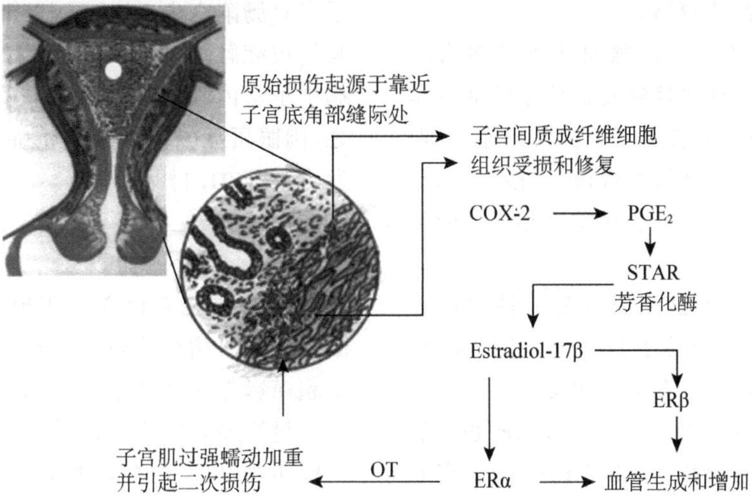

图 24-1　子宫底角部缝际组织损伤和修复机制

摘自 Leyendecker G，Wildt L，Mall G. 2009. Arch Gynecol Obstet，280(4)：529-538.

二、临床病理类型

根据子宫内膜腺体和间质在子宫肌层内侵蚀生长和扩散的形式和范围，子宫腺肌病可分为两种临床病理类型。

1. 子宫腺肌病　子宫腺肌病指子宫内膜腺体和间质在子宫肌层内弥漫性生长和扩散，引起子宫均匀性或对称性增大。依异位内膜腺体和间质侵蚀生长范围可分为4度。

Ⅰ度：异位子宫内膜腺体和间质浸润子宫肌层的内1/3。

Ⅱ度：异位子宫内膜腺体和间质浸润子宫肌层的内2/3。

Ⅲ度：异位子宫内膜腺体和间质浸润全部子宫肌层。

Ⅳ度：异位子宫内膜腺体和间质浸润超出子宫肌层和浆膜层，侵入子宫周围的组织器官，包括膀胱、直肠、输尿管和盆壁。

2. 子宫腺肌瘤　子宫腺肌瘤是指异位子宫内膜腺体和间质在子宫肌层的某一部位局灶性生长形成的子宫腺肌瘤样病变。子宫腺肌瘤可为单发或多发，多合并存在弥漫性子宫腺肌病、子宫肌瘤、盆腔子宫内膜异位症和卵巢巧克力样囊肿。

第二节　诊断和鉴别诊断

一、临床表现

1. 病史　子宫腺肌病可发生于任何年龄组妇女，早至青春期，晚至绝经期妇女，发病高峰期为生育晚期和围绝经期妇女。子宫腺肌病多见年长未婚、未孕、未产和不孕妇女。已婚妇女中多有子宫损伤病史（流产、引产、诊刮、剖宫产、宫腔镜子宫内膜切除、子宫内膜息肉或黏膜下子宫肌瘤切除、宫颈电熨、子宫成形和放置节育器）。

2. 临床症状　子宫腺肌病患者多有原发性痛经或继发性痛经病史。典型的症状是进行性加重的痛经，伴有子宫异常出血、月经过多、不孕、重复性或习惯性流产、性交困难、排便痛、深部盆腔痛、里急后重感和性功能障碍。

3. 恶性变　子宫腺肌病是一种类似肿瘤的良性疾病，即异位子宫内膜腺体和间质在子宫肌层内浸润性生长和扩散，可并存或继发引起子宫内膜腺癌。子宫腺肌病恶性变可形成子宫间质肉瘤、平滑肌肉瘤或子宫肌层内腺癌。重复性或复发性卵巢异位子宫内膜囊肿恶性变多引起卵巢子宫内膜样腺癌。

4. 妇科检查　子宫腺肌病，子宫呈均匀性球形增大，多数如2～3个月妊娠子宫大小，质韧，表面粗糙不平，粘连固定。子宫腺肌瘤多存在于子宫体上部和后壁，表面高低不平，宛如子宫肌瘤，但质地坚韧，边界不清。

子宫腺肌病多数合并存在盆腔子宫内膜异位症和（或）卵巢巧克力样囊肿。妇科检查时，阴道直肠隔增厚，子宫后壁腹膜、阴道后穹窿触及散在大小不一的异位子宫内膜触痛结节。卵巢巧克力样囊肿多位于子宫后方，子宫直肠陷窝内，粘连固定，伴有盆腔子宫内膜异位症触痛结节。妇科手术时，子宫腺肌病中子宫内膜异位症的发生率为80.6%，反之，肉眼可见子宫内膜异位症中子宫腺肌病发生率为91.1%。

二、诊断方法

1. 阴道超声检查　阴道超声检查是诊断子宫腺肌病有效和准确的方法。子宫腺肌病超声影像学特征包括子宫均匀性增大、肌层明显增厚且回声不均质、子宫后壁增厚比前壁明显、肌层内存在大小不等的囊腔、子宫内膜增厚、内膜线粗糙和模糊不清。

阴道超声测量子宫前壁和后壁子宫内膜与子宫肌层结合带直径（diameters of junctional zone,JZ)对子宫腺肌病的诊断具有重要价值。JZ 直径随着妇女年龄增加而不断增厚,其中,年龄＜30 岁妇女 JZ 直径,前壁为(9.20±3.21)mm,后壁为(11.42±4.87)mm;30～35 岁妇女,前壁为(11.31±5.87)mm;后壁为(11.71±5.66)mm;＞35 岁妇女,前壁为(12.43±7.39)mm,后壁为(14.46±7.95)mm。子宫腺肌病妇女中,98% JZ 直径≥6mm,30% JZ 为 6～12mm。JZ≥12mm,为诊断子宫腺肌病的标准。

超声检查,从子宫正中矢状切面或旁正中切面观察,以 JZ≥8mm、≥10mm 和≥12 mm 为标准分析,子宫腺肌病中子宫内膜异位症发生率分别为 75.5%、77 % 和 78 %,反之,子宫腺肌病中存在子宫内膜异位症的概率分别为 92.5 %、79 % 和 59 %。

超声诊断子宫腺肌病的准确率为 84.3%、误诊率为 15.6%。超声诊断的灵敏度为 81%、特异性为 71%、阴性预测值为 90%、阳性预测值为 54%、准确度为 74%。子宫彩色多普勒检查,82%子宫肌层异位内膜病灶内或病灶周围动脉搏动指数(PI)≥1.17,而 84%的子宫肌瘤内或周围动脉的搏动指数(PI)≤1.17,有助于鉴别子宫腺肌病和子宫肌瘤。

比较而言,阴道超声诊断子宫腺肌病优于腹部超声,如阴道和腹部超声诊断子宫腺肌病的灵敏度分别为 65%和 32.5%,特异性分别为 97.5% 和 95%,阳性率分别为 92.8%和 76.4%,阴性率分别为 88.8%和 73.8%,而子宫肌层出现大小不等的异位内膜囊肿是最灵敏和特异性影像学指标。

2. 磁共振检查　磁共振(MRI)是准确地诊断子宫腺肌病的方法。MRI 检查显示,无论弥漫性子宫腺肌病或局灶性子宫腺肌瘤,早期病灶多靠近原始子宫肌层子宫底角部缝际处,而后向子宫前壁和(或)后壁延伸分布,而子宫侧壁少见。所有子宫腺肌病病灶均位于子宫体纵轴正中线肌壁上 2/3 中线区,并向两侧肌层扩展,尾部可进入子宫角部。子宫肌层内异位内膜囊肿发生率为 27.3%,分散分布于子宫前壁、后壁和子宫底部子宫内膜结合带内。

子宫腺肌病病灶分布,子宫体正中部为 93.5%,旁正中部为 69.1%,子宫底部为 49.6%,侧壁为 16.5%,子宫角部为 24.5%。原发性严重痛经妇女中,子宫角部囊性子宫腺肌病发生率约为 80%。畸形子宫也可以发生子宫腺肌病或子宫腺肌瘤,多集中分布于子宫底部和侧角部。

MRI 诊断子宫腺肌病最准确的指标是最大结合带厚度(JZ-max ＞12mm,JZ/肌层厚度比值＞40%,依此诊断子宫腺肌病的灵敏度、特异度、阳性预测值和阴性预测值分别为 77.5%、92.5%、83.8%和 89.2%。

MRI 也有助于鉴别诊断子宫肌瘤和子宫腺肌病。MRI 在 T_2 加权图像中,弥漫性子宫腺肌病呈现低信号内膜肌层连接带(厚 7～37 mm,平均 16 mm),T_2 加权 MRI 评估连接带厚度优于 T_1 加权像。子宫腺肌瘤表现为局灶性低信号圆形或椭圆形包块,直径为 2～7cm(平均 3.8 cm),包块边缘不清晰。所有子宫腺肌瘤均为高信号区。

3. 宫腔镜检查　临床观察发现,月经过多妇女中,宫腔镜子宫肌层活检子宫腺肌病检出率为 43%。月经过多合并痛经妇女,宫腔镜肌层活检子宫腺肌病检出率为 60%。宫腔镜子宫肌层活检为创伤性检查,因此不列为常规诊断方法。

4. 腹腔镜检查　宫腔镜观测子宫形态、外观和子宫肌层穿刺活检,敏感性和阳性率较低。

5. 子宫输卵管碘油造影　子宫腺肌病囊性病灶与宫腔相通时,子宫输卵管碘油造影可见子宫内膜边缘不整齐,毛糙、造影剂进入子宫肌层形成蜂窝状大小不等"龛影",较大的子宫腺肌病微型囊肿病灶可引起子宫腔扩大和变形。

6. 血清CA125测定　子宫腺肌病患者血浆CA_{125}浓度不同程度升高，多数处于100～200U/ml，与疾病严重程度和恶性变相关，异常升高(≥200U/ml)，提示子宫腺肌病恶性变。

三、鉴别诊断

1. 妊娠子宫　多为育龄妇女、有停经史，妊娠试验(+)，子宫增大与停经月份一致。妇科检查子宫均匀一致性增大、柔软。超声检查可见宫腔内妊娠囊、胎儿和胎心搏动。

2. 子宫肌瘤　多见于围绝经期妇女，月经增多和子宫增大。妇科检查，子宫坚硬、有明显的肌瘤结节。超声检查可见子宫肌层内或浆膜下，大小不等的强回肌瘤结节。

3. 子宫肉瘤　多见于年长妇女，原有子宫肌瘤快速生长、增大、引起腹痛、发热和贫血。妇科检查，子宫明显增大、柔软、压痛。超声检查子宫增大，肌层可见回声不均质的肿瘤结节。

4. 盆腔子宫内膜异位症　多见于生育期妇女，临床表现为月经失调、痛经、不孕、重复流产史。妇科检查，阴道后穹窿、直肠阴道隔和子宫直肠陷窝内可触及不规则性触痛结节。子宫活动受限。卵巢增大多为巧克力样囊肿。CA125轻度升高。

5. 卵巢子宫内膜囊肿　即卵巢巧克力样囊肿，为单侧或双侧生长、大小不一，囊壁较厚，囊性或囊实性包块、活动性差，与子宫和盆腔脏器粘连。超声检查囊肿壁较厚，单房或多房性包块，囊腔内可见不均质性强回声光团。CA125轻度升高。

第三节　治疗方法

子宫腺肌病治疗方法，包括药物和激素治疗、曼月乐(LNG-IUS)、手术和介入治疗。

一、药物和激素治疗

1. 联合型口服避孕药　适用于治疗轻型子宫腺肌病。COC通过负反馈作用抑制排卵、减少卵巢雌激素生成、抑制雌激素诱导的前列腺素生成，缓解炎症反应、痛经和异常子宫出血症状，是安全、有效的对症治疗药物，但不能有效促进子宫腺肌病灶的吸收和消退。

需要指出的是，COC长期服用有引起深部静脉栓塞性疾病的风险，特别是年龄≥35岁、吸烟和肥胖(BMI≥35kg/m^2)的妇女，因此应严格掌握适应证和禁忌证，并加强治疗学监测。治疗子宫腺肌病的COC，主要为第三代，由低剂量炔雌醇和高选择性孕激素组成，周期疗法或连续疗法，治疗6个周期。

第三代COC包括：①复方地诺孕素片(Dienogest 2mg ＋ EE 30μg)；②复方诺孕酯片(Norgestimate 250 μg＋EE35μg)；③复方孕二烯酮片(Gestodene 0.750μg＋EE 30μg，敏定偶)；④复方去氧孕烯片(Desogestrel 150μg ＋ EE 20μg，美欣乐)；⑤复方去氧孕烯片(Desogestrel 150μg ＋ EE 30μg，妈富隆)；⑥复方醋氯地孕酮片(Chlormadinone acetate 2mg ＋ EE 30μg)；⑦复方屈螺酮(Drosprienone 3mg ＋EE 30μg，优思明)；⑧复方屈螺酮(Drosprienone 3mg ＋EE 20μg，优思悦)；⑨复方左炔诺孕酮片(LNG 0.15mg ＋EE 30μg)。

2. GnRHa　GnRH激动药为治疗子宫腺肌病有效的药物，适用于治疗存在激素治疗禁忌证、中度或重度子宫腺肌病、近绝经期妇女、不愿手术治疗和希望保留子宫生育力的妇女。GnRHa通过下调垂体GnRH受体功能，抑制促性腺激素分泌，快速引起低雌激素血症和闭经，促进异位子宫内膜病灶退化和萎缩，显著缓解痛经和缩小子宫体积。GnRHa治疗药物和方法如下。

(1)常规剂量治疗:即按照 GnRHa 标准治疗剂量,于月经周期第 1 天(卵泡早期)或 21～23d(黄体期)开始治疗。短效 GnRHa 治疗 2～3 个月后,高效和长效 GnRHa(戈舍瑞林或亮丙瑞林)注药后 7d,血浆雌二醇降至≤30pg/ml 绝经后妇女水平。长期治疗需附加性激素反向添加治疗。

临床应用的 GnRHa 包括:①戈舍瑞林(Goserelin)3.6mg,皮下注射,每 4 周 1 次;或 10.8 mg,肌内注射,每 3 个月 1 次;②长效亮丙瑞林(Leuprolide Depot)3.75mg,肌内注射,每 4 周 1 次;或 11.25mg,肌内注射,每 3 个月 1 次;③那法瑞林(Nafarelin)200mg,鼻腔喷雾,每日 2 次。

(2)减量治疗:在常规剂量治疗主观症状和客观体征改善后,采用 1/2 标准剂量治疗,维持血清雌激素浓度≥30pg/ml,以避免低雌激素不良反应和骨丢失。长期治疗不需要附加性激素反向添加治疗。

临床观察显示,GnRHa 治疗 3 个月,闭经率达 90%,子宫体积缩小率 30%～50%,显著缓解子宫腺肌病痛经、盆腔痛。值得注意的是,GnRHa 治疗初期可出现一过性促性腺激素分泌增加和卵巢卵泡发育现象,称为急性期效应或激发作用(flash up effect),但随着治疗时间的延长,很快出现低雌激素效应,引起骨丢失、阴道干涩、性欲减退、乳房萎缩、情绪不稳、抑郁、脱发和肌肉骨骼痛等不良反应,因此应同时给予反向添加治疗,以维持血浆雌二醇浓度 40～50pg/ml,既可缓解低雌激素不良反应,又不影响 GnRHa 疗效。反向添加药物,包括雌激素、替勃龙、莉芙敏和抗骨质疏松药物。

GnRHa 停止治疗后,子宫体积可出现不同程度地反跃性增大和盆腔痛,但不会完全能恢复到治疗前水平。因此,GnRHa 停药后的后续治疗十分重要。对于围绝经期妇女和暂时无生育计划的妇女,在应用 GnRHa 治疗,子宫体积缩小和症状改善后,可适时放置曼月乐(LNG-IUS)维持治疗。对于仍希望生育的年轻妇女,在应用 GnRHa 治疗,子宫体积缩小和症状改善后,可适时采取辅助生育治疗。

3. *GnRH 拮抗药* GnRH 拮抗药(GnRH antagonist),是治疗子宫内膜异位症和子宫腺肌病的新方法。GnRH 拮抗药通过竞争性结合 GnRH 受体,抑制垂体和卵巢功能,降低血浆雌激素水平,抑制异位子宫内膜生长和扩散,作用类似于 GnRHa,但无急性期效应。新一代 GnRH 拮抗药噁拉戈利(Elagolix)、地加瑞克(Degarelix)和奥扎瑞克(Ozarelix)正在进行临床Ⅲ期试验研究。

4. *孕激素* 高选择性和高活性合成孕激素通过引起异位子宫内膜分泌化、蜕膜化、萎缩和假孕状态来治疗子宫腺肌病,包括非口服型和口服型孕激素。

(1)非口服型孕激素:①醋酸甲羟孕酮(MPA)150mg 或 104 mg,肌内注射,每 12 周注射 1 次;②依托孕烯(Etonogestrel Implant)68 mg,皮下埋置,有效期 3 年;③甲地孕酮皮贴(Norelgestromin)每周 1 次,皮贴;④左炔诺孕酮宫内释放系统(LNG-IUS,曼月乐),含有 52mg 左炔诺孕酮宫内节育器,释放量 20μg/d,有效期 5 年。

(2)口服型孕激素:包括孕酮衍生物(甲羟孕酮和美罗孕酮)和 19-去甲基睾酮衍生物(利奈孕酮、去氧孕烯、地诺孕素、达那唑)。①醋酸甲羟孕酮(MPA)30～50mg/d,口服;②美罗孕酮(Medrogestone)50～75mg/d,口服;③利奈孕酮(Lynestrenol)10mg/d,口服;④去氧孕烯(Desogestrel)0.075～0.15 mg/d,口服;⑤达那唑(Danazol)0.2～0.4g,每日 3 次,口服;或达那唑阴道栓剂、凝胶和阴道环缓释系统;⑥地诺孕素(Dienogest)2mg/d,口服。地诺孕素为高选择性孕激素,具有天然孕酮和 19-去甲基睾酮衍生物的复合药理作用,抑制卵泡发育,引起低雌激素血症和高孕激素血症,增强异位子宫内膜病灶蜕膜化反应，但无有效避孕作用。

欧洲随机性临床研究显示，地诺孕素2mg/d为有效的治疗剂量，显著缓解子宫腺肌病相关的盆腔痛，降低异常子宫出血率，很少引起潮热和骨丢失，耐受性良好，不良反应率低。地诺孕素长期治疗53周，疗效显著增加，停药后缓解盆腔痛作用可维持24周。临床比较性研究显示，地诺孕素与GnRHa（包括亮丙瑞林、曲普瑞林和布舍瑞林）作用相似。

需要指出的是，长期大剂量孕激素治疗禁忌证，包括年长妇女、吸烟、自家免疫性疾病、栓塞型疾病、糖尿病、高血压、缺血性心脏病、乳腺癌和乳腺癌家族史、肝肾功能异常和精神抑郁症妇女。循证医学资料表明，大剂量孕激素长期治疗（≥3个月），可引起不同程度的低雌激素、高雄激素效应和栓塞型疾病风险，表现为潮热、自汗、心悸、痤疮、脂溢、脱发、体重增加、抑郁、乳房萎缩等，但停药后自然消失。

5. 芳香酶抑制药　芳香酶抑制药（AI）包括来曲唑（Letrozole）2.5mg/d；阿那曲唑（Anastrozole）1mg/d和依西美坦（Exemestane），均属于第三代高选择性、可逆性、高药理活性芳香酶抑制药，通过抑制卵巢内和卵巢外雌激素（皮下脂肪、肌肉、肾上腺、肝脏和肠道内）生成，显著降低血浆雌激素浓度，用于治疗绝经前和绝经后妇女子宫腺肌病和子宫内膜异位症。

芳香酶抑制药不良反应轻微，包括头痛、关节强直和疼痛、恶心、腹泻、腿痛性痉挛等，但较少引起潮热和自汗。长期治疗有引发骨质疏松、骨量减少和骨折风险，发生率为2.5%～11%（ATAC，2004）。因此，可采用不同药物联合治疗，包括芳香酶抑制药与孕激素、双膦酸盐、钙剂、维生素D联合治疗。然而，芳香酶抑制药与GnRHa联合应用可显著加重骨丢失，因此应同时给予性激素反向添加治疗。

6. 非甾体抗炎药物　非甾体抗炎药物（NSAID）用于治疗子宫腺肌病引起严重痛经和盆腔痛，包括环加氧酶抑制药和镇痛药物。

（1）非甾体抗炎药物（NSAID）：是治疗子宫腺肌病相关疼痛的一线药物，通过抑制子宫腺肌病组织COX-1和COX-2活性，减少前列腺素生成，减轻炎症反应而缓解疼痛。①双氯芬酸（Diclofenac）50～150mg/d；或100mg/d，缓释片，口服。②布洛芬（Ibuprofen）200～2400mg/d；或800mg/d缓释片，口服。③萘普生（Naproxen）500～1000mg/d，口服。④依托考昔（Etoricoxib）90～120mg/d，口服。⑤塞来昔布（Celecoxib）200～400mg/d，口服。⑥罗非昔布（rofecoxib）25mg/d，口服。

（2）镇痛药：用于治疗子宫腺肌病严重和顽固性痛经。①阿米替林（Amitriptyline）12.5～75mg/d，睡前服用；②加巴喷丁（Gabapentin）1800～3600mg/d，口服；③曲马多（Tramadol）100～200mg/d缓释片，口服；④替利定/纳洛酮（Tilidine/naloxone）2×100/3×200mg缓释片。需要指出的是，所有NSAID和镇痛药物均存在一定的不良反应。某些药物用于子宫腺肌病镇痛治疗为药品核准标示外使用，因此应严格掌握适应证、剂量和治疗时间，避免超量和滥用。

7. 选择性孕激素受体调节药　选择性孕激素受体调节药（SPRM），包括米非司酮（Mifepristone）、孕三烯酮（Nemestrane、Gestrinone）、阿索立尼（Asoprisnil）和特拉司酮（Telepristone），均属于抗孕激素药物。

（1）米非司酮（Mifepristone）：属于19-去甲基睾酮衍生物，具有抗孕激素、孕激素、非竞争性抗雌激素、类雄激素、抗皮质激素、同化作用和免疫功能调节作用。米非司酮以非激素依赖性剂量（10^{-6}～10^{-4} mol/L）下调异位子宫内膜病灶ER和PR表达，抑制原位内膜和异位内膜生长，引起异位内膜腺体和上皮细胞退化和病灶体积缩小，但对血清雌二醇和皮质醇浓度无明显影响。

米非司酮治疗子宫腺肌病的剂量为 10mg/d。然而，不同剂量米非司酮(5mg/d、10mg/d、25mg/d)，50mg/d，治疗 6 个月，或 100mg/d，治疗 3 个月，均显著改善临床症状和体征，其中 50mg/d 治疗 6 个月，病灶退化率为 55%。

(2)孕三烯酮(Nemestrane、Gestrinone、R2323 norgestrinone)：属于 17α-炔孕酮衍生物，甾体类抗孕激素，以药物原型而非代谢产物发挥治疗作用。孕三烯酮 2.5mg，从月经周期第 1 天开始口服，每周 2 次，3～6 个月为 1 个疗程。闭经率为 85%～90%。

(3)阿索立尼(Asoprisnil)：属于甾体环 C-11 位疏水性肟替代衍生物，具有部分性孕激素受体激动药和拮抗药混合性作用。临床Ⅱ期研究显示，阿索立尼治疗 12 周，以剂量依赖性方式(5mg/d、10mg/d、25mg/d) 显著减少盆腔痛、缩小子宫体积，减少月经量，闭经率为 28%～83%。

(4)特拉司酮(Telepristone)：具有较强抗孕激素和微弱抗糖皮质激素作用，临床用于治疗子宫肌瘤和子宫内膜异位症。特拉司酮 12.5mg/d、25mg/d 和 50mg/d，治疗 3、6、9 个月，临床疗效与药物剂量和治疗时间相关。药物耐受性和安全性良好，未发生子宫内膜癌和子宫内膜增生现象，偶可出现小型可逆性卵巢囊肿和肝转氨酶升高。不良反应轻微，包括头痛、胃肠道反应和不规则性子宫出血。为减少不良反应和提高安全性，美国 FDA(2010)推荐采用小剂量治疗。

8. *其他药物* ①选择性雌激素受体调节药(SERM)雷洛昔芬(Raloxifene)和巴多昔芬(Basedoxifene)；②免疫抑制药，包括鸟苷(鸟嘌呤核苷)类似物洛索立宾(Loxoribine)、烟碱性胆碱能受体激动药左旋咪唑(Levamisole)和抗肿瘤坏死因子(英夫利昔单抗，Infliximab)；③抗氧化剂和抗炎药物己酮可可碱(Pentoxifylline)；④他汀类药物；⑤天然植物药白藜芦醇(Resveratrol)；⑥噻唑啉二酮类药物吡格列酮(Pioglitazone)和罗格列酮(Rosiglitazone)；⑦抗血管生成药物；⑧抗氧化剂褪黑素；⑨组蛋白脱乙酰基酶抑制药曲古抑素 A(Trichostatin A)和丙戊酸(Valproic Acid)，具有抑制子宫内膜间质细胞增生作用。丙戊酸临床治疗 3 个月，盆腔痛完全消失，子宫体积显著，痛经完全消失，有望发展成为治疗子宫腺肌病的药物。

二、左炔诺孕酮宫内缓释系统——曼月乐

曼月乐(LNG-IUS，Mirena)是含有 LNG52mg 活性宫内节育器，每天释放量为 20μg，有效期为 5 年。曼月乐缓慢释放 LNG 营造宫腔内高浓度孕激素内环境，显著降低子宫腺肌病原位和异位子宫内膜芳香酶、环加氧酶-2 表达，减少前列腺素生成，显著缓解子宫腺肌病引起的深部盆腔痛和痛经。置入曼月乐后，子宫内膜变得菲薄、微小血管扩张、腺体和间质呈现萎缩和蜕膜化反应。对于先行和未行子宫内膜切除的子宫腺肌病妇女，置入曼月乐后的闭经率和痛经完全缓解率分别为 84%和 19%、91%和 20%。

需要强调指出的是，曼月乐适用于治疗子宫体积相当于 6～7 周大小，宫腔深度 6～9cm，轻度或中度子宫腺肌病。对于子宫体积较大(妊娠 8～12 周大小)的子宫腺肌病或子宫腺肌瘤妇女，在放置曼月乐前，必须先给予 GnRHa 或孕三烯酮治疗 3 个月，待子宫适当缩小后再放置曼月乐，以保证治疗效果和减少脱环率。值得注意的是，放置曼月乐后最初 3 个月，部分病人可出现不规则性点滴出血，是时可给予米非司酮 10mg/d 治疗，3 个月后规律月经建立后停药。详见第 12 章第四节中相关内容。

三、手术和介入治疗

1. *手术治疗* 包括姑息性手术和子宫切除术。年轻、未生育、局灶性子宫腺肌病可

行局部病灶切除，手术前后配合应用GnRHa和其他药物治疗，可提高手术效果和降低复发率。年长妇女、症状严重、非手术治疗无效、合并子宫肌瘤、子宫内膜复杂性增生，或不典型增生者应可行子宫切除术。

2. *介入治疗* 盆腔动脉栓塞术(TAE)，应用新鲜明胶海绵颗粒，PVA栓塞子宫动脉或髂内动脉前支治疗子宫腺肌病取得一定的效果。临床观察显示，双侧子宫动脉或髂内动脉前支栓塞治疗子宫腺肌病，主观缓解率达100%，月经量减少33.3%～70%，近期疗效显著。子宫腺肌病合并月经过多妇女，子宫动脉栓塞术后6个月，主观缓解率为92.3%，子宫缩小率为42%，子宫内膜结合带(JZ)宽度平均减小11 mm(33%)。彩色多普勒血流测量可用于评价子宫动脉栓塞术治疗效果。

(李继俊)

参考文献

Brosens I, Benagiano G. 2011. Endometriosis, a modern syndrome. Indian J Med Res, 133(6): 581-593.

Haiyuan Liu, Jing He Lang. 2011. Is abnormal eutopic endometrium the cause of endometriosis ? The role of eutopic endometrium in pathogenesis of endometriosis. Med Sci Monit, 17(4): RA92-RA99.

Halis G, Mechsner S, Ebert AD. 2010. The Diagnosis and Treatment of Deep Infiltrating Endometriosis Dtsch Arztebl Int, 107(25): 446-456.

Larsen SB, Lundorf E, Forman A, et al. 2011. Adenomyosis and junctional zone changes in patients with endometriosis. Eur J Obstet Gynecol Reprod Biol, 157: 206-211.

Levy G, Dehaene A, Laurent N, et al. 2013. An update on adenomyosis. Diagn Interv Imaging, 94: 3-25.

Leyendecker G, Bilgicyildirim A, Inacker M, et al. 2015. Adenomyosis and endometriosis. Re-visiting their association and further insights into the mechanisms of auto-traumatisation. An MRI study. Arch Gynecol Obstet, 291(4): 917-932.

Leyendecker G, Wildt L, Mall G. 2009. The pathophysiology of endometriosis and adenomyosis: tissue injury and repair. Arch Gynecol Obstet. 280: 529-538.

Leyendecker G, Wildt L. 2011. A new concept of endometriosis and adenomyosis: tissue injury and repair (TIAR). Hum Mol Biol Clin Invest, 5: 125-142.

May KE, Conduit-Hulbert SA, Villar J, et al. 2010. Peripheral biomarkers of endometriosis: a systematic review. Hum Reprod Update, 16(6): 651-674.

Mettler L, Ruprai R, Alkatout I. 2014. Impact of medical and surgical treatment of endometriosis on the cure of endometriosis and pain. Biomed Res Int, 2014: 264653.

Muñoz-Hernando L, Muñoz-Gonzalez JL, Marqueta-Marques L, et al. 2015. Endometriosis: alternative methods of medical treatment. Int J Womens Health, 7: 595-603.

Pavone ME, Bulun SE. 2012. aromatase inhibitors for the treatment of endometriosis: a review. Fertil Steril, 98(6): 1370-1379.

Taylor DK, Leppert PC. 2012. Treatment for uterine fibroids: searching for effective drug therapies. Drug Discov Today Ther Strateg, 9(1): e41-e49.

Taylor HS, Osteen KG, Bruner-Tran KL, et al. 2011. Novel Therapies Targeting Endometriosis. Reprod Sci, 18(9): 814-823.

Wei JJ, William J, Bulun S. 2011. Endometriosis and ovarian cancer: a review of clinical, pathologic, and molecular aspectsInt. J Gynecol Pathol, 30(6): 553-568.

Zito G, Luppi S, Giolo E, et al. 2014. Medical treatments for endometriosis-associated pelvic pain. Biomed Res Int, 2014: 191967.

第 25 章　女性肥胖症

肥胖(obesity，adiposis)指三酰甘油在脂肪细胞中过多储存引起的疾病。随着现代社会环境、饮食结构和生活方式的变化，女性肥胖发生率逐年增加，已成为一种严重危害广大妇女身心健康的重要疾病。加强女性肥胖症的防治是临床医学乃至全社会的重要任务。

【病因】

1. 遗传因素　肥胖症具有明显的家族和遗传倾向。目前已发现有 24 种以肥胖为临床特征的孟德尔遗传性疾病，其中常染色体显性遗传 9 种、隐性遗传 10 种、X 性染色体遗传 5 种。现代分子遗传学研究发现 6 种单基因突变引起的肥胖症，包括瘦素基因(OB)、瘦素受体基因、阿黑皮素原(POMC)基因、激素原转换酶-1 基因、POMC 受体 4 基因和过氧化物酶体增殖物激活受体 γ(PPAR-γ)基因突变肥胖症。另外，体重指数(BMI)、皮褶厚度、脂肪分布、热量代谢和基础代谢率(BMR)等均受遗传因素的影响。女性脂肪分布、热量摄入、代谢和消耗与遗传相关，肥胖的遗传倾向还表现在脂肪细胞数目和(或)细胞体积增大。肥胖的遗传表型也与环境因素、体育锻炼、基因频率和孕产状况相关。

流行病学调查发现，夫妻间 BMI 相关系数为 0.12，父母与子女间、子女间、双卵双胎间为 0.20，同性别子女为 0.26，单卵双胎为 0.58；双亲体重正常其子女肥胖发病率为 10%；双亲中一人肥胖，子女肥胖发病率为 50%；双亲均肥胖，子女肥胖发病率高达 70%。单卵双胎在同一环境成长，其体重近似；即使在不同环境成长，其体重差别也小于双卵双胎的差别。

2. 内分泌因素

(1)胰岛素：胰岛素是胰岛 B 细胞分泌的激素，促进肝糖原合成、抑制糖原异生、促进脂肪细胞摄取葡萄糖合成脂肪，抑制脂肪分解。肥胖妇女空腹胰岛素浓度升高，口服葡萄糖耐量试验(OGTT)异常、胰岛素抵抗和糖尿病倾向。高胰岛素血症增强脂肪合成、抑制脂肪分解，促进肥胖发生。肥胖妇女体重恢复正常后，血浆胰岛素浓度和胰岛素受体数量和功能也恢复正常。

胰岛素抵抗是生理浓度的胰岛素在外周靶组织中不能发挥正常生理和生化调节功能的现象，引起胰岛素抵抗的因素包括脂肪组织数量、热量摄取、饮食结构和运动量。肥胖妇女胰岛 B 细胞肥大增生，细胞表面胰岛素受体数目减少，与胰岛素结合能力减退。胰岛素抵抗引起代偿性高胰岛素血症，高胆固醇、高三酰甘油血症。胰腺功能代偿失败则引起糖尿病。

(2)肾上腺糖皮质激素：单纯性肥胖妇女存在不同程度的肾上腺皮质功能异常，而继发性肥胖(库欣综合征)妇女血浆皮质醇、血糖和胰岛素升高，引起脂肪合成过多和肥胖。

(3)生长激素：生长激素对脂肪代谢调节与胰岛素呈现相互拮抗和协调作用。肥胖妇女血浆生长激素降低，而胰岛素浓度升高，引起脂肪合成增多，分解减少和肥胖。

(4)性腺激素：性激素调节女性脂肪代

谢，雌激素促进脂肪女性分布，而雄激素引起中心性肥胖(如多囊卵巢)。女性脂肪总量和比例明显高于男性，妊娠期、绝经后和卵巢切除妇女易于发生肥胖。围绝经妇女肥胖与促性腺激素和性激素分泌变化相关。

(5)儿茶酚胺：中枢神经系统通过儿茶酚胺和5-羟色胺调节下丘脑神经内分泌功能，儿茶酚胺促进脂肪代谢，肥胖妇女脂肪组织对儿茶酚胺敏感性降低、脂肪生成增加而分解降低，引起肥胖。

3. 环境因素

(1)吸烟与饮酒：女性BMI与饮酒和糖类摄入量呈正相关，与吸烟无关。

(2)生活方式：多食，贪食，高脂肪、高热量饮食，营养过度和缺乏运动锻炼是引起青春期少女和成年妇女肥胖的主要原因。妇女中年以后，体力劳动量逐渐下降，脂肪存积在腹部与臀部。肥胖者能量消耗与正常人也有明显差别，休息及轻微活动时动用能量较正常人少；同样饮食情况下合成代谢较正常人亢进；基础代谢率相对较低，造成能量消耗较少。另外，肌肉组织胰岛素抵抗性增大，糖耐量减低，导致肥胖。

4. 瘦素　是脂肪细胞分泌的激素，其与中枢神经系统瘦素受体(OB-R)结合，调节能量代谢、脂肪储存、神经内分泌、造血和生殖生理功能。瘦素抑制下丘脑神经肽Y(NPY)，减少胰岛素分泌；促进室旁核促肾上腺皮质激素释放激素(CRH)分泌，抑制食欲；抑制促甲状腺激素释放激素(TRH)和甲状腺素分泌、减轻体重；调节下丘脑-垂体GnRH-Gn分泌，影响生殖生理功能(图25-1，图25-2)。肥胖妇女存在瘦素抵抗，血浆瘦素浓度升高，其与OB-R结构变异相关。肥胖型多囊卵巢(PCOS)妇女血浆瘦素浓度明显升高，是PCOS形成的机制之一。

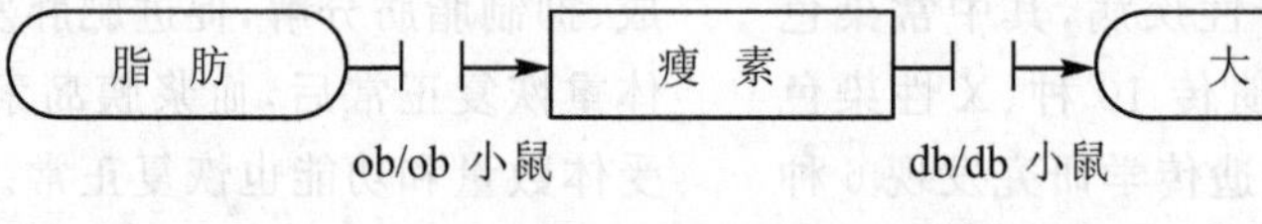

图 25-1　脂肪-瘦素-大脑联系

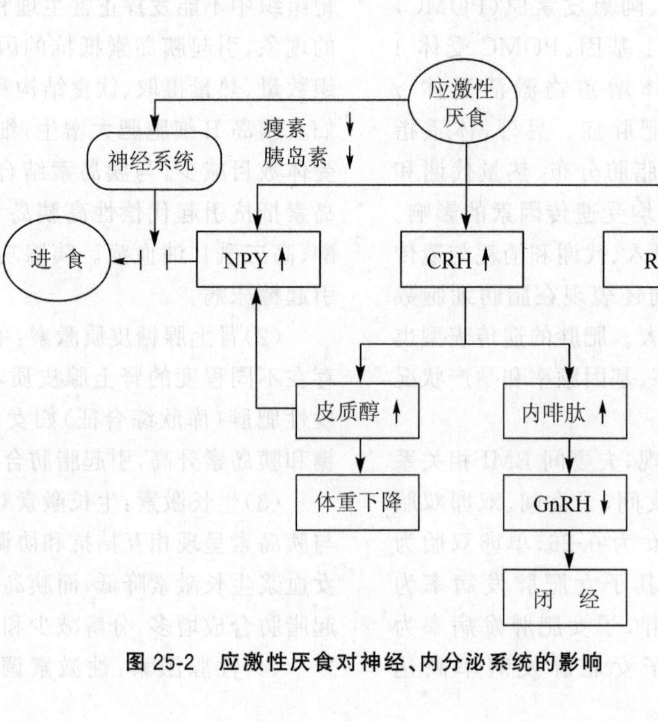

图 25-2　应激性厌食对神经、内分泌系统的影响

5．其他因素

(1)细胞因子：TNF-α 通过调节食欲、产热、脂代谢和体重增长，或引起肥胖或引起恶病质。

(2)过氧化物酶体增殖物激活型受体(peroxisome proliferator activated receptor，PPAR)：是将营养信号翻译成基因表达的核内受体，参与细胞内外脂代谢基因表达、脂肪和能量代谢。

(3)解偶联蛋白：解偶联蛋白位于棕色脂肪细胞线粒体内膜上，是决定棕色脂肪组织功能的关键因素。棕色脂肪通过产热，维持动物体温，并与能量平衡有关。

【病理生理】

1．脂肪组织　该组织由脂肪细胞、少量成纤维细胞和细胞间胶原物质组成。正常人脂肪细胞总数可从$(2.68\pm0.18)\times10^{10}$ 增至$(7.70\pm1.35)\times10^{10}$，脂肪细胞数增加了 3 倍。女性脂肪细胞高于男性。脂肪组织含脂肪 80%，含水 18%，含蛋白质 2%。正常皮下脂肪细胞长 67～98μm，含脂量 0.60μg。肥胖时，脂肪细胞明显肥大，皮下脂肪细胞增大 127～134μm，体积增大 50%～100%，含脂量增至 0.91～1.36μg，形成三酰甘油库。

脂肪细胞分为两大类：①白色脂肪细胞，含有一个与细胞等大的脂滴，富含神经和血管；②棕色脂肪细胞，含有多个脂肪小滴，富含神经和血管。肥胖症妇女脂肪细胞肥大和增生并不同步。肥胖进展较快时主要表现为脂肪细胞肥大；当肥胖进展缓慢和持续存在时，脂肪细胞肥大和数量同时增加。脂肪组织具有储存能量、缓冲外伤和调节热量代谢的作用。

脂肪由一分子甘油和三分子脂肪酸结合形成甘油酯，是能量储存形式。在神经、体液因素影响下，中性脂肪合成和分解代谢极为活跃。深部脂肪水分含量高于皮下脂肪。肥胖妇女脂肪水分含量高于消瘦妇女。肥胖妇女体重减轻后，脂肪组织减少的同时水分含量也减少。

婴幼儿期肥胖主要为脂肪细胞增多，其次为脂肪细胞肥大，是引起青春期和成年期肥胖的关键时期。成人期肥胖脂肪细胞肥大和数量增加同时存在，而围绝经期和老年妇女肥胖主要表现为脂肪细胞肥大。

2．脂肪代谢　脂肪能量转换受多种酶类和神经激素调节。机体摄入脂肪后，在胃脂酶和胰脂酶作用下分解成为长链三酰甘油和游离脂肪酸，在小肠吸收后通过淋巴管进入静脉系统并形成乳糜微粒，或与载脂蛋白结合形成脂蛋白进入脂肪组织，酯化后形成三酰甘油储存。肥胖妇女血浆三酰甘油、游离脂肪酸和胆固醇升高、脂类代谢紊乱，脂肪合成过多，脂肪水解和脂肪分解氧化无明显异常(图 25-3)。

人体每克三酰甘油产生 37.8J 能量。当糖类储存的能量不能够满足两餐间需要时，机体动员储存脂肪释放能量以保证能量消耗。脂肪分解生成脂肪酸和甘油。甘油可返回肝脏内重新合成糖原，而脂肪酸根据机体的需求转化成能量或重新酯化。

糖类与脂肪间的组成变化取决于机体的应激性和能量的需求。中枢神经系统和其他组织只能利用葡萄糖作为能源，当葡萄糖充足时，在脂肪组织中被用于生成甘油磷酸，并使脂肪酸以三酰甘油形式储存。

3．糖代谢　肥胖妇女空腹血糖、餐后 2h 血糖和糖耐量曲线多为正常，但部分妇女可出现糖耐量试验异常和糖尿病倾向。肥胖妇女基础代谢率一般正常，部分患者降低。糖类与脂肪间转化取决于机体的应激性和能量需求。当葡萄糖充足时，葡萄糖在胰岛素作用下转化为三酰甘油在脂肪组织中储存。当葡萄糖缺少时，甘油磷酸生成减少，机体动员脂肪细胞释放脂肪酸。总之，进食后血糖升高，促进胰岛素分泌和脂肪储存；饥饿时，血糖降低，胰岛素分泌减少，脂肪被动员，体重减轻。小剂量、规律性进食，能量摄取超过消耗可引起肥胖，同样一次大量进食，机体很快将糖类转为脂肪，更易造成肥胖(图 25-4)。

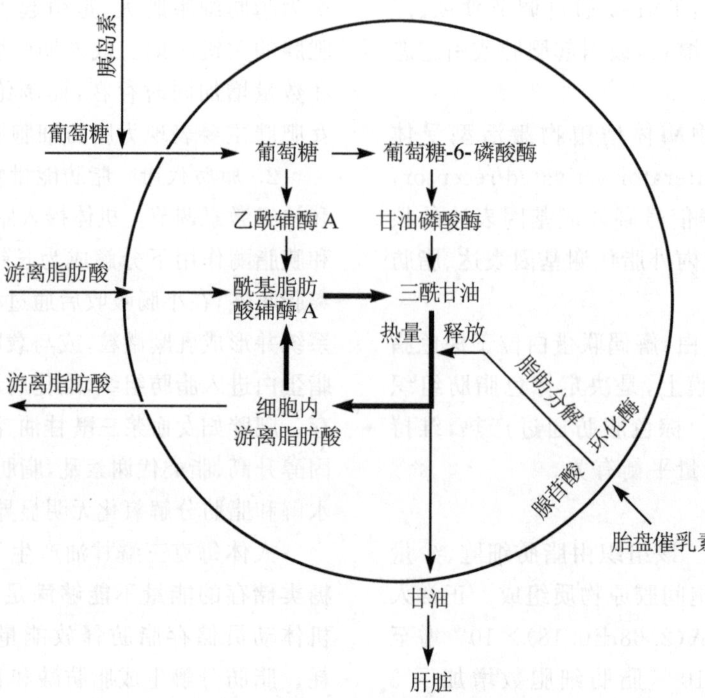

图 25-3 脂肪代谢途径

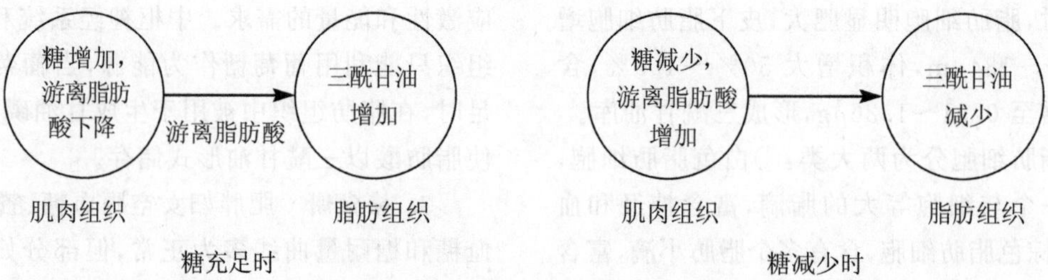

图 25-4 糖对肌肉、脂肪组织的影响

4. *蛋白质代谢* 肥胖妇女蛋白质分解降低，不易出现负氮平衡，血浆蛋白和氨基酸含量基本正常。

5. *水、盐代谢* 肥胖妇女脂肪组织增加，而全身水分含量减少。肥胖妇女接受低热量饮食治疗时，最初几天体重下降明显与利尿作用相关。

6. *脂肪组织生成的调节* 脂肪组织生成受多种因素的调节，包括神经内分泌和脂肪组织自身调节。下丘脑是控制脂肪组织代谢的高级中枢，其通过神经肽(NPY)和瘦素调节食欲、进食和能量代谢。调节脂肪代谢的激素包括生脂激素和解脂激素。胰岛素为生脂激素，降低脂肪细胞内 cAMP 浓度、激活脂蛋白磷酸酶，降低脂肪酶活性，抑制三酰甘油降解。解脂激素包括儿茶酚胺、前列腺素、生长激素、甲状腺素、促肾上腺素、促肾上腺皮质激素、胰高血糖素，通过增加脂肪细胞内 cAMP,激活脂肪酶,促进脂肪水解。

【临床表现】

1. 单纯性肥胖　为生理性肥胖,无明显的病因和脂肪代谢异常,约占肥胖总数的95%。多见于 20～30 岁年轻妇女,中年以后,特别是围绝经期妇女有自发性肥胖倾向。单纯性肥胖分为:

(1)体质性肥胖:发生于 25 岁以前,有家族性遗传史。患者儿童期即出现肥胖,并延续至成年期。观察发现,0～13 岁时超重儿童中,女性 42%和男性 18%至 31 岁发展为肥胖症。人类在妊娠第 30 周至出生后 1 年左右,脂肪细胞有一活跃增殖期,称“敏感期”。如此期营养过度可引起脂肪细胞增多和肥胖,因此儿童期保持正常体重对防止成人期肥胖十分重要。

(2)营养性肥胖:也称获得性或外源性肥胖,多发生于 20～25 岁。由于营养过度,体力活动过少、热量摄取超过生理需要而引起肥胖。营养性肥胖脂肪细胞肥大和脂肪细胞增生同时存在。营养性肥胖也可从生理性肥胖发展而来,或形成混合型肥胖。

2. 肥胖形态

(1)女性肥胖型(梨形):脂肪集中分布于躯体下部,即臀部与股部。女性肥胖型脂肪为储存性脂肪,对儿茶酚胺抵抗,对胰岛素敏感。该类脂肪与微小脂肪酸溢出相关,脂肪酸代谢的不利影响较少。女性肥胖发生糖尿病和冠心病的可能性较小。妊娠期间,脂蛋白酯酶活性增加,进一步促进脂肪储存,使臀部和股部更加硕大,脂肪难以动员,减肥更困难。

(2)男性肥胖型(苹果形):脂肪集中分布于躯体中心部分,即主要储存于腹部、内脏和肠系膜,其对儿茶酚胺敏感,对胰岛素不敏感,存在活跃的代谢。男性型脂肪易于释放三酰甘油并运转到其他组织,从而提供能量。

男性型肥胖发生心血管病危险性较高,因腰围/臀围比率与 HDL_2 呈负相关,而 HDL-C 对心血管疾病有保护作用。女性型肥胖减轻体重有利于美容作用,也利于预防心血管疾病。

3. 内分泌性肥胖

(1)下丘脑性肥胖:为下丘脑炎症、肿瘤、损伤、先天性和遗传因素所致,包括卡尔曼综合征(性幼稚-无嗅觉综合征)和性幼稚色素性视网膜炎(劳-穆-比综合征),临床表现为神经内分泌和代谢异常,包括睡眠、摄食、体温调节、性功能障碍、精神失常、癫痫症候群等。

下丘脑食欲中枢损害致食欲异常,导致多食,引起肥胖。下丘脑释放激素分泌异常导致靶腺功能紊乱,如性功能异常或性早熟、甲状腺功能异常、肾上腺皮质功能亢进、闭经泌乳、尿崩症等各种表现。神经系统障碍可表现为嗜睡或失眠、深睡眠症或发作性嗜睡强食症、精神障碍、间脑性癫痫、多汗或汗闭;手足发绀、括约肌功能障碍、智力发育不全或减退。

(2)垂体性肥胖:腺垂体 ACTH 瘤、催乳素腺瘤、生长激素腺瘤,分泌过多的激素可引起肥胖。

腺垂体功能减退,可继发引起性腺、甲状腺、肾上腺皮质功能减退,称为成人腺垂体功能减退症(adult hypopituitarism),又称西蒙-席汉综合征。除肥胖外,常出现垂体压迫症状,如头痛、视力障碍、视野缺损和蝶鞍形态异常。

(3)甲状腺性肥胖:见于甲状腺功能减退症(hypothyroidism)。由于甲状腺激素分泌不足,除肥胖外,还表现为面容臃肿、皮肤苍白、乏力、脱发,反应迟钝、表情淡漠。血清 T_3、T_4 减低,TSH 增高,TRH 兴奋试验反应增强。

(4)皮质醇增多症:皮质醇增多症又称库欣综合征,见于肾上腺皮质增生、肾上腺皮质腺瘤或腺癌,由于自主分泌过多的皮质醇引起肥胖。肥胖为向心性肥胖、满月脸、水牛背、多血质外貌、皮肤紫纹、高血压及糖耐量减退或糖尿病。本病多发于20～40岁，女性多见。血浆和尿中皮质醇增高，ACTH降低。影像学检查提示存在肾上腺肿瘤。

(5)胰岛性肥胖：常见于轻型2型糖尿病早期、胰岛B细胞瘤和功能性自发性低血糖症。胰岛B细胞瘤患者，胰岛素分泌过多引起反复发作低血糖。自发性功能性低血糖症，多见于中年女性，由于精神刺激和迷走神经兴奋性增高引起反应性(餐后)低血糖症，因多食而致肥胖。糖耐量试验显示第4～5小时血糖仍呈低值。如发展为糖尿病，则表现为多尿、多饮、多食等，空腹血糖≥7.0mmol/L(126mg/dl)，或75g葡萄糖口服法糖耐量试验2h血糖≥11mmol/L(200 mg/dl)。

(6)性腺功能紊乱及减退性肥胖：围绝经期和多囊卵巢综合征(PCOS)妇女因性腺功能紊乱而致肥胖。性腺性肥胖全身脂肪积聚较匀称，以胸腹、股、背部脂肪堆积为特点，伴有高血压、紫纹、糖耐量曲线减低。24h尿17羟或17酮增高，地塞米松抑制试验异常。尿中促性腺激素增高。多囊卵巢综合征临床表现为肥胖、闭经、不孕、多毛和卵巢多囊性变；实验室检查呈现胰岛素抵抗、高胰岛素血症和高雄激素血症；LH增高，LH/FSH≥3，LHRH兴奋试验反应过强。

4. 遗传性肥胖

(1) Fröhlich综合征(adiposogenital dystrophy，肥胖性生殖无能症)：由下丘脑、垂体及周围病变引起的神经内分泌紊乱。青春期前发病，表现为肥胖、性发育不全或性功能减退。肥胖以乳房、下腹部和生殖器附近最明显。

(2)劳-穆-比综合征[性幼稚-色素性视网膜炎-多指(趾)畸形综合征]：为常染色体隐性遗传病，多数有家族史。表现为肥胖、智力低下、色素性视网膜炎、多指(趾)畸形、生殖器官发育不全及家族性特征。尿17酮、血LH低于正常。

(3) von Gierke综合征(肝糖原贮积症)：为常染色体隐性遗传，肝脏缺乏葡萄糖-6-磷酸酶。患儿呈肥胖体态，面部及躯干部皮下脂肪尤为丰富。尚有发育迟缓、身材矮小、四肢较短、骨质疏松、呈侏儒状态；低血糖、肝肾增大；肌无力；高脂血症；高乳酸血症及酮血症。

(4) Morgagni-Stewart-Morel综合征(肥胖-多毛-额骨肥厚综合征，颅骨内板增生症)：表现为肥胖、头痛、颅骨内板增生、女性男性化、精神神经症状。肥胖以躯干及四肢近端较明显。颅骨X线示有额骨和(或)其他颅骨内板增生，多见于绝经后妇女。

(5) Dercum综合征(adiposis dolorosa syndrome，痛性肥胖综合征)：亦称神经性脂肪过多症。妇女多见，且以绝经期多见。脂肪对称性沉积于躯干、颈部、腋部、腰及臀部。出现多发的痛性脂肪结节或痛性脂肪块，自发性疼痛为针刺样或刀割样剧痛，呈阵发性或持续性，沿神经干可有压痛。脂肪结节柔软，晚期变硬。随着脂肪结节不断增大，疼痛随之加重并出现麻木无力、出汗障碍等。常有停经过早、性功能减退等症状。

(6) Barraquer-Simons综合征：即进行性脂肪营养不良症，发病年龄在4～15岁，女性多见。患者上半身皮下脂肪呈进行性萎缩，尤以邻近皮脂腺和毛根部脂肪组织进行性萎缩为特征。轻者脂肪萎缩局限于面部，表现为颞部阴影，颧部隆起，颊部凹陷，呈现“死尸脸形”，也可波及上肢躯干。畸形多左右对称。下半身皮下脂肪正常或异常增加，髋部、臀部及大腿的脂肪堆积。重型进行性脂肪萎缩症可伴有皮肤色素沉着、(女性)多毛症、甲状腺功能亢进症、肝脾大、肌肉肥大(如身材较高)、高脂血症、糖尿病等。

(7) Achard-Thiers综合征(长须妇女糖尿病，女性糖尿病-生须综合征，女性库欣综合征)：表现为女性绝经后出现的糖尿病、肥胖、高血压、多毛、乳房萎缩、声音改变等男性化表现。

(8)Cohen 综合征(脑-肥胖-眼-骨骼综合征,低肌张力-肥胖-脑-骨骼综合征):出生发病,颅面畸形表现为小头、小眼、先天愚型样眼裂、斜视、近视、小颌;骨骼畸形表现为四肢尖细、猿样皮纹、并指畸形,关节过度伸展、肘外翻、膝内翻、肌力减退;儿童期肥胖。

【并发症】

1. *高血压*　肥胖妇女高血压患病率高于健康妇女 2～6 倍。肥胖妇女心排血量和血容量增加,但在血压正常的肥胖者,周围血管阻力降低,而有高血压的肥胖者周围血管阻力正常或升高。高血压不仅使冠心病的发病率成倍地增加,而且是造成脑血管意外、心肾功能损害及增加病死率的重要原因。

2. *冠心病*　肥胖妇女心力衰竭、脑梗死发生率高于健康妇女 2 倍。肥胖妇女体重指数与冠心病发病率和病死率呈正相关。肥胖者体力活动减少,热量摄取过多,进食过多饱和脂肪酸,促进动脉粥样硬化形成,微循环障碍及冠状动脉栓塞;造成超重,加重心脏负担和引起高血压。

3. *糖尿病*　肥胖与糖尿病密切相关,肥胖妇女 2 型糖尿病发病率高于健康妇女 4 倍。中年妇女 2 型糖尿病中 40%～60%发病时即已肥胖。肥胖妇女存在明显胰岛素抵抗和代偿性高胰岛素血症。中心型肥胖妇女内脏脂肪堆积与胰岛素抵抗密切相关。

4. *栓塞性疾病和肿瘤*　肥胖妇女胆囊炎、胆石症及脂肪肝、睡眠呼吸暂停综合征、静脉血栓栓塞疾病发病率明显高于健康妇女。妇科恶性肿瘤,包括子宫内膜癌、卵巢癌、乳腺癌和结肠癌发病率明显增高。肥胖妇女对感染抵抗力降低,易发生呼吸系统感染,皮肤疖肿、泌尿系统及消化系统感染等。

【诊断】

1. *病史*　应注意家族史、个人发育史,包括婴幼儿期发育情况。因儿童期肥胖多为单纯性或遗传性肥胖,成人期发病者多为继发性肥胖。仔细询问肥胖的始因,如药物、头部外伤、脑炎、中风、急慢性疾病、手术、分娩等。病程进展和肥胖增加速率;有无多食、贪食、口渴、多尿和多饮现象;生活习惯、饮食结构、体育锻炼和生活方式;月经史及生育史。

2. *体征*　注意检查身高、体重、体重指数、肌肉发达情况、肥胖类型、脂肪含量、血压情况、糖尿病的表现、有无水肿及先天畸形。肥胖类型和脂肪分布特征。注意有无中枢神经及精神障碍,下丘脑肥胖可有视野缺损及脑神经损害表现;精神障碍伴低血糖表现可能为胰岛素瘤;有智力低下表现的可见于劳-穆-比综合征、普拉德-威利综合征;先天性卵巢发育不全症、先天性睾丸发育不全症,并可伴有第二性征发育不良,生殖器官发育障碍。

3. *诊断标准*

(1)标准体重:测定肥胖的指标包括身高、体重、体重指数(body mass index,BMI)。计算标准体重的经验公式如下。

①标准体重(kg)＝身高(cm)－100,适用于身高 155cm 以下者。

②标准体重(kg)＝[身高(cm)－100]×0.9,本法适用于身高 155cm 以上者。

③标准体重(kg)＝身高(cm)－105,适用于亚洲妇女。

超过标准体重 20%为超重,超过 30%为轻度肥胖,超过 40%为中度肥胖,超过 50%为重度肥胖。

(2)体重指数(凯特雷指数,Quetelet Index):是体重与高度平方的比率。体重指数是评估肥胖的简便、适用的方法。

$$BMI(kg/m^2)＝体重(kg)÷身高^2(m^2)$$

我国的肥胖标准凡超过 24,不论其性别均属肥胖。世界卫生组织及英、美国家男性＞27,女性＞25 即诊断为肥胖。

应用体重指数查对图(图 25-5),读取身高与体重直线的连线刻度。近 30 多年来,平均体重指数有所增加(美国),目前平均为26.3。如果一个人的体重指数>27,则需要治疗。体重指数30相当于超重30%,超过此点病死率增加。40岁以后,肥胖本身引发的健康问题远比高血压、严重吸烟严重得多。对大多数人而言,良好的BMI位于20~24。体重指数约为22者即使体重有所增加,病死率也较小,中年妇女体重指数低于19者病死率最低。

超重:BMI=25~29.9

肥胖:BMI≥30或更高

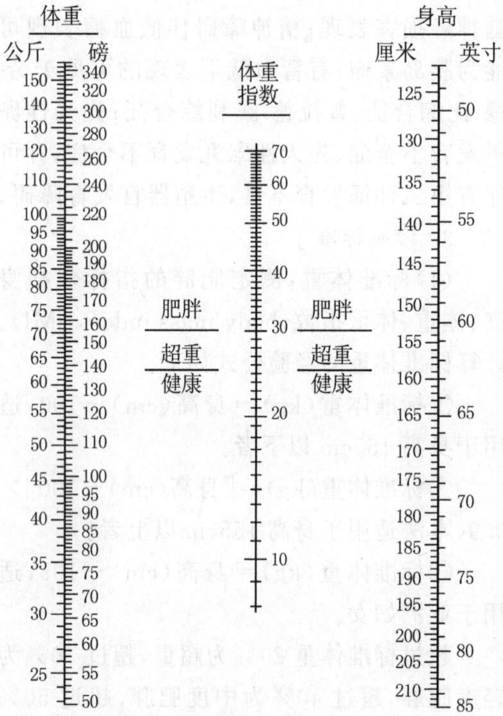

图 25-5 身高、体重指数查对

当肥胖患者脂肪组织达到一定程度时(超过理想体重20%以上),将引起机体生化和生理功能损害并缩短寿命。肥胖引起动脉粥样硬化的四个高危因素为高血压、高胆固醇、糖尿病、高脂血症。每个年龄段超重者高血压发病率高,25岁后发生高血压的高危性与体重增加幅度相关。如高血压和肥胖同时存在则增加罹患心脑血管疾病和死亡的危险性。研究表明,心血管病、糖尿病、癌症与体重指数呈正相关性。在任何BMI水平,如存在腹部脂肪增加、代谢危险因素、糖尿病家族史、高血压、心脏病等高危因素,都将对健康构成威胁。

研究表明女性肥胖发病率明显高于男性。原因之一是女性代谢率低于男性,女性与男性身体脂肪分布及运动水平不同。另一原因是绝经后随年龄增长的肥胖患者妇女与月经黄体期功能相关的基础代谢率降低,而男性和女性基础代谢率的差异在老年期更趋明显。

基础代谢率随着年龄增加而下降。18岁后静息代谢率每10年下降20%左右。但始终坚持运动却不呈现基础代谢率随年龄增加而下降的现象。30岁的人即使其运动量及摄取热卡不变,也难免体重增加。中年人体重增加是一种生物学和社会心理学现象。因此需要临床医师和患者了解脂肪组织代谢特点和有关肥胖的知识。

(3)皮肤皱褶厚度:皮肤皱褶厚度测量需采用特制皮肤皱褶卡钳测量皮肤皱褶厚度。选用B超法或皮卡钳法,测定4个点,分别为右三角肌下缘臂外侧正中点,右肩胛下角,右脐旁3cm,右髂前上棘。

①肩胛下区皮肤皱褶厚度:正常男性为9.1~14.3mm,平均13.1mm;正常女性为9~12mm,平均11.5mm,如超过14mm可诊断为肥胖。

②三角肌区皮肤皱褶厚度:正常男性为7.9~17.8mm,平均12.3mm;正常女性为13~25mm,平均为18.1mm,如男性超过23mm,女性超过30mm为肥胖。

(4)其他诊断标准

①密度测量法(多采用水下称重法)是测定体脂量的"金标准";体内脂肪量=(4.95×D-4.5)×100,体密度(D)=总体重(M)/总体积(V)。

②双能量吸收测量法包括双能量X线吸收测量法及双光子吸收测量法。

③稀释法、体钾测量法、阻抗测量法、传导法、中子激活法等，均需特殊的仪器，能够较准确地测定出体脂量。

④脂肪细胞大小及数目测定：前一日晚餐后开始禁食，次晨空腹用针抽吸三头肌、腹部脐旁和臀部外上象限的脂肪，计算出以上三部位脂肪细胞平均大小。在中年正常人每个脂肪细胞含 0.50～0.60μg 脂肪。总体脂可用核素方法测定，总体脂量除以脂肪细胞平均体积，即为脂肪细胞数。正常中年人，脂肪细胞数约为 3.1×10^{10}。极度肥胖者可达 $(10\sim12)\times10^{10}$。

⑤脂肪百分率测定：脂肪占全身的比例(F%)，F%＝(4.57/D－4.142)×100%。男性 F%＝15%，超过 25%为肥胖；女性 F%＝22%，超过 30%为肥胖。

⑥测定脂肪区域性分布的指标：脂肪区域性分布的指标包括腰围、腰臀比值(waist to hip ratio，WHR)及前后高(saittal height)。腰围为通过腋中线肋缘与髂前上棘连线中点的周长，臀围为经臀部最隆起部位的周长。前后径用专用长尺测量。腰围大于腹围或腹前后径大于胸前后径为肥胖。腰髋周径比值＞0.72 为肥胖。评估内脏脂肪组织应用影像学技术。应用B超可测量皮下脂肪量及内脏脂肪指数。

4. 化验室检查

(1)血脂检查：测定血清总胆固醇(TC)、三酰甘油(TG)、高密度脂蛋白-胆固醇(HDL-C)、低密度脂蛋白-胆固醇(LDL-C)。

(2)血糖检查：包括空腹血糖、血清胰岛素及C肽、糖基化血红蛋白、血清果糖胺、葡萄糖耐量检查、饥饿试验等。糖尿病空腹血糖≥7.8mmol/L(140mg/dl)或糖耐量试验2h 血糖≥11mmol/L(200mg/dl)。胰岛素瘤血糖低，血中胰岛素高，饥饿试验诱发低血糖时胰岛素高，胰岛素(μU/ml)与空腹血糖(mg/dl)之比＞0.5。

(3)肾上腺功能检查：包括尿 17-羟、17-酮和尿游离皮质醇测定；血浆 ACTH、ACTH 兴奋试验，主要鉴别皮质醇增高是原发于肾上腺抑或是继发于垂体及下丘脑。地塞米松抑制试验，小剂量(2mg/d)用于鉴别单纯性肥胖与皮质醇增多症；大剂量(8mg/d)用于鉴别皮质醇增多症为原发于肾上腺肿瘤(库欣综合征)或继发于垂体和下丘脑病变(库欣病)。

(4)性激素测定：包括血清睾酮、雌二醇测定用于检出性功能低下。LH、FSH 测定及 LHRH 兴奋试验，若血 LH、FSH 升高，表明性功能低下原发于性腺病变；血 LH、FSH 降低，表明性功能低下继发于下丘脑或垂体。注射 LHRH 后，FSH、LH 升高则病变在下丘脑，FSH、LH 无反应则病变在垂体。

(5)染色体检查，可检出遗传性疾病。视野检查有助于发现下丘脑垂体病变。

5. 医学影像学检查

(1)X线检查：怀疑垂体肿瘤应行头颅部平片和蝶鞍摄片，必要时进行气脑或脑血管造影。怀疑肾上腺肿瘤者可行腹膜后充气造影或血管造影检查。

(2)CT 和磁共振检查(MRI)：头颅及全身CT或MRI检查可发现垂体瘤、其他颅内肿瘤及肾上腺、胰腺、卵巢等部位肿瘤。

(3)B超检查：脂肪厚度、脂肪肝程度；肾上腺、胰腺、甲状腺、性腺扫描。

6. 心血管功能检查　包括眼底、心电图、心功能。

【鉴别诊断】　肥胖症的病因复杂，从诊断学可分为单纯性肥胖和症状性肥胖。单纯性肥胖即原因不明性肥胖；症状性肥胖是由某一特殊的疾病引起的肥胖，应查明引起肥胖的病因。

1. 病因鉴别诊断

(1)高胰岛素血症：由胰岛细胞瘤和应用

外源性胰岛素引起的肥胖。

(2)库欣综合征：由糖皮质激素分泌过多和外源性糖皮质激素的应用引起。表现为向心性肥胖、高血压、满月脸、多血质外貌、痤疮等临床表现。

(3)糖尿病：常伴有肥胖、血糖升高、尿糖阳性。

(4)甲状腺功能减退：表现为代谢率降低、T_3及T_4降低、TSH升高。

(5)多囊卵巢综合征：表现为月经不调、不孕、多毛等男性化表现。

(6)遗传性疾病：有原发疾病的特征性外貌。

2. 体征鉴别诊断

(1)水肿：体内水钠潴留，体重增加迅速，24h内体重增加可达1kg以上，也可能脂肪增多同时伴有水钠潴留，即水钠潴留性肥胖。立卧位水试验有助于鉴别特发性水肿、水潴留性肥胖和单纯性肥胖。卧位水试验，第1天晨空腹，排尿后20min内饮水1000ml，饮水毕，去枕平卧4h，每小时排尿1次，连续4次，记录每次排尿量及4h总尿量。立卧位水试验，第2天在同样时间取立位(活动或工作)重复试验1次。结果判定：正常人卧位时，饮水量在3h内排出，4h尿总量超过饮水量；立位时，4h尿总量较卧位时稍少，平均为饮水量90%，一般在80%以上。水、钠潴留性肥胖患者，卧位时排出情况和正常人相仿，立位时4h排尿量平均约为饮水量的40%，同时有钠潴留，尿钠排量明显低于卧位时。

(2)肌肉肥大：运动员或从事重体力劳动者，肌肉发达，体重可能超过标准数值，测定人体总脂肪量可与肥胖鉴别。30岁时男性总脂肪量约为体重的15%，女性为22%。男性超过25%，女性超过35%即为肥胖。

(3)妊娠：腹部脂肪特别增多的肥胖妇女，伴有闭经，可误诊为早期妊娠，妇科检查、超声及hCG检查可除外妊娠。对肥胖妇女短期内体重增加迅速者须除外妊娠。

【治疗】

1. 饮食管理　肥胖妇女的饮食管理十分重要。为达到理想减肥率，每天摄取的热能必须低于耗能量2100～4200J，即做到第1个月减轻体重1.8～2.3kg，4～5个月减轻9～14kg。最好的节食方案是每天摄入热量控制在3780～5040J。理想的节食食谱包括糖类50%，蛋白质15%～20%，脂肪<30%。仅改变糖类、蛋白、脂肪的比例，而不减少总能量的摄入则达不到有效的减肥效果。

人的一生应注意几个特殊的节食时期，胎儿期至5岁前，应防止儿童期肥胖。青春期和成人期应注意避免超重。40～49岁减总热量的5%，50～59岁减10%，60～69岁减20%，70岁以上减30%。青春发育期、病后恢复期、妇女产后、绝经期、冬春季节是易发胖的时间，在该时期应特别注意控制饮食。

2. 运动治疗　节食必须与运动相结合，规律锻炼降低心肌梗死发病率、降低血清LDL，而升高HDL浓度。大运动量长期锻炼可降低食欲、增加静息代谢率，但运动后1～2d可出现食欲增加的反弹现象。最佳锻炼方式是每天定时锻炼、餐前或餐后2h锻炼，每周至少留有1d的时间让肌肉和关节休息(表25-1)。

不同的运动方式能量消耗有较大的区别。提倡采用动力型、大肌肉群参与的有氧运动，包括走路、跑步、游泳、骑自行车等。水中运动被认为是康复医疗和减肥运动有发展前途的最佳运动方式(图25-6，图25-7)。

3. 药物治疗　下丘脑腹内侧核区饱食中枢和下丘脑外侧区的摄食中枢的共同作用为调节食欲，通过儿茶酚胺类和5-羟色胺类递质变化调节摄食行为(表25-2)。

表 25-1 运动与能量消耗

活动	能量(cal/h)
睡眠	90
办公	240
散步	240
打高尔夫球	300
做家务	300
骑自行车	360
游泳	360
打乒乓球	480
打保龄球	510
慢跑	750(120cal/mile)
滑雪	840
快跑	960(120cal/mile)

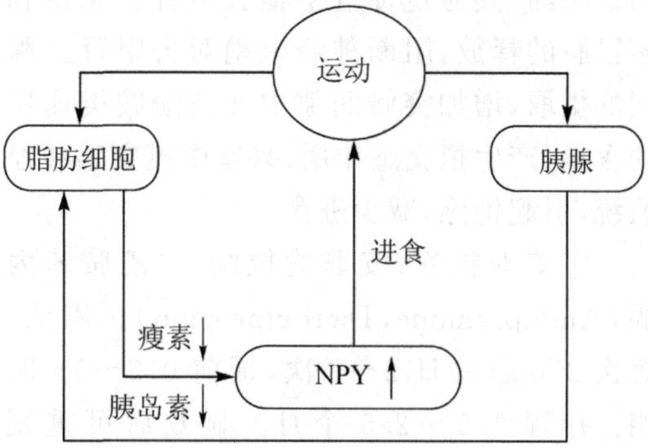

图 25-6 运动对脂肪细胞和胰腺的作用

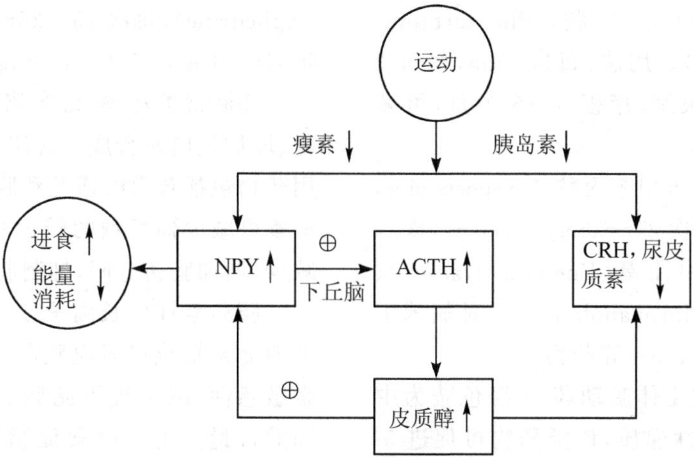

图 25-7 运动对皮质醇的作用

表 25-2 肥胖的药物治疗

药　　物	用　　法
去甲肾上腺素类(影响儿茶酚胺系统)	
安非拉酮(二乙胺苯丙酮)	餐前 25mg,上午 75mg,缓慢释放
芬特明	餐前 8mg,上午 15 或 37.5mg,缓慢释放
苯甲曲秦(苯双甲吗啉)	餐前 35mg,每日 105mg,缓慢释放
吗吲哚	1～3mg,每日 3 次
5-羟色胺类	
芬氟拉明	餐前 20～40mg,每日 60mg,缓慢释放
左旋芬氟拉明	餐前 15mg
脂酶抑制药	
奥利司他	120mg,餐时或餐后 1h,口服 1 粒

(1)儿茶酚胺激动药：影响儿茶酚胺类递质减肥药，其通过促进中枢去甲肾上腺素和多巴胺的释放，阻断神经末梢对去甲肾上腺素的摄取，增加突触间隙中儿茶酚胺类递质的含量，产生拟交感作用，兴奋中枢交感神经系统，引起饱感，减少进食。

①安非拉酮(安非泼拉酮，二乙胺苯丙酮，Amfepramone，Diethylpropion)。用法：每次25mg，每日2～3次，饭前0.5～1h服用。疗程1.5～2.5个月。显效后可重复2～3个疗程。

②右苯丙胺(Dexamfetamine，Dexamine，Dexamphate)。用法：每次2～10mg，每日2～3次，饭前30min服用，疗程6～12周。

③芬特明(苯丁胺，Phentermine，Adipex-p，Fastin)。用法：每次8mg，每日3次，饭前30min服用，疗程3～6个月，可减量维持减肥效果。

④苄非他明(苄甲苯丙胺，Benzphetamine，Didrex)。用法：每次25～50mg，每日1～3次。

⑤其他：苯甲曲秦(Phendimetragine)、苯丙醇胺(Phenylpropanolamine)、对氯苯丁胺(Chlorphentermine)等药物。

(2)5-羟色胺受体激动药：5-羟色胺为中枢神经系统抑制性递质，该类药物可促进5-羟色胺的生成，从而抑制食欲，减轻体重。另外，该类药物增加外周组织对胰岛素的敏感性，促进葡萄糖的摄取利用；降低血清中总胆固醇、三酰甘油、低密度脂蛋白-胆固醇含量，增加高密度脂蛋白含量；促进生长激素的释放，促进脂肪分解。近来发现它们也可增加原发性肺动脉高压(PPH)及心瓣膜病的发病率，故于1997年FDA宣布禁用。

①芬氟拉明(氟苯丙胺，Fenfluramine)：用法：第1周，40mg/d，早餐、晚餐前0.5～1h服用，8～12周为1个疗程。

②右芬氟拉明(Dexfenfluramine)：每次15mg，每日2次，疗程<3个月。

③氟西汀(Fluoxetine)：每次20～40mg，每日1或2次，疗程8～12周。

(3)吲哚类药物：同时影响儿茶酚胺和5-羟色胺的分泌，抑制去甲肾上腺素的再摄取，影响儿茶酚胺的代谢，抑制其再摄取，增加突触间隙5-羟色胺的含量，抑制进食中枢。另外可刺激β受体，促进葡萄糖的利用，降低血清中胆固醇和三酰甘油的含量。

①吗吲哚(氯丙咪吲哚，Mazindol)：1～2mg，每日3次，餐前1h服用，疗程8～16周。

②氯苄雷司(Clobenzorex)：早晨起床服30mg，午餐前1h口服20mg。

(4)增加能量消耗药物

①中枢兴奋药：促进脂肪氧化，增加能量消耗，兴奋中枢神经系统，抑制食欲。麻黄碱(Ephedrine)，每次15～25mg，每日2次。咖啡因(Caffeine)100～150mg/d。

②激素类药物：雄激素促进机体脂肪消耗、增加蛋白质合成和代谢率，减轻体重。常用药物包括苯丙酸诺龙和脱氢表雄酮。生长激素可减少葡萄糖的转运和利用，脂肪合成减少，增加脂肪分解，抑制脂肪积聚。

胰岛素样生长因子-1增加脂肪分解，降低胰岛素抵抗患者血胰岛素水平，增加胰岛素敏感性，减少皮下脂肪含量，降低血清胆固醇含量。生长激素促脂肪代谢作用的可能途径是由胰岛素样生长因子-1介导的。

甲状腺素促进能量代谢，因此甲状腺功能减退和T_3抵抗患者，低剂量T_3(60μg/d)治疗可减轻肥胖。大剂量甲状腺素抑制内源性甲状腺素分泌和加速蛋白质分解。

(5)抑制消化和吸收的药物

①脂肪酶抑制药：奥利司他(Orlistat)，抑制胃脂酶、胰脂酶、羧基酯酶和磷脂酶A_2活性，减慢胃肠道食物脂肪水解为氨基酸及单酰基甘油的过程，减少脂肪吸收，降低体内脂肪储存而减轻体重。奥利司他减少胃肠道脂肪吸收率30%、降低血清总胆固醇和LDL-C。每次120mg，每日3次，口服。

②葡萄糖苷酶抑制药：拜糖平(Acarbose)，在肠道内竞争性抑制 α-葡萄糖苷酶，减少蔗糖及双糖分解生成葡萄糖，延缓、减少葡萄糖的吸收，降低餐后血糖水平，为治疗内脏型肥胖的有效药物，适用于餐后血糖过度升高的肥胖者。

(6)开发中的药物

①β_3 肾上腺素能受体(β_3-AR)激动药：β_3-AR 调节脂肪水解、产热、胃肠动力等代谢功能，促进脂肪水解和褐色脂肪产热作用，减轻体重和肥胖。

②过氧化物酶体增殖物激活型受体 γ(PPAR-γ)激动药及拮抗药：PPAR 是一种脂质激活转录因子，PPARγ 活化促进脂质代谢和调节多种基因表达。噻唑啉二酮衍生物曲格列酮(Troglitazone)激活 PPAR-γ，促进脂肪细胞分化和转移，减少内脏脂肪、改善胰岛素抵抗和脂质代谢、减轻体重。

③黑皮质素(melanocortin，MC)受体激动药：下丘脑弓状核神经元合成阿黑皮素原(POMC)，其生成减少可引起肥胖。瘦素调节 POMC 基因表达，而 POMC 衍生物 MSH 与瘦素功能相关，MC-4 受体和 α-MSH 为神经肽 Y(NPY)和瘦素介导物质。MC-4 受体激动药 MTⅡ通过激活 MC-4 受体抑制食欲、减轻体重和治疗肥胖。

④瘦素、NPY 和转录调节肽(CART)：瘦素抑制 CNS 内神经肽 Y 生成、降低食欲和抑制摄食。肥胖妇女存在瘦素转运障碍，因此瘦素受体激动药或瘦素衍生物可改善瘦素"相对缺乏"状态。

神经肽 Y 为胰多肽家族成员，其促进食欲和摄食。目前正在研制开发 NPY 受体 Y_1 和 Y_5 亚型拮抗药。BIBP3226 是 Y_1 受体拮抗药，可阻断 NPY 诱导的 AC 抑制；喹唑啉(Quinazoline)可抑制 Y_5 受体，抑制摄食和食欲。

⑤加兰肽(Galanin)及阿立新(Orexin)受体抑制药：加兰肽刺激摄食，特别是脂肪类食物的摄取，减少褐色脂肪能量消耗和抑制交感神经活性。选择性加兰肽受体拮抗药减少脂肪摄入和减轻体重。阿立新(Orexin，食欲素)促进食欲，而阿立新受体抑制药 SB-334867-A 用于防治肥胖。

⑥脑肠肽：与肥胖相关的脑肠肽，包括胰升糖素样肽-1(GLP-1)、胆囊收缩素(CCK)、铃蟾肽。胰升糖素样肽-1 延缓胃排空、增加胰岛素效能、维持糖类平衡和降低食欲，其合成物米格列醇(Miglitol)已用于治疗肥胖和糖尿病Ⅱ期临床研究。

胆囊收缩素诱导胆囊收缩、促进胰腺分泌、延迟胃排空、增加饱感以利消化物吸收。进食后 CCK 释放增加，通过迷走神经将信息传送至 CNS，作用于下丘脑饱食中枢，减少摄食。铃蟾肽抑制食物摄取和食欲，铃蟾肽及其受体缺陷可引起肥胖、高血压和糖耐量异常。

⑦解偶联蛋白(UCP)：UCP-1 是褐色脂肪细胞线粒体内膜组成部分，转运脂肪酸进入线粒体，发挥产热作用。UCP 激动药促进脂肪代谢和减轻体重。

⑧胰淀素：胰岛 B 细胞分泌的多肽激素，调节糖类代谢、减少胰高糖素生成和降低血糖和体重。

(7)中医药治疗：食疗和中医治疗以健脾益气，化痰除湿为主。多选用党参、白术、茯苓、赤豆、薏苡仁、陈皮、冬瓜、黄豆芽、鲤鱼、鳝鱼、泥鳅、鸭肉、莴笋等药物和食物组成配方。

4. *手术治疗*

(1)胃成形术(gastroplasty)：是沿垂直方向在胃小弯侧把胃缝合成为容量约 15ml 的狭长胃小袋，以限制进食量。术后 1 年体重可减少 60%～70%，术后 2～3 年体重趋于稳定。该手术也可降低与肥胖相关糖尿病、高血压、高血脂等并发症。由于该手术保留胃和十二指肠完整性，因此可避免引起营养缺乏症。

(2)胃旁路术(Roux-en-Y 胃旁路手术)：是在胃底部构建容量为 20～30ml 的胃小囊，将 Roux-en-Y 空肠近端襻与胃小囊吻合，在其下方4～6cm处做空肠－空肠吻合。术后1年体重明显下降，术后2～3年降低体重70%。观察发现，该手术后患者血液生长激素释放激素(ghrelin)明显降低，优于其他类型胃部手术。

(3)局部去脂术

①湿性吸脂术：适用于轻、中度肥胖者和生理性周身弥漫性肥胖。吸脂术兼有减肥和美容作用。皮肤脂肪松垂者可同时进行皮肤脂肪切除术。

②肿胀法抽脂术：局部注射2%利多卡因50ml、碳酸氢钠12.5 ml、1/1000肾上腺素1ml、0.9%生理盐水1000ml，可减少手术疼痛和出血量。

③超声脂肪抽吸术(ultrasound-assisted liposuction，UAL)：利用16kHz超声波促进局部脂肪组织乳化，再通过负压吸除乳化液。该方法出血少、痛苦少、安全、易行。缺点是去脂效率低，只能去除皮下脂肪，仅适合于周围脂肪组织局部堆积的患者，而对腹腔和脏器周围脂肪堆积无效。吸脂后局部脂肪复原引起脂肪栓塞之虞。

④皮肤脂肪切除术：治疗局部皮肤脂肪松弛症。手术切除局部松垂的皮肤脂肪，紧缩深部筋膜组织，常用于切除腹部、臀部和上臂内侧脂肪。

(4)其他手术：包括胰旁路手术、腹腔镜手术和小肠旁路手术。

(李明江)

参考文献

del Amo DA, Diez MM, Guedea ME, et al. 2004. Vertical banded gastroplasty: is it a durable operation for morbid obesity? Obes Surg, 14(4): 536.

Fotovati A, Hayashi T, Ito T. 2001. Lipolytic effect of BRL 35 135, a beta3 agonist, and its interaction with dietary lipids on the accumulation of fats in rat body. J Nutr Biochem, 12(3): 153.

Haynes AC, Chapman H, Taylor C, et al. 2002. Anorectic, thermogenic and anti-obesity activity of a selective orexin-1 receptor antagonist in ob/ob mice. Regul Pept, 104(1-3): 153.

Kong WM, Stanley S, Gardiner J, et al. 2003. A role for arcuate cocaine and amphetamine-regulated transcript in hyperphagia, thermogenesis, and cold adaptation. FASEB J, 17(12): 1688.

Lee A, Patrick P, Wishart J, et al. 2002. The effects of miglitol on glucagon-like peptide-1 secretion and appetite sensations in obese type 2 diabetics. Diabetes Obes Metab, 4(5): 329.

Lin E, Gletsu N, Fugate K, et al. 2004. The effects of gastric surgery on systemic ghrelin levels in the morbidly obese. Arch Surg, 139(7): 780.

Liu YL, Sennitt MV, Hislop DC, et al. 2000. Retinoid X receptor agonists have anti-obesity effects and improve insulin sensitivity in Zucker fa/fa rats. Int J Obes Relat Metab Disord, 24(8): 997.

Moran TH, Lee P, Ladenheim EE, et al. 2002. Responsivity to NPY and melanocortins in obese OLETF rats lacking CCK-A receptors. Physiol Behav, 75(3): 397.

Omranifard M. 2003. Ultrasonic liposuction versus surgical lipectomy. Aesthetic Plast Surg, 27(2): 143.

Reaven G, Segal K, Hauptman J, et al. 2001. Effect of orlistat-assisted weight loss in decreasing coronary heart disease risk in patients with syndrome X. Am J Cardiol, 87(7): 827.

van Harmelen V, Dicker A, Ryden M, et al. 2002. Increased lipolysis and decreased leptin production by human omental as compared with subcutaneous preadipocytes. Diabetes, 51(7): 2029.

第26章　乳腺疾病

乳腺是女性激素重要的靶组织和功能器官，其生长发育和功能受多种内分泌激素调节，包括雌激素、孕激素、催乳素、生长激素、胰岛素、肾上腺皮质激素、前列腺素和缩宫素等，上述激素的分泌和功能失调是引起乳腺疾病的重要原因。

第一节　乳腺结构不良

乳腺结构不良(mammary dysplasia)，又称乳腺小叶增生、乳腺增生和乳腺纤维囊性病，其基本病理变化为乳腺管、乳腺腺体、间质纤维组织增生和乳腺囊肿形成，临床表现为乳房肿块和周期性乳痛。乳腺结构不良分为乳腺单纯性增生症(mazoplasia)和囊性乳腺组织增生(cystic mazopathia)。乳腺单纯性增生为早期病变，而囊性乳腺组织增生常与不典型增生同时存在，为乳腺癌前期病变。

【发病率】　乳腺单纯性增生多见于未婚、已婚未孕、已育未哺乳和性功能活跃妇女，发病高峰年龄为30～40岁，发病率50%。囊性乳腺组织增生多见于中年妇女，发病年龄高峰为40～49岁，发病率5%。

【病因】

1. *下丘脑-垂体-卵巢轴功能异常*　表现为雌激素和催乳素分泌增加，孕酮分泌降低，引起乳腺管、腺泡和间质纤维组织增生，形成乳房结节，引起乳腺胀痛。

2. *精神因素*　包括精神紧张、过度劳累和精神抑郁等因素。

【病理】　乳腺单纯性增生可发生于单侧或双侧乳房，增生范围可为一个或多个乳腺小叶。增生乳腺组织坚韧，界限不清，无明显包膜，剖面呈灰白色颗粒状。囊性乳腺组织增生在增生乳腺组织基础上形成大小不等的薄壁囊肿，囊内储有淡黄色或棕褐色液体。

显微镜检查，增生早期，末端乳腺管扩张和腺泡增生形成小囊肿。乳腺小叶纤维组织增生，乳腺小叶互相融合和间质淋巴细胞浸润。增生晚期，囊性乳腺组织增生形成乳腺囊肿、上皮细胞呈腺瘤样增生、乳头状瘤病、腺管型腺病和大汗腺样化生5种病变，恶变率为3%～4%。

【临床表现】

1. *乳房胀痛*　乳房痛(mazolgia)和乳腺增生(mazoplasia)与月经周期相关，可出现于一侧或双侧乳房。月经来潮前3～4d开始出现乳房胀痛和压痛，经期和经后症状明显减轻。疼痛可向肩胛、腋部放射。乳痛发作频率和严重程度受情绪和气候变化影响，触动和颠簸乳房时疼痛加重。

2. *乳房肿块*　乳腺增生局部出现中等硬度、坚韧，或囊性触痛结节，可为单结节、多结节或片状结节。触痛结节多见于乳腺外上象限。乳房触痛结节于月经前增大、变硬，月经后缩小变软。

3. *溢乳*　乳腺增生症中5%～15%伴有溢乳，为自发性或隐匿性溢乳，分泌物可为草黄色浆液、乳白色、棕色浆液或血性溢液。

【诊断】

1. 病史和查体　根据与月经周期相关的乳房痛和肿块可做出诊断，疑难病例应进行必要的辅助检查。

2. 特殊检查

(1)超声检查：增生部位呈不均匀低回声区、无回声的囊肿区。

(2)乳腺X线钼靶摄影：增生部位呈棉花团或磨玻璃状、边缘模糊不清的密度增高影。形成囊肿时，可见不规则增强阴影中有圆形透亮阴影。

(3)远红外线乳腺扫描：可见散在的点、片状或条索状阴影。

(4)细胞学检查：细针穿刺抽吸细胞或乳头溢液行细胞学检查。可见导管上皮、泡沫细胞、红细胞、脂肪及蛋白等。

【鉴别诊断】

1. 乳腺纤维腺瘤　表现为乳房单发、边界清晰、活动性好和无痛性肿块。

2. 乳腺脂肪坏死　乳房外伤后形成表浅、坚硬、固定、界限清楚的包块。

3. 乳腺癌　多见于中老年妇女，为单发、无痛、固定、逐渐增大肿块，组织活检可确诊。

【治疗】

1. 药物治疗

(1)雄激素：甲睾酮5～10mg/d，舌下含化。丙酸睾酮25mg/d，每周2次，肌内注射。每月总剂量不超过400mg，3个月为一疗程。长期和大剂量应用可引起去女性化和男性化征象。

(2)达那唑：具有抗雌激素、抗孕激素和类雄激素作用。200mg，每日2～3次，口服。

(3)他莫昔芬(三苯氧胺，Tamoxifene)：为选择性雌激素受体调节药(selective estrogen receptor regulator，SERM)，主要呈现抗雌激素作用。常用剂量为10mg，每日2次。3个月为1个疗程。由于他莫昔芬具有潜在性雌激素活性，长期大剂量应用可引起子宫内膜增生和息肉，因此治疗期间应加强子宫内膜检测，如出现子宫内膜增生(厚度≥5mm)应停药。新一代SERM雷洛昔芬(Raloxifene)60mg/d，对子宫内膜无明显促长作用。

(4)溴隐亭(Bromocriptine)：多巴胺受体激动药，直接抑制垂体催乳素分泌，用于治疗高催乳素血症、溢乳和乳腺增生症。2.5mg/d，配伍维生素B_6 50mg/d，进食时服用。新一代抗催乳素药物包括卡麦角林(Cabergoline)和喹那角林(诺果宁，CV205-502)等。详见第10章第九节抗催乳素。

(5)炔诺酮(Norethisterone)：2.5～5mg/d，或甲羟孕酮4～8mg/d，月经周期第15～25天服用，连用3个周期。

(6)联合型口服避孕药(COC)：包括妈富隆(Marvelone)和美欣乐(Mercilon)等。见第11章第一节相关内容。

(7)米非司酮(Mifepristone)：具有抗孕、抗糖皮质激素和非竞争性抗雌激素作用。常用剂量为10mg/d，口服，连用3个月。

(8)甲状腺素制剂：促进卵泡发育、增加孕激素分泌，阻断雌激素对乳腺组织的增生作用。

(9)维生素

①维生素A：促进孕烯醇酮转化为雄烯二酮和孕酮，拮抗雌激素作用。月经前半期2万～5万U，每日3次，口服。

②维生素E：抗氧化剂，提高孕酮/雌二醇比值。300mg/d，口服，连用3个月。

③维生素B_6：调节蛋白质、氨基酸和性激素代谢，20mg，每日3次，口服。

(10)碘制剂：促进孕酮分泌和拮抗雌激素。5%碘化钾溶液10ml，每日3次；或复方碘溶液(卢戈碘)，0.1～0.5ml，每日3次口服。碘制剂不能服用时间过长。

2. 手术治疗　适用于年长妇女、药物治疗无效，多发和巨大乳腺肿块，细胞学呈不典型增生、有乳腺癌家族史者。手术方式包括乳腺小叶切除和经皮下乳腺单纯切除术。

第二节 巨 乳 症

巨乳症(macromazia)指乳腺过度增生引起乳房增大。青春期前发病者为早熟性乳房肥大症;青春期发病者为青春期巨乳症;妊娠期发病者为妊娠期巨乳症。

【病因】

1. 原发性巨乳症 原因包括:①体质性性早熟或原发性性早熟乳房过早发育;②病理性因素:包括脑炎、头部损伤、脑部先天畸形、脑部肿瘤;脑功能异常;分泌促性腺激素肿瘤,包括绒毛膜上皮癌、肝细胞癌、松果体瘤、原发性甲状腺功能减退等。

2. 继发性巨乳症 也称为假性乳房发育,病因包括:①功能性卵巢肿瘤:颗粒细胞-卵泡膜细胞瘤、卵巢畸胎瘤和胚胎性卵巢癌分泌过多的雌激素,引起乳房发育和阴道流血;②肾上腺皮质肿瘤:部分肿瘤分泌女性激素,引起乳房发育和阴道流血;③外源性性激素:包括联合型口服避孕药和含有性激素药物的肉类、乳品、化妆品等。

巨乳症大体检查,乳腺巨大、质软,乳头下有一盘状硬结,表皮无改变。显微镜检查乳房脂肪和纤维组织增多,而腺体部分较少。

【临床表现】

1. 早熟性巨乳症 常伴有性早熟和乳房过早初现。乳房巨大,乳头、乳晕着色。乳腺组织边界清楚、表面光滑、质软、活动好、有触痛。

2. 假性早熟性巨乳症 存在引起乳腺增生的原发性疾病(卵巢、肾上腺、垂体和神经系统疾病和肿瘤)。乳腺发育与第二性征发育不一致。

【诊断】

1. 病史 包括分娩史和个人发育史。有无发热、抽搐、癫痫、内分泌、手术和外伤史。

2. 体格检查 包括身高、体重、坐高,营养状况和健康状况,神经系统检查,眼底视野检查,第二性征发育情况,盆腔检查排除卵巢肿瘤。

3. 卵巢功能检查 测量基础体温、阴道脱落细胞涂片、血雌激素、雄激素的动态观察,了解有无排卵、激素水平。

4. 甲状腺和肾上腺功能检查 包括 T_3、T_4、PBI、TSH、17OHCS、17KS 测定。

5. 垂体功能测定 包括 FSH、LH、PRL、GH 测定。必要时进行 GnRHa 垂体兴奋试验。

6. 医学影像学检查 包括蝶鞍摄片、乳腺超声、盆腹腔 CT、MRI 检查。

【治疗】

1. 对因治疗 积极诊治原发性疾病,包括中枢神经系统、卵巢、垂体和肾上腺肿瘤。甲状腺功能减退者给予甲状腺制剂治疗。

2. 孕激素 甲羟孕酮 10～20mg/d,口服。甲地孕酮 6～10mg/d,口服。出现第二性征退化、乳腺萎缩和雌激素低落后减少剂量。

3. GnRH 通过垂体脱敏和下调作用,诱发低雌激素血症,抑制内源性雌激素生成和对乳腺组织的促长作用,可肌内、皮下或鼻腔内给药,详见第 10 章第一节 GnRH 激动药。

4. 抗催乳素 详见第 10 章第九节抗催乳素。

5. 手术治疗 用于乳房矫形和美容治疗。

第三节 乳腺纤维腺瘤

乳腺纤维腺瘤(fibroadenoma of breast)是由乳腺上皮和纤维组织增生引起的肿瘤,

包括乳腺纤维瘤、纤维腺瘤、腺瘤。乳腺纤维瘤恶变率为0.07%～0.35%，可形成肉瘤或癌肉瘤。

【病因】　乳腺肿瘤有一定的家族史和遗传倾向。单一雌激素长期刺激和乳腺组织对雌激素敏感性增高是引起乳腺肿瘤的主要原因。饮食结构(高脂、高糖饮食)和生活方式也是促进乳腺肿瘤发生的重要因素。

【病理】

1. 大体检查　肿瘤呈椭圆形、结节形或分叶状、包膜完整、边界清楚、大小不一。剖面质地均匀呈灰红色，可见组织裂隙和黏液光泽。病理类型分为3型。

(1)普通型：常见，生长缓慢、肿瘤体积小、直径为1～3cm。

(2)青春型：少见，初潮前发病，生长迅速，肿瘤体积较大，引起局部皮肤紧张变薄和静脉扩张。

(3)巨大纤维腺瘤：见于15～18岁青春期女性和围绝经期妇女，肿瘤呈分叶状，体积较大，直径5～20cm不等。

2. 显微镜检查　乳腺纤维腺瘤分为5型。

(1)管周型：腺管周围弹力纤维层外周结缔组织增生，压迫乳腺管和腺泡形成腺管状。

(2)管内型：腺管上皮下结缔组织弥漫性增生。

(3)混合型：管周型和管内型同时存在。

(4)分叶型：腺体异常扩大，间质纤维组织增生挤压扩大的腺腔形成较大的组织裂隙。

(5)囊性增生型：肿瘤由腺管上皮和上皮下结缔组织增生形成，包括囊肿形成、导管上皮增生、乳头状瘤病、腺管型腺病。

【临床表现】　乳房单发或多发、无痛性包块，生长缓慢，而妊娠期和哺乳期生长加快。肿瘤多位于乳腺外上象限，上方多于下方，外侧多于内侧。肿瘤呈圆形、椭圆形、质韧，直径1～3cm，大者直径可达10cm。肿瘤边界清楚、表面光滑、活动、有滑动感，无触痛，表面皮肤无改变，腋窝淋巴结不大，乳头无溢液。

【诊断】

1. 病史和检查　乳房外上象限，单发、生长缓慢，表面光滑、质地韧实、边界清楚和无触痛肿块。

2. 特殊检查

(1)钼靶X线检查：乳腺圆形或椭圆形肿块，密度均匀、有周晕，可见钙化灶。

(2)超声检查：圆形或椭圆形实性均质回声、后壁线完整，有侧方声影，后方回声增强。

(3)液晶热图：低温图像或正常热图像，皮肤血管无异常。

(4)红外线透照：肿瘤与周围乳腺组织透光度基本一致，无周围血管改变的暗影。

(5)细针活检：可见成堆导管上皮细胞和成纤维细胞，诊断符合率90%。

(6)切除活检：适用于年长、腋淋巴结增大、疑有恶变和有乳腺癌家族史者。

【治疗】　未婚妇女应于婚前切除。婚后未孕妇女宜尽早手术，因妊娠和哺乳加速肿瘤生长。年龄≥35岁妇女一经确诊应立即手术。手术切口应考虑美学与功能需要，需哺乳者以乳头为中心做放射切口；不哺乳者沿乳晕边缘做圆弧形切口；多发者可行胸乳切口。手术应将整个肿瘤和周围乳腺组织一并切除，或将受累乳腺区段切除，因肿瘤单纯切除复发率较高。

第四节　乳腺管乳头状瘤

乳腺导管内乳头状瘤(intraductal papilloma of breast)包括导管乳头状瘤、囊内乳头状瘤和中小导管乳头状瘤是发生于乳头及乳晕区大导管的良性肿瘤，多见于40～45岁经产妇女。

【病因】　病因不明，可能与孕激素分泌减少、雌激素分泌增高相关。70%导管内乳头状瘤是囊性乳腺组织增生病的一种伴随病变。

【病理】

1. *大导管乳头状瘤*　发生于乳晕大导管内，不超过乳晕范围，多为单发，也可为双侧多发。肿瘤呈黄色或灰白色、直径0.5～2.5cm不等、有蒂、血管丰富、质脆易出血。可见扩大的导管囊腔，内有分泌物潴留。显微镜检查，肿瘤表面呈灶性柱状上皮增生、大汗腺样化生。极少癌变。

2. *中、小导管内乳头状瘤*　少见，常伴有囊性乳腺组织增生。肿瘤呈白色半透明状小颗粒、附于血管壁、有蒂或无蒂。显微镜检查，肿瘤覆盖柱状上皮、立方上皮，上皮生长旺盛，属癌前病变，癌变率5%～10%。

【临床表现】　乳头溢液是导管内乳头状瘤的常见症状，溢液单侧或是双侧性，血性或浆液性。大导管乳头状瘤溢液率为70%～85%；中小导管内乳头状瘤溢液率为10%～25%。约1/3患者可触及乳腺内包块，肿块呈圆形、质韧、表面光滑、边界清楚。多位于乳头部的大导管或壶腹中，一般不超过乳晕。挤压该处常见少量分泌物从相应的导管开口处溢出。

【诊断】

1. *症状和体征*　根据乳头溢液和乳晕周围包块95%患者可诊断为导管内乳头状瘤。仅有溢液而触不到乳腺包块者应进行组织学检查。

2. *辅助检查*

(1)选择性乳管造影：可确定病变部位、大小和数量。肿瘤呈圆形或椭圆形充盈缺损，可见导管扩张及乳管梗阻现象。

(2)细胞学检查：乳头溢液细胞学检查有一定的异型性，常出现泡沫细胞。乳头溢液细胞学检查假阴性率高，通过冲洗导管收集溢液及微量细胞学检查，可提高阳性率。

(3)细针穿刺活检。

(4)乳导管镜检查。

【治疗】　手术治疗，包括乳腺区段切除术和经皮下乳腺切除术。

第五节　乳　腺　癌

【发病率】　乳腺癌是妇女最常见的恶性肿瘤，严重威胁妇女的健康。世界范围内，乳腺癌发病率以每年2%速度递增。我国乳腺癌发病率和病死率也呈上升趋势，引起学术界注意。随着现代肿瘤学和细胞-分子生物学的进展，乳腺癌的防治研究也取得巨大进步。

据全球60多个国家和地区肿瘤资料分析(1986)，不同国家和地区乳腺癌标化发病率存在显著性差异。西方发达国家如美国、加拿大、西欧各国为乳腺癌高发区，东欧和南欧为中发区，亚洲和非洲为低发区。美国夏威夷白人乳腺癌发病率为87.5/10万，同期中国上海发病率为17.4/10万。发病率城市高于农村。

中国属于乳腺癌低发区，沿海地区高于内陆城市，经济发达地区高于经济落后地区。1990—1992年统计资料显示，北京城区乳腺癌发病率为25.7/10万，上海城区27.2/10万，天津为24.94/10万，而武汉为6.37/10万。乳腺癌病死率的地理分布与发病率基本相似。

乳腺癌发病率随年龄增长而升高，发达国家乳腺癌发病年龄在50岁以上，美国多发生于65岁以上老年妇女，我国高发年龄组比发达国家提前10年。乳腺癌的发病率有一定的种族差异，美国白种人高于黑种人，中国汉族高于少数民族。全球乳腺癌发病率以每年2%的速度递增。中国乳腺癌发病率和病死率也呈上升趋势，1972－1992 年上海市区乳腺癌发病率增加 49%，到 2000 年标化率将达到 28.8/10 万。1973－1975 年中国乳腺癌死亡率为 3.77/10 万，1990 年为 4.9/10 万，上升了 13%。因此加强乳腺癌防治是妇科和外科领域的重要任务。

【病因】

1. 遗传　乳腺癌发病 5%～10%具有明显的家族遗传性，有乳腺癌家族史妇女发病率高于普通人群 3～5 倍。一级亲属中有 1 例 30～39 岁乳腺癌患者的家族乳腺癌的发病率为 17%，有 2 例乳腺癌患者 40 岁以前发病，其乳腺癌发病率为 44%。

乳腺癌最常见的基因是原癌基因 myc、erbB2 和 p53 突变，染色体 1p、6q、7q、8p、11、13q、16q、17、18q 和 22q 基因杂合性缺失。近年来发现，家族性乳腺癌与癌基因 BRCA1、BRCA2 密切相关。家族性乳腺癌中 45%存在 BRCA1 基因突变，同时发生乳腺癌和卵巢癌妇女中 80%存在 BRCA1 突变；家族性早发性乳腺癌妇女中 38%存在 BRCA2 基因突变，80%同时存在 BRCA1、BRCA2 突变。

高危乳腺癌的肿瘤易感基因突变由父母双方传递，家族性乳腺癌传递概率为 6%～19%。而普通妇女人群中为 3%～5%。如家族成员有 1 人发生卵巢癌，或≥3 人发生乳腺癌，则高度提示存在 BRCA1 基因突变，因此高危家族成员应进行 BRCA1 基因筛查。

乳腺癌 BRCA1 和 BRCA2 基因 DNA 筛查发现，基因携带者所生育子女中 50%存在基因突变，BRCA1 基因突变携带者一生中乳腺癌累计发病率为 87%，41 岁为 20%，50 岁为 51%，70 岁为 85%，卵巢癌累计发病率为 20%～65%。存在 BRCA1 和 BRCA2 突变家族中乳腺癌患者，10 年内对侧乳腺癌发病率为 29.5%。BRCA1 和 BRCA2 突变基因携带者乳腺癌患者，乳腺癌周围正常组织中野生型 BRCA1 和 BRCA2 等位基因杂合性丢失发病率为 56%。

2. 月经史　初潮早和绝经晚是乳腺癌高危因素。初潮年龄延长 1 年，乳腺癌风险下降 20%。绝经每延迟 1 年，乳腺癌风险增加 3%。早绝经降低发生乳腺癌风险 50%，绝经后妇女乳腺癌发病率仅是绝经前妇女的 1/6。绝经前切除卵巢越早，发生乳腺癌概率越低；月经周期越短，发生乳腺癌风险越大，如月经周期≤25d，乳腺癌风险高于正常妇女 2 倍。

3. 生育和哺乳　未婚、未产、晚婚和晚育是乳腺癌高危因素。未产妇发生乳腺癌相对风险为 1.4。初产年龄≥30 岁发生乳腺癌风险率高于 18～19 岁足月分娩妇女 2～5 倍。多产降低乳腺癌风险，产次 4 次以上妇女发生乳腺癌风险率为产次 1 或 2 次妇女的 69%。值得注意的是，流产增加乳腺癌风险，对乳腺癌无保护作用。哺乳具有预防乳腺癌作用，降低发生乳腺癌风险性。

4. 良性乳腺疾病　发生乳腺癌风险增加 2～7 倍。囊性乳腺组织增生妇女乳腺癌发生率高于正常妇女 3～4 倍，乳腺癌妇女中 20%～30%存在囊性乳腺组织增生。乳腺单纯性增生妇女癌变率低于乳腺非典型增生妇女。乳腺纤维瘤恶变率为 1.27%。

5. 内分泌因素

(1)雌激素：乳腺癌是雌激素依赖性肿瘤，与长期单一雌激素刺激相关。研究发现，乳腺癌组织内芳香酶活性和局部雌激素生成明显高于正常乳腺组织。同时，乳腺癌组织缺乏 17β-羟基类固醇脱氢酶-Ⅱ，共同引起乳腺癌局部高雌激素内环境，促进乳腺上皮细胞和腺管系统增生和肿瘤发生。乳腺癌患者血浆雌激素浓度也明显高于健康妇女。

(2)孕激素：孕激素促进乳腺腺泡和乳腺小叶增生。孕激素减少时，雌激素促进乳房纤维组织及导管上皮过度增生以致癌变。绝经前乳腺癌妇女血浆孕激素浓度降低。

(3)甲状腺素：甲状腺功能减退，TSH 和 PRL 分泌增加与雌激素共同促进乳腺癌发生。

(4)避孕药：WHO 早期研究（1982～1988)认为，服用避孕药妇女发生乳腺癌风险率为 1.3～1.5。而近来美国癌症疾病控制和激素研究中心认为口服避孕药与乳腺癌无关。

(5)激素替代治疗：近来美国妇女健康行动(WHI)和英国百万妇女研究(MWS)均认为绝经后妇女性激素替代治疗轻度增加发生乳腺癌风险性，详见绝经后性激素替代治疗章。

(6)饮食和生活习惯

①高脂肪膳食增加乳腺癌发病率：机制包括：a. 高脂饮食改变肠道菌群组成，促进类固醇转化为雌激素；b. 高脂饮食引起催乳素分泌增加；c. 高脂饮食引起肥胖，增加乳腺癌的危险性；d. 高脂饮食引起月经失调和绝经延迟；e. 高脂饮食影响细胞膜功能，有利于化学致癌物质进入细胞内。

②吸烟：吸烟既有抗雌激素作用，减少乳腺癌的发病率，又具有对乳腺上皮的直接毒害的致癌作用，其最终增加发生乳腺癌的危险性。

③酗酒：增加发生乳腺癌的危险性 1.5 倍。乙醇影响细胞膜的通透性，刺激腺垂体释放缩宫素，抑制亚硝胺在肝脏中代谢从而在血中积蓄。

(7)电离辐射：增加发生乳腺癌的危险性，并与受辐射年龄和剂量密切相关。国内报道 X 线工作者乳腺癌发病率增高主要见于从事放射工作 25 年以上和 30 岁前从事放射工作者。

【病理】　乳腺癌单侧多见，双侧率为 10%。外上象限占 50%，内上象限占 15%，外下象限占 10%，内下象限占 5%，中央占 17%，弥漫性占 3%。其组织特征为单纯性乳腺癌常见。为质硬、无弹性，切面凹陷呈干燥细沙粒状，放射状，切面灰暗，可见半透明的条索，夹杂着暗灰色斑点。结缔组织及 Cooper 韧带浸润可引起真皮乳头收缩和橘皮征。浸润至胸肌肿瘤固定不活动。

1. 非浸润性乳腺癌

(1)导管内癌：癌细胞局限于导管内，未突破管壁基底膜。肿瘤形态分为实体型、粉刺型、乳头型、管状型和筛状型。

(2)小叶原位癌：可累及一个或多个乳腺小叶。

2. 浸润性特殊型癌

(1)乳头状癌：癌组织以含有纤维腺管束的乳头状结构为主。

(2)髓样癌伴大量淋巴细胞浸润。

(3)小管癌(高分化腺癌)。

(4)腺样囊性癌。

(5)黏液腺癌。

(6)大汗腺样癌。

(7)鳞状细胞癌。

(8)乳头佩吉特病：乳头或乳晕表皮内可见散在或成巢的佩吉特细胞，其特点是细胞体积大，圆形或卵圆形，胞质丰富而透亮，常呈气球状，细胞核大、深染、核仁明显、核分裂象易见。早期病变佩吉特细胞位于基底层内，随病变进展可达表层。

3. 浸润性非特殊型癌

(1)浸润性小叶癌。

(2)浸润性导管癌：分为不典型髓样癌、硬癌、单纯癌和腺癌。

4. 其他类型癌　包括分泌型癌、富脂质癌、腺纤维瘤癌变、乳头状瘤癌变、伴化生的癌、小细胞癌、印戒细胞癌和嗜银细胞癌。

5. 肿瘤转移

(1)局部浸润：乳腺癌自原发部位沿组织间隙、淋巴管、血管和神经束向四周蔓延，并破坏其邻近组织和器官，包括周围的乳腺组织、皮肤、胸肌和肋骨等。

(2)淋巴转移：是乳腺癌转移主要途径，也是判断治疗预后的指标。腋下淋巴结为乳腺癌最早转移部位，其次为锁骨下群及胸肌间群淋巴结，内乳淋巴结，而锁骨上淋巴结和对侧淋巴结转移均属晚期病例，预后较差。

【临床表现】

1. 乳腺肿块　是乳腺癌首发症状，多见于外上象限（47%～50%），内上象限和乳头乳晕区分别为12%～15%和15%～20%，内下及外下象限少见。肿块大小2～3cm为常见。肿块多为单发，偶为多发。肿块多呈圆形或椭圆形、边界不清、表面结节状、实质性、活动差，当浸润皮肤、胸肌筋膜时活动度更差。

2. 乳痛症　乳房痛发生率为5%～12%，表现为乳腺刺痛、胀痛、隐痛。

3. 乳房局部变化　乳腺癌侵及乳腺间韧带引起皮肤凹陷形成“酒窝征”。肿瘤侵犯皮肤，阻塞皮下淋巴管引起皮肤红肿和“橘皮样改变”。癌细胞沿淋巴管、乳腺导管或浅筋膜扩散引起卫星结节。肿瘤晚期可出现皮肤破溃和渗液。

乳头下和导管旁乳腺癌，侵及导管或周围纤维组织引起乳头回缩、凹陷或乳头方向改变。乳头常向瘤侧偏移。乳腺湿疹样癌（佩吉特病）可引起乳头瘙痒，乳头上皮增厚、脱屑、渗液或糜烂结痂，脱落后形成鲜红伤口，或形成红色肉芽。可在乳头或乳晕下扪及质硬的肿块。

4. 乳头溢液　发生率为5%，乳头溢液患者乳腺癌发病率为15%，多为导管内癌的首发症状。50岁以上妇女乳头血性溢液半数以上为乳腺癌。乳头溢液可为自发性或间歇性，单侧多见，为浆液性或血性液体。

5. 转移症状　包括淋巴和血行转移。淋巴结转移包括腋淋巴结、胸肌外侧淋巴结、胸小肌后、锁骨下淋巴结和锁骨上淋巴结。转移淋巴结为实性、质硬、不规则、边界不清与周围组织粘连，活动欠佳。乳腺癌血行转移好发部位为肺、胸膜、骨、肝和脑等。

6. 临床分期　乳腺癌的临床分期根据临床检查而定，包括肿瘤的生长情况、扩散范围，用以指导治疗方案，并预测患者的预后。乳腺癌的TNM分期法是国内外公认的乳腺癌分期方法。主要从以下三个方面确定肿瘤的期别：①T（primary tumor）原发肿瘤的范围；②N（regional nodes）区域淋巴结，包括第一站淋巴结转移情况及有无第二站淋巴结转移；③M（metastases）远方转移情况。正确地判断临床分期，才能确定合适的治疗方案，并对预后有正确的估计。

【诊断】

1. 病史和症状　典型的乳腺癌，根据病史、体检，临床诊断并不困难。缺乏典型体征的乳腺癌及早期乳腺癌易漏诊和误诊，应全面收集病史，仔细系统查体，并选择恰当的辅助检查方法，才能确诊（图26-1）。

2. 特殊检查

（1）乳腺X线检查：确诊率为80%～90%。X线影像呈不规则或分叶状，无明显界限，中心密度高，边缘有短的毛刺，或呈星状表现，可见沙粒状钙化影。

（2）乳腺导管造影：适用于乳头单纯血性、浆液性溢液患者，经导管注入30%泛影葡胺。

（3）乳腺超声检查：于月经后1周内进行检查为宜。表现为不均质弱回声团块，边界不规则，周边显示强回声晕带或肿块后方衰减声影。彩色超声可检出高速动脉血流，其内最大血流速度和动脉阻力指数均显著高于良性肿瘤。

（4）液晶热图像：对乳腺癌确诊率达80%，对＜1cm的乳腺癌确诊率为76.2%。

（5）近红外线扫描检查：诊断符合率达77%～93%。

（6）冷光透照：1972年开始应用于临床，诊断符合率为74.9%。

（7）肿瘤标志物检查

①癌胚抗原（CEA）：乳腺瘤细胞可产生CEA，乳腺癌溢液中含量为228.45ng/ml，血清中均值为15.51ng/ml，如果以CEA100ng/ml

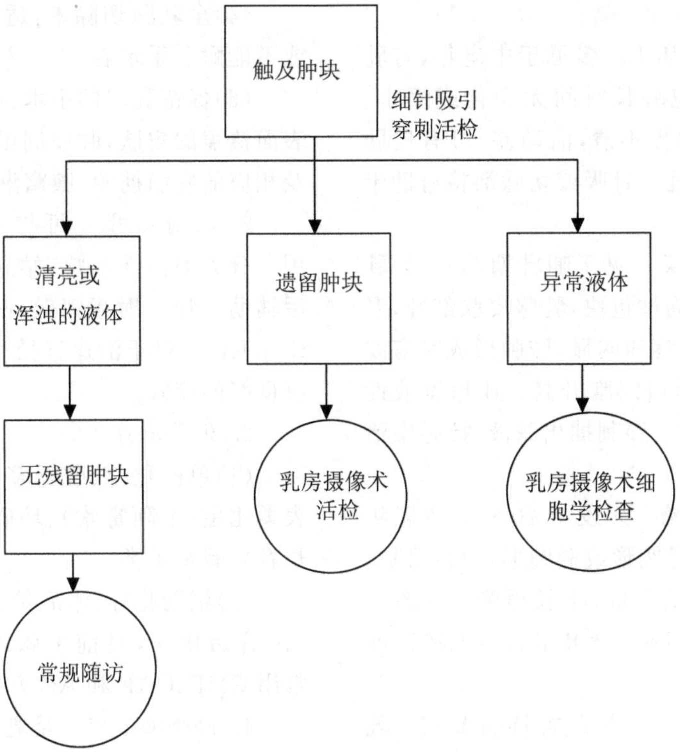

图 26-1 乳腺肿瘤诊断程序

作为阳性阈值，乳腺癌诊断率可达 85.71%，对乳腺癌的诊断具有高度特异性和敏感性。

②铁蛋白(FT)、降钙素(CT)、c-erbB-2 及 ER、PR 在乳腺癌的诊断中均有一定的意义。

(8)病理学诊断

①乳头溢液细胞学检查：诊断准确率为 40%～70%。

②刮片细胞学检查：此法为佩吉特病的主要诊断方法，阳性率达 93.8%。

③针吸细胞学检查：诊断准确率为 70%～90%。高频 B 超(13MHz)和能量超声相结合，使微小侵袭性乳腺癌的诊断率提高为 93%，且对针刺抽吸有极大的帮助。

④切除活检：怀疑为恶性乳腺肿瘤者，在做好根治性手术准备的情况下，切除肿瘤及周围部分正常组织，送快速冷冻病理检查，根据病理结果决定根治性手术或姑息性手术。

⑤乳管内镜活检：乳头溢液者用导管内精细纤维内镜检查，发现肿物提取标本送检。

【鉴别诊断】

1. *囊性乳腺组织增生* 多发生于 40 岁左右妇女，病史长，双侧，伴有不同程度疼痛，月经前疼痛明显，与月经周期关系密切。如有溢液多为双侧性。X 线、超声、针吸活检或切除活检可明确诊断。

2. *乳腺导管扩张症* 多见于 40 岁左右妇女，为边界不清，质地较硬包块，多位于乳晕下方，可有皮肤粘连及橘皮样变，乳头溢液为浆液性或脓性，可有乳头凹陷及腋窝淋巴结肿大，肿大的淋巴结质软并有压痛。乳管造影可见乳晕下大导管扩张、纡曲或呈囊性变，乳头部位导管可狭窄。穿刺可见炎细胞或脓细胞。

3. *乳腺结核* 多继发于肺结核或肠结核，病理进展缓慢，局部病灶呈结节状，触之不痛，与周围组织分界不清，可穿破皮肤形成窦道或溃疡，流出干酪样脓液，可有腋窝淋巴结肿大。穿刺针吸可见干酪样组织或脓液。

抗结核治疗有效。

4. 乳腺脂肪坏死　多见于中老年，有乳腺外伤史，乳腺包块长时间无变化或缩小。乳腺包块质硬，边界不清，活动差，可有皮肤红肿或与皮肤粘连。针吸或切除活检有助于鉴别。

5. 急性乳腺炎　见于哺乳期妇女，为乳腺胀痛后出现压痛性包块，乳腺皮肤红肿，温度升高。起病急，疼痛明显，脓肿形成时有波动感，伴有发热及白细胞升高。B超见液性暗区，边界不规则。穿刺抽出脓液，抗感染治疗有效。

6. 乳腺纤维瘤　多发于20～25岁青年妇女。乳腺肿块呈圆形或椭圆形，边界清楚、表面光滑、质韧、活动好、生长缓慢。B超为边界清晰的实性病变。无皮肤改变及腋窝淋巴结转移表现。

7. 乳房湿疹　应与佩吉特病鉴别。乳房湿疹为过敏性炎性病变，多为双侧，表现为乳房皮肤瘙痒、脱屑、糜烂、结痂或肥厚，皮肤变软，不形成溃疡。外用皮质激素类药物有效。皮肤印片无典型的佩吉特细胞。

8. 乳管内乳头状瘤　多见于中老年妇女，无痛性乳头溢液，溢液为血性，扪不到包块，或在乳晕区扪及<1cm包块。乳管造影、溢液涂片或乳管内镜检查有助于鉴别。

【治疗】 综合疗法，包括手术、放射、化疗、内分泌、中医和免疫治疗。

1. 手术治疗

(1)乳腺癌根治切除术：适用于临床Ⅰ期、Ⅱ期患者，Ⅲ期患者经放疗或化疗后5年治愈率可达70%以上。

(2)乳腺癌扩大根治术：分为胸膜外切除内乳淋巴结的扩大根治术(Margotini手术)和胸膜内切除内乳淋巴结的扩大根治术(Urbon手术)。

(3)乳腺癌改良根治术：切除范围包括全部乳腺组织，胸大肌筋膜，同侧腋淋巴结，保存胸大肌和胸小肌。

(4)全乳腺切除术：适用于非浸润性癌，或不能耐受手术者。

(5)保留乳房的手术：切除范围包括肿瘤表面覆盖的皮肤，肿瘤周围2cm的正常组织及相应的胸肌筋膜，腋窝淋巴结。

2. 放射治疗　可与手术、化疗联合应用。分为根治性放疗、姑息性放疗和手术前后辅助放疗。射频消融(radiofreqency ablation，RFA)对于治疗直径<3cm的乳腺癌具有良好的疗效。

3. 化学治疗

(1)单药化疗：包括多柔比星(阿霉素)、表柔比星(表阿霉素)、环磷酰胺、氟尿嘧啶、长春新碱及铂类。

(2)辅助化疗：术后给以化疗。术后7～14d开始化疗，目前主张术后化疗6个月。常用CMF、CAF和AC方案。

4. 内分泌治疗　是乳腺癌辅助治疗，适用于性激素受体阳性的乳腺癌，应用于手术或放疗前后。ER阳性乳腺癌反应率为28%，而ER、PR均阳性反应率为70%～80%。传统观念认为，绝经前妇女乳腺癌确诊后应切除卵巢，而现在则以放射卵巢去势或内分泌治疗替代。即使绝经后妇女脑垂体和肾上腺切除也较少施行。常用的内分泌治疗药物包括：

(1)促性腺激素释放激素激动药(GnRHa)：通过下调和垂体脱敏作用，呈现"药物性卵巢切除"作用。常用药物戈舍瑞林(Goserelin)3.6mg，皮下注射，4周1次。亮丙瑞林(Leuprorelin)，3.75mg，皮下注射，4周1次，连用3～6次为1个疗程。

(2)肾上腺皮质激素：反馈性抑制垂体肾上腺轴功能，减少雌激素生成。氢化可的松200～300mg/d，口服，显效后改为50～100mg/d。泼尼松龙50～100mg/d，显效后减量维持。

(3)米非司酮：具有抗孕、抗糖皮质激素和非竞争性抗雌激素作用，现已试用于治疗性激素受体阳性乳腺癌，10mg/d，连续服用。

(4)合成孕激素：包括甲羟孕酮(Medroxyprogesterone Acetate，MPA)和甲地孕酮(Megestrol Acetate，MA)。MPA 500mg/d，MA 160mg/d，连服 3～6 个月为 1 个疗程，反应率 40%。不良反应为体重增加、水肿、血压升高和阴道出血等。

(5)雄激素：适用于闭经 5 年以上晚期乳腺癌骨转移患者。闭经 8 年以上者有效率 20%～30%。ER 阳性者有效 46%，有效者生存期 10～23 个月。常用药物包括：①丙酸睾酮 100mg 深部肌内注射，每日 1 次，连用 5d 后改为每周 3 次，连续用药 4～6 周。②二甲睾酮(Calusterone)，200mg/d，分 4 次口服。③氟甲睾酮(Fluoxymesterone)，20mg/d，分 2 次口服。④苯丙酸诺龙，50～100mg，肌内注射，每周 1 次。不良反应：男性化症状，用药 2～3 个月出现。高血钙和水钠潴留。

5. 选择性雌激素受体调节药　选择性雌激素受体调节药(selective estrogen receptor modulators，SERM)是一组人工合成，选择性与靶组织(细胞)内 ERα 和(或)ERβ 结合，在不同组织内呈现雌激素激动剂、拮抗剂、激动剂和拮抗剂混合性作用的化合物。SERM 是防治 ER(+)乳腺癌、绝经后骨质疏松症和激素治疗的重要药物，包括他莫昔芬(Tamoxifen)、托瑞米芬(Toremifene)、雷洛昔芬(Raloxifene)、阿唑昔芬(Arzoxifene)和选择性雌激素受体下调药(selective estrogen receptor down regulators，SERDs)氟维司群(Fulvestrant)。

(1)枸橼酸他莫昔芬(Tamoxifen Citrate，TAM，三苯氧胺)：为第一代 SERM，非甾体三苯乙烯衍生物。片剂 10 毫克，口服。他莫昔芬是防治 ER(+)乳腺癌术后复发、转移和对侧乳腺癌的金标准药物(gold standard drug)，长期治疗(≥5 年)增加子宫内膜增生、子宫内膜癌、静脉栓塞性疾病风险。

他莫昔芬对乳腺呈现抗雌激素作用，抑制乳腺癌细胞向 G_1 期转化和促进癌细胞凋亡。他莫昔芬疗效与乳腺癌 ER 和 PR 含量、比例和肿瘤病理分化程度有关，如病理分化为Ⅰ、Ⅱ、Ⅲ和Ⅳ级的乳腺癌，他莫昔芬治疗有效率分别为 90%、75%、59%和 10.5%。

美国 NSABP 研究表明，他莫昔芬降低对侧乳腺癌发生率 30%～50%，降低浸润型乳腺癌发生率 49%。国际乳腺癌防治研究(IBIS-1)显示，他莫昔芬治疗 5 年后，降低乳腺癌相对风险 42%，乳腺癌绝对风险率<2%，降低乳腺癌复发率 47%；治疗 10 年后死亡率降低 26%；有或无淋巴结转移乳腺癌妇女生存率分别为 10.9%和 5.6%。然而，他莫昔芬对 ER(−)乳腺癌疗效较差。

(2)枸橼酸托瑞米芬(Toremifene Citrate)：为第二代 SERM，氯化他莫昔芬类似物，商品名为法乐通(Fareston)、枢瑞；片剂 60mg。托瑞米芬治疗 ER(+)乳腺癌疗效类似于他莫昔芬，但遗传毒性和子宫内膜癌发生率低于他莫昔芬。托瑞米芬与他莫昔芬之间存在交叉抵抗现象，为防治转移性乳腺癌的第二线药物。

托瑞米芬对乳腺呈现抗雌激素作用，抑制雌激素引起的乳腺癌细胞 DNA 合成和细胞增生作用。大剂量托瑞米芬呈现非 ER 依赖性抗肿瘤作用。托瑞米芬抑制多药耐药蛋白活性和调节 P-糖蛋白相关耐药作用，提高化疗效果。托瑞米芬与芳香酶抑制药阿他美坦(Atamestane，500mg/d)、来曲唑(Letrozole，2.5mg/d)和紫杉醇(paclitaxel)联合应用可提高临床疗效。

(3)盐酸雷洛昔芬(Raloxifene Hydrochloride)：为第二代 SERM，商品名为易维特(Evista)。片剂：60mg/d，口服。用于治疗绝经后骨质疏松症和 ER(+)乳腺癌，可有效降低乳腺癌复发率和对侧乳腺癌发生率，是替代他莫昔芬治疗乳腺癌二线药物。

雷洛昔芬治疗乳腺癌研究(MORE)表明,雷洛昔芬60mg/d和120mg/d治疗4年,乳腺癌和浸润型乳腺癌发生率分别降低65%和74%;ER(+)乳腺癌降低率明显高于ER(-)乳腺癌;2年随访表明,浸润型乳腺癌发生率降低72%,其中ER(+)乳腺癌发生率降低84%,而ER(-)乳腺癌发生率无变化。

雷洛昔芬治疗乳腺癌研究(CORE)显示,雷洛昔芬60mg/d治疗4年后,浸润型乳腺癌发生率降低59%;ER(+)浸润型乳腺癌发生率降低78%,乳腺癌总发生率降低50%,但ER(-)浸润型乳腺癌和非浸润型乳腺癌发生率无明显变化。MORE和CORE两项研究8年间,雷洛昔芬治疗妇女的浸润型乳腺癌发生率降低66%,ER(+)浸润型乳腺癌发生率降低76%,乳腺癌年发生率降低58%。

(4)阿唑昔芬(Arzoxifene,LY353381):属于第三代SERM,为雷洛昔芬衍生物,片剂20mg,口服。阿唑昔芬对乳腺和子宫内膜呈现抗雌激素作用,而对骨骼和脂代谢呈现雌激素原作用(pro-estrogen effects),用于治疗绝经后妇女骨质疏松症和ER(+)乳腺癌。临床Ⅱ、Ⅲ期研究显示,阿唑昔芬可有效地治疗晚期或转移性乳腺癌和子宫内膜癌,但对于局灶型晚期或转移性乳腺癌疗效仍低于他莫昔芬。

(5)氟维司群(Fulvestrant,Faslodex):为新一代选择性雌激素受体下调药,属于甾体类抗雌激素。商品名为芙仕得。注射剂250毫克/支,肌内注射,每28天注射1次。

氟维司群为长效注射剂型抗乳腺癌药物,用于治疗绝经后妇女转移性ER(+)乳腺癌,是治疗对他莫昔芬和芳香酶抑制药抵抗乳腺癌第二线药物。临床Ⅱ期研究(FIRST)显示,氟维司群500mg,每个月1次,肌内注射,显著提高ER(+)局部复发和转移乳腺癌绝经后妇女总生存率。临床Ⅲ期研究(CONFIRM,2010)发现,氟维司群每个月500mg治疗显著提高复发或转移性ER(+)乳腺癌妇女无疾病恶化生存率(PFS)和总存活率(OS),而不增加药物毒性,优于氟维司群每个月250mg治疗。据此,欧盟和美国批准氟维司群每个月500mg作为标准治疗剂量。氟维司群不良反应轻微,包括注射部位疼痛、低雌激素反应(潮热、自汗和心悸)、乏力、肌肉关节酸痛等,偶可引起肝转氨酶升高,停药后自然恢复。

6. 芳香酶抑制药

(1)氨鲁米特:芳香酶抑制药,治疗乳腺癌有效率为33%,对绝经后转移性乳腺癌有效率为53%。250mg,每日2次,2周后改为每日3或4次,每日剂量不超过1g。不良反应为头晕、嗜睡、疲倦、恶心、皮疹等。

(2)4-羟基雄烯二酮(兰特隆,4-hydroxyandrostenedione, lentaron, 4-OHA):第2代选择性芳香酶抑制药,不影响LH、FSH和TSH分泌,不良反应低。250mg,肌内注射,每2周1次。

(3)来曲唑(Femara,弗隆):第3代非甾体芳香酶抑制药,治疗乳腺癌有效率为20%~30%。2.5mg,每日1次,4~6周为1个疗程。

7. 生物治疗

(1)非特异性主动免疫治疗:应用微生物及其相关成分,非特异性激活肿瘤的细胞免疫。常用药物卡介苗、左旋咪唑、云芝多糖、胸腺素等。

(2)细胞因子疗法:包括重组细胞因子20余种,如干扰素、白细胞介素、肿瘤坏死因子、集落刺激因子、转化生长因子等。

(3)免疫细胞过继疗法:用于治疗乳腺癌的三种免疫活性细胞,包括淋巴因子激活杀伤细胞(LAK),细胞毒性T淋巴细胞(CTL),肿瘤浸润淋巴细胞(TIL)。

(4)单克隆抗体及其偶联物:特异性抗体与毒素形成偶联物后,特异性与肿瘤细胞结合,起到杀伤肿瘤细胞作用。

(5)特异性主动免疫治疗:利用肿瘤细胞或肿瘤抗原物质诱导机体的特异性细胞免疫和体液免疫。目前正在研制各种乳腺癌瘤苗。

(6)基因治疗和抗血管形成治疗:目前均处于探索研究和临床试用阶段。

(7)乳腺癌分子靶向治疗:基因分子靶向药物赫赛汀(Herceptin),首剂4mg/kg,静脉滴注,以后每周维持剂量2mg/kg,直到病情稳定。临床试验Ⅰ期、Ⅱ期表明,赫赛汀有效率为15%~18%,平均缓解期为9.1个月,平均生存期为13个月。

(8)放射免疫靶向治疗:采用核素(如^{131}I、^{90}Y等)标记单抗的放射免疫靶向治疗肿瘤有了较大进展。目前美国FDA已经批准替伊莫单抗(Zevalin)和托西莫单抗(Bexxar)两种放免靶向药物用于临床。

【预后】 乳腺癌5年总生存率为79%。影响乳腺癌预后的因素包括腋窝淋巴结转移、原发癌大小、范围、激素受体、月经和肿瘤分化程度。腋窝淋巴结无转移者,10年生存率为75%,1~3个淋巴结转移者为48%。原发灶直径<1cm,5年生存率可达97%。Ⅰ期乳腺癌5年和10年生存率分别为65%~80%和55%~70%;Ⅱ期分别为55%~70%和30%~50%。

【预防】

1. 一级预防 即病因预防,包括筛查乳腺癌高危因素,加强医学咨询和卫生宣传十分重要,包括鼓励母乳喂养,加强乳腺检测、积极防治乳腺良性疾病,改善饮食结构,严格掌握性激素替代治疗,避免放射线照射等。

2. 二级预防 加强高危人群乳腺检测和早期诊断。乳腺癌家族史者应进行健康筛查,35~40岁妇女均应做基本乳腺摄片;40岁以上妇女每年体检1次,每1~2年摄片1次;50岁以上妇女每年体检1次。必要时进行红外热像图、细针穿刺和细胞学检查。

3. 三级预防 积极治疗中晚期患者、延长患者寿命、提高生活质量和生存率,包括坚持系统和科学治疗、加强随访观察,开展乳房整形和心理治疗以提高生活质量。

(李明江 李继俊)

参考文献

Bergh J, Jönsson PE, Lidbrink EK, et al. 2012. FACT: an open-label randomized Phase Ⅲ study of fulvestrant and anastrozole in combination compared with anastrozole alone as first-line therapy for patients with receptor-positive postmenopausal breast cancer. J Clin Oncol, 30(16): 1919-1925.

Cardoso F, Costa A, Norton L, et al. 2014. ESO-ESMO 2nd International Consensus Guidelines for advanced breast cancer (ABC2). Ann Oncol, 25: 1871-1888.

Cavalli LR, Singh B, Isaacs C, et al. 2004. Loss of heterozygosity in normal breast epithelial tissue and benign breast lesions in BRCA1/2 carriers with breast cancer. Cancer Genet Cytogenet, 149(1): 38.

Chang BY, Kim SA, Malla B, et al. 2011. The Effect of Selective Estrogen Receptor Modulators (SERMs) on the Tamoxifen Resistant Breast Cancer Cells Toxicol Res, 27(2): 85-93.

Cuzick J, SestakI, BonanniB, et al. 2013. Selective oestrogen receptor modulators in prevention of breast cancer: an updated meta-analysis of individual participant data. Lancet, 381(9880): 1827-1834.

Di Leo A, Jerusalem G, Petruzelka L, et al. 2010. Results of the CONFIRM phase Ⅲ trial comparing fulvestrant 250mg with fulvestrant 500mg in postmenopausal women with estrogen receptor-positive advanced breast cancer. J Clin Oncol, 28(30): 4594-4600.

Ellis MJ, Llombart-Cussac A, Feltl D, et al. 2015. Fulvestrant 500mg versus anastrozole 1 mg for the first-line treatment of advanced breast cancer: overall survival analysis from the phase Ⅱ FIRST study. J Clin Oncol, 33(32): 3781-3787.

Hayashi AH, Silver SF, van der Westhuizen NG, et al. 2003. Treatment of invasive breast carcinoma with ultrasound-guided radiofrequency ablation. Am J Surg, 185(5): 429.

Heidari P, Deng F, Esfahani SA, et al. 2015. Pharmacodynamic imaging guides dosing of a selective estrogen receptor degrader. Clin Cancer Res, 21(6): 1340-1347.

Liang Y, Hou M, Kallab AM, et al. 2003. Induction of antiproliferation and apoptosis in estrogen receptor negative MDA-231 human breast cancer cells by mifepristone and 4-hydroxytamoxifen combination therapy: a role for TGFbeta1. Int J Oncol, 23(2): 369.

Martinkovich S, Shah D, Planey SL, et al. 2014. Selective estrogen receptor modulators: tissue specificity and clinical utility. Clin Interv Aging, 9: 1437-1452.

Maximov PY, Lee TM, Jordan VC. 2013. The discovery and development of selective estrogen receptor modulators (SERMs) for clinical practice. Curr Clin Pharmacol, 8(2): 135-155.

McDonnell DP, Wardell SE, Norris JD. 2015. Oral selective estrogen receptor downregulators (SERDs) a breakthrough endocrine therapy for breast cancer. J Med Chem, 58(12): 4883-4887.

Mehta RS, Barlow WE, Albain KS, et al. 2012. Combination anastrozole and fulvestrant in metastatic breast cancer. N Engl J Med, 367(5): 435-444.

Metcalfe K, Lynch HT, Ghadirian P, et al. 2004. Contralateral breast cancer in BRCA1 and BRCA2 mutation carriers. J Clin Oncol, 22(12): 2328.

Peng J, Sengupta S, Jordan VC. 2009. Potential of selective estrogen receptor modulators as treatments and preventives of breast cancer. Anticancer Agents Med Chem, 9(5): 481-499.

Robertson JF, Lindemann J, Llombart-Cussac A, et al. 2012. Fulvestrant 500mg versus anastrozole 1mg for the first-line treatment of advanced breast cancer: follow-up analysis from the randomized 'FIRST' study. Breast Cancer Res Treat, 136(2): 503-511.

Sestak I. 2014. Preventative therapies for healthy women at high risk of breast cancer. Cancer Manag Res, 6: 423-430.

Sporn MB, Dowsett SA, Mershon J, et al. 2004. Role of raloxifene in breast cancer prevention in postmenopausal women: clinical evidence and potential mechanisms of action. Clin Ther, 26(6): 830.

Warburton C, Dragowska WH, Gelmon K, et al. 2004. Treatment of HER-2/neu overexpressing breast cancer xenograft models with trastuzumab (Herceptin) and gefitinib (ZD1839): drug combination effects on tumor growth, HER-2/neu and epidermal growth factor receptor expression, and viable hypoxic cell fraction. Clin Cancer Res, 10(7): 2512.

第 27 章 神经性厌食

神经性厌食(anorexia nervosa,AN)是一种精神神经内分泌疾病,以进食中枢功能抑制、自我强迫性禁食为特征的精神动力学疾病,或为社会心理和个体心境应激综合征,常伴有精神神经病和精神分裂症。

【发生率】 随着现代社会妇女政治、经济、职业和美学观念的变化,越来越多的妇女崇尚减肥和体态美,引起神经性厌食和神经性贪食(bulimia nervosa)发生率升高。神经性厌食的最早记载可追溯到公元 1000 年前的一位葡萄牙公主 St Wilgefortis。近代社会神经性厌食发生率从 20 世纪 30 年代开始增加,近 10 年来发生率增加 5 倍,多见于欧美国家。

神经性厌食多见于 10～30 岁年轻妇女,年龄≤20 岁少女发生率为 1%～2%;青春期少女/成年妇女发生率比为 5∶1。成年妇女发生率为 1/550～1/90,女性和男性比为 8∶1。青少年贪食性疾病(binge-eating disorder)发生率为 1.1%。女学生神经性厌食发生率在瑞典为 1/150,英格兰私立学校为 1/200,公立学校为 1/550,英国年龄≥16 岁少女中为 1/90。

美国流行病学调查表明(1995),神经性厌食患者中少女占 60%,男性减肥者占 24%。约 7.6% 女性及 5.3%学生服用减肥药,56%女性和 30%男性一生中至少发生过一次饮食性疾病。

【病因】

1. *遗传学因素* 神经性厌食患者Ⅰ级亲属中发生率为 7%,明显高于普通人群(1%～2%)。单卵双胎神经性厌食同时发生率为 55%,双卵双胎同时发生率为 7%。

2. *瘦素理论* 神经性厌食妇女血浆瘦素浓度降低或瘦素受体功能异常。

3. *脑肠肽理论* 脑肠肽是由 28 个氨基酸组成的生长激素释放肽或促食欲肽,由胰腺和胃底部 P/D_1 细胞和胰腺 ε 细胞分泌,在促进生长激素分泌、食欲调节、胃肠道功能、能量和体液平衡、脂代谢、心血管功能和细胞增殖等方面发挥重要作用。

脑肠肽和肥胖抑素(obestatin)由位于染色体 3p26－p25 的 GHRL 基因编码的生长激素释放肽原或促胃动素相关肽分裂而来。脑肠肽受体(Ghrelin-R)属于 G 蛋白偶联受体($GHS\text{-}R_{1a}$ 和 $GHS\text{-}R_{1b}$),在下丘脑(弓状核)-垂体-性腺轴、肾上腺和胃肠道存在表达,脑肠肽与其受体结合后呈现多种生物学调节功能。

脑肠肽神经元存在于下丘脑室旁核、弓状核、腹中核、背侧核、穹窿和第三脑室等部位,通过突触机制共同促进脑肠肽、神经肽 Y(NPY)和 AGRP(agouti-related protein)分泌,与瘦素和肥胖抑素协同作用,共同维持机体摄食、食欲、能量和体液代谢平衡。脑肠肽分泌减少和功能减退是引起神经性厌食的重要因素,因此脑肠肽可能发展成为治疗神经性厌食的重要靶点。

4. *传统的心理学理论* 神经性厌食少女多有精神创伤史,呈现神经质、缺乏自制力、强迫观念、妄想、病态偏食或善饥癖倾向。患者常羞于或厌恶女性体态发育,盲目减肥，强迫自己禁食或拒食，多出身于中产阶级家庭、父母对其过分严厉或溺爱，或有性骚扰和乱伦史。

5. 社会家庭环境因素　家庭不和睦显著地影响青春期少女正常的精神心理发育和对饮食行为的控制力。白人家庭、有成就者、运动员和优秀学生易于患病，无理由地突然改为素食是神经性厌食的早期症状。

6. 对女性体态和肥胖的病态心理　神经性厌食患者害怕或厌恶女性体态的发育，以致强迫自己限制饮食和减轻体重，认为越瘦越美，越胖越丑，越禁食越光荣，从事体操、艺术、花样滑冰和芭蕾舞少女易于患病。

【病理生理】

1. 精神心理变化　神经性厌食是一种全身性疾病，症状和体征涉及各器官系统，其发生具有其特定的病理精神动力学基础。精神心理和行为异常包括感觉—认知功能障碍和社会、家庭人际交流能力降低。鉴于饮食性疾病与精神内分泌功能的相关性，因此认为精神性肥胖和神经性厌食是两个截然不同的疾病。目前多数学者将它们称为应激综合征(stress syndrome)，即社会环境因素对个人精神心理功能的不良刺激是发病的重要因素。

2. 营养不良　表现为缺铁性贫血、全细胞性贫血、低血钾、低蛋白、高胆固醇血症(LDL和胡萝卜素升高)和免疫功能减退。

3. 神经内分泌代谢紊乱

(1) GnRH-Gn分泌异常：神经性厌食患者下丘脑GnRH神经元脉冲发生器功能减退和损害程度取决于病因(体重、应激、营养不良或疾病)、病程、严重程度和反馈系统功能状态。神经性厌食患者GnRH-Gn轴功能停滞于青春前期。垂体FSH和LH分泌对GnRH刺激的反应呈现多态性，可为正常反应、迟缓反应或无反应。非抑郁型神经性厌食患者褪黑素分泌仍正常。

(2)性激素代谢紊乱：神经性厌食妇女血浆雌激素降低，但睾酮正常。由于雌激素代谢从16α-羟化转向2-羟化，而使雌二醇生成减少，儿茶酚雌激素明显增加。儿茶酚雌激素是一种内源性抗雌激素，其虽可与雌激素受体结合，但不能发挥雌激素作用，从而加重低雌激素血症，引起闭经、性器官萎缩和骨质疏松症。神经性厌食妇女5α-还原酶活性、血清双氢睾酮和尿液雄酮/原胆烷雄酮比值降低。

(3)下丘脑-垂体-肾上腺轴活性增强-高皮质醇血症：神经性厌食妇女下丘脑-垂体-肾上腺轴活性增强，脑脊液CRF浓度升高。神经性厌食妇女皮质醇生成率高于同龄、同体重和同体表面积妇女，分别为24mg/d和18mg/d。尿游离皮质醇浓度高于正常妇女3倍，分别为225μg/d和65μg/d。高皮质醇血症对地塞米松反应类似库欣病。血浆ACTH正常，但对CRF的反应性降低。皮质醇对ACTH的负反馈作用正常。然而，由于神经性厌食妇女细胞内糖皮质激素受体减少，因此高皮质醇血症并不引起相应临床症状和体征。由于类固醇17,20-裂解酶功能减退，肾上腺雄激素DHEA分泌减少，DHEA/T比值降低，呈现青春前期肾上腺雄激素代谢变化。

神经性厌食恢复期，肾上腺激素分泌增加与肾上腺功能出现指标IGF-1升高呈正相关性。IGF-调节肾上腺雄激素生成是经增加P450c17 mRNA水平而实现的。体外研究发现，与IGF-1共同培养的人类肾上腺皮质细胞基础性和ACTH诱导性激素生成均增加。

(4)下丘脑-垂体-甲状腺轴功能减退-低T_3综合征：神经性厌食患者出现下丘脑TRH生成和调节功能异常，血浆T_4、T_3浓度降低，T_3降低幅度大于T_4，这反映外周组织T_4向T_3转化的脱碘功能减弱，而向无生物活性rT_3转化活性增强。T_3降低引起肾上腺皮质醇生成增加和雄激素生成降低，因

此 T_3 治疗可促进肾上腺功能恢复。

低 T_3 综合征是营养不良的直接后果，临床表现基础体温降低，心动过缓，TSH 兴奋试验呈迟缓反应。外周组织 T_3 生成与体重相关，体重降低和饥饿时 T_3 生成减少，体重增加时 T_3 生成增加。从目的论观点解释认为，严重营养不良引起甲状腺功能降低是机体对应激刺激的保护性低代谢反应。

(5)生长激素-IGF-1 轴功能紊乱：神经性厌食生长激素-IGF-1 轴功能，在下丘脑、垂体和外周组织三个层面均出现异常。神经性厌食患者血浆生长激素浓度升高与体重和闭经时间长短相关。当体重恢复正常后，血浆生长激素浓度也恢复正常。不同年龄的神经性厌食患者血清 IGF-1GHBP、IGFBP-3 浓度均降低，而 IGFBP-1、IGFBP-2 浓度升高，其升降变化与体重相关，当营养改善和体重恢复正常后以上指标也恢复正常。

神经性厌食患者生长激素试验反应性异常，包括地塞米松试验、胰岛素诱发的低血糖和 α_2-肾上腺素能刺激试验。生长激素对 GHRH 刺激和生长激素激动药海沙瑞林(Hexarelin)无反应。但单纯体重减轻性闭经和禁食患者中生长激素反应性仍正常。

(6)胰岛素敏感性和胰岛素/葡萄糖代谢动力学变化：临床观察发现，多数神经性厌食患者糖尿病和糖耐量试验异常，基础代谢率、葡萄糖利用率、空腹血糖和胰岛素水平降低。而机体对胰岛素敏感性升高和糖耐量试验异常，体重恢复后以上代谢紊乱可恢复正常。这表明糖代谢异常是体重减轻和能量匮乏的后果，而非神经性厌食的内在原因。

(7)瘦素：神经性厌食患者血浆瘦素明显降低，其降低幅度高于单纯体重减轻者。血浆瘦素降低与高皮质醇血症和低胰岛素血症相关。当机体脂肪储备完全恢复到同龄健康妇女水平时，血浆瘦素浓度才逐渐恢复到正常生理水平。神经性厌食患者血浆瘦素升高与体重增加间非同步性变化是机体对能量代谢正平衡的反应，因瘦素变化与能量利用率间存在相关性。下丘脑弓状核内瘦素反馈信号通过神经肽 Y(NPY)调节进食行为。

神经性厌食患者体重明显降低时，脑脊液 NPY 浓度升高，当体重增加后很长时间 NPY 才恢复正常。神经性厌食时 CRF 升高可能通过拮抗瘦素降低诱发的食欲增强作用，从而抑制食欲和 NPY 诱导的进食行为。

(8)神经递质功能异常：神经性厌食患者 5-羟色胺生成、重吸收、转化和突触后受体敏感性降低。5-羟色胺活性降低在体重恢复后很长时间仍然存在。突触后肾上腺能受体对生长激素和 β-内啡肽反应性降低，β-脂蛋白对 α_2 肾上腺能受体激动药可乐定(Clonidine)反应性降低。

(9)升压素分泌异常：神经性厌食患者对升压素(ADH)反应性异常，表现为升压素分泌增加和反馈机制失控。神经性厌食患者脑脊液与血浆升压素浓度比值升高，表明下丘脑视上核升压素分泌增加，鉴于升压素参与认知功能调节，因此脑脊液中升压素浓度高于血浆在神经性厌食发病中具有重要意义。另外发现，升压素分泌异常并非为电解质紊乱所致，而体重增加后其功能恢复也较缓慢。

(10)体温调节异常：神经性厌食患者呈现体温调节功能异常，表现为畏热和畏寒，畏热高于畏寒，且畏寒和畏热与体重减轻相关，这是下丘脑非脂肪组织依赖性体温调节障碍。

【临床表现】　神经性厌食多见于围青春期少女。临床表现为强迫性禁食、偏食、厌食、阵发性多食和自导性呕吐。患者青春期发育迟缓、闭经、乳房发育不良。闭经可发生于体重减轻之前、之后或疾病发展之中。体温降低、畏热和畏寒、直立性低血压、仰卧位心动过缓、身材瘦小(身高低于同龄 15%～25%)、饥饿性毳毛增多、骨质疏松症、四肢远端发绀和湿冷；毛发纤细、稀疏，指甲脆弱，皮肤干燥和黄染(高胡萝卜素血症)。

原发性神经性厌食妇女，发病早期表现为少食、偏食而最终转化为厌食并出现焦虑、负罪感和抑郁症。年轻少女患者多出身于中上层社会家庭，家庭内环境不协调，精神压抑，心情不舒畅，或父母对其漠不关心、歧视，甚至有性骚扰和乱伦史。临床表现为躁动不安、易激动、神经质、偏执、强迫观念。对肥胖和消瘦缺乏正确认知和自制力，然而学习成绩优秀。

神经性厌食近期并发症，包括早饱食感(early satiety)、肠系膜上动脉综合征(superior mesenteric artery syndrome)、顽固性便秘、重饲综合征(refeeding syndrome)。晚期出现严重的恶病质、脑萎缩、体液电解质和酸碱平衡失调而死亡。病死率为5.9%(0～18%)，每年递增0.56%，多为自杀、电解质紊乱和心功能衰竭所致。

【诊断】

1. 诊断标准

(1)顽固性厌食，不能正确地对待正常体重、体态变化。

(2)青春期发育和初潮延迟，原发或继发性闭经。

(3)体重降低≤标准体重(IBW)85%，或体重≤正常年龄体重85%。

(4)体重指数(BMI)≤17.5kg/m^2。

(5)排除其他引起体重减轻和闭经的疾病。

2. 实验室检查

(1)内分泌-代谢功能减退

①骨髓和血液功能抑制：白细胞和血小板减少、RBC/HCV比值降低；全血性贫血。

②性腺轴功能减退：FSH、LH、雌激素和睾酮降低，无排卵。

③甲状腺轴功能减退：TSH、T_3、T_4降低或低于正常。

④酶和代谢系统：碱性磷酸酶降低、低血磷和低血锌症、IGF降低；少尿；尿比重降低，水电解质紊乱，尤以水中毒者为主。

(2)内分泌-代谢功能增强

①阿肽、神经多肽、CRF、TRH、GABA、降钙素(calcitonin)、胆囊收缩素(cholecystokinin)、神经紧张素(neurotensin)和铃蟾肽(bombesin)增高。

②尿液BUN/C比值增加。

③AST和ALT升高。

④高胆固醇血症。

⑤高皮质醇血症。

⑥高胡萝卜素血症。

【鉴别诊断】 神经性厌食应与下列疾病鉴别：肠道疾病、糖尿病、甲状腺功能亢进、恶性肿瘤、抑郁症、肾上腺功能减退、吸收不良综合征、席汉综合征。

【治疗】 治疗措施包括精神心理疏导、强迫进食、改善体质、激素替代治疗、避免复发和防止意外。精神疏导疗法包括去除不良刺激、调整心理平衡、矫治病态思维和不良行为、改变生活方式。

药物治疗包括选择性5-羟色胺重吸收抑制药(SSRI)，如帕罗西汀(帕罗克赛，Paroxetine)，氟西汀(Fluoxetine)，赛庚啶(二苯环庚啶，Cyproheptadine)。当体重指数≤85%应给予以上药物治疗。临床观察发现，氟西汀可有效防止疾病复发，而赛庚啶治疗神经性厌食疗效优于神经性多食症。

制定科学合理的营养补给方案。当患者体重明显降低(≤标准体重40%)时应强迫进食、鼻饲或静脉补充营养。热卡摄入量为1046kJ(250kcal)/d。补充复合维生素、钙、铁、钾、磷和锌，防治骨质疏松症、水电解质平衡失调和重饲综合征(低磷血症和低钾血症)。

性激素替代治疗有助于促进月经恢复和改善性征发育；甲状腺激素T_3治疗矫治低T_3综合征。临床观察发现，当体重恢复到标准体重90%以上时，多数患者月经自然恢复。希望妊娠者可给予促排卵治疗。治疗期间应严密监测心、肺、肝、肾功能和防治并发症、恶病质、心力衰竭和自杀等意外。

住院治疗适应证包括，体重低于标准体重 75%、仰卧位心律≤45 次/分、低血压和晕厥、低血钾、低血磷症、顽固性绝食、门诊治疗无效或难以随访者。理想治疗结果是每天体重增加 0.1～0.25kg，即每周增加体重 1～2kg。出院标准是，体重增加标准体重的 5%，IBW 为 80%、85% 或 90%，最好为 95%；低于 IBW 75% 出院者有较高的再入院率。

【预后】　神经性厌食患者长期随访发现，48%患者体重、月经，性功能和社会行为恢复正常，30%部分恢复，20%病情无变化或恶化，2%病死。复发率为 40%～50%，间歇住院率为 20%～30%，转化为慢性营养不良性疾病者为 20%。50%患者转化为多食症和抑郁症。病死率为 5.9%(0～18%)，每年增加 0.56%。病死原因为自杀、电解质紊乱、心律失常和心力衰竭。

附：神经性贪食

神经性贪食(bulimia nervosa)的发生率高于神经性厌食 10 倍。神经性贪食以暴食暴饮后，自导性呕吐、间歇性发作厌食为特征，体重减轻并不严重。神经性多食妇女神经内分泌功能紊乱，包括 LH 脉冲释放频率变慢、LH 降低、TSH 对 TRH 反应性迟钝、T_3 降低、皮质醇升高、PRL 降低、胰岛素降低和糖耐量异常。5-羟色胺能活性异常可引起患者精神心理变化。神经内分泌变化的最终后果是月经紊乱和体重减轻，而较少引起抑郁症。

（李继俊）

参考文献

Andersen A, Ginny L. 2009. Ryan GL. Eating Disorders in the Obstetric and Gynecologic Patient Population. Obstet Gynecol, 114: 1353-1367.

Butera PC. 2010. Estradiol and the control of food intake. Physiol Behav, 99(2): 175.

Castañeda TR, Tong J, Datta R, et al. 2010. Ghrelin in the regulation of body weight and metabolism. Front Neuroendocrinol, 31 (1): 44-60.

Cheung CK, Wu JCY. 2013. Role of Ghrelin in the Pathophysiology of Gastrointestinal Disease. Gut Liver, 7(5): 505-512.

DeBoer MD. 2011. What can anorexia nervosa teach us about appetite regulation? Nutrition, 27(4): 405-406.

Lawson EA, Miller KK, Blum JI, et al. 2012. Leptin levels are associated with decreased depressive symptoms in women across the weight spectrum, independent of body fat. Clin Endocrinol (Oxf), 76 (4): 520-525.

Misra M, Klibanski A. 2010. Neuroendocrine consequences of anorexia nervosa in adolescents. Endocr Dev, 17: 197-214.

第 28 章 阿尔茨海默病

阿尔茨海默病(Alzheimer's disease, AD)是一种获得性、进行性加重,以认知、记忆和行为功能损害为特征的老年痴呆症,由德国学者 Alois Alzheimer1906 年首先报道而得名。AD 为原发性神经变性疾病,高危因素包括遗传(痴呆和帕金森病家族史)、高龄、女性、丧偶、21-三体综合征、脑外伤、脑血管病变、甲状腺功能减退和抑郁症等。

阿尔茨海默病主要神经病理变化为大脑皮质、海马和皮质下神经元 β-淀粉样蛋白(β-amyloid protein, βA)沉积、神经原纤维缠结(neurofibril tangle, NFT)、老年斑(senile plaque, SP)、神经细胞颗粒空泡样变性和平野小体(Hirano body)形成,引起胆碱能神经元变性、功能退化和死亡。

【发病率】 AD 多发生于年龄≥65 岁的老年人,男女均可患病,但女性发病率高于男性 3 倍。绝经后妇女 AD 发病率升高与雌激素降低失去对神经系统的保护作用相关。20 世纪 90 年代,美国统计资料显示,年龄≥65 岁者 AD 发病率 14%,80 岁高达 40%。由 AD 引起的老年人病死率仅次于恶性肿瘤和心血管疾病,位居第 3 位,目前发达国家 AD 发病率高于发展中国家,全世界现有 AD 患者约 3000 万,其中发达国家占 3/4,发展中国家占 1/4。

国内资料(1995,张明圆)表明,AD 发病率,年龄≥65 岁为 1.15%,≥70 岁为 1.54%,≥75 岁为 2.59%,≥80 岁为 3.54%,≥85 岁为 3.23%,相对低于美国和英国。目前我国 60 岁以上人群约为 1.2 亿,估计 AD 患者为 300 万~400 万。另外,还有大量的轻型 AD 患者将逐渐发展成为临床型痴呆而使痴呆患者数量进一步增加。

21 世纪,随着世界范围内人口数量的增加和平均寿命的延长,人类社会将全面进入老龄化,AD 发病率和患病人数将快速增加,特别是发展中国家。世界卫生组织(WHO)估计,2025 年,发展中国家发病率将急剧升高,患病人数将占 AD 总数的 3/4,发达国家的发病率将有所下降。因此 AD 的防治是老年医学和预防医学的重要研究课题。

【病因】 阿尔茨海默病(AD)属于原发性痴呆症,可为散发性和家族性 AD。家族性 AD 遗传学研究发现,引起神经元纤维缠结和老年斑形成的淀粉样前体蛋白(APP)基因位于常染色体。家族性 AD(familial forms of AD)约占 AD 的 10%,属于早发型 AD。不同的 AD 基因位点分别位于 21、14、1 和 12 号染色体,分别为:①淀粉样前体蛋白(amyloid precursor protein, APP)基因,位于染色体 21q11.1-q22.2;②早老素-Ⅰ(presenilin Ⅰ, SP-Ⅰ)基因,位于染色体 14q24.3;③早老素-Ⅱ(presenilin Ⅱ, SP-Ⅱ)基因,位于染色体 1q31-q42;④另一个蛋白编码基因位于 12 号染色体。

迟发型 AD 基因是位于染色体 19q13.2 的载脂蛋白 E(apoprotein E, APOE)基因。APOE 的三个亚型 E2、E3 和 E4,分别由 ε2、ε3 和 ε4 三个复等位基因编码,其中 APOEε4 在散发性 AD 中的频率为 24%~40%,在家族性 AD 中频率为 50%。汉族人中 ε2、ε3、 ε4 的发生频率分别为 4%、83%和 13%。ε4 为高风险等位基因，与迟发型 AD 相关。APOE 等位基因型 ε4/ε4 发病风险升高，发病年龄也较早。

APOE 由脑内星状细胞生成，为低密度脂蛋白(LDL)的组成部分，与体内脂质运载，特别是与神经元变性后髓鞘磷脂代谢和修复相关。APOE 可与微管结合蛋白和 β-淀粉样蛋白结合，促进 NFT 和 SP 形成。AD 未发现存在微管结合蛋白基因外显子和内含子突变，而家族性额颞叶痴呆存在该突变。

【发病机制】

1. 神经元纤维缠结　βA 是 AD 基因突变引起的淀粉样前体蛋白物质异常产物，由 40～43 个氨基酸残基组成。βA 蛋白纤维在大脑皮质和海马内大、中型锥体细胞核周体(perikarya)沉积和聚集，以折叠性肽形式与过度磷酸化微管结合蛋白形成神经纤维毡线(neuropil thread)，相互缠绕形成 NFT。

NFT 对大脑皮质、海马、皮质下神经核呈现神经毒样作用，引起神经元细胞骨架破坏，神经元丢失和突触变性，自由基激活和神经元死亡。

AD 早期，NFT 仅出现于内嗅区(entorhinal zone)、鼻周区皮质(perirhinal cortices)和横嗅皮质(transentorhinal cortices)，而后向海马、新皮质、颞叶内侧和皮质神经核(杏仁核、基底核、蓝斑和下丘脑神经核)扩展，而较少累及感觉和运动神经元。NFT 可发生于神经细胞内或细胞外。βA 沉积也可出现于脑膜和皮质内小血管壁，引起血管梗阻和出血。

2. 老年斑　老年斑是在 NFT 核心基础上出现神经元炎性反应的球形结节，其核心为 βA，周围绕以退化的轴突和树突，炎性增生的星状细胞和小神经胶质细胞。SP 主要分布于大脑皮质和海马，干扰皮质各神经中枢间的功能连接，其特异性分布与神经定位症状密切相关。

3. 神经元颗粒空泡变性和平野小体形成　神经元细胞颗粒空泡变性、神经纤维网线和平野小体的形成是细胞骨架破坏、退化和变性的表现。细胞骨架由微丝、神经元纤维和微管组成，是维持细胞形态和功能的结构。平野小体为嗜酸性棒状结构，含有大量由肌纤维组成的微丝，多与细胞颗粒空泡样变性同时存在。

神经元颗粒空泡状变性多发生于海马区，而神经元网线则广泛分布于大脑皮质营养不良的神经网内，引起大脑皮质和海马锥体细胞丢失、突触变性和认知功能障碍。

4. 乙酰胆碱生成减少　大脑皮质、海马、前脑基底部 Meynert 核和中隔核(septal nucleus)内胆碱能与认知、学习和记忆功能密切相关。AD 患者胆碱能神经元胆碱乙酰转移酶(choline acetyltransferase，ChAT)活性降低、乙酰胆碱生成降低，突触前胆碱受体数目减少引起 AD 患者认知和记忆功能损害。

5. 雌激素匮乏　雌激素增加脑血流量，促进神经元、树突和轴突生长；促进突触、星状和胶质细胞分化；营养胆碱能神经元，呈现神经生长因子作用；抑制载脂蛋白 E(Apo-E)活性，促进 β-淀粉样蛋白排出和减少神经元损伤。绝经后妇女 AD 发病率升高与神经元失去雌激素对神经系统保护作用相关。

AD 患者漏斗核内 ERα、ERβ 增加与过度磷酸化微管结合蛋白的形成和神经元损害相关。绝经后 AD 妇女血清 SHBG 明显升高，使雌激素和睾酮降低。

健康妇女海马神经元多数存在 ERα 表达，而 AD 患者海马 ERα 阳性神经元明显降低。上海郊区痴呆妇女 ERα 和芳香烃受体基因(Ahr)调查发现，ERα 基因多态性与绝经后妇女 AD 易感性相关，但并非痴呆症的高危因素。

然而，也有研究表明男性和女性老年 AD 发病率无明显差异。AD 妇女下丘脑尾部与记忆功能相关的乳头体内侧核(medial mamillary nucleus，MMN)内 ERα 表达明显增强。敏感的雌二醇测定AD患者血浆浓度也无明显降低。以上研究均与雌激素降低诱发AD假说相悖。

6. 京都啡肽假说　研究认为，京都啡肽(Kyotorphin,KTP)是一种内源性镇痛二肽(endogenous analgesic dipeptide,Tyr-Arg),具有保护和修饰神经元功能作用。阿尔茨海默病脑脊液中京都啡肽浓度降低,与微管相关蛋白(tau protein,p-tau)浓度呈负相关,因此京都啡肽可作为未来阿尔茨海默病的诊断和治疗靶点。

7. 微量元素　研究发现，脑血管病变和凝血功能异常时,脑区内由铁离子诱导的自由基释放增加,促进强烈阻抑蛋白溶解性降解作用的纤维蛋白样多聚体复合物形成。同样，阿尔茨海默病患者脑区内不溶性β-肽类物质沉积增加形成斑块而难以被纤维蛋白溶解性降解。

铁离子诱导生成的纤维蛋白纤维将不可逆性地阻断红细胞氧原子的释放,进而引起脑区慢性缺氧和阿尔茨海默病。然而,镁离子和某些多酚类化合物可降解红细胞-纤维蛋白复合物而呈现预防阿尔茨海默病有益作用。另外，锌离子通过降低血清铜离子浓度而呈现对神经元的保护作用,改善阿尔茨海默病病情。

【病理】AD患者大脑体积缩小、重量减轻、血供减少、灰质和深层白质变薄,脑沟变宽和加深、脑室和室前角扩大。脑萎缩主要发生于额、顶、颞和枕叶,其中以杏仁核、海马、海马旁回、纹状体和小脑萎缩尤为明显。组织病理学检查,大脑皮质、海马、皮质下神经核和新皮质内广泛存在NFT、SP、平野小体、神经纤维网线和颗粒空泡样变性。

【临床表现】

1. 认知功能损害　AD患者认知功能损害表现为隐匿性、进行性加重的记忆功能减退(近记忆力和事件记忆力降低)、语言表达能力受损(语言含混不清、重复啰唆和叙述能力减退)、命名障碍(anomia)、进行性失语(progressive aphasia)、视觉空间认知能力障碍(impaired visuospatial skills)、失用(apraxia)和执行管理功能损害。

轻型患者首先出现近记忆力下降,即对新近发生的事情、学习的新知识、刚刚做的事、走过的路、近几天年月日均记不住。计算、工作、管理和生活能力下降,对外界事物和周围同事漠不关心、反应淡漠、行动迟缓和回避交往,少言寡语,但日常生活仍能自理。

随着病情的发展,远记忆力出现障碍,如记不住家庭住址、父母名字、个人经历和重要生活事件。同时,出现时间和地点定向力障碍,即迷路、找不到自己工作单位和回不了家,甚至自己的房间。计算和管理能力衰退,失去独立工作能力。判断力下降,出现失认视觉、听觉和本体觉障碍,甚至精神性盲视,即视而不认,不认自己的亲友、同事,甚至自己的影像,使独立生活和工作能力进一步下降。

重症患者出现失用症、失语症、感觉和运动异常、肌力下降、行动目的性和协调性障碍,最后完全丧失独立生活能力。患者不能理解和执行命令,完成目的性动作,也不能模仿他人的动作和行为。进行性失用和失语使患者生活不能自理、不能站立和行走、大小便失禁、卧床不起、不认识任何人,缄默不语、自言自语,最后完全性痴呆,多死于营养不良、压疮、肺炎等并发症。

2. 非认知性精神症状　AD常见的精神症状包括妄想、幻觉、强迫观念、抑郁、情感淡漠、焦虑、恐惧、攻击行为和活动异常。患者怀疑一切,包括自己的亲友、家庭、配偶。幻觉包括视幻觉、嗅幻觉、味幻觉和听幻觉。当患者恐惧和焦虑时可出现攻击和破坏行为,造成伤害事故。1/3AD患者存在反应性抑郁症。生活节律紊乱表现为日夜颠倒、昼睡夜醒,神经症状傍晚加重。饮食不调,厌食、少食、异食和贪食。

3. 神经系统症状　AD病程发展过程中

也相继出现某些神经症状，包括额叶释放症状、锥体外系统症状和右顶叶综合征（right parietal lobe syndrome）。额叶释放症状指婴儿期幼稚症状重现，包括眨眼反射、口唇反射、手紧握反射、吮吸反射等。锥体外神经系统症状包括肌张力增加、舞蹈动作和痉挛性麻痹（spastic paraparesis）。顶叶功能损害表现为语言、计算、数字、空间和本体觉功能障碍，表现为失认、失算、失写、失定向和体像感知障碍。

【诊断】

1. *病史和症状* 由于 AD 患者难以自述病史，因此病史资料应询问患者配偶、亲友或监护人。内容包括个人史、家族史、既往病史、外伤史、传染病史、神经和精神病史。现病史应询问起病情况、患者的认知、记忆功能和语言、管理和生活能力（进食、饮水、清理房间，做饭、钱币管理、忘事、工作能力和生活秩序等）、近期诊断和治疗情况、应用药物和效果等。

绝经后妇女 AD 应注意询问月经史、婚育史、绝经年龄、低雌激素血症相关性和体征、性激素补充治疗药物、剂量、方法和效果。准确的 AD 诊断依赖于系统的神经精神病学检查和测试，项目繁多和复杂，多用于科学研究和鉴别诊断。

2. *神经精神病学检查* 神经和精神病学测试包括智力、记忆、感觉、运动、空间感知、思维、定向力和神经定位测试。详细检查方法和内容请参考神经病学和精神病学。

（1）检查内容和方法

①智力测量表（Wechsler adult intelligence scale）。

②记忆测量表（Wechsler memory scale）。

③简明精神状态检查（mini-mental state examination，MMSE）。

④视觉记忆力测验（Benton visual retention test）。

⑤知觉诊断测验（Minnesonta perceptodiagnostic test）。

⑥神经心理成套测验（Halstead-Reitan neuropsychological battery，HRB）。

⑦面孔识别测验（test of facial recognition）。

⑧卡片分类测验（Wisconsion card sorting test）。

⑨诊断性失语测验（Boston diagnostic aphasia examination）。

⑩神经心理成套测验（Luria-Nebraska neuropsychological battery，LNNB）。

（2）诊断标准：常用的是美国国立卫生研究院阿尔茨海默病和相关疾病协会制定的 AD 诊断标准（The National Institutes of Health-Alzheimer's Disease and Related Disorders Association，NIH-ADRDA）；精神病诊断统计手册（The Diagnostic and Statistical Manual of Mental Disorders，Fourth Revision，DSM-Ⅳ）和阿尔茨海默病诊断登记协会（Consortium to Establish a Registry in Alzheimer's Disease，CERAD）的诊断标准（表 28-1）。

表 28-1 AD 诊断标准（DSM-Ⅳ）

A. 多种认知功能损害
1. 近记忆损害（学习新知识和回忆以前学过的知识能力下降）
2. 出现下列至少 1 项认知功能障碍
（1）失语（语言功能障碍）
（2）失用（运动功能正常，但不能完成目的性活动）
（3）失认（感觉功能正常，但不能识别感知对象）
（4）执行功能损害（管理、计划、组织、推理和思维）
B. A1＋A2 认知功能损害引起生活和工作能力的明显下降
C. 缓慢发病，进行性认知功能减退
D. 排除其他中枢神经系统、全身疾病和药物引起的痴呆
E. 认知功能障碍不出现于谵妄期
F. 认知功能障碍不能用精神病解释

3. 神经系统检查 神经系统检查包括感觉神经系统(浅感觉、深感觉和复合感觉)、运动神经系统(脑神经、锥体系统、锥体外系统、共济失调和步态)。

4. 实验室检查

(1)实验室检查:包括血、尿、便常规;肝肾功能;性腺、甲状腺和肾上腺功能;血化学和载脂蛋白测定;性病和 HIV 检查;维生素 B_{12},叶酸测定。脑脊液检查微管相关蛋白和β-淀粉样蛋白浓度。

(2)心电图和脑电图检查。

(3)医学影像学检查:包括超声、CT、MRI、SPECT 和 PET-CT。

(4)遗传学检查:包括基因型、染色体核型和家谱分析。

【鉴别诊断】

1. 血管性痴呆(vascular dementia) 是引起老年痴呆症的第 2 位原因,其难以与 AD 鉴别,因两者常同时存在。心脑血管疾病史(心肌梗死、脑梗死、高血压和卒中)、颅脑影像学检查和脑缺血指数(Hachinski ischemic index,总分 18 分)测定,评分≥7 分为血管性痴呆。

2. 路易体痴呆(Lewy body dementia, LBD) 是由 Lewy 小体(嗜伊红染色包涵体)在皮质下和大脑皮质(扣带回、岛叶和海马旁皮质)中小锥状细胞内形成引起的痴呆。路易体痴呆进展缓慢。早期认知功能损害为颞顶叶型,其与 AD 的鉴别要点是 LBD 仅有回忆障碍,而无 AD 的识记和存储障碍;LBD 视觉空间技能损害和额叶功能障碍比 AD 严重。另外,随着疾病的进展,伴有明显的帕金森病症状,如静止性肢体震颤、肌肉强直、行动迟缓、正位反射(righting reflexes)消失和执行功能减退等。认知功能损害以失语、失认、失用为主。精神症状包括抑郁、错觉和幻视(visual hallucinations)。

3. 匹克病(Pick disease) 也称为额-颞叶痴呆(frontal and temporal lobe dementia)为罕见的常染色体显性遗传性疾病,多于 65 岁以前发病。匹克病以额叶或颞叶萎缩和出现神经元丝形成的 Pick 小体(Pick body)为病理特征。早期主要表现为额叶萎缩症状,称为额叶型痴呆(frontal dementia),表现为人格变化、丧失社会责任心,对周围事物漠不关心、沉默无言、情感淡漠,有时出现抑郁和焦虑。晚期额叶和颞叶均萎缩,病情进一步加重。

4. 帕金森病(Parkinson disease,PD) 也称为震颤性麻痹(paralysis agitans or shaking palsy),是中老年人常见的进行性运动障碍性疾病,临床以静止性震颤、肌肉强直、运动迟缓和姿势反射消失为特征。帕金森病也可出现痴呆,但最早出现的症状是锥体外神经症状。

5. 进行性核上麻痹(progressive supranuclear palsy) 以中脑和脑桥被盖萎缩、黑质和蓝斑色素减退,微管结合蛋白聚集、神经元纤维缠结(NFT)和周围星状和小胶质细胞增生为特征。临床表现为眼肌麻痹、眼球运动障碍、皮质下痴呆和锥体外神经症状。

6. 亨廷顿病(Huntington disease,HD) 为常染色体显性遗传性疾病,平均发病年龄 45 岁。大脑额叶萎缩,尤以尾状核头部萎缩为特征。由于基底神经核谷氨酸脱羧酶和胆碱乙酰化酶活性降低,使抑制性神经介质γ-氨基丁酸(GABA)和乙酰胆碱生成减少,而多巴胺神经介质功能增强,引起以肌肉强直和舞蹈样动作等特征性症状。HD 痴呆发病率为 90%,但以皮质下痴呆为主。

7. 麻痹性痴呆(dementia paralytica) 即神经梅毒(neurosyphilis)引起的认知功能损害、人格退化、肢体麻痹和痴呆。性病史、梅毒症状和体征、血清和脑脊液性病研究实验室试验(VDRL)和不加热血清反应素试验(USR)阳性可予确诊。

8. 艾滋病痴呆 艾滋病是人类免疫缺陷病毒(human immune deficiency virus,HIV)引

起的获得性免疫缺陷综合征(acquired immune deficiency syndrome,AIDS),临床表现为进行性全身免疫功能减退、条件性感染、肿瘤和神经精神损害。HIV 脑部感染可引起 HIV 脑病、HIV 亚急性脑炎和 AIDS 痴呆综合征(AIDS dementia syndrome)。

AIDS 痴呆进展快,以认知、行为和运动障碍为主,表现为近记忆和定向力减退、缄默、情感淡漠、反应迟钝、社会交往退缩。神经症状包括肢体震颤、共济失调、癫痫、偏瘫和大小便失禁。性病史、全身免疫功能减退和血清学 HIV 检查可以确诊。

除以上疾病外,AD 还应与原发性进行性失语(primary progressive aphasia)、皮质基底神经节变性、运动神经元性痴呆、甲状腺功能减退、Wilson 病、拳击员痴呆、维生素 B_{12} 缺乏、正常压力性脑积水和隐球菌病感染相关的痴呆相鉴别。

【治疗】　AD 治疗原则是改善认知功能、控制非认知性精神症状、加强医学监护、训练自我生活能力和防治并发症。常用药物包括:①乙酰胆碱酯酶抑制药;②乙酰胆碱受体激动药;③调节脑细胞代谢和神经营养药物;④抗氧化药;⑤肽和雌激素;⑥环加氧酶-2 特异性抑制药;⑦抗精神病药物(单胺氧化酶抑制药、5-羟色胺重吸收抑制药、抗抑郁药等)。

1. 改善认知功能

(1)乙酰胆碱酯酶抑制药(acetyl-cholinesterase inhibitor,AChEI)是治疗 AD 第一线药物,适用于治疗轻度和中度 AD 患者。AChEIs 药理作用是抑制大脑皮质和海马神经元乙酰胆碱酯酶(acetylcholinesterase,AChE)和丁酰胆碱酯酶(butyrylcholinesterase,BuChE)活性,抑制乙酰胆碱分解、增加乙酰胆碱生成、激活突触后胆碱受体、增强内源性乙酰胆碱介质功能,改善认知和非认知症状。常用药物包括他克林(Tacrine)、多奈哌齐(Donepezil)、利斯的明(Rivastigmine)、加兰他敏(Galantamine)、石杉碱甲(Huperzine A)、依斯的明(Eptastigmine)和美曲膦酯(Metrifonate)。

①他克林:商品名为 Cognex,化学名为四氢胺吖啶(Tetrahydroamioacrine,Tacrine),1993 年美国 FDA 批准用于治疗 AD。他克林为乙酰胆碱酯酶和丁酰胆碱酯酶可逆性抑制药,可穿过血脑屏障,抑制单胺氧化酶,激活 M 和 N 受体。常用剂量为 120～160mg/d。口服后 1～2h 血药浓度达到高峰。半衰期 2～3h。在肝内由 P450 酶系统代谢和排出,属于 C 类药物。

他克林应从小剂量开始服用,10mg,每日 4 次。然后根据患者耐受性和肝脏功能变化逐渐增加剂量,即每 4 周增加 10mg,直到达到最大剂量 40mg,每日 4 次。他克林不良反应为胃肠道反应(恶心、呕吐、厌食、腹泻)和肝毒性作用,因此治疗期间应定期检测肝功能。

据 Knapp 对 663 例 AD 患者,随机、双盲和安慰剂对照性治疗观察,160mg/d,服用 30 周,AD 评分下降 3 分。Knopman 发现 120～160mg/d 治疗效果优于低剂量组(80mg/d)。他克林可与茶碱产生反应,抗胆碱药物(阿米替林和三环抗抑郁药)也影响他克林疗效。

②多奈哌齐:商品名为 Aricept,1997 年美国 FDA 批准用于治疗 AD。作用与他克林相似,也为可逆性胆碱酯酶抑制药。多奈哌齐先从小剂量(5mg/d)开始服用,4～6 周后根据患者耐受情况增加至最大剂量 10mg/d。口服后 3～4h 血药浓度达到高峰。半衰期 70h。在肝脏通过 P450 酶系统代谢和排出。多奈哌齐无肝毒性,疗效优于他克林,不良反应与他克林相似。肝肾功能不良、肺部疾病和癫痫慎用,属于 C 类药物。

③利斯的明:商品名 Exelon,2000 年美国 FDA 批准用于治疗 AD。利凡斯的明同时抑制乙酰胆碱酯酶和丁酰胆碱酯酶。开始

治疗剂量为 1.5mg，2 次/日。以后每 2～4 周后增加 3mg，最大剂量为 12mg（6mg，2 次/日）。利凡斯的明口服后 1h 血药浓度达到高峰，半衰期 1.5h。利凡斯的明为假性不可逆性抑制药，也不受 P450 酶系统影响，属于 C 类药物。725 例治疗观察发现，6～12mg/d 可降低 AD 评分 4 分。

④加兰他敏：商品名为 Reminyl，2001 年美国 FDA 批准用于治疗 AD，为新一代特异性胆碱酯酶抑制药。加兰他敏在突触前神经元与烟碱受体（nicotinic receptor）结合，强力促进乙酰胆碱释放。烟碱受体具有增强认知和记忆功能。

加兰他敏开始剂量为 4mg，每日 2 次，连服 4 周。如能耐受，将剂量增至 8mg，每日 2 次，连服 4 周。如仍能耐受，将剂量增至最大量 12mg，每日 2 次。口服后 1h，血药浓度达到高峰，半衰期 7h。在肝脏通过 P450 酶系统代谢和排出。属于 B 类药物。

加兰他敏治疗 978 例 AD 患者，随机、双盲、安慰剂对照治疗观察发现，16mg/d、24mg/d，治疗 5 周，AD 评分降低 3.3 分，症状明显改善。不良反应为胃肠道反应。

⑤石杉碱甲：是从石杉科植物提取的生物碱，为可逆性乙酰胆碱酯酶抑制药。口服吸收快，半衰期 4.13h。临床疗效优于他克林、依斯的明和加兰他敏。常用剂量为 0.1mg，每日 2 次，有效率为 58%。不良反应为胃肠道反应，无肝毒作用。

⑥依斯的明：为脂溶性毒扁豆碱衍生物庚基毒扁豆碱，长效乙酰胆碱酯酶抑制药，剂量为 40～60mg/d。临床疗效与内源性乙酰胆碱酯酶活性降低相关，治疗剂量以使乙酰胆碱酯酶活性降低 35%左右为度，剂量过大疗效降低且不良反应增加。

⑦美曲膦酯：为新型长效乙酰胆碱酯酶抑制药。药物剂量以使乙酰胆碱酯酶活性降低 75%左右为佳，剂量范围为 40～300mg/d 或 5mg/kg。

临床治疗发现，AD 患者对胆碱酯酶抑制药的反应性和耐受性良好，临床疗效与剂量和乙酰胆碱酯酶活性降低程度相关，因此治疗药物和剂量的选择应遵循个体化原则，从小剂量开始，逐渐增大剂量，分次，进食时服用，以出现最佳疗效为度。所有胆碱酯酶抑制药应于出现早期认知功能损害开始应用，治疗应持续到症状改善和生活能够自理为度。

（2）乙酰胆碱受体激动药：适用于治疗重度或进展型 AD，其直接作用于突触后膜毒蕈碱型受体（M 型受体）和烟碱受体（N 型受体），通过调节 β-淀粉样前体蛋白的代谢改善 AD 患者的认知和行为功能。M_1 胆碱受体激动药包括萘拉西坦（Nebracetam）和占诺美林（Xanomeline）。N 型受体激动药包括烟碱及其衍生物 ABT-418，动物实验均证实具有增强记忆和抗焦虑作用，现已开始Ⅰ期临床试验研究。

2. 改善神经精神症状　治疗目的是控制精神症状（妄想、幻觉、抑郁、激越、躁狂和攻击行为）发作，保护患者和家属身心安全。抗精神病药物治疗应遵循个体化原则。

（1）B 型单胺氧化酶抑制药：司来吉兰（Selegiline）选择性拮抗 B 型单胺氧化酶（monoamine oxidase inhibitor B，MAO-B）抑制药，也抑制 MAO-A，具有抗氧化和神经保护作用，抑制 β-淀粉样蛋白的沉积，改善认知和行为功能，用于治疗帕金森病和 AD，常用剂量为 5～10mg/d，临床疗效类似于维生素 E。司来吉兰可与他克林联合应用。

（2）抗抑郁药物（antidepressants）：5-羟色胺再摄取抑制药（SSRIs）可改善患者心理状态、认知功能和提高生活质量，但应严格掌握指征和选择药物。SSRIs 包括氟西汀（Fluoxetine）、帕罗西汀（Paroxetine）、舍曲林（Sertraline）和茚洛嗪（Indeloxazine）优于三环抗抑郁药物。

（3）抗精神病药物：从小剂量开始，如氟哌啶醇(Haloperidol)0.5mg/d;硫利达嗪(Thioridazine)10～25mg/d;奋乃静(Perphenazine)2mg/d;氯氮平(Clozapine)12.5mg/d;替沃噻吨(Thiothixene)1mg/d;利培酮(Risperidone)1mg/d。然后根据治疗反应适当增大剂量。利培酮(Risperidone)、奥氮平(Olanzapine)和喹硫平(Quetiapine)也用于治疗 AD。

(4)抗焦虑药物:苯二氮䓬类(benzodiazepine)药物用于治疗偶发躁狂和焦虑的 AD 患者,不良反应是共济失调和意识不清,甚至可能加重认知和行为症状。因此服药期间症状改善后应及时缓慢停药,以免引起戒断症状。多巴胺降解药物(dopamine-depleting agents)加巴喷丁(Gabapentin)和抗癫痫药物丙戊酸(Valproic acid)也用于治疗行为异常和躁狂症。

(5)催眠药物:鉴于痴呆患者的睡眠障碍和夜间发作行为异常,药物的选择和应用应根据患者的具体情况而定,当痴呆合并睡眠障碍时应用催眠药物治疗。如精神症状为主的睡眠障碍应用抗精神病药物治疗。以抑郁症状为主的睡眠障碍应用抗抑郁药物治疗。以焦虑症状为主的睡眠障碍应用抗焦虑药物治疗。

3. 改善神经细胞代谢和脑循环

(1)改善脑细胞代谢药物:吡咯烷酮类衍生物,包括吡拉西坦(Piracetam)、奥拉西坦(Oxiracetam)、茴拉西坦(Aniracetam)和萘非西坦(Nefiracetam),改善神经细胞能量代谢、调节膜功能和钙离子内流,增强神经元 α-氨基羟甲基噁唑丙酸(AMPA)谷氨酸敏感受体活性、改善认知和记忆功能,适用于治疗轻中度 AD 患者。二苯美伦(Bifemelane)和丙戊茶碱(Propentofylline)适用于治疗脑血管性痴呆和 AD,改善智力和记忆功能。

(2)神经营养药物:包括神经生长因子(NGF)、脑源性神经因子(BDNF)和胰岛素样生长因子具有促进神经细胞生长和存活,保护神经元、减少损伤的作用。基因重组的人类神经生长因子(hNGF)有 118 个氨基酸组成,增强大脑皮质胆碱能神经元功能,增加乙酰胆碱生成、改善认知和行为症状的作用。由于 hNGF 不能穿过血脑屏障而限制其疗效发挥,因此今后需要研制开发能穿过血脑屏障的 hNGF 制剂和方法。

(3)改善脑循环药物:包括麦角碱衍生物二氢麦角碱(Dihydroergotoxine,2～6mg/d)、尼麦角林(Nicergoline,脑通,20mg/d)、都可喜(Duxil)和银杏叶萃取物(Ginkgo Biloba)。都可喜片剂含有阿米三嗪(Almitrine)30mg 和萝芭辛(Raubasine)10mg,每日 2 片。

银杏叶萃取物主要成分为黄酮(24%)和萜类(6%),在欧洲已广泛用于治疗 AD、血管性痴呆。体外研究发现,银杏叶萃取物具有抗炎、抗氧化、清除自由基、改善脑循环和神经营养作用。临床治疗(236 例观察)和统计学分析表明银杏叶萃取物(120mg/d)可改善 AD 患者认知功能。不良反应为呕吐、失眠和不宁。

4. 抗氧化剂　维生素 E 为抗氧化剂或自由基清除剂,具有稳定细胞膜功能、减缓自由基对神经细胞的毒性作用,防止 β-淀粉样蛋白沉积,减少神经细胞损伤和死亡,延缓 AD 病情进展。剂量为 1000～2000U/d,分次服用。同时服用华法林(Warfarin)或有出血倾向者,最大剂量为 1000U/d。单一维生素 E 治疗优于配伍应用 B 型单胺氧化酶(MAO-B)抑制药司来吉兰。

5. 肽类激素　促甲状腺激素释放激素(TRH)和升压素(arginine vasopressin,AVP)均为下丘脑激素。TRH 具有调节乙酰胆碱代谢、改善认知和记忆功能作用,其类似物孟替瑞林(Montirelin)、氮替瑞林(Azetirelin)和泊替瑞林(Posatirelin)促进乙酰胆碱释放,已开始进行Ⅱ期临床试验研究。升压素具有促进和强化记忆的作用,其衍生物脱甘氨酰精氨酸升压素(deglycyl arginine vasopressin,DGAVP)动物实验研究有改善记忆功能作用。

6. 雌激素 绝经后妇女AD与雌激素缺乏和失去对神经元的保护作用相关,性激素补充治疗可不同程度地改善AD患者认知、记忆和行为功能,延缓病情的进展,疗效与雌激素剂量和治疗时间长短相关。雌激素补充治疗不同程度地降低AD发病率,如美国巴尔的摩报道降低54%,纽约地区降低36%,意大利降低72%。

雌激素除改善AD认知和行为功能外,还提高AD患者对乙酰胆碱酯酶抑制药的疗效。近来,β-淀粉样前体蛋白(APP)代谢产物Abeta40测定发现,雌激素(0.1mg/d,皮贴)改善APP代谢,降低Abeta生成,延缓AD病情发展。

然而,雌激素治疗AD的临床价值和安全性仍存在争议。美国妇女健康行动记忆研究(Women Health Initiation Memory Study, WHIMS,2003)称,65岁以上健康妇女,接受结合型雌激素倍美力(0.625mg)和甲羟孕酮(2.5mg)连续联合治疗增加发生痴呆风险性,也不能有效预防和改善轻度认知功能损害,性激素补充治疗弊大于利。另一项1462例绝经后妇女性激素治疗5~10年随访并未证实改善认知功能。因此雌激素不能作为治疗AD的标准用药。

7. 环加氧酶-2特异性抑制药 研究认为AD发生与免疫和炎症相关。美国巴尔的摩一项纵向研究证实,非甾体抗炎药物(non-steroidal anti-inflammatory drug, NSAID)降低AD发生率,但有肾功能损害和胃溃疡等不良反应。临床观察证实,无论是新一代环加氧酶-2特异性抑制药罗非考昔(Rofecoxib)抑或传统的NSAID萘普生(Naproxen)均不能有效改善轻、中型AD患者认知功能。

8. N-甲基-D-天冬氨酸拮抗药 美金刚(memantine,namenda)是*N*-甲基-D-天冬氨酸拮抗药(*N*-methyl-D- aspartate antagonists)第1代制剂,属于抗震颤麻痹药物,用于治疗进展型AD、亨廷顿病(Huntington disease)、AIDS性痴呆和血管性痴呆。美金刚作用不同于胆碱酯酶抑制药(ChEIs),后者主要治疗轻型和中型AD患者,而美金刚用于治疗重型进展型AD患者。

美金刚开始剂量为5mg /d,逐渐增加剂量至20mg/d。或按照每周增加5mg方案治疗,即第1周5mg,每日2次,清晨和傍晚服用;第2周10mg,每日2次。不良反应包括头晕、头痛和便秘,发生率很低。药物经肾排出,不损伤肾功能,属于B类药物。

9. AD疫苗 应用AD淀粉样蛋白制备AD疫苗阻断老年斑和神经元纤维缠结形成是一种AD免疫治疗的设想。动物实验证实AD疫苗可阻抑淀粉样蛋白斑块形成和痴呆的发生。有关人类AD疫苗,包括鼻腔滴入型AD疫苗的研制和应用研究正在进行。

10. 细胞移植和转基因治疗 痴呆性疾病的脑细胞、干细胞移植(stem cell transplants)和转基因治疗是未来的研究方向和理想性治疗措施,目前均处于基础实验研究阶段。

11. 饮食管理 为预防阿尔茨海默病,建议:①限制食用含有三价铁的红色肉类及其制品;②多食用富含叶绿素衍生镁类蔬菜和水果;③多食用富含多酚类食品和芳香化不饱和食用油,如地中海沿岸国家因多食用橄榄油而较少发生阿尔茨海默病和心脑血管疾病。

12. 认知功能康复治疗和社会管理 老年妇女痴呆性疾病患者除给予系统而规范的医学治疗外,还应加强患者的智能训练和认知功能康复治疗,从这一观点出发,AD患者的治疗不仅是医师和护理人员的职责,也是每个家庭成员,乃至全社会的任务。

老年妇女痴呆性疾病是一种社会医学疾

病，预防重于治疗，而有效的预防应从围绝经期开始。从预防医学角度出发，AD 防治包括 3 个方面，一是加强医学咨询和科普宣传，二是建立防治 AD 医学管理网络和结构，三是加强 AD 的基础和临床治疗研究。为此，政府、妇联、医疗、卫生和药物部门、社区和家庭均应密切配合，有机组织起来，共同关心和介入 AD 的防治工作，为提高老年妇女身体健康和生活质量贡献力量。

（李志诚）

参考文献

Breunig JJ, Guillot-Sestier MV, Town T. 2013. Brain injury, neuroinflammation and Alzheimer's disease. Front Aging Neurosci, 5: 26.

Brewer DJ, Kaur S. 2013. Zinc deficiency and zinc therapy efficacy with reduction of serum free copper in Alzheimer's disease. Int J Alzheimers Dis, 2013: 586365.

Cardoso BR, Cominetti C, Cozzolino MSF. 2013. Importance and management of micronutrient deficiencies in patients with Alzheimer's disease. Clin Interv Aging, 8: 531-542.

Fletcher LCB, Burke KE, Caine PL, et al. 2013. Diagnosing Alzheimer's disease: are we any nearer to useful biomarker-based, non-invasive tests? GMS Health Technol Assess, 9: Doc01.

Gandy S, DeKosky ST. 2013. Toward the Treatment and Prevention of Alzheimer's Disease: Rational Strategies and Recent Progress. Annu Rev Med, 64: 367-383.

Geerts H, Roberts P, Spiros A, et al. 2013. A strategy for developing new treatment paradigms for neuropsychiatric and neurocognitive symptoms in Alzheimer's disease. Front Pharmacol, 4: 47.

Kanno H. 2013. Regenerative therapy for neuronal diseases with transplantation of somatic stem cells. World J Stem Cells, 5(4): 163-171.

Lipinski B, Pretorius E. 2013. The Role of iron-induced fibrin in the pathogenesis of Alzheimer's disease and the protective role of magnesium. Front Hum Neurosci, 7: 735.

Madeo J, Frieri M. 2013. Alzheimer's disease and immunotherapy. Aging Dis, 4(4): 210-220.

Nordberg A, Ballard C, Bullock R, et al. 2013. A review of butyrylcholinesterase as a therapeutic target in the treatment of Alzheimer's disease. Prim Care Companion CNS Disord, 15(2): PCC, 12r01412.

Ridge PG, MTW, Kauwe JSK. 2013. Genetics of Alzheimer's disease. Biomed Res Int, 2013: 254954.

Saido TC. 2013. Metabolism of amyloid β peptide and pathogenesis of Alzheimer's disease. Proc Jpn Acad Ser B Phys Biol Sci, 89(7): 321-339.

Santos SM, Garcia-Nimo L, Santos SS, et al. 2013. Neuropeptide Kyotorphin (Tyrosyl-Arginine) has decreased levels in the cerebro-spinal fluid of Alzheimer's disease patients: potential diagnostic and pharmacological implications. Front Aging Neurosci, 5: 68.

Yang GY, Wang YY, Tian JZ, et al. 2013. Huperzine a for Alzheimer's disease: a systematic review and meta-analysis of randomized clinical trials. PLoS One, 8(9): e74916.

第 29 章 性分化异常

人类正常性分化随机而又均衡地形成男性和女性个体以维系人类繁衍生息和世代交替。性分化是一个复杂、奇妙、缜密的生物学过程，与分子遗传学、胚胎学、生殖内分泌学、解剖学和生物化学密切相关，学习和掌握正常人类性分化基础理论有助于正确诊治异常性分化疾病。

第一节 正常性分化

一、正常性分化过程

正常性分化起源于精卵结合后的性染色体核型，46，XX 抑或 46，XY。性染色体核型决定原始性腺的分化。人类性分化程序可归纳如下（图 29-1）。

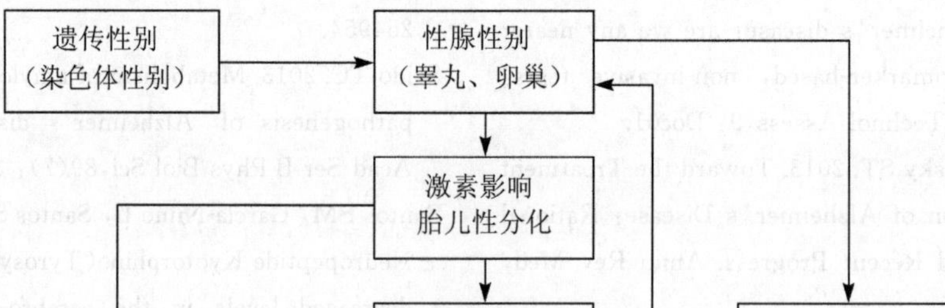

图 29-1 性分化过程

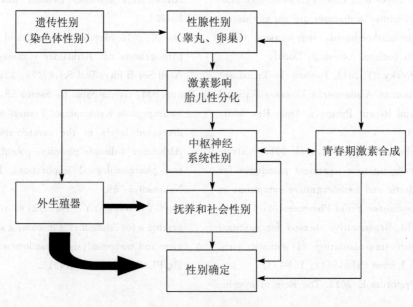

1. 遗传学性染色体性别（chromosomal sex）：46，XY；46，XX，决定性腺性别（gonadal sex），即睾丸或卵巢的分化。

2. 性腺性别决定激素性别（hormonal sex）和内外生殖器性别（internal and external genitalia sex）或解剖学性别（anatomical sex）。

3. 性激素和解剖学性别促进中枢神经系统精神心理性别（psychologic sex）分化。

4. 胎儿分娩时临床医学确认的性别将决定一生社会和抚养性别(social and rearing sex)。

二、遗传学分化

(一)性染色体核型

人类精卵结合后形成的染色体核型(46,XY 或 46,XX)是决定胎儿原始性腺分化的遗传学物质基础。从胚胎发生学角度分析,男性性分化处于优势和主动地位,当不能进行男性分化时,则胚胎自动呈现女性性分化。

(二)SRY 性别决定区段

如胚胎染色体核型为 46,XY,位于 Y 染色体短臂远端的拟常染色体区段(pseudoautosamal region)中的 SRY 性别决定区段(SRY sex determining region),即睾丸决定基因将诱导起源泌尿生殖嵴的原始未分化性腺向睾丸分化。

性染色体 X 和 Y 拟常染色体区段形成是生殖细胞减数分裂时,同源染色体短臂远端配对时遗传物质交换的结果。男性和女性性染色体拟常染色体区双倍体表达可避免 X 染色体失活。睾丸决定基因(testicular determining gene)为 35kb,位于 Yq11.3,紧邻拟常染色体区域。

SRY 是单拷贝基因,在生殖嵴睾丸性索形成时呈现表达。由 SRY 编码的蛋白产物中,含有一个由 80 个氨基酸组成的高泳动集团(HMG 盒),可与 P450 芳香酶(促进睾酮转化为雌二醇)和抗苗勒激素(anti-Müllerian hormone)启动子区的 DNA 结合,通过调节靶基因特异序列表达直接控制男性性分化。

妊娠 6~7 周,位于 Y 染色体短臂 SRY 区段上的睾丸决定因子(testes determinative factor,TDF)促使原始性腺向睾丸分化。SRY 基因促进原始性腺向睾丸分化是一种主动过程,如 SRY 基因缺失或异常,则无睾丸分化,原始性腺自动向女性分化。除 SRY 基因外,其他相关基因,包括 WT1(Wilm 肿瘤抑制基因)、EMX2、LIM1、类固醇生成因子-1 (steroidogenic factor-1,SF-1)和常染色体基因 SOX 等。

人类常染色体基因调控生殖细胞迁徙和类固醇合成酶密码表达。睾丸分化先于并控制其他组织的性分化,因此推测 SRY 基因控制常染色体基因表达。睾丸激素可激活或促进以上基因表达,抑制胚胎自动向女性分化的内在倾向。

睾丸决定基因缺失将引起性腺发育不全,如易位至 X 染色体引起 46,XX 男性表型。X 染色体短臂 22 区 3 带(Xp22.3)基因缺失则引起邻近基因综合征(contiguous syndrome,身材矮小、智力低下、精神迟钝)、X-连锁性鱼鳞癣和 Kallmann 综合征(图 29-2)。

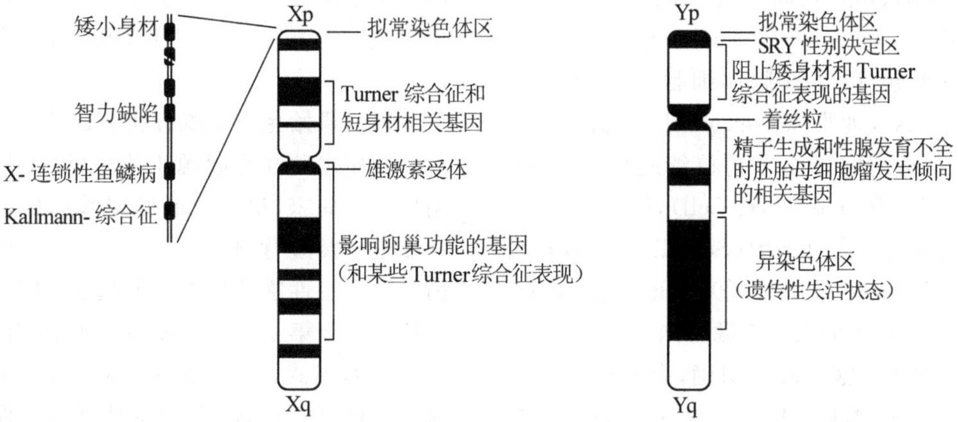

图 29-2　性染色体功能定位

三、性 腺 分 化

(一)原始性腺分化

性染色体核型决定性腺分化,如受精卵染色体核型为46,XX,原始性腺发育为卵巢;染色体核型为46,XY,原始性腺发育为睾丸。性染色体核型XX或XY必须完整配对,性染色体X或Y缺失或增加可引起性腺发育障碍。原始性腺由表面的体腔上皮、上皮下间充质性索组成。妊娠第5周,左右成对的性腺原基从中肾体腔上皮背部隆起形成生殖嵴(genital ridge)或性腺嵴(gonadal ridge),其下方是中肾管,统称尿生殖嵴。原始性腺未分化期持续7~10d(图29-3)。

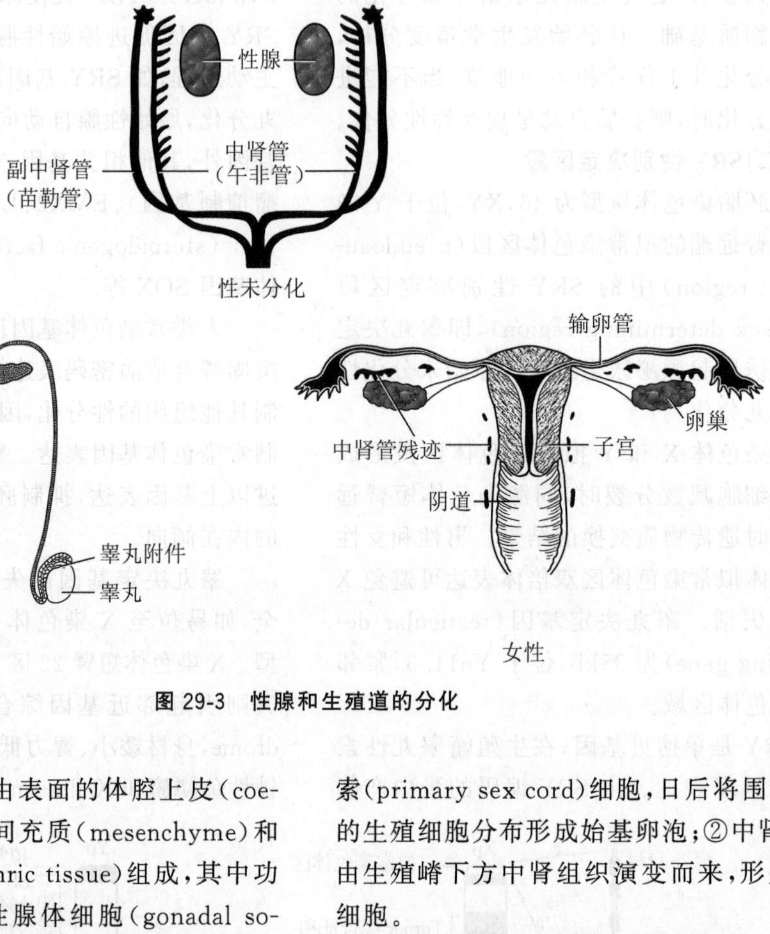

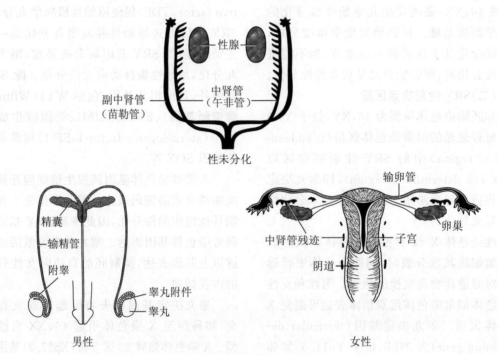

图 29-3 性腺和生殖道的分化

人类原始性腺由表面的体腔上皮(coelomic epithelium)、间充质(mesenchyme)和中肾组织(mesonephric tissue)组成,其中功能细胞群包括:①性腺体细胞(gonadal somatic cells),即性索(sex cord)细胞。如为卵巢,性索细胞分化为颗粒细胞(granulosa cell)和卵泡膜细胞(theca cell),如为睾丸,性索细胞分化为支持细胞(Sertoli's cell)和间质细胞(Leydig cell)。②生殖细胞(germ cell),以上两者的组织来源不同。

性腺体细胞起源不明确,有两种假说诠释其发生:①体腔上皮嵌入说,认为原始体腔上皮细胞侵入原始性腺间充质,形成初级性索(primary sex cord)细胞,日后将围绕迁入的生殖细胞分布形成始基卵泡;②中肾说,即由生殖嵴下方中肾组织演变而来,形成卵泡细胞。

(二)原始生殖细胞分化和迁徙

原始生殖细胞起源于原始外胚层,于受精后第3周末,出现于胚胎尾端原始内胚层和靠近卵黄囊背侧壁内,而后出现于后肠胚内中胚层。性腺嵴是生殖细胞唯一能存活的部位。妊娠第4~6周,原始生殖细胞以阿米巴样运动方式,沿生殖嵴背部系膜,从卵黄囊,通过后肠“迁徙”至原始性腺内。促进或诱发原始生殖细胞迁徙因素与某些化学趋化性和黏附性肽类物质相关。

生殖细胞是精原细胞和卵原细胞的前体细胞，在从卵黄囊向原始性腺迁徙过程中，通过有丝分裂不断增生，妊娠第 6 周末，原始生殖细胞总数已达 10 000 个，此时未分化性腺由生殖细胞、来源于体腔上皮的支持细胞和性腺嵴间充质组成。原始生殖细胞迁徙至生殖嵴促进性腺正常发育，反之，如无生殖细胞迁入则原始性腺发育不全或形成纤维条索状性腺。

妊娠第 6 周（排卵后 4 周），原始性腺尚未分化，具有双向分化潜能，既可向睾丸分化，也能向卵巢分化。此时，未分化性腺已形成皮质和髓质结构，由含有生殖细胞、特殊上皮（可分化为颗粒/支持细胞）、间质（可分化为泡膜/间质细胞）和中肾管系统组成。中肾管和副中肾管位于两侧，外生殖器尚未分化。

（三）睾丸分化

当 Y 染色体存在 SRY 睾丸决定区段时，妊娠第 6～7 周睾丸开始分化。首先支持细胞形成精索和曲细精管，1 周后间质细胞分化。人绒毛膜促性腺激素（hCG）促进间质细胞发育，使睾酮分泌于妊娠第 15～18 周达到高峰，以确保胚胎雄激素优势和男性分化。男性遗传表型依赖于胎儿睾丸抗苗勒激素（anti-Müllerian hormone，AMH）和睾酮的分泌，而女性遗传表型则是缺乏上述睾丸产物的结果。

AMH 由睾丸支持细胞分泌，其抑制副中肾管形成，因此副中肾管退化与否取决于足够数量睾丸支持细胞和 AMH 受体的存在。人类卵巢颗粒细胞也分泌少量的 AMH-mRNA，其 AMH-mRNA 产物以自分泌和旁分泌方式参与调节卵母细胞成熟和卵泡发育。

另外，控制睾丸分化的基因包括位于 X 染色体上的 DAX1 基因，位于染色体 9q33 上的 SF-1 基因，位于常染色体 11p13 上的 WT1 基因，位于常染色体 17q24－q25 上的 SOX9 基因和位于 19q13.3 上的 AMH 基因。

（四）卵巢分化

染色体核型为 46，XX 胚胎，在无 Y 染色体 TDF 基因影响和睾丸分化后 2 周，原始性腺开始向卵巢分化，其中皮质部发育良好，容纳生殖细胞，而髓质部逐渐退化，残留部分形成卵巢网（rete ovarii）或卵巢门（the hilum），其间含有神经、血管和门细胞。

卵巢分化的早期征象是生殖细胞的快速增生。妊娠第 16～20 周，卵原细胞数量达到高峰期，总数达 600 万～700 万个，此后生殖细胞数量将开始下降。此时的生殖细胞被单层卵泡细胞包绕形成始基卵泡（primordial follicle）。

胎儿出生时，双侧卵巢内仅存 100 万～200 万个生殖细胞，在以后 50 年漫长岁月里，卵巢内卵母细胞储备将逐渐耗竭殆尽。妊娠第 11～12 周，卵原细胞（oogonia）转化为卵母细胞（oocytes）后，开始进行第 1 次减数分裂，并静止于第 1 次减数分裂前期的双线期（diplotene stage of prophase），直到排卵时才最终完成第 1 次减数分裂。妊娠期第 1 次减数分裂的停滞与颗粒细胞分泌的某些卵母细胞减数分裂抑制因子（oocyte meiosis inhibitor）相关。

四、内生殖器分化

（一）中肾管和副中肾管分化

人类午非管（Wolffian duct）或中肾管（mesonephric duct）为男性内生殖器官原基，苗勒管（Müllerian duct）或副中肾管（paramesonephric duct）为女性内生殖器官原基。妊娠第 8 周前，男性或女性胚胎同时存在中肾管和副中肾管两套原始生殖管道原基，处于未分化状态，称为间性体期（ambisexual or intersex period）。

副中肾管由腹后壁体腔上皮内陷卷折形成，上段位于中肾管的外侧，两者相互平行；中段弯向内侧，越过中肾管的腹侧，位于中肾管的内侧；下段的左右中肾旁管在中线合并。

副中肾管上端呈漏斗形开口于腹腔，下端是盲端，突入尿生殖窦的背侧壁，在窦内形成一隆起，称窦结节(sinus tubercle)，又称为苗勒结节(Müllerian tubercle)。中肾管开口于窦结节两侧。

妊娠第8周开始，在特定染色体核型(如46,XY)和性别决定基因(SRY/TDF)和性腺激素(睾酮)的诱导下，其中一条原始生殖管道系统(如中肾管)持续发育为特定的生殖道和腺体(男性)，而另一条生殖管道系统(副中肾管)则于第一孕季末期消失，偶尔遗留无功能的残迹。反之亦然。

(二)男性内生殖器分化

男性内生殖器官的分化受睾丸分泌的睾酮和抗苗勒激素(AMH)的控制。妊娠第8周后睾丸分化，支持细胞即分泌AMH，而间质细胞分泌睾酮，两者共同促进副中肾管退化(图29-4)。

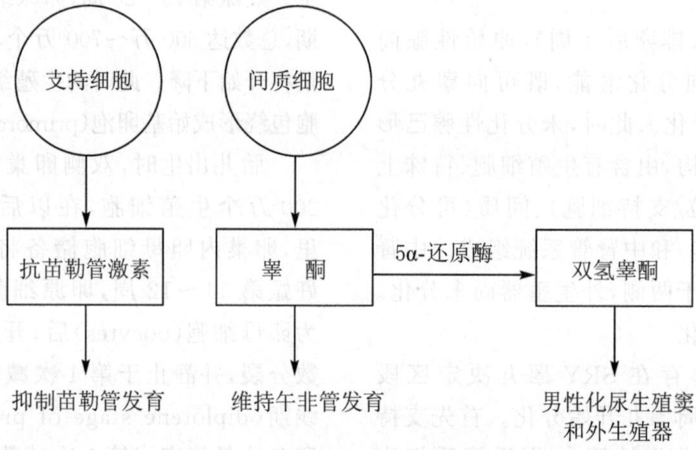

图29-4　男性性分化调节

AMH为副中肾管分化抑制因子，属于β-转化生长因子家族(TGF β-family)，即包括抑制素和激活素在内的糖蛋白分化因子家族成员。AMH基因位于19号染色体短臂上，AMH受体基因则位于12号染色体。AMH除抑制副中肾管发育外，还抑制卵母细胞减数分裂、促进睾丸下降、抑制肺表面活性物质生成和沉积。AMH促进睾丸下降的意义在于，当睾丸从腹腔穿出，经腹股沟管下降至阴囊后方可获得快速生长。

妊娠第8周睾丸间质细胞开始分泌睾酮，第15～18周胎儿血浆睾酮浓度达到高峰。睾酮促使中肾管发育并形成附睾、输精管、精囊等。男性胎儿血浆睾酮浓度与睾丸间质细胞数量、性腺重量、3β-羟类固醇脱氢酶活性和绒毛膜促性腺激素(hCG)浓度相关。妊娠第20周，胎儿垂体分泌黄体生成素(LH)增加，开始替代hCG调节间质细胞睾酮分泌。无脑儿和先天性垂体功能减退者，睾酮分泌降低，内外生殖器发育不良。

睾酮以局部旁分泌方式促进同侧中肾管分化为附睾、输精管、精囊，因此内生殖器官的分化与同侧性腺性质、分化和功能密切相关。由于中肾管自身不能生成双氢睾酮，因此同侧睾丸发育和局部高浓度睾酮微环境对于促进男性内生殖器官的正常分化至关重要。由于存在性激素的局部旁分泌作用，女性胚胎受到循环中高肾上腺皮质激素或外源性雄激素的影响，中肾管也不可能继续分化，而副中肾管可能出现不同程度分化而发生性分化异常。

(三)女性内生殖器分化

人类内生殖器官分化具有潜在性女性分化倾向。染色体 46,XX 核型胎儿,中肾管自然萎缩。由于无 AMH 对副中肾管的抑制作用,妊娠第 8～9 周时副中肾管开始分化,第 12 周时分化完成。中肾管于妊娠第 10 周时开始退化,经历约 3 周。中肾管退化不全时可残留形成卵巢旁体(paroophoron)、卵巢冠(parovarium)和卵巢冠囊肿(parovarian cyst)。

女性副中肾管发育时,上段和中段分化成输卵管,左右副中肾管下段于腹中线处融合形成子宫和阴道上段。尿生殖窦顶部窦结节增生形成阴道板(vaginal plate),开始为实心结构。妊娠第 20 周,阴道板腔化,与副中肾管下端相通,形成上下贯通的阴道管腔,上端与子宫相连,下端与尿生殖窦之间以处女膜相隔。女性性分化需要先有副中肾管分化,而中肾管系统发育异常多伴有女性内外生殖器官畸形。

五、外生殖器分化

妊娠第 4～6 周,胚胎外生殖器处于间性体(intersex)状态。外生殖器由生殖结节、尿生殖皱褶和两侧的阴唇阴囊隆起组成。男或女性的尿生殖膜上方的间充质增生形成生殖结节(genital tubercle)。尿生殖褶两侧隆起,内侧较小者称为尿生殖皱襞(urogenital fold);外侧较大者称为阴唇阴囊隆起(labio-scrotal swell)。尿生殖皱褶之间的凹陷称为尿道沟,底部为尿生殖筋膜。

(一)男性外生殖器分化

男性胎儿,睾丸于妊娠 8～9 周开始分泌雄激素,1 周后外生殖器开始男性分化,并于第 14 周分化完成。男性外生殖器分化时,睾酮必须在靶组织细胞 5α-还原酶作用下转化为双氢睾酮(DHT)才能发挥生物调节作用。由 DHT 介导的雄激素作用包括促进毳毛退化、促进阴毛和体毛生长、外生殖器和前列腺发育等。

在睾丸间质细胞分泌的雄激素影响下,生殖结节增大和延长,形成阴茎头;两侧的尿生殖皱襞沿阴茎腹侧面,由后向前合成为管状形成阴茎尿道和海绵体;左右阴唇阴囊隆起移向尾侧,融合成阴囊以包容下降的睾丸。

(二)女性外生殖器分化

在无 Y 染色体、睾丸、雄激素存在的情况下,女性生殖结节发育成阴蒂;尿生殖皱襞保持开放状态并分化成小阴唇;阴唇阴囊隆凸在阴蒂前方融合形成阴阜,后方融合形成阴唇后联合,其余部分形成大阴唇;尿生殖窦分化成阴道下段和尿道,尿道沟扩展与尿生殖窦下段共同形成阴道前庭和形成阴道下段(图 29-5,图 29-6)。

妊娠第 9～14 周,女性胎儿若受到雄激素的影响,将引起女性外生殖器畸形,包括阴蒂肥大、尿道下裂、非融合性阴唇阴囊化等。另一方面,妊娠第 12 周,男性胎儿局部无高浓度雄激素的影响,男性外阴也会发生外生殖器畸形。由于男女两性外阴部组织原基具有同源性,因此男女外生殖器畸形反映胚胎期异常雄激素效应,其中男性不明显,而女性十分明显。

六、神经精神性分化

人类中枢神经系统通过神经内分泌机制调节胎儿性分化,反之,胎儿内分泌功能又直接影响神经精神性分化,特别是性心理、性本能和性功能,并对青春期发育,甚至一生产生深远影响。人类精神性分化受内外环境因素的影响,特别是出生后性别表型、内外生殖器结构的影响,即性别决定性心理、性意识和性行为。

在性社会学领域中,西方国家崇尚精神分析学说,即 20 世纪奥地利学者西格蒙德-弗洛伊德(Sigmund Freud,1856～1939)创立的精神分析学。弗洛伊德在他撰写的《精神分析纲要》(*an outline of psychos analysis*)一书中提出了关于人类精神性分化的假说,

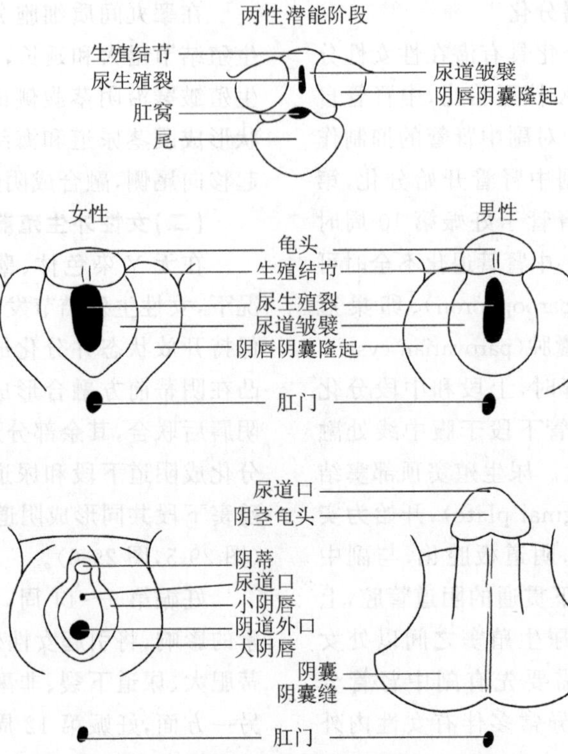

图 29-5 外生殖器的分化

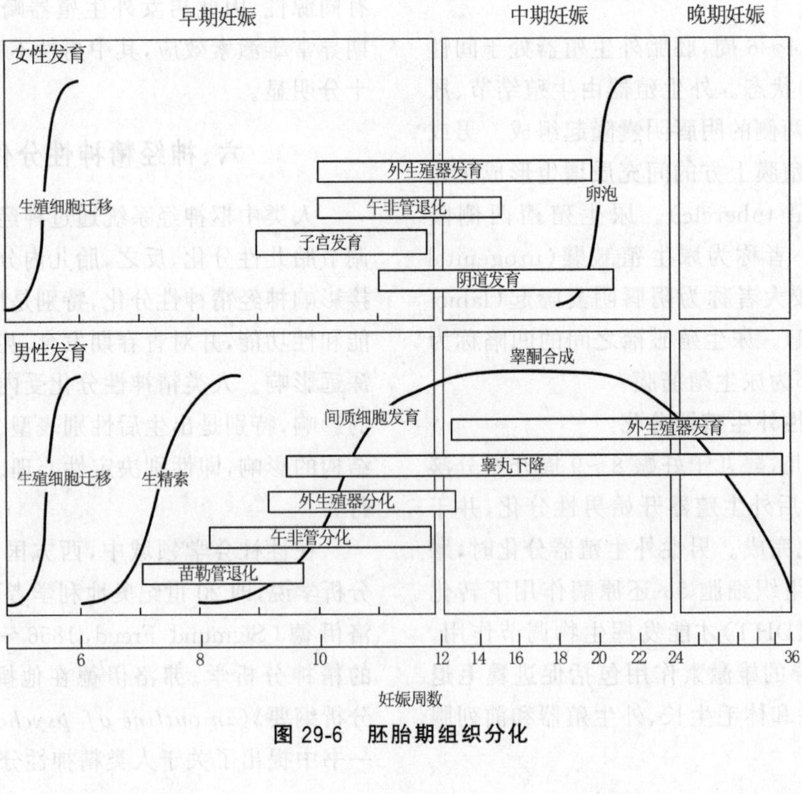

图 29-6 胚胎期组织分化

认为性本能和性生活从出生后已开始出现，从 3 个性区域，即口唇、肛门和生殖区逐步建立性意识和性行为。儿童的早期性活动经历无意识的自恋、恋母或恋父情结阶段，最后向异性恋发展。

诚然，弗洛伊德的观点存在明显的臆想性色彩，过分地夸大无意识作用及其对人格形成的影响，存在唯心主义倾向，应予以批判性接受。从辩证唯物主义观点分析，人类精神性分化的物质基础仍然是人体性腺和性分化表型，存在决定意识。改革开放以来，人们的性观念发生巨大变化，正确地认识和理解正常和异常性分化，性变态性疾病，其中加强性教育是促进青少年身心健康成长的重要方面。

第二节　异常性分化概述

异常性分化指性腺和性征分化异常，即两性畸形(hermaphroditism)，该词源于希腊神话传说司运动和神秘哲学之神 Hermes 和司爱情与美丽女神 Aphrodite 所生子女的名字 Hermaphroditus，其具有男性和女性双重身份。临床医学性分化异常分类主要依据性腺组织和内外生殖器解剖结构制定的。

【分类】

1. 真两性畸形　指拥有卵巢和(或)睾丸和(或)卵睾，男、女性内外生殖器同时发育的个体。

2. 男性假两性畸形　指拥有两个睾丸，但内外生殖器呈现去男性化或女性化的个体。

3. 女性假两性畸形　指拥有两个卵巢，但内外生殖器呈现去女性化或男性化的个体。

4. 单纯性性腺发育不全　指拥有双侧条索样性腺，性幼稚型个体。

5. 混合性性腺发育不全　指拥有一个睾丸和一个条索样性腺，性幼稚型个体。

【病因】　见表 29-1。

表 29-1　胎儿内分泌和性发育异常的病因

胎儿内分泌异常		
女性假两性畸形	先天性肾上腺皮质增生症	①21-羟化酶(P450c21)缺陷 ②11β-羟化酶(P450c11β)缺陷 ③3β-羟类固醇脱氢酶(3β-HSD11)缺陷
	母体血浆雄激素升高	①服用雄激素药物 ②母体分泌雄激素肿瘤
	芳香酶(P450 芳香酶)缺陷	
男性假两性畸形	雄激素不敏感综合征	
	5α-还原酶缺陷	
	睾酮生物合成缺陷	①3β-羟类固醇脱氢酶(3β-HSD)缺陷 ②17α-羟化酶(P450c17)缺陷 ③17β-羟类固醇脱氢酶(17β-HSD)缺陷
	睾丸促性腺激素抵抗	
	抗苗勒激素(AMH)缺陷	

性腺发育异常	
男性假两性畸形	①斯威伊尔综合征(Swyer syndrome，xy 单纯性腺发育不全) ②无睾症(anorchia)
真两性畸形	
性腺发育不全	①特纳综合征(Turner syndrome) ②性腺嵌合体(Mosaicism) ③努南综合征(Noonan syndrome)

【诊断】

1. 病史 新生儿出生时发现外生殖器畸形，应及时组织内分泌、遗传、新生儿、心理学、妇产科和泌尿外科专家进行会诊确认性别，并正式通知婴儿父母和家属。新生儿性分化异常，应认真询问母亲个人史、妊娠史、家族史，因许多性分化异常有家族史。妊娠期间服用某些药物(B、C类)、性激素、肾上腺皮质激素等也可引起性分化异常(图29-7)。

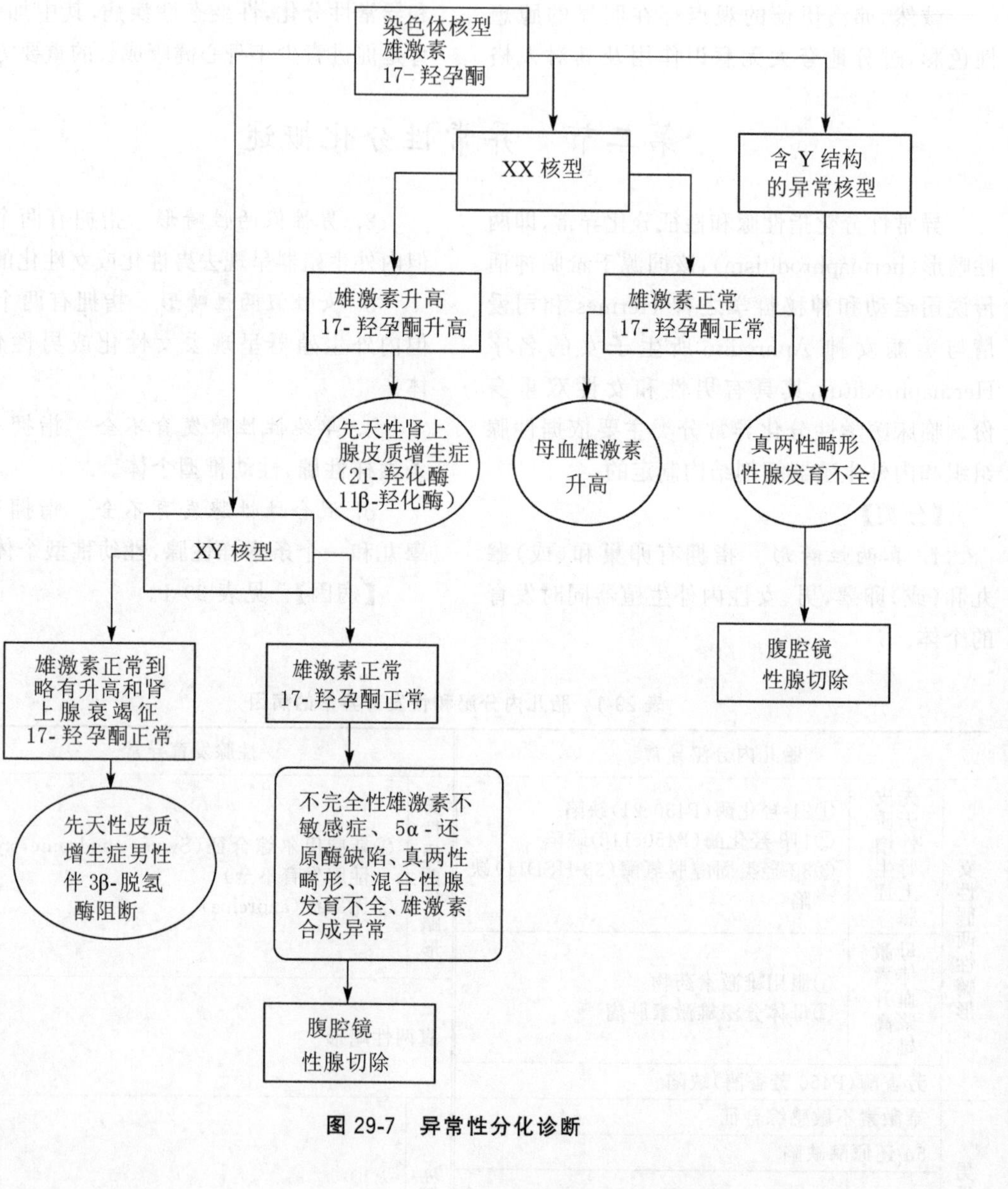

图29-7 异常性分化诊断

2. 查体

(1)外生殖器表型：外生殖器表型多与性腺和内生殖器结构一致，如不一致即为性分化异常。如女性外阴，而阴蒂肥大提示存在内源性高雄激素影响，见于先天性肾上腺皮质增生和不完全性睾丸女性化。如女性外阴，腹股沟区或阴囊皱襞内可触及性腺多为睾丸，因该区出现卵巢、卵睾、子宫的概率很小。如男性外阴，阴囊内无睾丸，则可能为隐睾。

(2)阴茎或阴蒂测量：阴茎(蒂)长度是从

耻骨分支处到龟头顶间距离，男性婴儿为 2.8～4.2 cm，如≤2.5cm(36 周为 2.0 cm，32 周为 1.5 cm)时，或低于正常平均伸展长度 2.5 个标准差为异常。女性新生儿阴蒂长度≤1cm，≥1cm 为异常。

(3)尿道外口位置：性分化异常者尿道外口可为尿道下裂、会阴尿道或开口于尿生殖窦内。

(4)尿生殖窦畸形：对女性胎儿而言，先天性肾上腺皮质增生症时，阴唇阴囊皱襞融合引起的尿生殖窦畸形与妊娠期雄激素对胚胎性分化影响的时间相关，影响时间越早、畸形越严重。判断尿生殖窦异常的方法是，将肛门到尿生殖窦开口或阴道缘距离除以肛门到阴蒂基底部距离，正常女性比值＜0.5，若比值＞0.5 即提示存在尿生殖窦异常。

(5)处女膜、阴道和子宫检查：新生儿无孔处女膜和无阴道难以鉴别。如为阴道盲穴而无子宫为睾丸女性化；尿生殖窦融合为先天性肾上腺增生；无阴道，未触及子宫为无阴道综合征。

(6)躯体体征：性分化异常常合并存在躯体发育异常，如肾上腺皮质增生患者皮肤黝黑、毛囊扩张、多毛、痤疮、身材矮小、喉结突出、肌肉突出。完全型睾丸女性化患者，身材颀长、皮肤细腻、乳房发育良好，但乳头细小。乳晕色素淡、无阴毛、声音尖细，性格宛如少女。特纳综合征患者身材矮小、蹼颈、后发际低、四肢水肿、存在心脏和肾脏异常、外阴成幼稚型。

3. 实验室检查

(1)细胞遗传学检查：包括性染色质、染色体核型和带型分析。

(2)内分泌激素测定：包括性腺轴、甲状腺轴和肾上腺轴激素测定。

(3)血液学检查：包括肝肾功能、血化学和电解质分析。

4. 医学影像学检查

(1)超声学检查：可初步确定心脏、消化、泌尿、生殖、肾上腺和盆腔器官畸形。

(2)造影检查：经尿生殖开口注入造影剂进行逆行造影，可确定泌尿生殖道畸形。

(3)CT 和 MRI：对于难以确诊的泌尿生殖道畸形可进行 CT、MRI 检查。

5. 内镜检查　腹腔镜检查可直接观察内生殖器的形态和结构，也可进行组织活检和矫形手术。

6. 剖腹探查　是诊断和治疗性分化异常的最终措施。剖腹探查指征如下。

(1)内外生殖器畸形的 46,XX 患者，一般检查不能确诊者。

(2)内外生殖器畸形的 46,XY 患者，一般检查不能确诊者。

(3)真两性畸形，染色体核型为 46,XY/45,X/46,XY 患者，一般检查不能确诊者。

(4)怀疑生殖道和盆腔肿瘤者，一般检查不能确诊者。

7. 性别诊断标准

(1)性染色体性别(chromosomal sex)，指染色体核型 46,XX 或 46,XY。

(2)性腺性别(gonadal sex)，指性腺为睾丸或卵巢。

(3)激素性别(sex hormonal sex)，指性激素环境以雌激素为主或雄激素为主。

(4)解剖学性别(anatomic sex)，指内外生殖器官解剖学结构为男性或女性。

(5)精神性别(psychologic sex)，指患者自我确认的性别。

(6)社会性别(social sex)，指患者在家庭和社会生活中的公认性别。

正常性分化个体，以上 6 项性别确认标准和性质是完全一致和统一的，如出现任何一条不一致即为性分化异常。

【治疗原则】　性分化异常患者，临床医学性别的选择应根据以上 6 条标准综合做出判断，其中主要依据性腺、内外生殖器和生育潜力决定。性别选择的基本原则如下。

1. 男性假两性畸形　选择女性，切除发

育不良睾丸，防止肿瘤发生和补充女性激素治疗。

2. 女性假两性畸形　选择女性，切除肥大阴蒂，矫治尿生殖窦畸形、补充肾上腺皮质激素和女性激素治疗。结婚后予以促排卵治疗和辅助生育。

3. 真两性畸形　选择女性，切除发育异常的性腺（卵睾和睾丸）。保留卵巢前必须通过组织学检查排除异常。内外生殖器性质和结构按女性矫形。如全部性腺切除，术后给予女性激素补充治疗。

4. 染色体核型 46,XX，性腺发育不全者　选择女性，给予女性激素补充治疗。

5. 染色体核型 46,XY，性腺发育不全者　选择女性，切除睾丸，内外生殖器按女性矫形，术后给予女性激素补充治疗。

6. 性分化异常　性别确认应于出生后 3 个月内完成。内外生殖器畸形矫形术应最好在出生后 18 个月之前完成，术后给予相应性激素补充治疗。

7. 迟发性性分化异常　应尽快确认性别、矫形治疗和性激素补充治疗，以不影响正常青春期发育。需要进行阴道重建者最好在婚前 3 个月实施，并与患者和家属讲明预后，以达知情同意。

8. 运动员性别确认　20 世纪 60 年代性别鉴定已列入运动医学管理范畴，目的是保证竞技运动的纯洁性和合理性。运动员进行性别鉴定指征包括，实行变性手术者、假扮异性者和两性畸形者。1992 年国际业余体育联盟（International Amateure Athletic Federation）决定不再进行运动员性别鉴定，但奥林匹克运动会仍坚持进行运动员性别鉴定。

第三节　女性假两性畸形

女性假两性畸形（female pseudohermaphroditism，FPH），是先天性肾上腺增生（congenital adrenal hyperplasia，CAH）和（或）外源性雄激素、内源男性化肿瘤或芳香酶缺陷引起的女胎男性化综合征。患者双侧性腺为卵巢、性染色体核型为 46，XX，临床表现为原发性闭经、身材矮小、女性内生殖器发育不良，阴蒂肥大，尿生殖窦畸形和不同程度去女性化和女性男性化征象。本节主要介绍先天性肾上腺皮质增生症（图 29-8）。

【发病率】 先天性肾上腺增生，也称为肾上腺性征综合征（adrenogenital syndrome）或男性化肾上腺皮质增生症（virilizing adrenal cortical hyperplasia，VACH），为常染色体隐性遗传基因疾病，男性和女性均可发病，女性多于男性。非 CAH 现症父母子女中发病率为 1∶3。经过治疗的父母所生子女患病率为 1∶200～1∶100。高加索人发生率为 1%，新生儿发病率为 1/14 000。阿拉斯加 Yupik 部族因纽特人 CAH 发生率最高。

CAH 占所有女性假两性畸形的 40%～60%。美国资料显示，两性畸形中 CAH 最为常见，其次为混合性性腺发育不全（MGD）。世界范围 650 万新生儿调查发现，CAH 发生率为 1/15 000，发生率较高的国家和地区为欧洲犹太人、西班牙人、斯拉夫人和意大利血统人（表 29-2）。

表 29-2　CAH 中 21-羟化酶缺陷发病率

不同国家和地区人	非典型性疾病	杂合子性携带者
东欧犹太人	1/30	1/3
西班牙人	1/40	1/4
斯拉夫人	1/50	1/5
意大利人	1/333	1/9
其　他	1/1000	1/14

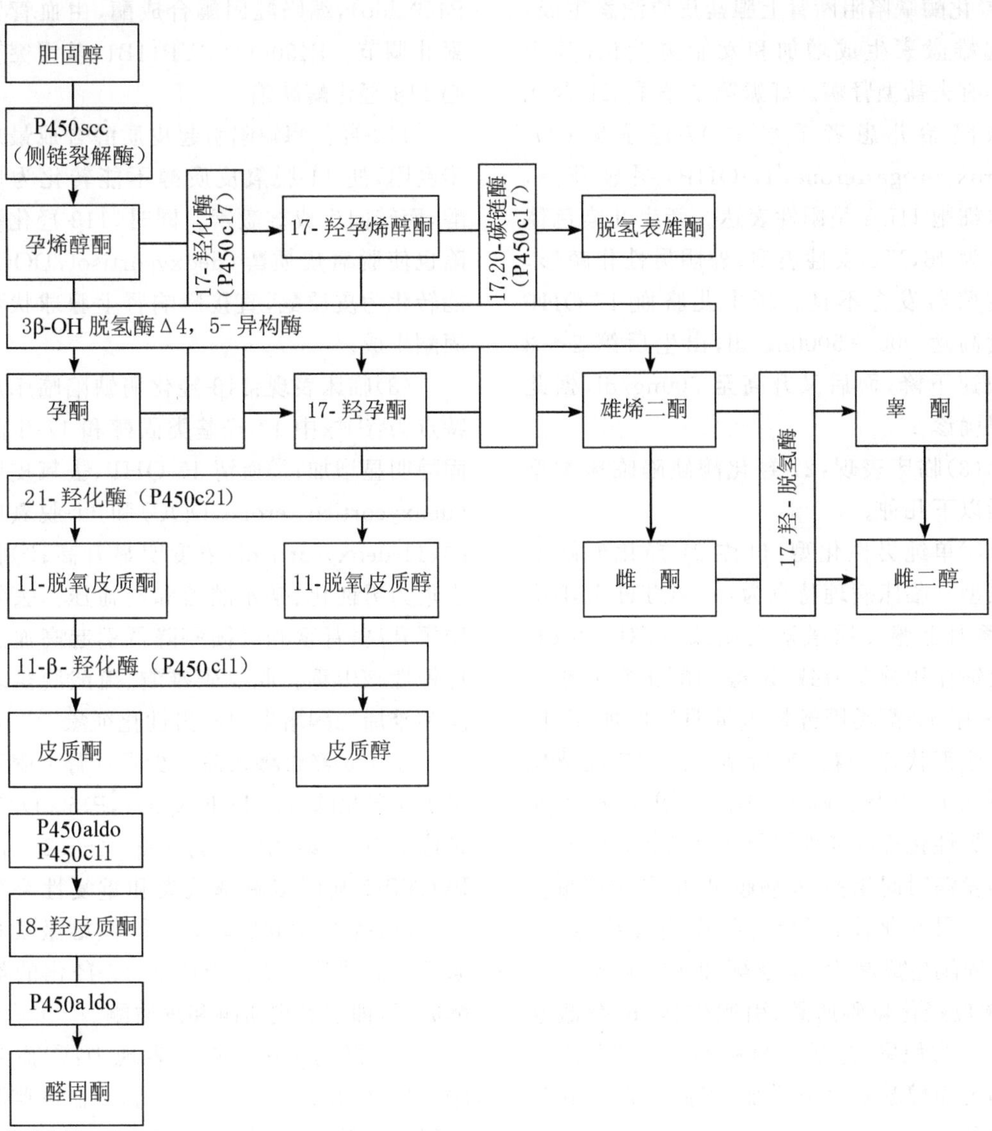

图 29-8　肾上腺皮质激素合成途径

【分型】

1. 21-羟化酶缺陷

(1)发病率：21-羟化酶(21-hydroxylase deficiency，P450 c21)缺陷占先天性肾上腺皮质增生症的 90%～95%，是临床最常见的女性性分化异常性疾病，发病率为 1/(2 万～5 万)。中国人该病杂合子携带者率为 12/1000，基因频率为 0.006，发病率为 1/2.8 万。

(2)发病机制：21-羟化酶缺陷是单基因常染色体隐性遗传性疾病(monogenic autosomal recessive disease)，其存在两个 21-羟化酶基因，CYP21A 和 CYP21B，定位于染色体 6p21.3，位于人白细胞抗原(HLA)复合物中间。CYP21B 为编码 21-羟化酶的功能性基因，而 CYP21A 为假性基因，也称为 CYP21P，是无功能基因。

21-羟化酶缺陷是 CYP21B 基因突变(占 85%)、缺失和置换所致，患者多为杂合子。

21-羟化酶缺陷阻断肾上腺盐皮质激素生成，引起雄激素生成增加和女胎男性化，其中75%有失盐型肾病。妊娠第2孕季，21-羟化酶缺陷胎儿患者羊水中17-羟孕酮（17-hydroxyprogesterone，17-OHP）明显升高，羊水细胞HLA呈阳性表达。新生儿染色体核型为46，XX，女性表型、外阴男性化畸形，内生殖器发育不良。新生儿脐血17-OHP浓度高达900～5000ng/dl，出生后第2～3天快速下降，而后又升高至500ng/dl，据此可以确诊。

（3）临床表现：21-羟化酶缺陷临床类型包括以下几种。

①单纯男性化型：也称21-羟化酶缺陷代偿型。临床病理特点为：a. ACTH分泌增加，系肾上腺皮质激素生成减少，对ACTH负反馈作用减弱所致；b. 醛固酮正常或略升高；c. 尿17-酮类固醇排出量明显增加；d. 尿中孕激素代谢产物，包括孕三醇、17-羟孕烷醇酮和17-酮孕三醇等，排出量增加；e. 患儿女性男性化程度和外阴部尿生殖窦畸形与妊娠期发病时间相关，发病越早，畸形越严重。

②男性化伴失盐型：临床病理特点为：a. 醛固酮生成减少，系孕酮和17α-羟基孕酮21-碳位羟化障碍所致，引起失盐；b. 孕激素代谢产物积聚，包括孕酮和17α-羟基孕酮等排钠类固醇激素生成增加，引起男性化和失盐现象。

2. 11β-羟化酶缺陷

（1）发病率：11β-羟化酶（11β-hydroxylase）缺陷发病率占CAH的5%～8%，新生儿中发病率为1/10万，中东和摩洛哥犹太人发病率较高。

（2）发病机制：11β-羟化酶缺陷为常染色体隐性遗传疾病。11β-羟化酶的编码基因位于8号染色体长臂8q21－q22。11β-羟化酶具有两个同工酶基因，一个基因为CYP11B1或P450c11，编码11β-羟化酶，由ACTH调节；另一个基因为CYP11B2或P450c18（或P450aldo），编码醛固酮合成酶，由血管紧张素Ⅱ调节。P450c11（CYP11B1）基因突变引起11β-羟化酶缺陷。

11β-羟化酶缺陷引起皮质醇合成最后一步受阻，使11-脱氧皮质醇不能转化为皮质醇，而转向生成雄激素。同时，11β-羟化酶缺陷也使脱氧皮质醇（deoxycortisol，DOC）不能转化为皮质酮，直接影响肾上腺球状带醛固酮生成。

（3）临床表现：11β-羟化酶缺陷临床病理特点为：①尿中17-羟基类固醇和17-生酮类固醇明显增加；②血清17-OHP、去氧皮质酮（deoxycorticosterone，DOC）和11-脱氧皮质醇（11-deoxycortisol）浓度明显升高；③临床表现为男性化、钠水潴留和高血压。去氧皮质酮升高、肾素和醛固酮降低引起高血压和低钾性碱中毒。脱氢表雄酮、硫酸脱氢表雄酮和雄烯二酮增多引起男性化征象。

3. 17α-羟化酶缺陷　少见。肾上腺和卵巢17α-羟化酶（17α-hydroxylase，P450c17）缺陷是位于10号染色体长臂10q2.4－q2.5的编码CYP17基因多碱基缺失和重复性突变所致。17α-羟化酶缺陷时，皮质醇、雄激素和雌激素合成受阻，仅能合成非17-羟化的类固醇激素，即去氧皮质酮和皮质酮。

17α-羟化酶缺陷临床表现为：①血浆孕酮、皮质酮和去氧皮质酮增高；②血浆雌激素和睾酮降低；③血浆ACTH、FSH、LH降低；④女性表现为原发性闭经，无青春期发育、性幼稚表型、高血钠、低血钾、高尿钾、高血压。男性可出现生殖器畸形。

4. 18-羟化酶缺陷　少见。18-羟化酶（18-hydroxylase）缺陷临床表现为：①醛固酮生成减少，皮质酮生成增多；②尿17-酮和17-羟类固醇排出正常；③失盐和电解质紊乱症状。

5. 3β-羟基类固醇脱氢酶缺陷　少见。肾上腺和卵巢3β-羟类固醇脱氢酶（3-beta-hydroxysteroid dehydrogenase，3β-HSD）缺

陷也属于常染色体隐性遗传性疾病，是 HSDB$_2$ 基因突变所致。HSDB$_2$ 基因突变包括点突变、结构缺失、无义突变、移码、错义等 30 余种。

3β-HSD 缺陷引起孕烯醇酮（pregnenolone）代谢受阻和糖皮质激素、盐皮质激素、雄激素和雌激素生成障碍。血浆孕烯醇酮浓度升高，在肝内转化为脱氢表雄酮和睾酮引起雄激素生成增加和两性畸形。患儿呈现比 21-羟化酶和 11-羟化酶更为严重的女性男性化。

3β-HSD 缺陷临床分为失盐型和非失盐型两种类型。失盐型为 HSDB$_2$ 基因失活性突变引起肾上腺和性腺 3β-HSD 活性完全丧失所致。非失盐型为 HSDB$_2$ 基因无义突变，酶活性部分丧失仍可防止失盐的结果。患病新生儿出生后即出现严重的症状，很快夭折。患病女婴呈现男性化，男婴呈现去男性化和尿道下裂。两性外生殖器畸形与该酶缺陷程度不一致。

6. *20,22-碳链酶缺陷*　少见。20,22-碳链酶（20,22-desmolase）缺陷引起类脂质肾上腺增生症（lipid adrenal hyperplasia）。20,22-碳链酶缺陷引起孕烯醇酮代谢受阻和几乎所有卵巢和肾上腺类固醇激素生成障碍。临床表现为失盐、性幼稚、血液循环性虚脱和功能障碍。

7. *内外源孕、雄激素对女性胎儿的影响*　母亲和外源性雄激素增多引起的性分化异常，包括第 1 孕季应用具有潜在性雄激素活性的孕激素（19-去甲基睾酮衍生物，包括炔孕酮、炔诺酮、异炔诺酮、达那唑、孕三烯酮、左炔诺酮及甲羟孕酮）和雄激素制剂，引起男性化，第 2 孕季应用仅引起阴蒂肥大、尿生殖窦畸形。妊娠期母体患有男性化肿瘤包括男性细胞瘤（arrhenoblastomas）、转移性卵巢癌（Krükenberg tumors）、黄体瘤（luteomas）、类脂瘤（lipoid tumors）、间质细胞瘤（stromal cell tumors）和间质细胞增生症（hyperthecosis）也可引起女胎男性化。

8. *芳香酶缺陷*　少见。芳香酶（aromatase，P450arom）缺陷为 P450 芳香酶基因突变所致。编码 P450 芳香酶的 CYP19 基因位于 15 号染色体短臂 15p21.1。妊娠期芳香酶缺陷引起胎盘雌激素生成障碍、雄激素前体物质积聚和母儿男性化。脱氢表雄酮（DHEA）和硫酸脱氢表雄酮（DHEAS）负荷试验有助于产前诊断。

芳香酶缺陷应与硫酸化酶缺陷鉴别。硫酸化酶缺陷引起血浆 DHEA 和雌激素浓度升高，而非 DHEAS 升高。芳香酶缺陷患者由于卵巢不能将雄激素转化为雌激素，因此无青春期发育，表现为性幼稚型、原发性闭经（高促性腺激素性性腺功能减退）和轻度男性化。

【临床表现】

1. *宫内发育阶段*　先天性肾上腺增生发病时间和酶功能缺陷直接影响女性胎儿的早期性分化进程。根据高雄激素血症出现时间、雄激素利用率和作用持续时间，女胎男性化严重程度、内生殖器发育和外生殖器畸形（阴唇阴囊皱襞融合、阴蒂肥大，尿道和阴道口位置）存在显著差异。简言之，发病时间越早，外生殖器畸形和男性化程度越严重。

女性胎儿先天性肾上腺增生并不影响内生殖器分化，因其内生殖器分化于妊娠第 10 周前已经基本完成，而直到妊娠第 20 周女性外生殖器表型才最后确立。由于妊娠第 10～12 周肾上腺功能才开始建立，因此如 CAH 于妊娠第 10～12 周发病，高雄激素分泌可引起完全性女胎男性化，外生殖器阴唇阴囊皱襞融合、阴蒂肥大宛如阴茎，尿道和阴道口未分开，形成假性阴茎、尿道下裂，甚至阴茎尿道。如妊娠第 12 周后发病，高雄激素血症引起阴唇阴囊皱襞部分融合、阴蒂肥大，尿道和阴道口虽已分开，但共同开口于尿生殖窦内。鉴于妊娠第 10 周后阴道开始形成，因此妊娠第18～20周时发病，高雄激素分泌仅引起部分女性轻度尿生殖窦畸形和阴蒂肥大。阴蒂肥大程度与雄激素作用强度相关。

2. 出生后表现 如妊娠期CAH不予治疗，出生后女婴男性化将进一步加重。2～4岁时就会出现阴毛、腋毛、体毛和胡须。骨龄就过早发育，早期童年生长过速，身材高于同龄儿，尔后由于骨骺过早闭合，青春期后反而身材显得矮小和粗壮。随着男性化症状加重，相继出现男性表型、喉结突起、多毛、痤疮、声音低沉、肌力增强、皮肤粗糙、原发性闭经、乳房不发和不孕等。

除以上男性化症状和性征外，CAH患者也出现与相应酶缺陷相关的代谢异常，特别是水盐和糖代谢紊乱，引起失盐、电解质紊乱、高血压（发生率5%）、偶可出现低血糖。如2/3患儿出生后第5～15天相继出现失盐、电解质紊乱或危象，表现为拒乳、反应迟钝、频频呕吐、低血钠、高血钾、血浆醛固酮降低、酸中毒、脱水和循环衰竭等艾迪生危象(Addisonian crisis)，因此出生时发现新生儿外阴畸形者应及时请小儿科医生会诊，积极诊治挽救患儿生命。

【诊断】

1. 产前诊断

(1)羊水类固醇激素测定：21-羟化酶缺陷型羊水17-羟孕酮、21-脱氧皮质醇和雄烯二酮升高。失盐型仅17-OHP升高。所有类型CAH羊水中雄烯二酮浓度均升高。11β-羟化酶缺陷型羊水11-脱氧皮质醇和孕妇尿中四氢-11-脱氧皮质醇浓度升高。

(2)绒毛膜绒毛活检或脐血穿刺检查：目前DNA探针已用于CAH产前诊断，以指导宫内治疗或终止妊娠。绒毛膜绒毛活检DNA探针技术产前诊断并非完全准确。产前诊断和治疗应限定于有条件进行研究观察的医院和科研机构中进行。

2. 产后诊断

(1)病史和查体：病史包括家族史、妊娠史、药物和雄、孕激素治疗史。新生儿出生后仔细检查外生殖器形态和结构，有无尿生殖窦畸形、阴蒂肥大、腹股沟疝和包块等。

(2)染色体核型、性染色体和带型分析。

(3)血清17-羟孕酮测定：是筛查CAH的主要指标。正常新生儿脐血17-OHP浓度为1000～3000ng/dl，24h后迅速降至100～200ng/dl。CAH中21-羟化酶和11β-羟化酶缺陷型患儿，血清17-OHP浓度高于正常50～400倍，17-OHP范围在3000～40 000 ng/dl。美国新生儿筛查结果显示，得克萨斯州CAH发生率为1/16 000，失盐型/单纯男性化型发病比为2.7∶1。

正常健康成人血清17-OHP≤200ng/dl。为避免ACTH昼夜节律对17-OHP测定的影响，17-OHP测定应于清晨进行。如血清17-OHP浓度介于200～800 ng/dl时，应进行ACTH试验。≥800ng/dl可确诊为21-羟化酶缺陷。

3β-羟类固醇脱氢酶或17-羟化酶缺陷型患者血清17-OHP浓度正常。3β-羟类固醇脱氢酶缺陷型患者血清脱氢表雄酮(DHEA)和硫酸脱氢表雄酮(DHEAS)明显升高。11β-羟化酶缺陷型血清17-OHP和11-脱氧皮质醇均升高，而血浆肾素活性降低。失盐型21-羟化酶和3β-羟类固醇脱氢酶缺陷型患者血浆肾素活性升高。

(4)ACTH试验：用于鉴别21-羟化酶缺陷型和其他类型酶缺陷。ACTH试验是于试验前后60min，对比观测血清孕烯醇酮、17-羟基孕烯醇酮、脱氢表雄酮、11-脱氧皮质醇、皮质醇和睾酮浓度变化。

(5)尿17-酮、17-羟和17-生酮类固醇测定现已很少应用。

3. 医学影像学检查 包括超声、CT、MRI对盆腔内生殖器、肾上腺的扫描和摄片。先天性肾上腺皮质增生症的B超声像显示肾上腺体积扩大、分叶并有点条较强回声，对临床诊断有较大帮助。

【治疗】

1. *产前治疗*　理论上讲，如能于妊娠早期确诊 CAH，可于妊娠第 4～5 周开始地塞米松(总量不超过 1.5mg/d)治疗可部分或完全避免发病，至少也可减轻男性化程度。妊娠期间应用肾上腺糖皮质激素治疗虽不会引起胎儿畸形、低体重儿，但可能对母体产生不良反应，包括腹壁妊娠纹、高血糖、高血压、胃肠道症状等。为此，妊娠中期应减少地塞米松剂量，以母亲血清雌二醇维持在正常妊娠范围内即可。然而，早期妊娠 CAH 诊断和治疗实施并非易事，因按照常染色体隐性遗传规律，临床现症率仅有 1/8，因此将有 7/8 正常胎儿陪同接受不必要的治疗，所以 CAH 产前治疗应取慎重态度。

2. *出生后治疗*

(1)肾上腺糖皮质激素补充治疗：CAH 新生儿出生后应尽快开始肾上腺皮质激素和性激素补充治疗，以抑制男性化发展和促进女性第一、第二性征发育。治疗期间应动态监测血浆 17-OHP、雄烯二酮、睾酮浓度和肾素活性变化，以此指导和调整药物剂量。

常用治疗药物为氢化可的松 10mg/d 或 9-氟氢可的松 100mg/d，适用于治疗 CAH 各种临床类型。皮质醇标准剂量为 12～18mg/m^2 或泼尼松 3.5～5mg/m^2，应激、感染、手术、分娩时可增大剂量(泼尼松 14mg/m^2，约 20mg/d)。治疗期间以维持血清 17-OHP 浓度以 500～4000ng/dl 为度。GnRHa 脉冲治疗、抗雄激素氟他胺(Flutamide)和睾内酯(Testolactone)可有效地控制肾上腺皮质增生，抑制男性化症状、促进女性性分化和减少糖皮质激素用量。

(2)外生殖器畸形手术治疗：最好在 3 岁前实行，以避免给患儿留下永久性心理创伤。肥大阴蒂切除时，应行包皮内阴蒂体切除成形术，尽量保留阴蒂头、神经支配和日后性功能。尿生殖窦畸形和阴道狭窄，待青春期后依其发育情况决定手术方式。

(3)生育问题：出生后 CAH 早期开始治疗可有正常青春期发育、月经、性功能和生育力。CAH 患者婚后可酌情给予促排卵和调经治疗以促进妊娠。单纯性肾上腺皮质增生症妇女所生子女多为正常。由于胎儿肾上腺可能受交叉抑制发生肾上腺功能不足，因此新生儿出生后应进行严密观察随访。

【典型病例】

1. *病史摘要*　患者，社会性别和心理性别：女性，18 岁，农民。母亲发现该女生后阴蒂肥大，但按女孩抚养。青春期无月经来潮和乳房发育。婴幼儿期生长发育正常，12 岁时声音变粗，出现阴毛和痤疮。父母健康，非近亲结婚，其弟健康，外生殖器发育正常。母亲 17 岁初潮，奶奶 21 岁初潮，为此该女来诊较晚。

2. *体格检查*　体温、脉搏、呼吸正常。BP 100/70 mmHg，身高 155cm。体态健壮，强力体型、皮肤黝黑、面部痤疮，喉结稍大。乳房未发育。四肢和脊柱无畸形。阴毛男性分布(图 29-9)。

3. *妇科检查*　腹股沟区未触及肿块；外阴：阴毛浓密，男性分布，大小阴唇形态正常，阴蒂较长，为 4.0cm，直径 1.5cm，龟头 1.0cm，前庭部正常形态，处女膜完整，尿道外口位置正常。阴道深 9cm；肛诊：子宫仅为正常子宫大小 1/3(图 29-9)。

4. *辅助检查*　染色体核型 46，XX；血细胞计数正常。尿 17-羟类固醇(17-OHP)2.7 mg/24h (正常值 2.0～7.0mg/24h)，尿 17-酮类固醇(U17-KS)42.6mg/24h↑(正常值 6.0～14.0mg/24h)。血生化各项指标正常。上午 8 时血浆皮质醇 14.8ng/dl(正常值 4.3～22.4ng/dl)，FSH、LH、雌二醇、PRL 均为卵泡期水平。血浆睾酮(T_0)450.4μg/dl↑(男 241～827μg/dl，女 14～76ng/dl)；血型 AB Rh(＋)；阴道刮片均为底层细胞，雌激素影响高度低落。超声检查双侧肾上腺未见异常；肝、胆、胰、脾、肾未见异常。子宫：

2.6cm×2.4cm×1.8cm，宫颈 2.0cm，提示幼稚子宫。右卵巢 2.9cm×1.7cm；左卵巢 3.0cm×2.0cm。

5. **诊断**　女性假两性畸形（肾上腺皮质增生症）。

6. **治疗**　地塞米松 0.75mg/d；阴蒂体大部切除术。

7. **手术要点**　腰硬脊膜外联合麻醉，探查处女膜完整，阴道深 9cm。于阴蒂体上方切开包皮约 2.5cm 至阴蒂体组织，将两侧血管和神经剥离分下，切除阴蒂体 2.0cm，钳夹、切断 1 号丝线缝扎腹侧血管；2-0-Dexon 线对接褥式缝合 6 针，皮内缝合切口（图 29-10～图 29-12）。

8. **组织病理**　阴蒂组织。

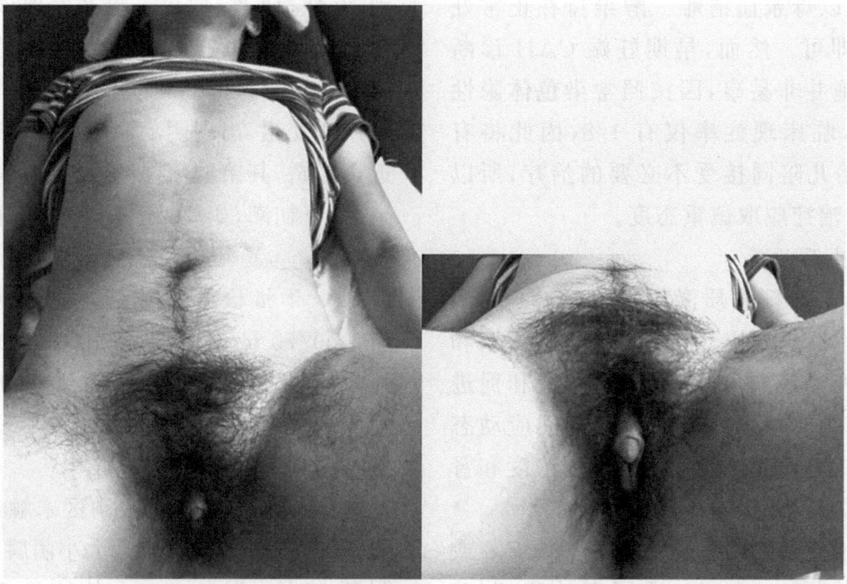

图 29-9　乳房无发育、男性体毛、阴蒂肥大

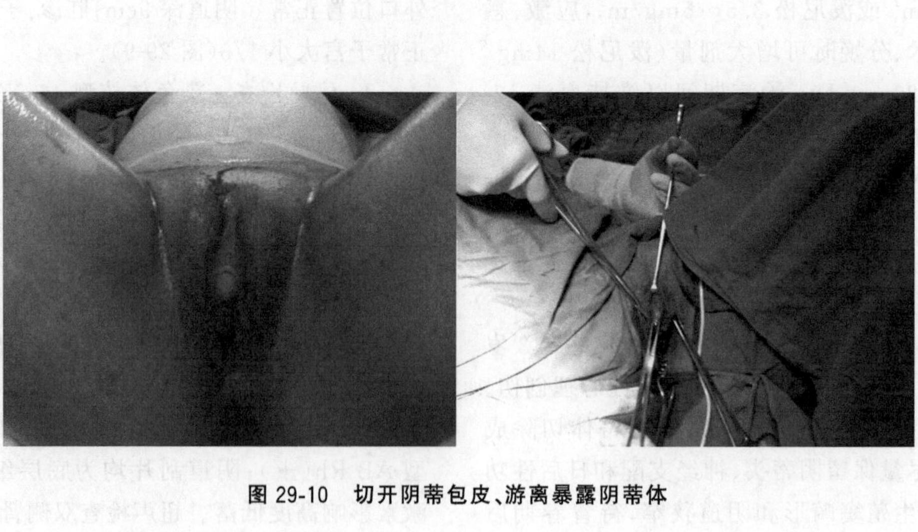

图 29-10　切开阴蒂包皮、游离暴露阴蒂体

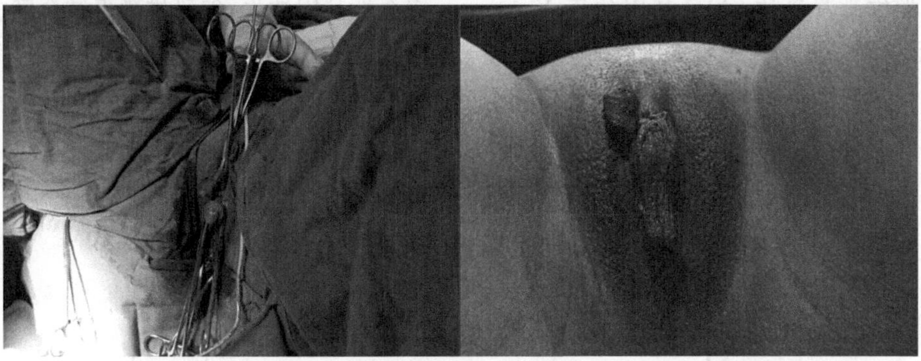

图 29-11　切除阴蒂体大部、褥式对接缝合

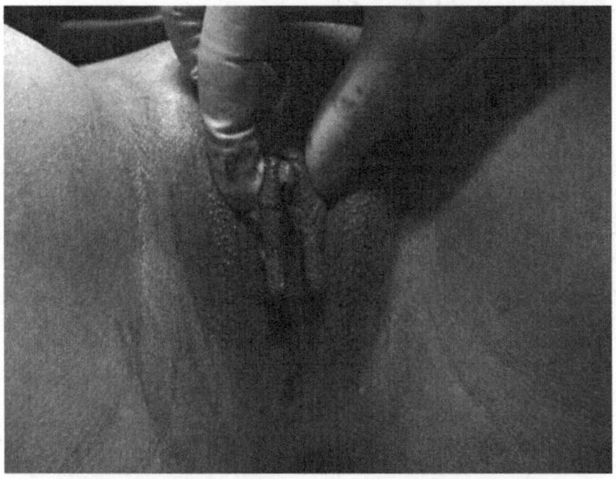

图 29-12　阴蒂体大部切除后矫形效果

9. *治疗反应*　口服地塞米松 0.75mg/d 后第 5 天 17-OHCS 降至 2.2 mg/24h（正常值 2.0～7.0mg/24h），17-KS 降至 15.9mg/24h（正常值 6.0～14.0mg/24h）；术后雌孕激素序贯治疗 1 个月后，出现周期性月经；乳房开始发育。

第四节　男性假两性畸形

男性假两性畸形（male pseudohermaphroditism，MPH）又称为雄激素不敏感综合征（androgen insensitivity syndrome，AIS）和睾丸女性化综合征（testicular feminization syndrome，TFS），为先天性 X-连锁隐性遗传性疾病，有家族发病倾向，同胞姊妹同时患病率为 1/3，健康姊妹所生子代发病率为 1/6。患者染色体核型为 46，XY，双侧性腺为睾丸。依发病机制和临床表现可分为完全型、不完全型睾丸女性化和 5α-还原酶缺陷型睾丸女性化综合征。

【病因】

1. 5α-还原酶缺陷。
2. 雄激素合成和代谢障碍。
3. 雄激素受体基因突变和功能缺陷。

【发病机制】　男性假两性畸形的发生机制与下列雄激素作用环节缺陷相关：①雄激素生成减少，如 3β-HSD、17β-HSD 和 5α-还原酶缺陷；②雄激素受体（AR）基因突变，引起 AR 数量减少和功能障碍；③5α-还原酶缺陷，不能将睾酮转化为二氢睾酮（DHT）；④靶细胞内雄激素代谢异常等，其中 AR 突变是引起完全型和不完全型睾丸女性化的主要原因。

人类雄激素受体(AR)基因位于Xq11-12,现已发现AR基因突变200余种,其中基因单碱基突变占90%以上。AR基因突变引起AR结合力降低和DNA结构异常,包括完全性基因缺失、编码雄激素结合区或DNA结合区的外显子缺失和点突变等。雄激素作用机制见图29-13。

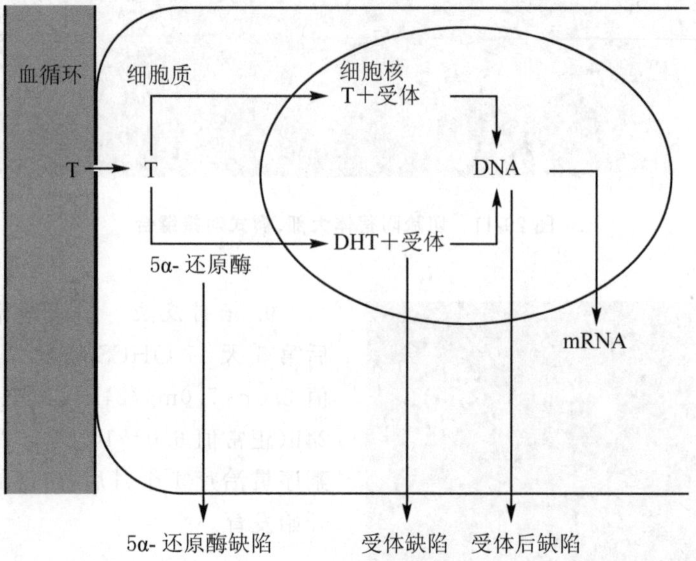

图 29-13 雄激素作用原理

【分型】

1. 完全型睾丸女性化

(1)发病机制:本病系X连锁隐性遗传性疾病,染色体核型为46,XY,双侧性腺为睾丸。完全型睾丸女性化是由于睾丸发育不全、雄激素合成酶系统缺陷、雄激素生成障碍、雄激素受体缺如和5α-还原酶缺陷引起雄激素靶组织器官分化和发育障碍,使患者呈现完全性去男性化和女性化征象。

(2)临床表现:患者出生后即呈现女性表型,父母按女性抚养。由于睾丸发育不全、雄激素和抗苗勒激素(AMH)生成障碍,新生儿睾丸下降停滞于腹部(腹睾)、腹股沟(腹股沟疝睾丸)或大阴唇内。外阴呈女性发育,阴道为盲端,无宫颈、子宫和输卵管发育。无阴毛和腋毛发育,阴蒂发育不良。青春期乳房发育,但乳头细小、乳晕色淡、原发性闭经,身材颀长、皮肤细腻、声音尖细、无喉结隆起、性心理和衣着为女性装扮。

生殖激素测定显示,血清FSH和LH正常或轻度升高、睾酮浓度相当于男性成人水平、雌二醇浓度高于男性成人水平。睾丸活检显示,睾丸体积较小、白膜光滑、输精管、附睾、曲细精管发育不全、管壁退化、有精原细胞,但无精子生成。间质细胞增生不良,稀疏地分布于曲细精管周围。

(3)诊断:根据染色体核型46,XY、女性表型、子宫缺如、腹股沟疝、无阴毛、隐睾和男性血清睾酮测定可确定完全型睾丸女性化诊断。应予鉴别诊断的相关疾病如下。

①副中肾管发育不全综合征(Mayer-Rokitansky-Kuster-Hauser综合征,MRKH综合征),即先天性无阴道畸形。MRKH综合征染色体核型为46,XX、双侧性腺为卵巢、无阴道。但有阴毛和腋毛发育、内生殖器为女性、血清雌激素浓度正常。

②真两性畸形:染色体核型为46,XX或46,XY或嵌合型、双侧性腺为睾丸/卵巢/卵

睾、两性内外生殖器发育、外阴畸形、表型为女性或男性或畸形。

③Klinefelter 综合征：即先天性睾丸发育不全，染色体核型为 46，XXY 可以鉴别。

(4)治疗：睾丸女性化患者应改为女性，并进行相应内外生殖器矫形治疗。如阴道盲穴深度不影响婚后性生活可不予矫形，而盲穴过短影响性生活者可行阴道成形术(如结肠代阴道成形术)，但应对患者和家属说明术后不能建立月经和恢复生育力。

睾丸女性化患者睾丸恶性肿瘤发生率为 5%～10%，其中 25 岁以前为 3.6%，50 岁达 33%。肿瘤以支持细胞腺瘤为多见，其次为精原细胞瘤。睾丸女性化患者睾丸应于青春期发育后，最好于 16～18 岁切除，最晚于 25 岁前切除，术后给予女性激素补充治疗，以帮助患者顺利通过易性后青春期发育和性身份转化。

2. 不完全型睾丸女性化

(1)发病机制：不完全型睾丸女性化少见，发病率为完全型睾丸女性化 1/10。不完全型睾丸女性化发病机制与完全型睾丸女性化相似，不同点在于去女性化和男性化程度不同，其与 AR 雄激素受体基因突变类型、AR 功能缺陷和机体代偿能力相关。研究发现，AR 基因单一碱基突变即可引起完全型也可引起不完全型睾丸女性化。AR 基因突变和转录过程中，AR 功能可完全性或部分性丧失。不同类型的 AR 基因突变引起不同程度的 AR 功能缺陷和临床表现。

(2)临床表现：不完全型睾丸女性化曾被称为赖芬斯坦综合征或 Lubs 综合征，现已废弃。不完全型睾丸女性化临床表现与完全型睾丸女性化相似而也有不同。不同在于不完全睾丸女性化存在不同程度的雄激素影响和男性化征象。

临床表现为睾丸下降至腹股沟或阴唇内、阴蒂肥大如阴茎、尿道口位于会阴部或为尿道下裂、阴道为较浅的盲穴、阴唇阴囊皱襞部分或完全融合、不典型男性阴毛分布、无腋毛、乳房不同程度发育、喉结突起、声音低沉、皮肤粗糙有痤疮。出生后有按男性抚养者，也有按女性抚养者。睾丸组织检查，输精管和附睾发育较好、曲细精管发育不良、支持细胞退化、无精子生成，但间质细胞增生较活跃，分布于曲细精管周围(表 29-3)。

表 29-3 男性假两性畸形的分类

项 目	5α-还原酶	完全型	不完全型	赖芬斯坦	不孕/不育
遗传学	常染色体隐性	X 连锁隐性	X 连锁隐性	X 连锁隐性	X 连锁隐性
精子生成	减 少	无	无	无	无
副中肾管	无	无	无	无	无
中肾管	男 性	无	男 性 女 性	男 性 男 性	男 性
外生殖器	女 性	女 性	阴蒂肥大	尿道下裂	男 性
乳 房	男 性	女 性	女 性	女性化乳房	女性化乳房

(3)诊断：与完全型睾丸女性化基本相同，不同点在于出现部分男性化症状和体征。

(4)治疗：不完全型睾丸女性化同样改性别为女性，并进行相应的内外生殖器畸形的矫形治疗，包括切除双侧睾丸和肥大的阴蒂、修补腹股沟疝和成形阴道等。术后给予女性激素补充治疗，促进女性性征发育。

3. 5α-还原酶缺陷

(1)发病机制：人类 5α-还原酶存在两种同工酶。①5α-还原酶-1，分子量为 29 462Da，由295个氨基酸残基组成，编码基因位于5p15；主要分布于皮肤和其他少数几种组织中。②5α-还原酶-2，分子量28 398Da，由254个氨基酸残基组成，编码基因位于2p23，主要分布于依赖雄激素的靶组织中。两种同工酶均含有5个外显子。由5α-还原酶-2基因突变引起：①5α-还原酶浓度降低；②5α-还原酶活性降低；③5α-还原酶浓度正常，但与睾酮和(或)酶辅助因子亲和力降低，引起酶活性减低。

5α-还原酶缺陷时，中肾管向男性分化，但尿生殖窦和生殖结节却向女性分化。5α-还原酶缺陷时，所有睾酮依赖性组织，包括精囊、射精管、附睾和输精管仍正常发育，而DHT依赖性组织，包括外生殖器、尿道和前列腺则不能进行正常男性分化。5α-还原酶缺陷时，患者性毛和体毛发育不良，也极少出现痤疮。然而，青春期可出现精子生成、肌肉发达、男性性欲和声调低沉等。由于DHT参与睾丸下降和尿生殖窦调节，因此5α-还原酶缺陷可引起尿道下裂、隐睾和外阴畸形。

(2)临床表现：5α-还原酶缺陷主要引起重度会阴尿道下裂(perineal hypospadias)和阴道发育不良，也称为假阴道会阴阴囊尿道下裂(pseudovaginal perineoscrotal hypospadias，PPH)。与不完全型睾丸女性化不同，5α-还原酶缺陷可于青春期出现男性化征象、乳房不发育。睾丸功能正常，并对内外源性雄激素刺激产生反应。

5α-还原酶缺陷患儿，出生时外生殖器类似不完全型睾丸女性化，存在尿道下裂、不同程度的阴唇阴囊皱襞融合、尿道和阴道口共同开口于尿生殖窦内，或尿道口和阴道口分别开口于外阴部。发育不良的阴囊呈分叉状，类似于阴道，无副中肾管成分。患儿虽然阴蒂增大，但多被认作女孩抚养。

(3)诊断：根据特征性临床表现诊断并不困难。实验室检查，染色体核型为46，XY。如血清皮质醇正常可排除肾上腺病变。血清睾酮/双氢睾酮比值(T:DHT比值)升高，特别是hCG应激试验比值升高时可确定诊断。如染色体核型为46，XX，纯合子女性虽体毛稀疏，初潮延迟，但生育力仍正常。

(4)治疗：与睾丸女性化相同。

4. *雄激素合成障碍*　胚胎期男性性发育期间雄激素生成障碍也可引起男性假两性畸形，包括：①睾丸发育不全；②间质细胞发育不全(间质细胞缺如或LH受体突变)；③先天性类脂质肾上腺增生；④睾酮合成酶系统缺陷和(或)抗苗勒激素(AMH)分泌异常，由以上原因引起的男性假两性畸形，约占总男性假两性畸形发生率的4%。

睾酮从胆固醇生成依赖于3个关键酶类，①3β-羟类固醇脱氢酶(3β-HSD)；②17α-羟化酶(P450c17)；③17β-羟类固醇脱氢酶(17β-HSD)。以上3个酶促反应中的任何酶缺陷均可引起睾酮生成障碍和男性假两性畸形。

(1)睾丸17β-HSD缺陷：睾丸17β-HSD缺陷是基因突变的结果，患者肾上腺皮质激素生成正常，男性内生殖器发育，而无副中肾管分化。患儿出生时外生殖器为女性多按女性抚养。睾丸发育不良，隐睾或位于腹股沟疝内。青春期出现男性化征象与外周组织雄烯二酮转化睾酮增加，17β-羟类固醇脱氢酶同工酶促进睾酮生成相关。治疗原则与睾丸女性化相同。

(2)先天性类脂质肾上腺增生症：先天性类脂质肾上腺增生症(lipid adrenal hyperplasia，IAH)是由于类固醇快速调节蛋白(steroidogenic acute regulator，SAR)缺陷或20，22-碳链酶(20，22-desmolase)缺陷所致，临床表现为男性假两性畸形。本病多见于日本人和朝鲜人。

人类以胆固醇为原料，在线粒体内膜P450scc(胆固醇碳链酶：20-羟化酶、22-羟化酶、20，22-羟化酶)作用下生成多种类固醇激素，而类固醇载体蛋白2(sterol carrier proteins2，SCP2)、类固醇生成活性多肽(steroidogenesis activator polypeptide，SAP)、外周二氮䓬受体(peripheral benzodiazepine receptor,PBR)和类固醇生成快速调节因子(steroidogenic acute regulator,StAR)也参与类固醇激素生成调节。

研究发现,StAR 基因突变,包括终止密码子点突变、框架移位突变、外来 DNA 插入、无功能错义突变等引起的 StAR 缺陷,可导致肾上腺皮质细胞增生、脂肪样变、胆固醇和胆固醇酯大量堆积、C-21(肾上腺皮质激素和孕激素)、C-19(雄激素)、和 C-18(雌激素)类固醇激素合成障碍,患儿多在新生儿期夭折。

StAR 缺陷女性患儿出生时外生殖器为女性,而此后无女性性征发育。男性患儿呈现典型的完全型睾丸女性化,外生殖器为女性、阴道短浅、无子宫、睾丸发育不全、位于盆腔、腹股沟管内或下降至大阴唇中。血浆和尿液中测不到任何类型肾上腺类固醇激素,ACTH 或 hCG 兴奋试验也不能诱发肾上腺皮质激素分泌。患儿出生后如能及时诊断和给予肾上腺皮质激素系统治疗可能继续存活下来,青春期后 FSH、LH 明显升高。

5. *睾丸间质细胞发育不良*　睾丸间质细胞发育不良即促性腺激素抵抗性睾丸(gonadotropin resistant testis)综合征。由于睾丸间质缺如或分化不良、LH 受体突变而引起间质细胞对 LH 或 hCG 刺激无反应、睾酮生成减少而引起男性假两性畸形。该症为常染色体隐性遗传,因此杂合子双亲表型正常。

患者染色体核型为 46,XY,临床表现为不同程度的男性化。轻者为男性性腺功能减退,重者为男性假两性畸形和隐睾。病理检查睾丸间质细胞退化(分化不良或未分化),无副中肾管发育,但有输精管和附睾发育。血清 LH、FSH 正常或升高,而睾丸酮下降。

6. *抗苗勒激素缺乏*　睾丸抗苗勒激素(AMH)生成减少或缺如是 AMH 基因及其受体基因突变的结果,呈现 X-连锁或常染色体隐性遗传特征。由于睾丸支持细胞不能生成 AMH,引起副中肾管发育,形成输卵管、子宫和阴道上段,其中输卵管和子宫随发育的中肾管下降形成子宫腹股沟疝,称为子宫腹股沟疝综合征,患者表型为男性,仍具有生育力。

【典型病例】

1. *病史摘要*　患者,社会性别女性,26 岁,未婚,农民。婚前查体发现外阴异常 3 年。出生后当女孩抚养。原发性闭经,无乳房发育。14 岁时出现喉结、胡须、体毛。17 岁时身高 176cm。自幼喜欢与女孩玩耍,自认为女性。3 年前与一男性订婚,婚前查体时发现外生殖器畸形。父母健康,非近亲结婚,姐姐已婚,生育健康男孩。亲属无同类患者。婚前要求外阴矫形手术。

2. *体格检查*　体温、脉搏、呼吸、血压正常,身高 176cm。神志思维清晰,查体合作。男性体态、嗓音较粗、皮肤略黑、男性面容、面部有痤疮和色素沉着。淋巴结无肿大。胡须黑短、喉结隆起。乳房无发育。脊柱四肢无畸形。体毛浓密(图 29-14)。

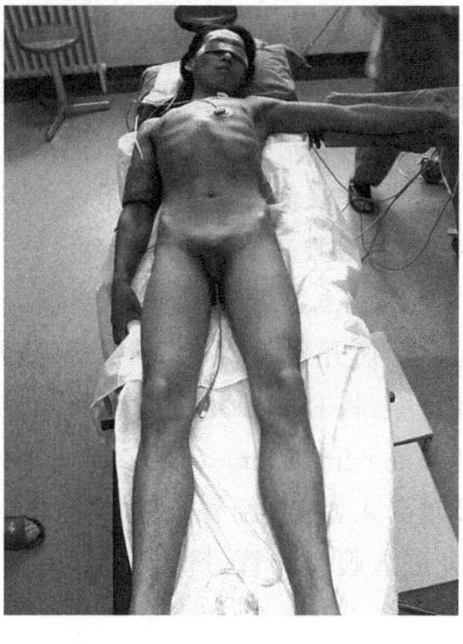

图 29-14　男性体态、乳房无发育

3. *妇科检查*　右侧腹股沟管中下部触及睾丸状肿块 6cm×3cm×3cm,左侧腹股沟上部可触及睾丸状肿块 5cm×2.5cm×2.5cm,双侧肿块均可上下滑动进出腹股沟内外口。男性外阴和阴毛分布、阴茎长 5.0 cm,直径 1.5 cm。尿道外口位于前庭最上部,尿道外口下方可见完整处女膜。阴道为深度 4～5 cm 的盲端。肛诊盆底腹膜皱襞增厚,未触及子宫和卵巢(图 29-15)。

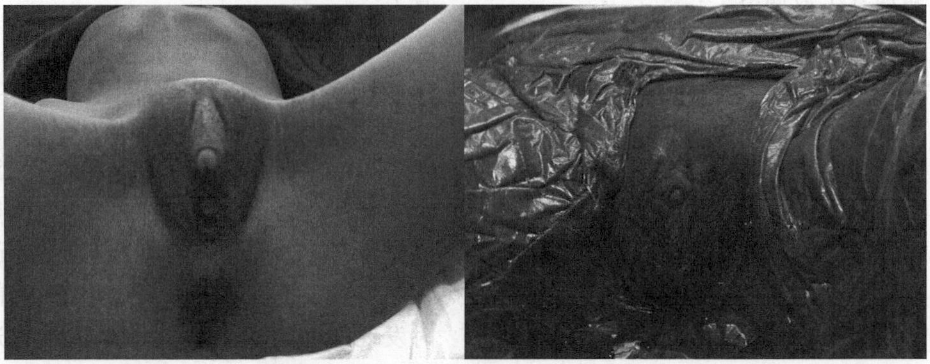

图 29-15 切除阴蒂大部后的矫形效果

4. 辅助检查　染色体核型 46,XY;血、尿、粪常规、血生化和肝肾功能正常。HBsAg(+),HBeAb(+)、HBcAb(+)、抗 HIV(－)和梅毒抗体(－);血型 A,Rh(+)。凝血机制正常。FSH 61.64 mU/L、PRL 410.50μU/ml、T 1.95ng/ml、E_2 19.67pmol/ml、LH 30.50mU/ml,皮质醇 382.10ng/ml,超声检查腹股沟区探及双侧睾丸,盆腔无子宫和卵巢。

5. 诊断　不完全型睾丸女性化。

6. 治疗　双侧睾丸切除术+阴茎体大部切除术、术后雌激素替代治疗。

7. 手术要点　腰硬脊膜外麻醉,自阴茎冠状沟环形切开包皮 1/2 周,分离暴露包皮与阴茎间隙,将右侧睾丸挤出此间隙,完整切除右侧睾丸 6cm×3cm×3cm;左侧睾丸在麻醉平卧时滑入盆腔,经臀低位并冲击下腹部后,睾丸进入腹股沟管,挤出完整切除 5cm×2.5cm×2.5cm;切除阴茎体大部 3.0cm,2-0-Dexon 可吸收线行褥式端-端吻合;放置橡皮引流条(图 29-15,图 29-16)。

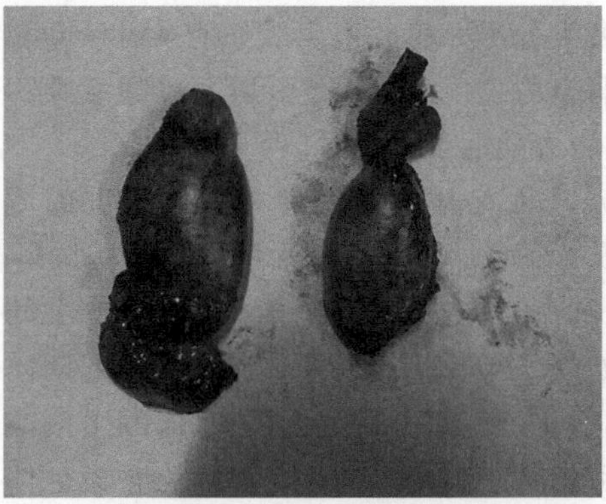

图 29-16 切除的双侧睾丸

8. 组织病理　双侧睾丸曲细精管萎缩,支持细胞瘤样增生,睾丸间质细胞高度增生;阴茎未见异常。

第五节 真两性畸形

真两性畸形(true hermaphroditism)是指睾丸和卵巢并存、男性和女性内外生殖器同时发育的性分化异常,是一种罕见的性分化异常疾病。

【分型】 真两性畸形根据性腺性质和位置分为三种类型。

1. 双侧型　两侧性腺均为卵巢和睾丸组织并存的卵睾(ovotestis),该型约占 20%。

2. 单侧型 即一侧性腺为卵睾，对侧为睾丸或卵巢，该型约占 50%。

3. 侧位型 即一侧性腺为卵巢，对侧性腺为睾丸。卵巢多位于左侧。内生殖器性状一般与同侧性腺性质一致，该型约占 30%。性腺为卵巢者，解剖位置正常。性腺为卵睾或睾丸者，则多数下降不全，或位于腹腔内，或位于腹股沟疝内。

【临床表现】 真两性畸形患者，多数表现为外生殖器畸形，多有小阴茎和尿道下裂，按男性抚养。3/4 患者青春期女性乳房发育，半数出现月经。染色体核型 46，XX 者占 60%，少数为 46，XY，其他核型包括嵌合体 46，XX/46，XY 和常染色体基因突变引起的无 SRY，46，XX。

【诊断】 真两性畸形通过染色体核型分析、性腺活检、腹腔镜或剖腹探查可明确诊断。

【治疗】 真两性畸形的性别选择和矫形，应根据性腺性质、内外生殖器官发育和患者意向决定，其中性腺结构和功能是决定因素。性腺为卵睾和发育不良睾丸者原则应予以切除，保留经组织病理检查证实为健康的卵巢和睾丸。内外生殖器畸形的矫形应与所保留性腺一致，术后性激素补充治疗依保留性腺性质和功能而定。真两性畸形治疗恰当可有生育力，但毕竟罕见。

第六节 性腺发育异常

正常性腺功能是生成配子和分泌性激素，男性和女性均是如此。正常性腺发育取决于正常染色体核型、性腺发育、生殖细胞数量和质量、下丘脑-垂体 GnRH-Gn 调节等因素。任何影响正常性腺发育和功能的因素均引起性腺发育不全。临床常见的性腺发育不全包括：①特纳综合征；②单纯性性腺发育不全；③混合性性腺发育不全。

一、特纳综合征

特纳综合征由 Henry H. Turner (1892～1970)于 1938 年首先报道而得名。传统概念认为，特纳综合征指一条 X 性染色体缺失，染色体核型为 45，X 的先天性性腺发育不全。广义的概念泛指由染色体核型异常，包括数量、结构、带型异常引起的性腺发育不全。

女性表型新生儿中，特纳综合征发病率为 1∶5000～1∶2500。染色体核型为 45，XO 胎儿 99% 于妊娠第 28 周前自然流产，仅有 1% 足月分娩和存活。流产胚胎中，6%～9% 为 45，XO 核型，妊娠第 12 周前流产胚胎中，20% 为 45，XO 核型。

【发病机制】 分子遗传学研究发现，特纳综合征患者中，染色体核型为 46，XO 者仅占 60%，其他染色体核型异常包括 45，X/46，XX、46，X，i(Xq)、46，XXq⁻、45，XO/46，XY、45，XO/47，XYY 和 45，XO/46，XY/47，XXY 等。引起染色体核型异常的原因可能为，减数分裂后期迟延、有丝分裂后期迟延、染色体重组结构异常的 X 或 Y 染色体丢失等。

染色体核型 45，XO 并非完全由 X 染色单体缺失所致，第 2 条 X 染色体单体和 Y 染色体缺失也可引起特纳综合征表型。换言之，染色体核型为 45，XO 不能确保嵌合体性腺细胞中不存在嵌合性 46，XY 核型。因此必须加强特纳综合征随访观察，防止肿瘤发生。

【临床表现】 特纳综合征患者表型多为女性、少数为两性畸形或男性表型。身材矮小(<150cm)、性幼稚、性腺呈条索状，主要为白色纤维间质组织，无生殖细胞或卵泡发育。躯体发育异常，包括内眦赘皮、眼距宽、

腭弓高、鲨鱼嘴、下颌小、蹼颈、肘外翻、盾胸、乳头间距宽、后发际低至颈部、第4掌/跖骨短、上下身不成比例、淋巴水肿、心脏(二尖型主动脉瓣、主动脉瓣缩窄、二尖瓣脱垂和主动脉瘤等)、泌尿系统异常(马蹄肾、单肾、游走肾、单一或重复输尿管和集合管畸形等)及自身免疫性疾病[包括甲状腺炎(桥本病)、艾迪生病、脱发和白癜风等]。患者多因青春期原发性闭经和性幼稚而就诊。

女性特纳综合征患者中,10%~20%有青春期发育,2%~5%有自然月经,但绝少妊娠。特纳综合征有月经者多为性嵌合体,45,X/46,XX。确为45,XO发生妊娠者,新生儿畸形率高达30%,包括唐氏综合征、脊柱裂和先天性心血管病等。

男性特纳综合征患者,可有正常男性外生殖器、第二性征和性行为,睾丸体积正常,但无精子生成。血浆睾酮、雌二醇、PRL、FSH和LH正常,GnRH兴奋试验正常,DNA分析存在SRY基因表达。

【诊断】 特纳综合征,依靠病史、典型症状、体征和染色体核型分析诊断并不困难。特纳综合征诊断还应包括全身多发性畸形检查和随访,特别是染色体核型为嵌合体者,必要时进行染色体FISH和PCR检测休眠Y嵌合体,因其性腺有一定的恶变率。

【治疗】 女性特纳综合征患者予女性激素补充治疗。男性特纳综合征患者则应注意随访观察防止恶性变和肿瘤。

附:假性特纳综合征

假性特纳综合征,也称为努南综合征或Bonnevie-Ullrich综合征。发病率为1/2500~1/1000。常染色体显性遗传疾病。染色体核型,女性患者为46,XX,男性患者为46,XY。性腺性质与外生殖器和染色体核型一致。男性或女性性腺均发育不全。

假性特纳综合征患者,多为不育或不孕,部分患者仍有生育力。女性患者临床表现与特纳综合征相似。比较而言,努南综合征患者,肺动脉狭窄和房间隔缺损多见(右位心血管畸形),而特纳综合征主动脉狭窄和室间隔缺损多见(左位心血管畸形)。

二、单纯性性腺发育不全

单纯性性腺发育不全(pure gondal dysplasia)染色体核型为正常女性(46,XX)或正常男性(46,XY),分为XX型和XY型,也称为单纯性XX或XY性腺发育不全。XY性腺发育不全又称为Swyer综合征或家族性46,XY男性性腺发育不全。虽然两者的染色体核型不同,但临床表现基本一样,有条索样性腺,无身材矮小和先天性躯体发育异常。

【临床表现】

1. 46,XX单纯性性腺发育不全 为常染色体基因突变所致,具有常染色体隐性遗传特征。内外生殖器为女性,卵巢为条索状。临床表现为原发性闭经、无青春期发育、性幼稚型或卵巢早衰。无特纳综合征面容和躯体畸形。Perrault综合征指XX性腺发育不全和神经性聋。染色体核型为46,XX的男性表型患者多提示存在SRY,其与SRY从Y染色体易位于一条X染色体相关,或存在除SRY以外的其他遗传学缺陷。

2. 46,XY单纯性性腺发育不全 发病机制与SRY功能缺陷相关的Y染色体短臂缺失、XXqi突变、X染色体短臂重复和LH受体基因突变相关。46,XY单纯性性腺发育不全包括完全型(占多数)和不完全型两种。

(1)完全型46,XY单纯性性腺发育不全多见。临床表现为高促性腺激素血症、血浆雄激素浓度为正常女性水平、雌激素浓度降低、女性外生殖器、存在子宫和输卵管、乳房不同程度发育、原发性闭经。性腺呈条索状,主要成分为纤维性间质,无卵泡发育。有月经来潮者提示发生性腺肿瘤。染色体核型为46,XX者,肿瘤发生率为20%~30%。染色体核型为嵌合体者肿瘤发生率仍为15%~20%。最常见肿瘤为性腺母细胞瘤、无性细胞瘤或胚胎癌。

完全型46,XY单纯性性腺发育不全之

性腺易于恶性变应予切除。患者按女性抚养和矫治内外生殖器畸形，给予女性激素补充治疗。存在子宫和输卵管者未来可接受赠卵或赠胚辅助生育。

(2)不完全型 46,XY 单纯性性腺发育不全少见。双侧性腺为发育不全的睾丸，或一侧为条索状性腺，一侧为发育不全的睾丸。外生殖器畸形、青春期出现男性化征象。血浆 FSH、LH 升高、睾酮浓度降低。不完全型 46,XY 单纯性性腺发育不全原则切除发育不全的睾丸，按女性抚养和矫治内外生殖器畸形，给予女性激素补充治疗。如按男性抚养则于切除性腺后给予雄激素补充治疗，促进男性第二性征发育。

(3)超雌性 47,XXX 综合征少见。患者虽智力低下，可有正常发育和生育功能，而也可出现继发性闭经和(或)性腺功能早衰。

三、混合性性腺发育不全

染色体核型中，含有 Y 染色体的嵌合体均可引起性分化异常有关，其中 45,XO/46,XY 最为多见。患者表型呈现多样性，既可为生殖器畸形，也可为生育力正常的男性，或表型正常，但性腺为条索状的女性。多数患者身材矮小，1/3 呈现特纳综合征临床特征。

“典型”混合性性腺发育不全患者均出现性分化异常，其位于腹腔内的性腺，一侧为条索状，另一侧为发育不良性腺或外观正常的睾丸。副中肾管或中肾管发育情况与其同侧性腺的性质相对应，即反映性腺嵴 45,X 和 46,XY 细胞数量的比例。性腺肿瘤发生率为 25%。

第七节　DES 综合征

一、概　　述

己烯雌酚(diethylstilbestrol，DES，乙底酚)是于 20 世纪 40 年代合成的非甾体类雌激素。1946 年开始用于防治流产、早产和过期妊娠。据统计，1948～1977 年间，全世界妇女中 0.14‰～1.4‰，200 万～300 万妇女曾接受过 DES 治疗。

1971 年，Herbst 等首次报道妊娠期 DES 暴露少女发生阴道腺病和透明细胞癌，引起学术界注意。此后各国陆续报道妊娠期 DES 暴露可引起女婴内生殖器发育畸形、不孕、流产、早产、异位妊娠、宫颈和阴道透明细胞癌，统称为 DES 综合征[diethylstilbestrol (DES) syndrome]。据此，1971 年美国食品药物管理局(Food and Drug Administration，FDA)将 DES 列入 X 级(胎儿致畸药物)，禁止妊娠期应用。目前 DES 已被合成甾体雌激素所替代，较少用于妇产科内分泌治疗。

【诊断】　DES 综合征的诊断主要依靠病史(母亲妊娠前后 DES 治疗史)、生殖道发育畸形和生育功能障碍(流产、不孕、早产、异位妊娠等)。医学影像学检查(超声、CT、MRI)和子宫输卵管造影(HSG)可以明确诊断。有 DES 治疗史的年长妇女应进行阴道细胞学、阴道镜和乳腺(超声和 X 线照相)检查，必要时行组织病理检查，以排除和早期诊断可能发生的妇科肿瘤。

【治疗】　DES 综合征重在预防。尽量避免应用 DES 治疗妇产科内分泌疾病。如须应用则应严格掌握治疗指征和剂量，禁忌妊娠期间应用，包括引产、促宫颈成熟、产后抑乳(回奶)，以及妇科内分泌疾病(功血、闭经、性腺发育不全和促排卵)。

DES 综合征相关的子宫畸形、宫颈功能不全(宫颈内口松弛症)引起的早产可于妊娠早期行宫颈环扎术。阴道腺病虽属良性病变，但应加强随访观察，早期发现恶性变。DES 综合征妇女应加强长期随访，特别是阴道细胞学和乳腺定期检查,相关的恶性肿瘤对症治疗。

二、DES 与女性分化

副中肾管或苗勒管为女性内生殖器原基。妊娠早期副中肾管分化为输卵管、子宫和阴道上段,其分化受性别决定基因和性激素的调节。妊娠早期接受大剂量 DES 治疗可引起一系列副中肾管发育异常。

(一)输卵管

妊娠期 DES 暴露对输卵管分化和功能无明显影响,但也有发生输卵管缩短、缺如、伞部缺失、针样伞部开口的报道。动物 DES 暴露模型中输卵管间质部堵塞发生率升高。

(二)子宫

妊娠期 DES 暴露的成年妇女中,2/3 存在子宫形态结构异常,包括子宫腔狭窄、形态不规则,呈 T 形或马鞍形(AFS子宫异常分类第 4 型)。HSG 异常率达 77%,明显高于正常妇女(8%)。

Kaufman 发现在 60 例妊娠期 DES 暴露的成年妇女子宫输卵管造影异常率为 66%(40/60),包括 T 形子宫、蝴蝶状宫腔狭窄、子宫发育不全、子宫内膜息肉状缺损、宫腔粘连或闭锁、单角子宫。60%(36/60)同时存在宫颈形态异常和功能缺陷。

(三)宫颈和阴道

妊娠期 DES 暴露妇女阴道和宫颈异常率为 22%～58%。妊娠期 DES 暴露越早、剂量越大、异常率越高。DES 引起的女性生殖道异常和疾病,包括子宫颈-阴道腺病和透明细胞癌,与 DES 引起 p63 表达异常和阻抑苗勒管上皮分化相关。妊娠期间,p63 基因诱导苗勒管上皮分化为女性生殖道柱状腺体上皮(子宫)或鳞状上皮(宫颈和阴道)。DES 与雌激素受体(ER-α)结合后,抑制宫颈和阴道上皮内 p63 基因表达,遏制阴道苗勒管上皮分化为鳞状上皮而形成阴道腺病(adenosis)。阴道腺病组织 EGF-mRNA 和 TGF-α-mRNA 呈现高表达,部分腺体增生形成腺囊性结节和横嵴,也可发生鳞状上皮化生或转化为透明细胞癌。

DES 暴露引起宫颈上皮异常分化,引起宫颈阴道部结构和形态异常,形成横嵴(transverse ridges)、“鸡冠”(cockscombs)、项圈(collars)、头巾(hoods)或假性息肉(pseudopolyps)样改变。DES 暴露妇女宫颈异常发生率为 22%～58%,表现为宫颈管狭窄、宫颈功能不全和宫颈先天性糜烂,引起初潮后经血逆流、痛经和盆腔子宫内膜异位症。

(四)卵巢

DES 暴露妇女卵巢组织形态和月经周期正常,但月经后半期血清睾酮轻度升高可引起黄体功能不全和月经失调,但较少引起女性泌尿道异常。

三、DES 与生育

DES 暴露的成年妇女妊娠后,自然流产、异位妊娠和早产发生率增加。Palmer 对 1753 例 DES 与阴道腺病队列研究(NCDAS)发现,DES 暴露妇女发生不孕的风险率为 RR=1.3(CI=1.1～1.5),而发生子宫畸形和输卵管异常的风险率分别为 RR=7.7 (CI=2.3～25)和 2.4 (CI=1.2～4.6)。

DES 暴露妇女中 2/3 仍可正常妊娠和足月分娩,但早产率高于健康妇女 2～6 倍,其与子宫发育不良和宫颈功能不全相关,妊娠早期施行宫颈环扎术可提高足月产率。围产期病死率为 4%～6%,病理妊娠率为 25%～58%,自然流产率为 39%,其次为早产、异位妊娠、死胎和胎位异常。

四、DES 与甲状腺

DES 增强甲状腺功能,抑制睾丸功能,促进卵巢功能。应用 DES 喂饲妊娠 7～21 天雌鼠,出生时血浆 T_4 和 TSH 明显升高、甲状腺滤泡上皮细胞高度增生、动情周期正常、血浆睾酮浓度降低、LH 和 FSH 升高、卵巢内初级卵泡和次级卵泡增加，但始基卵泡比例降低。

五、DES 与肿瘤

（一）宫颈癌

Hatch 对 1982－1995 年 3899 例妊娠期 DES 暴露妇女观察发现，子宫颈高度鳞状上皮内瘤变（high-grade squamous neoplasia，HSIL）111 例，风险率 RR 为 2.1（CI＝1.2～3.8），而在末次月经后 7 周内 DES 暴露者风险率 RR 为 2.8（CI＝1.4～5.5），提示 DES 增加 HSIL 发生率，是引起宫颈上皮内瘤变的高危因素。

Hall 报道 DES 暴露相关的阴道和宫颈透明细胞腺癌（CCA）患者较早发生远处转移。Miyagawa 研究指出，DES 诱发女性生殖道肿瘤与调节细胞增殖和分化的候选基因表达异常相关，包括 IL-1 高表达，JNK1、IGF-1 受体和 IGF-1 下游因子 Akt 磷酸化，引起阴道上皮过度增生和癌变，提示 DES 是一个“非完全性”致癌基因。

（二）乳腺癌

Titus-Ernstoff 资料显示，DES 暴露与乳腺癌发生相关（RR＝1.27，CI＝1.07～1.52）。出生 20 年后发生乳腺癌风险增加 1.2～1.5 倍。Palmer 对 4821 例 DES 暴露妇女观察发现，年龄≤40 岁妇女发生浸润性乳腺癌风险率为 1.4（CI＝0.7～2.6），而年龄≥40 岁妇女发生率明显增加，RR＝2.5（CI＝1.0～6.3）。DES 暴露与 ER（＋）肿瘤的相关性 RR＝1.9（CI＝0.8～4.5），发生 ER（＋）肿瘤风险增加 40％。

（三）子宫和卵巢肿瘤

胚胎发育早期，DES 暴露可引起雌激素靶组织生殖管道良恶性肿瘤，包括平滑肌瘤和生殖道腺癌。Titus-Ernstoff 回顾性分析未发现 DES 暴露与卵巢癌、子宫内膜癌和其他肿瘤相关。

六、DES 与男性分化

Strohsnitter 对 3613 例观察发现，1978～1994 年妊娠期 DES 暴露的男性成年睾丸肿瘤的发生率与对照组无显著差异，RR 分别为 RR＝1.07（CI＝0.58～1.96）和 RR＝0.99（CI＝0.65～1.44）。Wilcox 对 1950～1952 年 1646 例妊娠期 DES 暴露男性随访发现，生殖道畸形率高于正常男性 3 倍，其中妊娠第 11 周前 DES 暴露者高于 11 周后暴露者 2 倍。DES 暴露男性的生育力、性功能及其子代发育仍为正常。

动物实验发现，DES 明显降低胎鼠间质细胞类固醇快速调节因子（steroidogenic acute regulator，StAR）的生成和功能，引起男性婴儿睾丸发育不全、隐睾、附睾囊肿、包皮狭窄和尿道下裂。

Matsuno 报道称，DES 可引起睾丸相关基因表达异常，包括上调 AF326230、AF356521、AK004975、AK006136 和 BM237156 基因表达，下调 AK017044、AK017130 表达，并引起前列腺囊性肥大。

Oh 临床治疗观察认为，DES、GnRHa 和 GnRH 拮抗药三者比较，DES 治疗前列腺癌仍具有合理性、安全性和疗效，通过减少 DES 剂量和胃肠外给药可降低雌激素不良反应，但在药物种类、最佳剂量、给药时机和患者选择等方面仍需要进一步研究。

Karri 发现，DES 暴露对 AR、ER-α、ER-β 表达无明显影响，但降低 AR-反应基因钙网织蛋白-mRNA、SEC-23B 和鸟氨酸脱羧酶表达，损害雄性仓鼠靶器官的雄激素功能，82％ DES 暴露的男性精子不能穿透去透明带的仓鼠卵子。DES 以 10～100mg/kg 剂量经胎盘给药可引起成年仓鼠不孕和不育，雄鼠出现午非管分化异常，雌鼠则出现宫颈、子宫和输卵管异常。

（赵兴波）

参考文献

Alvarez-Nava F, Soto M, Martinez MC, et al. 2003. FISH and PCR analyses in three patients with 45, X/46, X, idic(Y) karyotype: clinical and pathologic spectrum. Ann Genet, 46(4): 443.

Blair JC, Savage MO. 2002. Normal and abnormal puberty//Besser GM, Thorner MO. Comprehesive clinical endocrinology. 3rd edition. London: Printed in Spain. Mosby: 319-336.

Carrer HF, Cambiasso MJ. 2002. Sexual differentiation of the brain: genes, estrogen, and neurotrophic factors. Cell Mol Neurobiol, 22(5-6): 479.

Clayton PE, Brook CGD. 2002. Growth disorders// Besser GM, Thorner MO. Comprehesive clinical endocrinology. 3rd ed. London: Printed in Spain. Mosby: 337-352.

Copelli S, Castineyra G, Lecalle O, et al. 2000. PCR analysis of Y-chromosome sequences in a 45, X male patient and review of the literature. Arch Androl (abstract), 44(2): 137.

Gilling-Smith C, Franks S Ovary. 2002. // Besser GM, Thorner MO. Comprehesive clinical endocrinology. 3rd ed. London: Printed in Spain. Mosby: 375-394.

Groveman SA. 2002. Congenital adrenal hyperplasia and androgen insensitivity syndrome//Besser GM, Thorner MO. Comprehesive clinical endocrinology. 3rd ed. London: Printed in Spain. Mosby: 702-704.

Guyot R, Odet F, Leduque P, et al. 2004. Diethylstilbestrol inhibits the expression of the steroidogenic acute regulatory protein in mouse fetal testis. Mol Cell Endocrinol, 220(1-2): 67.

Hall WB, Detterbeck FC, Livasy CA, et al. 2004. Endobronchial clear cell adenocarcinoma occurring in a patient 15 years after treatment for DES-associated vaginal clear cell adenocarcinoma. Gynecol Oncol, 93(3): 708.

Hatch EE, Herbst A, Hoover RN, et al. 2000. Incidence of squamous neoplasia of the cervix and vagina in des-exposed daughters. Ann Epidemiol, 10(7): 467.

Hatch EE, Herbst AL, Hoover RN, et al. 2001. Incidence of squamous neoplasia of the cervix and vagina in women exposed prenatally to diethylstilbestrol (United States). Cancer Causes Control, 12(9): 837.

Imperato-McGinley J, Zhu YS. 2002. Androgens and male physiology the syndrome of 5alpha-reductase-2 deficiency. Mol Cell Endocrinol, 198(1-2): 51.

Karri S, Johnson H, Hendry WJ. 2004. Neonatal exposure to diethylstilbestrol leads to impaired action of androgens in adult male hamsters. Reprod Toxicol, 19(1): 53.

Kragie L. 2002. Aromatase in primate pregnancy: a review. Endocr Res, 28(3): 121.

Lee HH, Kuo JM, Chao HT, et al. 2000. Carrier analysis and prenatal diagnosis of congenital adrenal hyperplasia caused by 21-hydroxylase deficiency in Chinese. J Clin Endocrinol Metab, 85(2): 597.

MacLaughlin DT, Donahoe PK. 2002. Mullerian inhibiting substance: an update. Adv Exp Med Biol, 511: 25-38.

Matsuno Y, Adachi T, Koh KB, et al. 2004. Effect of neonatal exposure to diethylstilbestrol on testicular gene expression in adult mouse: comprehensive analysis with cDNA subtraction method. Int J Androl, 27(2): 115.

McPhaul MJ. 2002. Androgen receptor mutations and androgen insensitivity. Mol Cell Endocrinol, 198(1-2): 61.

Migeon CJ, Wisniewski AB. 2003. Human sex differentiation and its abnormalities. Best Pract Res Clin Obstet Gynaecol, 17(1): 1.

Mittre Herve MH, Kottler ML, Pura M. 2004. Human gene mutations. Gene symbol: CYP19. Disease: Aromatase deficiency. Hum Genet, 114(2): 224.

Mittwoch U. 2004. The elusive action of sex-determining genes: mitochondria to the rescue? J Theor Biol, 228(3): 359.

Miyagawa S, Suzuki A, Katsu Y, et al. 2004. Persistent gene expression in mouse vagina exposed neonatally to diethylstilbestrol. J Mol Endocrinol, 32(3): 663.

Modan-Moses D, Litmanovitch T, Rienstein S, et al. 2003. True hermaphroditism with ambiguous genitalia due to a complicated mosaic karyotype: clinical features, cytogenetic findings, and literature review. Am J Med Genet, 116A(3): 300.

Newbold RR. 2004. Lessons learned from perinatal exposure to diethylstilbestrol. Toxicol Appl Pharmacol, 199(2): 142.

Oh WK. 2002. The evolving role of estrogen therapy in prostate cancer. Clin Prostate Cancer, 1(2): 81.

Palmer JR, Hatch EE, Rao RS, et al. 2001. Infertility among women exposed prenatally to diethylstilbestrol. Am J Epidemiol, 154(4): 316.

Palmer JR, Hatch EE, Rosenberg CL, et al. 2002. Risk of breast cancer in women exposed to diethylstilbestrol in utero: prelimiinary results (United States). Cancer Causes Control, 13(8): 753.

Pearce J. 2002. Congenital adrenal hyperplasia//Besser GM, Thorner MO. Comprehesive clinical endocrinology. 3rd ed. London: Printed in Spain. Mosby: 708-710.

Schrager S, Potter BE. 2004. Diethylstilbestrol exposure. Am Fam Physician, 69(10): 2395.

Sinisi AA, Pasquali D, Notaro A, et al. 2003. Sexual differentiation. J Endocrinol Invest, 26(Suppl 3): 23.

Speroff L, Glass RH, Kase NG. 2005. Clinical Gynecologic Endocrinology and Infertility. 7th ed. USA: Lippincott Williams & Wilkins Inc: 25-91, 9-109, 319-354, 361-389.

Strohsnitter WC, Noller KL, Hoover RN, et al. 2001. Cancer risk in men exposed in utero to diethylstilbestrol. J Natl Cancer Inst, 93(7): 545.

Takada S, Koopman P. 2003. Origin and possible roles of the Sox8 transcription factor gene during sexual development. Cytogenet Genome Res, 101(3-4): 212.

Titus-Ernstoff L, Hatch EE, et al. 2001. Long-term cancer risk in women given diethylstilbestrol (DES) during pregnancy. Br J Cancer, 84(1): 126.

Tohonen V, Ritzen EM, Nordqvist K, et al. 2003. Male sex determination and prenatal differentiation of the testis. Endocr Dev, 2003, 5: 1.

Warne GL, Kanumakala S. 2002. Molecular endocrinology of sex differentiation. Semin Reprod Med, 20(3): 169.

第30章 女性性功能及其障碍

性是生物本能，也是维持人类世代交替和繁衍生息的生物学基础。生物学观点认为性是一种自然和生理现象。社会学观点认为人类性功能具有丰富的精神和文化内涵，是维系社会和家庭、幸福和安定的基本要素。

性科学(sexology)是研究人类性行为的科学，以性医学(sex medicine)为中心，涉及性心理学(sex psychology)、社会学(sociology)、伦理学(ethics)、宗教(religion)和神经内分泌学(neuroendocrinology)各个领域。妇产科学领域内许多疾病与妇女性分化和性功能障碍相关，因此妇产科医师必须了解和掌握女性性生理、性心理、性行为和性功能异常的诊断和处理，以更好地为提高妇女生殖健康水平和生活质量服务。

第一节 女性性发育和性生理

一、性发育

女性性心理发育开始于妊娠期的生物学性分化，由染色体核型决定的性腺、内外生殖器和遗传表型的分化进一步决定胎儿期乃至妇女一生的性心理发育。

(一)胎儿期

胎儿期主要为生物学和解剖学性分化，在染色体核型46,XX的诱导下，原始性腺发育为卵巢，副中肾管分化为输卵管、子宫和阴道上段。生殖结节分化为阴蒂、阴唇阴囊皱襞分化为大小阴唇、尿生殖窦与副中肾管远端融合形成阴道。性腺和内外生殖器分化的同时，中枢神经系统也同步分化，形成先天性异性恋倾向，这种遗传倾向是生物进化的结果，并于出生后在内外环境因素的影响下不断增强，促进与性分化相匹配的性心理发育。

(二)婴儿期

儿童期婴儿已开始对自身性别进行识别和认可，所谓拥抱反射和吸吮反射实际是一种原始性行为，即奥地利精神心理学家西格蒙德·弗洛伊德(Sigmund Freud)所指的性发育的口欲期，其通过吸吮母亲乳房和被拥抱而得到性满足，当不被拥抱和哺乳时则通过自吮手指或口唇而进行自慰或自恋，存在于1.5岁以前。

儿童期受出生后性别确认的影响，婴幼儿性发育开始接受家庭和社会环境因素的影响，包括命名、衣着、环境、色泽和语言等刺激，这种与性别相关的因素营造了一种促进性发育的特殊氛围，增强婴幼儿对自身性别的性认可和性意识，促进了早期性发育。

(三)幼儿期

幼儿期是性发育的重要时期，因此时幼儿性心理思维、性意识和初级性行为开始形成，但很不稳定，极易受家庭、社会、环境因素的影响和干扰。幼儿期性行为的显著特征是从对两性外生殖器的识别向大小便自我控制转变，即从原始口欲期向肛欲期转化，存在于3岁之前，幼儿从大小便中满足性欲。

(四)学龄前期

学龄前期,即 3～6 岁。随着体格发育幼儿期性心理发育开始出现明显的性别差异,包括便溺习惯和方式、抚养和教育方法、待人接物的礼仪、梳妆打扮和居住环境等均促进女性性心理发育。

学龄前期随着内外生殖器发育,女孩性发育进入崇拜男性生殖器阶段。通过对父母性别和自身性别的辨认,开始区分同性和异性,开始对比男性和女性外生殖器差异,酿成对男性的倾慕,形成斥母恋父情绪,称为恋父情结(Electra complex),即性心理发育进入异性恋萌芽阶段或所谓阴茎欲期。男孩则呈斥父恋母情绪,称为恋母情结(Oedipus complex)。

学龄前期性心理教育和引导十分重要。该期性教育的重点是向子女明确说明父母性爱是正常现象,并不影响对子女的热爱和照顾,应很耐心和细致地将子女这种早期和脆弱的异性恋心理萌芽保护下来,并引导他们在成年后指向非家庭成员的异性伴侣。

(五)青春前期

6～13 岁,即青少年或未成年人,是从早期性发育向成熟性发育的过渡时期。在求学期间两性的生活、学习和游戏交往中男性和女性逐渐开始分群,女性斥母恋父情结开始淡化,学校和教师的性教育仅停留在性格、言谈、待人接物和遵守校规等水平。

青少年的性心理活动十分敏感和脆弱,可塑性很强,极易受外界因素的干扰和影响,性发育处于不稳定状态或潜伏期,其间虽然性角色已经确认,但自我性和相互性性游戏从学龄前期一直延续下来,在性好奇心促使下可出现自我手淫或相互手淫、窥阴和阴部摩擦欲,这是一种正常现象,只要善于引导、正确疏导和教育可自然停止。

另一方面,青少年极易受到来自家庭、学校和社会方面性骚扰、性侵害和性虐待,因此加强青少年性教育和维护未成年人的身心安全是父母、教师和全社会的共同责任。目前我国已建立未成年人保护法,而净化家庭、学校、影视和文化传媒领域,防止诲色、诲淫和不健康社会影响也是促进青少年健康成长的重要氛围。

(六)青春期

青春期随着第二性征的发育,包括乳房初现、阴毛初现、生长加速和月经来潮,两性的生殖生理、生殖内分泌和性生理发育进入成熟阶段,即所谓生殖期或异性恋阶段。青春期是进行系统性教育的重要时期。

青春早期(15 岁以前)认同性交往和性游戏为主。虽然女性手淫较为少见但仍可发生,此不仅为性体验和性欲的自慰方式,也是一种自我了解生殖器官结构和功能的方法。青春后期(≥15 岁)同性交往减少,异性交往增多,女孩开始注意自己的体形、打扮和衣着,自觉或不自觉地在男性面前招摇和作态,以期引起异性的注意和爱慕。部分少女开始异性交往和发生边缘性行为,包括拥抱、接吻、亲昵、频频约会和独处,即所谓早恋行为,极个别情况下可发生实际性行为,甚至妊娠。因此青春期性教育面临三个重要内容:手淫、过早性交和妊娠问题。随着现代性观念、性文化和社交活动日益频繁和开放,青春期少女的性安全、性保护和性健康已成为重要的社会课题。

(七)生育期

生育期即性成熟期(18～45 岁),男性和女性的躯体、生殖器官和性心理发育均已成熟,已具备了独立进行性交往、性生活和生育的能力,顺理成章地开始恋爱、结婚、性生活和生育。恋爱是结婚的前奏,而结婚、性交和生育是恋爱的结果。

婚前性行为是两性恋爱阶段经常发生的事件,可为专一性或随意性。我国 20 世纪 90 年代调查发现,女大学生中 11.7%婚前曾有过性经验,男性则达 22.9%。国外婚前性行为、婚前妊娠和生育率均明显高于国内。

从性健康、性道德和伦理学观点出发，不提倡婚前性行为，婚外恋和婚外性行为，因其可能对双方性健康和性心理带来某些负面影响。

婚姻、性交和生育即是一种生物学行为也是一种社会和伦理学行为，均应恪守国家、民族、社会和宗教的传统道德规范和法律准则。因此，加强成年人的婚恋、性道德、性保健和计划生育教育不仅是医学和社会学的重要任务，也是精神文明建设的重要组成部分。

(八)围绝经期

围绝经期妇女的健康水平与性功能密切相关。现代社会紧张的工作和生活节奏促使人们忙于事业而忽略性功能保健，以致相当比例的健康夫妇在完成生育任务(1个孩子)后即进入无性婚姻状态，出现空巢综合征(empty nest syndrome)，从精神和性心理方面出现衰老现象。从性生理学角度分析这是一种不正常现象，因为正常频率的性生活是维系家庭幸福和身体健康的重要因素。

围绝经期妇女，受家庭、社会、职业、子女、自身健康和内分泌功能变化的影响，性功能开始衰退，表现为性欲降低、性唤起缓慢、性交频率减少和性生活质量降低，严重者可出现性厌恶、无性高潮、性交困难等。因此，加强围绝经妇女生殖健康保健十分重要。

(九)绝经后期

绝经后妇女仍有正常的性功能，理论上讲，只要健康允许，老年妇女应该维持活跃的性生活，因其可增进老年妇女的身心健康。诚然，老年妇女的性生活达到性高潮的频率明显减少，但老年妇女性活动的娱乐性比性欲的宣泄更为重要，为此可采用多种方式进行性活动。

二、性 生 理

(一)性和性欲

1. 性　古人云“食、色，性也”，性既是生物和解剖学概念，又是社会人文学观念。性是人之天性和本能，而性行为则赋予人类繁衍后代的欲望和功能，也获得人间美好的生活乐趣。正常性行为依赖于男女双方正常性分化、健康性心理、神经内分泌功能和正确的性技能。性欲是性行为动力和基础，而性生活是性欲释放的载体。

2. 性欲　是生物学、心理学、社会、宗教和文化观念的综合概念，由性感、情欲和生育要求激发，希望与异性完成身心结合的生理欲望，男性表现为占有欲和胀满释放欲，女性则表现为要求抚摸和阴道容纳欲。

性欲与正常性分化和神经内分泌功能的建立同步出现。性欲从出生后即开始出现，即从无意识性本能向有意识性欲望发展。青春期前期性欲并不明显，青春期后，随着第一、第二性征发育、社会交际、人文媒体影响和神经内分泌功能建立，性欲望逐渐增加并趋向成熟。

性成熟后出现的性欲称为成熟性欲，成熟性欲启动性交往、性生活和积极的生殖活动。绝经后妇女性欲逐渐减弱，但终生存在。性欲启动性生活，而性生活欢娱感和性高潮可促进性欲释放。健康和卫生的性生活是男女双方和谐、愉快的自愿的性行为，是一种生理性欲望释放、性欲宣泄和愉悦的精神享受。

(二)性反应中枢

1. 脊髓　是调节女性功能的初级中枢，来自外阴部性敏感区(阴蒂、阴唇和阴道)的刺激通过感觉神经传入脊髓低级中枢，再由腰$_{1\sim3}$发出的交感神经和骶$_{2\sim4}$发出副交感神经冲动传递到女性性器官，引起阴蒂勃起、阴道壁充血、阴道下1/3节段扩张和节律性收缩。

2. 下丘脑和间脑　是调节人类性功能皮质下中枢，通过分泌神经内分泌激素(促性腺激素释放激素、促性腺激素和肽激素)调节女性下丘脑-垂体-卵巢轴功能，引起周期性月经和性反应性。人类雌激素和孕激素促进女性性器官的分化和成熟，但尚无证据表明性激素可直接调节女性性行为。研究认为，雄激素是调节女性性欲的重要激素，因观察发现切除卵巢和绝经后妇女性欲无明显改变，但同时切除肾上腺和垂体妇女性欲明显减退。雌激素治疗不能改善妇女性欲，而小剂量雄激素则可明显增强妇女性欲。

3. *大脑皮质和边缘系统*　是调节性功能的高级中枢，通过脑神经，包括眼、耳、鼻、舌和皮肤对外界性信号刺激（视、听、气味、味觉及触觉）进行综合分析，并做出应答。临床观察表明，对性敏感区的反应性刺激由脊髓低级中枢做出应答，而对精神性刺激，包括性幻想、影像、图片和性文化刺激，由大脑皮质和下丘脑高级中枢做出应答，以上三级中枢间共同调节人类性功能活动。

（三）性敏感区

性敏感区指能促进性唤起和性欲的部位。性感觉主要来自皮肤刺激，也来自听、视、读、味、嗅、触和性幻想。性感觉随性发育逐渐增强。性敏感区有共性也有个性，分布较为广泛，依其性敏感性从强到弱排列分别为，外生殖器（阴蒂、大小阴唇、阴道口和阴阜）-乳头和乳房-口、唇、舌-颈和股内侧-腋窝和阴毛等。

（四）阴蒂

阴蒂是女性重要的性唤起组织。阴蒂和阴茎均由生殖结节分化而来，具有组织同源性。阴蒂位于双侧小阴唇汇合处，由阴蒂头、阴蒂体和阴蒂脚组成。阴蒂头直径 2～4mm，有包皮覆盖，但阴蒂头多暴露于阴蒂包皮之外，分布有丰富的感觉神经末梢，受刺激可勃起。阴蒂体长 20～30mm，由两条阴蒂海绵体组成，阴蒂脚为阴蒂根部，附于耻骨联合下方，含有部分坐骨海绵体肌。阴蒂宛如阴茎具有勃起功能。

（五）G 点

女性性唤起部位位于阴道前壁中下 1/3 交界处 11～1 点处，即所谓 G 点，是由德国妇产科学者厄恩斯特·格拉夫伯格（Ernst Gräfenberg）发现并命名。G 点是由微小血管、尿道旁腺和膀胱颈组成的略为粗糙的网状结构，深处于阴道前壁组织内，受刺激（妇科检查或性交）后局部组织明显充血、隆起和膨胀，除激发性欲、促进阴道射液外，还具有保护尿道和缓冲性交刺激的作用。

（六）阴道射液

阴道射液指性交过程中，特别是性高潮时阴道分泌物增加现象。关于阴道射液现象有许多解释，莫衷一是。生物化学分析发现，阴道射液不同于尿液，其含有高浓度前列腺酸性磷酸酶。从逻辑上推测，阴道射液可能是一种性反射现象，即性交促进前庭大腺和尿道旁腺分泌增加的结果，因其出现于性幻想、刺激阴蒂、手淫、性交和性高潮时，射液数量多少不一，与性刺激强度和时间长短相关。

第二节　女性性反应周期和性功能障碍

一、性反应周期

人类正常性反应周期（sexual response cycle）揭示男女性反应的基本规律。人类性反应周期可人为地划分为 4 个阶段，即兴奋期、持续期、高潮期和消退期。

（一）性兴奋期

性兴奋期（sexual excitation period）是在性刺激下，唤起性欲、身心处于激动状态。女性性兴奋由躯体和精神性刺激唤起，包括视觉、听觉、嗅觉、触觉（抚摸、接吻、拥抱等）和异性性刺激。女性进入性兴奋的潜伏期较长，而男性则快速进入性兴奋并急切渴望性交。有人认为兴奋期前奏是性欲期（desire phase）。

女性兴奋期，内外生殖器官充血，前庭大

腺分泌增加以润滑阴道。阴道肌肉和泌尿生殖筋膜松弛和舒张、阴道扩张。性刺激 10～30s 后，分泌液从阴道壁渗出，增加阴道润滑性、容受性和伸展性，阴道上 2/3 扩张，子宫颈和子宫体向上提升。阴蒂海绵体充血而增大、变硬。大、小阴唇充血、增厚，大阴唇隆起并向两侧分开，同时乳房充血、坚挺和乳头勃起。

女性性兴奋期内，出现心率加快、血压升高、肌肉紧张和生殖器官充血现象。性兴奋晚期，体表血管充血，出现斑丘样皮疹，称为性红晕，先始于上腹部，而后迅速扩展至前胸。部分妇女甚至出现全身不自主颤抖和会阴部肌肉自主性收缩。

（二）性持续期

性持续期（sexual persistent period），或称平台期，指在性兴奋期后，性紧张持续稳定在较高水平的阶段，即平台期或高涨期。此时，继续性刺激不再增强性兴奋性，而可使性兴奋能量蓄积起来，待其达到阈值后，激发性高潮。

性持续期，女性内外生殖器官呈现明显的充血和肌紧张状态。阴道下 1/3 段显著充血、变厚呈环状狭窄，增强对阴茎紧握力。阴道上 2/3 段伸张扩展，阴道腔显著扩大。阴蒂向耻骨联合方向提升后缩，被充血的阴唇所掩盖，但敏感性并未降低。乳房进一步胀大。性红晕迅速扩展至下腹部、肩部，甚至达股、臀部。心率、呼吸、血压、肌紧张等全身反应进一步增强。神经系统的兴奋性也达到更高程度。

（三）性高潮期

性高潮期（sexual orgasm period）指在持续期基础上，迅速产生身体极度快感的时期。高潮期是性反应周期中最关键最短暂的阶段，是性反应的顶峰。女性性高潮有两种类型，一种为阴蒂高潮，另一种是阴道高潮。性高潮到来时，妇女心率、呼吸加快，血压升高，出现面部扭曲、全身痉挛、不自主呻吟和神志迷惘。阴道和肛门括约肌呈现非随意性节律性收缩。性高潮期只持续数秒钟，但可有几次发作，通过强烈的肌肉痉挛使得逐渐积蓄的性紧张迅速释放，同时带来极度的愉悦和快感。

（四）性消退期

性消退期（sexual resolution period）紧接性高潮期之后，身体和情绪紧张逐步松弛和恢复到性唤起前的过程。消退期的第一个生理变化是乳房肿胀减轻，生殖器官充血随之消退。心率、呼吸、血压也恢复正常。女性在消退期之后的最大特点是不存在不应期，而男性则进入不应期。女性具有连续发生性高潮的能力，只要女性性紧张在高潮之后继续保持并又得到新的性刺激，就可再次甚至多次获得性高潮。

二、性唤起障碍

女性性功能障碍（sexual dysfunction）指由性心理障碍、缺乏性知识、局部或全身器质性病变引起的性功能异常，包括性欲低下、性厌恶、性唤起障碍、性高潮障碍、阴道痉挛、性交困难、性欲亢进、性取向障碍（同性恋）、性偏好障碍和易性癖等。

（一）性厌恶

性厌恶（sexual aversion）指对正常性行为和性活动的憎恶和敌视现象，常伴有性功能障碍、性心理和性行为异常。性厌恶是性恐惧、忧虑和性敌视引起的病态性心理反射现象。引起性厌恶原因包括性创伤、性恐惧、性忧虑、性施虐、性受虐等，造成患者身心损害而形成性厌恶状态。夫妇感情和性生活不协调也是引起性厌恶的原因。

【临床表现】 性厌恶妇女可同时存在性冷漠、性恐惧和性忧虑，可为原发性或继发性。临床表现为对性生活和性行为的不适和回避。性厌恶可有完全性或境遇性出现，而多于性生活或与异性接触时发作，但不厌恶独处时的性刺激，因此患者常以躲避性生活而减少性厌恶。性厌恶妇女性生活多处于被动状态，性交次数减少，性反应冷淡和无性高潮出现。性生活时可出现头晕、胸闷、心悸、恶心、呕吐、腹泻、失眠、腰痛等全身症状。

【诊断】 根据患者性厌恶和恐惧反应，结合性创伤史、夫妻关系、宗教信仰等情况做出诊断。性厌恶应与禁欲和性欲抑制鉴别。性恐惧应与焦虑性精神疾病和精神分裂症鉴别。

【治疗】 性厌恶应由夫妇双方共同参与，通过性心理分析和疏导治疗，找出性功能障碍原因和关键因素。对于性厌恶妇女，通过加强性感集中练习，提高患者触摸和暴露身体的耐受力，减少性忧虑和增强夫妻间亲昵程度，促进患者对性生活的兴趣和反应性，逐步使舒适感完全代替厌恶感。治疗期间应注意性语言和性行为细节，避免对患者性自尊心和性意识的不良刺激。严重性厌恶患者，也可给予抗抑郁药、镇静药治疗。

（二）性恐惧

性恐惧(sexual phobia)指对性生活的恐惧和焦虑状态，常并存性厌恶症。性恐惧妇女多有性心理创伤史或缺乏对正常性生活的认识。患者性心理障碍的核心是对性的强烈性和无根据的畏惧，临床以性回避为特征。

【临床表现】 性交恐惧是性厌恶的另一种表现形式。性恐惧可为恐惧性焦虑或恐惧性回避，临床表现为完全性或境遇性恐惧。恐惧的程度、方式和内容也不尽相同。可为男性生殖器、自己的生殖器、裸体、性交、性分泌物、性气味、性高潮和妊娠等。性恐惧勉强性生活时可出现强烈的全身反应，表现为呼吸困难、心悸、胸闷、头晕、眼花、窒息、短暂虚脱、意识丧失等，也可呈现激越、躁狂、颤抖、反抗和哭闹等临床表现。

【诊断】 根据患者性恐惧临床表现、心理状态、结合性创伤史、夫妻关系、宗教信仰等情况做出诊断。性恐惧应与焦虑性精神疾病和精神分裂症鉴别。

【治疗】

1. *三环抗抑郁药物* 可减轻患者对性焦虑和恐惧反应。药物包括，丙米嗪(Imipramine)、地昔帕明(Desipramine)、阿米替林(Amitriptyline)、阿普唑仑(Alprazolam)和单胺氧化酶抑制药等。为避免药物对妇女性反应和性高潮的影响，应尽量采用小剂量治疗。

2. *性治疗* 应由夫妇双方参与，共同寻找引起女性性恐惧的原因和关键内容，通过性心理分析和疏导治疗、介绍性知识减轻患者对性生活的思想负担和心理压力。促进患者克服性焦虑，劝告丈夫尊重女性感觉、避免引起女性性恐惧的性接触，帮助患者克服性恐惧。

（三）性欲低下

性欲低下和性冷淡(frigidity)，指女性对性生活缺乏兴趣和需求，无性梦、性幻想，属于性唤起障碍的范畴。临床表现为女性无性要求、消极、被动、性感减退、敏感性降低、阴道干涩和紧缩，性交困难、无性高潮。

【病因】

1. *内分泌因素* 包括盆腔血管疾病、绝经、卵巢切除、哺乳期和低雌激素血症均可引起性冷漠和阴道干涩。

2. *性心理因素* 羞怯、焦虑、畏惧、紧张、憎恨、悲痛心理因素抑制性唤起，引起性冷淡。性心理损伤、痛苦性经历(强奸或粗暴性交)、夫妻不和、性环境不良也引起性冷淡。

3. *缺乏性知识和性偏见* 缺乏性知识和性技巧、受宗教或性保守观念影响，对正常性行为存在偏见和产生厌恶情绪可引起性冷淡。

4. *疾病和药物影响* 长期服用镇静药物、吸毒、酗酒和慢性疾病可引起性冷淡。

【治疗】

1. *对因治疗* 积极治疗原发疾病。阴道干涩应用雌激素软膏或 K-Y 滑润剂。口服小剂量雄激素有助于提高性欲。性器官发育不良和内分泌功能失调应积极予以治疗。停用影响性欲和性功能的药物和戒断不良嗜好。

2. *性心理治疗*　解除患者性心理障碍、克服性偏见、性罪恶感和羞耻感。

3. *性行为治疗*　传授性知识、性技巧、指导通过刺激性敏感区激发性欲、改进性交技巧，克服性冷淡。爱神阴蒂治疗仪也有一定效果。

4. *药物治疗*　抗抑郁药物选择性5-羟色胺重吸收抑制药（SSRIs）曲唑酮（Trazodone）和某些增强女性性欲的性保健药物包括咖啡、冬葵、银杏、人参、蜂王浆、蒺藜、L-精氨酸、十一酸睾酮（安雄，Anriol）、脱氢表雄酮（DHEA）、甲睾酮等也已试用于治疗女性性唤起障碍。

三、性高潮障碍

女性性高潮障碍（female orgasmic disorders）即指女性性欲和性功能正常，但即使受到强烈性刺激也无性高潮出现，或性高潮反应时相异常状态。

【病因】女性性高潮障碍发生率为7%～15%，原因包括神经疾病性、性心理性和男性等方面因素。

1. *疾病性因素*　包括大脑、下丘脑、垂体、脊髓性病变、内分泌疾病、糖尿病、甲状腺功能减退症、消耗性疾病、恶性肿瘤、绝经后妇女、会阴陈旧性裂伤和生殖器瘘管等。

2. *性心理性因素*　包括性保守、性偏见、夫妻不睦、强迫婚姻、工作压力和失业等。

3. *男方因素*　包括缺乏性知识和性技巧、性交方式单调、早泄和阳痿等。

【临床表现】

1. *无性高潮反应*（absent orgasm response，AOR）　包括原发性和继发性无性高潮。原发性无性高潮指从未体验过性高潮者。继发性无性高潮是指曾经历过性高潮，而后无性高潮出现者。境遇性无性高潮指仅在特定环境或条件下不能达到性高潮，而在另外情况下却能够达到性高潮者，如手淫时有性高潮，而性交时则不出现性高潮者。

2. *性高潮反应过早出现*（premature orgasm response，POR）　指性高潮在男性尚未达到高潮和射精前即已出现者，宛如男性早泄现象。

3. *性高潮反应延迟*（delayed orgasm response，DOR）　指女性性兴奋期（持续期）延长，性高潮于男性射精后才出现者，相当于男性性交时间延长或延迟射精现象。

4. *性高潮反应损害*（impaired orgasm response，IOR）　指女性性高潮出现的不稳定状态，包括出现时间、反应强度和重复出现频率等，多见于药物和疾病的不良反应。

【治疗】

1. *对因治疗*　积极治疗原发性疾病、停用影响性功能的药物和戒断不良嗜好。

2. *性心理治疗*　通过性心理疏导治疗，消除性高潮抑制。帮助患者寻找引起性高潮抑制原因，排除性心理障碍对性高潮的负面影响，改善性认知功能。

3. *性行为治疗*　传授性知识和指导性爱技巧，提高女性敏感性和反应性。指导夫妇双方正确掌握和理解性交前爱抚技巧、改善性生活环境、选择有利于阴蒂刺激的性交体位可获得较好效果。鉴于相当数量的女性性高潮障碍是由于性刺激不足所致，因此西方性学家主张通过加强性刺激（包括手淫和电子振荡器）增强阴蒂和阴道刺激促进性高潮发生。

第三节　性交困难和阴道痉挛

一、性交困难

【病因】　性交困难(dyspareunia)指女性性交时外阴、阴道和盆腔疼痛。性交困难原因,包括泌尿生殖系统器质性病变和社会心理因素两方面。泌尿生殖器官疾病包括炎症、损伤、变位疾病和先天性畸形引起症状性性交痛。社会心理因素和性知识缺乏也可引起性交困难,包括缺乏性知识、性心理创伤、夫妇感情不和、性交环境不良、居住条件较差和恐惧妊娠等因素。

【治疗】

1. *积极治疗泌尿生殖道疾病*　改善泌尿生殖道局部反应性,如敷用 K-Y 滑润剂增加阴道黏膜润滑性。非疾病性因素引起的性交困难重点进行性心理治疗。

2. *传授性知识和指导性生活*　提倡男女平等的性欲要求、平等的性欲表示方式和平等的主动权等。克服患者的性恐惧心理。改善性爱环境和性交技巧,选择一种适合夫妇双方的性交方式,避免或减轻性交不适,有利于消除性交困难。

3. *阴道松弛练习*　性交困难和阴道痉挛常同时存在,通过阴道肌肉松弛练习可缓解性交时因阴道痉挛引起的性交困难。

二、阴道痉挛

阴道痉挛(vaginal spasm)又称性交恐惧综合征,指在想象或实际向阴道内插入阴茎时,阴道下 1/3 节段出现的痉挛性收缩反应和性交困难。原发性阴道痉挛居多,指开始性生活即出现阴道痉挛。继发性阴道痉挛居少数,指既往性生活正常,而后出现阴道痉挛者。完全性阴道痉挛指任何场合下均不能进行性交者,而境遇性阴道痉挛指在特定情况下出现的性交困难,如性交时阴茎不能插入阴道,而放置卫生栓和医生指诊时能顺利插入阴道者。

【病因】

1. *疾病性因素*　如处女膜坚韧、阴道炎症、子宫内膜异位症、子宫腺肌病、卵巢肿瘤、卵巢巧克力样囊肿、盆腔感染性疾病、分娩引起的会阴和阴道损伤、阴道狭窄等。

2. *心理性因素*　痛苦性经历,包括失恋、遭受强暴、初次性交困难、性保守观念和宗教教义影响产生对性生活恐惧或厌恶而引起阴道痉挛。丈夫举止粗暴、不关心体贴妻子及患者本人人格因素如胆小怕痛、依赖性和自卑感较强等也可成为阴道痉挛的原因。

【诊断】

1. *病史*　仔细询问病史,认真分析引起阴道痉挛的原因和诱因。重点了解患者的性历史史、性经历、夫妻关系、精神病史及性观念等。

2. *妇科检查*　应耐心和细致,循序渐进地进行。通过交谈分散患者注意力,让患者深呼吸,减少随意肌收缩。然后轻柔触及外阴部,把一个手指缓慢插入阴道,如发现阴道下 1/3 节段出现不随意性痉挛性收缩即可确诊为阴道痉挛。

3. *阴道痉挛分 3 度*

Ⅰ度:会阴体和肛提肌肌群痉挛。

Ⅱ度:整个骨盆肌群的痉挛。

Ⅲ度:会阴体、肛提肌、骨盆肌群和股内侧肌群不随意痉挛性收缩,患者臀部抬高,双腿内收肌痉挛使整个躯干后退,甚至企图离开检查床以回避检查。

【治疗】

1. *原发病*　积极治疗原发性疾病。

2. *性心理治疗*　首先消除夫妇双方彼此误解,使男方了解阴道痉挛是非自主反射活动,让女方了解阴道痉挛非为自己生殖器异常，而是精神心理因素所致，以消除其思想顾虑。

3. 阴道扩张法 即系统脱敏法，利用由小到大的阴道扩张器逐渐扩张阴道，也可用患者自己或丈夫手指做扩张练习。每天扩张阴道数次，配合肌肉松弛练习。当阴道充分扩张时无不适感后，开始性交练习。推荐女上位性交姿势，使患者能充分进行练习和自我控制。阴道痉挛妇女并无性功能障碍，适当练习后多数可完全治愈。

第四节 女性同性恋

女性同性恋(female homosexuality)属于性取向(sexual orientation)障碍。同性恋患者有悖于常理，将性兴趣指向同性。我国将同性恋作为性行为障碍对待。同性恋和异性恋间无严格的界限，人们在个人和社会生活中或多或少地同时具有同性性欲和异性性欲。人类性欲谱分为七型。

0型：绝对异性恋。

1型：异性恋为主，偶尔有同性恋行为。

2型：异性恋为主，常有同性恋行为。

3型：异性恋和同性恋行为均等。

4型：同性恋为主，常有异性恋行为。

5型：同性恋为主，偶有异性恋行为。

6型：绝对同性恋。

以上1、2型同性恋为“境遇性同性恋”(facultative homosexuality)；3、4型为“双性恋”(bisexuality)；5、6型为“专一型同性恋”(obligatory homosexuality)。

【发病率】 同性恋发病率具有明显的种族、地域、遗传、人文和宗教特征。如有些民族认为同性恋是正常社会现象，但也有许多国家和民族禁止同性恋。新几内亚、澳大利亚和北非一些地区男性同性恋普遍存在。美国摩哈比族印第安人中还存在女性绝对同性恋。即使在严格禁止同性恋的国家和民族，依然存在同性恋现象。

美国性学家金赛的调查发现，37%男性曾有过同性恋。美国男性白人中，10%曾有过至少3年的同性恋史，13%有过潜隐性同性恋。美国妇女中，未婚女性同性恋发生率明显高于已婚妇女，但低于男性。年龄20—35岁妇女中，专一性同性恋发生率为2%～6%，28%的妇女一生中曾出现过同性恋或同性性兴奋。

欧洲流行病学调查资料与金赛结果相似。如德国男性同性恋者为2.3%，双性恋者为3.4%。对德国北部3885名男大学生和831名女大学生调查发现，19%男生和4%女生曾有过同性恋，多发生于12～18岁。英国资料与德国资料相似。

【病因】

1. 遗传因素 同性恋患者中单卵双胎高于双卵双胎。

2. 童年性经历和性教育 儿童期性环境和性教育对塑造儿童性角色十分重要。如有的家长经常让孩子穿异性服装，装扮成异性，或严格限制孩子异性交往，抑制了异性爱发育而引起性角色识别异常和同性恋。

3. 精神心理学因素 关于同性恋人格始终存在争议。同性恋患者精神性人格障碍高于异性恋者。传统性伦理观念认为同性恋是一种病态现象，而遭到社会歧视、嘲笑和排斥。在这种社会背景下，同性恋患者易产生焦虑、不安、抑郁、怯懦、被动，甚至反社会性格，促使他(她)们形成独特的社会群体。

【临床表现】 同性恋者将性欲指向同性，以与异性恋者相似性方式进行性交往，包括亲吻、抚摸、手淫、口交、刺激乳房(女性)和肛交(男性)等。某些同性恋患者采用稀奇古怪的性交方式，包括性模特和人工阳具进行性刺激。同性恋患者中性病和艾滋病发生率较高。

同性恋性角色分为主动型(男性角色)和被动型(女性角色)。大部分同性恋者既是主动型又是被动型。尽管他(她)们各有自己的偏爱性角色,但大部分不断地更换各种变态性交方式,交替地充当主动和被动性角色。或者所充当的角色随不同的性对象而改变。

同性恋多呈隐蔽性或秘密地存在,很大程度上是一种自我保护现象。同性恋中,第 5、6 型占 38%,第 3、4 型占 24%,异性恋占 38%。同性恋中乱交常见。同性恋并非稳定,多于 1～2 年后中断。稳定性同性恋女性多见。同性恋者很少选择幼童作为性对象。某些女性同性恋为境遇性同性恋或同性性行为,见于寄读学校、军营和修女院。

【防治】

1. *教育和引导*　加强青春期性教育,正确引导儿童健康性心理发育,早期发现和防治同性恋。

2. *医学精神心理治疗*　目的是抑制同性恋发展,促进正常性心理发育。

第五节　女性性偏好

性偏好(paraphilia)、性变态(perversion)和性倒错(inversion)是一种性人格障碍,患者将性交以外的性活动或边缘性行为作为解除性紧张和满足性欲的方式,即通过窥视异性裸体、阴部,收集异性衣物、用具、服饰和排泄物等作为宣泄性欲的方法,以上表现均属于非典型性行为(atypical sexual behavior),可为非强迫性和强迫性性行为或性变态。女性性偏好障碍多为非强迫性性行为。

一、异性装扮癖

异装癖(transvestism),指习惯穿着异性服装以此获得性兴奋和性满足者。异装癖不同于同性恋、易性癖和双性恋。异装癖分为原发性和继发性两类。继发性异装癖是同性恋和易性癖的症状,而非真正的异装癖,男性和女性均可发生。

【病因】　异装癖属于强迫性神经症或强迫性人格障碍,与自恋心理或恋物癖相关。在异装癖形成中,个体对两性性关系的惧怕或忧虑心理也起着重要作用。

【临床表现】

1. *幼稚型异装癖*　是开始于儿童期的异性装扮习惯行为,不出现性兴奋、施行性行为和出现性高潮。社会对女性幼稚型异装癖,如女性男装化持宽容甚至支持态度,临床难以鉴别。

2. *成熟型异装癖*　开始于青春期和性成熟早期,通过异性装扮获得性兴奋和性高潮的性偏离现象。成熟型异装癖由幼稚型异装癖发展而来,部分由恋物癖发展而来。

【诊断】　根据病史和临床表现做出诊断。异装癖应与精神分裂症、颞叶癫痫患者异性装扮鉴别。

【治疗】

1. 加强青少年性教育,对早期出现的异装癖进行正确引导。鼓励孩子多参加集体活动,培养其自信心,减少社会不良风气的负面影响。

2. 心理和厌恶治疗。厌恶疗法是将异装癖者的表演行为录像,事后再放给患者观看,以启发和促进患者摆脱异装癖的不良影响。

二、施　虐　癖

性施虐癖(sadism)指通过在异性身体上制造痛苦和屈辱而产生性兴奋和性快感的性心理异常。性虐狂(algolagnia)将性兴奋与性对象的痛苦联系起来,而不用直接性活动达到性高潮,属于强迫性性行为,是一种犯罪行为。

【病因】　施虐癖是性心理变态行为,男

性和女性均可发病。发生机制有几种解释，其一是患者因性恋挫折或欺凌造成性压抑，通过对异性性虐待达到报复目的以释放心理郁闷。其二是患者因性自卑和性缺陷，借助对异性施暴发泄性欲或表现性权威感和优越感等。其三为模仿和暗示反应，即在社会生活中受小说、电影、电视和家庭暴力的不良影响而发病。

【临床表现】 施虐癖包括婚内施虐和婚外施虐两类。施虐暴力程度、范围、形式、方法和对异性的伤害程度无奇不有，不一而足，在此不赘述。施虐癖的残暴行为已超出医学疾病范围，而成为社会犯罪的管理范围，应予以法律取缔和严厉惩处。

【诊断】 诊断并不困难，困难的是如何界定性质和严重程度。如“施虐性格”和施虐癖的界限，疾病性（症状性）施虐癖（脑部病变，人格障碍和精神病）和性偏离施虐癖（性行为异常）的界限；施虐癖与色情犯罪狂的鉴别等，以上均应进行严格的精神病学鉴定。

【治疗】 对因治疗是关键，因此应采用精神分析法寻找原因。症状性施虐癖积极治疗原发性疾病。精神病性施虐癖住精神病院治疗。对于性心理障碍和医学范围内的施虐癖依其情节和危害程度进行处理，确系触犯刑律者应采取法律制裁方式。

三、受 虐 癖

受虐癖（masochism）一词源于奥地利文学家马索克（Masoch），因其为受虐癖患者。受虐癖也称受虐狂，指在接受所爱对象或自己施行的性虐待中，通过痛楚和屈辱发泄情欲，获得性满足的变态性心理行为。受虐癖者所遭受虐待从非暴力性人格凌辱到残酷的暴力不一而足，与施虐癖不同，受虐癖为被动性性虐狂，男性多于女性。

【病因】 性心理学研究认为，受虐癖患者可能为被爱遗弃或被爱拒绝后产生的恐惧感形成的变态心理反应，即希望以接受所爱对象的性虐待和凌辱表示接受对方的爱，或以性内疚或性罪恶感而自责自罚病态心理的表现，即以接受痛苦显示自己的情爱。由于女性在正常性活动中处于被动、屈服和顺受地位，因此受虐行为对加强女性性刺激作用意义不大。

【临床表现】 女性受虐癖患者多表现为象征性倾向，男性伙伴多为施虐癖患者，而女性为受虐癖，在虐待痛苦中完成性行为，多见于青年妇女，其中1/3在无施虐行为后自愈。

【诊断】 重点是鉴别症状性受虐癖和偏离性受虐癖。鉴别要点包括：①症状性受虐者将受虐作为性兴奋的部分手段，而偏离性受虐癖则以受虐作为主要性满足手段。②受虐方式和程度不同。前者受虐时间地点不同，后者多有固定的选择。③女性患者应注意鉴别偏离性受虐癖和癔症。前者呈现习惯性和癖好性特征，而癔症患者仅在发病时有受虐倾向，无固定的行为模式。

【治疗】 症状性受虐癖应积极治疗原发性疾病。偏离性受虐癖者主要采用精神分析法治疗。值得注意防范的是自虐癖的过失性死亡。因此加强性教育和性心理治疗十分重要。受虐癖对社会不会造成直接危害，但对家庭和子女心理上造成不良影响应引起足够的重视。

四、易 性 癖

易性癖（transsexualism）也称性别转换症，是性身份的严重倒错行为。易性癖患者存在生物学性别与性心理性别的分离和错位思维，强烈要求变更现有的解剖学性别，属于性变态或性偏离现象。易性癖已引起性科学界和公众的广泛关注。

20世纪60年代开始，易性癖研究取得很大进展，Hoenig（1964）概括易性癖特征为：①深信自己为真正的异性；②声称自己是异性，但躯体发育不正常；③寻求医学帮助变更自己目前的性别；④希望社会接受自己新选择的性别。其中，男性易性癖发生率为 1/10 万，女性易性癖发生率为 1/13 万。

【病因】

1. *遗传学因素* 易性癖与染色体异常(47,XXY)、脑垂体瘤和家族遗传相关。研究发现易性癖患者脑电图异常率为 33%，其中女性异常率为 75%，男性异常率为 38%，且多发生于颞叶。

2. *内分泌因素* 研究发现，男性易性癖者血浆睾酮浓度明显低于正常男子，而女性易性癖者血浆睾酮浓度明显高于正常女性。

3. *性别确认错觉* 人类性别确认开始于出生时外生殖器表型，如出生时，外生殖器畸形或发育异常可引起父母和孩子性别错觉而引起日后的易性癖。另外，如父母对孩子性别进行了错误指定，如父母把女孩当男孩抚养、取男名、着男装、找男伴玩、进行男性化教育，可引起女孩对自己性别的确认错觉，日后发展成为易性癖，因此易性癖是对出生后早期性别的逆向思维，是一种特殊类型的性心理变态现象。

【临床表现】 女性易性癖出生时确认性别为女性，幼年期开始出现男性行为，青春期后，出现强烈易性愿望，各项活动中以男性自居，并伪装男性外生殖器行为。女性易性癖性驱力高于正常妇女，常主动寻求同性恋，虽厌恶异性恋，但可与男性结婚和生育子女。女性易性癖发生率仅为男性易性癖的 1/8，易性手术愿望和手术效果均低于男性易性癖。

【诊断】 成年人女性易性癖诊断并不困难，患者为女性，强烈要求改性别为男性。女性易性癖应与异装癖和同性恋鉴别。异装癖仅限于服饰异性化，而无改性要求。同性恋性取向为同性也无改性要求。

【治疗】 易性癖重在教育和预防。精神分析和心理治疗有一定效果。行为疗法有助于控制易性意识的发展。对于有严重性心理抑郁的易性癖者，特别是有自杀倾向者可考虑易性手术，但易性手术并非是易性癖的正确治疗，而是一种非治疗性姑息疗法，常带来严重并发症和后遗症，因此易性手术必须慎重。症状性或继发性易性癖不宜施行易性手术。

第六节 性 教 育

一、基本原则

(一)以人为本开展性教育

我国是人口大国，加强性科学教育、倡导高尚的性道德观念和树立健康的生活方式是社会精神文明建设的重要内容。因此，坚持以人为本、以科学发展观为指导，开展性教育是推动社会主义物质文明和精神文明建设的需要，也是广大人民的迫切要求。

(二)必须符合我国国情

我国性教育是服务于精神文明建设和符合我国国情，即建设有中国特色的性教育体系，为此，必须自觉地坚持以人为本观点、必须结合我国国情开展性教育，既反对性愚昧、性保守，又反对“性自由”“性开放”的腐朽观念、必须坚持性教育服务于社会主义建设的方针。我国是世界上人口最多的国家，开展性教育的目的是为宣传性科学、弘扬性文明、普及现代性知识、提高中华民族的性健康素质和提高生殖健康水平和性生活质量。

(三)积极、稳妥地开展性教育

开展性教育必须坚持严肃认真、积极稳妥的方针，有领导、有计划、有步骤地进行。针对不同的教育对象和知识需求，分层次、分阶段、通过多种形式开展性教育，把性教育列入政府、社会、妇联、学校和传媒的议事日程，把性教育和计划生育工作紧密结合起来。

(四)性教育与计划生育和性病防治相结合

性教育与广大妇女的心身健康和疾病防治密切相关。随着改革开放以来,性病发生率明显升高与不卫生的性习惯相关。因此开展性教育不仅是一个理论知识问题,也是一个防治性传播疾病和保护广大妇女心身健康的重要措施。计划生育是我国的基本国策,因此性教育应该与宣传计划生育结合起来。因为控制人口和计划生育与每个家庭的生育活动密切相关。

性教育是一项涉及多学科,综合性很强的、移风易俗的社会系统工程。因此,必须以严肃、认真的态度,以紧迫的心情,慎重地开展工作,使这一具有重要意义的工作能为越来越多的人所理解,有越来越多的人探索、实践、为开创有中国特色的性教育而贡献力量。

二、任务与方法

(一)性教育任务

1. 普及宣传人类生殖生理和生殖内分泌科学知识。

2. 普及宣传人类性心理、性行为和性道德规范。

3. 普及宣传科学性知识、性技巧和性保健知识。

4. 普及宣传科学计划生育和优生优育知识。

(二)性教育方法

根据适时、适度和适当的原则和方法开展性教育。教育方法如下。

1. *家庭教育*　包括两个年龄段:3 岁以前和围青春期(14～15 岁)。帮助幼儿性别自认和培养适当性角色。当儿童进入青春发育期,结合性发育,第二性征和体态变化,如男孩的阴茎发育和开始遗精,女孩的乳房发育和月经初潮,进行潜移默化的性教育和坦诚地回答孩子有关性问题。通过疏导方式纠正青少年好奇和异常性行为。

2. *学校教育*　是性教育的重要阵地,家庭性教育的延伸、继续和提高。在学校中可以有计划、有步骤地实施系统、科学的性教育。1988 年 8 月国家教育委员会,国家计划生育委员会向各省市教育委员会(教育厅、局)、省计划生育委员会联合发出了《关于在中学开展青春期教育的通知》,教育内容包括性生理、性心理、性道德三个方面。文件还指出,开展青春期教育,要遵守严肃认真、积极稳妥、经过试验逐步推广的工作方针。青春期教育已受到学校、社会、家庭的关注和重视,城乡大部分学校已开展了此项工作。

3. *传媒教育*　运用大众媒介传播性知识,可以弥补其他普及性教育在人力、物力、时间上的不足。运用大众媒介性教育,包括举办展览会、广播、电视、书籍、报纸、杂志和学术讲座等方式开展性教育。

(田永杰)

参考文献

Angel K. 2012. Female Sexual Dysfunction' and the Diagnostic and Statistical Manual. Hist Human Sci,25(4): 3-24.

Cavalheiro JAC, Bittelbrunn AC, Menke CH, et al. 2012. Sexual function and chemotherapy in postmenopausal women with breast cancer. BMC Womens Health,12: 28.

Feldner PC, Delroy CA, Martins SB, et al. 2012. Sexual function after anterior vaginal wall prolapse surgery. Clinics (Sao Paulo),67(8): 871-875.

Kotta S, Ansari SH, Ali J, et al. 2013. Exploring scientifically proven herbal aphrodisiacs. Pharmacogn Rev,7(13): 1-10.

Lewis RW. 2011. Epidemiology of sexual dysfunction in Asia compared to the rest of the world. Asian J Androl,13(1): 152-158.

Öçal G. 2011. Current Concepts in Disorders of Sexual Development. J Clin Res Pediatr Endocrinol，3(3)：105-114.

Pagidas K，Carson SA，McGovern PG，et al. 2010. Body mass index and intercourse compliance. Fertil Steril，94(4)：1447-1450.

Pagidas K，Carson SA，McGovern PG，et al. 2010. Intercourse compliance，ovulation and treatment success in the NICHD-reproductive medicine network's "pregnancy in polycystic ovary syndrome" (PPCOS) Trial. Fertil Steril，94(4)：1444-1446.

Pereira VM，Arias-Carrión O，Machado S，et al. 2013. Sex therapy for female sexual dysfunction. Int Arch Med，6(1)：37.

Srilatha B，Adaikan PG. 2011. Endocrine milieu and erectile dysfunction：is oestradiol-testosterone imbalance，a risk factor in the elderly? Asian J Androl，13(4)：569-573.

Stovall DW，Scriver JL，Clayton AH，et al. 2012. Sexual function in women with polycystic ovary syndrome. J Sex Med，9(1)：224-230.

第 31 章　妊娠期内分泌疾病

第一节　糖　尿　病

妊娠糖尿病(gestational diabetes mellitus,GDM)是指妊娠期出现的糖尿病。包括妊娠前无糖尿病或隐性糖尿病,妊娠后进展为临床糖尿病。如在原有糖尿病基础上发生妊娠,则为妊娠合并糖尿病。

【发病率】　妊娠糖尿病发生率为 1%～6.6%。我国为 1%～3%,美国报道为 3%～5%。妊娠糖尿病分娩数占总分娩人数的 0.64%。近 20 年来国内妊娠糖尿病发生率明显增加。妊娠糖尿病为高危妊娠,严重危害母儿安全。胰岛素问世之前,妊娠糖尿病母体病死率为 27%～30%,围生儿病死率≥40%。开展围生期保健以来,妊娠糖尿病母儿病死率明显降低。

妊娠糖尿病,如血糖控制良好,母儿围生期病死率与健康妇女相似,但围生儿病死率较高。如血糖控制不好则围生期母儿发病率和病死率明显增高。妊娠糖尿病分娩后,大部分妇女恢复到妊娠前水平,部分无变化,仅有小部分病情恶化。

【相互影响】

1. 妊娠期糖代谢变化

(1)空腹血糖降低:妊娠期妇女空腹血糖为 3.1～5.6mmol/L,低于非妊娠期空腹血糖 3.9～6.3mmol/L,而妊娠中、晚期空腹血糖又明显低于妊娠早期。妊娠妇女血糖降低的原因,包括以下几个方面。

①妊娠期胎盘雌孕激素分泌增加促进胰岛 B 细胞胰岛素分泌,血浆胰岛素浓度随妊娠月份增加而升高,提高机体葡萄糖利用率,引起空腹和夜间血糖降低。

②由于胎儿缺乏糖原异生酶系统,不能利用脂肪和蛋白质合成糖原,因此胎儿所需能量全部来自母体葡萄糖,从而分流了母体葡萄糖储备,引起血糖降低。

③妊娠期母体肾血流量和肾小球滤过率增加,而肾小管葡萄糖重吸收并未增加,尿糖排出增加,加之妊娠期葡萄糖利用率和清除率增加,使妊娠妇女处于加速饥饿状态。

(2)高胰岛素血症和胰岛素抵抗:妊娠期间,受胎儿和胎盘性激素分泌增加的影响,母体外周组织胰岛素抵抗增强,引起代偿性高胰岛素血症。胰岛素分泌较非妊娠期增加 2～3 倍,但其生物活性仅为非妊娠期的 30%～50%。当高胰岛素分泌不能代偿时,则出现糖耐量异常或显性糖尿病。

妊娠期引起胰岛素抵抗的因素,包括皮质醇、胎盘催乳素、孕酮、催乳素、雌激素及胎盘胰岛素酶等。伴随以上拮抗胰岛素激素的分泌增加,胰岛素抵抗于妊娠第 24～28 周迅速升高,第 32～34 周达到高峰。

2. 妊娠对糖尿病的影响

(1)妊娠加重糖尿病:妊娠加重糖尿病,促进妊娠前隐性糖尿病进展为临床糖尿病,并加重原有糖尿病病情。治疗妊娠糖尿病所用胰岛素剂量高于非妊娠期 1 倍。

(2)增加低血糖发生率:妊娠期糖尿病妇女低血糖发生率增加达 6%～41%。

(3)妊娠增加胰岛素用量：妊娠期妇女，由于肾小球滤过率增加，而肾小管糖重吸收未增加，引起肾糖阈降低。因此尿糖测定不能作为检测糖尿病变化的指标，而应该以血糖浓度为指标指导胰岛素用量。

(4)妊娠加重酮症酸中毒：妊娠期糖尿病酮症酸中毒(DKA)发生率增加与应激、感染、胰岛素用量不足、激素和分娩活动相关。虽然母体酮症酸中毒病死率较低，但围生儿病死率高达 30%～90%。

(5)妊娠加重糖尿病肾病：妊娠对糖尿病肾病的影响程度与妊娠前肾功能相关。糖尿病肾病，如妊娠期血糖控制良好多能顺利分娩。如肌酐清除率≤80ml/min，24h 尿蛋白量≥2g，则产后 50%患者肾功能完全丧失，围生期母儿病死率升高。因此严重糖尿病肾病应避免妊娠。

(6)妊娠加重糖尿病视网膜病：妊娠期糖尿病非增殖性视网膜病，如血糖控制良好，多数可顺利度过妊娠期而足月分娩。妊娠期增殖性视网膜病预后与妊娠前是否系统治疗相关，妊娠前从未治疗者，妊娠后明显加重。因此糖尿病视网膜病变患者应治疗后再妊娠。

3. 糖尿病对妊娠的影响

(1)自然流产率增加：糖尿病妊娠后自然流产率与妊娠前血糖水平相关。发生自然流产的主要原因是高血糖引起的胎儿发育受限、胚胎死亡和胎儿畸形。

(2)胎儿先天畸形率增加：妊娠糖尿病胎儿先天畸形发生率为 5%～10%，高于正常妊娠妇女 2～4 倍。心血管系统畸形及神经管缺陷最常见，此外尚有肾脏发育异常、肺脏发育异常及消化道畸形等。减少先天畸形最重要的措施是控制血糖至理想的水平，尤其是在妊娠前把血糖控制到正常水平。

(3)妊娠高血压疾病发生率增加：妊娠糖尿病高血压疾病发生率高于健康孕妇 3～5 倍，发生率达 25%左右。发生原因主要与糖尿病血管病变有关。

(4)羊水过多和巨大儿发生率增加：妊娠糖尿病妇女羊水过多发生率为 10%～25%，高于非糖尿病孕妇的 20～30 倍。巨大儿发生率 25%～40%，高于非糖尿病孕妇的 10 倍。羊水过多和巨大儿发生与母亲和胎儿高血糖高渗性利尿引起羊水生成增加及反应性胎儿高胰岛素血症刺激胎儿生长加速相关。

(5)围生儿病死率增加：妊娠糖尿病胎儿宫内病死率为 1%～3%，高于非糖尿病孕妇 2 倍。胎儿宫内死亡多发生于妊娠第 36 周后。妊娠糖尿病血糖控制不良、酮症酸中毒、糖尿病血管病变、羊水过多、先兆子痫、高胰岛素血症和胎盘功能减退是引起胎儿宫内死亡的重要原因。

(6)难产和产伤率增加：妊娠糖尿病妇女易发生宫缩乏力，产程进展迟缓增加手术产率。糖尿病孕妇胎儿多为巨大儿，易于发生肩性难产，剖宫产、难产和母儿损伤率明显高于正常妊娠妇女。

(7)新生儿并发症增加：妊娠糖尿病妇女所生新生儿易于发生低血糖、低血钙、低血镁、红细胞增多症、高胆红素血症和新生儿黄疸。

(8)糖尿病远期并发症增加：妊娠糖尿病妇女分娩后即使血糖恢复正常，日后发生糖尿病概率明显高于健康妇女，其中 50%以上发展成为终身糖尿病，再次妊娠发生妊娠糖尿病概率达 50%以上。

【诊断】 国际糖尿病与妊娠研究组(International Association of Diabetes and Pregnancy Study Groups，IADPSG)专家共识委员会，根据高血糖对妊娠结局的不良影响(Hyperglycemia and Adverse Pregnancy Outcome，HAPO，2008)研究结果，于 2010 年推荐采用新的 75g 口服葡萄糖耐量试验(75 gram oral glucose tolerance test，75gOGTT)标准，以一步法替代传统的两步法筛查妊娠糖尿病。2011 年，美国糖尿病学会(American Diabetes Association，ADA)关于妊娠糖尿病(gestational diabetes mellitus，GDM）诊断指南采纳以上标准。2011年12月，我国卫生部决定在全国施行新的75gOGTT筛查标准，并结合我国具体国情，采取妊娠24～28周空腹血糖初筛和75gOGTT相结合的方法筛查妊娠糖尿病，具体方法和管理程序如下。

1. 空腹血糖筛查

(1)孕前检查时，如空腹血糖（fasting plasma glucose，FPG）＞7.0mmol/L(126mg/dl)，随机血糖＞11.1mmol/L(200mg/dl)，糖化血红蛋白（HbA1c）＞6.5%(DCCT/UKPDS标准)，并伴有糖尿病典型症状者，即可诊断孕前糖尿病，其治疗和管理按照糖尿病诊疗常规进行(表31-1)。

表31-1 妊娠前糖尿病诊断标准

时间	血糖浓度
空腹血糖	7.0mmol/L(126mg/dl)
随机血糖	11.1mmol/L(200 mg/dl)
HbA1c	6.5%(DCCT/UKPDS标准)

(2)妊娠24～28周检查时，如FPG＞5.1mmol/L(92mg/dl)，但＜7.0mmol/L(126mg/dl)者，应诊断妊娠糖尿病；FPG位于4.4～5.1mmol/L之间者，仍应进行75gOGTT筛查；FPG＜4.4mmol/L者，则不需要进行75g OGTT筛查(表31-2)。

表31-2 妊娠24～28周空腹血糖筛查和管理

空腹血糖	筛查管理
＞5.1mmol/L(92mg/dl)，＜7.0mmol/L(126mg/dl)	妊娠糖尿病
4.4～5.1mmol/L	需要进行75g OGTT筛查
≤4.4mmol/L	不需要进行75g OGTT筛查

2. 75g OGTT筛查 妊娠妇女(包括可疑和未知妊娠糖尿病)应于妊娠24～28周进行75g OGTT筛查，方法和诊断标准如下。

(1)先抽取空腹血糖，而后200ml温开水冲服葡萄糖75g，于服糖后1h和2h分别抽血测定血糖。

(2)试验标准：空腹血糖（FPG）≤5.1mmol/L(92mg/dl)，服糖后1h血糖≤10.1mmol/L(180mg/dl)，服糖后2h血糖≤8.5mmol/L(153mg/dl)。

(3)诊断标准：以上三个血糖值中任何一项升高即可诊断为妊娠糖尿病(表31-3)。

表31-3 75g葡萄糖耐量试验标准

时间	血糖浓度
空腹血糖	5.1mmol/L(92mg/dl)
服糖后1h	10.1mmol/L(180mg/dl)
服糖后2h	8.5mmol/L(153mg/dl)

IADPSG共识委员会认为，按照新的75gOGTT筛查标准，妊娠糖尿病诊断率可能增加2～3倍，发生率可达15%～20%，这势必增大了妊娠妇女精神压力和临床治疗糖尿病的经济负担。

3. 分级诊断 见表31-4。

表31-4 妊娠糖尿病White分级

分级	发病年龄	病 程	血管病变
A_1	任何年龄	任何时限	无
A_2	任何年龄	任何时限	无
B	＞20岁	＜10年	无
C	10～20岁	10～20年	无
D	＜10岁	＞20年	良性视网膜病
F	任何年龄	任何时限	肾病
R	任何年龄	任何时限	增殖性视网膜病
H	任何年龄	任何时限	冠心病

【治疗】

1. 一般治疗

(1)根据临床症状、体征和实验室检查，确定临床分级。

(2)糖尿病肾病，血浆肌酐清除率＞90ml/min、24h 尿蛋白≤1g 者，可以妊娠。

(3)糖尿病增殖性视网膜病妇女应于妊娠前进行激光治疗，以防妊娠后病情恶化。

(4)妊娠期首发糖尿病，先饮食控制，每日 125.6～167.5kJ/kg(30～40kcal/kg)，其中糖类占 40%～50%，脂肪占 30%～40%，蛋白占 20%～30%。进食富含纤维素食物，补充钙、铁和维生素。为保证胎儿热卡需要，妊娠期妇女糖类数量不应限制过严，占总摄入量的 1/2 左右即可。

2. 胰岛素治疗

(1)适应证：饮食控制后，空腹血糖＞5.8mmol/L、餐后 1h 血糖＞7.8mmol/L；限制饮食后，空腹血糖正常，但尿酮体(＋)。由于口服降糖药能通过胎盘对胎儿产生不良影响，因此妊娠期禁用。胰岛素不易通过胎盘，对胎儿较安全。

(2)方法和剂量

①胰岛素应用必须遵循个体化原则，根据患者血糖和病情决定胰岛素剂量和给药方法。

②基因重组人胰岛素。中效胰岛素皮下注射后 1.5～2h 血糖开始下降，作用持续 12～18h。方法是早、晚餐前各 1 次，每次 6～10U。根据早餐前血糖调整晚餐前胰岛素用量，根据晚餐前血糖调整次日早餐前胰岛素用量。一般早餐前用每日总量的 2/3，晚餐前用量占每日总量的 1/3。

③中效胰岛素血糖控制不满意者，则可改为早、午餐前用短效胰岛素，晚餐前应用中效胰岛素，短效胰岛素皮下注射后 30min 血糖开始下降，作用持续 5～7h。控制空腹血糖＜5.8mmol/L，餐后 1h 血糖＜7.8mmol/L。

(3)血糖控制标准：见表 31-5。

表 31-5　妊娠期血糖控制标准

时间	血糖(mmol/L)
中餐前空腹	3.3～5.6
中餐后 1h	5.6～7.8
中餐后 2h	4.4～6.7
晚餐前空腹	3.3～5.6
晚餐后 1h	5.6～7.8
晚餐后 2h	4.4～6.7
夜间	4.4～5.6
早餐前空腹	3.3～5.8

3. 围生期管理

(1)妊娠前患有糖尿病者，妊娠早期在全面查体的基础上，停用口服降糖药，改用胰岛素。早期妊娠受妊娠反应的影响，空腹血糖偏低，胰岛素用量可能低于妊娠前。糖尿病病情严重不适合继续妊娠者，应及时行人工流产术。

(2)妊娠第 24 周后，由于外周胰岛素抵抗增强，应根据血糖水平调整胰岛素用量。鉴于糖尿病妇女子代先天畸形发生率较高，因此妊娠第 16～22 周应测定母血 AFP，并进行唐氏综合征的筛查。妊娠第 24 周对母儿进行一次详细的超声检查，评估胎儿宫内发育情况并排除胎儿畸形。

(3)妊娠第 32 周开始，加强胎儿发育监测，包括胎动计数和定期羊水超声检查。妊娠第 36 周后入院待产，每周做 1 或 2 次非应激性试验(NST)，以评估胎儿宫内状况。

(4)根据孕妇血糖和胎儿宫内发育状态决定终止妊娠时间：若血糖控制不满意或出现胎盘功能减退，应终止妊娠。妊娠不满 37 周需终止妊娠者，应行羊水穿刺检测卵磷脂/鞘磷脂比值(L/S)，评价胎儿肺成熟度。糖尿病妇女，羊水 L/S≥3，提示胎肺成熟，＜3 者，应给予地塞米松 10～20mg 羊膜腔内注射，以减少对胰岛素治疗的影响。

(5)终止妊娠的时机：血糖控制满意、无妊娠并发症、胎儿监护良好者，可于妊娠第

38～40 周终止妊娠。妊娠糖尿病妇女不宜过期妊娠。妊娠 36 周后，若血糖控制不满意，应检查 L/S，促进胎儿肺成熟后及时终止妊娠。妊娠不足 37 周者，如胎盘功能减退、胎儿宫内窘迫，应积极促进胎儿肺成熟，及时终止妊娠。如妊娠 38 周后分娩则无须测定胎肺成熟度。

4. 分娩期处理

(1)分娩前胰岛素应用：选择性剖宫产和引产前 1d 停用晚餐前长效胰岛素，改为短效胰岛素。剖宫产当日早餐禁食，停用胰岛素。如引产，正常进食早餐，餐前应用与往常等量的短效胰岛素。引产过程中根据血糖水平调整胰岛素用量，改为静脉滴注。

(2)分娩后胰岛素应用：分娩后胰岛素抵抗减弱，胰岛素用量也应相应减少为原用量的 1/3～1/2 或更少，甚至无须应用胰岛素。剖宫产后暂时不能正常进食者，可按 4g 葡萄糖加 1U 胰岛素比例给予 5%葡萄糖溶液注射，以保证基本热量的供应。

(3)分娩方式：妊娠糖尿病不是剖宫产指征，但存在产科指征者仍应行剖宫产。妊娠糖尿病妇女剖宫产率明显高于正常妊娠妇女。

(4)新生儿处理：妊娠糖尿病新生儿为高危婴儿，不论孕周多少均应按早产儿处理。由于新生儿常存在高胰岛素血症，为防止新生儿低血糖，应于出生后 30min 内给新生儿喂饲葡萄糖水。低血糖常发生在出生后 1～2h，2～4h 趋向稳定，6h 内恢复正常。新生儿应早喂奶，提倡母乳喂养。应用抗生素预防感染。新生儿期应严密护理观察，注意防治新生儿低血钙和新生儿高胆红素血症。

第二节　甲状腺疾病

妊娠期甲状腺疾病是常见的疾病，包括亚临床甲减（subclinical hypothyroidism）、临床甲减（clinical hypothroidism）、妊娠甲亢综合征（syndrome of gestational hyperthyroidism，SGH）、甲状腺毒症（thyrotoxicosis）和甲状腺结节（癌）等，均属于高危妊娠，增加流产、胚胎停育、早产、低体重儿、胎儿宫内发育受限、妊娠高血压疾病、产后出血、产后甲状腺炎和新生儿神经精神发育障碍等风险，因此，加强妊娠期妇女甲状腺疾病筛查和防治是围生医学的重要任务。

为有效地防治妊娠期甲状腺疾病，世界各国的内分泌学会、甲状腺学会和围产医学学会纷纷制订和颁布有关妊娠期甲状腺疾病的诊治指南。2007 年，美国内分泌学会（TES）、美国临床内分泌医师学会（AACE）和 4 个国际甲状腺学会（ATA）联合颁布了“妊娠和产后甲状腺功能异常的处理：内分泌学会临床实践指南”；2011 年，美国甲状腺学会（ATA）颁布了“妊娠和产后甲状腺疾病诊断和治疗：美国甲状腺学会指南”。2014 年，欧洲甲状腺学会颁布了“妊娠期和儿童期亚临床甲状腺功能减退的处理：欧洲甲状腺学会指南”。2014 年美国甲状腺学会颁布了“关于甲减甲状腺激素替代治疗的指南”，2015 年和 2016 年美国和英国甲状腺学会分别颁布了“甲状腺结节诊治指南”“甲状腺癌诊治指南”。为做好我国妊娠期和产后甲状腺疾病的防治工作，2012 年中华医学会内分泌分会和中华医学会围产医学分会参照国际甲状腺学会的共识意见，结合我国临床和妇幼保健工作的实际情况制订了“妊娠和产后甲状腺疾病诊治指南”，为做好我国妊娠期和产后甲状腺疾病有效防治提供了全面和系统的诊治方案。

一、妊娠期甲状腺功能变化

1. 甲状腺组织形态变化　妊娠期间，为

维持正常的胎儿宫内发育，甲状腺组织形态和功能呈现适应性变化。早期妊娠(第 6～10 周)，受 hCG 和雌激素生成增加的影响，甲状腺呈现生理性功能亢进状态，表现为甲状腺血流量增加、组织增生、腺泡增多和增大，腺泡内充满胶质，甲状腺均匀性增大，体积较非妊娠期增加 30%～40%。碘充足地区妊娠妇女，甲状腺体积增加 10%，而碘缺乏地区妊娠妇女，甲状腺体积增加 20%～40%。

2. 血清 TBG 和甲状腺激素变化　妊娠早期，在妊娠黄体和胎盘生成的大量雌激素刺激下，肝脏甲状腺素结合球蛋白(TBG)生成增加 75%～100%，半衰期从 15min 延长至 3d。血清 TBG 浓度从妊娠第 12 周开始快速增加，于妊娠第 20 周达到高峰，半衰期也延长至数周，血清 TBG 浓度高于非妊娠期 2～3 倍，并维持高浓度状态直至足月妊娠。

妊娠早期，受雌激素和 hCG 的影响，甲状腺生成甲状腺素增加，血清 T_4 和 T_3 浓度增加 30%～50%，血清中与 TBG 结合的 T_3 和 T_4 数量也明显增加，使血清结合型甲状腺激素浓度高于非妊娠期 30%～100%。妊娠期，胎儿碘摄取和胎盘代谢增加引起母体碘缺乏，母体每天碘需求量增加 50%。妊娠第 12 周前所有甲状腺激素均来自母体，此后胎儿甲状腺开始浓缩碘并生成甲状腺素，促进自身躯体和神经系统发育。

早期妊娠血清 T_4 增加幅度高于 TBG 增加，致使血清 FT_4 浓度高于非妊娠期 10%～30%，并引起一过性甲状腺功能亢进现象。然而，中期妊娠以后，血清 FT_4 浓度逐渐恢复到孕前水平。妊娠期间，母体下丘脑-垂体-甲状腺轴的反馈调节系统功能仍为正常，即血清 FT_4 和 TSH 浓度之间呈负相关，因此临床检测以血清 FT_4 作为评估甲状腺功能指标。

3. 血清 TSH 浓度变化　妊娠早期，合体滋养细胞分泌的 hCG 与垂体分泌的促甲状腺激素(TSH)均属于糖蛋白激素，由相似 α-亚基和同源性 β-亚基组成。hCG 具有类似 TSH 作用，可促进甲状腺分泌 T_3 和 T_4，并于妊娠第 10～12 周达到高峰。血清 T_3 和 T_4 浓度增加，负反馈性抑制下丘脑-垂体 TSH-RH/TSH 分泌，引起妇女妊娠早期血清中 TSH 浓度降低 20%～30%，平均降低 0.4mU/L，其中 20% 妊娠妇女降低至 0.1mU/L，有 10%～20%妇女妊娠早期血清中 TSH 难以测得。

妊娠早期，血清 hCG 浓度与 TSH 浓度间呈负相关。如 hCG 升高 10 000U/L，TSH 降低 0.1mU/L。当血清 hCG 浓度≥200 000U/L 时，67%血清标本中 TSH 浓度≤0.2mU/L，而 32%血清标本 T_4 浓度≥1.8ng/dl。妊娠第 10～12 周，当血清 hCG 浓度≥400 000U/L 时，血清 TSH 浓度也下降到最低点。然而，妊娠第 12 周后，随着血清 hCG 降低，母体血清 TSH 浓度开始升高直到足月妊娠，即妊娠早期、中期和晚期，即母体血清 TSH 浓度呈现递增趋势。

根据妊娠期血清 TSH 浓度变化，临床实践中将血清 TSH 浓度作为评估妊娠期甲状腺功能的重要指标(表 31-6)。2011 年美国甲状腺学会(ATA)指南提出，妊娠早期(T_1 期)、中期(T_2 期)和晚期(T_3 期)血清 TSH 特异性参考值(specific reference range)，分别为 0.1～2.5mU/L、0.2～3.0mU/L、0.3～3.0mU/L。然而，由于 TSH 测定值受试剂、方法、饮食和摄碘量的影响，因此各地区中心医院或妇幼保健医院应建立适合本地区甲状腺疾病防治需要的妊娠期 TSH 和 FT_4 正常参考值及其 95%可信区间，即第 2.5 百分位数下限和第 97.5 百分位数上限范围，以指导妊娠期甲状腺疾病的诊断和治疗。

表 31-6 正常妊娠和甲状腺疾病时甲状腺功能指标变化

监测指标	非孕期	妊娠期	与非孕期比较	甲亢	甲减
TSH (mU/L)	0.4～4.0	早期 0.1～2.5 中期 0.2～3.0 晚期 0.3～3.0	显著降低	显著降低	显著升高
TBG(mg/L)	11～21	23～25	升高	无变化	无变化
T-LT$_4$(μg/dl)	3.9～11.6	10.7～11.5	升高	升高	降低
F-LT$_4$(μg/dl)	0.8～2.0	早中晚期不同	降低或无变化	升高	降低
T-LT$_3$(ng/dl)	91～208	205～233	升高	正常或升高	正常或降低
F-LT$_3$(pg/dl)	190～710	250～330	无变化	升高	降低

摘自 Strauss III JF, Barbieri RL. 2014. Yen & Jaffes Reproductive Endocrinology. 7th ed:629.

4. 甲状腺自身抗体变化 甲状腺自身免疫性(thyroid autoimmunity)包括抗甲状腺自身抗体(thyroid autoantibody, Tab)、抗甲状腺球蛋白抗体(thyroglobulin antibodies, TgAb)和甲状腺过氧化物酶自身抗体(thyroid peroxidase antibodies, TPOAb)。生育期,甲状腺功能正常的妇女中,血清甲状腺自身抗体(Tab)阳性率为 10%(6%～20%)。妊娠后受母体免疫耐受性的影响,滴度逐渐下降,妊娠第 20～30 周降至最低点,降低幅度为 50%左右。分娩后,Tab 滴度复又升高,产后 6 个月恢复到妊娠前水平。

妊娠早期,甲状腺功能正常的妇女中,甲状腺过氧化物酶抗体(TPOAb)或甲状腺球蛋白抗体(TgAb)阳性率为 10%～20%,但多数妇女甲状腺功能仍为正常。然而,早期妊娠血清 TPOAb(+)和 TGAb(+)妇女中,16%将于第三孕季血清 TSH 升高≥4.0mU/L,33%～50%产后发生甲状腺炎;因此,高危妊娠妇女应监测血清 Tab、TgAb 和 TPOAb 滴度变化。

妊娠期甲状腺自身抗体阳性对妊娠产生不利影响,包括流产、重复性流产、早产、妊娠糖尿病、胎儿宫内发育受限(FGR)和神经精神发育障碍。妊娠妇女 Tab(+)与自然流产和早产率增加相关,但与抗心磷脂抗体(anticardiolipin antibodies)存在与否无关。妊娠妇女高滴度 TPO-Ab 增加学龄前儿童认知功能和行为异常风险。然而,适当的 LT$_4$ 治疗可显著降低甲状腺自身抗体阳性妇女流产率和早产率,目前进行 TABLET 研究正在观察低剂量 LT$_4$ 治疗对甲状腺抗体阳性妇女妊娠结局的影响。

5. 甲状腺碘代谢的变化 妊娠期间,全身血容量、肾脏滤过率和对碘化物清除率增加。妊娠中期开始,母体大量的碘化物和碘化甲状腺原氨酸经胎盘进入胎儿体内,直到足月妊娠。妊娠期,胎盘可快速地将母体碘化物转输入胎儿血液循环,并对碘化甲状腺原氨酸进行脱碘作用。妊娠第 12 周开始,胎儿甲状腺聚碘力增加,并开始合成甲状腺素。妊娠期以上碘代谢变化,引起母体血液中无机碘化物浓度显著降低,即呈现相对缺碘状态,因此妊娠妇女碘需求量增加 50%。妊娠期慢性碘缺乏妇女甲状腺碘库存减少,如不能有效及时补充,可引起母体甲状腺肿和甲减。

按照 WHO 建议,妊娠期和哺乳期妇女应每天补充碘 250μg,为此孕前期和妊娠期妇女应服用含有 150～250μg 碘化钾的维生素制剂。在成功盐加碘计划的国家,妊娠期妇女应额外补充 50μg 碘,但每日摄碘量不应超过 500μg。临床观察表明，孕前期和早期妊娠适当的碘摄入可改善新生儿中枢神经系统和认知功能发育，降低围生儿死亡率。

6. 甲状腺功能筛查必要性　国内外有关妊娠期甲状腺功能筛查存在争议，不同国家和地区妊娠期甲状腺功能筛查比率也存在很大差异。鉴于我国育龄妇女中，临床甲减、亚临床甲减和 TPOAb(＋)率分别为 0.7%、5.3%和 12.9%；早期妊娠妇女中，临床甲减、亚临床甲减和 TPOAb(＋)率分别为 0.6%、5.2%和 8.6%；因此，2012 年我国甲状腺疾病诊治指南建议各地中心医院和妇幼保健单位，在孕前检查和妊娠第 8 周前进行甲状腺功能筛查，包括血清 TSH、FT_4、TPOAb 滴度检测，以便早期诊断和治疗甲状腺疾病。

7. 甲状腺功能筛查指征　按照 2011 年美国甲状腺学会、2012 年美国内分泌学会和 2012 年我国甲状腺疾病诊治指南的指导意见，结合相关文献中目标病例(case-finding)筛查和普遍筛查的临床效果和安全性，妊娠期甲状腺功能筛查对象，包括：①年龄≥30 岁；②甲状腺疾病史(＋)；③头颈部放射线暴露史(＋)；④甲状腺手术史(＋)；⑤甲状腺病家族史(＋)；⑥甲状腺肿(＋)；⑦甲状腺抗体(＋)；⑧TPOAb(＋)；⑨甲减症状(＋)；⑩自身免疫疾病(白癜风、肾上腺功能减退症、甲旁亢、萎缩性胃炎、恶性贫血、系统性硬化症、系统性红斑狼疮、干燥综合征)；⑪不孕；⑫流产和早产史(＋)；⑬碘缺乏者；⑭1 型糖尿病者；⑮病理性肥胖(BMI＞40kg/m²)者；⑯服用胺碘酮者；⑰服用锂治疗者；⑱碘放射造影剂暴露者。

二、单纯性低甲状腺激素血症

1. 定义　单纯性低甲状腺素血症(Isolated Hypothyroxinemia，IH，单纯低甲血症)指血清 TSH 水平正常(妊娠期特异参考值第 2.5～第 97.5 百分位数范围内)，而 FT_4 水平低于妊娠期参考值范围第 5～第 10 百分位数者，即甲状腺自身抗体(－)的低甲状腺素血症。

2. 对妊娠的影响　妊娠期单纯低甲血症增加胎儿神经精神发育异常风险，如妊娠期 FT_4 显著降低增加胎儿神经系统和智力发育异常风险 1.5～2 倍。妊娠妇女单纯低甲血症与婴幼儿注意力不集中(attention-deficit)、多动症(hyperactivity disorders)和自闭症(autism)相关，但也有些研究与之相左。另外，单纯低甲血症与早产(OR＝1.62，CI＝1.00～2.62)和巨大儿(OR＝1.97，CI＝1.37～2.83)相关，而中期妊娠单纯低甲血症则与妊娠糖尿病(OR＝1.7，CI＝1.02～2.84)、RDS、低体重儿和胎儿肌肉骨骼畸形相关。

3. 治疗　中国指南不推荐常规给予 LT_4 治疗。

三、亚临床甲状腺功能减退

1. 定义　妊娠期亚临床甲减(subclinical hypothyroidism，SCH)指血清 TSH 浓度高于妊娠特异性参考值上限(第 97.5 百分位数)，而血清 TT_4 或 FT_4 和 TT_3 浓度仍在妊娠特异性参考值正常范围内者，是妊娠期最常见甲状腺疾病，发生率为 1.5%～4.0%。美国为 0.25%～2.5%，英国为 2%～2.5%，中国为 4.0%，比利时为 6.8%，西班牙北部高达 13.7%。亚临床甲减与自身免疫甲状腺炎相关。

亚临床甲减临床症状不明显，并易被妊娠期高代谢状态所掩盖，即使明显的甲减临床症状也与实际甲状腺功能状态不相符合，且有 20%明显甲减妇女无任何临床症状，因此，仅仅依靠临床症状难以区别亚临床甲减和临床甲减，而血清 TSH 和 FT_4 浓度测定有助于临床诊断。

2. 对妊娠的影响　SCH 增加早期妊娠流产率，即 TSH 升高与早期妊娠流产率呈正相关，如TSH浓度增加1倍，流产率增加60%；早期妊娠TPOAb(－)，血清TSH浓度为2.5mU/L和5.0mU/L的妇女，流产率分别增加6.1%和3.6%，明显高于TSH≤2.5mU/L或接受LT_4治疗者；血清TSH≥6.0mU/L妇女，胎儿死亡率达3.8%，明显高于健康妇女(0.9%)。

荟萃分析表明，亚临床甲减增加妊娠糖尿病风险。原发性甲减增加妊娠糖尿病风险(OR＝1.57，CI＝1.33～1.86)。早期妊娠TSH升高和甲状腺自身免疫抗体(＋)增加妊娠糖尿病风险4倍，TSH越高，发生妊娠糖尿病的风险越高。

临床观察发现，明显的甲减(Overt hypothyroidism，OH)和SCH妊娠妇女，妊娠高血压发生率明显高于健康妊娠妇女，三者妊娠高血压疾病发生率分别为22%、15%和7.6%；SCH与重度子痫前期显著相关；原发性甲减也增加子痫前期和早产儿的风险。SCH妇女早产率增加2倍，其他产科并发症，包括胎盘早剥、围生期死亡、低阿氏评分和低体重儿，但不增加巨大儿、先天畸形和RDS风险。

3. 对胎儿和新生儿的影响　SCH与婴幼儿神经精神发育异常相关性尚未定论。有些研究发现，SCH和临床甲减妇女所生子女平均智商降低7个百分点。中国1017名妊娠妇女观察发现，妊娠早期SCH可引起子女视力发育受损(OR＝12.14，CI＝1.22～120.70)和神经精神发育延迟(OR＝10.49，CI＝1.01～119.19)。然而，荷兰3659例母子随访未发现SCH与出生后18～30个月幼儿认知功能发育异常相关。

4. 治疗

(1)妊娠妇女，亚临床甲减，TPOAb(＋)者：推荐给予LT_4治疗，即根据血清TSH浓度，给予适当剂量LT_4治疗。开始治疗LT_4剂量为1～2μg/(kg·d)，以后每4周调整1次剂量。孕前临床甲减妇女，妊娠后LT_4剂量应增加30%～50%，药物剂量也应随妊娠月份增加而增加，因药物吸收和利用率受肠道铁剂、钙剂和维生素吸收的影响。分娩后，LT_4剂量应减少至孕前期水平。亚临床甲减妇女，产后应每6～8周检查1次血清TSH浓度。虽然LT_4经乳汁排出，但数量很少，因此服药期间仍可进行哺乳。

(2)妊娠妇女，亚临床甲减，TPOAb(－)者：中国指南既不反对，也不推荐给予LT_4治疗。然而，美国AACE/ATA指南和美国内分泌学会(TES)指南均推荐，妊娠期妇女，不管TPOAb阳性与否，亚临床甲减(TSH＞2.5mU/L)者均应给予LT_4治疗。

四、临床甲状腺功能减退

1. 定义　临床甲状腺功能减退(clinical hypothyroidism，CH，临床甲减)或明显的甲减(overt hypothyroidism)指血清TSH浓度高于妊娠期特异性参考值上限(第97.5百分位数)，而FT_4低于妊娠期特异性参考值下限(第2.5百分位数)者。2011年美国甲状腺学会(ATA)指南认为，妊娠早期，如血清TSH≥10mU/L，无论FT_4降低与否，均应诊断为临床甲减，发生率为0.2%～1.0%(美国为0.3%～0.5%，中国为1.0%)。

2. 病因病理　妊娠期临床甲减由碘缺乏和地方性甲状腺肿(endemic goiter)引起。在碘充足地区，临床甲减最常见的原因是自身免疫性甲状腺炎(autoimmune thyroiditis)-桥本甲状腺炎(hashimoto thyroiditis)，或继发于甲状腺切除后、碘放射治疗(radioiodine therapy)、抗甲状腺药物治疗、先天性甲状腺甲减(congenital hypothyroidism)、下丘脑-垂体疾病和肿瘤(TRH和TSH分泌降低)和免疫球蛋白治疗等。

3. 临床表现　临床甲减妇女多来自缺碘和地方性甲状腺肿高发区。临床表现为月经失调、闭经和不孕。全身症状包括疲乏无力、记忆力下降、反应迟钝、精神呆滞、黏液性水肿、嗜睡、体温降低和心率缓慢、智力减退、工作能力降低。妊娠期甲减症状常常被妊娠高代谢功能状态所掩盖。

严重甲减妇女可出现高血压、认知障碍、心包积液、非对称性心脏扩大、心肌病、神经疾病、共济失调、贫血、血清胆固醇和 LDL-C 升高和低钠血症。血清肌酸磷酸激酶(CPK)、谷草转氨酶(AST)、谷丙转氨酶(ALT)、乳酸脱氢酶(LDL)和碱性磷酸酶(ALP)升高。

4. 对妊娠的影响 妊娠期甲减妇女,自然流产、胎盘早剥、早产、妊娠高血压疾病、子痫前期、FGR、胎儿宫内窘迫、产后甲状腺功能异常、产后抑郁症和新生儿智力异常发生率增加。妊娠期明显的甲减可增加子痫前期、妊娠高血压、胎儿呆小症(Cretinism,克汀病)和围生儿死亡风险。

5. 对产后的影响

(1)产后甲状腺功能异常:妊娠期甲减,TPOAb(+)妇女,产后甲状腺功能异常(postpartum thyroid dysfunction,PPTD)发生率为 50%。永久性甲减(permanent hypothyroidism)发生率为 25%~30%。暂时性 PPTD 伴有甲减(transient PPTD with hypothyroidism)者,7 年后进展为甲减的几率为 50%。

(2)产后甲状腺炎:妊娠期甲减妇女,产后甲状腺炎发生率为 5%~10%,通常出现于产后 3~6 个月,持续 1~3 个月,虽然多数患者可以自愈,但再次妊娠时极易复发,最终引起临床甲减。

(3)产后抑郁症:产后甲状腺炎易发展成为焦虑和抑郁症,因此甲减妇女,在 LT_4 剂量逐渐减少后 1 年,重新检测甲状腺功能。即使患者甲状腺功能恢复正常,也应进行定期检测甲状腺功能,因为仍有 20%的患者进展成为甲减。

6. 诊断

(1)病史、症状和体征。

(2)实验室检查:①BMR 降低,多介于 −40%~−20%。②TRH 试验,有助于鉴别下丘脑性或垂体性甲减。③甲状腺功能检查,PBI 降低(正常值 3.5~7.5μg/dl);血清 TSH 升高,如早期妊娠≥2.5mU/L,而 FT_4 低于妊娠期参考值下限(第 2.5 百分位数);早期妊娠,如血清 TSH≥10mU/L,无论 FT_4 降低与否,均可诊断为甲减。④血清甲状腺抗体,包括 Tab、TPOAb 和 TgAb 滴度测定。

(3)肝肾功能检查:表现为 CBC 降低、血清胡萝卜素增加(正常值 110μg/dl)。血清 ALT、LDH 和肌酸磷酸激酶升高。血脂和胆固醇增高。血清总蛋白和β-球蛋白升高,血沉增快。尿酸和肌酐增高。

(4)医学影像学检查:包括甲状腺超声和 MRI 检查。

7. 鉴别诊断 妊娠期 TSH 升高,应排除其他引起血清 TSH 升高因素和疾病,包括 TSH 抵抗综合征(TSH resistance syndrome)、甲状腺激素抵抗、TSH 受体种系突变、自身免疫性甲状腺炎(桥本甲状腺炎)、亚急性甲状腺炎恢复期、垂体 TSH 瘤、碘缺乏、放射碘治疗、甾体激素、多巴胺、碘和胺碘酮(Amiodarone)治疗。

8. 治疗

(1)孕前临床甲减妇女:应给予完全替代剂量 LT_4 治疗,即按照 1.6~1.8μg/(kg·d)治疗,待甲状腺功能恢复正常后再妊娠。妊娠后 LT_4 剂量应增加 30%~50%。

(2)妊娠期临床甲减妇女:应给予足量的 LT_4 治疗。LT_4 起始剂量为 50~100μg/d,完全替代剂量为 2.0~2.4μg/(kg·d),或根据患者耐受性,每周额外增加 2 天的剂量(较妊娠前增加 29%),以期在短时间内使血清 TSH 浓度达到妊娠期理想的参考正常值范围,即第一孕季(T_1)为 0.1~2.5mU/L,或更理想的 0.1~1.5mU/L 水平;第二孕季(T_2)为 0.2~3.0mU/L;第三孕季(T_3)为

0.3～3.0mU/L。

如以血清 TSH 浓度为指导调整 LT_4 治疗剂量(Kashi,2016):①TSH≤2.5mU/L,LT_4 剂量不增加;②TSH 2.5＜TSH≤5,LT_4 剂量增加 25μg/d;③ TSH 5＜TSH≤10,LT_4 剂量增加 50 μg/d;④ TSH 10＜TSH≤20,LT_4 剂量增加 75 μg/d;⑤ TSH ＞20,LT_4 剂量增加 100 μg/d。甲减妇女,孕前和妊娠期根据血清 TSH 浓度调整 LT_4 治疗剂量见表 31-7。

表 31-7　根据血清 TSH 浓度调整 LT_4 治疗剂量

	孕前期	第一孕季	第二孕季	第三孕季	产后
TSH(mU/L)	1.33±0.78	3.35±2.73	2.64±1.72	2.28±1.27	1.29±1.79
LT_4(μg/d)	87.4±38.9	107.3±43.5	113.9±18.2	121.4±40.8	108.7±44.4

摘自 Kashi Z,Bahar A,Akha O,et al. 2016. Glob J Health Sci,8(4):227-233.

妊娠期明显的甲减(OH)妇女,开始治疗的前几天内可给予两倍替代剂量,以促使血清 T_4 浓度尽快恢复正常水平。甲减合并心脏病患者应缓慢增加剂量。临床甲减妇女,分娩后 LT_4 剂量应减少至孕前水平,产后第 6 周应监测 1 次甲状腺功能,以此调整 LT_4 剂量。

(3)治疗学监测:临床甲减妇女,妊娠后前半期应每 4 周监测 1 次,包括 TSH、FT_4 在内的甲状腺功能,并以此为根据调整 LT_4 剂量。临床观察发现,每 4 周和每 6 周检测 1 次甲状腺功能,异常值检出率分别为 92% 和 73%。妊娠中期以后,即妊娠 26～32 周应至少检测 1 次甲状腺功能指标。

9. 预后

(1)临床甲减自然妊娠抑或治疗后妊娠均为高危妊娠,应加强围生期保健。妊娠期由于下丘脑垂体甲状腺功能代偿作用,甲减症状可暂时缓解。妊娠中期以后,由于胎儿甲状腺已开始对内源或外源性 TSH 产生反应,因此如安全度过第 16 孕周,则多可维持至足月分娩,但为保证胎儿正常宫内发育,应加强孕期甲状腺功能检测和给予适当的 LT_4 治疗。

(2)甲状腺激素治疗可改善甲减妊娠妇女及其子女的神经精神发育和认知功能,同时改善全身症状和物质代谢功能,包括改善胆固醇-脂蛋白代谢异常和降低相关并发症。

五、妊娠期甲亢综合征

1. 定义　妊娠甲亢综合征(syndrome of gestational hyperthyroidism,SGH),指早期妊娠期间,由血清中高浓度 hCG 刺激甲状腺分泌过多甲状腺激素,引起的一过性甲亢,或妊娠剧吐暂时性甲亢(transient hyperthyroidism of hyperemesis gravidarum,THHG),属于非免疫性甲亢范畴。

2. 病因　妊娠甲亢综合征发病率具有明显的种族和地区差异性,如挪威发病率为 0.5%～0.9%;巴基斯坦为 2.2%;土耳其为 1.9%;亚裔妇女高于西方妇女。妊娠剧吐妇女中 SGH 发病率达 30%～73%,与妊娠剧吐症状严重程度、饮食习惯、碘摄入量、基础甲状腺功能状态等因素相关。

妊娠甲亢综合征病因,包括家族遗传性妊娠甲亢、妊娠剧吐、自身免疫性甲状腺疾病(autoimmune thyroid disease)、自主性或功能性甲状腺腺瘤(autonomous or functioning thyroid adenoma)、双胎或多胎妊娠、TSH-R 突变、胎盘功能亢进(hyperplacentosis)、高反应性黄素化(hyperreaction luteinalis)、多发性卵泡膜黄素化囊肿(theca-lutein cysts)、滋养细胞肿瘤(侵蚀性葡萄胎和绒癌)、甲状腺毒症(Grave disease)和维生素 B_1 缺乏等。

3. 病理生理 临床检测表明,SGH 严重程度与早期妊娠血清 hCG、FT_3、FT_4、FT_{4I} 和雌激素浓度升高,血清 TSH 浓度显著降低相关。妊娠早期(第 8～10 周),妊娠剧吐症状最严重时,血清 hCG 浓度达到高峰,而血清 TSH 浓度则降低到最低点,低达 0.03～0.08mU/L。SGH 临床症状与血清 hCG 和 TSH 关系,见图 31-1 至图 31-3。

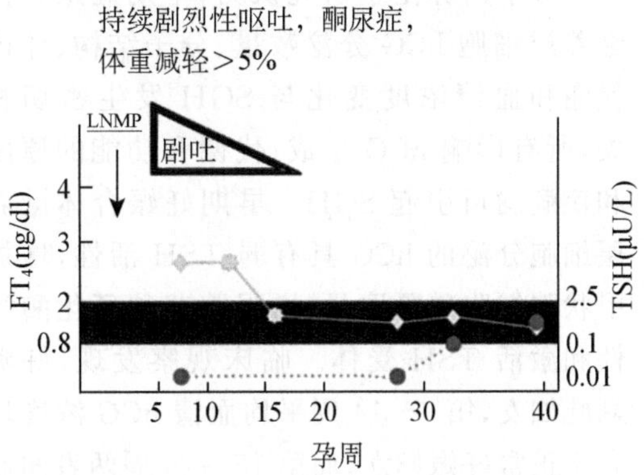

图 31-1 妊娠剧吐所致的暂时性甲亢

摘自 Patil-Sisodia. 2010. Mestman Endocrine Practice,16(1):118-129.

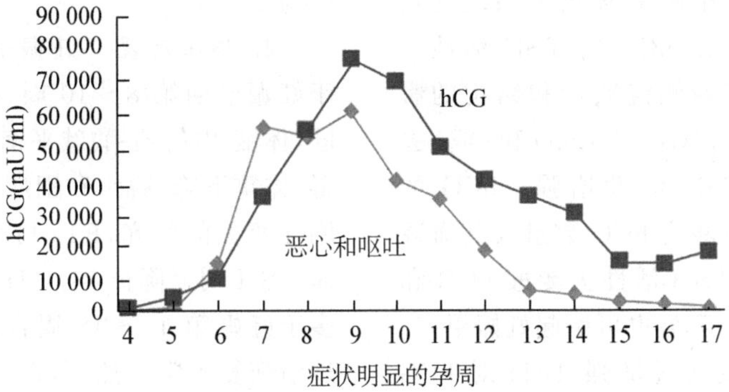

图 31-2 恶心呕吐与 hCG 的相关性

摘自 Niebyl JR. 2010. N Engl J Med,363(16):1544-1550.

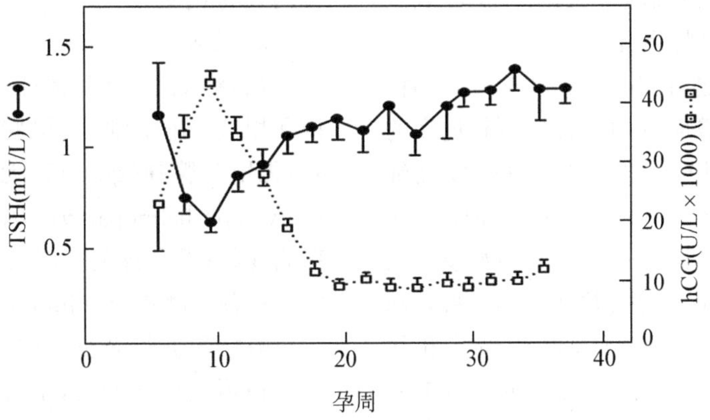

图 31-3 妊娠期间 hCG 与 TSH 的浓度变化

摘自 Glinoer D,et al. 1990. J Clin Endocrinol Metab,71(2):276-287.

分子内分泌学研究认为，早期妊娠合体滋养层细胞 hCG 分泌数量、分子结构、体内代谢和血清浓度变化与 SGH 发生密切相关，所有影响 hCG 生成、代谢和功能的原因和疾病均可引起 SGH。早期妊娠合体滋养层细胞分泌的 hCG 具有弱 TSH 活性，增加甲状腺细胞碘摄取量、增强腺苷酸环化酶活性和激活 TSH 受体。临床观察发现，妊娠剧吐妇女，第 7～14 周平均血清 hCG 浓度均高于正常妊娠妇女，而第 15～20 周两者间血清 hCG 浓度则无显著性差异，因此妊娠剧吐与血清 hCG 浓度升高呈正相关。

妊娠早期血清 hCG 仅呈现 $1/10^4$ TSH 活性，血清高浓度 hCG 所发挥的 TSH 作用可完全屏蔽正常下丘脑-垂体反馈系统的功能，而引起妊娠甲亢。hCG 的 TSH 活性受自身分子中寡黏多糖侧链数量和结构的影响，如去糖基化（deglycosylation）和（或）去涎酸化 hCG 的 TSH 活性增强。hCG 的 TSH 活性也受去涎酸化 hCG 数量及其血浆半衰期影响，如高 TSH 活性去涎酸 hCG 和长半衰期酸性 hCG 亚型也可引起妊娠甲亢。

TSH 受体突变通过增强 TSH 对 hCG 的敏感性而引起家族性妊娠甲亢（familial gestational hyperthyroidism）。遗传学检查显示，母亲和女儿均为杂合子，K183R 错义突变增强 TSH 受体细胞外区段对 hCG 刺激高敏反应而引起妊娠甲亢。

胎盘功能亢进症（hyperplacentosis）时，胎盘体积和重量增加，功能亢进，引起过多的 hCG 分泌和妊娠甲亢，见于糖尿病、成红细胞增多症（erythroblastosis）、多胎妊娠和珠蛋白生成障碍性贫血（thalassemia）妇女。临床表现为心动过速、心悸、热不耐受、恶心和呕吐。皮肤瘙痒。无格雷夫斯病症状和体征，血清 FT_4 和 FT_3 升高，而 TSH ≤ 0.3mU/L。

滋养细胞肿瘤包括葡萄胎、绒癌、高反应性黄素化（hyperreaction luteinalis）、多发性卵泡膜黄素化囊肿（theca-lutein cysts），即正常妊娠卵巢高刺激综合征，均分泌大量的 hCG，引起妊娠剧吐和妊娠甲亢。葡萄胎妇女甲状腺摄取率和 T_3 和 T_4 生成增加，引起妊娠剧吐和甲亢几率分别为 20% 和 2.5‰，并增加子痫前期和子痫的发生率。

实验检测表明，葡萄胎和绒癌组织提取物中 TSH 物质的生物学和免疫活性不同于垂体 TSH、绒毛膜促甲状腺激素（hCT）和格雷夫斯病长效甲状腺刺激因子（long-acting thyroid stimulator，LATS）。滋养细胞肿瘤妇女甲状腺毒症发生率为 50%。孕前格雷夫斯病妇女，妊娠后受高 hCG 和 TRAb 刺激 TSH 受体作用影响，严重妊娠剧吐发生率为 26%。

4. 临床表现　妊娠甲亢综合征多发生于妊娠早期第 8～10 周，以剧烈地恶心、呕吐，体液-电解质-酸碱平衡失调、代谢性酸中毒、体重下降、脱水和酮症为临床特征。妊娠剧吐相关的甲亢，FT_4 可升高至 40pmol/L，而 TSH 明显降低（≤0.1mU/L）。妊娠剧吐多于妊娠第 14～18 周自然缓解，血清 FT_4 逐渐恢复正常。然而，部分病人直到妊娠中期、晚期，甚至产后 3 天血清 TSH 仍处于低水平的抑制状态。妊娠甲亢一般不会引起不良妊娠结局，但仍应加强甲状腺功能和胎儿宫内发育监测。

5. 诊断

（1）病史、症状和体征：妊娠甲亢妇女，孕前无甲亢、妊娠剧吐、甲状腺病史。体格检查，无甲状腺肿（goiter）、无渗透性眼病（infiltrative ophthalmopathy）和手足震颤等格雷夫斯病症状；无自身免疫疾病，包括白癜风（vitiligo）和普卢默指甲（Plummer nail）表现。

妊娠甲亢综合征应注意与格雷夫斯病鉴别。格雷夫斯病妇女，孕前即已存在甲亢、渗透性眼病、甲状腺肿、手足震颤，妊娠后症状加重。血清 Anti-TPO（＋）、TSHRAb（＋），TT_3/TT_4 比率≥20。

(2)实验室检查：妊娠甲亢妇女血清 FT_3、FT_4 和 FT_{4I} 浓度升高，但 TT_3/TT_4 比率≤20。血清 TSH 浓度显著降低(0.03～0.08mU/L)。血清 hCG 浓度达到高峰时，TSH 则降低到最低点，两者呈负相关。妊娠甲亢妇女 TPOAb 和 TRAb 均为(－)。妊娠剧吐妇女血浆电解质异常率 60%，肝功异常率为 50%；超声检查存在宫内妊娠或病理妊娠(多胎和滋养细胞肿瘤)；甲状腺超声检查无异常。

(3)病程特点：妊娠剧吐多发生于妊娠第 8～10 周，第 14～18 周症状缓解或消失；妊娠第 15 周血清 FT_4 逐渐降低至孕前水平，但血清 TSH 低值仍可持续至第 2 孕季末期，甚至足月妊娠。妊娠甲亢很少引起产科并发症，但长期严重剧吐和营养不良可引起胎儿宫内发育受限和低体重儿。

6. *治疗*　早期妊娠剧吐，应补充体液、矫正脱水、维持电解质-酸碱平衡，防治酮症和加强支持疗法，静脉或鼻饲补充营养、补充维生素 B_1、预防韦尼克脑病(Wernicke encephalopathy，Wernicke-Korsakov syndrome，神经精神异常、眼肌麻痹和共济失调)和加强甲状腺功能监测。不推荐给予 LT_4 治疗，但多胎妊娠或症状严重者，可酌情给予低剂量丙硫氧嘧啶(PTU)治疗。

六、妊娠期甲状腺毒症

妊娠期甲状腺毒症(gestational thyrotoxicosis)，以格雷夫斯-巴泽多病(Graves-Basedow disease)为代表，占临床甲亢 85%，发病率为 0.2%(0.1%～0.4%)，是由 TSH 受体抗体刺激甲状腺分泌过多甲状腺激素所致，为器官特异性自身免疫性疾病，多见于生育期妇女。

1. *病因病理*　甲状腺毒症，早期妊娠血清 TSH＜0.1mU/L，而 FT_4、TT_3 明显升高，高于妊娠同期特异性参考正常值上限(第 97.5 百分位数)；血清 TRAb(＋)、TPOAb(＋)或 TgAb(＋)，并伴有甲状腺肿大或肿瘤。

妊娠期甲亢，除格雷夫斯病外，其他原因，包括遗传因素、碘缺乏、滋养细胞肿瘤(侵蚀性葡萄胎和绒癌)、甲状腺毒性腺瘤(toxic adenoma)、毒性多结节性甲状腺肿(toxic multinodula goiter，Pummer disease)和亚急性甲状腺炎(subacute thyroiditis)、下丘脑-垂体-卵巢肿瘤[TRH 腺瘤、TSH 腺瘤和卵巢甲状腺样瘤(struma ovarii)、滋养细胞肿瘤(侵蚀性葡萄胎和绒癌)]等。

2. *临床表现*　甲状腺毒症，临床表现为 BMR 增加、心率加快、疲乏无力、焦虑、心动过速、心脏收缩期杂音、体重减轻、热耐受不良(heat intolerance)、发热、皮肤多汗、手足震颤，渗透性眼病和甲状腺明显肿大(thyromegaly)等症状体征。

甲状腺毒症，显著增加流产、早产、低体重儿、死产、子痫前期和心力衰竭风险，严重者可引起难产、产科感染、子痫、突发性甲状腺危象(precipitate thyroid storm)和围产期母儿死亡率和剖宫产率增加。妊娠期甲亢，产后甲状腺炎发生率为 6%～8%。产后抑郁、焦虑性精神疾病发生率也增加。

3. *诊断*　健康妊娠妇女，血清 TSH 浓度也可降低至 0.03～0.1mU/L，然而，甲状腺毒症时，血清 TSH 浓度＜0.01mU/L，而血清 FT_4 和 FT_3 明显升高。妊娠期格雷夫斯病，除典型症状和体征外，妊娠早期血清 TSH＜0.1mU/L，95%患者中存在抗促甲状腺激素受体抗体(thyrotropin receptor antibodies，TSHRAb)、TRAb 和 TPOAb，因此 TSH-结合抑制性免疫球蛋白测定(TSH-binding inhibitory immunoglobulin assays)有助于诊断。必须指出，妊娠期禁忌进行 ^{131}I 摄取率和放射性核素扫描检查，更不能做 ^{131}I 治疗。

4. *治疗*

(1)妊娠前治疗：甲状腺毒症孕前治疗，

应遵循以下原则。①血清 TRAb 滴度明显升高，计划在 2 年内生育者，建议选择甲状腺手术切除，而不建议给予放射性^{131}I 治疗；②放射性^{131}I 治疗前，应排除妊娠，以避免放射性碘对胎儿的不利影响；③甲状腺切除或放射性^{131}I 治疗后 6 个月才能妊娠，其间根据甲状腺功能给予 LT_4 替代治疗，使血清 TSH 维持在 0.3～2.5mU/L 水平。

(2)妊娠期治疗：目的是促进血清 FT_4 浓度接近或者略高于参考值上限水平。在妊娠期不同阶段，根据甲亢症状、甲状腺和肝肾功能，选择适当的抗甲状腺药物、β肾上腺素受体阻断药和手术治疗。

①抗甲状腺药物(antithyroid drug, ATD)：为硫脲类药物(thiourea homologue)，包括丙硫氧嘧啶(Propylthiouracil, PTU)、甲巯咪唑(Thiamazole, MMI)和卡比马唑(Carbimazole, CMZ)。硫脲类抗甲状腺药物，通过抑制甲状腺内过氧化物酶，阻断甲状腺内碘化物氧化和酪氨酸碘化偶联反应，减少 T_4 和 T_3 的生成，并阻断外周组织中 T_4 转化为高活性 T_3，降低血清 T_4、T_3 和甲状腺抗体滴度。PTU 和 MMI 的血浆半衰期分别为 1.5h 和 6h，为此，PTU 应每日多次服药，而 MMI 每日服药 1 次，即可维持抗甲状腺激素作用 24h。

硫脲类抗甲状腺药物作用是抑制甲状腺激素生成而非抑制甲状腺激素释放，因此从开始治疗到出现甲亢症状和体征的改善有一定潜伏期，即直到已释放入血的甲状腺激素耗竭殆尽后临床症状和体征才能改善。虽然大剂量抗甲状腺药物可缩短潜伏期，但也增加某些不良反应。另外，硫脲类药物均可通过胎盘屏障并经乳汁排出，长期和大剂量服用可引起胎婴儿甲状腺肿和甲减，因此应严格掌握药物剂量和治疗时间，并加强治疗学监测。

早期妊娠首选 PTU 治疗，因其胎盘透过率较低，对胎儿发育影响较小。PTU 起始剂量为 50～300mg/d，分次服用。症状改善后逐渐减量。PTU 剂量≤100mg/d，一般不会对胎儿甲状腺产生抑制作用。早期妊娠禁用 MMI 治疗，因有胎儿致畸风险。然而，中期妊娠以后应改用 MMI 治疗，起始剂量为 5～15mg/d。PTU 与 MMI 的等效剂量比为 10∶1～15∶1(PTU100mg＝MMI 7.5～10mg)；从 PTU 治疗向 MMI 治疗转换时应监测甲状腺和肝肾功能变化。

甲巯咪唑具有胎儿致畸作用，可引起 MMI 胚胎疾病(embryopathies)，表现为头皮发育不全、后鼻孔闭锁(choanal atresia)、食管闭锁、气管食管瘘(TEF)、卵黄管续存(persistent vitelline duct)、小乳头(hypothelia)、颜面部畸形(dysmorphisms)等。因此妊娠前应停用 MMI，改用 PTU 治疗。

硫脲类抗甲状腺药物不良反应发生率为 3%～12%，包括皮疹和荨麻疹、胃肠道反应、肌肉关节痛、粒细胞减少和肝功损害，多出现于治疗 2～3 个月内。抗甲状腺药物也可于甲状腺手术前、放射碘治疗前有效控制症状。

②β肾上腺素受体阻断药：普萘洛尔(propranolol)通过竞争性肾上腺能β受体，抑制去甲肾上腺素能神经支配器官的β受体效应，有效地改善甲亢相关的心动过速、手足震颤和高代谢症状。普萘洛尔 10mg，每日 3 次。β受体阻断药长期治疗可引起胎儿宫内生长受限、心动过缓和低血糖症，因此症状缓解后应减量或停药。

③手术治疗：妊娠期不推荐手术疗法。如确需手术，则应于中期妊娠后半期施术。妊娠期甲亢甲状腺切除术的适应证，包括对抗甲状腺药物过敏；需要大剂量药物治疗或不愿接受药物治疗者。手术前应检测妊娠妇女血清 TRAb 滴度，以评估胎儿甲亢的风险。手术前应给予β受体阻断药治疗控制症状。

5. *治疗学监测*

(1)血清 FT_4 监测：因甲亢妇女血清

TSH 浓度极低难以测得，因此以血清 FT_4 作为主要监测指标。抗甲状腺药物治疗开始阶段，应每 2～4 周监测 1 次 TSH 和 FT_4，达到治疗目标值后每 4～6 周监测 1 次，根据甲状腺功能变化调整 LT_4 剂量。如妊娠早期，受 hCG 的影响，格雷夫斯病症状有所加重，而中期妊娠后病情逐渐缓解，因此应适当减少 LT_4 剂量，直到足月妊娠，有 20%～30% 患者可以停用。然而，血清 TRAb 滴度较高的患者仍应继续治疗直到产后甲状腺功能恢复正常为止。

(2)血清 TRAb 检测：适应证包括以下几种。①母亲为活动性甲亢；②放射性碘治疗史；③曾分娩过甲亢婴儿；④妊娠期甲状腺切除术。

妊娠期格雷夫斯病血清 TRAb 滴度升高提示：①胎儿甲亢；②新生儿甲亢；③胎儿甲减；④新生儿甲减；⑤中枢性甲减，主要原因为妊娠期甲亢治疗不利引起。

为有效预防胎婴儿甲亢，妊娠期甲亢或有甲亢病史妇女，应于妊娠 24～28 周测定血清 TRAb，如血清 TRAb 高于参考值上限 3 倍，应加强治疗和随访。甲亢妇女产后 1 年内复发率较高，因此产后第 6 周应进行甲状腺功能检测。

6. *胎儿和新生儿甲亢*　妊娠期甲亢妇女血清高滴度 TRAb＞30%～300%时，可通过胎盘进入胎儿体内刺激甲状腺引起胎儿和新生儿甲亢，发病率为 1%～5%。新生儿血清 TSAb 可存在 1～4 个月，滴度逐渐降低，甲亢也随之缓解或消失。

胎儿甲亢表现为持续性胎心率加快(＞170 次/分)和胎儿甲状腺肿。超声检查胎儿甲状腺肿大，骨龄加速和胎儿宫内生长受限(FGR)。刚出生婴儿，由于失去母亲服用抗甲状腺药物的保护，甲亢症状多于出生后 72h 表现出来，而全身甲亢症状和体征多于出生后 7～10 天出现，即表现为甲状腺毒症，血清 TSH 显著降低，而 FT_3、FT_4、TT_3 和 TT_4 浓度明显升高。

格雷夫斯病甲状腺切除妇女，母亲血清 TRAb 仍持续性升高，如出生后不及时诊治，所生婴儿势必发生甲亢，因此，仍应给予母亲 MMI 治疗，开始剂量为 10～20mg/d，几天后调整药物剂量。新生儿甲亢治疗包括抗甲状腺药物、碘剂和支持疗法，应转由儿科治疗。

抗甲状腺药物过度治疗，可引起胎儿甲状腺肿和甲减，表现为羊水过多(polyhydramnios)，而羊膜腔内注入 LT_4 可缓解和抑制甲状腺肿发生。然而，突然停止抗甲状腺药物治疗也可引起类似的反应。母亲甲亢未予理想药物治疗时，所生婴儿易患中枢性先天性甲减，血清 T_4、TSH 显著降低，其与 LT_4 穿过胎盘进入胎儿体内抑制 TSH 分泌相关。虽然，新生儿甲减在几周内有所缓解，但长期甲减势必引起甲状腺超声检查形态学异常变化。

7. *甲亢哺乳期治疗*　甲亢母亲产后哺乳期间仍应给予抗甲状腺药物治疗，药物首选 MMI，根据甲状腺功能调整剂量，20～30mg/d，对母婴相对安全。PTU 具有肝毒性，作为二线药物，300mg/d，哺乳后分次服用。服药期间应加强婴幼儿甲状腺功能监测。

8. *甲状腺危象治疗*　妊娠期甲亢未控制而停用抗甲状腺药物治疗、分娩、手术、产后出血、产后感染等易于诱发甲状腺危象，表现高热、心动过速、神志不清和昏迷等。甲状腺危象是甲亢病情急剧恶化的临床危象，应立即进行抢救以挽救母儿生命，届时应请内科内分泌专家协助治疗。

七、甲状腺结节和甲状腺癌

甲状腺结节(thyroid nodules)是发生于甲状腺内，组织学特性不同于周围甲状腺实质组织，质地各异的病灶。甲状腺结节多在查体、超声和放射学检查时意外发现，称为甲状腺偶发性肿瘤(thyroid incidentalomas)。

1. 病因病理　妊娠期甲状腺结节包括良性和恶性两类,病因、临床病理、症状学和生物学行为也不尽相同。甲状腺结节和甲状腺癌与基因突变、家族性甲状腺综合征(familial thyroid syndrome)、头颈部放射线暴露、感染、免疫功能缺陷、激素内环境和应激因素相关,其中儿童期和青少年期(<20 岁)头颈部放射线暴露增加成年期甲状腺结节和甲状腺癌发生风险。

(1)甲状腺结节:妇女一生甲状腺结节发生率为 10%。临床可触及甲状腺结节发生率,男女比例为 1:(4～5),与女性雌、孕激素分泌和生育活动相关。妊娠期甲状腺结节发生率为 3%～21%,国内为 15.3%,美国为 14.4%。妊娠期甲状腺结节发生率升高与早期妊娠高水平 hCG 的类 TSH 作用,促进母体甲状腺素分泌增加、原有甲状腺结节增大和新甲状腺结节形成相关,如多胎妊娠妇女甲状腺结节发生率高于单胎妊娠。另外,甲状腺结节发生率与检查方法相关,如临床检出率为 4%～7%,高分辨率超声检出率为 20%～76%,超声检查与手术或解剖检查符合率分别为 50%和 65%。

(2)甲状腺癌:甲状腺癌发生率仅占全部恶性肿瘤的 1%,女性和男性发生率分别为 5/10 万和 2/10 万。妊娠期和早期产褥期常见的甲状腺恶性肿瘤为分化型甲状腺癌(differentiated thyroid cancer,DTC),包括乳头状甲状腺癌(papillary thyroid cancer,PTC,占 88%)和滤泡型甲状腺癌(follicular thyroid cancer,占 9%),发病率为 14/10 万。DTC 预后良好,随访 10 年,生存率为 92%～98%,局部或区域淋巴结复发率为 5%～20%,远处转移率为 10%～15%,影响预后的因素,包括性别、年龄、病理分级和临床分期。

髓样甲状腺癌(medullary thyroid carcinoma)是罕见的肿瘤,占全部甲状腺癌的 1%～3%,约 25% MTC 属于家族性甲状腺癌综合征(MEN2A、MEN2B 和 non-MEN MTC)范畴,因此相关家族成员也应进行遗传学筛查。MTC 临床表现类似于 DTC,但存在潮热、稀便和腹泻症状者多提示 MTC,此时应进行 FNA 细胞学检查;血清降钙素、CEA 和 24h 尿液儿茶酚胺(catecholamine)测定排除嗜铬细胞瘤(phaeochromocytoma);血清钙和甲状旁腺激素(PTH)测定排除甲状旁腺旁功能亢进(hyperparathyroidism)。

未分化癌(anaplastic carcinoma),多数发生于长期甲状腺肿(goiter)的基础上,肿瘤快速生长,体积明显增大,FNA 细胞学检查有助于诊断。甲状腺结节和甲状腺癌的病因学见表 31-8。

2. 诊断　妊娠期甲状腺结节的诊断应首先排除甲状腺癌,包括家族性甲状腺综合征病史、头颈部放射线暴露史、甲状腺超声检查、细针穿刺吸引细胞学(FNA cytology)检查、血清 TSH、降钙素、环加氧酶-2、周期素-D_2 测定、免疫组化指标半乳凝素-3、全突变基因芯片(BRAF)、弹力图(elastography)和甲状腺切除活检等。需要强调的是,妊娠期禁忌进行甲状腺核素扫描和放射影像学检查(MRI,CT 和 ^{18}FDG-PET)。

(1)病史:重点询问青少年期间头颈部放射线暴露史和甲状腺疾病家族史。来自缺碘地区患者应询问甲状腺疾病史和药物治疗史。甲状腺结节诊断时间和治疗情况。

(2)超声检查:甲状腺超声检查是经济、价廉和有效筛查甲状腺结节的非创伤性检查方法,可以确定甲状腺结节的直径、结构和实质变化。目前,高分辨度 B 超可检出直径 2～3 mm 甲状腺结节,有利于早期诊断甲状腺结节和甲状腺癌。值得指出的是,中国指南不推荐对所有妊娠期妇女进行常规甲状腺超声检查,但推荐对已知、怀疑或存在高危因素的甲状腺结节妇女进行超声影像学检查。

表 31-8　甲状腺结节和甲状腺癌病因

良性病变
滤泡性腺瘤(follicular adenoma)
许尔特累细胞腺瘤(Hurthle cell adenoma)
胶质性囊肿(colloid cyst)
单纯或出血性囊肿(simple or hemorrhagic cyst)
淋巴细胞甲状腺炎(lymphocytic thyroiditis)
亚急性肉芽肿性甲状腺炎(granulomatous thyroiditis)
甲状腺感染(infectious processes)
恶性病变
恶性滤泡性或 C-细胞性来源的甲状腺癌(malignancy of follicular or C-cell origin)
乳头状癌(papillary carcinoma)
滤泡性癌(follicular carcinoma)
许特尔细胞癌(Hurthle cell carcinoma)
甲状腺髓样癌(medullary thyroid carcinoma)
未分化癌(anaplastic carcinoma)
其他类型
甲状腺淋巴瘤(thyroid lymphoma)
转移性甲状腺癌(malignancy metastatic to the thyroid)

根据超声影像学特征可将甲状腺结节分为 5 种类型:①形态规则的无回声囊性病变,多为甲状腺囊肿、甲状腺腺瘤囊内出血;②形态规则的囊实性回声结节,实性部分有血流信号,多为滤泡型腺瘤和腺瘤性结节;③形态规则的均匀实性回声结节,偶见被膜或结节内微钙化,内部血流丰富,多为滤泡型腺瘤、腺瘤性结节和分化型甲状腺癌;④形态不规则实性回声结节,被膜或结节内存在微钙化,内部血流丰富,多见于分化型甲状腺癌;⑤形态不规则实质性结节,伴有腺外浸润现象,被膜或结节内微钙化和血流丰富,多为分化型甲状腺癌。

甲状腺超声检查提示恶性甲状腺结节的影像学特征,包括结节被膜或实质部分微小钙化、微小叶型边缘不规则,混合型低回声区、高度大于宽度、结节内部血管增多是独立诊断恶性甲状腺结节的指标。

临床观察发现,多数实性,伴有微小钙化的甲状腺结节中 31.6%为恶性病变。然而,多数囊性而无微小钙化的甲状腺结节,甲状腺癌概率仅为 1.0%。均质性和海绵状变化,以及微小囊性部分占 50%以上的结节多数为良性病变。

甲状腺结节数量和大小并非预测结节恶性程度的指标,即使直径≤1 cm 的结节仍存在恶性风险,因此以结节直径或最大结节直径作为诊断甲状腺恶性肿瘤的标准易导致误诊和误治。甲状腺引流淋巴结超声检查时,如发现甲状腺结节同侧区域淋巴结微小钙化灶、血管增多、囊性变和圆形结节,提示为恶性病变。同样,如发现甲状腺包膜外浸润、侵入甲状腺周围肌层和喉返神经延长也强烈提示为恶性病变。

(3)细针穿刺吸引(fine needle aspiration,FNA)细胞学检查:超声引导下 FNA 是可靠、安全和高价效比的诊断甲状腺结节的方法,优于手法下细针穿刺,因后者假阴性率高和难以获得足够的组织标本进行细胞学检查,特别是位于甲状腺深部,难以手法触及和囊性甲状腺结节。

①适应证：进行细针穿刺前，必须按照甲状腺结节风险分层进行评估，即根据高危病史，甲状腺结节大小和超声异常特征决定。a. 直径≤1cm 甲状腺结节进行细针穿刺，必须存在 1 个以上的超声异常特征，包括结节包膜外生长、颈部淋巴结异常或具有高危病史；b. 实性甲状腺结节，以≤1cm 作为细针穿刺甄别值，也必须存在 1 个以上超声异常特征，包括微小钙化、低回声；c. 直径≥1.5cm 混合型囊性和实质性甲状腺结节，进行细针穿刺是必须以结节实质性部分为重点检查部位；d. 纯粹囊性或海绵状甲状腺结节，除非直径≥2cm，一般无须进行穿刺检查，因恶性倾向很低，可进行观察随访。

②细胞学检查：如 FNA 获得足够的标本，甲状腺结节的确诊率达 95%。然而，仍有 20% FNA 标本难以确诊，此时建议在超声指导下重复穿刺检查或手术切除活检。FNA 细胞学检查结果，按照甲状腺疾病诊断系统分类，良性占 70%、恶性占 5%、可疑恶性滤泡性或许尔特累细胞瘤（suspicious for malignancy, follicular or Hurthle cell neoplasm）、未能确定临床意义的滤泡性甲状腺癌（follicular lesions of undetermined significance）和不典型病变，后 3 种占全部病变的 25%，恶变率分别为 50%～75%、20%～30%和 5%～10%。

(4)肿瘤标志物检查

①血清 TSH 测定：是预测甲状腺结节恶性倾向的独立因素，甲状腺结节恶性风险与血清 TSH 浓度正相关。血清 TSH 测定应结合其他临床检查做出诊断。血清 TSH-R mRNA 测定也有助于确诊未定性甲状腺结节是否属于甲状腺癌，如以 TSH-R mRNA 浓度≥1 ng/μg 作为截断值，诊断甲状腺癌的阳性预测值超过 90%。

②血清降钙素测定：是诊断降钙素细胞增生、髓样甲状腺癌（medullary thyroid carcinoma, MTC）和评估患者生存率和预后的敏感指标。降钙素浓度≥10 pg/ml 是诊断 MTC 高度敏感指标。五肽胃泌素（pentagastrin）特异性促进降钙素分泌，血清浓度≥100 pg/ml，也是诊断甲状腺结节重要指标，但价格昂贵，临床应用受限，因此现行指南不推荐常规检测血清降钙素。

③血清甲状腺球蛋白（serum thyroglobulin）测定：对于甲状腺结节和甲状腺癌诊断，既无敏感性也无特异性，并受碘摄取量和甲状腺体积的影响，因此不推荐作为甲状腺结节的筛查指标。

④半乳凝素-3 测定：是肿瘤细胞免疫组化指标，半乳凝素-3 是一种蛋白标志物，结合 FNA 细胞学检查，有助于确定未定性滤泡型甲状腺结节性质，如半乳凝素-3 检测诊断乳头状甲状腺癌（PTC）价值高于滤泡性甲状腺癌（FTC）。

⑤分子生物学（基因芯片）检测：包括 PTC（BRAF、RAS、RET/PTC）、FTC（PAX8/PPARγ1 检测结合超声学检查），有助于确诊甲状腺癌病理类型。现行指南不常规推荐进行肿瘤分子生物学检测。

(5)弹性图：是动态观察甲状腺结节硬度，预测甲状腺癌的有效指标，具有高度特异性（96%～100%）和敏感性（82%～97%），不受结节大小和位置的影响。现行指南不常规推荐弹性图检查。

(6)甲状腺核素扫描：妊娠期为禁忌证。甲状腺核素扫描，即甲状腺 ^{131}I 扫描，根据甲状腺结节对放射性核素的摄取能力，将甲状腺结节区分为热结节、温结节、凉结节和冷结节，其中热结节和温结节多为良性病变，而凉和冷结节多提示可疑恶性或恶性病变。

(7)放射影像学检查：妊娠期为禁忌证，包括 MRI、CT 和 ^{18}FDG-PET。甲状腺结节的诊断和检查内容见图 31-4。

3. 对妊娠和胎儿的影响　妊娠期和非妊娠期甲状腺结节和甲状腺癌的预后无显著性

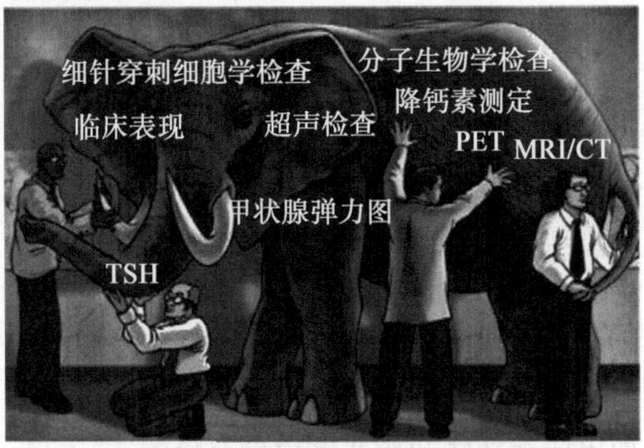

图 31-4　甲状腺结节的诊断和检查内容

摘自 Popoveniuc G, Jonklaas J. 2012. Thyroid Nodules. Med Clin North Am, 96(2): 329-349.

差异，也一般不会给妊娠和胎儿带来不良影响，除非肿瘤生长迅速和体积巨大引起局部压迫症状。甲状腺结节和甲状腺癌在短暂的妊娠期内也很少出现明显变化，但应加强观察和定期超声检查，如出现异常变化随时处理。

4. *治疗*

(1)良性甲状腺结节的治疗：妊娠期，绝大多数良性甲状腺结节不需要药物或手术治疗，但应定期随访和观察。然而，如甲状腺结节生长加速、体积明显增大并引起局部压迫症状，包括吞咽困难、呼吸困难、声音沙哑(压迫喉返神经)和疼痛，应择机行甲状腺切除。其他手术指证，包括单一毒性甲状腺结节(single toxic nodule)、毒性多结节性甲状腺肿(toxic multinodular goiter)。如甲状腺结节确实需要手术，应于妊娠第二孕季进行。另外，妊娠期和哺乳期，禁忌经皮穿刺注射乙醇(percutaneous ethanol injection, PEI)治疗甲状腺囊肿。

左旋甲状腺素(Levothyroxine, LT_4)抑制性治疗，通过负反馈抑制 TSH 分泌而引起结节缩小和预防新结节的发生。临床和荟萃分析显示，LT_4 抑制性治疗，碘缺乏地区妇女甲状腺结节缩小明显，而充足碘摄取妇女的甲状腺结节缩小则不甚明显。LT_4 治疗反应较好多见于新发生的小型甲状腺结节和胶质性甲状腺结节。然而，LT_4 抑制性治疗也可引起某些不良反应，因此现行的指南不推荐常规给予来自碘充足地区的良性甲状腺结节妇女 LT_4 抑制性治疗。

(2)甲状腺癌的治疗：妊娠期甲状腺癌治疗应考虑 3 个方面因素，肿瘤对妊娠的影响；妊娠对肿瘤的影响；临床治疗(药物和手术)对妊娠结局的影响。治疗的目的是，维持母体血清钙和甲状腺激素的生理平衡和促进宫内胎儿生长和神经系统正常发育；维持正常母体血清甲状腺激素和 TSH 平衡，尽可能地避免甲状腺癌的扩散和复发；严密随访和观察母体肿瘤的变化，必要时给予适当的治疗。

①分化型甲状腺癌(DTC)：占全部甲状腺癌 90%～95%。DTC 是来源于滤泡甲状腺细胞(follicular thyroid cells)恶性肿瘤，包括乳头状甲状腺癌(PTC)和滤泡型甲状腺癌(LTC)，肿瘤为 TSH 依赖性，生长缓慢、预后良好，妊娠期 DTC 多为早期癌。

妊娠期 DTC 治疗原则包括：①甲状腺切除手术原则推迟于产后进行；②暂不手术的 DTC，每 3 个月复查 1 次甲状腺超声检查，观测肿瘤生长速度，并给予 LT_4 抑制性治疗，目的是控制血清 TSH 浓度处于 0.1～1.5mU/L 水平；③如妊娠期间肿瘤生长迅速、体积明显增大，出现区域淋巴结转移，或引起局部压迫症状，则应于妊娠中期(第 4～6 个月)施行甲状腺切除手术，包括肿瘤小叶切除、全甲状腺切除、全甲状腺切除＋Ⅳ级淋巴结切除，术后给予 LT_4 抑制性治疗，目的是控制血清 TSH 浓度处于 0.1～1.5mU/L 水平，并适当补充钙和维生素 D。

②髓样甲状腺癌(MTC)：占全部甲状腺癌的 5%～10%，是来源于滤泡旁甲状腺细胞(parafollicular thyroid cell)的恶性肿瘤。MTC 具有独特的生物化学、遗传学和临床特征，属于常染色体显性遗传性综合征——多内分泌肿瘤(MEN ⅡA & ⅡB)或非多内

分泌肿瘤(non-MEN)范畴。肿瘤生长迅速、早期浸润和转移,预后不良。明确诊断后根据肿瘤对妊娠和胎儿的影响,决定手术时间。

(3)孕前切除甲状腺癌妇女:①甲状腺癌尚未完全控制的妇女,血清 TSH 浓度应维持≤0.1mU/L 水平;②甲状腺癌已基本控制,但仍存在高危因素的妇女,血清 TSH 浓度水平应维持 0.1～0.5mU/L 水平;③甲状腺癌良好控制的低风险妇女,可控制血清 TSH 浓度处于 0.3～1.5mU/L 水平。为此,早期妊娠,LT_4 剂量应增加 10%,中期妊娠应增加 21%,晚期妊娠应增加 26%,并每 2～4 周检测 1 次甲状腺功能,以指导调整 LT_4 剂量。

(4)孕前放射碘治疗甲状腺癌妇女:①分化型甲状腺癌,孕前放射^{131}I 治疗后,应给予 LT_4 替代治疗,维持正常血清甲状腺激素至少 6 个月后再妊娠;②孕前放射^{131}I 治疗对妊娠结局和后代无不利影响,但应加强妊娠期甲状腺功能和胎儿宫内发育检测。

第三节 肾上腺疾病

一、肾上腺皮质功能亢进症

【病因】 肾上腺皮质功能亢进症原因可为肾上腺腺瘤、肾上腺皮质增生、肾上腺癌、异位 ACTH 分泌综合征,也可为医源性因素所致。妊娠合并肾上腺皮质功能亢进症(库欣综合征)多为肾上腺腺瘤所致。

【生理机制】 妊娠期胎盘分泌的 ACTH 样肽类物质和雌激素增加肝脏肾上腺皮质激素结合球蛋白(CBG)生成,引起血浆 ACTH 浓度增加,总皮质醇和游离皮质醇浓度增加 2～3 倍,尿中游离皮质醇排出量高于非妊娠期 2 倍以上。因此妊娠期呈现生理性肾上腺皮质功能亢进状态。

【相互影响】

1. 库欣综合征妇女多存在闭经或月经异常,难以妊娠。

2. 妊娠合并库欣综合征时,易发生妊高征、糖耐量异常、心力衰竭、精神异常等。

3. 妊娠后易发生流产、早产、死胎和 FGR,围生儿病死率为 15.4%。也有报道称,库欣综合征妇女所生新生儿可发生艾迪生病。

4. 妊娠加重原有库欣综合征病情,与胎盘分泌 CRH-ACTH 样物质相关。有报道称,分娩后库欣综合征可自然消退。

【诊断】

1. *皮质醇增多症状* 包括向心性肥胖、皮肤紫纹、满月面容、痤疮、多毛、水牛背、高血压、糖耐量异常、精神异常等。

2. *实验室检查* 血浆皮质醇增高、地塞米松抑制试验异常、皮质醇结合球蛋白(CBG)增高、24h 尿 17-OH 和 17-KS 增高。血浆 ACTH 测定有助于鉴别肾上腺腺瘤和异位 ACTH 综合征。

3. *医学影像学检查* 包括超声、CT、MRI。如发现肾上腺增大、占位性病变,则高度怀疑肾上腺腺瘤(地塞米松不能抑制较高的血浆或尿游离皮质醇)。CT 和 MRI 可检出微小肾上腺肿瘤,但妊娠期限制应用 CT。

【治疗】

1. *对症治疗* 妊娠合并库欣综合征妇女应提前住院,治疗妊高征、高血糖等并发症,加强对母体和胎儿的治疗和监护。

2. *药物治疗* 甲吡酮 0.5～2mg/d,抑制肾上腺皮质醇分泌,使血清皮质醇维持在 300～500nmol/L 为度。

3. *手术治疗* 存在肾上腺肿瘤者,应于妊娠中期手术切除。

二、肾上腺皮质功能不全

【病因】 肾上腺皮质功能不全(Addison disease)为自身免疫性疾病，可伴有其他全身免疫性疾病，也可由结核、转移瘤、真菌感染、淀粉样变性所致，或继发于肾上腺切除之后。

【相互影响】

1. 妊娠剧吐、分娩刺激、手术、产后出血、感染等易诱发肾上腺危象，即急性肾上腺皮质功能衰竭，表现为反应迟钝、肌无力、低体温、低血压甚至休克和昏迷。

2. 孕期若能恰当地给予肾上腺皮质激素替代治疗，母儿预后良好。

3. 胎儿呈现低体重和发育迟缓，与母体低血糖相关。

【临床表现】 肾上腺皮质功能不全患者皮质醇和性激素分泌减低。肾上腺球状带破坏引起盐皮质激素(醛固酮)分泌不足，失钠、脱水、酸中毒和高钾血症。临床表现为恶心、呕吐、眩晕、低血压等。束状带破坏引起糖皮质激素分泌不足，反馈性引起垂体 ACTH 和黑色素细胞刺激素(MSH)分泌增加，临床表现为低血糖倾向和皮肤色素沉着。网状带破坏引起性激素分泌降低，临床表现为性欲低下和月经失调。轻型肾上腺皮质功能不全仍有望妊娠。

【诊断】

1. *临床症状*　表现为疲乏、无力、食欲减退、恶心、呕吐、体重减轻、低血压、低血糖、皮肤黏膜颜色灰暗。

2. *实验室检查*　尿 17-OH 降低，ACTH 兴奋试验低平反应，低血糖，血清 Na^+、Cl^- 降低，血清 K^+ 升高，淋巴细胞比例、嗜酸性粒细胞计数增高。血浆皮质醇浓度降低，ACTH 浓度升高有助于鉴别原发性和继发性肾上腺皮质功能不全。

【治疗】

1. *对症治疗*　住院治疗、卧床休息、避免刺激、进高钠和低钾饮食。

2. *补充肾上腺皮质激素*　早期妊娠呕吐严重时，可肌内注射或静脉滴注可的松或氢化可的松 50mg/d。妊娠反应改善后减少剂量为 25～37.5mg/d。分娩期皮质激素剂量应适当增加，临产前肌内注射可的松 100mg。分娩过程中肌内注射可的松 50mg，每 6h 1 次，亦可加入液体内静脉滴注。

3. *分娩后治疗*　无妊娠并发症者，从产后第 2 天开始，逐渐减少皮质激素用量。第 2～3 天为 100～150mg/d，分次口服或肌内注射。第 4～5 天，75～100mg/d。第 6～7 天，50～75mg/d。以后可恢复至原来的维持量。存在妊娠并发症者，在并发症控制后逐渐减量。皮质激素每日用量的分配为，清晨 8:00 时服用总量的 2/3，午后 2h 服所余 1/3 剂量，以与皮质激素的生理性昼夜分泌变化一致。若出现急性肾上腺皮质功能衰竭，应静脉给予大剂量肾上腺皮质激素，补充血容量，纠正电解质和酸碱平衡失调和应用抗生素预防感染。

三、肾上腺肿瘤

肾上腺肿瘤包括肾上腺腺瘤、肾上腺癌、嗜铬细胞瘤和转移癌，发生于肾上腺皮质时可引起库欣综合征和醛固酮增多症。肾上腺髓质嗜铬细胞瘤或转移癌可引起相应症状，皮质转移癌引起肾上腺皮质功能不全或亢进。

四、肾上腺手术后妊娠与分娩

肾上腺肿瘤、肾上腺皮质功能亢进、肾上腺切除术后未及时给予皮质激素替代治疗，可发生艾迪生病。术后给予适当的皮质激素替代治疗，部分患者可望妊娠，妊娠期继续给予系统的皮质激素治疗则母儿预后良好。

第四节　卵巢肿瘤和产后抑郁症

一、卵巢肿瘤

妊娠期卵巢疾病包括卵巢肿瘤、瘤样病变和炎症。卵巢排卵和性激素分泌功能异常可引起月经失调、黄体功能不全、流产和不孕。妊娠合并卵巢肿瘤的概率为2.22%，其中多为良性肿瘤，而恶性肿瘤少见。

(一)卵巢肿瘤对妊娠的影响

良性卵巢肿瘤不影响妇女生育力和妊娠，但当卵巢肿瘤破坏双侧卵巢组织或压迫输卵管时则影响妊娠。卵巢内分泌肿瘤(颗粒细胞瘤、卵泡膜细胞瘤、门细胞瘤和甲状腺瘤)和卵巢恶性肿瘤则难以妊娠。卵巢肿瘤一般不影响妊娠进展和转归。体积较大的肿瘤充塞盆腔，妨碍子宫增大，刺激子宫收缩可引起流产、早产；妊娠中晚期则引起胎位异常；分娩期则影响胎儿先露部下降和产程进展造成难产。妊娠合并恶性卵巢肿瘤时原则应立即手术治疗。

(二)妊娠对卵巢肿瘤的影响

妊娠虽不加速卵巢肿瘤生长和播散，但肿瘤蒂扭转发生率高达11%～50%，多发生于妊娠中期和产褥期。其与妊娠中期子宫增大超出盆腔，将卵巢囊肿推入腹腔，增加肿瘤活动度相关。产褥期子宫回缩、腹壁松弛，囊肿活动度大同样易于发生扭转。妊娠期也可发生卵巢囊肿破裂和嵌顿，引起急腹症。

(三)妊娠合并良性卵巢肿瘤的处理

妊娠早期发现卵巢肿瘤首先应确定其为良性或恶性肿瘤，包括超声和实验室检查(CA125、HE4、CEA、AFP、CA153、CA199)。如为小型卵巢囊性包块(直径≤6cm)，多为卵巢非赘生性囊肿，不需处理，观察随访，其可随妊娠进展或分娩后自然消失。

如卵巢肿瘤直径≥6cm，不影响妊娠进展，也无并发症仍可观察随访，待于足月分娩剖宫产时一并切除。如出现急性并发症(蒂扭转、嵌顿或破裂)者应于妊娠中期手术切除，因此时胎盘功能已经建立，切除卵巢不致引起流产、早产。

良性卵巢囊肿手术时，应尽可能地行肿瘤挖除术，保留正常和健康的卵巢组织，而不要简单地行附件切除术。妊娠合并卵巢囊肿并非剖宫产指征，有产科指征行剖宫产时可同时挖除卵巢囊肿。如妊娠前已发现卵巢肿瘤，原则先切除肿瘤，而后再妊娠。

(四)妊娠合并恶性卵巢肿瘤的处理

妊娠合并恶性卵巢肿瘤的处理原则上与非妊娠期相同，即尽早手术切除而不必顾及妊娠的时期。幸运的是妊娠合并恶性卵巢肿瘤概率仅占妊娠合并卵巢肿瘤的2%～5%。手术范围根据肿瘤分期、病理类型和分化程度而定。

如单侧性、包膜完整的Ⅰa肿瘤、腹水癌细胞(－)，可做患侧附件切除，对侧卵巢活检或楔形切除，无肿瘤者，可严密随访至足月妊娠分娩，产后根据患者年龄和肿瘤检测指标，决定是否进行二次手术、化疗和放疗。

如为较晚期的卵巢癌(超过Ⅰa期)，原则应终止妊娠(人工流产、剖宫取胎)，然后行肿瘤细胞减灭术、盆腔淋巴切除、阑尾切除和腹主动脉淋巴结活检，手术后补充化疗或放疗。妊娠合并交界性或恶性生殖细胞肿瘤、性索间质细胞瘤，如为单侧者，对侧卵巢正常，腹水癌细胞(－)者，可先行患侧附件切除，保留子宫及对侧附件，继续妊娠至足月，分娩时剖宫产行二次探查，或行子宫附件切除，或行化疗和放疗。妊娠合并卵巢转移癌预后差，即使手术，患者也多在术后1～2年死亡。此时可根据患者意愿、妊娠周数决定治疗方式。已近妊娠晚期，迫切希望得到胎儿者，可等待胎儿成熟后行剖宫产并肿瘤细胞减灭术。

二、产后抑郁症

产后抑郁症又称为产褥期抑郁症，指产妇于产褥期出现的不伴有精神病症状的抑郁。国外报道产后抑郁症发生率为 20%～30%。

【病因】 病因不明。可能与社会心理因素和产后内分泌变化相关。社会心理因素，包括家庭不和、得不到丈夫体贴、盼望生男孩却生了女孩等。内分泌因素，包括产后 hCG 和孕酮突然下降、皮质醇和催乳素分泌增加等。

【临床表现】 妊娠妇女在分娩后出现情绪低沉、易激惹、恐怖、焦虑、沮丧、厌世、自杀倾向；或表现出对自己和婴儿健康过度担忧、失去生活自理和照料婴儿的能力，呈现出精神错乱或嗜睡状态。精神抑郁症状多出现于分娩后 2 周，第 4～6 周明显加重。如不继续恶化，则于产后 2～3 个月逐渐恢复。

【诊断】 关于产后抑郁症的诊断基本沿用 1994 年美国精神病学会制定的诊断标准（表 31-9）。

【治疗】

1. *心理治疗*　心理疏导治疗为主，严重病例应用抗抑郁药治疗。通过心理咨询和解释工作解除患者的心理思想负担。调整好家庭关系和养成良好生活习惯，注意劳逸结合，改善体质。

2. *药物治疗*　抗抑郁症药应在医生指导下应用，主要为 5-羟色胺重吸收抑制药和三环类抗抑郁药等。帕罗西汀（Paroxetine），开始为 20mg/d，逐渐增加至 50mg/d，口服。舍曲林（Sertraline），开始剂量为 50mg/d，逐渐增至 200mg/d，口服。氟西汀（Fluoxetine），开始剂量为 20mg/d，逐渐增至 80mg/d，口服。阿米替林（Amitriptyline），开始剂量为 50mg/d，逐渐增至 150mg/d，口服。以上药物不通过乳汁排出，因此可用于治疗产后抑郁症。

表 31-9　产褥期抑郁症的诊断标准

1. 在产后 2 周内出现下列 5 条或 5 条以上的症状，必须具备①、②两条
①情绪抑郁
②对全部或多数活动明显缺乏兴趣或愉悦
③体重显著下降或增加
④失眠或睡眠过度
⑤精神运动性兴奋或阻滞
⑥疲劳或乏力
⑦遇事皆感毫无意义或自罪感
⑧思维力减退或注意力溃散
⑨反复出现死亡想法
2. 在产后 4 周内发病

【预防】 产后抑郁症的发生，受社会、心理、家庭和妊娠等因素的影响。通过加强围生期保健和卫生宣传，普及有关妊娠生理科学知识，减轻孕产妇对妊娠和分娩恐惧心情，完善自我保健，有利于预防产后抑郁症的发生。同时，加强围生期保健，从门诊、病房到分娩室营造一个健康、安定、舒适的医学氛围，实行康乐待产。分娩过程中由有经验的助产士和医师陪伴在旁，也有助于预防产后抑郁症的发生。

（左常婷　李继俊）

参考文献

Alves GV，Santin AP，Furlanetto TW. 2011. Prognosis of thyroid cancer related to pregnancy：a systematic review. J Thyroid Res，691719.

Andersen SL，Laurberg P. 2016. Managing hyperthyroidism in pregnancy：current perspectives. Int J Womens Health，8：497-504.

Basevi V, Mario SD, Cristina Morciano C, et al. 2011. Comment on: american diabetes association. standards of medical care in diabetes—2011. Diabetes Care, 34(Suppl. 1): S11-S61.

Besançon A, Beltrand J, Le Gac I, et al. 2014. Management of neonates born to women with Graves' disease: a cohort study. European journal of endocrinology / European Federation of Endocrine Societies, 170 (6): 855-862.

Biondi B, Bartalena L, Cooper DS, et al. 2015. The 2015 european thyroid association guidelines on diagnosis and treatment of endogenous subclinical hyperthyroidism. Eur Thyroid J, 4(3): 149-163.

Brabant G, Peeters RP, Chan SY, et al. 2015. Management of subclinical hypothyroidism in pregnancy: are we too simplistic? European journal of endocrinology/European Federation of Endocrine Societies, 173 (1): 1-11.

Chang DLF, Pearce EN. 2013. Screening for maternal thyroid dysfunction in pregnancy: a review of the clinical evidence and current guidelines. J Thyroid Res: 851326.

Cignini P, Cafà EV, Giorlandino C, et al. 2012. Thyroid physiology and common diseases in pregnancy: review of literature. J Prenat Med, 6 (4): 64-71.

Earl R, Crowther CA, Middleton P. 2010. Interventions for preventing and treating hyperthyroidism in pregnancy. Cochrane Database Syst Rev, (9): CD008633.

Enewold L, Harlan LC, Stevens JL, et al. 2015. Thyroid cancer presentation and treatment in the United States. Ann Surg Oncol, 22(6): 1789-1797.

Gharib H, Papini E, Garber JR, et al. 2016. American association of clinical endocrinologists, American college of endocrinology, and association medical endocrinologic medical guidelines for clinical practice for the diagnosis and management of thyroid nodules-2016 update. Endocr Pract, 22 (5): 622-639.

Gibelli B, Zamperini P, Proh M, et al. 2011. Management and follow-up of thyroid cancer in pregnant women. Acta Otorhinolaryngol Ital, 31 (6): 358-365.

Gripp KW, Kuryan R, Schnur RE et al. 2011. Grade 1 microtia, wide anterior fontanel and novel type tracheo-esophageal fistula in methimazole embryopathy. Am J Med Genet A, 155A (3): 526-533.

He Y, He T, Wang Y, et al. 2014. Comparison of the effect of different diagnostic criteria of subclinical hypothyroidism and positive TPO-Ab on pregnancy outcomes. Zhonghua Fu Chan Ke Za Zhi, 49 (11): 824-828.

Javed Z, Sathyapalan T. 2016. Levothyroxine treatment of mild subclinical hypothyroidism: a review of potential risks and benefits. Ther Adv Endocrinol Metab, 7(1): 12-23.

Jonklaas J, Bianco AC, Bauer AJ, et al. 2014. Guidelines for the treatment of hypothyroidism: prepared by the american thyroid association task force on thyroid hormone replacement. Thyroid, 24 (12): 1670-1751.

Kashi Z, Bahar A, Akha O, et al. 2016. Levothyroxine dosage requirement during pregnancy in well-controlled hypothyroid women: a longitudinal study. Glob J Health Sci, 8(4): 227-233.

Labadzhyan A, Brent GA, Hershman JM, et al. 2014. Thyrotoxicosis of pregnancy. J Clin Transl Endocrinol, 1(4): 140-144.

Lazarus J, Brown RS, Daumerie C, et al. 2014. European thyroid association guidelines for the management of subclinical hypothyroidism in pregnancy and in children. Eur Thyroid J, 3(2): 76-94.

Leo SD, Lee SY, Braverman LE. 2016. Hyperthyroidism. Lancet, 388(10047): 906-918.

Léger J, dos Santos S, Larroque B, et al. 2015. Pregnancy outcomes and relationship to treatment adequacy in women treated early for congenital hypothyroidism: a longitudinal population-based study. J Clin Endocrinol Metab, 100 (3): 860-869.

Metzger BE, Gabbe SG, Persson B, et al. 2010. International association of diabetes and pregnancy study groups consensus panel. International association of diabetes and pregnancy study groups recommendations on the diagnosis and classification of hyperglycemia in pregnancy. Diabetes Care, 33:

676-682.

Metzger BE, Lowe LP, Dyer AR, et al. 2008. HAPO study cooperative research group. hyperglycemia and adverse pregnancy outcomes. N Engl J Med, 358: 1991-2002.

Mitchell AL, Gandhi A, Scott-Coombes D, et al. 2016. Management of thyroid cancer: United Kingdom National Multidisciplinary Guidelines. J Laryngol Otol, 130(Suppl 2): S150-S160.

Nazarpour S, Tehrani FR, Simbar M, et al. 2015. Thyroid dysfunction and pregnancy outcomes. Iran J Reprod Med, 13(7): 387-396.

Patton PE, Samuels MH, Trinidad R, et al. 2014. Controversies in the management of hypothyroidism during pregnancy. Obstetrical & gynecological survey, 69 (6): 346-358.

Popoveniuc G, Jonklaas J. 2012. Thyroid Nodules. Med Clin North Am, 96(2): 329-349.

Saki F, Dabbaghmanesh MH, Ghaemi SZ, et al. 2014. Thyroid function in pregnancy and its influences on maternal and fetal outcomes. Int J Endocrinol Metab, 12(4): e19378.

Shahram Alamdari, Fereidoun Azizi, Hossein Delshad, et al. 2013. Management of hyperthyroidism in pregnancy: comparison of recommendations of american Thyroid Association and Endocrine Society. J Thyroid Res, 878467.

Soldin OP, Chung SH, Colie C. 2013. The use of TSH in determining thyroid disease: how does it impact the practice of medicine in pregnancy? J Thyroid Res, 148157.

Soldin OP. 2012. When Thyroidologists agree to disagree: comments on the 2012 endocrine society pregnancy and thyroid disease clinical practice guideline. J Clin Endocrinol Metab, 97 (8): 2632-2635.

Speroff L, Fritz MA. 2005. Clinical gynecologic endocrinology and infertility. 7th ed. Lippincott Williams & Wilkins: 259-319.

Stagnaro-Green A, Abalovich M, Alexander E, et al. 2011. Guidelines of the american thyroid association for the diagnosis and management of thyroid disease during pregnancy and postpartum. The American Thyroid Association Taskforce on Thyroid Disease During Pregnancy and Postpartum. Thyroid, 21(10): 1081-1125.

Strauss III JF, Barbieri RL. 2014. Yen & Jaffes Reproductive Endocrinology. 7th ed. Elsevier Aaunders, P604-650.

Vandorsten JP, Dodson WC, Espeland MA, et al. 2013. NIH consensus development conference: diagnosing gestational diabetes mellitus. NIH Consens State Sci Statements, 6, 29(1): 1-31.

Varghese SS, Varghese A, Ayshford C. 2014. Differentiated thyroid cancer and pregnancy. Indian J Surg, 76(4): 293-296.

Yang H, Shao ML, Chen LM, et al. 2014. Screening strategies for thyroid disorders in the first and second trimester of pregnancy in China. PLoS One, 9 (6): e99611.

Yang HX. 2012. Medical service specialty standard committee of ministry of health. Diagnostic criteria for gestational diabetes mellitus (WS 331-2011). Chin Med J (Engl), 125: 1212-1213.

Zhu WW, Fan L, Yang HX, et al. 2013. Fasting plasma glucose at 24-28 weeks to screen gestational diabetes: new evidence from China. Diabetes Care, 36: 2038-2040.

第32章 妇产科内分泌肿瘤

妇产科领域中，下丘脑、松果体、垂体、卵巢、子宫、胎盘和其他组织器官具有内分泌功能的肿瘤可影响女性生殖生理和生殖内分泌功能。现简介如下。

第一节 下丘脑内分泌肿瘤

一、颅咽管瘤

颅咽管瘤(craniopharyngioma)是来源于颅咽管残基或颅颊囊(rathke pouch)、被覆鳞状上皮、囊性、生长缓慢的肿瘤。

【发病率】 颅咽管瘤多发生于年龄0～14岁儿童，年发生率为0.13/10万，无性别差异，约占所有儿童肿瘤的4.2%。颅咽管瘤发病年龄分布呈双峰型，第1高峰年龄为5～14岁，第2高峰年龄为65～74岁。颅咽管瘤占所有颅内肿瘤的1%～3%，占鞍上肿瘤的13%。儿童期颅咽管瘤占所有颅内肿瘤的5%～10%，鞍内和鞍上肿瘤的56%。

【病因病理】 颅咽管瘤的病因不明。颅咽管瘤为错构瘤，生物学行为恶性，易于局部扩散和复发。颅咽管瘤为单一或多房性囊性肿瘤，大小不一，囊腔内充满棕黄色蛋白性液体。颅咽管瘤起源于垂体柄，向上突入下丘脑。向前突入前交叉池(prechiasmatic cistern)和额叶下间隙(subfrontal spaces)。向后扩展突入脑桥前(Prepontile)和脑脚间池(interpeduncular cisterns)、脑桥小脑角(cerebellopontine angle)、第3脑室、颅后窝(posterior fossa)和周面孔，向侧面突入颞下间隙(subtemporal spaces)扩散至大脑外侧裂(sylvian fissure)。转移性颅咽管瘤罕见。

【临床表现】 颅咽管瘤生长缓慢，仅当肿瘤直径≥3cm时才引起临床症状，从发生肿瘤到引起临床症状的时间为1～2年。常见的症状为头痛(发生率55%～86%)、内分泌紊乱(发生率66%～90%)、视力障碍(发生率37%～68%)、甲状腺功能减退(发生率40%)。肾上腺功能衰竭(发生率25%)，表现为直立性低血压(orthostatic hypotension)、低血糖、低钾、心律失常、嗜睡(lethargy)、烦躁、厌食、恶心和呕吐。

颅咽管瘤患者糖尿病发生率20%、性功能减退50%、青春期发育延迟70%～90%、生长迟缓23%～45%和闭经。成人视力障碍发生率为40%～70%。儿童期视力障碍发生率20%～30%。颅咽管瘤压迫丘脑和额叶可引起内分泌、自主神经功能障碍，包括食欲亢进(hyperphagia)、肥胖(11%～18%)、精神运动迟滞(psychomotor retardation)、情绪不稳定、感情淡漠(apathy)、短记忆障碍(short-term memory deficits)和尿失禁。

颅咽管瘤压迫视交叉前区引起视力障碍水平性复视(horizontal double vision)、视盘水肿和视野缺损、颅咽管瘤压迫视交叉后区引起脑积水和颅内压升高、鞍内区引起头痛和内分泌障碍。

【诊断和治疗】 根据病史、症状、体征，结合内分泌和医学影像学检查(CT、MRI)可以确诊。血液和内分泌检查，包括血、尿生化、渗透压、甲状腺激素、肾上腺激素、性激素、生长激素和 FSH、LH、PRL 测定、血糖和糖筛查试验等。颅咽管瘤一经确诊应立即手术，术后辅助放疗。

二、松果体瘤

【病因病理】 人类松果体(pineal body)为神经内分泌转换器，可将神经信号转化为内分泌信号，受光照周期和昼夜节律的影响，接收来源于视网膜通过下丘脑视交叉上核和颈上神经节交感性去甲肾上腺能神经传入冲动，将神经信号转化为内分泌活动而生成褪黑素，调节生物节律和促性腺激素 FSH 和 LH 分泌。

松果体肿瘤占成人颅内肿瘤的 0.4%～1.0%，儿童颅内肿瘤的 3.0%～8.0%，多发生于 10～20 岁青少年妇女，平均发病年龄为 13 岁。松果体肿瘤可来源于生殖细胞和非生殖细胞，也可由周围脑组织肿瘤星状胶质细胞瘤转移而来。松果体肿瘤位于松果体腺体内及其周围组织内，与视网膜视杆细胞和视锥细胞(retinal rods and cones)特异性神经元功能相关。松果体细胞被与血管毗邻的原纤维星形细胞所围绕而形成血管软脑膜屏障。

【临床表现】 松果体肿瘤主要引起局部压迫症状和内分泌功能障碍，临床表现和体征与肿瘤大小、生长部位和松果体组织代偿能力相关。肿瘤压迫引起脑积水、头痛、恶心和呕吐等颅内压升高症状，严重者出现昏睡、反应迟钝和死亡。

松果体肿瘤压迫视觉中枢可引起瞳孔和动眼神经麻痹，称为垂直性凝视麻痹综合征(syndrome of vertical gaze palsy)。肿瘤累及四叠体板(quadrigeminal plate)则引起 Eponymic 综合征。如肿瘤进一步压迫中脑导水管周围灰质(periaqueductal gray)则引起瞳孔散大、眼肌痉挛、瞳孔大小不等和眼球震颤(nystagmus)。松果体肿瘤向下方扩展至中脑腹内侧可引起运动神经元和小脑输出神经纤维功能障碍，表现为共济失调和辨距不良(ataxia and dysmetria)。

儿童期松果体肿瘤引起鞍上压迫症状、脑积水和糖尿病。具有内分泌功能的松果体生殖细胞肿瘤分泌 hCG-β 引起假性早熟(pseudo-precocious puberty)、93% 12 岁以上少女出现继发性痛经，33%15 岁以上少女生长发育停滞。松果体卒中(pineal apoplexy)是由于肿瘤内出血所致，多发生于围术期。

【诊断】 依靠临床症状、体征、医学影像学(CT、MRI、PET-CT)、血清和脑脊液肿瘤标志物、细胞学和眼科学检查确定诊断。松果体肿瘤未有特异性肿瘤标志物，但血液和脑脊液中 AFP 和 hCG-β 测定有助于诊断恶性松果体生殖细胞肿瘤，其他肿瘤标志物包括乳酸脱氢酶及其同工酶、胎盘碱性磷酸酶。松果体实质细胞肿瘤的肿瘤标志物包括褪黑素和 S 抗原。松果体星形细胞瘤(astrocytomas)可出现钙化灶。

【治疗】 手术、放疗和化疗。不同病理类型的松果体肿瘤对放疗的敏感性不同，其中生殖细胞肿瘤最敏感，放疗效果较好。松果体肿瘤，包括生殖细胞和非生殖细胞肿瘤对铂类为主的联合化疗反应性为 80%～100%。常用的化疗药物包括顺铂(Cisplatin)、长春新碱(Vinblastine)、博来霉素(Bleomycin)和依泊托苷(VP-16)等。

第二节 垂体内分泌肿瘤

【病因病理】 垂体肿瘤的发生与多瘤基因(Multiple oncogene)相关,包括G-蛋白异常、ras基因突变、p53基因缺失、突变和重组等。多数垂体肿瘤为良性肿瘤,但多具有内分泌功能。临床表现为局部压迫症状和内分泌功能紊乱。

垂体肿瘤占颅内肿瘤的10%~15%。尸体解剖检出率为10%,多见于年轻妇女,也可发生于老年和年轻少女。垂体肿瘤依大小分为微小腺瘤(直径<1 cm)和巨大腺瘤(直径>1 cm)。依染色特征分为嫌色细胞瘤(chromophobic cell tumor)和嗜色细胞瘤(chromophilic cell tumor),后者分为嗜酸细胞瘤(eosinophilic cell tumor)和嗜碱细胞瘤(basophilic cell tumor)。多数嫌染细胞瘤具有内分泌功能,而嗜酸性和嗜碱性细胞瘤分泌不同的激素。有些垂体细胞肿瘤分泌多种垂体激素。按照分泌激素功能又可分为促性腺激素腺瘤、生长激素腺瘤、ACTH腺瘤、TSH腺瘤、PRL腺瘤等。

【临床表现】

1. *催乳素瘤* 分泌大量催乳素,引起高催乳素血症,除引起局部神经压迫症状外,还表现为闭经、溢乳、不孕、性功能减退。催乳素瘤患者中50%~60%出现视力变化。非特异性头痛。压迫海绵窦引起眼肌麻痹(ophthalmoplegia)、复视(diplopia)和眼睑下垂(ptosis)。扩展到蝶窦(sphenoid sinus),引起脑脊液鼻液漏[cerebrospinal fluid (CSF) rhinorrhea]。血清PRL>200μg/L提示垂体巨大腺瘤并易引起下丘脑压迫症状。

2. *生长激素瘤* 儿童期引起巨人症,成人期引起肢端肥大症、糖尿病、肌病、腕管综合征(carpal tunnel syndrome)、椎管狭窄(lumbar canal stenosis)和肌萎缩性侧索硬化(amyotrophic lateral sclerosis)、结肠息肉,但结肠癌发生率并不增加。血清IGF-1浓度是诊断肢端肥大症的最好指标,其反映GH变化。OGTT和TRH试验有助于诊断肢端肥大症。

3. *ACTH腺瘤* 引起库欣病,表现为体重增加、向心性肥胖、满月脸、皮肤紫纹、易激动、肌肉萎缩和精神变化、高血压、糖尿病、青光眼和骨质疏松症。

皮质醇测定和ACTH测定(>5.5pmol/L,上午9时;>2.2pmol/L,午夜)有助于诊断。甲吡酮试验(metyrapone test)抑制皮质醇分泌,但增加皮质醇前体物质生成11-deoxycortisol。岩静脉窦(petrosal sinus)穿刺测定ACTH和CRF鉴别诊断异位ACTH分泌综合征。

4. *糖蛋白激素腺瘤* 腺垂体分泌的糖蛋白激素(glycoprotein hormone),包括促甲状腺激素(thyroid-stimulating hormone, TSH)、促卵泡素(follicle-stimulating hormone, FSH)和黄体生成素(luteinizing hormone, LH)。

TSH腺瘤引起血清T_3和T_4升高、甲亢、甲状腺肿。某些垂体瘤分泌较多FSH但不引起内分泌异常。垂体肿瘤分泌的游离型FSHα-/β-亚基无生物活性,TRH促进多数垂体瘤分泌FSH亚基,偶可引起性早熟和绝经后流血。筛查指标包括催乳素、IGF-1、LH、FSH、TRH、cortisol、T_3和T_4等。如发生垂体卒中时,脑脊液呈黄色,镜下可见锯齿状红细胞,蛋白含量增高。

5. *β-内啡肽腺瘤* 罕见。β-内啡肽腺瘤是分泌β-内啡肽DNA片断和阿黑皮素原(POMC)-ACTH腺瘤,引起低促性腺激素血症、闭经-溢乳综合征和血浆β-内啡肽升高。确诊后手术治疗,术后给予阿肽拮抗药纳洛酮和纳曲酮治疗。

【诊断】 根据临床症状、体征、激素测定和医学影像学检查可确定垂体肿瘤的性质和部位。

【治疗】 临床治疗的方式、药物选择取决于肿瘤发生部位、大小、性质、神经症状和体征等。

1. *手术治疗* 经蝶窦显微外科手术(transphenoidal surgery)是切除垂体肿瘤的主要方式。如 GH 腺瘤切除后,60%肢端肥大症妇女血清 GH 浓度降至 5 μg/L 以下,但仍有 20%患者 TRH 试验 GH 继续增加。ACTH 腺瘤手术治愈率为 80%。儿童 ACTH 腺瘤则应切除肾上腺后补充放疗和药物治疗。

2. *药物治疗*

(1)催乳素瘤:治疗药物以多巴胺受体激动药为主,包括溴隐亭(Bromocriptine)、卡麦角林(Cabergoline)和喹高利特(Quinagolide)等。

(2)生长激素瘤:治疗药物包括多巴胺激动药、生长抑素(somatostatin)及其类似物(analogues),包括奥曲肽(Octreotide)等。短效型奥曲肽,每日 2 或 3 次,长效型 1 个月 1 次,静脉给药。多巴胺激动药疗效较差。

(3)ACTH 腺瘤:中枢性作用药物包括溴隐亭(Bromocriptine)、丙戊酸(Valproic acid)和赛庚啶(Cyproheptadine)。外周性作用药物包括酮康唑(Ketoconazole)、米托坦(Mitotane)和美替拉酮(Metyrapone)。

(4)促性腺激素腺瘤:治疗药物包括溴隐亭和奥曲肽。GnRH 拮抗药抑制垂体激素分泌,但不能缩小肿瘤。

(5)TSH 腺瘤:治疗药物为奥曲肽和溴隐亭。

(6)垂体非内分泌功能肿瘤不能手术者可给予溴隐亭和奥曲肽治疗。

3. *放射治疗* 传统的放疗易引起全垂体功能减退。目前先进的 γ 刀,计算机辅助下立体聚焦放疗,则很少引起肿瘤周围组织的放射损伤。放疗抵抗肿瘤可采用药物或手术治疗。

第三节 卵巢内分泌肿瘤

一、分泌雌激素的卵巢肿瘤

(一)发生机制

1. *连续排卵学说*(theory of incessant ovulation) 该学说认为连续不断的排卵可引起卵巢上皮损伤,继发引起上皮细胞的遗传学突变而诱发肿瘤。

2. *促性腺激素学说*(gonadotropin theory) 该学说认为长期促性腺激素的刺激和局部性激素的作用可引起卵巢上皮增生和有丝分裂活性增强而诱发肿瘤。含乳糖敷料和滑石粉致癌假说有待证实。

3. *家族和遗传学说*(familial and hereditary theory) 临床观察发现,5%~10%卵巢癌妇女有家族史和遗传倾向,发病年龄也早于普通妇女人群 10 年。乳腺癌和卵巢癌相关基因 BRCA1、BRCA2 和林奇-Ⅱ综合征(Lynch Ⅱ syndrome)与卵巢癌相关,突变基因由父母携带和传递,为常染色体显性遗传。普通妇女人群中突变型 BRCA1 基因发生频率为 1/4000,北欧犹太人发生频率较高。家族中有 2 位发生卵巢癌者,其绝经前女性亲属中 BRCA1 和 BRCA2 突变频率高达 40%,但绝经后妇女频率较低。

突变型 BRCA1 基因携带者发生乳腺癌和卵巢癌的概率分别为 50%~85% 和 15%~45%。突变型 BRCA2 基因携带者发生乳腺癌和卵巢癌的概率分别为 50%~85%和 10%~20%。男性突变型 BRCA2 基因携带者也易于发生前列腺癌、喉癌、胰腺癌和乳腺癌。

林奇-Ⅱ型综合征，即遗传性非息肉型结肠直肠癌综合征（hereditary nonpolyposis colorectal cancer syndrome），患者具有较高的卵巢癌、子宫内膜癌、乳腺癌和其他恶性肿瘤（包括输尿管癌、肾癌、胰腺癌、小肠癌和胃癌）发生率。卵巢癌妇女基因突变也包括错配修复基因 MSH2、MLH1、PMS1 和 PMS2 突变。

（二）颗粒细胞瘤

【发病率】　颗粒细胞瘤占全部卵巢肿瘤的 2%～5%，占所有卵巢恶性肿瘤的 8%，颗粒细胞瘤为低度恶性或交界性肿瘤。70%以上的颗粒细胞瘤具有分泌雌激素功能，引起高雌激素血症和相应症状和体征，部分颗粒细胞瘤也分泌雄激素。

【病因】　颗粒细胞瘤（granulosa cell tumor，GCT）属于性索间质细胞肿瘤，其起源有两种假说，一是来源于生殖嵴间充质（mesenchyme），二是来源于从中肾和体腔上皮（mesonephric duct and coelomic epithelium）分化而来的成熟型卵巢性索和间质。因此，卵巢内颗粒细胞瘤来源于卵巢性索间质，而卵巢外颗粒细胞瘤多来源于体腔上皮和中肾胚源性组织。

【病理】　颗粒细胞瘤主要由颗粒细胞和成纤维细胞组成，多为单侧生长，双侧率为 10%～12.5%。肿瘤为实质性、呈圆形、有分叶、包膜光滑，但组织脆弱易于破裂。剖面为灰白色或灰黄色，伴有出血、坏死和囊性变。颗粒细胞瘤可分为以下几种。

1. *成人型颗粒细胞瘤*（adult Granular cell tumor，AGCT）　发生于绝经后妇女，倾向于晚期复发，占总数的 95%。

2. *少女型颗粒细胞瘤*（juvenile GCT，JGCT）　多在术后 3 个月内复发，占总数的 5%。AGCT 和 JGCT 具有较高治愈率，约 90%的 AGCT 和 JGCT 诊断时已有卵巢外扩散，Ⅰ期患者 5 年生存率为 90%～95%，晚期则降至 25%～50%。

【临床表现】　青春前期少女发生颗粒细胞瘤，70%～80%出现假性性早熟和第二性征发育，表现为生长加速、乳房早现、阴蒂增大、阴毛早现、白带增多和阴道流血。少数患者可出现男性化征象，系由于肿瘤分泌雄激素所致。

绝经前妇女，颗粒细胞瘤引起月经失调、月经稀发、月经过多和继发性闭经。绝经后妇女，颗粒细胞瘤则引起绝经后阴道流血、子宫内膜增生和息肉发生率为 30%～50%，子宫内膜癌发生率为 8%～33%，乳腺癌发生率也相应增加。乳房增大、腺体增生和压痛。个别妇女也可出现男性化征象（痤疮、多毛、声音低沉和阴蒂肥大）、血清睾酮和雄烯二酮升高。

【诊断】　颗粒细胞瘤，除盆腔肿瘤和女性化征象外，应进行医学影像学和血清相关激素的测定，内容包括 β-hCG、AFP、LDH、雌激素、睾酮、雄烯二酮、DHEA、CA125。60%～70%颗粒细胞瘤妇女血清雌激素浓度升高，但并非所有颗粒细胞瘤均分泌具有生化意义的雌激素。

颗粒细胞瘤也分泌抑制素 α-亚基和一种 β-亚基。α-亚基多由大型性索间质肿瘤分泌，而 β-亚基多由来源于泌尿生殖道和胃肠道的颗粒细胞瘤分泌。抑制素于颗粒细胞瘤切除后降至正常，但肿瘤复发前 22 个月复又升高，因此可作为肿瘤复发标志物。

卵巢颗粒细胞瘤分泌抗苗勒激素（anti-Müllerian hormone，AMH），其血清浓度与肿瘤大小和扩散程度相关，因此血清 AMH 和雌二醇测定有助于鉴别卵巢内或卵巢外的颗粒细胞瘤。单纯性颗粒细胞瘤应与混合型颗粒-卵泡膜细胞瘤鉴别，主要依靠组织病理检查。

【治疗】　手术、化疗和放疗。

（三）颗粒-卵泡膜细胞瘤

颗粒-卵泡膜细胞瘤（granulosa-theca

cell tumor)是同时含有颗粒细胞和卵泡膜细胞的混合性肿瘤，也来源于卵巢性索间质，属于卵巢恶性肿瘤。多发生于 40～50 岁中年妇女，占卵巢性索间质细胞肿瘤的 11%～24%。

颗粒-卵泡膜细胞瘤具有分泌雌激素功能，引起月经紊乱和异常子宫出血。子宫内膜增生率为 33.8%～65%，子宫内膜癌发生率为 10%～23%。颗粒-卵泡膜细胞瘤与单纯性颗粒细胞瘤鉴别主要依靠组织病理检查，治疗原则与颗粒细胞瘤相同。

(四)卵泡膜细胞瘤

卵泡膜细胞瘤(theca cell tumor，thecoma)是来源于卵巢特异性间胚叶组织，由内卵泡膜细胞组成的良性肿瘤，具有分泌雌激素和(或)雄激素功能，恶变率为 2%～5%。卵泡膜细胞瘤多发生于中年妇女，平均发病年龄为 36 岁(16～65 岁)。

【病理】 卵泡膜细胞瘤为单侧生长、圆形或椭圆形、中等大小的实质性肿瘤。肿瘤剖面为灰黄色或杏黄色，肿瘤细胞呈螺旋状排列，含有类质颗粒和脂滴。黄素化卵泡膜细胞瘤分泌雄激素引起男性化征象。

【临床表现】 卵泡膜细胞瘤除呈现卵巢肿瘤表现外，常引起高雌激素血症相关的症状和体征，包括月经失调、月经过多、绝经后阴道流血、乳房胀痛和腺体增生等，偶可发生子宫内膜癌。黄素化卵泡膜细胞瘤分泌雄激素引起去女性化和男性化征象。

【诊断】 除常规妇科肿瘤学检查外，应测定血清性激素浓度，有月经失调、不规则流血和绝经后流血妇女应进行子宫诊刮以排除子宫内膜癌变。

【治疗】 年轻妇女，单纯性卵泡膜细胞瘤，子宫内膜无癌变者可行患侧附件切除。含有颗粒细胞的混合型颗粒-卵泡膜细胞瘤、伴有子宫内膜复杂型增生或不典型增生者行子宫加双侧附件切除术。并发子宫内膜癌者按临床分期分类手术。

(五)成两性细胞瘤

该瘤罕见。组织病理学认为，真正的成两性胚细胞瘤(gynandroblastoma)必须同时含有支持-间质细胞(男性化)和颗粒-卵泡膜细胞的肿瘤。肿瘤多单侧生长，中等大小、圆形或椭圆形，外表光滑、实质或囊性。肿瘤生物学为恶性，分泌雌激素，和(或)雄激素，临床引起高雌激素症相关的去女性化，偶尔引起男性化征象。确诊后应手术切除，辅助化疗和放疗。

二、分泌雄激素的卵巢肿瘤

(一)支持-间质细胞瘤

支持-间质细胞瘤(Sertoli-theca cell tumors)，故称为卵巢成睾丸细胞瘤(arrhenoblastoma)和男性细胞瘤，是罕见的、具有分泌雄激素功能的卵巢恶性肿瘤，占所有卵巢肿瘤的 0.087%，占性索间质细胞肿瘤的 2.4%，占卵巢恶性肿瘤的 1%，占女性化肿瘤颗粒-卵泡膜细胞瘤的 1/10～1/5。

【病理】 支持-间质细胞瘤为单侧发生的实质性肿瘤，圆形或椭圆形，中等大小，外表光滑，有表浅分隔。剖面为灰白色，宛如睾丸组织。肿瘤含有支持细胞和间质细胞。病理类型分为支持细胞瘤、间质细胞瘤、支持-间质细胞瘤 3 种。

【临床表现】 支持-间质细胞瘤是典型的卵巢男性化肿瘤，患者除存在卵巢肿瘤的症状和体征外，还呈现去女性化和男性化征象，包括月经失调、月经稀发、月经过少、闭经、多毛、痤疮、声音嘶哑、脂溢、脱发、乳房和内外生殖器萎缩。15%患者无明显的男性化征象。

【诊断】 除妇科和医学影像学检查外，血清雄激素测定有助于鉴别肿瘤性和非肿瘤性高雄激素血症，当睾酮 ≥ 2.0ng/ml (200ng/dl，8.92nmol/L) 或高于女性血清睾酮正常值高限 2.5 倍时应考虑卵巢男性化肿瘤，包括支持-间质细胞瘤、门细胞瘤和脂质细胞瘤。

睾酮≥200ng/dl，而DHEAS正常者可排除卵巢肿瘤。睾酮正常，而DHEAS≥7ng/ml为肾上腺瘤或库欣综合征。睾酮升高，DHEAS升高但低于7ng/dl(18mmol/L)为PCOS、肾上腺皮质增生和库欣综合征。睾酮和DHEAS均正常可能为雄激素不敏感综合征和SHBG降低，应进一步测定游离睾酮和5α-雄烷二醇葡糖苷酸。DHEAS≥7ng/ml为肾上腺肿瘤。17-羟基孕酮≥2ng/ml(6.05nmol/L)提示CAH。必要时进行ACTH应激试验，如注药(ACTH cortrosyn，0.25mg)后1h，17羟基孕酮升高≥10ng/ml(30.02nmol/L)则为肾上腺肿瘤。

【治疗】 男性化肿瘤一经确诊应立即手术切除，术后补充化疗或放疗。

(二)脂质细胞瘤

脂质细胞瘤(lipid cell tumor or adrenal rest cell tumor)是由间质细胞、黄素化卵泡膜细胞和肾上腺皮质样细胞组成的肿瘤，具有性激素分泌功能，因此也称为类固醇细胞瘤(steroid cell tumor)。脂质细胞瘤较少见，多发生于中年妇女，平均发病年龄47岁。

【病理】 脂质细胞瘤多为单侧生长，小或中等大小、圆形、表面光滑、质地柔软、实质性，剖面呈灰黄色，常有出血和坏死灶。肿瘤细胞呈多形性和异质性，即同一肿瘤存在多种形态不同的细胞，细胞质丰富，含有脂质分泌颗粒或脂滴。

【临床表现】 脂质细胞瘤既有分泌雄激素潜能，也有分泌雌激素潜能。临床观察发现，脂质细胞瘤患者中3/4呈现男性化征象，包括闭经、月经稀发、多毛、乳房和内外生殖器萎缩、阴蒂肥大和声音嘶哑等。1/4患者呈现高雌激素血症征象，表现为月经失调、不规则阴道流血、绝经后流血和乳房增大等。10%患者呈现肾上腺功能亢进征象，类似于库欣综合征。

【诊断和治疗】 临床诊断类似于其他男性化肿瘤，包括间质细胞瘤、黄素化间质细胞瘤和肾上腺肿瘤等。由于肿瘤内分泌功能存在异质性，因此激素测定难以确定肿瘤性质，剖腹探查和病理检查可以确诊。一经确诊应手术切除和化疗。

三、分泌甲胎蛋白的卵巢肿瘤

(一)内胚窦瘤

内胚窦瘤(endodermal sinus tumor)或卵黄囊瘤(yolk-sac tumor)是卵巢恶性生殖细胞肿瘤(malignant germ cell tumors，GCTs)，占卵巢恶性肿瘤的6.1%～11.4%，多发生于儿童和年轻少女，平均发病年龄为18岁。

【病理】 内胚窦瘤多单侧生长、中等大小、圆形或椭圆形、有包膜、实质性肿瘤。肿瘤剖面呈灰黄色、囊实性，常发生坏死出血。组织学检查可见多囊泡状卵黄囊样结构。

【临床表现】 肿瘤生长迅速，腹痛、腹胀和腹水。巨大肿瘤可发生自发性破裂和出血。肿瘤较早出现局部和全身转移，预后较差。

【诊断】 内胚窦瘤分泌大量的AFP，是诊断和评价治疗预后的敏感指标。

【治疗】 手术和化疗。年轻妇女、肿瘤局限者可行姑息性手术，保留生育功能。

(二)无性细胞瘤

无性细胞瘤(dysgerminoma)属于卵巢生殖细胞肿瘤，占卵巢癌的1%～5%。无性细胞瘤多发生于年龄≤30岁妇女，占20岁前少女卵巢癌的2/3。

【病理】 无性细胞瘤为恶性肿瘤，多单侧生长、实质性、圆形或椭圆形，中等大小，包膜光滑。肿瘤剖面为灰白色，宛如脑组织，有出血坏死。依肿瘤细胞组成分为单纯型无性细胞瘤，预后较好。混合型无性细胞瘤，预后较差。

【临床表现】 肿瘤生长引起腹部胀痛、包块、食欲缺乏、尿频、尿痛。无性细胞瘤易发生早期转移，并常合并存在性腺和生殖道发育障碍。

【诊断】 无性细胞瘤分泌 AFP 和 β-hCG。如血清 β-hCG 升高多提示混合存在绒癌和胚胎性癌。无性细胞瘤患者血清乳酸脱氢酶（lactate dehydrogenase，LDH）及其同工酶 LDH-1 和胎盘碱性磷酸酶（placental alkaline phosphatase）也升高。

【治疗】 手术、化疗和放疗。年轻妇女可保留生育功能。化疗方案包括 VAC（长春新碱、放线菌素、环磷酰胺）、MAC（甲氨蝶呤）、VBP（长春新碱、博来霉素和顺铂）、BEP（博来霉素、依托泊苷和顺铂）。

（三）未成熟畸胎瘤

未成熟畸胎瘤（immature teratoma）或恶性畸胎瘤（malignant teratoma）是由三个胚层组织组成的卵巢恶性肿瘤，约占卵巢畸胎瘤的 1.65%，占卵巢恶性肿瘤的 3%。

【病理】 未成熟畸胎瘤多单侧生长、中等大小，也可巨大。肿瘤呈圆形或椭圆形，表面有分叶，囊性或囊实性。肿瘤剖面为灰黄色，含有多种胚层组织。实质性部分呈灰白色脑组织或鱼肉状，有出血坏死灶。

【临床表现】 无特征性。肿瘤生长迅速可自发性破裂、出血和急性腹痛。如肿瘤含有甲状腺组织可引起卵巢甲状腺肿（struma ovary），呈现类似甲亢症状。如为卵巢类癌（ovarian carcinoid）则可分泌多肽激素引起类癌综合征，表现为血管功能舒缩障碍、心力衰竭和消化道症状。

【诊断】 未成熟畸胎瘤分泌 AFP 和 β-hCG。如 β-hCG 升高提示存在绒癌和多胚细胞癌。

【治疗】 手术加化疗。

四、分泌 hCG 的卵巢肿瘤

卵巢非妊娠性绒癌，即原发性绒癌是来源于生殖细胞的恶性肿瘤，由细胞滋养细胞和合体滋养细胞组成，多发生于幼女。肿瘤多为单侧生长，中等大小，实质性，有菲薄的包膜。肿瘤剖面呈暗紫色，囊性变，有出血和坏死。

卵巢原发性绒癌分泌大量的 hCG，促进幼女卵巢卵泡发育和性激素分泌，引起性早熟，表现为乳房和阴毛早现、子宫增大、子宫内膜增生和阴道流血。如发生于生育期妇女则引起类似异位妊娠的症状。血液和尿液中 hCG 浓度明显升高。妇科和超声检查可发现子宫正常，而附件区肿瘤影像。原发性绒癌为高度恶性肿瘤，生长迅速，早期转移，预后不良。确诊后应立即手术切除，术后补充化疗。

第四节　妊娠性滋养细胞肿瘤

妊娠性滋养细胞疾病（gestational trophoblast disease，GTD）是一组由胎盘滋养细胞异常增生引起，特异性分泌人绒毛膜促性腺激素（hCG）的疾病，包括葡萄胎（hydatidiform mole）、侵蚀性葡萄胎（invasive hydatidiform mole）、绒毛膜癌（choriocarcinoma）和胎盘部位滋养细胞肿瘤（placental site trophoblastic tumors，PSTT），后三者又称为妊娠性滋养细胞肿瘤（gestational trophoblastic tumors，GTT），以与非妊娠性卵巢原发性绒毛膜癌（primary choriocarcinoma）相鉴别。

一、葡　萄　胎

【发病特点】 葡萄胎（hydatidiform mole）是以胎盘绒毛滋养细胞（细胞滋养细胞和合体滋养细胞）异常增生、间质水肿、血管消失和水泡样变性为病理特征的疾病，因其外观如成串的葡萄而得名。葡萄胎包括完全性葡萄胎和不完全性葡萄胎两类。前者多见，发生率为(0.29～1.39)/1000次妊娠。完全性葡萄胎细胞染色体核型为二倍体，遗传物质均来自父方，其中90%细胞核型为46，XX，由缺乏核内基因物质的空卵(enucleate egg)与单倍体精子(23，X)受精后自身复制而形成二倍体(diploid)；另外10%细胞核型为46，XY，为空卵与两个不同单倍体核型(23，X；23，Y)精子受精的结果。后者发生率为1/2000次妊娠。部分性葡萄胎中，90%的细胞核型为三倍体(69，XXY；69，XXX；69，XYY)，为正常单倍体(23，X)卵子与2个正常单倍体核型(23，X；23，Y)精子受精，或与减数分裂发生未分离现象的双倍体精子(46，XY；46，XX)受精的结果。

【病理改变】

1. 完全性葡萄胎(complete hydatidiform mole) 病理检查呈现明显的绒毛变性、滋养细胞增生、间质水肿和血管消失，而无胎儿及其附属物存在。

2. 部分性葡萄胎(partial hydatidiform mole) 病理检查见部分性葡萄胎合体滋养细胞轻度增生和绒毛水肿；间质可见含有胎儿有核红细胞的胎源性血管；多存在胚胎或胎儿组织，但胎儿多已死亡。

【临床表现】 完全性葡萄胎多于停经8～12周后子宫突然快速增大，并出现不规则性阴道流血、腹痛、妊娠剧吐和妊娠高血压症状，偶可出现类甲状腺功能亢进症状。腹部检查，子宫明显大于停经月份，无胎儿和胎心。卵巢妊娠黄体受高浓度hCG刺激形成黄素化囊肿。血清(尿液)中hCG浓度异常升高。部分性葡萄胎呈现类似不全流产或过期流产的临床表现，多于刮宫后病理检查时确诊。

【诊断】 根据病史、症状和体征诊断，盆腔超声检查可见典型的"落雪状"或"蜂窝状"影像，而无妊娠囊和胎儿影像。一侧或双侧卵巢黄素化囊肿，直径≥6cm。血清(尿液)hCG浓度异常升高。宫腔排出物或宫腔刮出组织病理检查可明确诊断。

【治疗方法】 刮宫治疗，即彻底清除宫腔葡萄胎并送病理学检查。卵巢黄素化囊肿多于2～3个月自然消失。葡萄胎刮宫后应随访2年，包括血清或尿液β-hCG测定、盆腔(子宫和卵巢)超声检查。病人应避孕至少1年。高危性葡萄胎，包括年龄≥40岁、重复性葡萄胎、β-hCG持续升高的持续性葡萄胎(persistent mole)、可疑局部和远处转移者，应酌情给予预防性化疗。

二、侵蚀性葡萄胎和绒毛膜癌

侵蚀性葡萄胎(invasive mole)指葡萄胎组织侵入子宫肌层或发生子宫外或远处转移者。妊娠性绒毛膜癌(gestational choriocarcinoma)中，50%～60%继发于葡萄胎或侵蚀性葡萄胎，20%～25%继发于流产后，15%～20%继发于足月产后，1%～2%继发于异位妊娠。

【病理改变】 侵蚀性葡萄胎和绒毛膜癌原发癌灶均位于子宫腔内。早期，葡萄胎和绒癌组织通过局部浸润侵入子宫肌层，而后逐渐向子宫浆膜层、宫旁组织和阔韧带扩散，向下扩散至宫颈、阴道、膀胱和尿道。晚期，则通过血液和淋巴系统引起盆腔外转移，在肺、脑、骨骼、肝、肾和膀胱等部位形成转移性肿瘤，并引起相关的转移症状和体征。血清(尿液)中hCG浓度持续性异常升高。

【临床表现】 侵蚀性葡萄胎均从良性葡萄胎转化而来，而绒毛膜癌则可继发于侵蚀性葡萄胎、流产、足月产和异位妊娠等病理妊娠。因此葡萄胎和病理妊娠妇女，出现持续性不规则性阴道流血，子宫复旧不良或明显增大、卵巢黄素化囊肿、血液(或尿液)hCG持续升高等征象均应注意排查滋养细胞肿瘤。

侵蚀性葡萄胎和绒毛膜癌的临床表现相似而不同，两者的鉴别要点：①侵蚀性葡萄胎多发生于葡萄胎后6个月内，而绒毛膜癌多发生于侵蚀性葡萄胎或病理妊娠 6 个月之后；②病理检查，侵蚀性葡萄胎尚存在完整的绒毛或退化的绒毛结构，而绒毛膜癌则完全失去绒毛结构，呈现广泛的恶性滋养细胞增生、浸润和坏死出血现象；③侵蚀性葡萄胎远处转移率低，预后较好，而绒毛膜癌远处转移率高，预后较差；④侵蚀性葡萄胎和绒毛膜癌临床症状和体征与肿瘤转移部位相关。

【诊断】 根据病史、症状、体征、血清(尿液)hCG 测定、医学影像学检查(超声、CT、MRI)和组织病理学检查确诊。

【治疗方法】 以化疗为主的综合治疗。

三、胎盘部位的滋养细胞肿瘤

胎盘部位的滋养细胞肿瘤(placental site trophoblastic tumors，PSTT)是罕见的起源于胎盘植入子宫部位的滋养细胞肿瘤。

【病理改变】 子宫不规则性增大，肿瘤位于胎盘附着部位，肿瘤剖面呈褐红色或黄褐色，出血和坏死。显微镜检查，肿瘤组织无完整的绒毛结构，中间型滋养细胞(intermediate trophoblastic cell)异常增生。由于该类肿瘤细胞分泌 hCG 活性较低，因此血清(尿液)hCG 浓度仅轻度升高。

【临床表现】 生育期妇女，于足月产、引产或流产后出现持续性不规则性阴道流血和腹痛。妇科检查子宫不规则性增大或局灶性肿瘤性隆起。一侧或双侧卵巢黄素化囊肿。血清(尿液)中 hCG 浓度升高。肿瘤偶可穿破子宫浆膜层向盆腔内扩散，或通过血行向远处转移。

【诊断】 根据病史、症状、体征、血清(尿液)β-hCG 测定、医学影像学检查(超声、CT、MRI)和组织病理学检查确诊。

【治疗方法】 手术和化疗。

第五节 多内分泌肿瘤综合征

多内分泌肿瘤综合征[multiple endocrine neoplasia(MEN) syndrome]指具有多种内分泌功能的肿瘤，包括 MEN-1 和 MEN-2。MEN 2 又可分为 MEN 2A 和 MEN 2B。总发生率为 0.02‰～0.2‰。M∶F＝2∶1。

【分类和临床表现】

1. MEN-1　MEN-1 基因位于染色体 11q13，为肿瘤抑制基因。MEN-1 患者基因突变率为 85%。20 岁以前突变基因外显率为 43%。MEN-1 综合征包括甲状旁腺肿瘤、胰腺多肽瘤(pancreatic polypeptide-producing tumor)，后者包括胃泌素瘤(gastrinoma)、胰岛素瘤(insulinoma)、胰高血糖素瘤(glucagonoma)和血管活性肽瘤(VIPoma)；腺垂体肿瘤，包括催乳素瘤(prolactinoma)、生长激素瘤(somatotropinoma)、ACTH 瘤(corticotropinoma)和垂体非功能性肿瘤(nonfunctioning tumors)、肾上腺皮质肿瘤(lipomas，angiofibromas)。

MEN-1 中甲状旁腺功能亢进引起高钙血症和骨骼发育异常，肌肉骨骼症状多见于成人，而少见于儿童。胃泌素瘤(gastrinoma)引起腹泻、腹痛和胃食管溃疡。胰岛素瘤(insulinoma)引起低血糖。胰高血糖素瘤(glucagonoma)引起高血糖症。其他症状包括红斑、贫血、腹泻和静脉栓塞。垂体肿瘤引起头痛和相关垂体激素的症状。

2. MEN-2　MEN-2 基因为 RET，其中 MEN 2A 基因位于染色体 10q11.2。95% RET 突变发生于外显子 10、11 和 14。MEN 2B，95% RET 基因突变发生于外显子 16。由 RET 缺失引起的失活性突变(inactivating mutations)引起先天性神经缺陷，包括无神经节性结肠(aganglionic colon，Hirschsprung disease)，其多发生于外显子 10 和 11，并与 MEN 2A 相关。

MEN-2临床表现取决于受累内分泌腺体和激素分泌类型。MEN-2外显率较高，5岁前发现基因突变者应行预防性甲状腺和淋巴结切除。MEN 2A主要包括甲状腺髓样癌(medullary thyroid carcinoma，MTC)，嗜铬细胞瘤(pheochromocytoma，约占50%)和甲状旁腺功能亢进(hyperparathyroidism，parathyroid gland hyperplasia，约20%)。

3. MEN 2A　甲状腺髓样癌(medullary thyroid carcinoma)局部为实质性肿块伴有颈部淋巴结增大。嗜铬细胞瘤(pheochromocytoma)引起高血压、多汗、心悸、心动过速、头痛、易冲动、恶心、呕吐、多尿和烦渴。

4. MEN 2B　所有患者均为马方综合征表型(Marfanoid phenotype)，包括四肢细长、关节松弛、高腭穹(high-arched palate)、漏斗胸(pectus excavatum)和弓形脚(pes cavus)。面部特征为厚口唇，系黏膜神经瘤(mucosal neur omas)嵌入所致。神经节瘤(ganglioneuromas)可发生于胃肠道任何部位，可引起便秘和腹泻。出生后第1年也可发生甲状腺髓样癌。

【诊断】　多内分泌肿瘤综合征的诊断主要依靠临床症状、体征、肿瘤相关激素、肽类和肿瘤标志物测定。如胃泌素瘤患者血清胃泌素(gastrin)浓度高于115ng/ml，注射促胰液素(secretin)，2U/kg，胃泌素分泌可达＞200ng/ml。胰岛素瘤呈现低血糖症，血清胰岛素、C肽和前胰岛素(proinsulin)浓度升高。胰高血糖瘤患者血糖和胰高血糖素浓度升高。VIP瘤引起水样腹泻。类癌引起血清5-羟色胺和尿中5-羟吲哚乙酸(5-hydroxyindoleacetic acid，5-HIAA)，降钙素、游离皮质醇和TRH浓度升高。垂体肿瘤引起生长激素、IGF-1和PRL升高。嗜铬细胞瘤尿中儿茶酚胺排出量增加达100～300μg/d。

【治疗】　所有内分泌肿瘤一经确诊均应予以切除，术后根据情况补充化疗或药物治疗。

第六节　异位激素分泌综合征

一、概　述

异位激素综合征(ectopic hormone syndrome)指由非内分泌组织肿瘤生成和分泌激素引起的内分泌综合征，而非原位内分泌腺体(包括下丘脑、垂体、卵巢、肾上腺和甲状腺等)肿瘤的激素分泌异常。临床研究发现，许多内分泌激素，除由原位内分泌腺体分泌外，也可发生异位分泌现象，而构成异位激素分泌综合征，也称为副肿瘤综合征(paraneoplastic syndrome)。正常内分泌腺异位于其他组织器官内也属于异位激素分泌综合征范畴。

【发病机制】　异位激素分泌综合征与肿瘤内分泌方式和表达模式相关。内分泌腺和肿瘤内分泌有同一性也有特异性，因不仅激素基因，而且许多肿瘤基因均存在异位表达现象。因此肿瘤细胞分泌的蛋白和肽类(如细胞因子)可引起异位激素分泌综合征。然而，目前尚不十分明了，异位激素分泌综合征时激素基因的表达和生成是发生于肿瘤细胞形成之前抑或之后。目前有关异位激素分泌综合征的发生机制有以下三种假说。

1. 去阻抑假说　去阻抑假说(derepression hypothesis)认为，肿瘤细胞的形成引起细胞复制异常，包括基因表达抑制的失同步化(derangement)，激素基因呈现随机性表达，引起激素基因失调节性表达(deregulated expression)和异位激素分泌现象。

2. 去分化假说　去分化假说(dedifferentiation hypothesis)认为，肿瘤细胞是一种具有正常表达激素功能的未分化细胞或祖细胞(progenitor cell)。生理情况下，在分化因子(differentiation factor)的诱导下，血液细胞和内分泌细胞逐步分化为特异性功能细胞，如在骨髓中分化为红细胞和血小板，在垂体内分化为促性腺激素分泌细胞(gonadotropes)和生长激素细胞等。

去分化假说认为，祖细胞的分化被一种丧失分化因子受体的肿瘤细胞所阻抑，使转化为肿瘤细胞的祖细胞具有表达某种激素基因的能力，这一假说可部分地解释某些肿瘤细胞分泌特异性激素的现象。

3. *神经内分泌细胞假说*(neuroendocrine cell hypothesis)　该学说认为，某些肿瘤细胞具有神经内分泌功能，即具备分泌肽类激素的形态和生化结构，以及摄取氨基酸前体物质(amine precursor uptake)和脱羧基(decarboxylation)的功能，称为 APUD 细胞。

APUD 细胞含有丰富的核心分泌颗粒(dense-core secretory granules)与细胞膜结合的分泌囊泡(membrane-bound secretory vesicles)、粗糙和光滑内质网及游离核蛋白体(free ribosomes)。神经内分泌假说认为，APUD 细胞来源于胚源性神经嵴(neural crest)，而分泌激素的肿瘤细胞则来源于神经嵴干细胞，如胰神经内分泌肿瘤(pancreatic neuroendocrine tumors)，包括胃泌素瘤、胰岛素瘤、胰高血糖素瘤、VIP 瘤、生长抑素瘤(somatostatinoma)、GnRH 瘤。支气管和胸腺神经内分泌瘤，包括支气管和胸腺类癌(thymic carcinoids，foregut tumors)，如转移到肝脏则引起类癌综合征，表现为潮热、腹泻、腹痛、哮喘和类癌性心脏病。

APUD 细胞型肿瘤具有活跃的激素分泌功能，但某些非 APUD 细胞性高度恶性的肿瘤也同样具有激素分泌功能。研究认为，异位激素分泌性肿瘤的形成与某些调控细胞生长的基因密切相关。换言之，肿瘤基因的高表达通过影响调节激素分泌基因的活性而促进肿瘤激素的分泌。总之，肿瘤激素分泌是肿瘤细胞基因表达的特殊形式，且与肿瘤形成同步出现，其确切机制尚不十分明了。

异位激素综合征是肿瘤内分泌功能的具体体现，肿瘤既分泌神经内分泌激素，也分泌代谢性激素，包括肽类(细胞因子)、非类固醇类(non-steroids)、活性氨基酸和甲状腺激素，以内分泌、旁分泌和自分泌方式发挥生物调节作用，引起内分泌和代谢紊乱。

肿瘤分泌的激素具有特异性和自主性，其不受外周激素的反馈调节，因此除非切除肿瘤，否则异位激素分泌不会停止。肿瘤分泌的激素结构、生物活性和生理作用与正常激素相似，但也存在异质性，如异位 hCG 综合征可通过激活 TSH 受体引起甲亢。异位内分泌激素同样须与靶组织(细胞)受体结合后才能发挥生物调节作用。

肿瘤分泌的激素除引起相应的内分泌和代谢变化外，也可作为肿瘤标志物用于肿瘤的诊断、鉴别诊断和治疗学检测，如切除肿瘤后激素分泌停止，而复又出现异位激素分泌则提示肿瘤复发或恶化。

【诊断】　异位激素分泌综合征的诊断不同于原位或正常的内分泌腺功能亢进的方法，后者仅通过测定相应激素的血清浓度，结合原位腺体医学影像学检查即可确诊，而异位激素分泌的肿瘤则需要肿瘤内分泌学和组织病理学特殊检查确定，包括原位杂交、免疫组化、PCR/RT-PCR、肿瘤细胞培养和肿瘤输入和输出血管内激素测定等。异位激素分泌综合征的临床和试验诊断标准如下。

(1)出现非(原位)内分泌肿瘤性内分泌和代谢紊乱症状。

(2)切除肿瘤后内分泌和代谢紊乱症状消失。

(3)肿瘤复发后复又出现内分泌和代谢紊乱。

(4)肿瘤输入动脉和输出静脉血液激素浓度存在差异。

(5)肿瘤萃取液存在具有生物活性和免

疫活性的激素。

(6)肿瘤组织存在合成相应激素 mRNA 的高表达。

(7)肿瘤细胞体外培养和培养基的激素测定。

【治疗】 异位激素分泌综合征多为恶性肿瘤所致，治疗以手术为主，配合放疗和化疗。

二、异位 hCG 分泌综合征

人类促性腺激素，FSH、LH 由腺垂体分泌，而 hCG 由胎盘合体滋养细胞分泌。异位 hCG 分泌综合征较为常见，原因包括卵巢生殖细胞肿瘤（绒癌、未成熟畸胎瘤、无性细胞瘤、胚胎癌）、松果体瘤、肝癌、胃肠道肿瘤、肺小细胞腺癌、肺表皮样癌、未分化癌、肺巨细胞癌和纵隔胚胎性癌。

异位 hCG 分泌为自主性，所分泌激素也具有促进性腺功能和内外生殖器发育的作用，但对于女性 hCG 呈现与 LH 相似的生物活性，而无促进卵泡发育的作用。男性则出现男子乳房发育。异位 hCG 分泌引起血清和尿液中 β-hCG 升高。由于 hCG 与 TSH 受体有较高亲和力，因此可引起甲状腺功能亢进。异位分泌 hCG 肿瘤一经确诊应予以切除，术后补充化疗或放疗。

三、异位 PRL 分泌综合征

生理状态下，垂体分泌催乳素，而合体滋养细胞分泌胎盘催乳素（hPL）。异位分泌催乳素的肿瘤包括卵巢原发性绒癌、肺小细胞腺癌、肾上腺癌，引起高催乳素血症、闭经、溢乳和性功能减退。异位 PRL 分泌肿瘤应予切除，高催乳素血症可应用多巴胺激动药治疗。

四、异位 GH-RH/GH 分泌综合征

生理状态下，腺垂体分泌生长激素，合体滋养细胞分泌生长催乳素。异位生长激素分泌综合征见于肺和支气管肺癌、未分化癌、胃腺癌和类癌。异位分泌的生长激素具有与垂体生长激素相似的免疫学活性和生理功能，可引起肢端肥大症和肥大性骨关节炎。

异位 GH-RH 分泌综合征，80％为胰岛细胞癌、非霍奇金病 B 细胞淋巴瘤（non-Hodgkin’s B-cell lymphoma）、肺癌和胃肠道肿瘤，其次为嗜铬细胞瘤（pheochromocytomas）、后腹膜副神经节细胞瘤（retroperitoneal paraganglioma）和肺囊腺癌。GH-RH 异位分泌引起垂体多克隆性生长激素细胞增生、高 GH 血症和肢端肥大症。

异位 GH-RH 综合征诊断，除肢端肥大症症状和体征外，血清 IGF-1 浓度升高（≥1ng/ml）、催乳素升高、对外源性 GH-RH 刺激无反应。肿瘤组织中存在 GH-RH、GH-RH mRNA、GH-RH_{1-44}、GH-RH_{1-40} 的表达。异位 GH/GH-RH 分泌肿瘤应予以切除，但常因转移而难以实现。由于肿瘤存在生长抑素受体，因此可给予生长抑素治疗。

五、异位 TSH 分泌综合征

异位促甲状腺激素分泌多见于胃肠道肿瘤，包括胃腺癌、结肠癌、胰腺癌、未成熟畸胎瘤、支气管癌，引起类似甲亢和甲状腺肿。切除肿瘤后给予抗甲状腺药物治疗。

六、异位 CRH/ACTH 分泌综合征

异位 ACTH 分泌综合征指由垂体外肿瘤异位分泌过多 ACTH 和阿黑皮素原（POMC）衍生肽引起的肾上腺增生、高皮质醇血症和库欣综合征，其占所有库欣综合征的 5％～20％，多见于肺小细胞肺癌、胸腺癌、胰腺癌、消化道癌、甲状腺癌、嗜铬细胞瘤、甲状旁腺癌、卵巢癌和类癌等。同时异位分泌 CRH/ACTH 肿瘤罕见。

异位 ACTH 分泌综合征除呈现典型库欣综合征症状和体征外，低血钾和低钾性碱中毒（hypokalemic alkalosis）更为严重。此

为 11β-羟基类固醇脱氢酶(11β-hydroxysteroid dehydrogenase)不能将皮质醇(cortisol)转化为皮质素(cortisone)所致。

双侧岩下窦(inferior petrosal sinus)或经蝶窦(transsphenoidal sinus)血液检测 CRH 应激实验后 ACTH 浓度变化有助于鉴别垂体性肿瘤或异位 ACTH 分泌综合征。正常情况下,中枢性/外周性血清 ACTH 比值≥2,而异位 ACTH 综合征比值≤1.7。虽然测定血液中 POMC 及其衍生肽(POMC-derived peptides)也有助于鉴别诊断原位和异位 ACTH 分泌,但实验测定技术较为困难。另外,医学影像学检查有助于确定肿瘤部位。

引起异位 CRH/ACTH 分泌综合征肿瘤应予切除。鉴于该类肿瘤中 80%存在生长抑素受体亚型 2、5,因此可应用生长抑素受体配基(SRL)药物奥曲肽(Octreotide)治疗。无效者应用米托坦(Mitotane)、甲吡酮(Metyrapone)、依托咪酯(Etomidate)和酮康唑(Ketoconazole)治疗。

七、异位 ADH 分泌综合征

异位血管升压素分泌综合征也称为血管升压素分泌异常综合征(syndrome of inappropriate antidiuretic hormone,SIADH)见于肺小细胞肺癌、支气管癌、胸腺瘤、胰腺和肠道肿瘤、膀胱癌、淋巴瘤、白血病和脑部肿瘤。临床表现为稀释性低钠血症(≤135mmol/L)、血浆渗透压降低(≤250mOsm/kg)和尿钠增多(≥20mmol/24h)。当血钠降至 110～120mmol/L 时,可出现低钠性脑病(hyponatremic encephalopathy),表现为厌食、恶心、呕吐、神志不清、头痛、癫痫、肌无力、昏睡(lethargy)足底病理反射和昏迷。

SIADH 除切除肿瘤外,还应注意矫正体液和电解质紊乱,包括限制液体输入量(≤1L/24h)、生理盐水输入,但每天升高血钠幅度应不超过 10mmol/L,以免引起中心性脑桥髓鞘溶解(central pontine myelinolysis),也可试用 V_2 受体拮抗药。

八、异位胰岛素分泌综合征

异位胰岛素分泌见于后腹膜间质细胞恶性肿瘤,包括纤维肉瘤、神经纤维肉瘤、平滑肌肉瘤、间皮肉瘤、消化道肿瘤(肝癌、胃癌和结肠癌)、支气管癌、肺癌、卵巢癌、宫颈癌等。异位胰岛素分泌引起高胰岛素血症和异位低血糖综合征。

第七节　妇产科肿瘤的常用检测项目

肿瘤标志物是筛查肿瘤、鉴别诊断、评价预后和预测复发的客观指标。肿瘤标志物存在于血液、尿液、脑脊液、腹水和组织内。肿瘤标志物可为肿瘤本身生成和分泌,也可为机体对肿瘤的反应性物质。

一、雄　激　素

雄激素测定主要用于检测女性高雄激素血症和男性化肿瘤,检测指标如下。

(1) $\Delta^{3\text{-}4}$-3-酮雄激素:(Delta-3,4-3-keto androgens):包括 Δ^4-雄烯二酮(Delta-4-androstenedione,Adione)、睾酮、11β-羟基雄烯二酮(11-β-hydroxy-androstenedione,11-Adione)。

(2) Δ^5-6-3-酮雄激素(Delta-5,6-3-keto androgens):包括脱氢表雄酮(dehydroisoandrosterone,DHEA)、硫酸脱氢表雄酮(DHEAS)、Δ^5-雄烯二酮(Delta-5-androstenedion)。

(3) 5α 还原型雄激素(5-Alpha-reduced androgens):包括 5α-二氢睾酮(5-Alpha- dihydrotestosterone,DHT)、5α-雄烯二醇(5-

Alpha-androstanediol)。

(4)17-酮类固醇(17-Keto-steroids):包括 DHEA、DHEAS、Δ^4-雄烯二酮、Δ^5-雄烯二酮、11β-羟基雄烯二酮。但当 DHEAS≥7μg/ml(18mmol/L)应考虑肾上腺肿瘤。

二、肿瘤标志物

1. 癌抗原(cancer antigens) 包括 CA125、拓扑异构酶-Ⅱ(topoisomerase Ⅱ)、黑素-A(melan-A)、抑制素-A。CA125 是卵巢癌细胞分泌的表面糖蛋白,是上皮性卵巢癌诊断、治疗、随访和评价预后的重要指标。

临床观察发现,约 90%卵巢上皮癌和含有上皮成分的肿瘤均存在 CA125 表达。卵巢多数浆液性、子宫内膜样和透明细胞癌 CA125 升高,但黏液性癌表达率较低。另外,输卵管上皮、子宫内膜和宫颈上皮细胞也存在 CA125 表达。

CA125 并非为卵巢癌高敏感性和特异性肿瘤指标。非卵巢肿瘤性疾病,包括月经期、增生型子宫内膜、输卵管炎症,子宫内膜异位症、盆腔炎;肿瘤性疾病,包括肝癌、肾癌、肺癌、子宫内膜癌、乳腺癌、结肠癌、胃癌等也升高。临床观察发现,经过 6 个标准化疗后,CA125 降至≤15U/ml,如≥35U/ml 提示肿瘤残留。

临床观察发现,约 6%健康妇女 CA125 升高,而 83%卵巢上皮类肿瘤妇女 CA125 升高。卵巢癌Ⅰ期妇女中仅有 50%CA125 明显升高。黏液性上皮癌也分泌抑制素-B。卵巢上皮类肿瘤分泌的其他肿瘤标志物包括溶血卵磷脂(lysophosphatidic acid)、肿瘤相关糖蛋白(tumor-associated glycoprotein 72,TAG 72)、OVX1 和 M-CSF。

2. 糖类抗原(carbohydrate antigen) 包括 CA19-9、CA15-3、CA27-29、铁蛋白(ferritin)、β-hCG、尿促性腺激素片段(urinary gonadotropin fragment)、未确定性质的生长因子(UGF)、尿促性腺激素肽(urinary gonadotropin peptide,UGP)。

3. 癌胚抗原(carcinoembryonic antigen,CEA) 包括甲种胎儿蛋白(alpha-fetoprotein,AFP)、人胎盘催乳素(human placental lactogen,hPL)、人胎盘碱性磷酸酶(human placental alkaline phosphatase,hPLAP)、肿瘤相关抑肽酶(tumor-associated trypsin inhibitor,TATI)、周期素 E(cyclin E)、溶血磷脂酸(lysophosphatidic acid,LPA)、胰岛素样生长因子结合蛋白-3(insulinlike growth factor-binding protein-3,IGFBP-3)、OVX1、巨噬细胞集落刺激因子(macrophage colony-stimulating factor,M-CSF)、抗细胞角蛋白(anti-cytokeratin)、抗细胞角蛋白 CAM5.2(anticytokeratin CAM 5.2)、S-100、鳞状细胞癌抗原(squamous cell carcinoma antigen,SCC-Ag)、特异性肌动蛋白(muscle-specific actin,MSA)、平滑肌肌动蛋白(smooth muscle actin,SMA)、波形蛋白(vimentin)、肌间线蛋白(desmin)、人乳脂球蛋白抗原-1/2(human milk fat globule antigen-1/2,HMFGA-1/2)、上皮细胞膜抗原(epithelial membrane antigen,EMA)、B72.3、LeuM1 等。

AFP 为正常胎儿蛋白,由胎儿肝脏、卵黄囊和胃肠道组织分泌,于妊娠第 12 周达到高峰,血清浓度达 3 mg/ml。而后生成减少,半衰期为 3.5d,成人血清浓度≤20 ng/ml。卵巢内胚窦瘤分泌较多 AFP,其主要存在于肿瘤细胞质内,呈现特征性透明小体(hyalin globules)。卵巢胚胎性肿瘤、未成熟畸胎瘤和多胚瘤(polyembryomas)也存在 AFP 表达。

溶血磷脂酸促进肿瘤细胞增生、细胞内钙离子释放、酪氨酸磷酸化和有丝分裂原激活蛋白激酶活化,是成纤维细胞多功能信号分子,存在于卵巢癌和相关卵巢增生性疾病腹水中。

4. 人附睾蛋白-4 (human epididymal

protein-4，HE-4；WFDC2） 为人类附睾分泌的特异性蛋白质，编码基因位于染色体 20q12－q13.1。HE-4 属于乳清酸蛋白家族（whey acidic proteins family），富含半胱氨酸，具有 2 个乳清酸蛋白结构区段（WAP domains）和 4 个二硫化物核心区段，分子量为 20～25kDa。

HE-4 除在男性生殖道存在表达外，也在唾液腺、呼吸道、泌尿道、前列腺、子宫内膜、乳腺、结肠、卵巢、肝脏、胎盘、子宫肌瘤和骨骼肌存在表达。HE-4 在人类子宫内膜癌细胞系存在高表达，促进细胞系增生，增强癌细胞侵袭活性，是独立促进细胞系锚定性生长因素，在肿瘤细胞 S 期呈现高度表达，因此 HE-4 是早期诊断卵巢癌和鉴别盆腔良性和恶性肿瘤的特异性指标。

（1）参考正常值（Elecsys 法测定）：0～140 pmol/L。

（2）绝经前后妇女：绝经前妇女≤70.0 pmol/L，绝经后妇女≤140.0 pmol/L。

（3）不同年龄妇女：（中位数～第 95 百分位数）血清 HE-4 浓度随年龄增长而升高。年龄＜40 岁为 42～60.5 pmol/L；40～49 岁为 44.3～76.2pmol/L；50～59 岁为 47.9～74.3pmol/L；60～69 岁为 55.0～82.9 pmol/L；＞70 岁为 62.1～104 pmol/L。

（4）卵巢癌预测指数（predictive index，PI；risk malignancy index，RMI）：临床测定时，HE-4 与 CA125 联合测定可准确地鉴别盆腔良性和恶性肿瘤，显著提高诊断卵巢恶性肿瘤的敏感性和特异性。

绝经前妇女：卵巢癌预测指数（PI）＝－12.0＋ 2.38LN［HE4］＋ 0.0626LN［CA125］

绝经后妇女：卵巢癌预测指数（PI）＝－8.09＋ 1.04LN［HE4］＋ 0.732LN［CA125］

［注释：LN＝自然对数；exp（PI）＝e^{PI}］

（5）卵巢癌风险率（risk ovarian malignancy algorithm，ROMA）

ROMA（%）＝［Exp（PI）×100］/［1＋Exp（PI）］

①绝经前妇女：ROMA≤11.4%，提示卵巢癌低风险，≥11.4%，提示卵巢癌高风险。

②绝经后妇女：ROMA≤29.9%，提示卵巢癌低风险，≥29.9%，提示卵巢癌高风险。

（6）临床意义

①HE-4 是卵巢癌特异性标志物。HE-4 正常卵巢组织和卵巢黏液性癌不表达；卵巢透明细胞癌、浆液性乳头状癌和子宫内膜样癌表达率分别为 50%、93%和 100%；在乳腺癌、肺癌、胰腺癌、移行细胞癌、胃肠道癌也存在表达。

Yang 荟萃分析（31 项研究，6269 人次测定）发现，HE-4 测定诊断卵巢癌的敏感性和特异性分别为 74%（CI＝0.72～0.76）和 89%（CI＝0.88～0.90）；阳性预测值和阴性预测值分别为 7.28（CI＝5.48～9.68）和 0.14（CI＝0.09～0.22）。Nolen（2010）报道称，HE-4 诊断卵巢癌的敏感性和特异性分别为 72.9%和 95%；诊断子宫内膜样癌Ⅰ、Ⅱ～Ⅳ期和所有各期子宫内膜癌的敏感性分别为 48.4%、71.4%和 55.0%；高于其他肿瘤指标（$CYFRA_{21-1}$、CA125 和 CA19-9）。

临床检测发现，健康妇女血清 HE-4 浓度为（30.22±9.64）pmol/L，卵巢癌妇女为（355.2±221.29）pmol/L，良性卵巢肿瘤为（43.86±20.87）pmol/L。如以 HE-4 浓度 67.52 pmol/L 为截断值，诊断卵巢恶性肿瘤的敏感性和特异性分别为 84%和 96%；诊断卵巢上皮性肿瘤的 HE-4-ROC 曲线下面积为 0.944（CI＝0.912～0.976），κ 值为 0.814。

②HE-4 和 CA125 联合测定用于鉴别卵巢的良性和恶性肿瘤。由于 CA125 在许多妇科良性疾病（卵巢巧克力样囊肿、子宫内膜

异位症、子宫腺肌病、盆腔结核和盆腔炎）也存在表达，因此 HE-4 和 CA125 联合测定通过互补效应可校正单纯 CA125 和 HE-4 测定的偏倚和误差。如单一 CA125 和 HE-4 测定诊断上皮性卵巢肿瘤的敏感性和特异性分别为 90％和 87％；70％和 100％，而 HE-4 与 CA125 联合测定诊断卵巢癌敏感性和特异性分别提高为 92.9％和 95％，均高于单一 HE-4 和 CA125 测定敏感性 78.6％ 和 78.6％。HE-4 和 CA125 联合测定诊断早期卵巢癌的敏感性为 91.7％。

应用 HE-4、CA125、ROMA 和 RMI 多指标测定鉴别卵巢良、恶性肿瘤的敏感性分别为 70.4％、79.6％、74.1％和 63％；诊断卵巢恶性肿瘤的敏感性，CA125、HE-4、ROMA（绝经前和绝经后）和 RMI 分别为 93.5％、87.1％、80％、95.2％和 87.1％。

③血清 HE-4 测定用于预测卵巢癌细胞减灭手术预后。如以血清 HE-4 浓度 600pmol/L 为截断值预测卵巢手术预后时，则 HE-4 浓度＞600pmol/L 时提示肿瘤细胞减灭术难以完全成功，其预测敏感性和特异性分别为 77％和 32％。应用血清 HE-4 和 CA125 单一测定预测手术预后的敏感性和特异性分别为 90％和 83.3％、95％和 85％，阳性预测值和阴性预测值分别为 93.1％和 80.7％、92.7％和 87.2％；然而，HE-4 和 CA125 联合测定预测卵巢癌减灭术预后的敏感性和特异性分别提高至 96.7％和 97％。

三、肿瘤免疫组化标志物

妇科肿瘤诊断和鉴别诊断的免疫组化指标如下。

1. 外阴和宫颈肿瘤

（1）佩吉特病与表浅扩散性黑色素瘤：抗角蛋白（anticytokeratin），S-100，溴甲烷后马托品（homatropine methylbromide）。

（2）宫颈上皮内瘤变（CIN）与宫颈浸润癌：抗角蛋白、平滑肌肌动蛋白，胶原和 CEA。

（3）宫颈管微小腺癌（minimal-deviation endocervical adenocarcinoma）与良性宫颈管腺体（benign endocervical glands）：血型抗原（blood group antigens）。

（4）宫颈管腺癌（endocervical adenocarcinoma）与宫颈微小腺体增生（endocervical microglandular hyperplasia）：人乳脂球蛋白抗原-1（human milk fat globule antigen-1）。

（5）宫颈管腺癌与子宫内膜腺癌：胶质纤维酸性蛋白（glial fibrillary acidic protein）、角蛋白（keratin）、波形蛋白（vimentin）、癌胚抗原（CEA）和 S-100。

2. 子宫体肿瘤

（1）子宫内膜癌与子宫内膜不典型增生：人乳脂球蛋白抗原-1、-2 和血型相关抗原。子宫内膜癌癌胚抗原（carcinoembryonic antigen）升高（35％），但不能鉴别良性和恶性腺性增生和鉴别宫颈管和子宫内膜癌。

（2）低分化子宫内膜癌与恶性混合性中胚叶肿瘤（malignant mixed mesodermal tumor）：角蛋白、特异性肌动蛋白（muscle-specific actin，MSA）和肌红蛋白（myoglobin）。

（3）间质肉瘤（stromal sarcoma）与平滑肌肉瘤（leiomyosarcoma）：角蛋白、波形蛋白、特异性肌动蛋白和结蛋白（desmin）。

3. 卵巢肿瘤

（1）卵巢上皮性癌（surface epithelial carcinoma）与颗粒细胞瘤：波形蛋白和角蛋白。约 90％卵巢上皮癌和含有上皮成分的肿瘤均存在 CA125 表达。换言之，CA125 存在于卵巢多数浆液性、子宫内膜样和透明细胞癌中，但黏液性癌表达率较低。CA125 也存在于输卵管、输卵管上皮、内膜和宫颈上皮中。

CA125 是上皮性卵巢癌诊断、治疗、随访和评价预后的重要指标。但 CA125 也并非为高敏感和特异性指标。对于非卵巢肿瘤性疾病，包括子宫内膜和输卵管，非妇科疾病包括胰腺、乳腺、结肠和肺癌 CA125 也升高。临床观察发现，经过 6 个标准化疗后，CA125 降至≤15U/ml，如≥35U/ml 提示肿瘤残留。卵巢癌，包括 Brenner 瘤、子宫内膜样癌、透明细胞癌、浆液性癌和胃肠道转移癌 CEA 也升高。

(2)非黏液性癌(nonmucinous carcinoma)与黏液性癌(mucinous carcinoma)：角蛋白、波形蛋白、神经纤维酸性蛋白(glial fibrillary acidic protein)、CA125、CEA、S-100、上皮细胞膜蛋白(epithelial membrane antigen)。

(3)生殖细胞肿瘤与癌：人类胎盘碱性磷酸酶(human placental alkaline phosphatase)。

(4)无性细胞瘤与胚胎癌(dysgerminoma versus embryonal carcinoma)：角蛋白、AFP。

(5)内胚窦瘤与透明细胞癌：AFP 和 LeuM1。

(6)卵泡膜-纤维瘤(thecoma-fibroma)与平滑肌瘤：波形蛋白和特异性肌动蛋白(muscle-specific actin，MSA)。

(7)胃肠道转移性卵巢肿瘤与卵巢原发性黏液癌(primary mucinous carcinoma)：角蛋白、CEA 和神经纤维酸性蛋白。

4. 胎盘肿瘤

(1)部分性葡萄胎与完全性葡萄胎：hCG、人类胎盘催乳素(human placental lactogen)和人类胎盘碱性磷酸酶(human placental alkaline phosphatase)。

(2)滋养细胞与蜕膜细胞(trophoblast versus decidual cell)：角蛋白、hPL 和 hCG。

四、细胞学检查

1. 癌细胞和间皮细胞(mesothelial cells) B72.3。

2. 良性宫颈鳞状细胞和高度宫颈上皮内癌细胞(high-grade cervical intraepithelial neoplasia) 血型抗原。

3. 卵巢上皮性癌细胞 拓扑异构酶-Ⅱ呈现高表达。

4. 卵巢间质肿瘤细胞 黑素-A 和抑制素-A。

5. 子宫内膜癌细胞 CA19-9。

6. 乳腺癌细胞 癌抗原 15-3，卵巢癌、肺癌和前列腺癌也升高。非肿瘤性疾病，包括良性乳腺疾病、卵巢疾病、子宫内膜异位症和 PID 和肝炎、妊娠和哺乳期也升高。

7. 其他

(1)结肠、胃、肾、肺、卵巢、胰腺、子宫、肝脏、早期妊娠、子宫内膜异位症、卵巢囊肿、良性乳腺疾病、肾病、肝病时癌抗原 27-29 升高。

(2)子宫绒癌、胚胎癌、多胚瘤(polyembryomas)、混合性细胞瘤(mixed cell tumors)和无性细胞瘤 β-hCG 升高。β-hCG 和 hPL 常同时用于检测滋养细胞肿瘤，其多存在于合体滋养细胞内，用于检测部分性和完全性葡萄胎。妊娠性绒癌同时表达 hCG 和 hPL。hPL 也用于诊断胎盘原位滋养细胞肿瘤(placental-site trophoblastic tumors)和绒癌。

(李继俊)

参考文献

Anastasi E，Granato T，Falzarano R，et al. 2013. The use of HE4，CA125 and CA72-4 biomarkers for differential diagnosis between ovarian endometrioma and epithelial ovarian cancer. J Ovarian Res，6：44.

Anton C，Carvalho FM，Oliveira EI，et al. 2012. A

comparison of CA125, HE4, risk ovarian malignancy algorithm (ROMA), and risk malignancy index (RMI) for the classification of ovarian masses. Clinics (Sao Paulo),67(5): 437-441.

Bignotti E, Ragnoli M, Zanotti L, et al. 2011. Diagnostic and prognostic impact of serum HE4 detection in endometrial carcinoma patients. Br J Cancer,104(9): 1418-1425.

Hamed EO, Ahmed H, Sedeek OB, et al. 2013. Significance of HE4 estimation in comparison with CA125 in diagnosis of ovarian cancer and assessment of treatment response. Diagn Pathol,8: 11.

Li JP, Chen HB, Mariani A, et al. 2013. HE4 (WFDC2) promotes tumor growth in endometrial cancer cell lines. Int J Mol Sci,14(3): 6026-6043.

Li JP, Dowdy S, Tipton T, et al. 2009. HE4 as a biomarker for ovarian and endometrial cancer management. Expert Rev Mol Diagn, 9(6): 555-566.

Molina R, Escudero JM, Augé JM, et al. 2011. HE4 a novel tumour marker for ovarian cancer: comparison with CA125 and ROMA algorithm in patients with gynaecological diseases. Tumour Biol,32(6): 1087-1095.

Moszynski R, Szubert S, Szpurek D, et al. 2013. Usefulness of the HE4 biomarker as a second-line test in the assessment of suspicious ovarian tumors. Arch Gynecol Obstet,288: 1377-1383.

Yang ZJ, Luo ZQ , Zhao BB, et al. 2013. Diagnosis and preoperative predictive value of serum HE4 concentrations for optimal debulking in epithelial ovarian cancer. Oncol Lett,6(1): 28-34.

Yang ZJ, Wei CY, Luo ZQ,et al. 2013. Clinical value of serum human epididymis protein 4 assay in the diagnosis of ovarian cancer: a meta-analysis. Onco Targets Ther,6: 957-966.

第33章 不 孕 症

不孕症(infertility)指夫妇同居1年、性生活正常、未采取避孕措施而未受孕者。不孕症分为原发性不孕和继发性不孕:原发性不孕(primary infertility)指同居1年未避孕而从未妊娠者;继发性不孕(secondary infertility)指曾有过妊娠,而后未避孕超过1年未孕者。

临床观察发现,生育力正常夫妇,同居3、6、12和24个月受孕率分别为57%、72%、85%和93%。一个排卵周期妊娠率为20%~25%,1年内妊娠率为80%~90%,18个月妊娠率为93%~95%。不孕症发病率与社会、经济、地域、种族、人文、婚育观等因素相关。我国妇女不孕症发生率为5%~10%。

【病因】 进入21世纪,引起女性不孕最常见的原因,依次为排卵障碍、输卵管疾病、宫颈病变、子宫内膜异位症、男性不育和原因不明性不孕。按照解剖学分类,依次为外阴、阴道、宫颈、子宫、输卵管、卵巢、男性不育(精液异常)和免疫学不孕。

1. 女性因素

(1)外阴疾病:包括无孔处女膜、女性假两性畸形(先天性肾上腺增生症,21-羟化酶缺陷)、男性假两性畸形(睾丸女性化综合征)、真两性畸形、芳香酶缺陷引起的外阴畸形、母体高雄激素血症引起的外阴畸形和己烯雌酚综合征(diethylstilbestrol syndrome)。

(2)阴道疾病:包括先天性无阴道(Mayer-Rokidansky-Hauser-Kuster syndrome)、阴道隔(横隔、纵隔、斜隔)、瘢痕、狭窄、闭锁和瘘管。阴道炎和性传播疾病。

(3)宫颈疾病:包括宫颈畸形、位置异常、炎症、黏液功能异常和免疫学功能异常。

(4)子宫疾病:包括子宫畸形(单角子宫、双角子宫、纵隔子宫、残角子宫、双子宫和鞍形子宫)、宫腔粘连(intrauterine adhesion, IUA)、子宫内膜息肉、子宫内膜炎和子宫肌瘤。

(5)卵巢疾病:包括卵巢发育异常(特纳综合征、单纯性腺发育不全等)、卵巢早衰、多囊卵巢综合征、卵巢子宫内膜异位囊肿、卵巢肿瘤、卵巢肿瘤手术、放疗和化疗引起卵巢功能异常。

(6)输卵管疾病:包括输卵管发育异常和结构异常、输卵管特异性和非特异性感染、子宫内膜异位症、输卵管肿瘤和手术后粘连。性传播疾病(包括淋球菌、沙眼衣原体、支原体感染)是引起输卵管性不孕的重要原因。

(7)全身性疾病:包括下丘脑-垂体疾病、糖尿病、甲状腺和肾上腺功能失调、慢性消耗性疾病、重度营养不良等也可直接或间接引起无排卵和不孕。

2. 男性因素

(1)遗传性疾病:包括Klinefeter综合征(47, XXY)、47, XYY综合征、努南综合征、性逆转综合征(46,XX syndrome)、单一支持细胞综合征(del Castillo syndrome)、隐睾症、无睾症和睾丸间质细胞发育不良(Leydig cell hypoplasia)。

(2)阴茎和射精异常:包括无阴茎、无阴

茎头、阳痿、小阴茎、蹼状阴茎、弯曲阴茎、包茎和包皮过长。射精异常,包括早泄、不射精和逆行射精等。

(3)炎症性疾病:包括前列腺炎、精囊炎、睾丸炎、附睾结核、睾丸创伤、放射和化疗损伤。

(4)输精管疾病:包括输精管缺如、输精管发育不良和畸形。

(5)静脉曲张性疾病。

(6)全身性疾病:包括肾上腺、甲状腺、糖尿病和高催乳素血症引起的不育等。

3. 免疫性不孕

(1)抗精子抗体(AsAb):是针对精子抗原的抗体。精子抗原包括膜蛋白、糖蛋白碳水化合物残基和蛋白质不全分解产物。外伤、感染、物理和化学等因素可破坏生殖道的生理屏障，而精子可通过淋巴管侵入血液循环,或通过受损黏膜上皮侵入上皮下B淋巴细胞而引起AsAb生成,其中生殖道局部损伤和感染是诱发AsAb生成的重要原因。AsAb通过降低生理受精部位的精子数量、抑制受精、降低精子对透明带和卵细胞膜的穿透力而使精子失去使卵细胞受精的能力。

(2)抗透明带抗体(ZPAb):透明带(ZP)是一种成熟卵泡的细胞外透明基质，在受精过程中和早期孕卵发育方面发挥重要作用。ZP介导受精中的重要步骤,包括顶体反应、与精子结合和抑制多精受精。ZP具有较强的免疫原性，可诱发机体产生局部和全身细胞免疫与体液免疫应答和生成抗透明带抗体(ZPAb)。

ZPAb引起不孕的机制,包括:①抑制受精。ZPAb掩盖ZP上的特异性精子受体ZP3,阻止精卵结合;②干扰着床。ZPAb加固ZP结构、抵抗精子顶体酶消化作用和阻止精子穿过ZP。即使精子穿透了ZP并与卵子结合而受精,受精卵却被包裹在坚固的ZP内而不能“脱壳”着床;③ZPAb在ZP表面与其相应抗原结合后形成抗原抗体复合物，阻止精子通过ZP而抑制精卵结合。

(3)抗卵巢抗体(AoAb):是针对卵巢组织抗原的抗体。AoAb生成原因,包括自身免疫功能异常,感染、手术等引起卵巢抗原增加,与体外人工授精时多次卵巢穿刺取卵有关。AoAb提示卵巢组织的自身免疫活性增强,可引发卵巢早衰(premature ovarian failure, POF)，其他自身免疫性疾病,包括甲状腺功能减退、重症肌无力、特发性血小板减少性紫癜和类风湿关节炎也可伴有卵巢早衰。

(4)抗子宫内膜抗体(EMAb):是针对子宫内膜组织不同抗原成分的抗体。生理性EMAb有助于激活巨噬细胞清除逆流的子宫内膜碎片和异常子宫内膜细胞。病理性EMAb提示机体自身免疫活性增强,可引起子宫内膜组织结构和功能异常。EMAb缺乏组织特异性,其引起不孕的机制与局部激素调节紊乱和非特异性免疫机制异常相关,包括巨噬细胞和NK细胞分泌的细胞因子造成组织形态和功能异常，均不利于受孕和维持妊娠。

4. 原因不明性不孕　指经过不孕症的详细检查，尚未发现明确病因的不孕症。一些夫妇的不孕只是随机性的延迟，而另一些夫妇存在着亚临床的不孕因素。原因不明性不孕统一的诊断标准,临床调查中发病率为0～26%。

【诊断】

1. 女方的检查

(1)病史:详细询问病史,包括病因、症状发展和诊疗经过;婚育史、同居时间、性生活状况、避孕和计划生育史、月经史、家族史(精神疾病和遗传病);手术史;急、慢性盆腔炎和传染性疾病(结核和性病)史;流产和分娩史;婚外性生活史。

(2)体格检查:除一般查体外,应注意第二性征发育情况;妇科检查应注意内外生殖器的发育,是否存在发育畸形、炎症和盆腔包块。

(3)实验室检查

①卵巢功能检查:女性生殖激素测定,包括血清 FSH、LH、E_2、P、T、PRL;甲状腺和肾上腺功能检查;宫颈黏液结晶检查、月经来潮前子宫内膜活检和基础体温测定可了解排卵和黄体功能情况。

②超声影像学检查:腹部或阴道超声检查有助于了解子宫和卵巢发育及盆腔情况。月经第2~5天的超声测量卵巢大小、窦卵泡数量有助于了解卵巢储备功能。动态监测卵泡发育、子宫内膜生长、排卵、黄体形成等征象有助于不孕病因的诊断。

③输卵管通畅试验:包括子宫输卵管通液术和子宫输卵管造影(hysterosalpingography,HSG)等。输卵管通液术简单易行,但准确性不高。超声下过氧化氢、生理盐水或造影剂子宫输卵管显影法也可检查输卵管通畅性。子宫输卵管造影是通过导管向宫腔及输卵管注入造影剂,通过X线透视和摄片,监测有无子宫畸形、子宫内膜息肉、黏膜下肌瘤、输卵管是否通畅、有无阻塞、狭窄、局部粘连、伞端积水等变化。输卵管镜(falloposcopy)是新型光纤纤维输卵管镜,可直视下检查输卵管解剖结构、黏膜和通畅性,也可进行活检和分离粘连等操作。

④宫颈与子宫因素检查:包括阴道/宫颈细胞学、细菌学和病原体检查、宫颈黏液评分、性交后实验(postcoital test,PCT)、宫颈黏液和精液相合试验等。

⑤宫腔镜检查:了解宫腔内病变,包括宫腔粘连、内膜息肉、黏膜下肌瘤、子宫纵隔或不全纵隔等。

⑥腹腔镜检查:了解盆腔情况,直接观察子宫和附件,盆腔有无粘连。直视下向输卵管内注入亚甲蓝液是判断输卵管通畅性的金标准。腹腔镜还可以进行输卵管粘连分离或伞端造口术、切除或电灼子宫内膜异位病灶、剥除卵巢巧克力样囊肿、行卵巢打孔等手术,多应用于输卵管性不孕、严重的子宫内膜异位症和卵巢异位囊肿患者。经阴道注水腹腔镜(transvaginal hydrolaparoscopy, THL)是将内视镜经阴道穹窿进入盆腔,直接观察子宫、输卵管、卵巢,评估慢性盆腔痛和痛经,进行盆腔粘连松解术和多囊卵巢综合征卵巢打孔术。

⑦生殖免疫学检查:包括抗精子抗体、抗透明带抗体、抗卵巢抗体、抗子宫内膜抗体的实验检测。

a. 抗精子抗体的检测:根据分子抗原和抗体之间的相互反应可引起凝集现象而设计,包括凝集试验(如试管玻片凝集试验、明胶凝集试验、浅盘凝集试验、混合凝集试验和免疫结合试验)、酶联免疫吸附试验(ELISA)、间接免疫荧光抗体试验、固相酶染色试验、固相放射免疫结合试验、固相血凝试验、免疫洗选试验。

b. 抗透明带抗体的检测:包括免疫沉淀反应、间接免疫荧光法、间接血凝、胶乳凝集试验、放射免疫试验和ELISA。每种检测方法均需透明带抗原。由于人卵透明带来源有限,常采用与人卵透明带有交叉反应的猪ZP3抗原组分作为包被抗原,利用灵敏、特异性ELISA技术,检测不孕妇女血清中的抗体。目前尚缺乏标准试剂盒。

c. 抗卵巢抗体的检测:常用方法是免疫斑点试验。由于抗原为卵巢组织匀浆提取物,因此不能反映具体的卵巢抗原成分。为准确地分析卵巢自身免疫效应及其机制,可同时检测抗透明带抗体、抗FSH抗体等。目前尚缺乏商业用标准化试剂盒。

d. 抗子宫内膜抗体的检测:包括间接免疫荧光法(IFT)和酶联疫吸附试验,均需要刮取子宫内膜,匀浆制备抗原,但不能纯化和分离出不同的子宫内膜抗原成分,因此抗子宫内膜抗体检测方法尚未标准化。

e. 其他检查:结核菌素试验(PPD)排除结核感染。MRI排除垂体病变。

2. 男方的检查

(1)病史:询问夫妇双方性生活情况和生

育史，既往有无结核等慢性疾病史，儿童期是否患隐睾、睾丸创伤史，青春期是否患有腮腺炎和病毒性睾丸炎等。

(2)体格检查：除全身检查外，重点应检查外生殖器有无畸形或病变，如尿道下裂、精索静脉曲张等。

(3)精液检查：要求禁欲2～7d。正常精液呈均质、灰白色，室温放置5～30min内液化。具体见表33-1。

表33-1　精液特性的参考值下限(第5个百分位数，95%的可信区间)WHO(2010)

参数	参考值下限
精液体积(ml)	1.5(1.4～1.7)
精子总数(10^6/一次射精)	39(33～46)
精子浓度(10^6/ml)	15(12～16)
总活力(PR+NP,%)	40(38～42)
前向运动(PR,%)	32(31～34)
存活率(活精子,%)	58(55～63)
精子形态学(正常形态,%)	4(3.0～4.0)
其他共识临界值	
pH	≥7.2
过氧化物酶阳性白细胞(10^6/ml)	<1.0
MAR试验(与颗粒结合的活动精子,%)	<50
免疫珠试验(与免疫珠结合的活动精子,%)	<50
精浆锌(μmol/一次射精)	≥2.4
精浆果糖(μmol/一次射精)	≥13
精浆中性葡萄糖苷酶(mU/一次射精)	≥20

注：PR. 前向运动；NP. 非前向运动；MAR. 混合抗球蛋白反应。

3. *精液中抗精子抗体的测定*　应用免疫株或混合抗球蛋白反应(MAR)检测。应用兔抗人IgA、IgG或IgM包被免疫株悬液与活动精子混合，如20%以上黏附为阳性，50%以上活动精子被包裹有意义。MAR试验是将新鲜精液与包裹IgG乳胶或绵羊红细胞混合后加入抗人IgG血清，正常被黏附的精子应<10%。

【治疗】　不孕症的治疗原则包括祛除病因、促进排卵、指导性生活和辅助生育。

1. *一般治疗*

(1)保持健康的生活方式：注意性生活卫生，纠正不良嗜好(吸烟、酗酒等)等。

(2)医学咨询和生育指导：对无明显病因可询，年轻、不孕时间较短的夫妇介绍生理知识、指导预测排卵期性交(排卵前2～3日至排卵后12h内性生活易受孕)。然而，多周期的指导性生活可引起夫妇过于紧张，甚至造成性生活不和谐，反而不利于妊娠。

(3)精神心理治疗：加强与不孕夫妇的思想沟通和给予精神心理指导和治疗，尽量减少心理因素对不孕的影响。

2. *生殖器官疾病的治疗*

(1)输卵管炎症和阻塞的治疗

①急性或亚急性输卵管或附件炎，可使用抗生素。慢性炎症可采用中西医药物，或中药保留灌肠，或配合物理治疗(注意避开月经期)。

②输卵管通液注药术：适用于输卵管轻度粘连者。从月经干净2～3天开始，每周2次，直至排卵前期，可连续治疗2～3个周期。输卵管通液注药有引起上行性感染之虞。对

于轻度输卵管粘连妇女，在 HSG 后 3 个月内妊娠概率增加，与造影剂扩充分离输卵管粘连和造影剂(碘剂)的抗炎作用相关。

③输卵管成形术：包括开腹手术或腹腔镜直视下疏通输卵管阻塞、分离输卵管伞端周围粘连、进行输卵管造口术、切除阻塞部分输卵管后行端-端吻合术或输卵管子宫植入术等，采用显微外科技术进行输卵管成形效果显著而创伤性小。

④输卵管疏通术：包括 X 线引导或宫腔镜监视下插管进行输卵管疏通，术后结合药物治疗，但应谨慎采用。对于存在输卵管积水妇女，建议采用宫-腹腔镜联合手术疏通输卵管并进行输卵管造口术。此外，无论输卵管成形术或疏通术，均应于术前和术中认真评估患者自然生育潜能，如患者年龄超过 35 岁、卵巢潜能差、术中发现严重盆腔粘连和输卵管病变明显、丈夫精液质量差，估计术后自然受孕力低下者，应与患者夫妇充分沟通后再决定是否行该类手术抑或改行辅助生殖治疗。

(2)妇科肿瘤、生殖器官炎症、生殖道畸形、宫腔病变等器质性疾病：应对症治疗。

3. *内分泌治疗*

(1)促排卵治疗：促排卵治疗包括人工授精中的诱导排卵，体外助孕周期中的超促排卵和卵巢微刺激治疗。诱导排卵的目的是促进 3 个以下的卵泡发育和排卵，避免多胎妊娠和卵巢过度刺激综合征(ovarian hyperstimulation syndrome，OHSS)。体外助孕周期的超促排卵是诱导较多卵泡的同步性发育，而卵巢微刺激治疗适用于卵巢高反应或反应不良者。促排卵药物和治疗方法如下。

①枸橼酸氯米芬(Clomiphene Citrate，CC)：为选择性雌激素受体调节药，具有抗雌激素和弱雌激素作用。氯米芬于下丘脑-垂体-卵巢和子宫四个层面调节女性生殖内分泌功能。氯米芬主要作用部位为下丘脑性中枢，通过竞争性结合雌激素受体，阻断内源性雌激素对下丘脑的负反馈作用，引起促性腺激素释放激素(GnRH)分泌增加，间而促进垂体促性腺激素 LH 和 FSH 的分泌和卵巢内卵泡生长发育。

氯米芬促排卵的前提条件是，下丘脑-垂体-卵巢轴正、负反馈功能正常；生殖激素分泌正常(有自然月经、孕激素试验阳性，血浆 $E_2 \geqslant 100pg/ml$)；卵巢内存在对促性腺激素敏感的卵泡。氯米芬促排卵禁忌证，包括血浆雌二醇≤50pg/ml、孕激素试验阴性(无撤退性出血)；卵巢早衰(血浆 FSH≥30mU/ml，卵巢内无卵母细胞和始基卵泡)。

氯米芬促排卵方法是，于自然周期或人工诱导月经周期第 3～5 日开始，每日 50mg，口服，连用 5 日，停药后 5～6 天开始动态监测卵泡发育(包括尿 LH 试条和超声监测)，当出现 LH 高峰或优势卵泡发育(直径 18～20mm)，一次肌内注射 hCG 5000～10 000U 促进排卵。hCG 应于中午或下午注射，注射后第 2～3 日晚性交或实施人工授精。

如第一治疗周期(氯米芬 50mg/d，5d)无排卵，第二治疗周期，氯米芬剂量应增加至 100mg/d，5d。如仍无排卵，第三治疗周期氯米芬剂量可增加至 150mg/d，5d。氯米芬一次剂量不应超过 150mg。如仍然无排卵则为氯米芬抵抗(clomiphene resistance，CR)，应改用促性腺激素或芳香酶抑制药来曲唑治疗。

氯米芬的外周抗雌激素作用可引起宫颈黏液黏稠、分泌减少和子宫内膜发育不良，直接影响精子穿透、上游走、受精卵植入和减少妊娠率，为此可于治疗周期的 3～10 天附加小剂量雌激素治疗以对抗氯米芬局部抗雌激素作用。氯米芬不良反应较少，主要为暂时性潮热、情绪波动、乳房触痛、盆腔不适感，停药后可自然消失。

②来曲唑(Letrozole，LE)：为第三代非甾体芳香酶抑制药。来曲唑在下丘脑、垂体和卵巢三个层面调节女性生殖内分泌功能。

来曲唑通过抑制下丘脑-垂体-卵巢中睾酮和雄烯二酮向雌激素转化，阻断雌激素对下丘脑-垂体的负反馈作用，引起激活素和促性腺激素分泌增加，促进卵巢卵泡发育和排卵。在卵巢水平，来曲唑通过阻断芳香酶活性和抑制雌激素生成，引起卵巢内雄激素浓度暂时性升高，后者促进发育卵泡中胰岛素样生长因子-1和FSH受体生成、提高发育卵泡对FSH的敏感性和反应性。

由于来曲唑半衰期较短(45h)，不影响雌激素受体功能和正常下丘脑-垂体-卵巢轴反馈机制，因此当优势卵泡发育、雌激素和抑制素分泌增加时可负反馈抑制FSH分泌，引起未成熟卵泡闭锁，从而保证单一优势卵泡成熟和排卵，降低多卵泡发育、多胎妊娠和卵巢高刺激综合征发生率。来曲唑无外周抗雌激素作用，不影响子宫内膜上皮、腺体、间质和宫颈黏液功能，不影响精子上游走、获能、受精卵在子宫内膜的黏附和植入。

来曲唑促排卵方法是于月经第3～5天开始，每日2.5～5.0mg，口服5～10天；也可于月经第3天，一次服用20mg，可达到最大安全性。来曲唑和促性腺激素联合治疗，可以减少后者剂量，适用于治疗PCOS患者。来曲唑与GnRHant联合应用适用于治疗卵巢反应不良者。来曲唑的不良反应包括潮热、恶心、头痛、骨痛、体重增加、阴道流血等，反应多为轻度或中度。需要说的是，来曲唑药物说明书并未注明用于促排卵治疗，因此治疗前应征得患者知情同意后方可使用。

③人类绝经促性腺激素(hMG)：是从绝经后妇女尿中提取的FSH和LH混合物，每支hMG含FSH和LH各75U，可单独应用或与氯米芬、促性腺激素联合使用，适用于氯米芬抵抗者。hMG从月经周期第3～5天开始，每日肌内注射hMG 75～150U，每日或隔日超声监测卵泡发育，并根据卵泡发育情况调整hMG剂量。在优势卵泡直径≥18mm和子宫内膜≥8mm时，一次肌内注射hCG 5000～10 000 U促进排卵，36～38h后进行人工授精或hCG注射，日后开始自然性交。不良反应包括OHSS和多胎妊娠。

④促卵泡激素(FSH)：包括尿FSH(u-FSH)、高纯度尿FSH(u-FSH HP)和基因重组FSH(r-FSH)。u-FSH与u-FSH HP中含有少量的LH，r-FSH中不含LH。卵泡发生过程中，FSH可启动卵泡募集和生长、选择优势化成熟、增加雌激素水平和促进子宫内膜增生，适用于下丘脑、垂体性无排卵患者。

在辅助生殖超排卵方案中，从月经3～5日起，每日肌内注射FSH 150～225U(每日不超过450U)，超声监测卵泡发育直到卵泡成熟发育为止，适时注射hCG诱导排卵。根据患者卵巢反应调整药物剂量。促性腺激素可与GnRHa联合应用，后者作用在于抑制内源性高LH血症，协调促性腺激素促卵泡发育成熟作用，减少未成熟卵泡过早黄素化(LUF)。FSH与hMG治疗过程中应严密监测卵巢反应，包括超声监测和血清生殖激素测定，根据卵泡数量、大小、生长速度和激素水平，随时调整用量，必要时停用FSH和hCG，以防止发生OHSS。

⑤ GnRH激动药(GnRH agonists, GnRHa)：人工合成的高生物活性的GnRH，为9肽。GnRHa治疗方法包括，脉冲法和非脉冲法(持续法)。GnRHa脉冲法治疗是模拟生理性GnRH脉冲性节律给药(使用静脉泵或皮下泵)，通过自我激发作用增加垂体促性腺激素细胞内GnRH受体数量和受体再循环应用促进垂体FSH和LH生成和释放，呈现上调作用，用于治疗下丘脑功能减退性疾病，包括无排卵、闭经和不孕等。

GnRHa非脉冲法治疗，是采用长效GnRHa或短效GnRHa持续性注射方式，通过超短反馈抑制下丘脑GnRH分泌，耗竭垂体促性腺激素细胞GnRH受体和受体循环应用而减少FSH和LH生成和释放，快速引起低雌激素血症，呈现下调或垂体脱敏作用(desensilization of pituitary)，用于辅助生殖控制性促超排卵(controlled ovarian hyperstimulation，COH)前期治疗。

在辅助生殖治疗中，包括长方案(采用GnRHa进行垂体脱敏治疗后促排卵)；短方案(利用GnRH激发作用和后期的脱敏作用治疗)；超短方案(仅利用GnRHa激发作用进行治疗)。

a. 长方案：排卵后1周(相当于月经来潮前7天)或口服避孕药后17～35天开始给予短效GnRHa(如达菲林、达必佳或国产的曲普瑞林)，0.05～0.1mg/d，直到达到垂体脱敏标准后开始Gn促排卵。也可采用长效GnRHa(如抑那通、长效达菲林或达必佳、国产制剂贝依)单次用药3.75mg或1.8mg(半量)。

b. 短方案：从治疗周期第2天开始给予短效GnRHa，2～3天后同时给予hCG促排卵。

c. 超短方案：于月经周期的第2天应用短效GnRHa，连用3～4天停药。

对于未采用GnRHa下调治疗的妇女，如出现OHSS征象，可用GnRHa代替hCG引发自然LH高峰。作用机制是利用GnRHa的首过效应促进垂体峰性LH和FSH分泌增加，作用持续24～36h，与自然周期LH高峰期(48.7±9.3)h相似，排卵率达82.6%，妊娠率达17.4%～33.0%。

GnRHa也直接作用于卵巢，促进卵泡颗粒细胞生成前列腺素，增加组织型纤溶酶原激活物(tPA)活性，促进卵母细胞成熟和排卵。GnRHa维持黄体功能和孕酮浓度与hCG作用相似，但由于GnRHa半衰期短，因此可降低OHSS和多胎妊娠发生率。

⑥ GnRH拮抗药(GnRH-antagonist)：不影响下丘脑正常的GnRH生成，仅在靶组织GnRH受体水平通过竞争性结合GnRH受体，快速阻断GnRH-LH作用。GnRH拮抗药无GnRHa的急性期效应，对垂体的激发作用，下调和垂体脱敏作用快捷，治疗周期短，停药后功能恢复快，可显著减少促性腺激素用量，降低多卵泡发育、OHSS和多胎发生率。

GnRH拮抗药于促排卵的第5～6天，每天皮下注射GnRH拮抗药0.25mg(如思则凯)，直至诱发排卵为止。注射时间可选择早上或晚上，如选择早上，则最后一支GnRH拮抗药应在诱发排卵当天早上注射；如果选择在晚上，则最后一支GnRH拮抗药应在诱发排卵前1天晚上注射。

⑦绒毛促性腺激素(hCG)：hCG生化结构和功能类似内源性LH，具有促进优势卵泡最后成熟和排卵，辅助黄体功能和维持早期妊娠作用。自然周期中第12～14天，超声监测卵泡直径≥18mm，可一次注射hCG 5000～10 000U促进排卵。促排卵周期中，注射hCG时间和剂量应根据优势卵泡数量和大小，以及血清E_2浓度决定。特别重要的是注意预防发生OHSS，必要时可用GnRHa代替hCG。

⑧溴隐亭(Bromocriptine)：适用于治疗无排卵合并高催乳素血症者。

(2)支持黄体功能

①黄体酮：于月经周期第20天开始，每日肌内注射黄体酮20～40mg，连用5～7天。还可选用黄体酮胶囊口服或阴道置药200mg，每天2～3次，或地屈孕酮(达芙通)10～20mg，每天2～3次，亦可用雪诺酮(阴道用黄体酮凝胶)90mg，每天1次。

②hCG：于排卵后4、6、8、10天分别肌内注射hCG 2000U，用药后血浆孕酮明显升高，但禁用于OHSS高风险者。

③雌激素：黄体期附加雌激素治疗，补佳乐每天4～6mg。

(3)改善宫颈黏液：于围排卵期应用小剂量雌激素(戊酸雌二醇或17β-雌二醇)，改善宫颈黏液分泌和功能，有利于精子穿透。

4. 免疫性不孕的治疗

(1)避免抗原刺激:采用避孕套、中断性交或体外排精法避孕6个月,以避免精子与女性生殖道接触,刺激女性体内持续产生AsAb。复查抗体阴性后,于排卵期性交,妊娠率为50%。若AsAb持续阳性,妊娠率仅为约10%。可与其他方法联合应用。

(2)免疫抑制药:包括局部疗法、低剂量持续疗法和大剂量间歇疗法。常用的免疫抑制药包括氢化可的松、泼尼松和甲泼尼龙等,妊娠率为10%~30%。

5. 并发症治疗 包括治疗甲状腺、肾上腺功能异常、糖代谢异常(胰岛素抵抗、高胰岛素血症)、高雄激素血症、感染性和性传播疾病等。

6. 辅助生育技术 上述治疗无效时可采用辅助生育技术(assisted reproductive technique,ART)。男性不育的少精症、弱精症患者可给予药物或手术治疗,无效者采用辅助生育技术;双侧输精管阻塞无精症,经睾丸或附睾穿刺活检发现成熟精子者,也可采用辅助生育技术,详见第34章。

(唐 蓉)

参考文献

Antonio Requena, Julio Herrero, et al. 2008. Use of letrozole in assisted reproduction: a systematic review and meta-analysis. Hum Reprod Update, 85(6):1761-1761

Delvigne A, Rozenberg S. 2002. Epidemiology and prevention of ovarian hyperstimulation syndrome (OHSS): a review. Hum Reprod Updat, 8: 559-577.

Hammerli K, Znoj H, Barth J. 2009. The efficiency of psychological interventions for infertile patients: a meta-analysis examining mental health and pregnancy rate. Hum Reprod Update, 15: 279-295.

Huirne JA, Lambalk CB, van Loenen AC, et al. 2004. Contemporary pharmacological manipulation in assisted reproduction. Drugs, 64: 297-322.

Huirne JA, Lambalk CB. 2001. Gonadotro-releasing-hormone-receptor antagonists. Lancet, 358: 1793-1803.

National Institute for Health and Clinical Excellence. 2004. Fertility: assessment and treatment for people with fertility problems.

Rogoza A, Lukaszuk K, Mielcarek P. 2002. Evaluation of the antisperm antibodies in infertile couples afflicted with a cervical factor. Ginekol Pol, 73(2): 87-92.

Verhoeven HC, Brosens I. 2005. Transvaginal hydrolaparoscopy, its history and present indication. Minimally Invasive Ther Allied Technol, 14(3): 175-180.

第34章 辅助生育

辅助生育技术(assisted reproductive technology, ART)是通过对精子、卵子或胚胎等的体外操作,帮助不孕不育患者获得妊娠的技术。常用的辅助生育技术包括人工授精(artificial insemination, AI)和体外授精-胚胎移植(in vitro fertilization and embryos transfer, IVF-ET)及其衍生技术两大类。

第一节 人工授精

【分类】 人工授精(artificial insemination, AI)是将处理后的精子悬液注入女性生殖道内的助孕技术。根据精液来源分为两类。

1. *夫精人工授精*(artificial insemination with husband's sperm, AIH) 是采用患者丈夫精液进行人工授精的助孕方法。

(1)适应证:①男性少精症、弱精症、液化异常、性功能障碍、生殖器畸形等;②女性宫颈性不孕;③男性和女性生殖道畸形;④免疫性不育;⑤原因不明性不孕。

(2)禁忌证:①男女一方患有泌尿生殖系统急性感染或性传播疾病;②一方患有严重的遗传、躯体疾病或精神心理疾病;③一方接触致畸量的射线、毒物、药物并处于作用效应期;④一方或双方为吸毒者。

2. *捐精人工授精*(artificial insemination with donor's sperm, AID) 是采用健康志愿者精液进行人工授精的助孕方法。

(1)适应证:①不可逆无精子症、严重少精症、弱精症和畸精症;②输精管复通失败者;③射精障碍者;④男方和(或)家族性严重遗传性疾病;⑤母儿血型不合不能得到存活新生儿。必须指出,除不可逆性无精子症外,少精症、弱精症、畸精症、输精管梗阻和射精障碍者仍可通过精子优选和附睾穿刺等技术获得健康精子,通过夫精卵胞质内单精子显微注射(ICSI)技术获得具有血亲关系的后代。如果夫妇双方放弃ICSI技术助孕权益时,则必须签署知情同意书后方可采用AID助孕。

(2)禁忌证:①女方患有泌尿生殖系统急性感染或性传播疾病;②女方患有严重的遗传、躯体疾病或精神心理疾病;③女方接触致畸量的射线、毒物、药物并处于作用效应期;④女方为吸毒者。

实施AID的医疗机构必须从持有卫生部批准证书的人类精子库获得冷冻供精标本,并按规定定期向精子库反馈供精冷冻精子使用情况。必须严格遵守"双盲"原则,即捐精者和接受精子的夫妇无权、也无机会相互了解对方的身份信息。为了减少近亲婚配概率,我国规定精子库和实施AID机构严格控制每位供精者的冷冻精液最多只能提供给5名妇女受孕。

【治疗方法】

1. *治疗前检查*

(1)妇科检查及子宫和附件超声检查、阴

道清洁度、生殖道病原体和宫颈细胞学检查。

(2)输卵管通畅性检查:超声下输卵管通液或子宫输卵管造影(HSG)至少一侧输卵管通畅。必要时宫腔镜检查排除宫腔病变(宫腔粘连、内膜息肉和黏膜下肌瘤)。

(3)感染相关指标检查:包括TORCH(IgM)、乙肝病毒抗体、HIV和梅毒筛查、结核菌素试验(PPD)。

(4)夫妇血型、染色体核型和自身免疫抗体检查等。

(5)丈夫精液检查(至少2次),必要时进行男性生殖查体及生殖内分泌和生殖器官超声检查。

(6)其他相关指标检查:血常规、心电图、胸透/胸片、肝功能、肾功能等。

2. 知情同意和签订协议书　向患者夫妇介绍人工授精相关知识,尤其是妊娠率、并发症、随访必要性。对于AID夫妇还应介绍供精伦理学、相关法律法规和供精冷冻精液选择,夫妇双方并签署知情同意书。

3. 建立辅助生殖档案　包括建立辅助生殖病历、验证患者夫妇身份证、结婚证、准孕证明原件并保留复印件。

4. 制订治疗方案　包括促排卵方案、AI方式和途径等。

(1)促排卵治疗:有规律排卵妇女,在自然周期排卵监测下进行人工授精。无排卵或多个自然周期仍未成功受孕者可在促排卵治疗下进行人工授精。促排卵治疗时,一般控制优势卵泡不超过3枚,以减少多胎妊娠和卵巢过度刺激综合征风险。

(2)人工授精方法:包括阴道内人工授精、宫颈内人工授精、宫腔内人工授精、输卵管内人工授精、卵泡内人工授精和腹腔内人工授精6种方法。

①阴道内人工授精(intravaginal insemination, IVI):适用于男方精液检查基本正常,因各种原因不能完成性交者。方法是用导管将液化后精液或洗涤后精子悬液直接注入女方阴道穹窿和宫颈外口周围。

②宫颈内人工授精(intracervical insemination, ICI):适用于性交困难、性交后不射精、精液不液化和供精授精者。方法是用导管将液化后精液或经过洗涤的精子悬液直接注入女方宫颈管内,也可同时在宫颈外口和宫颈周围涂抹精液,或将部分精液注入女方阴道穹窿。

③宫腔内人工授精(intrauterine insemination, IUI):应用最广泛的人工授精方法。适用于各种人工授精妇女。方法是经阴道、宫颈将导管置入子宫腔内,将洗涤后精子悬液注入子宫腔内。

④输卵管内人工授精(intratubal insemination, ITI)

a. 经阴道输卵管内授精(transvaginal intratubal insemination,TVITI)。方法是用特制导管经阴道-子宫输卵管开口插管,向有优势卵泡发育侧的输卵管内注入洗涤后精子悬液。

b. 输卵管精子灌注(fallopian tube sperm perfusion,FSP)。方法是先将Foley导管插入宫腔内,充盈气囊封闭子宫颈内口,向宫腔注入较大量洗涤后精子悬液引起宫腔内压升高,促使精子悬液进入输卵管。

⑤卵泡内人工授精(intrafollicular insemination, IFI):也称为直接卵泡内人工授精(direct intrafollicle insemination, DIFI),是在阴道B超引导下,经阴道穹窿穿刺至卵泡内,将处理后的精子悬液注入一个或多个卵泡内。此法尤其适合于卵泡发育成熟但不排卵者。

⑥腹腔内人工授精(intraperitoneal insemination, IPI):又称为直接腹腔内人工授精(direct intraperitoneal insemination, DIPI)。方法是在阴道B超引导下,通过阴道后穹窿穿刺,将处理后精子悬液直接注入腹腔内(子宫直肠陷凹处)。注入腹腔内精子上游的距离较短并在腹腔液中获能,可增加受

精机会，适用于宫颈管狭窄难以施行宫腔人工授精者。另外，IPI 可避免困难的宫颈操作，减少宫颈、子宫内膜出血和激惹子宫收缩等不良反应。

(3)黄体支持：人工授精后根据患者情况酌情给予黄体酮或绒毛膜促性腺激素（hCG）辅助黄体功能。

(4)妊娠确立和随访：人工授精后15 天查尿妊娠试验或血 hCG 确定生化妊娠。30 天进行子宫超声检查确定临床妊娠。特别注意确定宫内妊娠抑或异位妊娠、宫内妊娠数目和位置。发现≥3 胎妊娠，应适时进行选择性减胎术。

第二节　体外受精-胚胎移植及其衍生技术

体外受精-胚胎移植（in vitro fertilization and embryo transfer, IVF-ET)，即试管婴儿技术，是从不孕妇女体内取出卵子，在体外受精后培养至早期胚胎，然后移植至女性的子宫内继续发育、着床、生长成为胎儿的辅助生育技术，是人类辅助生育技术的核心部分，其衍生技术包括配子输卵管内移植（gamete intra-fallopian transfer, GIFT)、配子宫腔内移植（gamete intra-uterine transfer, GIUT)、配子腹腔内移植（peritoneal oocyte sperm transfer, POST)、配子或合子输卵管内移植、卵胞质内单精子显微注射及植入前胚胎遗传学诊断等。

一、体外受精-胚胎移植

体外受精-胚胎移植是将卵子取出体外，在体外完成受精和早期胚胎发育，在胚胎发育至 4～8 细胞或囊胚期时移植回子宫腔内使其着床发育成胎儿。

1. *适应证*　①各种因素引起女方配子运输障碍；②排卵障碍；③子宫内膜异位症经药物和手术治疗无效者；④男性不育，包括弱精症、畸精症、少精症或复合因素的男性不育；⑤免疫性不孕症；⑥不明原因不孕等。

2. *禁忌证*　①提供配子任何一方患有泌尿生殖系统急性感染或性传播疾病；或具有酗酒吸毒等不良嗜好；②提供配子的任何一方接触致畸量的射线、毒物、药物并处于作用效应期；③接受卵子赠送的女方患有生殖、泌尿系统急性感染或性传播疾病；或具有酗酒吸毒等不良嗜好；④女方子宫不具备妊娠功能或严重躯体疾病不能承受妊娠。

3. *治疗前准备*　同人工授精。

4. *治疗程序*

(1)控制性超促排卵（controlled ovarian hyperstimulation, COH)：目的是应用促排卵药物诱发多卵泡发育以期获得较多的卵母细胞供体外受精和胚胎培养。经典的 COH 方案有长方案、超长方案、短方案、超短方案，近年来微刺激方法逐步应用，系采用低剂量促性腺激素、氯米芬或芳香酶抑制药（来曲唑)，或三者不同组合进行促排卵治疗，适合高龄或卵巢功能不良者，也可用于卵巢高反应尤其是严重多囊卵巢患者，减少 OHSS 的风险。此外，GnRH 拮抗药、生长激素、基因重组 LH 的应用也可改善部分患者促排卵效果，而理想的促排卵方案是遵照个体化原则采用合理的促排卵药物和方法，以获得适当数量的优质卵子并促进子宫内膜最佳同步化发育，提倡个体化治疗。

促排卵方案的选择：①对于卵巢反应正常或高反应妇女，一般采用长方案。对于卵巢高反应倾向妇女应严格控制促性腺激素剂量，或选择微刺激方案或拮抗药方案，以 GnRHa 代替 hCG 促进卵子成熟，减少中重度 OHSS 风险。②对于卵巢储备力较差或反应不良妇女，可采用短方案较大剂量促性腺激素治疗。然而，有时大剂量促性腺激素仍不能明显增加获卵数和(或)胚胎数量,尤其是优质胚胎数量,因此,对于反应不良也可采用微刺激方案或自然周期、改良自然周期方案。③子宫内膜异位症患者多采用超长方案,以改善子宫和卵巢环境。

(2)取卵:在 COH 中,一定数量的优势卵泡接近成熟时给予 hCG 或 GnRHa(非下调节方案)注射,36～40h 即卵泡发育成熟但尚未破裂时,在超声指引下行经阴道穹窿穿刺取卵,即抽取成熟卵泡的卵泡液,并在实验室找出卵母细胞。

(3)体外受精:将取出的卵母细胞放入培养液中,培养 4～6h 促进卵子进一步成熟,再与经过处理的优化精子按照一定比例混合培养。16～20h 后观察,如发现卵细胞内出现 2 个原核,表示卵子已受精,应继续培养至 4～8 细胞期或囊胚期,以备进行胚胎移植。

(4)胚胎移植:在超声引导下,应用移植导管将体外培养至一定时期的早期胚胎注入宫腔或输卵管内。胚胎移植时间多选用 4～8 细胞期,移植胚胎数目控制在 3 枚以下。随着辅助生育技术的进步,临床妊娠率和多胎妊娠率也显著增加,减少胚胎移植数目势在必行。目前多数生殖中心以一次移植 2 枚胚胎为主,而单胚胎移植是辅助生殖未来发展方向。

(5)胚胎移植后处理:胚胎移植后 20～30min 患者即可自由活动、正常生活,但应避免剧烈运动,而不建议长期卧床休息。研究表明,胚胎移植后正常生活可提高妊娠率,而长时间卧床则不利于盆腔血液循环,并增加血栓形成风险。

(6)黄体支持:包括注射、口服或阴道置入黄体酮制剂,或肌内注射 hCG(OHSS 高风险者禁用)。胚胎移植后第 14 天查尿妊娠试验或血 hCG 确定是否生化妊娠。移植后 30～35d 超声检查确定是否临床妊娠、宫内妊娠还是异位妊娠和宫内妊娠数目。若发生≥三胎妊娠,应适时选择性减胎术。发生异位妊娠和宫内外复合妊娠者也应及时处理。

二、卵细胞质内单精子注射

卵细胞质内单精子注射(intracytoplasmic sperm injection, ICSI)是在显微操作系统指引下,在体外将精子直接注入卵母细胞质内促进卵子受精的方法。其他操作程序与常规 IVF-ET 相同。ICSI 技术较好地解决了严重男性不育患者的授精问题。然而,由于 ICSI 技术未通过人类生殖的自然选择过程而具有增加后代出生缺陷风险,因此应严格掌握适应证和加强遗传性咨询和产前检查。ICSI 适应证包括:①严重的少、弱、畸精子症;②不可逆的梗阻性无精子症;③IVF 受精失败;④原因不明不孕;⑤胚胎植入前诊断(PGD);⑥卵子冻存后受精等。

三、囊胚培养与囊胚移植

生理状态下,早期胚胎在输卵管中发育,在囊胚期进入子宫腔,胚胎发育与子宫内膜发育呈同步化。体外助孕过程中,胚胎移植时间是在取卵后 2～3d,将发育至 4～8 细胞胚胎移植入宫腔。随着实验胚胎技术的进步,将早期胚胎继续培养至 5～6d 囊胚期甚至更长期培养成为可能,而该技术在先进的实验室已逐步成熟。将胚胎培养至囊胚期可筛选出更具有发育潜能的胚胎,也缩短了胚胎移植入子宫腔后进一步发育和着床之间的时间间隔,此时子宫收缩活性逐渐减弱而有利于胚胎着床,也减少了因胚胎游走进入输卵管着床而引起异位妊娠的风险,因此囊胚移植更符合自然生理过程,可提高胚胎种植率和临床妊娠率,降低异位妊娠率。另外,通过减少囊胚移植数目,如选择性单胚胎移植(elective/selective single embryo transfer, eSET,SSET)可降低多胎妊娠发生率。

四、配子移植技术

配子移植技术是将男女生殖细胞取出,

通过适当的体外处理后，将精子和卵子移植入女性体内的助孕技术，包括配子腹腔内移植（peritoneal oocyte sperm transfer，POST）、配子输卵管内移植（gamete intra-fallopian transfer，GIFT）、配子宫腔内移植（gamete intra-uterine transfer，GIUT）。其中 POST 和 GIFT 适用于至少一侧输卵管通畅的不孕症患者。GIUT 用于双侧输卵管梗阻、缺失和功能丧失者。该技术方法简便，费用较低，但成功率低于 IVF-ET，因此目前已较少应用，但仍可作为经济能力不足和（或）原因不明反复体外受精失败和（或）得不到优质胚胎，以及反复 IVF/ICSI-ET 未妊娠患者的选择。

五、未成熟卵体外成熟技术

未成熟卵体外成熟技术（in vitro maturation，IVM）是将未成熟卵子体外培养成熟后再进行体外受精-胚胎移植的方法。IVM 最初主要用于治疗多囊卵巢患者，可以避免超促排卵相关的 OHSS 风险，并节省医疗经费和就医时间。IVM 技术与自然周期 IVF 技术联合应用，适用于卵巢高反应者和 OHSS 高危患者。IVM 穿刺可多周期重复实施，穿刺可减少多囊卵巢妇女卵巢窦卵泡数量、改善内分泌环境（降低睾酮、LH/FSH），降低促排卵导致的 OHSS 发生率。临床观察发现，连续促排卵穿刺治疗 1～3 个月后，累计妊娠率可达 51％ 。此外，IVM 技术也应用于保存女性生育力，解决卵巢组织或卵细胞冷冻后的成熟问题，以及未成熟卵子冷冻保存后的应用问题。

六、植入前遗传学诊断

植入前遗传学诊断（preimplantation genetic diagnosis，PGD）是利用现代分子生物学技术与显微操作技术，取出胚胎中 1～2 个细胞（即胚胎活检），进行特定的遗传学性状检测，然后据此选择合适的胚胎进行移植的技术。胚胎活检可在 3 个阶段进行：极体、分裂期（D_3）或囊胚期（D_5～D_6）。遗传学检测方法以荧光原位杂交（FISH）和各种聚合酶链反应（PCR）技术为主。适应证包括某些单基因疾病、染色体数目或结构异常、性连锁性遗传病携带者和高龄妇女非整倍体检测等有可能分娩遗传性疾病后代的高危夫妇的胚胎选择。

七、胚胎辅助孵化

胚胎辅助孵化（assisted hatching，AH）技术是用化学方法促使胚胎透明带变薄，或用化学物质、激光、机械方法在胚胎透明带上打孔，帮助种植潜能较差的胚胎孵出和着床的显微操作技术。适应证包括①透明带过厚（≥15μm）；②透明带颜色异常/早期胚胎形态异常；③以前多次（≥3 次）IVF-ET 治疗，形态发育正常胚胎着床失败；④年龄≥39 岁或基础 FSH 水平升高（＞10U/L）；⑤冻融胚胎过程中一个或几个卵裂球死亡或卵裂球中有碎片＞20％时；⑥延长的体外培养（如囊胚培养及不成熟卵子体外成熟培养所形成的胚胎）等。AH 技术有增加单卵双胎或多胎的风险。

八、生育力的保存

随着辅助生育技术和低温医学的发展，保存两性生育力的技术，包括胚胎冷冻、卵子冷冻、精子冷冻、卵巢和睾丸组织的冷冻技术取得巨大进展。这些技术不仅避免了促排卵周期胚胎、配子的浪费，也使人类生育能力的保存成为可能。

1. 胚胎冷冻　包括冷冻 D_2～D_3 胚胎或冷冻 D_5～D_6 囊胚期胚胎（blastocyst frozen）。胚胎冷冻技术不仅可保存剩余的优质胚胎和提高胚胎利用率，而且可在新鲜周期暂时不能进行胚胎移植的情况（OHSS 高危倾向或已发生 OHSS、输卵管积水和子宫内膜条件差等）下暂时将胚胎冷冻，待不利因素消除后再复苏移植冻胚，从而减少严重OHSS的发生，并提高妊娠率。目前胚胎冷冻复苏后存活率95%左右，移植后妊娠率与新鲜周期相似或高于新鲜周期。

2. 卵子冷冻　目前卵子冷冻技术不如胚胎冷冻技术成熟，冻卵复苏后体外受精得到的胚胎移植后妊娠率仍较冻胚低，但对于部分需保存生育力的特定人群、取卵后因丈夫因素未获得可以应用的精子及开展赠卵助孕人群具有特殊价值。目前我国不允许胚胎捐赠和代孕，但允许限制性卵子捐赠，即接受辅助生育的女性可将其剩余卵子自愿捐赠他人。

卵子冷冻的重要性还在于保存卵巢肿瘤患者生育力，尤其是未婚女性。对需要保存生育力的卵巢癌患者，在实施手术、放疗或化疗前，先将卵子取出冷冻保存，在相关治疗结束后再行冻卵复苏体外受精胚胎移植，可以达到生育目的。因此，卵子冷冻具有广阔的应用前景。

3. 精子冷冻　人类精子冷冻技术是最早应用并且很成熟的保存生育力方法，在此基础上建立的人类精子库使精子捐赠更为安全，避免了新鲜精子捐赠带来的感染等风险(尤其是HIV潜在风险)。人类精子库主要募集、保存志愿者捐赠的精子，向有资质使用供精的医疗机构提供，并对供精的使用进行追踪管理。此外，男性自我精子冷冻是保存男性生育力最简单的方式，即生殖保险，在特殊情况下，如疾病或工作原因等，男性可在精子库申请保存自己的精子。

4. 卵巢或睾丸组织冷冻　卵巢或睾丸组织冷冻是保存年轻男性和女性生育力的重要方法，特别是对于患恶性肿瘤的年轻患者，在手术、放疗和化疗之前，先冷冻卵巢或睾丸组织，在疾病治愈后再复苏辅助生育。目前冷冻卵巢或睾丸组织的动物实验技术比较成熟，也有人类冷冻卵巢组织复苏后移植成功妊娠的报道。有关人类卵巢和睾丸组织冷冻研究仍面临生殖生物学、医学伦理学和社会科学的巨大的挑战。

第三节　辅助生育技术并发症

一、卵巢过度刺激综合征

卵巢过度刺激综合征(ovarian hyperstimulation syndrome，OHSS)主要是超排卵的并发症，自然周期偶有发生。OHSS的发生与促排卵药物种类、剂量、方法、患者体质和是否妊娠等因素相关。接受超排卵治疗病人中，OHSS总发生率为20%，其中重症发生率0.008%～10%。妊娠周期OHSS发生率高于非妊娠周期，病情也较严重。

1. 病理生理　发生机制与某些细胞因子和细胞生长因子的异常表达、多卵泡发育和高雌激素血症、肾素-血管紧张素-醛固酮系统功能失调均与OHSS相关。OHSS主要病理生理变化是毛细血管通透性增加、体液大量外渗引起腹水、胸腔积液；有效血容量降低、血液浓缩和高凝状态；肾血流量减少引起少尿，甚至无尿；水、电解质和酸碱平衡失调等。OHSS临床表现为胃肠道不适、腹部膨胀，呼吸困难和少尿；双侧卵巢囊性增大，严重胸腔积液和腹水，以及心、肺、肝、肾功能损害。

2. 治疗　轻度OHSS门诊观察，中度OHSS给予适当治疗，重度OHSS应住院积极治疗。治疗措施包括卧床休息和避免长时间保持固定体位。多进富含蛋白质的液体，以保持血容量和减少血栓形成。每天检测体重和腹围，记出入量，检查血细胞比容、电解质、凝血功能、肝肾功能等。中重度患者应进行扩容治疗，提高胶体渗透压，纠正血液浓缩和高凝状态，纠正水、电解质与酸碱平衡失调。一般不用利尿药。为了改善肾脏灌注量不足，可在补充血容量、扩容的基础上应用小剂量利尿药。大量腹水、胸腔积液出现时，为了迅速缓解症状，可在 B 超监测下穿刺引流腹水、胸腔积液，必要时穿刺卵巢囊肿。需注意卵巢扭转和卵巢囊肿破裂、出血等并发症，必要时采取手术治疗。OHSS 的治疗中应注意妊娠可能，注意药物对胎儿的影响，妊娠可加重 OHSS。多胎妊娠合并严重 OHSS，经合理治疗仍不能缓解时，可与患者及其家属充分沟通后可行选择性减胎或终止妊娠。

3. 预防　①充分认识引发 OHSS 高危因素，包括年龄＜35 岁、多囊卵巢综合征、低促性腺激素性闭经、既往 OHSS 史、大量或多次 hCG 注射、多胎妊娠等。②前期预防性治疗，包括选择性卵巢打孔术（LOD）、应用胰岛素增敏剂或 IVM 技术等。③严格控制 COH 指征，采用恰当的促排卵方案和促性腺激素剂量，尤其是注意 hCG 的应用，必要时以 GnRHa 代替 hCG，诱导卵子成熟或排卵。④降低血清雌激素浓度，包括“coasting”方法或间断性促性腺激素促排卵、hCG 注射前选择性小卵泡穿刺。⑤取消周期，避免妊娠，体外助孕周期可将全部胚胎冷冻保存。

二、多胎妊娠

促排卵药物的适当应用和（或）多胚胎移植均可导致多胎妊娠。IVF-ET 的多胎妊娠率达 25％～50％，多胎妊娠与不良妊娠结局密切相关，包括增加妊娠期母亲并发症、早期流产、胎位异常、胎儿生长受限、低体重儿、死胎、剖宫产和围生期死亡率等。

为减少多胎妊娠的发生，应严格促排卵药物应用适应证和加强促超排卵监测和管理。在人工授精，指导同房的诱导排卵周期，建议优势卵泡超过 3 枚时取消周期。近几年来，在体外助孕周期中，逐步提倡对有条件的患者进行选择性单胚胎移植。多数移植 2 枚第 2 或第 3 天的胚胎，尽量避免移植 3 枚胚胎。对于三胎及三胎以上的多胎妊娠，选择性减胎术可作为一种补救性措施。

三、其　他

阴道穿刺取卵时可损伤邻近的肠管、输尿管和盆腔血管引起出血和感染等并发症。辅助生殖治疗获得的妊娠与自然妊娠比较，自然流产率、早产率、异位妊娠率、宫内宫外同时妊娠率较高。因此，采用辅助生育技术的妊娠均视为高危妊娠和珍贵儿，应加强围生期保健以获得理想的产科结局。

（唐　蓉）

参考文献

Alper MM，Smith SP，Sills ES. 2009. Ovarian hyperstimulation syndrome：current views on pathophysiology，risk factors，prevention，and management. J Exp Clin Assist Reprod，10(6)：3.

Fernández-Shaw S，Pérez Esturo N，Cercas Duque R，et al. 2009. Mild IVF using GnRH agonist long protocol is possible：comparing stimulations with 100 IU vs. 150 IU recombinant FSH as starting dose. J Assist Reprod Genet，26(2-3)：75-82.

Huang JY，Chian RC，Tan SL. 2010. Ovarian hyperstimulation syndrome prevention strategies：in vitro maturation. Semin Reprod Med，28(6)：519-531.

Min JK，Hughes E，Young D，et al. 2010. Elective single embryo transfer following in vitro fertilization. J Obstet Gynaecol Can，32(4)：363-377.

附录A 妇产科内分泌检查参考正常值

垂体激素

促性腺激素	FSH(mU/ml)	LH(mU/ml)
成年女性		
卵泡期	6.9(3.5～12.5)	5.9(2.4～12.6)
排卵期	12.3 (4.7～21.5)	30.8 (14.0～95.6)
黄体期	3.6(1.7～7.7)	4.3 (1.0～11.4)
绝经后	67.0(25.8～134.8)	29.1 (7.7～58.5)
成年男性	4.6(1.5～12.4)	4.0(1.7～8.6)
催乳素	μU/ml	ng/ml
女性(非妊娠期)	225(102～496)	10.6(4.79～23.3)
男性	155(86～324)	7.3(4.04～15.2)
促肾上腺皮质激素		
	7.2～63.3 pg/ml	1.6～13.9 pmol/L
促甲状腺激素		
年龄	μU/ml (mU/L)	
2～12岁	0.64～6.27	
12～18岁	0.51～4.94	
≥18岁	0.55～4.78	
生长激素		
年龄	女性 ng/ml	男性 ng/ml
0～10岁(5岁)	0.689(0.12～7.79)	0.814(0.094～6.29)
11～17岁(15岁)	0.432(0.123～8.05)	0.322(0.077～10.8)
21～77岁(50岁)	0.944(0.126～9.88)	0.119 (＜0.030～2.47)

卵巢激素

雌激素	pmol/L	pg/ml
1～10岁		
女性	47.7(22.0～99.1)	13.0 (6.0～27.0)
男性	40.4(＜18.4～73.4)	11.0(＜5.00～20.0)

续表

雌激素	pmol/L	pg/ml
1～10岁		
成年女性		
卵泡期	228(46.0～607)	62.2 (12.5～166)
排卵期	812(315～1828)	221 (85.8～498)
黄体期	389(161～774)	106 (43.8～211)
绝经后	44.0(<18.4～201)	12.0(<5.0～54.7)
第1孕季	3685 (789～>15 781)	1004(215～>4300)
成年男性	76.2 (28.0～156)	20.8(7.63～42.6)
孕酮	**nmol/L**	**ng/ml**
成年女性		
非妊娠期		
卵泡期	2.1(0.6～4.7)	0.7 (0.2～1.5)
排卵期	3.9(2.4～9.4)	1.2 (0.8～3.0)
黄体期	36(5.3～86)	11 (1.7～27)
绝经后	1.0(0.3～2.5)	0.3(0.1～0.8)
妊娠期		
第1孕季	230.5～1399.2	72.5～440
第2孕季	620.1～2623.5	195～825
第3孕季	2067～7282.2	650～2290
成年男性	1.8(0.7～4.3)	0.6(0.2～1.4)

睾酮和游离睾酮

睾酮	ng/ml	nmol/L
女性8～18岁		
分期		
Tanner 1	<0.025 (<0.025～0.061)	
Tanner 2	<0.025 (<0.025～0.104)	
Tanner 3	0.079(<0.025～0.237)	
Tanner 4	0.122(<0.025～0.268)	
Tanner 5	0.197(0.046～0.383)	
20～49岁	0.271(0.084～0.481)	0.941(0.290～1.67)
≥50岁	0.162(0.029～0.408)	0.563 (0.101～1.42)
男性7～18岁		
分期		
Tanner 1	<0.025 (<0.025)	
Tanner 2	0.597 (<0.025～4.32)	
Tanner 3	2.45 (0.649～7.78)	
Tanner 4	3.44 (1.80～7.63)	
Tanner 5	4.46 (1.88～8.82)	
20～49岁	5.36(2.49～8.36)	18.6 (8.64～29.0)
≥50岁	4.76(1.93～7.40)	16.5 (6.88～25.7)
游离睾酮(FTc)	**nmol/L**	**%**
女性20～49岁	0.011(0.003～0.033)	1.19 (0.701～2.19)
≥50岁	0.008(0.001～0.020)	1.26 (0.685～2.64)

续表

男性 20～49 岁	0.379 (0.198～0.619)	2.10(1.53～2.88)
≥50 岁	0.304(0.163～0.473)	1.91 (1.23～2.59)
生物活性睾酮(BATc)	nmol/L	%
女性 20～49 岁	0.246 (0.059～0.756)	25.7 (15.3－47.7)
≥50 岁	0.168 (0.030～0.430)	28.0 (15.1～55.2)
男性 20～49 岁	9.10 (4.36～14.3)	49.8 (35.0～66.3)
≥50 岁	6.63 (3.59～11.0)	42.1 (27.5～60.7)
性激素结合球蛋白(SHBG)	nmol/L	
女性 20～49 岁	64.3 (24.6～122)	
≥50 岁	57.4 (17.3～125)	
男性 20～49 岁	33.5 (16.5～5.9)	
≥50 岁	40.8 (19.3～76.4)	
游离睾酮指数(FTI)	%	
女性 20～49 岁	1.53 (0.297～5.62)	
≥50 岁	1.15 (0.187～3.63)	
男性 20～49 岁	57.2 (35.0～92.6)	
≥50 岁	38.2 (24.3～72.1)	

注:FTI＝睾酮 (nmol/L)/SHBG(nmol/L) × 100。

抗苗勒激素[采用 ELISA 法测定血液中抗苗勒激素浓度(1 ng/ml ≈ 7.18 pmol/L)]

	ng/ml
非妊娠期妇女	
卵泡期	1.4±0.9
排卵期	1.7±1.1
黄体期	1.4±0.9
不同年龄妇女	
20～31 岁	4.94±0.17(4.61～5.26)
32～34 岁	4.25±0.17(3.92～4.57)
35～37 岁	3.22±0.15(2.92～3.51)
38～40 岁	2.13±0.15(1.83～2.44)
41～43 岁	1.47±0.13(1.21～1.71)
≥44 岁	0.95±0.14(0.68～1.23)
妊娠期妇女	
第 1 孕季	1.69(0.71～3.10)
第 2 孕季	0.8(0.48～1.41)
第 3 孕季	0.5(0.18～1.00)

肾上腺激素

皮质醇	nmol/L	μg /dl
血液　7～10 am	171～536	6.2～19.4
4～8 pm	64～327	2.3～11.9
尿游离皮质醇(24h)	100～379	36～137
硫酸脱氢表雄酮		
年龄(岁)	μmol/L	μg/dl
儿童		
<1周	7.60(2.93～16.5)	280(108～607)
1～4周	3.91(0.86～11.7)	144(31.6～431)
1～12个月	0.59(0.09～3.35)	21.6(3.4～124)
1～4	0.14(0.01～0.53)	5.0(0.47～19.4)
5～9	0.63(0.08～2.31)	23.1(2.8～85.2)
女性		
10～14	3.34(0.92～7.60)	123 (33.9～280)
15～19	4.26(1.77～9.99)	157 (65.1～368)
20～24	6.46(4.02～11.0)	238 (148～407)
25～34	4.96(2.68～9.23)	183 (98.8～340)
35～44	4.38(1.65～9.15)	161 (60.9～337)
45～54	3.28 (0.96～6.95)	121 (35.4～256)
55～64	2.08 (0.51～5.56)	76.7 (18.9～205)
65～74	1.75 (0.26～6.68)	64.4 (9.40～246)
≥75	1.65 (0.33～4.18)	60.9 (12.0～154)
男性		
10～14	2.74(0.66～6.70)	101 (24.4～247)
15～19	7.57(1.91～13.4)	279 (70.2～492)
20～24	9.58(5.73～13.4)	353 (211～492)
25～34	7.68(4.34～12.2)	283 (160～449)
35～44	6.00(2.41～11.6)	221 (88.9～427)
45～54	5.94 (1.20～8.98)	219 (44.3～331)
55～64	3.75 (1.40～8.01)	138 (51.7～295)
65～74	2.45 (0.91～6.76)	90.2 (33.6～249)
≥75	1.53 (0.44～3.34)	56.2 (16.2～123)
醛固酮		
卧位	30～160 pg/ml	
立位	70～300 pg/ml	

甲状腺激素

FT_4	0.89～1.76 ng/dl	11.5～22.7 pmol/L
FT_3	2.30～4.20 pg/ml	3.5～6.5 pmol/L

胎儿-胎盘激素

绒毛膜促性腺激素

不同孕周母体血清 (mIU/ml)

	均值	5%～95%位数
非妊娠期	≤1	
妊娠期		
第 3 周	17.5	5.8～71.2
第 4 周	141	9.5～750
第 5 周	1 398	217～7 138
第 6 周	3 339	158～31 795
第 7 周	39 759	3697～163 563
第 8 周	90 084	32 065～149 571
第 9 周	106 257	63 803～151 410
第 10 周	85 172	46 509～186 977
第 12 周	66 676	27 832～210 612
第 14 周	34 440	13 950～62 530
第 15 周	28 962	12 039～70 971
第 16 周	23 930	9040～56 451
第 17 周	20 860	8175～56 868
第 18 周	19 817	8099～58 176

游离 β-hCG

中期妊娠母体血浆浓度 (ng/ml)

孕周	均值	5%～95%位数
14 周	23.1	8.9～69.9
15 周	19.0	7.2～54.8
16 周	15.4	5.9～44.9
17 周	13.0	4.9～37.8
18 周	10.8	4.1～29.8
19 周	8.9	3.4～25.8
20 周	8.0	3.2～22.0
21 周	7.5	2.6～18.3

游离雌三醇

中期妊娠母体血浆浓度 (nmol/L)

孕周	均值	标准差(SD)
14 周	1.87	0.53
15 周	2.67	0.79
16 周	3.44	0.98
17 周	4.57	1.36
18 周	5.92	1.59

甲胎蛋白

中期妊娠母体血浆浓度　(IU/ml)

妊娠期	均值	5%～95%位数
14 周	24.5	13.6～44.1
15 周	27.6	15.7～49.5
16 周	30.6	17.6～56.0
17 周	34.2	20.2～61.0
18 周	39.3	22.1～70.5
19 周	45.8	26.4～81.2
20 周	50.8	28.9～89.9
21 周	59.4	33.4～107

注：换算因子：IU/ml×1.21＝ng/ml　ng/ml×0.83＝IU/ml

胰岛素、血糖和葡萄糖耐量试验

胰岛素

胰岛素	2.6～24.9 μU/ml	17.8～173 pmol/L

血糖和糖化血红蛋白

	mmol / L	mg/dl
空腹血糖	＜5.55	100
餐后 2h 血糖	＜7.77	140
随机血糖	＜11.1	200
糖化血红蛋白	＜6.5%(HbA1c,DCCT/UKPDS 标准)	

糖尿病诊断标准[mmol/L(mg/dl)]

血糖	空腹血糖升高	糖耐量异常	糖尿病
空腹血糖	5.55～6.94(100～125)		＞7.0 (125)
餐后 2h		7.77～10.55(140～199)	＞11.1(200)
随机血糖			＞11.1(200)＋糖尿病症状

妊娠期 75g 口服葡萄糖耐量试验

时间	mmol/L	mg/dl
空腹血糖	＜5.1	92
服糖后 1h	＜10.1	180
服糖后 2h	＜8.5	153

注：妊娠 24～28 周时，以上三个血糖值中任何一项升高即可诊断为妊娠糖尿病。

肿瘤标志物

CA125(U/ml)	0～39
HE-4(pmol/L)	0～140
绝经前妇女	≤70.0
绝经后妇女	≤140.0
不同年龄妇女(中位数～95%位数)	
<40岁	42.0～60.5
40～49	44.3～76.2
50～59	47.9～74.3
60～69	55.0～82.9
>70	62.1～104
HE-4与CA125联合测定计算卵巢癌预测指数(PI)和卵巢癌风险率(ROMA)	
绝经前妇女:ROMA≤11.4%,提示卵巢癌低风险,≥11.4%,提示卵巢癌高风险	
绝经后妇女:ROMA≤29.9%,提示卵巢癌低风险,≥29.9%,提示卵巢癌高风险	

注:以上激素参考正常值均来源于试剂说明书和相关文献资料,仅供参考。临床应用时应建立自己实验室的参考正常值,以保证诊断和治疗的准确性和安全性。

(李继俊)

附录B 英汉医学名词对照表

A

Abarelix	阿巴瑞克
Abnormal uterine bleeding, AUB	异常子宫出血
Abortifacient drug	堕胎药物
Acanthosis migricans	黑棘皮病
Acanthosis nigricans syndrome	黑棘皮综合征
Acarbose	阿卡波糖
Acetylcholinesterase, AChE	乙酰胆碱酯酶
Acetyl-cholinesterase inhibitor, AChEI	乙酰胆碱酯酶抑制药
Acolbifene	阿考比芬
Acquired adrenal hyperplasia	获得性肾上腺增生症
Acquired immune deficiency syndrome, AIDS	获得性免疫缺陷综合征,艾滋病
ACTH-RH, CRH	促肾上腺皮质激素释放激素
Activin A, AB, B	激活素 A、AB、B
Add-back therapy	反向添加治疗
Addison's disease	艾迪生病,肾上腺皮质功能不全
Adenocarcinoma in situ, AIS	原位腺癌
Adenomatous hyperplasia of endometrium	腺瘤型子宫内膜增生过长
Adenomyosis	子宫腺肌病
Adrenal-liked tumor	类肾上腺瘤
Adrenarche	肾上腺功能初现
Adrenomedullin	肾上腺髓质肽
Adrenopause	肾上腺功能停滞
Adult Granular cell tumor, AGCT	成人型颗粒细胞瘤
Adult stem cell	成体干细胞
Ahumada-Argonz-del Castillo syndrome	非产后型高催乳素血症
Aldosterone	醛固酮
Alendronate	阿屈膦酸盐
Allantois	尿囊
Almitrine	阿米三嗪
Alpha-fetal protein, AFP	甲胎蛋白
Alpha-glucosidase inhibitor	α-葡萄糖苷酶抑制药

Alprazolam	阿普唑仑
Alzheimer's disease, AD	阿尔茨海默病,老年性痴呆
Ambisexual or intersex period	性未分化期,间性体期
Amenorrhea	闭经
Amfepramone	安非拉酮
Aminoglutethimide, AGT	氨鲁米特
Amitriptyline	阿米替林
Amphiregulin	双调蛋白
Amyloid precursor protein, APP	淀粉样前体蛋白
Anaplastic carcinoma	未分化癌
Anastrozole, Arimidex	阿那曲唑,瑞宁得
Andriol	安雄,安特尔
Androgen insensitivity syndrome, AIS	雄激素不敏感综合征
Androstenedione	雄烯二酮
Androsterone	雄酮
Angioedema	血管性水肿
Angiogenesis	血管生成
Aniracetam	茴拉西坦
Anomia	命名障碍
Anorchia	无睾症
Anorectic peptide	厌食肽
Anorexia nervosa, NA	神经性厌食
Anosmia	嗅觉缺乏
Antagonist	拮抗药
Anteroventral periventricular nucleus, AVPV	前腹侧室周核
Anti-catabolic drug	抗分解药物
Anti-depressant	抗抑郁药
Anti-endometrial antibody, EMAb	抗子宫内膜抗体
Anti-leukotriene	抗白三烯药物
Anti-Müllerian hormone, AMH	抗苗勒激素
Anti-ovarian antibody	抗卵巢抗体
Antioxidant enzyme	抗氧化酶
Antioxidant	抗氧化剂
Anti-progestin	抗孕激素
Anti-sperm antibody, AsAb	抗精子抗体
Antithyroid drug, ATD	抗甲状腺药物
Anti-zona pellucida antibody, ZPAb	抗透明带抗体
Antral follicle	窦状卵泡
Anuelle	炔诺酮微胶囊皮下缓释系统
Apigenin	芹黄素
Apolipoprotein A-1	载脂蛋白 A-1
Apoptosis	细胞凋亡
Arachidonic acid	花生四烯酸

Archimyometrium	原始子宫肌层
Arcuate nucleus, ARC	弓状核
Arginine vasopressin, AVP	精氨酸升压素
Aripiprazole	阿立哌唑
Aromatase inhibitor, AI	芳香酶抑制药
Arrhenoblastoma	男性细胞瘤
Artificial insemination with donor's semen, AID	捐精人工授精
Artificial insemination with husband's semen, AIH	夫精人工授精
Artificial insemination, AI	人工授精
Arzoxifene	阿唑昔芬
Asherman syndrome	宫腔粘连症
Asoprisnil	阿索立尼
Assisted hatching, AH	辅助孵化
Assisted reproductive technique, ART	辅助生育技术
Astrocytomas	星形细胞瘤
Asynchronism	失同步化
Athletic amenorrhea	运动性闭经
Atrial natriuretic hormone, ANH	心钠素
Atypical endometriosis, AEM	不典型子宫内膜异位症
Atypical hyperplasia of endometrium	不典型子宫内膜增生过长
Auricular acupressure	耳针
Autocrine	自分泌
Autoimmune oophoritis	自身免疫性卵巢炎
Autoimmune thyroiditis	自身免疫性甲状腺
Autophilia	自恋
Average life expectancy	平均预期寿命
Azetirelin	氮替瑞林

B

Basic fibroblast growth factor, bFGF	碱性成纤维细胞生长因子
Bazedoxifene acetate, BZA	醋酸巴多昔芬
Benzodiazepine	苯二氮䓬类,西泮类
Benzphetamine	苄非他明
Beta-amyloid peptide	β-淀粉样肽
BiochaninA	鸡豆黄素 A
Bioidential hormone therapy	同质激素疗法
Biological clock	生物钟
Biological rhythm	生物节律
Bipolar affective disorder	双相情感性障碍
Bisexuality	双性恋
Bisphosphonates	双膦酸盐
Bitemporal hemiablepsia	双颞侧偏盲
Bone marrow derived cell	骨髓衍生细胞

Bone marrow stem cell,BMSC 骨髓干细胞
Bone morphogenetic protein, BMP 骨形态生成蛋白
Bone resorption antagonist 抗骨吸收药物
Bone-specific alkaline phosphatase 骨特异性碱性磷酸酶
Bonnevie-Ullch syndrome 假性特纳综合征
BRCA-1 乳腺癌-卵巢癌基因-1
BRCA-2 乳腺癌-卵巢癌基因-2
Bromfenac 溴芬酸
Bromocriptine,CB154 溴隐亭
Bulimia nervosa 神经性贪食
Buproprion 安非他酮
Buserelin 布舍瑞林
Butyrophenone 丁酸酚酮
Butyrylcholine esterase,BuChE 丁酰胆碱酯酶

C

Cabergoline 卡麦角林
Cadherins 钙粘着蛋白
Calcitonin 降钙素
Calcium-channel blocker 钙通道阻滞药
Cancer antigen 癌抗原
Capronor 卡普龙诺,左炔诺孕酮皮下埋置避孕药
Carbamazepine 卡马西平
Carbimazole,CMZ 卡比马唑
Carbohydrate antigen 糖类抗原
Carboprost 卡波前列素,欣母沛
Carcinoembryonic antigen 癌胚抗原
Carnosin 肌肽
Carotid intima-media thickness,CIMT 颈动脉内膜中层厚度
Carpal tunnel syndrome 腕管综合征
Catalase 过氧化氢酶
Catechins 儿茶素
Catecholamine 儿茶酚胺
Catecholaminergic system 儿茶酚胺能系统
Cathepsin K inhibitor 组织蛋白酶 K 抑制药
Celecoxib 塞来昔布
Cell adhesion molecules 细胞黏附分子
Central ovary castration 中枢性卵巢去势
Centripetal obesity 向心性肥胖
Cetrorelix 西曲瑞克
Chiari-Frommel syndrome 产后型高催乳素血症
Chlorimipramine 氯丙咪嗪,氯米帕明
Chlormadinone acetate,CMA 醋酸氯地孕酮

Chlorpromazine	氯丙嗪
Chocolate cyst	巧克力样囊肿,卵巢异位内膜囊肿
Cholesterol transfer protein, CETP	胆固醇转移蛋白
Chondroitin	软骨素
Choriocarcinoma	绒毛膜癌
Chromophobic cell tumor	嫌色细胞瘤
Chromosomal sex	染色体性别
Ciglitazone	环格列酮
Cimetidine	西咪替丁
Circadian	昼夜节律
Cisplatin	顺铂
Citalopram	西肽普兰
Clear cell carcinoma, CCC	透明细胞癌
Climacteric period	更年期
Clobenzorex	氯苄雷司
Clodronate	氯屈膦酸盐
Clomiphene citrate, CC	枸橼酸氯米芬
Clomiphene resistance, CR	氯米芬抵抗
Clonidine	可乐定
Clozapine	氯氮平
Coelomic epithelium metaplasia theory	体腔上皮化生学说
Cogniative rehabilitation	认知康复治疗
Collagenase	胶原酶
Combined oral contraceptives, COC	联合型口服避孕药
Comparative genomic hybridisation, CGH	比较性基因组杂交
Complex endometrial hyperplasia	复杂型子宫内膜增生过长
Complex hyperplasia with atypia	复杂型子宫内膜增生过长伴有细胞异型性
Congenital adrenal lipid hyperplasia	先天性肾上腺脂质增生症
Conjugated estrogen, premarin	结合型雌激素,倍美力
Connexin-43	连接蛋白-43
Constitutional precocious puberty	体质性早熟
Continue combined estrogen progestin therapy, CC-EPT	雌-孕激素连续联合疗法
Continue sequence estrogen progestin therapy, CS-EPT	雌-孕激素连续序贯疗法
Controlled ovarian hyperstimulation therapy, COH	控制性超排卵治疗
Corpus luteum	黄体
Corticotrope	ACTH 分泌细胞
Corticotropinoma	ACTH 腺瘤
Coumestrol	香豆雌酚
C-peptide	C 肽
Craniopharyngioma	颅咽管瘤
Cryptomenorrhea	隐性月经
C-telopeptide, CTX	C-末端肽
Curcumine	姜黄素

Cushing syndrome	库欣综合征
Cyclic center	周期中枢
Cyclin-dependent kinases,CDK	周期蛋白依赖性激酶
Cyclooxygenase COX	环加氧酶
Cyclooxygenase specific inhibitor	环加氧酶特异性抑制药
Cyclooxygenase	环加氧酶
Cyclooxygenase-1,COX-1	环加氧酶-1
Cyclooxygenase-2,COX-2	环加氧酶-2
Cyclopentanoperhydrohenanthrene ring	环戊烷多氢菲环
Cyclo-provera,cyclofenil	环式甲羟孕酮,环芬尼
Cycloxygenase pathway	环氧化酶代谢途径
Cyproterone acetate,CPA	醋酸环丙孕酮
Cystic mazoplasia	囊性乳腺组织增生

D

Daidzein	黄豆苷元,大豆黄素
Danazol,danacrine	达那唑
Decidual prolactin releasing factor,DPRF	蜕膜催乳素释放因子
Degarelix	地加瑞克
Dehydroepiandrosterone sulfate,DHEAS	硫酸脱氢表雄酮
Dehydroepiandrosterone,DHEA	脱氢表雄酮
Delayed puberty	青春期延迟
Demegestone	地美孕酮
Denosumab	地诺单抗,RANKL 抑制药
Deoxypyridinoline crosslink	脱氧吡啶诺林
Depo-provera	长效甲羟孕酮
Depression	抑郁症
Dercum syndrome,Adiposis dolorosa syndrome	德尔肯综合征,疼痛肥胖综合征
DES syndrome	己烯雌酚综合征
Desipramine	地昔帕明
Desmin	结蛋白
Desmopressin	去氨升压素
Desogestrel	去氧孕烯
Detirelix	地肽瑞里
Dexamfetamine	右苯丙胺
Dexfenfluramine	右芬氟拉明
Dexketoprofen	右酮洛芬
Diane-35	达英-35,复方环丙孕酮
Diclofenac	双氯芬酸
Dienogest,DNG	地诺孕素
Diethylstilbestrol,DES	己烯雌酚
Differentiated thyroid cancers,DTC	分化型甲状腺癌
Dihydroxyprogesterone acetophenide	苯乙酮缩二羟孕酮

Dinoprostone	地诺前列酮
Disaccharidase inhibitor	二糖酶抑制药
Dominance follicle	优势卵泡
Donepezil	多萘哌齐
Dopamine	多巴胺
Dopamine-depleting agent	多巴胺降解药
Down syndrome	染色体 21-三体综合征,唐氏综合征
Down regulation	下调
Doxorubicin	多柔比星
Draw-back therapy	减量治疗
Droloxifene	屈洛昔芬
Drospirenone,DRSP	屈螺酮
Drusen	玻璃疣,脉络膜基底层透明小疣
Dual photon absorptiometry	双光子吸收测量
Duloxetine	度洛西汀
Durabol,17 phenylpropionate 19-nor-androstenolone	苯丙酸诺龙
Duxil	都可喜,甲磺酸阿米三嗪
Dydrogesterone,Duphaston	地屈孕酮,达芙通
Dynorphin	强啡肽
Dyschezia	排便困难
Dysgerminoma	无性细胞瘤
Dyspareunia	性交困难
Dysthymic disorder	心境恶劣障碍

E

Early pregnancy factor	早孕因子
Eating disorder	饮食障碍性疾病
E-cadherin	上皮钙黏素
Ectopic endometrium	异位子宫内膜
Ectopic hormone syndrome,paraneoplastic syndrome	异位激素综合征,副肿瘤综合征
Eicosanoid	二十碳烯酸,类花生烯酸
Elagolix	噁拉戈利,GnRH 拮抗药
Elastography	弹性图
Emergency contraceptive drug	紧急避孕药
Empty nest syndrome	空巢综合征
Empty sella syndrome	空泡蝶鞍综合征
Endemic goiter	地方性甲状腺肿
Endodermal sinus tumor,Yolk sac tumor	内胚窦瘤,卵黄囊瘤
Endogenous amnesic peptide	内源性健忘肽
Endometrial abletion	子宫内膜切除
Endometrial secretory protein,placental protein 14	子宫内膜分泌蛋白,胎盘蛋白-14
Endometrial-subendometrial unit	子宫内膜-子宫内膜下单位
Endometrioid tumor of low malignant potential,ETLMP	低度恶性异位内膜肿瘤

Endometriosis	子宫内膜异位症
Endometriosis-associated ovarian carcinoma, EAOC	子宫内膜内异位症相关卵巢癌
Endorphin	内啡肽
Endostatin	内皮他丁,内皮抑素
Endothelial progenitor	内皮祖细胞
Endothelin-1	内皮素-1
Englitazone	恩格列酮
Enkephalin	脑啡肽
Enkephalinase	脑啡肽酶
Enterodiol	肠二醇
Enterolactone	肠内酯
Eosinophilic cell tumor	嗜酸性细胞瘤
Epidermal growth factor, EGF	表皮生长因子
Epigenetics	表观遗传学
Episcleritis	巩膜外层炎
Epithelial cell stimulating angiogenesis factor	内皮细胞促血管生成因子
Epithelial stem cell	上皮干细胞
Epitiostanol, thiodrol	环硫雄醇
Epostane	环氧司坦
Epsilon-aminocaproic acid, EACA	6-氨基己酸
Eptastigmine	依斯的明
Equol	牛尿酚,雌马酚
Escitalopram	依他普仑
Estetrol	雌四醇
Estradiol analog	雌二醇类似物
Estradiol ethinyle, EE	炔雌醇
Estradiol valerate, Progynon	戊酸雌二醇,补佳乐
Estradiol	雌二醇
Estrane	雌烷
Estriol	雌三醇
Estrogen breakthrough bleeding	雌激素突破性出血
Estrogen neurophysin	雌激素神经垂体素运载蛋白
Estrogen progestin therapy, EPT	雌-孕激素联合治疗
Estrogen replacement therapy, ERT	雌激素替代治疗
Estrogen withdrawal bleeding	雌激素撤退性出血
Estrone	雌酮
Ethics	伦理学
Ethynodiol diacetate	双醋炔诺醇
Etidronate, etidronic acid	羟乙膦酸盐,依替膦酸
Etomidate	依托咪酯
Etonogestrel	依托孕烯
Etoricoxib	依托考昔
Eutopic endometrium	原位(正常位置)子宫内膜

Exemestane	依西美坦
External genitalia sex	外生殖器性别
Extracellular matrix,ECM	细胞外基质
Extracellular matrix metalloproteinase inducer,EMMPRIN	细胞外基质金属蛋白酶诱导因子
Extavillous trophoblast cell	绒毛膜外滋养层细胞
Extreme insulin resistance syndrome	完全性胰岛素抵抗综合征

F

Fadrozole	法曲唑
Familial adenomyosis	家族性子宫腺肌病
Familial and hereditary theory	家族性和遗传性学说
Familial frontotemporal dementia	家族性额颞叶痴呆
Familial thyroid syndrome	家族性甲状腺综合征
Farnesyl diphosphate (FPP) synthase	法尼基二膦酸合酶
Feedback	反馈
Female homosexuality	女性同性恋
Female orgasmic disorder	女性性高潮障碍
Fenfluramine	芬氟拉明
Ferritin	铁蛋白
Fetal compartment	胎儿区
Fetal hCG,F-hCG	胎儿型 hCG
Fibroadenoma of breast	乳腺纤维腺瘤
Fibronectin	纤连蛋白
Final menstrual period,FMP	末次月经
Finasteride	非那雄胺
Flavonoids	黄酮类化合物,蒲公英黄酮
Flaxseed	亚麻籽
Flufenamic acid	氟芬那酸
Fluorescence in situ hybridization,FISH	荧光原位杂交
Fluoxetine	氟西汀
Fluoxymesterone	氟甲睾酮
Flutamide	氟他胺
Fluvoxamine	氟伏沙明
Focal adhesion kinase	黏着斑激酶
Follicle atresia	卵泡闭锁
Follicle stimulating hormone FSH	促卵泡素
Follicular thyroid cancer	滤泡型甲状腺癌
Follistatin	卵泡抑素
Forbes-Albright syndrome	闭经-溢乳综合征,高催乳素血症
Formestane	福美坦
Formononetin	芒柄花黄素
Fragile X-chromosome premature mutation	脆性 X 染色体前突变
Frigidity	性冷淡,性感缺失

Frohlich syndrome, adiposogenital dystrophy	肥胖性生殖无能症
Frontal and temporal lobe dementia Pick disease	匹克病,顶-颞叶痴呆
FSH-suppressing protein	FSH 抑制蛋白
Functional hypothalamic amenorrhea syndrome	功能性下丘脑闭经综合征

G

Gabapentin	加巴喷丁
Galactosemia	半乳糖血症
Galanin	加兰肽
Galantamine	加兰他敏
Galectin-3	半乳凝素-3
Gamete intra-fallopian transfer, GIFT	配子输卵管内移植
Gamete intra-uterine transfer, GIUT	配子宫腔内移植
Ganirelix	加尼瑞克
Gastrinoma	胃泌素瘤
Gelatinase	明胶酶
Generalized anxiety disorder	广泛性焦虑症
Genetic polymorphism	遗传多态性
Genetic predisposition	遗传素质
Genetic sex	遗传型性别
Genistein	染料木黄酮
Genital ridge	生殖嵴
Genital tubercle	生殖结节
Genomic instability	基因组不稳定性
Genomic profiling	基因组谱
Genomics	基因组学
Geranylgeranyl diphosphate	牻牛儿酰牻牛儿基二膦酸
Germinal vesicle	核泡
Germline mutation	种系性突变
Germline mutations in TSG	种系性肿瘤抑制基因突变
Germline mutations of TSH receptor	TSH 受体种系突变
Gestational choriocarcinoma	妊娠性绒毛膜癌
Gestational diabetus mellitus	妊娠糖尿病
Gestational thyrotoxicosis	妊娠期甲状腺毒症
Gestodene, minulet	孕二烯酮,敏定偶
Gestonorone acetate, GA	醋酸孕诺酮
Gestrinone, nemestran	孕三烯酮,内美通
GH-inhibiting hormone, GH-IH	生长激素抑制激素
GH-releasing hormone, GH-RH	生长激素释放激素
Ghrelin	胃生长激素释放激素,食欲刺激素
Glaucoma	青光眼
Glucagonoma	胰高血糖素瘤
Glucagons receptor	胰高血糖素受体

Glucagon	胰高血糖素
Glucosamine	葡萄糖胺，葡立
Glycodelin	妊娠相关蛋白
GnRH agonist	GnRH 激动药
GnRH antagonist	GnRH 拮抗药
Gonadal sex	性腺性别
Gonadal sex steroid-dependent mechanism	性腺激素依赖性机制
Gonadarche	性腺功能初现
Gonadoblastoma	成性腺细胞瘤
Gonadopause	性腺功能停止
Gonadotrope	促性腺激素分泌细胞
Gonadotropin surge-attenuating factor	促性腺激素高峰抑制因子
Gonadotropin	促性腺激素
Gonadotropin-releasing hormone，GnRH	促性腺激素释放激素
Gonadotropin-surge inhibitor，Gn-SI	促性腺激素高峰抑制因子
Goserelin Zoladex	戈舍瑞林，诺雷德
Granulosa cell tumor	颗粒细胞瘤
Granulose-theca cell tumor	颗粒-卵泡膜细胞瘤
Graves-Basedow disease	格雷夫斯-巴泽多病，突眼性甲状腺肿
Griseofulvin	灰黄霉素
GTP-binding proteins prenylation	GTP-结合蛋白异戊烯化
Guanosine	鸟苷，鸟嘌呤核苷
Gynandroblastoma	两性胚细胞瘤
Gynecomastia	男子乳房发育

H

Haemopoietic stem cell，HSC	造血干细胞
Hair-acanthosis nigricans syndrome	多毛-黑棘皮综合征
Hallucination	幻觉
Hallucinogen	致幻剂，迷幻药
Haloperidol	氟哌啶醇
Hand-Schuller-Christian syndrome	组织细胞增生症，慢性特发性黄色瘤病
Hashimoto thyroiditis	淋巴细胞性甲状腺炎，桥本甲状腺炎
HCG free β-subunit	游离型 hCGβ-亚基
HDL-C	高密度脂蛋白-胆固醇
Heart and estrogen-progestin replacement study，HERS	心脏和雌-孕激素替代治疗研究
Hematocolpos	阴道积血
Hematometra	子宫积血
Hematoperitoneum	腹腔积血
Hematosalpinx	输卵管积血
Hemochorial placentation	血性绒毛膜胎盘形成
Hepatic scavenger receptor class B type 1	肝脏清道夫受体 B-1
Hereditary nonpolysis colorectal cancer syndrome	遗传性非息肉性结直肠癌综合征

Hermaphroditism	两性畸形
Heterodimer	异二聚体
Heterosexual precocious puberty	异性性早熟
Hilus cell tumor	门细胞瘤
Hippocampus	海马
Hirano body	平野小体
Hirsutism	多毛症
Histiocytosis	组织细胞增多症
Histonedeacetylase inhibitor	组蛋白脱乙酰基酶抑制药
Homocysteine	同型半胱氨酸
Hormone replacement therapy,HRT	性激素替代治疗
Human choriogonadotropin,hCG	人绒毛膜促性腺激素
Human epididymal protein-4	人附睾蛋白-4
Human immune deficiency virus,HIV	人类免疫缺陷病毒
Human menopausal gonadotropin,hMG	人绝经后促性腺激素
Human osteoblasts,hOB	人成骨细胞
Human somatomammotropin	人生长催乳激素
Huntington disease	亨廷顿病
Huperzine A	石杉碱-甲
Hydatidiform mole	葡萄胎
Hydergine,cripar	甲磺酸 α-二氢麦角隐亭、克瑞帕
Hydroperoxyeilcosatetraenoic acid,HPETE	过氧羟基二十碳四烯酸
Hydrophobic oxime	疏水性肟化合物
Hydroxyapatite crystal	羟基磷灰石结晶
Hydroxyindole-*O*-methyltransferase,HIOMT	羟基吲哚-*O*-甲基转移酶
Hyperandrogenic chronic anovualtion	高雄激素性持续无排卵
Hypercalcemia	高钙血症
Hypercalciuria	高钙尿症
Hyperemesis gravidarum	妊娠剧吐
Hyperglycosylated hCG free β-subunit	游离型高糖基化 hCG β-亚基
Hyperglycosylated hCG,H-hCG	高糖基化型 hCG
Hyperleptinemia,HL	高瘦素血症
Hypermethylation,MSI	过度甲基化
Hyperparathyroidism	甲状旁腺功能亢进
Hyperplacentosis	胎盘功能亢进
Hyperplasia with atypia	子宫内膜增生过长伴有细胞异型性
Hyperplasia without atypia	子宫内膜增生过长不伴有细胞异型性
Hyperprolactinemia,HPRL	高催乳素血症
Hyperthecosis	卵泡膜细胞增生症
Hyperthyroidism	甲状腺功能亢进
Hypertrichosis	多毛症
Hypogonadal type	性腺发育不良型
Hypomenorrhea	月经过少

Hyponatremic encephalopathy	低钠性脑病
Hypophysiotrophic peptide	向垂体肽
Hypopituitarism	垂体功能减退
Hypospadias	尿道下裂
Hypothalamus	下丘脑
Hypothyroidism	甲状腺功能减退

I

Iatrogenic hyperprolactinemia	医源性高催乳素血症
Ibandronate	伊班膦酸盐
Ibuprofen	布洛芬
Idiopathic hirsutism	特发性多毛
Idiopathichypogonadotrophic hypogonadism，iHH	特发性低促性腺激素性性腺功能减退
Idoxifene	艾多昔芬
Imidazole	咪唑,异吡唑
Imipramine	丙米嗪
Immature teratoma,malignant teratoma	未成熟畸胎瘤,恶性畸胎瘤
Impaired orgasm response	性高潮障碍
Imperforate hymen	无孔处女膜
Implanon,Uniplant	依托孕烯埋置避孕药
In vitro fertilization and embryos transfer,IVF-ET	体外受精和胚胎移植
Inactivating mutation	失活性突变
Indeloxazine	茚洛嗪
Indomethacin	消炎痛,吲哚美辛
Inferior petrosal sinus	岩下窦
Infertility	不孕,不育
Infiltrative ophthalmopathy	渗透性眼病,突眼症
Infliximab	抗肿瘤坏死因子,英夫利昔单抗
Infundibular nucleus	漏斗核
Inhibin A,B	抑制素 A、B
Inorganic pyrophosphate analogues	无机焦磷酸盐类似物
Insulin resistance	胰岛素抵抗
Insulin toleration test	胰岛素耐量试验
Insulin-like growth factors,IGFs	胰岛素样生长因子
Insulin-resistance metabolic syndrome	胰岛素抵抗代谢综合征
Integrin	整合素
Intercavernous sinus venography	海绵窦静脉造影
Interleukins,IL	白细胞介素
Intermenstrual bleeding	月经间期出血,排卵期出血
Intersex	间性体,雌雄同体
Intestinal microflora	肠道微生物丛
Intracrine	胞分泌
Intraductal papilloma of breast	乳腺导管内乳头瘤

Inversion	倒位,倒置
Iritis	虹膜炎
Isoflavones	异黄酮类
Isomer	同分异构体
Isomerase	异构酶
Isosexual precocious puberty	同性性早熟
Itraconazole	伊曲康唑

J

Jaw osteonecrosis	颌骨坏死
Jet lag	时差综合征
Junctional zone myometrium	子宫内膜-肌层间结合带

K

Kallmann syndrome	无嗅觉-性幼稚综合征
Ketoconazole	酮康唑
Ketoprofen	酮洛芬
Kiss-1 gene	吻肽基因
Kiss1R,Gpr-54,AXORl2/hOT7T175	吻肽受体
Kisspeptins,Kp	吻肽
Klinefelter syndrome	先天性曲细精管发育不全

L

Labio-scrotal swell	唇阴囊隆起
Lactase deficiency	乳糖酶缺乏症
Lactotrope	垂体催乳素细胞
Laminin	层粘连蛋白
Lasofoxifene tartrate Fablyn	酒石酸拉索昔芬
Late congenital adrenal hyperplasia	迟发型先天性肾上腺增生症
Laurence-Moon-Biedl syndrome	性幼稚-色素性视网膜炎-多(并)指畸形综合征
LDL-C	低密度脂蛋白-胆固醇
Lecithin cholesterol acyltransferase,LCAT	卵磷脂胆固醇酰基转移酶
Leiomyosarcoma	平滑肌肉瘤
Leptinresistance,LR	瘦素抵抗
Letrozole,femara	来曲唑,弗隆
Leukotriene,LT	白三烯
Leuprolide	亮丙瑞林
Levamisole	左旋咪唑
Levonorgestrel,LNG	左炔诺孕酮
Levormeloxifene	左美洛昔芬
Lewy body dementia,LBD	路易体痴呆
Leydig cell	睾丸间质细胞
Leydig cell hypoplasia	睾丸间质细胞发育不良

Lignans	木酚素类
Lilopristone	利洛司酮
Linoleic acid	亚油酸
Lipid cell tumor, Adrenal rest cell tumor	脂质细胞瘤
Lipid poor apolipoprotein A-1	贫脂载脂蛋白 A-1
Lipocortin-1	脂皮质素-1
Lipoxins	脂氧素
Lisinopril	赖诺普利，血管紧张素转化酶抑制药
Lisuride	利舒脲
Lonaprisan	洛那立生
Lumiracoxib	芦米考昔
Luteal insufficiency, Luteal phase defect, LPD	黄体功能不全
Luteal-follicular transition	黄体-卵泡转换时期
Luteinization inhibitor	黄素化抑制因子
Luteinized unrupture follicle syndrome, LUFS	黄素化未破裂卵泡综合征
Luteinizing hormone, LH	黄体生成素
Luteolin	木犀草素，四氢黄酮
Lymphokine activated killer LAK cell	淋巴因子激活杀伤细胞
Lynch-Ⅱ syndrome	林奇-Ⅱ综合征
Lynestrenol	利奈孕酮
Lysophosphatidic acid	溶血磷脂酸
Lysosomal phospholipase	溶酶体磷脂酶

M

Macroadenoma	（垂体）巨大腺瘤
Macromastia	巨乳房
Macular degeneration	黄斑变性
Maculopapular eruption	斑丘疹
Magnolia Bark	厚朴，中药
Malignant germ cell tumor	恶性生殖细胞瘤
Malnutritional amenorrhea	营养不良性闭经
Mammalian target of rapamycin protein, mTOR	西罗莫司蛋白哺乳类靶子
Mammary dysplasia	乳腺发育（结构）不良
Manic-depressive psychosis	躁狂-抑郁性精神病
Marfan syndrome	马方综合征
Marvelon	妈富隆，去氧孕烯炔雌醇片
Masculinovoblastoma	男性化肿瘤
Mastalgia	乳房痛
Matairesinol	罗汉松脂素
Matrix metalloproteinases, MMP	基质金属蛋白酶
Mayer-Rokitansky-Kuster-Hauser syndrome	先天性无阴道，副中肾管发育不全综合征
Mazindol	马吲哚
Mazoplasia	乳腺组织增生

Median eminence	正中隆突
Medical castration	药物性去势(阉割)
Medroxyprogesterone acetate,MPA	醋酸甲羟孕酮,安宫黄体酮
Medullary thyroid carcinoma MTC	髓样甲状腺癌
Mefenamic acid	甲芬那酸
Megestrol acetate,MA	醋酸甲地孕酮
Melan-A	黑素-A
Melanocyte-stimulating hormone,α-MSH	促黑激素
Melanoma metastasis suppressor gene	黑色素瘤转移抑制基因
Melatonin,MLT	褪黑素,松果体激素
Memantine	美金刚
Menarche	月经初潮
Menopausal age	绝经年龄
Menopausal transition	绝经过渡期
Menopause	绝经
Menstrual migraine	月经性偏头痛
Mesenchymal stem cell	间质干细胞
Metastin	转移抑素,吻肽-54
Metergoline	甲麦角林,麦角苄酯
Metformin	二甲双胍
Methysergide	美西麦角
Metoclopramide	甲氧氯普胺
Metrifonate	美曲膦酯
Metyrapone	美替拉酮
Mevalonate pathway	甲羟戊酸通路
Microadenoma	(垂体)微腺瘤
Micromanipulation fertility techniques	显微授精技术
Microsatellite instability	微卫星不稳定性
Mifepristone,RU486	米非司酮
Miniature hysteroscopes	微视性宫腔镜
Minichromosome maintenance gene	微染色体维修基因
Minulet	敏定偶,孕二烯酮炔雌醇片
Miproxifene	米泼昔芬
Mirena(LNG-IUS)	曼月乐,左炔诺孕酮宫内释放系统
Mismatch repair gene	错配修复基因
Misoprostol	米索前列醇
Mitotane	米托坦
Mittelschmerz	经间痛
MMP inhibitor	基质金属蛋白酶抑制药
Monogenic autosomal recessive disease	单基因常染色体隐性遗传疾病
Montirelin	孟替瑞林
Morgagni-Stewart-morel syndrome	额骨内面骨肥厚综合征
Motilin	促胃动素

MSH-like agonist	类促黑激素激动药
Müllerian (endocervical-like) mucinous borderline tumor, MMBT	苗勒管(类宫颈管)黏液交界性肿瘤
Müllerian duct	副中肾管,苗勒管
Multidrug resistance protein	多药耐药蛋白
Multilineage differentiation	多细胞分化潜能
Multiple endocrine neoplasia (MEN) syndrome	多内分泌肿瘤综合征
Multiple immature follicle luteinization, MIFL	多发性未成熟卵泡黄素化
Multiple oncogene	多肿瘤基因

N

N-acetyl-5-methoxytryptamine, melatonin, MLT	褪黑素,*N*-乙酰-5-甲氧色胺
N-acetyltransferase, NAT	*N*-乙酰转移酶
Nafarelin	那法瑞林
Nal-Glu	GnRH 拮抗药
Naloxone	纳洛酮
Naltrexone	纳曲酮
Nandrolone decanoate	癸酸诺龙
Naproxen sodium	萘普生钠
Narigenin	柚皮素
Nascent pre-beta HDL	初级前β-高密度脂蛋白
Native or regular hCG, R-hCG	天然型或规则型 hCG
N-cadherin	神经钙黏素
Nefiracetam	奈非西坦
Negative feedback	负反馈
Neovastat	新伐司他
Nephrocalcinosis	肾钙质沉着症
Nesterone	奈司孕酮
Neurofibrillary tangle, NFT	神经原纤维缠结
Neurokinin	神经激肽
Neuropeptide Y-leptin-galanin-insulin axis	神经肽 Y-瘦素-加兰肽-胰岛素轴
Neurophysin	神经垂体素运载蛋白
Neuropil thread	神经毡线
Niche	(干细胞)龛
Nicotine neurophysin	烟碱神经垂体素运载蛋白
Nicotinic cholinergic receptor	烟碱性胆碱能受体
Nifedipine	硝苯地平
Nomegestrol acetate	醋酸诺美孕酮
Non-gestational choriocarcinoma	非妊娠性绒毛膜癌
Non-immune hyperthyroidism	非免疫性甲亢
Nonsteroidal anti-inflammatory drug, NSAID	非甾体抗炎药物
Noona syndrome	性腺发育不全(正常染色体核型)
Norethisterone, norethindrone, NET	炔诺酮

Norethynodrel	异炔诺酮
Norgestimate	诺孕酯
Norgestrel,levo-norgestrel	炔诺孕酮,左炔诺孕酮
Nuclear reprogramming	核程序重排,核重组

O

Obesity	肥胖
Obestatin	肥胖抑素
Oblique vaginal septum	阴道斜隔
Octreotide	奥曲肽
Off-label use	药品核准标示外应用
Olanzapine	奥氮平
Omega 3 fatty acid	不饱和脂肪酸
Onapristone (ZK 98299)	奥那司酮
Oocyte maturation inhibitor,OMI	卵母细胞成熟抑制因子
Oocytes donation	卵母细胞移植
Opioid receptor	阿肽受体
O-quinones	邻醌
Oral desire stage	口欲期
Orexigenic peptide-neuropeptide Y,NPY	促食欲肽-神经肽 Y
Orexin	阿立新,苯基二氢喹唑啉
Orlistat	奥利司他
Orphan receptor	孤儿受体
Ospemifene	奥培米芬
Osteocalcin	骨钙素
Osteoporosis	骨质疏松症
Osteoprotegerin,OPG	骨保护素
Ovarian atypical endometriosis,OAEM	卵巢不典型子宫内膜异位症
Ovarian hyperstimulating syndrome,OHSS	卵巢过度刺激综合征
Ovarian wedge resection,OWR	卵巢楔形切除
Ovary	卵巢
Ovotestis	卵睾,两性生殖腺
Ovulation dysfunction	排卵功能障碍
Ovulation induction	促排卵
Ovulation	排卵
Oxcarbazepine	奥卡西平
Oxiracetam	奥拉西坦
Oxybutynin	奥昔布宁
Oxymetholone	羟甲烯龙
Oxytocin	缩宫素
Ozarelix	奥扎瑞克

P

Paclitaxel	紫杉醇

Paget disease	佩吉特病
Palmitoyl lecithin	棕榈酰卵磷脂
Pamidronate	帕玛二膦酸,氨羟二磷酸二钠
Panaxoside	人参皂苷
Pancreatic polypeptide-producing tumor	胰多肽瘤
Panic anxiety disorder	惊恐焦虑性疾病
Panic disorder	惊恐障碍
Papillary thyroid cancer,PTC	乳头状甲状腺癌
Para-aminomethylbenzoic acid, PAMBA	氨甲苯酸
Paracrine	旁分泌
Parafollicular thyroid cell	滤泡旁甲状腺细胞
Paramesonephric duct,Müllarian duct	副中肾管,苗勒管
Paraoxonase	二乙基对硝基苯磷酸酯酶
Paraphilia	性欲倒错,性变态
Parathyroid hormone,PTH	甲状旁腺激素
Paraventricular nucleus,PVN	室旁核
Parkinson disease	帕金森病
Paroophoron	卵巢旁体
Parovarian cyst	卵巢冠囊肿
Parovarium	卵巢冠
Paroxetine	帕罗西汀
Paroxisome proliferator activated receptor,PPAR	过氧化物酶体增殖物激活型受体
P-cadherin	胎盘-钙黏蛋白
Pearl index	比尔指数
Pentagastrin	五肽胃泌素
Pentoxifylline	己酮可可碱
Perforin	穿孔蛋白
Pergolide	培高利特
Perikaryon	核周体
Perimenopausal period	围绝经期
Peristaltic pump of the uterus	子宫蠕动泵
Peritoneal endometriosis	腹膜子宫内膜异位症
Peritoneal oocyte sperm transfer,POST	腹腔内配子移植
Perivascular fibrotosis	血管周围纤维化
Periventricular nucleus	室旁核
Peroxisome-proliferator-activator receptor γ,PPAR-γ	过氧化酶体增殖物激活型受体γ
Perphenazine	奋乃静
Persistent vitelline duct	卵黄管续存
Personality disorder	人格障碍
Perversion	性变态,性倒错
P-gp-related drug resistance	P糖蛋白相关药物抵抗
Phallic stage	阴茎欲期
Phentermine	芬特明

Phenytoin	苯妥因
Pheochromocytoma	嗜铬细胞瘤
Phosphatidylcholine,lecithin	磷酯酰胆碱,卵磷脂
Phosphatidylethanolamine	磷酯酰乙醇胺
Phosphatidylglycerol	磷酯酰甘油
Phosphatidylinositol	磷酯酰肌醇
Physiological menopause	生理性绝经
Phytochemical	植物素
Phytoestrogen	植物雌激素
Pilosebaceous unit	毛囊皮脂腺单位
Pineal bady	松果体
Pioglitazone	匹格列酮
Piracetam	吡拉西坦
Pituitary	垂体
Placental compartment	胎盘区
Placental-site trophoblastic tumor	胎盘原位滋养细胞肿瘤
Plant-medicine	植物药
Plasminogen activator	纤溶酶原激活物
Plasminogen activator inhibitor type I,PAI-1	纤溶酶原激活物抑制物
Platelet activating factor,PAF	血小板激活因子
Plomestane	普洛美坦
Pneumoencephalography	气脑造影
Polycystic ovarian syndrome	多囊卵巢综合征
Polyembryomas	多胚瘤
Polymerase chain reaction,PCR	聚合酶链反应
Polyostotic fibrous dysplasia McCune-Albright syndrome	多发性骨纤维发育不良
Polyphenol umbrella compound	多酚化合物
Posatirelin	泊替瑞林
Positive feedback	正反馈
Post-coital pill	紧急避孕药、性交后避孕药
Postembryonic lineage	胚后细胞谱系
Postmenopausal osteoporosis	绝经后骨质疏松症
Postmenopausal palpable ovary syndrome,PMPOS	绝经后可触及卵巢综合征
Postpartum thyroid dysfunction,PPTD	产后甲状腺功能异常
Postpill amneorrhea	避孕药性闭经
Postural hypotension	体位性低血压
Prader-Willi syndrome	低肌张力-低智能-性发育不全-肥胖综合征
Preantral follicle	窦前期卵泡
Preantral primary follicle	窦前初级卵泡
Precocious pubarche	阴毛过早发育
Precocious puberty,premature puberty	性早熟
Precocious thelarche	乳房过早发育
Pregnancy-associated plasma protein A,PAPP-A	妊娠相关血浆蛋白 A

Pregnancy-specific γ1-glucoprotein, PSG	妊娠特异性 γ1-糖蛋白
Pregnane	孕烷
Pregnanediol	孕二醇
Pregnanetriol	孕三醇
Pregnenolone	孕烯醇酮
Preimplantation genetic diagnosis, PGD	植入前遗传学诊断
Premalignant of endometrium	子宫内膜癌前病变
Premarin	倍美力，结合型雌激素
Premature adrenarche	肾上腺功能早现
Premature luteinization	过早黄素化
Premature menopause	过早绝经
Premature ovarian failure, POF	卵巢早衰
Premenstrual dysphoria	经前期焦虑症
Premenstrual dysphoric disorders, PMDD	经前期焦虑性疾病
Premenstrual spotting	黄体期点滴出血，月经前期点滴出血
Premenstrual syndrome	经前综合征
Preovulatory follicle	排卵前卵泡
Primary amenorrhea	原发性闭经
Primary dysmenorrhea	原发性痛经
Primary oocyte	初级卵母细胞
Primordial follicle	始基卵泡
PRL-inhibing hormone, PRL-IH	催乳素抑制激素
PRL-releasing hormone, PRL-RH	催乳素释放激素
Pro-dynorphin	强啡肽原
Pro-enkaphalin	脑啡肽原
Progesterone agonists, PA	孕激素激动药
Progesterone breakthrough bleeding	孕激素突破性出血
Progesterone caproate	己酸孕酮
Progesterone induced blocking factor, PIBF	孕酮诱导封闭因子
Progesterone receptor antagonists, PRant	孕激素受体拮抗药，抗孕激素
Progesterone withdrawal bleeding	孕激素撤退性出血
Progesterone	黄体酮，孕酮
Progesterone-associated endometrial protein, PP14	孕酮相关内膜蛋白
Progesterone-associated protein, PEP	孕酮相关蛋白
Progressive aphasia	进行性失语症
Progressive supranuclear palsy	进行性核上麻痹
Prolactin	催乳素
Prolactinoma	催乳素腺瘤
Promegestone	普美孕酮
Proopiomelanocortin, POMC	促皮质激素原，阿黑皮素原
Propentofylline	丙戊茶碱
Propylthiouracil, PTU	丙硫氧嘧啶
Prostacyclin, PGI_2	前列环素

Prostaglandin agonist	前列腺素激动药
Prostaglandin synthase	前列腺素合酶
Prostaglandin,PG	前列腺素
Prostanoid	前列烷酸
Proteomics	蛋白组学
Prozac	百忧解,氟西汀
Pseudocyesis	假孕
Pubarche	阴毛初现
Pulmonary surfactant	肺表面活性物质
Pure gonadal dysplasia	单纯性性腺发育不良
Pyramidal neuron	锥体细胞

Q

Qlaira/Klaira,Natazia	复方戊酸雌二醇+地诺孕素避孕药
Quantitative computed tomography,QCT	定量计算机断层扫描
Quercetin	槲皮素
Quetiapine	喹硫平
Quinagolide,CV205-502,norprolac	喹高利特
Quinone methide	苯醌

R

Raloxifene	雷洛昔芬
Rapamycin	雷帕霉素,纳巴霉素
Rathke pouch	颅颊囊
Raubasine	萝巴新
Recombinant human FSH,rhFSH	基因重组人促卵泡素
Red clover	红三叶草,红荷兰翘摇
Reifenstein syndrome	赖芬斯坦综合征,雄激素不敏感综合征,睾丸女性化综合征
Relaxin	松弛激素
Releasing hormones	释放激素
Remifemin	莉芙敏,黑升麻制剂
Renin-angiotensin system	肾素-血管紧张素系统
Renin-angiotensin-aldosterone system	肾素-血管紧张素-醛固酮系统
Reproductive period	生育期
Residronate	利塞膦酸钠
Resistant ovarian syndrome	抵抗卵巢综合征
Resveratrol	白芦藜醇
Retro-progesterone	反式孕酮
Right parietal lobe syndrome	右顶叶综合征
Risperidone	利培酮
Rivastigmine	利斯的明
Rofecoxib	罗非昔布

Rosiglitazone	罗格列酮

S

Seasonal breeding species	季节性繁殖动物
Secretin	胰泌素
Selectin	选择素,选择蛋白
Selective estrogen receptormodulator,SERM	选择性雌激素受体调节药
Selective estrogen receptors down regulator,SERD	选择性雌激素受体下调药
Selective noradrenaline reuptake inhibitor,SNRI	选择性去甲肾上腺素再吸收抑制药
Selective progesterone receptor modulator,SPRM	选择性孕激素受体调节药
Selective serotonin reuptake inhibitor,SSRI	选择性5-羟色胺再吸收抑制药
Selective single embryo transfer,eSET,SSET	选择性单胚胎移植
Selective,tissue estrogen activity regulators,STEAR,Tibolone,livial	组织选择性雌激素活性调节药,替勃龙,利维爱
Selegiline	司来吉兰
Senile period	老年期
Senile plaque,SP	老年斑
Serotonergic system	5-羟色胺能系统
Sertoli cell	睾丸支持细胞
Sertoli-theca cell tumor	睾丸支持-间质细胞瘤
Sertraline	舍曲林,抗抑郁药
Sex chromosome gene-dependent mechanism	性染色体基因依赖性机制
Sex desire	性欲
Sex determining region of Y,SRY	Y染色体性决定区段
Sex hormone binding protein,SHBG	性激素结合(球)蛋白
Sex medicine	性医学
Sex psychology	性心理学
Sexology	性科学
Sexual abuse	性虐待
Sexual assault	性攻击
Sexual aversion	性厌恶
Sexual dysfunction	性功能障碍
Sexual excitation period	性兴奋期
Sexual hair	性毛
Sexual orgasm period	性高潮期
Sexual orientation	性取向,性定位
Sexual persistent period	性持续期
Sexual phobia	性恐怖
Sexual resolution period	性消退期
Sheehan syndrome	席汉综合征
Shikonin,SK	紫草素
Short day breeder	短日照性繁殖动物
Short gap-time	短间歇期

Short loop feedback	短反馈
Sibutramine	西布曲明
Sigmund freud	西格蒙德-弗洛伊德，奥地利精神心理学家
Simple hyperplasia of endometrium	简单型子宫内膜增生
Simple hyperplasia with atypia	简单型子宫内膜增生伴有细胞异型性
Sodium fluoride	氟化钠
Somatopause	生长停止
Somatostatin	生长抑素
Somatostatinoma	生长抑素腺瘤
Somatotroph	生长激素细胞
Somatotropinoma	生长激素腺瘤
Spastic paraparesis	痉挛性麻痹
Sphingomyelin	鞘磷脂
Spironolactone	螺内酯
St. John wort	圣-约翰草
Statins	他汀类药物
Stein-leventhal syndrome	斯坦-列文撒尔综合征，多囊卵巢综合征
Stem cell transplantation	干细胞移植
Steroid hormone	类固醇(甾体)激素
Steroidogenic acute regulator,StAR	类固醇生成快速调节因子
Steroidogenic factor-1,SF-1	类固醇生成因子-1
Stevens Johnson syndrome,SJS	多形性红斑综合征
Stigma	排卵斑
Stilbenes	芪类
Stress-psychogenic amenorrhea	应激-精神性闭经
Stromal sarcoma	间质肉瘤
Stromelysins	溶间质素
Strontium ranelate	雷尼酸锶
Struma ovarii	卵巢甲状腺肿
Substance P	P 物质
Substantia nigra-corpus striatum	黑质-纹状体
Sulfatase	硫酸酯酶
Sulfated hCG,S-Hcg	硫酸化型 hCG
Suprachiasmatic nucleus,SCN	视交叉上核
Supramamillary nucleus,SMN	乳头体上核
Supraoptic nucleus,PVN	视上核
Survivin	存活素，生存素
Synaptic degeneration	突触变性
Syndrome of dislocated basal endometrium,SDBE	子宫内膜基底层脱落综合征
Syndrome of Gestational Hyperthyroidism,SGH	妊娠甲亢综合征
Syndrome of inappropriate antiuretic hormone,SIADH	抗利尿激素异常分泌综合征
Sywer syndrome	性腺发育不全综合征

T

Tamoxifen	他莫昔芬,三苯氧胺
Tanycyte cell	拉长细胞,脑室膜细胞
Tau protein	微管相关蛋白
Telapristone CDB-4124 Proellex	特拉司酮
Telomerase	端粒酶
Telomeres	端粒
Terbutaline	特布他林
Terguride	特麦角脲
Teriparatide PTH1-34	特立帕肽,甲状旁腺激素制剂
Terminal hair	终毛
Testicular determining gene, TDG	睾丸决定基因
Testicular feminization syndrome, TFS	睾丸女性化综合征
Testolactone	睾内酯
Testosterone Propionate,TP	丙酸睾酮
Testosterone	睾酮
Theca cell tumor,Thecoma	卵泡膜细胞瘤
Theca-lutein cyst	卵泡膜黄素化囊肿
Thelarche	乳房初现
Thiamazole,MMI	甲巯咪唑
Thiazolidinedione, TZD	噻唑啉二酮类药物
Thioridazine	硫利达嗪
Thiothixene	替沃噻吨,甲哌硫丙硫蒽
Thiourea homologue	硫脲类药物
Thromboxane,TXA_2	血栓素
Thyroglobulin antibodies,TgAb	甲状腺球蛋白抗体
Thyroid autoantibody,Tab	甲状腺自身抗体
Thyroid autoimmunity	甲状腺自身免疫性
Thyroid hormone resistance	甲状腺激素抵抗
Thyroid peroxidase antibody,TPOAb	甲状腺过氧化物酶自身抗体
Thyroid stilulating hormone,TSH	促甲状腺激素
Thyrotrope	促甲状腺激素细胞
Thyrotropin receptor antibody	TSH受体抗体
Tibolone,livial	替勃龙,利维爱
Tilidine	替利定
Tiludronate	替鲁膦酸
Tissue inhibitor of metalloproteinase,TIMP	基质金属蛋白酶组织抑制因子
Tissue injury and repair,TIAR	子宫组织损伤和修复机制
Tissue-type plasminogen activator,tPA	组织型纤溶酶原激活物
Topiramate	托吡酯
Topoisomerase Ⅱ	拓扑异构酶-Ⅱ
Toremifene Citrate	枸橼酸托瑞米芬

Toxic multinodular goiter	毒性多结节性甲状腺肿
Tramadol	曲马多
Tranexamic acid, AMCA	氨甲环酸
Transforming growth factor, TGF	转化生长因子
Transient hyperthyroidism of hyperemesis gravidarum, THHG	妊娠剧吐暂时性甲亢
Transsexualism	易性癖
Transsphenoidal microsurgery	经蝶窦显微手术
Transverse vaginal septum	阴道横隔
Tretinoin	维甲酸
Trilostane	曲洛司坦
Troglitazone	曲格列酮
True precocious puberty	真性性早熟
TSH resistance syndrome	TSH 抵抗综合征
TRH releasing hormone, TSH-RH	促甲状腺激素释放激素
Tumor necrosis factor, TNF	肿瘤坏死因子
Turner syndrome	特纳综合征
Two cell-two gonadotropin theory	两细胞-两促性腺激素学说

U

Ulipristal	乌利司他
Uniplant, Implanon, Nestorone	依托孕烯单管型埋置避孕药
Urethral caruncle	尿道肉阜
Urethral syndrome	尿道综合征
Urinary N-telopeptide	尿 N-端肽
Urocortin	尿皮质素
Urogenital fold	尿生殖褶
Uveitis	葡萄膜炎

V

Vaginal spasm	阴道痉挛
Valdecoxib	伐地考昔
Valproic acid	丙戊酸
Vascular dementia	血管性痴呆
Vasoactive intestinal peptide, VIP	血管活性肠肽
Vasopressin	升压素
Venlafaxine	文拉法辛
Ventromedial nucleus, VMN	腹内侧核
Villous trophoblast cell	绒毛膜滋养层细胞
Vimentin	波形蛋白
Vinblastine	长春碱
Virilizing ovarian tumor	男性化卵巢肿瘤
Vitiligo	白癜风

Vitronectin	玻连蛋白
VLDL-C	极低密度脂蛋白-胆固醇
Von Gierke syndrome	肝糖原累积症
Vorozole	伏氯唑

W

Wnt-β catenin signaling pathway	Wnt-β-连环蛋白信号通路
Wolffian duct	沃尔夫管,中肾管

X

Xanthomatosis	黄瘤病

Y

Yasmin	优思明
Yolk sac	卵黄囊

Z

Zindoxifene	秦哚昔芬
Zoledronic acid	唑来膦酸
Zoloft	左洛夏,舍曲林

（李继俊）